中华医学会医师培训工程（高级系列）

CME TEXTBOOKS NATIONAL PROJECT 国家级继续医学教育项目教材 | 国家级继续医学教育项目教材

血液病学高级教程

主 编 / 阮长耿 沈志祥 黄晓军

中华医学会组织编著

中华医学电子音像出版社
CHINESE MEDICAL MULTIMEDIA PRESS
北 京

图书在版编目（CIP）数据

血液病学高级教程 / 阮长耿，沈志祥，黄晓军主编. —北京：中华医学电子音像出版社，2021.9
ISBN 978-7-83005-242-3

Ⅰ. ①血… Ⅱ. ①阮… ②沈… ③黄… Ⅲ. ①血液病－资格考试－教材 Ⅳ. ① R552
中国版本图书馆 CIP 数据核字（2019）第 273371 号

血液病学高级教程
XUEYEBINGXUE GAOJI JIAOCHENG

主　　编：阮长耿　沈志祥　黄晓军
策划编辑：裴　燕　史仲静
责任编辑：赵文羽
文字编辑：周寇扣
校　　对：朱士军
责任印刷：李振坤
出版发行：中華醫學電子音像出版社
通信地址：北京市西城区东河沿街 69 号中华医学会 610 室
邮　　编：100052
E - mail：cma-cmc@cma.org.cn
购书热线：010-51322677
经　　销：新华书店
印　　刷：北京虎彩文化传播有限公司
开　　本：889 mm×1194 mm　1/16
印　　张：22.25
字　　数：695 千字
版　　次：2021 年 9 月第 1 版　2024 年 5 月第 3 次印刷
定价（含习题卡）：215.00 元

内 容 提 要

本书根据对高级卫生专业技术资格人员的要求，结合目前的学科发展状况，系统地介绍了血液病学的基础理论和临床技能，重点阐述了常见病的防治新法、疑难病例分析、国内外发展现状和发展趋势等前沿信息。本书具有权威性、实用性和指导性，可作为血液病学医师专业知识的培训教程，也可作为相关专业医师提高临床诊疗水平的工具书和参考书。

《血液病学高级教程》

编委会

主　　编　阮长耿　沈志祥　黄晓军
副主编　马　军　王建祥　邵宗鸿
编　　委（以姓氏笔画为序）

马　军　哈尔滨血液病肿瘤研究所
王　珺　天津医科大学总医院
王兆钺　苏州大学第一医院
王建祥　中国医学科学院血液病医院
王峰蓉　北京大学人民医院血液病研究所
方美云　大连医科大学第一医院
石红霞　北京大学人民医院血液病研究所
邢莉民　天津医科大学总医院
刘开彦　北京大学人民医院血液病研究所
齐军元　中国医学科学院血液病医院
阮长耿　苏州大学第一医院
李丽娟　天津医科大学总医院
杨仁池　中国医学科学院血液病医院
杨林花　山西医科大学第二医院
肖志坚　中国医学科学院血液病医院
吴竞生　安徽省立医院
邱录贵　中国医学科学院血液病医院
沈志祥　上海交通大学附属瑞金医院
张连生　兰州大学第二医院
张晓辉　北京大学人民医院血液病研究所
陈　欢　北京大学人民医院血液病研究所
陈育红　北京大学人民医院血液病研究所
邵宗鸿　天津医科大学总医院
赵永强　中国医学科学院北京协和医院
胡　豫　华中科技大学协和医院
侯　明　山东大学齐鲁医院
黄晓军　北京大学人民医院血液病研究所
赖永榕　广西医科大学附属第一医院

学术秘书　王　黎　上海交通大学附属瑞金医院

序

我国现有的医师培养过程分为医学院校教育、毕业后医学教育和继续医学教育三个阶段。专科医师规范化培训是毕业后医学教育的重要组成部分，是在住院医师规范化培训的基础上，继续培养能够独立、规范地从事疾病专科诊疗工作临床医师的必经途径。2017年7月，国务院办公厅印发《关于深化医教协同进一步推进医学教育改革与发展的意见》(国办发〔2017〕63号)，文件中提出把医学教育和人才培养摆在卫生与健康事业优先发展的战略地位，为建设健康中国提供坚实的人才保障……支持行业学（协）会参与学科专业设置、人才培养规划、标准制（修）订和考核评估等工作，相关公共服务逐步交由社会组织承担。2015年发布的《关于开展专科医师规范化培训制度试点的指导意见》(国卫科教发〔2015〕97号）中明确提出：探索建立有关行业协（学）会协助政府部门做好专科医师规范化培训制度试点的业务指导、组织实施与日常管理监督的工作机制。根据需要，可组建由有关专家和医疗卫生机构、高等医学院校、相关事业单位、行业组织和政府相关部门等多方面代表组成的专科医师规范化培训专家委员会，协助开展有关工作。

中华医学会成立于1915年，经过百年的励精图治，已经成为党和政府联系医学科技工作者的桥梁和纽带、中国科协学会的翘楚、全国医学科技工作者的家园，其宗旨是团结医务工作者，传播医学科学知识，弘扬医学道德，崇尚社会正义。由中华医学会第二十五届理事会第四次会议审议通过的《中华医学会章程》中明确将“参与开展毕业后医学教育及专科医师培训、考核等工作”作为学会的业务范围之一。鉴于我国适用于专科医师规范化培训的教材存在系统性较差、内容质量参差不齐、学科覆盖不全面等诸多不足，中华医学会所属中华医学电子音像出版社依托学会91个专科分会的千余名专家力量，配合出版社三十余年传统出版和数字出版相结合的出版经验，策划了《中华医学会医师培训工程（高级系列）丛书》，旨在通过本丛书引导医学教育健康发展和卫生行业人才的规范化培养。本套丛书的内容不仅包括专科医师应该掌握的知识，更力求与时俱进，反映目前本学科发展的国际规范指南和前沿动态，巩固和提高专科医师的临床诊治、临床会诊、综合分析疑难病例及开展医疗先进技术的能力，同时还增加了测试题，作为考查专科医师对专业知识掌握情况的依据。除此之外，本丛书还充分利用新兴媒体技术，就部分内容配备了相应的多媒体视频，以加强医务人员对理论知识和实际操作技术的理解。

在2016年举办的“全国卫生与健康大会”上，习近平总书记发表重要讲话，强调“没有全民健康，就没有全面小康”；在第十八届中共中央政治局常委会同中外记者首次见面会上，习近平总书记表达出对人民健康福祉的密切关注：我们的人民热爱生活，期盼有更可靠的社会保障、更高水平的医疗卫生服务、更优美的环境……实现全民健康离不开高水平医疗卫生服务的保障，开展高水平的医疗卫生服务离不开一支高素质、高水平的医疗队伍，这也是中华医学会组织国内各学科学术带头人、知名专家编写本丛书的目的所在。

本丛书在编写过程中多次召开组稿会和定稿会，各位参编的专家、教授群策群力，在繁忙的临床和教学工作之余高效率、高质量地完成了编写工作，在此，我表示衷心的感谢和敬佩！

中华医学会副会长兼秘书长

饶克勤

出版说明

为引导我国医学教育的健康发展，加强卫生人才培养工作，助力健康中国战略的实施，在中华医学会及所属 91 个专科分会的支持下，我们精心策划出版了《中华医学会医师培训工程（高级系列）丛书》暨《国家级继续医学教育项目教材》。

本套丛书的内容不仅包括医学各专业高年资从业者应该掌握的基本知识，更力求与时俱进，反映本学科发展的前沿动态，侧重医务人员临床诊治技能、疑难病例处理以及开展医疗先进技术能力的培养，具有专业性、权威性和实用性，因此既可作为正在试点推动的专科医师规范化培训的工具用书，又可作为医务人员或医疗行政管理部门开展继续医学教育的必备教材。同时，本套丛书在系统梳理专业知识的基础上均配备练习题库和模拟考试情境，有助于检验专业知识的掌握情况，亦可作为拟晋升高级职称应试者的考前复习参考用书。

限于编写时间紧迫、经验不足，本套教材会有很多不足之处，真诚希望广大读者谅解并提出宝贵意见，我们将于再版时加以改正。

目　录

第一篇　贫血

第二篇　白细胞及骨髓增殖性疾病

第三篇　出凝血疾病

第一篇　贫　血

第1章

再生障碍性贫血

【定义】

再生障碍性贫血(aplastic anemia，AA)是由多种病因、多种发病机制引起的一种骨髓造血功能衰竭症，主要表现为骨髓有核细胞增生低下，代之以脂肪组织而导致全血细胞减少。

再生障碍性贫血分为遗传性及获得性。遗传性再生障碍性贫血(inherited aplastic anemia，IAA)是一组先天性染色体异常导致的骨髓衰竭症，主要包括范科尼贫血(Fanconi anemia，FA)、先天性角化不良(dyskeratosis congenita，DKC)、Shwachman-Diamond 综合征(Shwachman-Diamond syndrome，SDS)，以范科尼贫血相对多见；获得性再生障碍性贫血(acquire aplastic anemia，AAA)是由物理、化学、生物因素或不明原因引起的、细胞免疫介导的骨髓造血功能衰竭症，抑制细胞免疫治疗有效。本节重点讲述获得性再生障碍性贫血和范科尼贫血。

【流行病学】

1888 年 Paul Ehrlich 首先报道 1 例青年女性患者，临床有白细胞减少、发热、严重贫血、牙龈溃疡和月经过多，尸检骨髓大部分为黄色脂肪髓。1904 年 Chauffard 将此症命名为“aplasia”，即再生障碍。

获得性再生障碍性贫血发病呈散发，与种族、性别无关，各国发病率报道不一。1980－1986 年在欧洲多国和以色列进行的国际再生障碍性贫血与粒细胞缺乏研究(International Agranulocytosis and Aplastic Anemia Study，IAAAS)，得出再生障碍性贫血年发病率 $2.0/10^6$。亚洲国家发病率相对较高，如泰国曼谷和孔敬地区为 $3.9\sim5.0/10^6$，马来西亚沙巴岛为 $5.0/10^6$。

我国 1986－1989 年进行的 21 省、市流行病学调查显示再生障碍性贫血年发病率 $7.4/10^6$，南北方发病率无差异，平原与山区发病率无差异，但煤矿地区发病率增高($11.2/10^6$)。我国的再生障碍性贫血发病高峰是＞60 岁的老年人，巴塞罗那再生障碍性贫血发病有 15－24 岁和≥65 岁 2 个高峰，美国也是 10－25 岁和≥60 岁 2 个发病高峰。泰国 1989－2002 年的研究显示，发病高峰为 15－24 岁，男性发病率几乎是女性的 2 倍，可能与该年龄段的男性职业暴露有关。

东西方国家获得性再生障碍性贫血发病率的差异可能与环境因素(病毒、药物、毒物的暴露情况)、遗传背景、诊断标准和研究设计方法等有关。

范科尼贫血是最常见的一种遗传性贫血，1927 年由瑞士医师 Fanconi 报道一家 3 个兄弟罹病而得名。全球发病率估计约为 $1/10^6$，基因携带率约 1/300，男女发病比约 1.2∶1。

【病因病理】

(一)病因

1. *获得性再生障碍性贫血*　20％～30％的获得性再生障碍性贫血患者发病与接触某些药物、化学毒物和病毒感染(如 EB 病毒、肝炎病毒、流感病毒等)等有关，大部分病例病因不明。

(1)药物：综合国内外获得性再生障碍性贫血流行病学调查结果，获得性再生障碍性贫血发病可能与下列药物有关(表 1-1)。

表 1-1 与获得性再生障碍性贫血发病有关的药物

类别	药物名称
解热镇痛药/抗关节炎药/抗痛风药	吲哚美辛、保泰松、羟基保泰松、金盐、秋水仙碱、青霉胺、别嘌醇、双氯芬酸、萘普生、吡罗昔康
抗生素	氯霉素、利奈唑胺
磺胺及其衍生物	氨苯磺胺、乙酰唑胺、磺胺甲噁唑、柳氮磺胺吡啶
抗代谢药	阿糖胞苷、甲氨蝶呤、氟尿嘧啶、巯基嘌呤
烷化剂	环磷酰胺、白消安、氮芥、美法仑
细胞毒类抗生素	柔红霉素、阿霉素、米托蒽醌
抗癫痫药	卡马西平、妥因类、非尔氨酯
抗抑郁药	度硫平(二苯噻庚英)
抗甲状腺药	甲巯咪唑、甲硫氧嘧啶
降糖药	甲苯磺丁脲、氯磺丙脲
抗血小板药	噻氯匹定、氯吡格雷
抗寄生虫药	米帕林、氯喹、吩噻嗪

上述药物中，以烷化剂、抗代谢药和细胞毒类抗生素导致再生障碍性贫血的风险最高。药物导致再生障碍性贫血有两种机制：①药物在体内蓄积导致的毒性反应，常为可逆性损伤，如氮芥、环磷酰胺、6一巯基嘌呤、白消安(马利兰)等抗肿瘤药物引起的再生障碍性贫血。氯霉素引起的再生障碍性贫血多数也是这种情况；②再生障碍性贫血发病与个体对药物的敏感性有关，而与药物剂量无关，药物对骨髓的抑制作用常不可逆，如解热镇痛药、磺胺类等。氯霉素导致的再生障碍性贫血中有极少数属此类情况，干细胞有遗传性缺陷者，对氯霉素的毒性更为敏感。

(2)毒物：苯及苯类化合物、氯化烃、杀虫剂(有机磷农药、DDT、氨基甲酸酯和百草枯等)都可能导致骨髓损伤，其中对苯的报道最多。苯是工业用途很广的一种骨髓抑制毒物，主要通过其代谢后形成的水溶性产物，如苯酚、对苯二酚、邻苯二酚共价、不可逆地与骨髓细胞 DNA 结合，抑制 DNA 合成，并诱导 DNA 链断裂。同时，苯也能损伤骨髓间质细胞。苯不仅具有引起骨髓衰竭的风险，而且还可导致溶血性贫血、急性髓系细胞白血病(acute myeloid leukemia，AML)等血液系统异常。

(3)电离辐射：放射线(X 射线、γ 射线、放射性核素等)通过使造血干细胞染色体断裂、碱基突变、DNA 合成障碍、造血微环境损伤等机制直接损伤造血干细胞，引起干细胞增殖、分化障碍，导致骨髓造血功能衰竭。射线对组织损伤具有剂量依赖性，所以一次大量或多次小量接受放射线均能导致组织损伤。

(4)病毒：肝炎病毒、EB 病毒、感染与再生障碍性贫血发病有关。肝炎病毒血清学检测常为阴性(非甲、非乙、非丙、非丁、非戊、非庚型肝炎病毒)，发生机制与病毒感染后机体异常的免疫反应损伤造血干细胞和(或)造血微环境有关。肝炎相关再生障碍性贫血(hepatitis-associated aplastic anemia，HAAA)在再生障碍性贫血中并不少见，西方国家统计 2%～9%再生障碍性贫血患者发病前有肝炎病史。我国文献报道重型再生障碍性贫血(severe aplastic anemia，SAA)737 例，其中慢性乙型肝炎并发重型再生障碍性贫血 21 例，占 2.8%。微小病毒 B19(parvovirus B19，PVB19)常引起纯红细胞再生障碍性贫血(pure red cell aplasia，PRCA)。

2. *遗传性再生障碍性贫血* 遗传性再生障碍性贫血病因尚不清楚，可能系胚胎期病毒感染和(或)理化因素影响而造成遗传基因改变，导致骨髓造血干细胞损伤和其他先天畸形。

(二)病理

再生障碍性贫血(包括获得性再生障碍性贫血和遗传性再生障碍性贫血)的骨髓病理无特异性，表现为全切片增生减低，造血组织减少，脂肪组织和(或)非造血细胞增多，网硬蛋白不增加，无异常细胞。范科尼贫血可见成熟红细胞体积增大，疾病进展发生骨髓增生异常综合征(myelodysplastic syndrome，MDS)、急性髓系细胞白血病者骨髓可见相应改变。

(三)发病机制

1. *获得性再生障碍性贫血* 获得性再生障碍性贫血的发病主要是细胞免疫功能增强、原发或继发的造血干细胞缺陷和遗传背景等多因素作用的结果。

(1)细胞免疫增强：主要有以下几点证据。①获得性再生障碍性贫血患者体内存在寡克隆扩增的细胞毒性T细胞，外周血和骨髓淋巴细胞比例增高；②T淋巴细胞亚群失衡，Th1/Th2平衡向Th1偏移，Ⅰ型淋巴因子(IL-2、TNF、IFNγ)水平增高，这些造血负调控因子通过Fas途径、T淋巴细胞介导了骨髓造血干细胞凋亡；③重型再生障碍性贫血患者外周血、骨髓与呈递抗原相关的树突细胞(dendritic cell，DC)亚群是失衡的，即激活下游细胞免疫的mDC比例增加，激活的mDC：未激活的mDC比例增加，且mDC功能亢进，mDC膜上共刺激分子CD83、CD86表达增加；④再生障碍性贫血患者记忆性$CD4^+$和$CD8^+$效应T细胞的数量也是增加的；⑤再生障碍性贫血患者体内具有免疫负调控作用的$CD4^+$、$CD25^+$、$FoxP3^+$和调节性T细胞数量减少，其特异性转录因子FoxP3 mRNA表达和蛋白水平都减低甚至缺如。机体细胞免疫在正调控增强和负调控减弱的共同作用下，向“细胞免疫亢进”偏移，导致再生障碍性贫血发病。

(2)造血干细胞缺陷：证据如下。①有学者发现再生障碍性贫血患者骨髓$CD34^+$细胞明显减少，具有自我更新和长期培养启动能力的“类原始细胞(blast-like)”明显减少；②造血干祖细胞集落形成能力降低，体外对造血生长因子(hematopoietic growth factors，HGFs)反应差，免疫抑制治疗后造血恢复不完整；③毒物、电离辐射也直接损伤造血干祖细胞；④大约5%的再生障碍性贫血患者体内存在$CD59^-$细胞小克隆，其意义不明，而且在经过免疫抑制治疗后获得长期生存的患者中，少部分发生克隆性疾病。

(3)遗传背景：证据如下。①部分再生障碍性贫血患者谷胱甘肽S转移酶(GST)纯合子基因突变或缺失的发生频率明显高于非再生障碍性贫血患者。因GST与体内解毒作用有关，因此，认为GST功能缺失时，生物体暴露于有毒物质(如苯)时对毒物的易感性增强，易引起干细胞损伤；②部分再生障碍性贫血患者骨髓细胞端粒酶、端粒酶RNA组分(telomerase RNA component，TERC)、端粒酶逆转录酶(telomerase reverse transcriptase，TERT)基因突变，使造血细胞端粒加速缩短、细胞寿命缩短。

2. 遗传性再生障碍性贫血　遗传性再生障碍性贫血系先天性基因异常导致的造血干祖细胞缺陷。

(1)范科尼贫血：范科尼贫血患者中发现的突变基因称为FANC。截至2011年已发现15个FANC，分别命名为FANCA、FANCB、FANCC、FANCD1/BRCA2、FANCD2、FANCE、FANCF、FANCG、FANCI、FANCJ/BRIP1、FANCL、FANCM、FANCN/PALB2、FANCO/RAD51C和FANCP/SLX4，其中FANCA、FANCC、FANCG、FANCD2异常(主要为基因缺失)在患者中的发生率最高，约占总范科尼贫血患者的90%。

除罕见的由FANCB(染色体定位Xp22.2)引起者为X连锁隐性遗传，其余均为常染色体隐性遗传。

FANC编码的蛋白以FA/BRCA途径在DNA交联损伤的修复过程中发挥重要作用，其中心环节是FANCD2和FANCI在DNA损伤后的单泛素化。

FA/BRCA上游途径的FANCA、FANCB、FANCC、FANCE、FANCF、FANCG、FANCL和FANCM这8种基因编码的蛋白互相作用，形成“范科尼贫血核心复合体(Fanconi anemia core complex)”。正常情况下，当DNA发生交联损伤后，范科尼贫血核心复合体被上游的蛋白激酶(ataxia telangiectasia-mutated and Rad-3 related，ATR)磷酸化而激活，再通过FANCL的E3泛素连接酶和E2结合酶UBE2T而单泛素化FANCD2和FANCI。泛素化的FANCD2/FANCI复合体结合于DNA损伤处已分离的染色质上，与范科尼贫血蛋白FANCD1/BRCA2、FANCN/PALB2、FANCJ/BRIP1、FANCO/RAD51C(radiation resistance 51C)、FANCP/SLX4以及其他DNA修复蛋白如BRCA1(breast cancer 1)、MRE11(meiotic recombination 11)、ATM(ataxia telangiectasia-mutated)、RAD50、NBS1(Nijmegen breakage syndrome 1)等作用，共同修复受损的DNA。缺失或突变的范科尼贫血基因在DNA损伤后无法启动这一修复途径，因而导致造血干祖细胞过度凋亡，发生骨髓衰竭。

(2)先天性角化不良：是由于基因缺陷导致细胞端粒缩短，造血干细胞不能保持其增殖潜能而发生骨髓衰竭。到2010年已发现先天性角化不良致病基因6个，即DKC1、TERC、TERT、NOP10(NOLA3)、NHP2(NOLA2)和TINF2。

(3)Shwachman-Diamond 综合征：是由于 7 号染色体着丝粒的 SBDS 基因突变，此基因编码一种在各组织广泛存在的高度保守的蛋白，后者对核蛋白体 60s 亚基的成熟很重要，从而影响核蛋白体的生物合成。

【临床表现】

(一)获得性再生障碍性贫血

获得性再生障碍性贫血的临床表现系由全血细胞减少引起的贫血、出血和感染，其严重程度与临床类型有关。重型再生障碍性贫血起病急、进展快、病情重，而非重型再生障碍性贫血(nonsevere aplastic anemia，NSAA)起病相对缓、进展慢、病情轻。

1. *贫血*　非重型再生障碍性贫血患者贫血较为明显，常为起病主要症状，一般为轻度至中度贫血。重型再生障碍性贫血患者起病初期贫血常不明显，以后由于病情进展及严重出血，血红蛋白呈进行性下降而表现为中、重度贫血。

贫血的临床表现与贫血病因、贫血发生的速度、血液携氧能力下降程度、循环、呼吸等系统对贫血的代偿和耐受能力等有关。缓慢发生的贫血主要是由于组织和脏器缺氧而产生的症状，表现为皮肤黏膜苍白、乏力、头晕、头痛、心悸、气短、心率增快等。由急性大出血引起者，由于血容量的急性丧失而出现与低血压有关的症状，表现为体位性低血压、晕厥、心绞痛发作、少尿、无尿甚至急性肾功能不全。长期的严重贫血，心脏超负荷工作且心肌供氧不足，会导致贫血性心脏病，表现为心律失常、心脏杂音、心脏扩大、心肌肥厚，甚至心功能不全。

2. *出血*　出血常为重型再生障碍贫血起病时的主要症状，系由不同程度的血小板减少引起，而患者凝血功能正常。大部分急性再生障碍贫血患者首诊时主诉皮肤出血点、瘀斑、鼻出血、牙龈出血、口腔黏膜血泡、球结膜出血，女性患者月经增多，严重者还可出现深部组织器官出血，表现为咯血、呕血、血尿、黑便，眼底出血者表现为视物模糊、甚至失明。颅内出血常是重型再生障碍贫血或极重型再生障碍贫血的严重并发症，也是导致患者死亡的原因之一。NSAA 的出血倾向较轻，以皮肤、黏膜出血为主，内脏出血少见，且出血较易控制。

3. *感染*　再生障碍贫血患者中性粒细胞减少或缺乏常导致各种感染，成为重型再生障碍贫血起病时的主要症状之一，也是再生障碍贫血患者死亡的主要原因之一。常见为呼吸系统感染、皮肤软组织感染、败血症，表现为发热、咽痛、咳嗽、咳痰、咯血、胸痛、呼吸困难、皮肤脓肿、肛周脓肿等。

长期粒细胞缺乏、应用免疫抑制药的重型再生障碍性贫血患者，其感染常为混合感染，病原可为细菌、真菌或原虫，还可能使体内原先潜伏的病毒再激活，如肝炎病毒、水痘带状疱疹病毒。

非重型再障碍性贫血的感染较重型再生障碍性贫血轻，较易控制，最常见上呼吸道感染，而肺炎、败血症等重症感染少见。

(二)遗传性再生障碍性贫血

遗传性再生障碍性贫血除具有骨髓衰竭的临床表现外，还合并显著的多发性先天畸形。

1. *范科尼贫血*　范科尼贫血临床特征是进行性的骨髓衰竭和高倾向发生恶性肿瘤。起病缓慢，随病情进展常有典型的临床阶段。

(1)体格、器官发育异常：新生儿和儿童早期只表现为体格和器官发育异常，包括，身材矮小、咖啡牛奶斑(Café au lait spots，皮肤表面扁平、浅褐色的色素沉着或色素脱失，直径 1～12cm)、肾及尿路畸形、小眼畸形、小头畸形、智力减退、骨骼畸形(以拇指和桡骨发育不全最多)、耳外形异常、耳聋、先天性心脏病、生长激素缺乏、甲状腺功能减退症、脑中线偏移、糖代谢异常、肥胖症等。成年人患者还可有性腺发育不全。发生比例最高者为身材矮小、皮肤色素沉着、色素脱失、单侧或双侧拇指、桡骨发育不全。

(2)骨髓衰竭：多在 5－10 岁发病，血细胞减少导致乏力、虚弱、皮肤黏膜出血等，范科尼贫血常在此期诊断，

(3)急性髓系细胞白血病、骨髓异常增生综合征：患者十几岁到青年阶段发生急性髓系细胞白血病、骨髓异常增生综合征的风险增高。

(4)实体瘤：成年人阶段发生实体瘤的风险增高。

国际范科尼贫血登记处(IFAR)统计的 754 个病例中，50 岁时骨髓衰竭的累积发生率约 90%，骨髓异常增生综合征和急性髓系细胞白血病的累积发生率 40%，实体瘤的累积发生率是 35%。在美国和加拿大进行的北美调查(NAS)中，研究对象为 145 例患者，48 岁时约 10%发生急性髓系细胞白血病，29%发生实体瘤，55%进展为重度骨髓衰竭，最常见的恶性病的发生率依次为急性髓系细胞白血病、头颈部鳞状细胞癌、肝癌、阴道鳞状细胞癌和脑瘤。

有 30%～40%患者无体格发育异常，仅以血液

系统改变为唯一表现，这些患者常被误诊。1/3以上患者同时有血液系统和内脏的临床表现。有文献统计，在出生时体格和发育缺陷较多的患者（遗传学CABS评分高），更容易早期发生骨髓衰竭，而体格发育相对正常者更易发生急性髓系细胞白血病和实体瘤。

2. 先天性角化不良　先天性角化不良具有特征性的网状皮肤色素沉着、口腔黏膜白斑、指甲营养不良三联征，也有报道发生骨骼、牙齿、胃肠道、泌尿生殖系、神经系统异常者。约半数病例发生再生障碍性贫血，且骨髓衰竭常常是患者死亡的主要原因，也易具有发生恶性肿瘤和致命性肺并发症的倾向。多数病例儿童期起病，亦有成年人起病者。树突细胞具有2个严重的亚型，一为Hoyeraal-Hreidarsson综合征，其特征性改变是小脑发育不全、小头畸形、发育迟缓、免疫缺陷、宫内发育迟缓和骨髓衰竭，其中小脑发育不全为必需诊断。此类患者端粒非常短，部分患者发现有DKC1、TINF2或TERT基因突变。另一严重亚型是Revesz综合征，其特征性改变是双侧渗出性视网膜病变、骨髓衰竭、宫内发育迟缓、毛发稀疏、中枢神经系统钙化，有些患者也有指甲营养不良和口腔黏膜白斑。此亚型患者同样具有短的端粒，并发现有TINF2基因突变。

3. Shwachman-Diamond综合征　特征性病变是胰腺外分泌功能障碍所引起的吸收不良、脂肪泻，鲜有发生实体肿瘤者。

【辅助检查】

1. 血液一般检查　血象早期可呈一系或两系减少，随病情进展呈全血细胞减少。贫血多为正细胞正色素性贫血，网织红细胞比例和绝对值下降。白细胞数减少，中性粒细胞比例和绝对值明显下降，淋巴细胞比例相对增高。可有出血时间延长、血块回缩不良。血涂片白细胞、成熟红细胞形态无明显异常，无异常细胞和原幼细胞。各项溶血检查阴性。

范科尼贫血发病前血象正常，但可有红细胞大小不均和异形性。发病时出现程度不一的血细胞减少，血小板减少常出现于粒细胞减少和贫血之前。

2. 骨髓检查　重型再生障碍性贫血多部位骨髓增生减低至重度减低，粒、红系造血细胞明显减少，且主要为偏成熟细胞，形态大致正常。较早阶段细胞基本缺如，巨核细胞缺如，非造血细胞（淋巴细胞、浆细胞、网状细胞、组织嗜碱细胞等）比例相对增多。骨髓小粒空虚，以非造血细胞为主。骨髓活检显示骨髓组织呈黄白色，增生减低，主要为脂肪细胞和其他非造血细胞。骨髓无异常细胞浸润，无网状纤维。

范科尼贫血骨髓增生减低，前体细胞形态无明显异常，成熟红细胞体积大。体外培养显示CFU-GM和BFU-E减少。

3. 免疫学检查　获得性再生障碍贫血有T淋巴细胞功能亢进的实验室检查依据，如$CD4^+/CD8^+$比例倒置、$CD8^+$细胞/$CD3^+$细胞比值增高、血清Ⅰ型淋巴因子（IL-2、IFNγ、TNF）水平升高及Th1（$CD4^+$ $IFN\gamma^+$）/Th2（$CD4^+$ $IL\text{-}4^+$）比值向Th1增高偏移等。抗核抗体、类风湿因子、Sm抗体等自身免疫病相关抗体检测阴性。

4. 异常克隆检测　通过流式细胞术检测再生障碍性贫血患者骨髓、外周血细胞表面CD55、CD59表达正常，髓系早期抗原表达不高。染色体核型或荧光原位杂交（FISH）无细胞遗传学异常。

5. 分子生物学检查　范科尼贫血患者淋巴细胞的染色体对DNA交联剂如丝裂霉素C或双环氧丁烷诱导的染色体断裂异常敏感（染色体断裂试验），可作为该症的确诊实验。基因型的检测可证实诊断，并能提供预后相关信息。但有些患者具有遗传学上的镶嵌现象，即造血细胞和体细胞具有不同的遗传组成，对这部分患者还要做皮肤成纤维细胞培养来证实交联剂对染色体的损伤。

6. 其他检查　血液生化检查一般无特殊。血清叶酸、维生素B_{12}水平不低。肝炎相关再生障碍性贫血的病毒血清学可阳性，可有转氨酶、直接胆红素升高。范科尼贫血患者可有HbF增高、血清α-胎蛋白增高。

【诊断及鉴别诊断】

（一）获得性再生障碍性贫血的诊断

根据患者贫血、出血、感染的临床表现，血细胞减少，多部位骨髓增生减低，T淋巴细胞功能亢进，并除外其他引起全血细胞减少的疾病，即可确诊。由于获得性再生障碍性贫血尚无特异的化验检查，因此，获得性再生障碍性贫血的诊断仍是除外性诊断，即除外遗传性和其他原发性、继发性骨髓衰竭性疾病（详见鉴别诊断）。

诊断再生障碍性贫血的血象应至少符合下列3项中的2项（IAAAS，1987）：①血红蛋白<100g/L；②血小板计数$<50\times10^9/L$；③中性粒细胞计数$<1.5\times10^9/L$。确诊获得性再生障碍性贫血后，尚需依据进行程度确定（分型），现多采用英国血液病学标准

委员会(BCSH)2009年推荐的再生障碍性贫血分型标准，将再生障碍性贫血分为重型再生障碍性贫血、极重型再生障碍性贫血(very severe aplastic anemia，VSAA)和非重型再生障碍性贫血，见表1-2。我国还将再生障碍性贫血分为急性再生障碍性贫血和慢性再生障碍性贫血，见表1-3。

(二)遗传性再生障碍性贫血的诊断

详细询问病史(包括家族史)、体格检查和特异的实验室检查有助于诊断大多数遗传性再生障碍性贫血。

如果遗传性再生障碍性贫血患者同时有血液学异常和典型的体格发育异常，则诊断不难。虽然遗传性再生障碍性贫血的血液学检查和骨髓形态无特异性改变，但骨髓检查有助于除外血液系统其他疾病。疑似患者需做遗传学检查。染色体断裂试验阳性有助于确诊范科尼贫血。中性粒细胞、淋巴细胞端粒缩短有助于确诊DKC。患者胰腺外分泌功能缺陷，包括血清胰蛋白酶原和异淀粉酶水平降低，影像学发现胰腺脂肪化则提示SDS。无论何种遗传性再生障碍性贫血，检测其突变的基因，不仅有助于确诊，而且对判断预后、家族携带者的筛查也是有利的。

那些无体格发育异常的病例，容易误诊。对再生障碍性贫血以及年轻的骨髓增生综合征、急性骨髓系细胞白血病、头颈部鳞状细胞癌、妇科肿瘤患者均应考虑范科尼贫血的可能。

(三)鉴别诊断

获得性再生障碍性贫血应和遗传性、其他原发和继发性骨髓衰竭症鉴别。

1. 遗传性骨髓衰竭症

(1)范科尼贫血：由于编码与DNA修复有关的基因发生突变而引起的一种遗传性骨髓衰竭症，主要特点是细胞对氧化剂和DNA交联剂超敏，发生染色体断裂，进而表现为不同器官和组织的异常，如骨骼畸形、脏器发育不全或缺失、色素沉着、全血细胞减少、高风险进展为骨髓增生异常综合征、急性髓系细胞白血病和实体肿瘤。该病多见于儿童，但也可见于成年人且可无阳性家族史及发育异常。

表1-2　获得性再生障碍性贫血的程度确定(BCSH，2009)

分型	标准
重型再生障碍性贫血	1. 骨髓细胞增生程度＜正常的25%；如为25%～50%，则残存的造血细胞＜30% 2. 至少符合下列2项：①外周血中性粒细胞计数＜0.5×10^9/L；②外周血血小板计数＜20×10^9/L；③外周血网织红细胞计数＜20×10^9/L
极重型再生障碍性贫血	除满足重型再生障碍性贫血条件外，须有外周血中性粒细胞计数＜0.2×10^9/L
非重型再生障碍性贫血	骨髓有核细胞增生低下，未达到重型再生障碍性贫血和极重型再生障碍性贫血标准的再生障碍性贫血

表1-3　我国急性和慢性再生障碍性贫血的诊断标准(1987)

分型	标准
急性再生障碍性贫血(亦称重型障碍性贫血-Ⅰ型)	1. 临床表现，发病急，贫血呈进行性加剧，常伴严重感染和内脏出血 2. 血象，除血红蛋白下降较快外，须具备下列诸项中之2项。①网织红细胞＜1%，绝对值＜15×10^9/L；②中性粒细胞计数＜0.5×10^9/L；③血小板计数＜20×10^9/L 3. 骨髓象。①多部位(包括胸骨骨髓)增生减低，三系造血细胞明显减少，非造血细胞相对增多；②骨髓小粒中非造血细胞相对增多
慢性再生障碍性贫血(包括非重型再生障碍性贫血和重型再生障碍性贫血-Ⅱ型)	1. 临床表现，发病较急性再生障碍性贫血缓慢，贫血、感染、出血相对较轻 2. 血象，血红蛋白下降速度较慢，网织红细胞、中性粒细胞及血小板减低，但达不到急性再生障碍性贫血的程度 3. 骨髓象。①三系或两系减少，至少一个部位增生不良，如增生活跃，则淋巴细胞相对增多，巨核细胞明显减少；②骨髓小粒中非造血细胞(如脂肪细胞等)增加 4. 病程中如病情恶化，临床、血象及骨髓象与急性再生障碍性贫血相同，则称重型再生障碍性贫血-Ⅱ型

某些长期不愈的慢性再生障碍性贫血，特别是儿童期发病或有肿瘤及贫血家族史者，均应进行染色体断裂试验或范科尼贫血基因检测。

(2)先天性角化不良：该病是由于编码维持端粒长度的基因发生突变，导致端粒缩短，造血干细胞不能保持其增殖潜能从而发生骨髓衰竭，临床表现为“网状皮肤色素沉着、口腔黏膜白斑、指甲营养不良”三联征，具有诊断意义，亦会出现体格发育异常、骨髓衰竭、全血细胞减少、急性髓系细胞白血病、实体瘤(以鳞状细胞癌为主)。该病染色体断裂试验阴性，而白细胞端粒缩短，进一步检测相关基因可确诊。

(3) Shwachman-Diamond综合征：该病由SBDS基因突变引起，除体格发育异常外，突出临床表现是中性粒细胞减少、胰腺外分泌功能不良致脂肪吸收不良，可进展发生急性髓系细胞白血病，一般不发生实体肿瘤。患者有脂肪泻，血常规有中性粒细胞减少，细胞体积大，可同时伴贫血和(或)血小板减少。骨髓有核细胞增生低下。血清胰蛋白酶原和异淀粉酶水平降低，超声或CT检查可发现胰腺脂肪化。如检测到SBDS基因的双等位突变可确诊。

(4) Diamond-Blackfan贫血：Diamond-Blackfan贫血(Diamond-Blackfan anemia，DBA)又称先天性PRCA，是由编码核糖体60S大亚基和40S小亚基的蛋白组分的基因突变，导致核糖体生物合成障碍、红系前体细胞凋亡或细胞周期停滞的常染色体显性遗传性疾病，又称先天性纯红细胞再生障碍性贫血。患儿常于出生时或出生后不久发生贫血，体格异常发生率较范科尼贫血低且程度轻，最常见的为身材矮小、拇指发育异常，而无桡骨异常。血常规提示大细胞性贫血，网织红细胞计数和比例降低，白细胞和血小板正常。血红蛋白电泳可检测到HbF比例增高。骨髓有核细胞增生减低或正常，红系比例降低，粒系、巨核系一般无异常。红细胞腺苷脱氨酶(adenosine deaminase，ADA)水平增高。染色体断裂试验阴性。该病很少进展成为再生障碍性贫血，发生恶性肿瘤的危险度也较低。

(5)严重型遗传性中性粒细胞减少症：该病特点是患儿在婴儿期即发生严重感染，而无体格发育异常。多次血常规检查中性粒细胞绝对值$<1.5\times10^9/L$(常$<0.5\times10^9/L$)，血红蛋白和血小板计数一般正常。骨髓增生减低或正常，粒系有分化停滞现象，红系和巨核细胞系一般正常。大部分患者遗传学可检测到编码中性粒细胞弹性蛋白酶的ELA2/ELANE基因突变。

(6)先天性无巨核细胞性血小板减少症：先天性无巨核细胞性血小板减少症(congenital amegakaryocytic thrombocytopenia)是由于编码血小板生成素(thrombopoietin，TPO)受体的MPL基因突变而导致的巨核细胞生成障碍的疾病。临床特点是患儿在婴儿期就发生无原因的严重出血，无体格发育缺陷。血常规早期改变为血小板减少，部分患儿也可进展为全血细胞减少、急性髓系细胞白血病。

2. 其他原发性骨髓衰竭症

(1)自身抗体介导的免疫性血细胞减少症：该类疾病系由于B淋巴细胞功能亢进，产生针对骨髓或外周血细胞的自身抗体，进而抑制或破坏造血，导致全血细胞减少。该病免疫学检查提示体液免疫亢进，而细胞免疫正常，部分患者可检测到骨髓和(或)外周血细胞表面结合IgG、IgM、IgA型自身抗体。此病对肾上腺皮质激素、环孢素A(cyclosporin A，CsA)、静脉丙球、CD20单克隆抗体、环磷酰胺(cyclophosphamide，CTX)治疗有效。

(2)骨髓增生异常综合征：再生障碍性贫血要和低增生性骨髓增生异常综合征鉴别。骨髓增生异常综合征骨髓细胞分化障碍、异常，因此，细胞分化常停滞在较早阶段，可见至少一系病态造血，骨髓病理有未成熟前体细胞定位异常(abnormal location of immature progenitors，ALIP)或$CD34^+$细胞聚集现象，细胞遗传学检查可发现染色体异常，流式细胞仪检测可发现骨髓早期抗原表达增多，干祖细胞体外培养呈白血病样生长方式，可有某些癌基因(Ras、WT1等)突变和(或)抑癌基因甲基化、细胞周期分布异常。

(3)阵发性睡眠性血红蛋白尿症：阵发性睡眠性血红蛋白尿症(paroxysmal nocturnal hemoglobinuria，PNH)是获得性红细胞膜表面糖基磷脂酰肌醇(glycosyl phosphatidyl inositol，GPI)锚连膜蛋白部分或全部缺失，导致红细胞对补体异常敏感而引起的慢性血管内溶血。当阵发性睡眠性血红蛋白尿症克隆的造血细胞发育到成熟阶段而被补体破坏时，临床表现为溶血发作，易于诊断。当阵发性睡眠性血红蛋白尿症克隆在造血干祖细胞阶段就被补体破坏时，骨髓造血就呈衰竭状态而需与再生障碍性贫血鉴别。诊断阵发性睡眠性血红蛋白尿症的常规方法是利用流式细胞仪检测外周血红细胞、中性粒细胞或骨髓细胞膜 CD59、CD55 表达。对微量阵发性睡眠性血红蛋白尿症克隆患者，利用嗜水气单胞菌溶素变异体(Flaer)可特异地结合于 GPI 的特性，采用流式细胞仪可敏感地测及阵发性睡眠性血红蛋白尿症克隆。

3. 继发性骨髓衰竭症

(1)急性造血功能停滞：急性造血功能停滞是一种良性、获得性、自限性造血功能衰竭症。多数患者有一定诱因(感染、药物、化学中毒、接触射线、疫苗接种等)，发病时表现为急剧、重度全血细胞减少伴骨髓衰竭，但此病在去除诱因并予充足支持治疗后血象和骨髓象可在 6 周内完全恢复正常。

(2)低增生性白血病：该病外周血呈全血细胞减少，但外周血可见原幼细胞，骨髓涂片可见原幼细胞增多，通过流式细胞术免疫表型的检测可明确鉴别。

(3)大颗粒淋巴细胞白血病：大颗粒淋巴细胞白血病(large granular lymphocytic leukemia，LGLL)是外周血大颗粒淋巴细胞增多的恶性克隆性疾病，临床表现为反复感染(由于中性粒细胞减少)和肝、脾肿大。血象表现为贫血、血小板减少、中性粒细胞计数减少(常$<0.5\times10^9$/L)、淋巴细胞$>5\times10^9$/L，其中大颗粒淋巴细胞(large granular lymphocyte，LGL)比例增高，达 50%以上。骨髓象可见 LGL 浸润，粒、红系增生减低。外周血淋巴细胞免疫表型分析可确诊：T-LGLL 表型为 $CD2^+$、$SmCD3^+$、$CD5^+$、$CD7^+$、$CD8^+$、$CD4^-$、$CD57^+$、$TCR\alpha\beta^+$；NK-LGLL 表型为 $CD2^+$、$CD7^+$、$CD16^+$、$CD56^+$、$CD4^-$、$CD8^-$。

(4)恶性组织细胞病：该病临床常有高热，肝、脾、淋巴结肿大，全血细胞减少及进行性衰竭。骨髓象大多增生活跃，可见到形态异常的组织细胞。受累组织病理切片中也可见到异常组织细胞浸润。

(5)重度营养不良：重度营养不良患者可有全血细胞减少、骨髓增生减低，但胸骨骨髓常增生活跃甚至明显活跃，骨髓小粒不空，可见巨核细胞，血清叶酸、维生素 B_{12} 水平降低，无 $CD4^+/CD8^+$ 比例倒置。经补充造血原料后血象迅速恢复。

(6)骨髓纤维化：骨髓纤维化(myelofibrosis，MF)是指骨髓造血组织被纤维组织替代，伴有肝、脾等器官髓外造血的病理状态。多数在 50—70 岁发病，起病缓慢，早期多无症状或症状不典型，仅表现为乏力、多汗、体重减轻等高代谢表现或脾肿大引起的腹胀、食欲缺乏、左上腹痛。病情进展表现为血细胞减少和肝脾肿大(巨脾)引起的压迫症状。大多数患者就诊时即有不同程度的贫血，早期白细胞和血小板计数可增高，晚期出现全血细胞减少。血常规外周血涂片可见幼红细胞、幼粒细胞、泪滴样红细胞和巨大血小板。骨髓穿刺常呈干抽现象，骨髓活检病理特征为出现成纤维细胞、纤维细胞、网状纤维、胶原纤维和骨质增生而造血组织相对减少。

(7)骨髓转移癌：积极寻找原发病灶，多部位骨髓穿刺和活检发现转移癌细胞可确诊。

【治疗】

(一)获得性再生障碍性贫血的治疗

1. *治疗原则* 骨髓移植(bone marrow transplantation，BMT)是<40 岁、有完全相合同胞供者的重型再生障碍性贫血、非重型再生障碍性贫血患者的一线治疗；<40 岁无合适供者或>40 岁的重型再生障碍性贫血、非重型再生障碍性贫血患者应采用包含抗胸腺细胞球蛋白/抗淋巴细胞球蛋白(antithymocyte globulin/ antilymphocytic globulin，ATG/ALG)和 CsA 的联合免疫抑制治疗。由于无关供者 BMT 或外周血干细胞移植治疗非重型再生障碍性贫血的生存率较低，因此不建议采用这两种移植。非重型再生障碍性贫血(包括极重型再生障碍性贫血)的治疗原则强调“快诊断、严隔离、早治疗、大剂量、足疗程”，包括治本治疗(即 BMT 或联合免疫抑制治疗)以及支持治疗。对非重型再生障碍性贫血患者，根据是否依赖血制品输注可分别采用 CsA+促造血治疗(雄激素、HGFs 等)或单用 CsA 治疗。非重型再生障碍性贫血与非重型再生障碍性贫血的治疗流程，分别见图 1-1 和图 1-2。

2. 骨髓移植

(1)适应证。

①<40 岁的重型再生障碍性贫血、极重型再生障碍性贫血患者首选完全相合的同胞供者骨髓移植。

②<40 岁的重型再生障碍性贫血、极重型再生障碍性贫血患者在 ATG/ALG 联合 CsA 治疗失败后，也可采用 HLA 相合的同胞供者骨髓移植。

(2)预处理方案：目前国际上主要采用 CTX 加(或不加)其他药物的预处理方案。英国对 30 岁以下患者采用非清髓性高强度预处理方案，包含 CTX[50mg/(kg·d)，骨髓移植前第 5 天至第 2 天]、ATG[兔 ATG 3.75mg/(kg·d)，骨髓移植前第5天至第3天]和甲泼尼龙[2mg/(kg·d)，骨髓

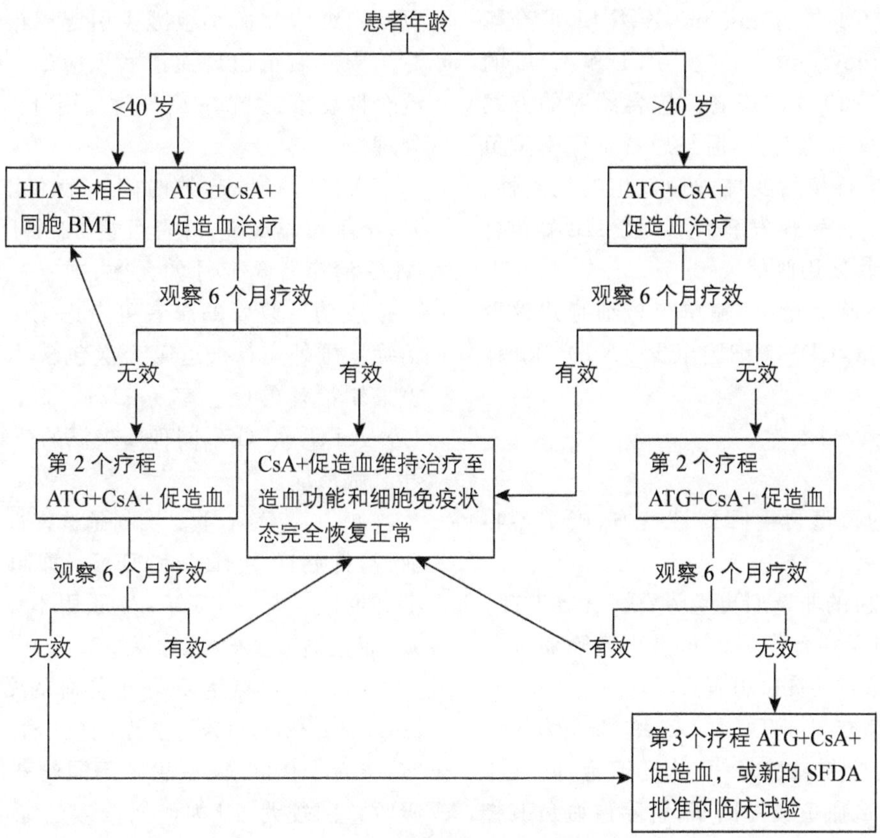

图 1-1　重型再生障碍性贫血治疗流程

注：①HLA：人类白细胞抗原；②BMT：骨髓移植；③ATG：抗胸腺细胞球蛋白；④CsA：环孢素 A；⑤5FDA：国家食品药品监督管理局

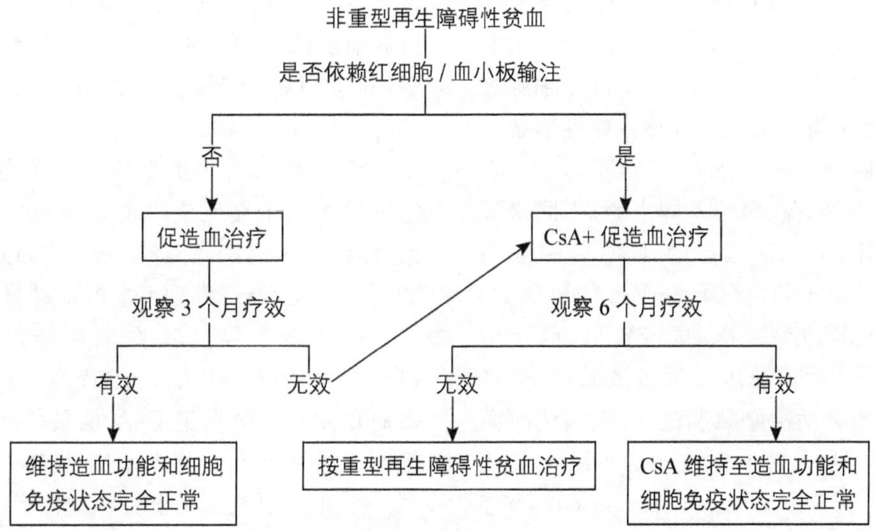

图 1-2　非重型再生障碍性贫血治疗流程

CsA：环孢素 A

移植前第 5 天至第 3 天]。移植后以 CsA 和甲氨蝶呤(Methotrexate，MTX)预防移植物抗宿主病(graft-versus-host disease，GVHD)，具体方案如下。①CsA：5mg/(kg・d)分 2 次口服，从移植前第 1 天开始，第 9 个月起减量，持续服 12 个月，预防迟发移植失败；②MTX：15mg/m²，移植后第 3 天、第 6 天、第 11 天 10mg/m²。甲泼尼龙通常不用于儿科骨髓移植患者。欧洲血液与骨髓移植组(EB-

MT)以低剂量的CTX($300mg/m^2$,连用4d)联合氟达拉滨(fludarabine,$30mg/m^2$,连用4d)和ATG的预处理方案用于>30岁的患者。包含照射的方案尽管能降低排斥反应的发生,但与患者生存率呈负相关,而且增加了移植后实体肿瘤发生的危险性,导致不育,影响儿童生长发育,所以在HLA相合同胞移植中不推荐使用照射。

(3)输注干细胞数量:回输单个核细胞建议至少3×10^8/kg体重,$CD34^+$细胞至少3×10^6/kg体重。

3. 联合免疫抑制治疗

(1)适应证

①>40岁的重型再生障碍性贫血、极重型再生障碍性贫血患者。

②依赖于输血的非重型再生障碍性贫血患者。

③<40岁但无相合供者的重型再生障碍性贫血、极重型再生障碍性贫血患者。

(2)标准治疗方案:ATG/ALG和CsA为主的免疫抑制治疗能抑制或破坏T淋巴细胞,降低T淋巴细胞产生的造血负调控因子,解除造血负调控因子对造血细胞的抑制、破坏,进而重建造血。

①ATG/ALG:自20世纪70年代Mathé首次将ATG用于重型再生障碍性贫血以来,其已成为重型再生障碍性贫血的主要免疫抑制手段(甚至包括BMT前的预处理)。ATG/ALG可识别绝大多数T淋巴细胞表面标志,如CD2、CD3、CD4、CD8、CD11a、CD18、CD25、HLA-DR,抑制T淋巴细胞有丝分裂和增殖,使T淋巴细胞在补体依赖性溶解作用下从循环中清除。

ATG/ALG有马、兔、猪等不同来源,不同来源的制剂临床用量不同,如法国产的马ALG一般用量为10~15mg/(kg·d),德国、法国产的兔ATG为3~5mg/(kg·d),疗程5d。国产猪ATG用量为30mg/(kg·d)。用药前应做过敏试验,阴性者方可使用。每日量分两次静脉滴注,每次滴注时间应6~8h。ATG静脉滴注同时按4mg/(kg·d)滴注氢化可的松[相当于泼尼松1mg/(kg·d)],第5天后口服泼尼松1mg/(kg·d),第15天后每5天减半,第31天停用,预防血清病反应。

ATG/ALG用药过程中应为患者创造无菌环境,严格做好口腔、皮肤、肛周护理,预防真菌感染,进无菌饮食。通过输成分血将患者的血红蛋白提高到80g/L,血小板计数维持在20×10^9/L以上。ATG的不良反应有发热、寒战、皮疹等过敏反应,以及白细胞和血小板减少引起感染和出血。用药后1周左右可出现血清病反应(发热、充血、出血、混合性皮疹、关节酸痛等),可用肾上腺糖皮质激素处理。

ATG/ALG起效时间一般在用药后6~9个月,个别可早或晚,晚者可达36个月。首次ATG/ALG治疗后6个月如无效,或首次联合免疫抑制治疗成功后复发的患者可考虑第2次ATG/ALG治疗。国外文献报道第2次包含ATG/ALG的免疫抑制治疗的反应率是11%~65%。应选用与第1次ATG/ALG不同种属来源的药物,以免发生急性超敏反应。

②CsA:CsA主要机制是选择性作用于T细胞亚群,抑制产生IL-2和IFNγ,抑制T抑制细胞激活和增殖。与ATG/ALG联用不仅能提高后者疗效,而且能减少SAA复发。

CsA治疗再生障碍性贫血的常规用量为3~5mg/(kg·d)。CsA治疗的安全血药浓度范围较窄,患者个体间、同一患者不同给药时间对CsA的吸收差别较大,1d内血药浓度的峰值变异也很大,故为了安全、有效地应用CsA,用药者应常规定时进行CsA血药浓度测定,及时调整剂量。CsA的血药浓度有谷浓度(C0)(清晨服药前的CsA浓度)和C2浓度(给药后2h的CsA浓度),后者要高于前者5~10倍。CsA治疗再生障碍性贫血的确切有效血药浓度并不明确,有效血药浓度窗较大,BCSH推荐目标血药浓度(谷浓度)是成年人150~250μg/L、儿童100~150μg/L。CsA亦可单独或联合雄激素用于非重型再生障碍性贫血的治疗。CsA的主要不良反应是消化道反应、齿龈增生、色素沉着、肌肉震颤、肝肾功能损害,极少数出现头痛和血压变化,出现毒副反应时应减量甚至停药。

一些患者停药后血象稳定,而少部分患者(15%~25%)存在CsA依赖性,过早停药易导致疾病复发。文献报道CsA足量[5mg/(kg·d)]应用6个月后停药的复发率高达19%~32%。意大利一个儿科研究组分析了42名儿童患者,其快速减量[>0.8mg/(kg·d)]者复发率为60%,而在慢性减量[<0.7mg/(kg·d)]者复发率仅为8%。BCSH的再生障碍性贫血指南建议CsA维持治疗至少6个月,逐渐减量,总疗程为2年。实际应用中,可根据患者骨髓象、血象、免疫功能指标、药物不良反应等方面综合考虑患者的用药疗程,最好血象恢复正常后逐渐减量,小剂量巩固1~3年。

③其他免疫抑制药:20世纪70—80年代,有学者应用肾上腺糖皮质激素类联合雄激素治疗慢性再生障碍性贫血。肾上腺糖皮质激素可以抑制淋巴细胞(特别是B淋巴细胞),但其治疗再生障碍性贫血的疗效甚微,且增加细菌和真菌的感染机会,所以现在不推荐用于治疗再生障碍性贫血,仅与ATG/ALG合用,以减少ATG/ALG的过敏反应。CTX虽然具有杀伤淋巴细胞的作用,但有加重骨髓抑制的风险。随机对照研究显示大剂量CTX单独或与ATG联合应用,两者的治疗反应无差异,但CTX组的病死率更高,因此,多数美国和英国学者不主张应用CTX治疗再生障碍性贫血。在ATG/ALG+CsA基础上加用麦考酚酸吗乙酯(mycophenolatemofetil,MMF)或西罗莫司(雷帕霉素)不能明显提高治疗反应率,也不能降低复发率,故不用于初治患者。

虽然多国学者在不断探索替代ATG/ALG+CsA治疗重型再生障碍性贫血的免疫抑制方案,但没有证据表明这些方案能提高治疗反应率或总生存率。ATG/ALG+CsA仍是目前对不能做移植的重型再生障碍性贫血患者的唯一合适的一线治疗。

4. 支持对症治疗

(1)护理:重型再生障碍性贫血患者应住无菌病房,对患者进行保护性隔离。患者的衣物、餐具、日用品应高压灭菌或消毒液浸泡、紫外线照射等方法后方可使用。食物也应高压灭菌,水果应消毒液浸泡后再削皮食用。对患者所用的听诊器、血压表、心电图机等采用甲醛熏蒸法消毒,并注意专人专用,防止交叉感染。应做好患者的皮肤、口腔和会阴护理。ATG治疗期间应预防性应用抗肠源性念珠菌感染的药物。

(2)促造血治疗:包括HGFs和雄激素类药物。对伴严重感染的重型再生障碍性贫血患者,静脉抗生素无效时可短期内应用粒细胞集落刺激因子(recombinant human granulocyte colony-stimulating factor,rhG-CSF)。有文献报道免疫抑制治疗同时常规加用G-CSF可降低复发率。雄激素类药物常用的有甲基睾酮、十一酸睾酮、丙酸睾酮以及蛋白同化激素达那唑、司坦唑醇等,具有刺激骨髓造血、促进蛋白质合成的作用。十一酸睾酮是一种天然睾酮分子的脂肪酸酯,口服后经肠道吸收后进入淋巴系统,所以无肝的首关失活。丙酸睾酮常用作女性患者子宫出血时的临时治疗,作用较持久,1次注射可维持2～3d。长期应用雄激素类药物,主要的不良反应是肝损害、水肿、男性化。

(3)纠正贫血:血红蛋白低于60g/L或患者出现明显血容量不足、缺血缺氧症状时应给予输血。如年轻患者低于60g/L但患者代偿机制良好、无明显缺血缺氧症状时也可暂缓输血。对老年、代偿反应能力低(如伴有心肺疾患)、需氧量增加(如感染、发热、疼痛等)时应放宽输血阈值到Hb≤80g/L。ATG/ALG治疗前应将血红蛋白提高到80g/L。最好选择输注浓缩红细胞,拟行BMT者应输注辐照或过滤后的红细胞。

(4)预防与控制出血:一般选用酚磺乙胺(止血敏,止血定)。血小板计数低于10×10^9/L,无论有无出血倾向都应给予血小板输注。如患者存在血小板消耗危险因素(感染、出血、使用抗生素或ATG/ALG等),血小板计数低于20×10^9/L就应输注血小板以预防出血。发生严重出血者则不受上述标准限制,应积极输注血小板悬液,使血小板计数达到相对较高水平。凝血功能异常时可输新鲜冷冻血浆、凝血酶原复合物、纤维蛋白原等。女性患者子宫出血可肌内注射丙酸睾酮或口服孕激素、雌激素合剂等。其他部位的出血按相应的治疗原则处理。抗凝药枸橼酸钠可以螯合血浆中的钙离子,加重出血,因此大量输抗凝血时应及时补钙。

(5)控制感染:再生障碍性贫血患者由于中性粒细胞减少甚至缺乏、长期应用免疫抑制药,极易发生各类感染,而感染加重骨髓衰竭,因此感染的防治尤为重要。患者出现感染性发热时,应做可疑部位分泌物和血、尿、便细菌培养和药敏实验,检测真菌抗原半乳甘露聚糖(GM试验)和1,3-β-D葡聚糖(G试验),定期胸部CT等影像学检查,经验性应用抗感染药。待细菌培养和药敏实验回报后再调整用药。根据2010年中国侵袭性真菌感染工作组制定的《血液病/恶性肿瘤患者侵袭性真菌感染的诊断标准与治疗原则(第3次修订)》的建议,重型再生障碍性贫血患者应预防性应用抗真菌药,推荐药物是伊曲康唑和氟康唑。重型再生障碍性贫血感染患者应用广谱抗生素治疗96h无效者,或者起初有效但3～7d再出现发热者,均应给予经验性抗真菌治疗,一般选择抗菌谱较广的药物,如伊曲康唑、两性霉素B、卡泊芬净、伏立康唑、米卡芬净。待确诊后,根据检出的真菌菌种、药敏合理选择药物,足量、足疗程应用抗真菌药。重型再生障碍性贫血患者的感染常是混合感染、致命感染,因此,在考虑到细菌、真菌感染的同时，不能忽略病毒、原虫的感染，采用“强效、足量、广覆盖”的治疗原则，有助于在早期控制感染灶。粒细胞缺少伴严重感染危及生命者在联合抗生素与 rhG-CSF 疗效欠佳时可以考虑输注粒细胞。

(6)祛铁治疗：再生障碍性贫血患者反复输注红细胞，不可避免出现铁过载。铁过载不仅影响心、肝、肾、内分泌腺体等脏器功能，也会对移植产生不良影响，如增加急性 GVHD、菌血症或感染的发生率，降低总生存率。当血清铁蛋白高于1 000 μg/L 就应开始祛铁治疗。可皮下注射或静脉滴注去铁胺，应用去铁胺期间有发生耶尔森菌感染的风险。不能耐受去铁胺者也可选用口服地拉罗司(deferasirox)，该药不良反应有腹泻、呕吐、头痛、腹痛、发热、皮疹及肾功能损害，当与肾毒性免疫抑制药联用时注意监测肾功能。

5. *特殊获得性再生障碍性贫血的处理*

(1)肝炎相关再生障碍性贫血的处理：肝炎相关再生障碍性贫血的治疗原则是抑制亢进的细胞免疫，同时加强促造血治疗和保肝治疗，随时监测肝功能和病毒复制情况(尽管大多数病例病毒血清学阴性)。雄激素类药物因对肝功能的影响，故剂量不宜过大。可应用静脉丙种球蛋白或胸腺素，有助于增强患者的抗病毒能力。

(2)妊娠期获得性再生障碍性贫血的处理：妊娠会加重再生障碍性贫血病情，或以往对免疫抑制治疗有反应的病例出现复发。再生障碍性贫血合并早期妊娠应尽早终止妊娠，同时加强支持治疗。再生障碍性贫血合并中、晚期妊娠主要是给予支持治疗，避免应用损害胎儿的药物，输血使 Hb>80g/L，输血小板使其>20×10^9/L，可适量应用静脉丙种球蛋白支持到分娩后再治疗再生障碍性贫血。妊娠不是使用 CsA 的禁忌证，而且也没有证据显示 CsA 能导致胎儿畸形，但不推荐对妊娠期患者使用 ATG/ALG。

(3)出现异常克隆的获得性再生障碍性贫血的处理：少部分再生障碍性贫血患者在诊断时存在细胞遗传学克隆异常，常见的有：+8、+6、$5q^-$ 和 7 号、13 号染色体异常。一般异常克隆仅占总分裂象的很小部分，对免疫抑制治疗的反应与无遗传学异常者相似，但这些有异常核型的再生障碍性贫血患者应该每隔 3～6 个月做 1 次骨髓细胞遗传学分析，异常分裂象增多提示疾病转化。

(4)伴有明显 PNH 克隆的获得性再生障碍性贫血：在再生障碍性贫血患者可检测到 PNH 小克隆，患者骨髓细胞减少但并不出现溶血。通常仅单核细胞和中性粒细胞单独受累，并且仅占很小部分。推荐对这些患者的处理同无 PNH 克隆的再生障碍性贫血患者。伴有明显 PNH 克隆(>50%)的再生障碍性贫血患者慎用 ATG/ALG 治疗，可暂按 PNH 处理。

6. *疗效标准* 中国疗效标准(2007)如下。

(1)基本治愈：贫血和出血症状消失。血红蛋白达 120g/L(男)或 110g/L(女)，白细胞计数达 4×10^9/L，血小板计数达 100×10^9/L，随访 1 年以上未复发。

(2)缓解：贫血和出血症状消失。血红蛋白男达 120g/L、女达 100g/L，白细胞计数达 3.5×10^9/L 左右，血小板也有一定程度增加，随访 3 个月病情稳定或继续进步。

(3)明显进步：贫血和出血症状明显好转，不输血，血红蛋白较治疗前 1 个月内常见值增长 30g/L 以上，并能维持 3 个月。

判定以上 3 项疗效标准者，均应在 3 个月内不输血。

(4)无效：经充分治疗后，症状、血象未达明显进步。

(二)遗传性再生障碍性贫血的治疗

当患者血红蛋白<80g/L、血小板计数<30×10^9/L、中性粒细胞计数<0.5×10^9/L 或有贫血、出血、感染症状时即应开始治疗。异基因造血干细胞移植(hematopoietic stem cell transplantation, HSCT)适于该病。雄激素和 HGFs 能改善血象，免疫抑制治疗对此病无效。

1. *异基因 HSCT* 首选 HLA 相合同胞供者 HSCT，其次考虑无关供者或不相合供者。同胞供者必须严格明确不携带范科尼贫血基因，甚至做皮肤成纤维细胞的染色体断裂试验以除外体细胞镶嵌现象。移植时机的选择尚无确切定论。一般而言，在感染、大量输注血制品前移植的预后相对较好，病情稳定、轻症的患者不需要立即移植。因为遗传性再生障碍性贫血患者对放化疗或免疫抑制药的毒副作用很敏感，移植相关并发症的发生率和病死率很高，因此 HSCT 只适用于重度骨髓衰竭或继发白血病者。也有报道移植后发生实体瘤的危险度增高，且发病的中位年龄也较未移植者提前。美国 2008 年第 3 版《范科尼贫血诊断与治疗指南》建议每 3～4 个月监测血细胞计数，至少每年一次评价骨髓，并做肿瘤筛查，以便尽早发现并发症。

范科尼贫血患者对CTX、白消安等具有遗传毒性的药物和射线高度敏感，也高倾向发生GVHD，因此，范科尼贫血患者移植前应使用降低强度的预处理方案，并选择无遗传毒性的方案预防GVHD。

文献报道，相合供者移植无病生存率在64%～89%，移植失败的比例5%～10%。无关供者移植生存率较低。HSCT只能纠正范科尼贫血患者的血液学改变，而对实体瘤的预防与治疗无效。

2. *雄激素* 雄激素能改善范科尼贫血患者血象，对红细胞、粒细胞和血小板均有升高作用，起效时间一般在2个月左右，但也有患者起始用药有效而后出现耐药，甚至有的病人对雄激素无反应。

3. HGFs 范科尼贫血患者发生严重的中性粒细胞减少症特别是出现危及生命的严重感染时，在使用广谱高效的抗感染药物的同时，可同时应用rhG-CSF。

4. *支持治疗* 贫血者应以浓缩红细胞输注，反复大量输血造成铁过载者应予以祛铁治疗。血小板减少或有出血者应以血小板输注，抗纤溶药对控制出血也有一定益处。

【预后】

获得性再生障碍性贫血的预后与病情、年龄以及治疗是否及时、得当有关。重型再生障碍性贫血预后较非重型再生障碍性贫血预后差；≥65岁的患者预后差。近年的完全相合相关供者BMT的有效率为70%～80%，儿童高达91%。基于ATG/ALG+CsA的联合免疫抑制治疗的有效率为50%～80%，年龄越大治疗反应率和5年生存率越低。重型再生障碍性贫血的首位死亡原因为感染，其次为出血。

免疫抑制治疗有效的再生障碍性贫血患者有发生克隆性疾病的危险，10年内的累计发生率在8%～10%（包括急性髓系细胞白血病、骨髓增生异常综合征、阵发性睡眠性血红蛋白尿症和实体瘤），而相合供者骨髓移植之后的发生率较低。

范科尼贫血预后不良，约10%患者发生骨髓增生异常综合征和急性髓系细胞白血病，也有部分患者发生其他系统的实体肿瘤。文献报道，患儿在7岁以前发生重度骨髓衰竭的年危险率达4%，而在成年人不足1%。急性髓系细胞白血病在青少年和年轻患者的年危险率达1%，而45岁时发生实体瘤的年危险率超过10%。骨髓增生异常综合征、急性髓系细胞白血病和实体瘤的累积发生率分别约50%、25%和10%。美国文献报道范科尼贫血的中位生存年龄是23岁，死亡的主要原因为骨髓衰竭、HSCT并发症和恶性肿瘤。

（邵宗鸿　王　珺）

参考文献

[1] Marsh JC, Ball SE, Cavenagh J, et al. Guidelines for the diagnosis and management of aplastic anaemia. Br J Haematol, 2009, 147(1): 43-70.

[2] 中华医学会血液学分会红细胞疾病学组. 再生障碍性贫血诊断治疗专家共识. 中华血液学杂志, 2010, 31(11): 790-792.

[3] Young NS, Kaufman DW. The epidemiology of acquired aplastic anemia. Haematologica, 2008, 93(4): 489-492.

[4] Guinan EC. Diagnosis and management of aplastic anemia. Hematology Am Soc Hematol Educ Program, 2011, 2011(1): 76-81.

[5] Shimamura A, Alter BP. Pathophysiology and management of inherited bone marrow failure syndromes. Blood Rev, 2010, 24(3): 101-122.

[6] Soulier J. Fanconi anemia. Hematology Am Soc Hematol Educ Program, 2011, 2011(1): 492-497.

第2章

巨幼细胞性贫血

【概念】

巨幼细胞性贫血(megaloblastic anemia)是由于脱氧核糖核酸(DNA)合成障碍所致的一组贫血,主要是体内缺乏维生素 B_{12} 或叶酸所致,亦可因遗传性或药物等获得性 DNA 合成障碍而引起。本症的特点是呈大红细胞性贫血,骨髓内出现巨幼红细胞系列,并且细胞形态的巨型改变也见于粒细胞、巨核细胞系列,甚至某些增殖体细胞。该巨幼细胞易在骨髓内破坏,出现无效性红细胞生成。

【维生素 B_{12} 和叶酸代谢】

1. 维生素 B_{12} 代谢　维生素 B_{12} 主要从动物性食物中摄取。食物中的维生素经胃酸和胃蛋白酶的作用游离后,与胃液中的 R 蛋白相结合,形成一种稳定的复合物,后者进入十二指肠在胰液作用下 R 蛋白被降解,游离的维生素 B_{12} 和由胃黏膜壁细胞分泌的内因子相结合。维生素 B_{12}—内因子复合物进入远端回肠,和回肠绒毛刷状缘的黏膜受体相结合,被摄取进入回肠黏膜细胞后形成维生素 B_{12} 和运钴胺Ⅱ相结合形成复合体进入门静脉。维生素 B_{12} 吸收具有肠肝循环,即经门静脉吸收入肝,可再由胆汁排出,又到回肠重新被吸收。

2. 叶酸代谢　叶酸在新鲜绿叶蔬菜中含量最多。食物烹调、腌制及储存过久等均可被破坏。吸收部位主要在近端空肠,在肠上皮细胞通过还原酶作用形成二氢叶酸和四氢叶酸,后者再转变成具有活性的 N^5-甲基四氢叶酸,经门静脉入肝,叶酸的吸收也有肠肝循环。

【发病机制和病理】

维生素 B_{12} 和叶酸是细胞合成 DNA 过程中的重要辅酶,维生素 B_{12} 和叶酸缺乏可导致 DNA 合成障碍,使 DNA 复制减慢,核分裂时间延长(S 期和 G 期延长),故细胞核比正常大,核染色质呈疏松点网状,缺乏浓集现象,而胞质内 RNA 及蛋白质合成并无明显障碍,核浆发育不同步,所谓"老浆幼核"变的巨型血细胞。骨髓呈增生象,但血象为全血细胞减少,其主要病理生理改变为无效性红细胞、粒细胞和血小板生成,称为髓内溶血。维生素 B_{12} 还参与神经组织的代谢。维生素 B_{12} 缺乏,导致脱髓鞘病变、轴突变性,最后可导致神经元细胞死亡。神经系统可累及周围神经、脊髓后侧索及大脑。

【病因】

(一)维生素 B_{12} 缺乏症

1. 摄入不足　妊娠、婴幼儿、溶血性贫血、感染、甲状腺功能亢进及恶性肿瘤等。

2. 吸收障碍

(1)缺乏内因子:见于恶性贫血,存在内因子的抗体;内因子缺乏也见于胃全部或大部切除及胃黏膜腐蚀性破坏。

(2)小肠疾病:如小肠吸收不良症候群、口炎性腹泻、克罗恩病、回肠切除后、小肠淋巴瘤及硬皮病等。此外,尚有罕见的家族性选择性吸收不良症(Imerslund-Gzasbeck 综合征)。

(3)某些药物:如对氨基水杨酸钠、新霉素、秋水仙碱、二甲双胍、苯乙双胍等。

(4)阔节裂头绦虫寄生。

(5)胃泌素瘤和慢性胰腺炎。

3. 利用障碍　如缺乏 TCⅢ或存在异常的维生素 B_{12} 结合蛋白及应用一氧化氮。

4. 原因不明　如血液透析、艾滋病等。

(二)叶酸缺乏症

1. 摄入不足　需要量增加见于婴儿、儿童及妇女妊娠期和哺乳期、慢性溶血、骨髓增殖症、恶性肿瘤、甲状腺功能亢进症及剥脱性皮炎等。慢性酒精性肝硬化叶酸摄入和储存都减少,酗酒使叶酸摄入减少。

2. 肠道吸收不良　如小肠吸收不良综合征、热带炎性腹泻、短肠综合征、小肠疾病及某些药物作用(抗癫痫如苯妥英钠、普痫酮等,柳氮磺胺吡啶及口服避孕药等)。

3. *利用障碍* 叶酸对抗物如甲氨蝶呤、乙胺嘧啶和甲氧苄啶都是二氢叶酸还原酶的抑制药,导致叶酸利用障碍。

4. *丢失过多* 如从血液透析过程中丢失。

(三)维生素 B_{12} 或叶酸治疗无效的 DNA 合成障碍

包括许多抗代谢药如 6-巯基嘌呤、氟尿嘧啶、羟基脲及阿糖胞苷等的治疗;某些遗传性疾病如乳清酸尿症、Tesch-Nyhan 综合征、亚氨甲基转移酶或 N^5-甲基四氢叶酸转移酶缺乏;尚有维生素 B_6 反应性巨幼细胞性贫血和维生素 B_1 反应性巨幼细胞性贫血。

【临床表现】

维生素 B_{12} 和叶酸缺乏的临床表现基本相似,都可引起巨幼细胞性贫血、白细胞和血小板减少,以及消化道症状如食欲减退、腹胀、腹泻及舌炎等,以舌炎最为突出,舌质红、舌乳头萎缩、表面光滑,俗称"牛肉舌",伴疼痛。维生素 B_{12} 缺乏时常伴神经系统表现,如乏力、手足麻木、感觉障碍、行走困难等周围神经炎、亚急性或慢性脊髓后侧索联合变性表现,后者多见于恶性贫血,小儿和老年患者常出现精神症状,如无欲、嗜睡或精神错乱。叶酸缺乏可引起情感改变,补充叶酸即可消失。维生素 B_{12} 缺乏尚可影响中性粒细胞的功能。

【诊断和鉴别诊断】

1. *确定巨幼细胞性贫血* 周围血象表现为大卵圆形红细胞增多和中性粒细胞核分叶过多,MCV 常>100fl,MCH 常>32pg,重型病例常呈全血细胞减少,网织红细胞减少。骨髓呈增生象,巨幼红细胞系列占骨髓细胞总数的 30%~50%,其中巨原红及巨早幼红细胞可达 50%以上,需注意在维生素 B_{12} 或叶酸治疗开始 6~24h 后即可找不到典型的巨幼红细胞。中性粒细胞分叶过多要早于巨幼红细胞的出现,粒系巨型变在治疗后的恢复要迟于巨幼红细胞。

2. *维生素 B_{12} 或叶酸缺测定* 是诊断本病的重要指标。

【鉴别诊断】

应和引起全血细胞减少、大细胞性贫血及骨髓有巨幼样改变的疾病相鉴别,特别是骨髓增生异常综合征中的难治性贫血、急性非淋巴细胞白血病中的红血病和红白血病、甲状腺功能减退症、肿瘤化疗后及先天性红细胞生成异常性贫血等。

【治疗】

1. *补充治疗* 应补充足量直到补足应有的储存量。维生素 B_{12} 缺乏可应用肌内注射维生素 B_{12},每天 100μg,连续 2 周,以后改为每周 2 次,共 4 周或直到血红蛋白恢复正常,以后改为维持量,每月 100μg,也可每 2~4 个月给予 1mg,但以每月给予 1 次维持。有神经系统症状者维生素 B_{12} 剂量应稍大,且维持治疗宜 2 周一次,凡神经系统症状持续超过 1 年者难以恢复。凡恶性贫血、胃切除者、Imerslund 综合征及先天性内因子缺陷者,需终身维持治疗。维生素缺乏 B_{12} 单用叶酸治疗是禁忌的,因会加重神经系统损害。叶酸缺乏者可口服叶酸,每日 3 次,每次 5mg,对肠道吸收不良者也可肌内注射亚叶酸钙 3~6mg/d,直至贫血和病因被纠正。补充治疗开始后 1 周网织红细胞升高达到高峰,2 周内白细胞和血小板恢复正常,4~6 周贫血被纠正。

2. *病因治疗* 应积极去除病因,治疗原发疾患。

【预防】

加强营养知识教育,纠正偏食习惯及不正确的烹调习惯。婴儿应提倡母乳喂养,合理喂养,及时添加辅食品。孕妇应多食新鲜蔬菜和动物蛋白质,妊娠后期可补充叶酸。对慢性溶血性贫血或长期服用抗癫痫药者应给予叶酸预防性治疗,全胃切除者应每月预防性肌内注射维生素 B_{12} 1 次。

(张连生 郝正栋)

参考文献

[1] 邓家栋,杨崇礼,杨天楹,等. 邓家栋临床血液学. 上海:上海科学技术出版社,2001:446-452.

[2] Fleming JC, Tartaglini E, Kawatsuji R, et al. Male infertility and thiamine-dependent erythroid hypoplasia in mice lacking thiamine transporter Slc19a2. Mol Genet Metab, 2003, 80:234-241.

[3] Lagarde WH, Underwood LE, Moats-Staats BM, et al. Novel mutation in the SLC19A2 gene in an African-American female with thiamine-responsive megaloblastic anemia syndrome. Am J Med Genet A, 2004, 125A:299-305.

[4] Olsen BS, Hahnemann JM, Schwartz M, et al. Thiamine-responsive megaloblastic anaemia: a cause of syndromic diabetes in childhood. Pediatr Diabetes, 2007, 8:239-241.

第 3 章

缺铁性贫血

【定义】

缺铁性贫血(iron deficiency anemia)是体内储存铁缺乏影响血红素合成所引起的贫血,其特点是骨髓、肝、脾等器官组织中缺乏可染铁,血清铁浓度、运铁蛋白饱和度和血清铁蛋白降低,典型的呈小细胞低色素性贫血。

【铁代谢】

1. 铁稳态　铁是人体必需微量元素之一,所有具有功能的细胞均含有铁,广泛参与机体内的代谢过程,人体存在严格的铁代谢调节机制确保体内铁始终处于正常生理水平,称机体的铁稳态(iron homeostasis)。铁稳态关键依赖小肠铁吸收和机体铁需要之间的平衡。

2. 铁的分布　正常成年人含铁总量男性为50mg/kg 体重,女性为 35mg/kg 体重。以成年男性为例,体内铁的 66.7%组成血红蛋白,3.3%在肌红蛋白,30%以铁蛋白和含铁血黄素的形式储存。

3. 铁的吸收　主要吸收部位在十二指肠和空肠上段。食物中的铁必须在酸性环境中或有还原剂如维生素 C 还原成二价铁才便于吸收。研究表明在十二指肠上皮细胞内存在 4 种铁吸收相关蛋白:肠细胞色素 B(duodenal cytochromeb,Dcytb)、二价金属离子转运蛋白(divalent metal Lransport. er 1,DMTl)、膜铁转运蛋白 1(ferroportin 1,Fpl)和膜铁转运辅助蛋白(hephaestin,Hp)。铁的吸收量由体内储备铁情况来调节。

4. 铁的转运　生理状态下转铁蛋白仅 33%～35%与铁结合。血浆中转铁蛋白能与铁结合的总量称为总铁结合力,未被结合的转铁蛋白与铁结合量为未饱和铁结合力。运铁蛋白饱和度=血清铁/总铁结合力×100%。

5. 铁的储存　有 2 种形式:铁蛋白和含铁血黄素。前者能溶于水,主要在胞质中;前者不溶于水,可能是变性的铁蛋白。体内铁主要储存在肝、脾、骨髓等处。

6. 铁的排泄　主要经胆汁或粪便排出,尿液、出汗、皮肤细胞代谢亦排出少量铁。正常男性每天排 0.5～1.0mg,女性每天排 1.0～1.5mg。

【病因】

1. 营养因素　当生理性铁需要量增加时,如婴幼儿、青少年、月经期妇女、孕妇和哺乳期妇女,就容易发生营养性缺铁性贫血。

2. 慢性失血　慢性失血是缺铁性贫血最常见的病因之一。胃肠道出血是成年男性引起缺铁最常见的原因,女性仅次于月经量过多,包括痔出血、消化性溃疡出血、食管裂孔疝、消化道憩室和息肉、食管或胃底曲张静脉破裂出血、阿司匹林引起的胃肠道出血。尚有反复献血以及慢性肾衰竭患者接受血液透析治疗等,都可导致缺铁。

3. 吸收障碍　常见于胃全切除和胃次全切除后数年发生缺铁,慢性腹泻或小肠吸收不良综合征,特别是累及十二指肠和近端空肠的小肠疾病,不仅引起铁吸收不良,并且随着大量肠上皮细胞脱落而失铁。

【临床表现】

缺铁性贫血的临床表现为缺血引起组织器官缺氧,严重缺铁性贫血可致黏膜组织变化和外胚叶营养障碍,出现口炎、舌炎、萎缩性胃炎和胃酸缺乏,皮肤干燥、毛发干枯脱落、指甲扁平、脆薄易裂和反甲,甚至出现吞咽困难及异食癖。

【实验室检查】

1. 血象　小细胞性贫血。成熟红细胞大小不一,中心淡染区扩大。MCV、MCHC、MCH 值均降低。

2. 骨髓象　幼红细胞轻度或中度增生,中幼红细胞比例增多。骨髓铁染色显示骨髓小粒可染铁消失，铁粒幼红细胞低于15%。富含骨髓小粒的涂片铁染色缺乏可染铁，是诊断缺铁最可靠的标准。

3. 血清铁和总铁结合力测定 缺铁性贫血时，血清铁低于8.95 μmol/L(50μg/dl)。总铁结合力>64.44 μmol/L(360μg/dl)，运铁蛋白饱和度<0.15。

4. 血清和红细胞内碱性铁蛋白测定 放射免疫双抗体法测定，一般认为血清铁蛋白低于20μg/L表示储铁减少，低于12 μg/L为储铁耗尽；红细胞碱性铁蛋白低于6.5 μg/L细胞作为缺铁指标。

5. 红细胞游离原卟啉 红细胞游离原卟啉(FEP)，正常参考值<0.9μmol/L(50μg/dl)全血。缺铁时FEP可升高，一般FEP>1.78μmol/L(100μg/dl)全血可作为缺铁性红细胞生成的指标。

6. 血清运铁蛋白受体测定 血清可溶性运铁蛋白受体(sTfR)测定是迄今反映缺铁性红细胞生成的最佳指标，一般sTfR浓度>26.5nmol/L(2.25 μg/rnl)可诊断缺铁。sTfR的水平也可反映贫血患者骨髓幼红细胞的生成情况。

【诊断和鉴别诊断】

铁性贫血的诊断包括2个方面：确立是否系缺铁引起的贫血和明确引起缺铁的病因。

低色素型贫血尚可见于珠蛋白生成障碍性贫血、血红蛋白病和铁粒幼细胞性贫血等，慢性病贫血常有低铁血症，铁粒幼红细胞常减少，都需注意鉴别。

【治疗】

1. 病因治疗 缺铁性贫血的治疗原则是补充足够的铁直到恢复正常铁储存量，以及去除引起缺铁的病因。

2. 口服铁剂 是治疗缺铁性贫血的首选方法。口服铁剂的种类很多，如硫酸亚铁(每片0.3g，含元素铁60mg)、富马酸亚铁(每片0.2g，含元素铁66mg)、葡萄糖酸亚铁(每片0.3g，含元素铁34.5mg)、10%枸橼酸铁铵(每毫升含元素铁20mg)、右旋糖酐铁(每片25mg，含铁量35%)、多糖铁复合物(力蜚能，每胶囊150mg，含铁量46%)和琥珀酸亚铁(每片0.1g，含铁量35%)等。口服铁剂有效者网织红细胞在治疗后3～4d即开始上升，第10天达高峰，随后血红蛋白上升，一般需要治疗2个月左右，血红蛋白恢复正常。贫血纠正后至少需要继续治疗3个月或使血清铁蛋白恢复到50μg/L以补足储存铁，否则易复发。

3. 注射铁剂常用右旋糖酐铁 注射铁剂总量可按下列公式计算：铁的总剂量(mg)=[150-病人血红蛋白(g/L)]×病人体重(kg)×0.33。静脉注射铁剂不良反应多且有严重不良反应，宜慎重。

【预防】

积极治疗慢性出血灶。对早产儿、孪生儿、妊娠期妇女、胃切除者及反复献血者，应预防性口服铁剂。

(张连生 郝正栋)

参考文献

[1] Annibale B, Severi C, Chistiloni A, et al. Efficacy of gluten-free diet alone on recovery from iron deficiency anemia in adult celiac patients. Am J Gastroenterol, 2001, 96: 132-137.

[2] Zamani F, Mohamadnejad M, Shakeri R, et al. Gluten sensitive enteropathy in patients with iron deficiency anemia of unknown origin. World J Gastroenterol, 2008, 14: 7381-7385.

第4章

慢性病贫血

【定义】

慢性病贫血（anemia of chronic disorders，ACD）系指继发于慢性感染、炎症和恶性肿瘤的一组贫血，表现为红细胞寿命缩短、铁代谢障碍、炎症性细胞因子增多导致红细胞生成素减少，及骨髓对贫血的代偿性增生反应抑制。ACD的发病率甚高，仅次于缺铁性贫血，是住院患者中最多见的一类贫血。

【发病机制】

1. 细胞因子的作用　炎症反应使细胞因子增多，包括肿瘤坏死因子（TNF）、白细胞介素-1（IL-1）及干扰素（IFN）等，导致红系造血抑制。

2. 红细胞寿命缩短　因吞噬细胞活性加强、细菌毒素、肿瘤的溶血素、血管损伤以及患者发热对红细胞膜的损伤等因素，使红细胞寿命缩短。

3. 铁代谢异常　炎症时IL-1和TNF刺激中性粒细胞释放乳铁蛋白，后者易与铁结合 造成运铁蛋白受体也减少，使铁利用障碍。最近研究表明，慢性病贫血的铁代谢异常和铁稳态（iron homeostasis）的调节激素hepcidin（hepatic bactericidal protein）有关，炎症性疾病时干支产生和分泌hepcidin增多，hepcidin通过血流作用于隐窝细胞和巨噬细胞的β2M-HFE-TfR1复合物，促使隐窝细胞和巨噬细胞摄取铁增多，而十二指肠上皮细胞的铁吸收减少，致低铁血症，而巨噬细胞却呈现铁过多。

【病因】

1. 慢性感染　肺脓肿、肺结核、亚急性感染性心内膜炎、骨髓炎、慢性尿路感染、盆腔炎、脑膜炎、慢性深部真菌病及艾滋病等。

2. 慢性非感染性炎症性疾病　结缔组织病如类风湿关节炎、系统性红斑狼疮、风湿热、血管炎等以及严重外伤、烧伤等。

3. 恶性肿瘤　癌症、淋巴瘤、白血病、骨髓瘤等。

【临床表现和实验室检查】

1. 有慢性感染、炎症或肿瘤病史，持续时间多在1～2个月。

2. 贫血为正常细胞性、正常色素性，或小细胞和低色素性贫血。血清铁（SI）降低，总铁结合力（TIBC）也降低；血清铁蛋白（SF）增高，血清可溶性运铁蛋白受体（sTfR）并不增高，骨髓铁染色可染铁增多，但铁粒幼细胞数量减少；血清EPO水平降低。

【诊断和鉴别诊断】

主要与缺铁性贫血、铁粒幼细胞贫血和海洋性贫血等鉴别。诊断ACD时必须注意排除基础疾病本身造成的失血、肾衰竭、药物致骨髓抑制以及肿瘤浸润骨髓所致的贫血。

【治疗】

1. ACD的治疗主要是针对基础疾病。

2. EPO治疗可改善贫血，减少输血量，改善生命质量。

3. 补充铁剂对ACD本身无效，仅适用于ACD伴缺铁时。

（张连生　郝正栋）

参考文献

[1] 张之南. 血液病诊断及疗效标准. 第2版. 北京：科学出版社，1998：30-33.

[2] Fleming RE, Sly WS. Hepcidin, a putative iron-regulatory hormone relevant to hereditary hemochromatosis and the anemia of chronic disease. Proc Natl Acad Sci USA, 2001, 98 (15): 8160-8162.

第 5 章

阵发性睡眠性血红蛋白尿症

【定义】

阵发性睡眠性血红蛋白尿症(paroxysmal nocturnal hemoglobinuria,PNH)是一种获得性造血干细胞基因突变的克隆性疾病,即 PNH 患者造血干细胞中染色体 Xp22.1 上 PIG-A 基因发生突变,导致部分或完全血细胞膜糖化磷脂酰肌醇(glycophosphatidyl-inositol,GPI)锚合成障碍,造成血细胞表面锚连蛋白缺失,使细胞灭活补体等能力减弱,从而导致细胞容易被破坏,发生溶血。疾病累及多个细胞系,临床主要表现为骨髓造血功能衰竭、静脉血栓形成、不同程度的发作性血管内溶血。

【流行病学】

PNH 是一种少见疾病,目前国外的统计数据表明经典 PNH 的发病率约＜1/20 万,男女均可发病,在欧美女性发病稍高于男性,在亚洲男性发病明显高于女性,以青壮年(20－40 岁)发病为多。

【病因与发病机制】

本病是一种获得性多能造血干细胞疾病,致病因素可能有化学、放射线或病毒感染等,致病染色体突变,发生异常干细胞株,其增殖、分化生成的红细胞、粒细胞和血小板都有共同缺陷。其病理机制主要是位于 X 染色体上的 PIG-A 基因突变,导致血细胞膜表面糖化磷脂酰肌醇(GPI)锚连蛋白合成障碍,从而使血细胞膜表面 GPI 锚连蛋白缺失,如 CD55、CD59 等,使细胞抵抗补体攻击的能力减弱,导致细胞容易被破坏,发生血管内溶血及全血细胞减少。

关于 PNH 的发病机制,Dacie 提出的所谓 PNH 发病的双重发病学说(dual pathogenesis theory,DPT)是被普遍认可和接受的假说。首先,造血干细胞在一定条件下发生突变,产生 GPI 缺陷的 PNH 克隆;其次,由于某种因素(现多认为是免疫因素),发生造血功能损伤或造血功能衰竭,PNH 克隆获得增殖优势,超过正常克隆。因此 PIG-A 基因突变本身并不能赋予 PNH 克隆增殖优势,目前提出 PNH 克隆得以扩增的 3 种机制。①GPI^- 细胞逃逸免疫攻击;②PIG-A 基因突变使 GPI^- 细胞获得抗凋亡特性;③二次基因突变学说:如 EGR-1 及 WT1 基因等。

1. PIG-A 基因突变　PIG-A 基因位于 X 染色体上(Xp22.1),由 6 个外显子和 5 个内含子组成,全长 17kb,编码 484 个氨基酸的蛋白产物——α_1-6-N-乙酰氨基葡萄糖转移酶的一个亚基,该酶参与 GPI 锚连蛋白的合成过程。PNH 的 PIG-A 基因突变是异质性的,突变位点各不相同。目前,已经报道的 PIG-A 基因突变有 100 多种,随机发生于整个编码区,没有突变丛集区或热点,第 2 号外显子是 PIG-A 基因中最大的一个外显子,发生突变的频率最高,大多数突变形式(约占 2/3)为小的碱基插入或缺失,其中缺失更为常见。

然而,近年来的研究发现,PIG-A 基因突变在正常人血细胞中偶尔也可检测到,但突变为多克隆,且起源于定向造血祖细胞阶段。但只有 PNH 患者体内的 PNH 造血干细胞表现出生长优势,克隆性增殖,并最终导致了 PNH 发病。因此 PNH 克隆增殖是 PNH 发病的必要条件之一,PIG-A 基因突变是 PNH 克隆增殖的前提,然而单纯 PIG-A 基因突变并不足以致 PNH 克隆增殖,PNH 克隆增殖优势一定还依赖于除 PIG-A 基因突变之外的其他机制参与。

2. 免疫逃避机制　最近的研究表明,单纯 PIG-A 基因突变并不导致 PNH 克隆先天生长优势。近年来,有学者提出假设:PNH 患者体内存在由 T 淋巴细胞介导的自身免疫反应,使自身免疫系统选择性的攻击正常造血干细胞,而 PNH 克隆因缺乏 GPI 锚连蛋白可逃避该免疫攻击,从而获得生长优势。两因素协同作用才导致 PNH 发病，这也被称为 PNH 的双因素发病学说。

PNH 患者体内存在 T 细胞介导的免疫反应，那么，PNH 患者体内的 T 淋巴细胞本身是否存在异常？国内外很多学者对此进行了研究，均已证实 PNH 患者体内存在 PNH 克隆型的 T 淋巴细胞，且存在 $CD3^+CD4^+/CD3^+CD8^+$ 细胞比例倒置；T 淋巴细胞基因的异常；T 淋巴细胞表面免疫抑制性受体超家族的表达存在异常；T 淋巴细胞功能的异常。

3. 二次基因突变　PIG-A 基因突变和免疫机制介导的骨髓损伤对 PNH 克隆扩增是必需的，但仅有二者并不足以致 PNH 发病。PNH 克隆在体内获得生存及增殖优势可能与二次基因突变有关。到目前为止，研究发现主要有 HMGA2 基因突变、次黄嘌呤鸟嘌呤磷酸核糖基转移酶（HPRT）基因突变、抗凋亡基因（EGR-1 基因、TAXREB107 基因）、WT1 基因及 HLA-DR 的表达异常与 PNH 克隆的增殖优势相关。

4. 抗凋亡机制　凋亡机制在 PNH 克隆增殖中的作用也是 PNH 发病机制研究的热点之一。目前，关于 PNH 克隆是否具有抗凋亡优势还存在分歧。有研究发现，在体外无 Fas 抗体及配体诱导的条件下培养，PNH 患者粒细胞的凋亡率明显低于正常对照者，且 PNH 克隆也具有抵抗 TNF-α 和 r-IFN 等的凋亡诱导作用。其他实验结果提示，PNH 克隆的扩增优势可能是由于 PNH 患者的 GPI^+CD34^+ 细胞对凋亡高度敏感而产生机体对 PNH 克隆的选择。最近又有研究发现一些抗凋亡基因（human A1、Hhr23B、Mcl-1、RhoA）在 PNH 患者有显著的高表达，但这些基因是否降低 PNH 克隆的凋亡率，目前尚无相关研究。

【临床表现】

1. 症状

（1）血细胞减少：最常见慢性贫血症状，为乏力、头晕、面色苍白、劳累后心悸、气短、耳鸣、眼花等；中性粒细胞减少及功能缺陷可致各种感染；血小板减少可有出血倾向。有的患者全血细胞减少，称再障-PNH 综合征。

（2）血红蛋白尿（Hb 尿）：血红蛋白尿为首发症状者占 1/4，为阵发性或发作性加重，35%患者血红蛋白尿与睡眠有关，因为补体作用最适宜的 pH 是 6.8～7.0，而睡眠时呼吸中枢敏感性降低，酸性代谢产物积聚，所以血红蛋白尿常与睡眠有关，早晨较重，下午较轻。典型 Hb 尿呈酱油色或红葡萄酒样，轻者可呈啤酒色或浓茶色，轻者可数月发作 1 次，仅表现为尿隐血试验阳性；重者持续数周，发作重时尿色终日呈酱油色。发作时可伴有乏力、发热、排尿不畅、尿不尽感，腰腹及四肢关节痛等。半数患者有发作诱因，以感染及药物诱发多见，药物中以铁剂诱发多见，其他为输血、维生素 C 或阿司匹林等。此外，有的患者在劳累、手术、情绪激动、食用某些食物、月经期、饮酒、运动后均可诱发血红蛋白尿。

（3）感染：由于 PNH 免疫功能低下，常伴有白细胞减少，易发生感染，以呼吸道及泌尿道感染常见。感染又可诱发溶血或引起再生障碍性贫血危象，此常为 PNH 致死的重要原因之一。

（4）血栓形成：PNH 患者易形成血栓确切原因不明，但目前已知道 GPI 缺乏的血小板较正常血小板更易被补体激活，血栓形成与溶血后红细胞释放促凝物质及补体作用于血小板膜，促进血小板聚集。多为单发，少数为多发，肝静脉血栓形成（Budd-Chiari 综合征）较常见，其次为肠系膜、脑静脉和下肢静脉。约 50%的欧美 PNH 患者发生过静脉血栓，且约 1/3 因血栓而致死。东方人较西方人溶血和血栓的表现要相对少些，PNH 患者也以 PNH-AA 综合征表现多见。

（5）肾衰竭：是由于 Hb 尿大量铁经肾排出，使肾内有大量含铁血黄素沉着，感染及 Hb 尿发作均可引起急性肾衰竭，但多能恢复，血液透析常可使本病急性肾衰竭治疗获得成功。

（6）肺动脉高压：表现为活动后气短、晕厥、胸痛及运动耐量下降等表现时，应考虑合并肺动脉高压的可能，此时应立即对患者进行超声心动图筛查。

（7）其他表现：PNH 发生血管内溶血后产生了大量血管内游离血红蛋白，其对一氧化氮（NO）的结合力远超过氧气，使血液中 NO 浓度显著下降，而 NO 在调节平滑肌功能上有重要作用，引起平滑肌功能紊乱，导致 PNH 患者出现相应的症状，疲劳、腹痛、吞咽困难、勃起障碍和嗜睡。

2. 体征

（1）贫血：98% 的患者有贫血，由于贫血可见面色苍白、口唇色淡、耳廓苍白及甲床色淡。由于长期血管内溶血，部分患者皮肤有含铁血黄素沉着，呈苍白带暗褐色，病程长者色素沉着更明显。

（2）黄疸：由于溶血，47%的病人在病程中有黄疸,黄疸多为轻度或中度,间接胆红素升高,肝功能大多正常。

(3)出血:约1/3患者有出血倾向,表现为牙龈渗血、鼻腔渗血及皮肤出血点等轻中度出血。女性患者也可表现为月经过多。个别患者可有大量鼻出血、非局部原因能解释的术后出血、人工流产后出血、柏油样便血及眼底出血等。

(4)肝脾大:25%有脾大,13%有肝大,肝脾均大者占12.5%。

(5)其他:长期贫血心脏可见代偿性扩大。

【诊断】

(一)常规检测项目

1. 血常规　血红蛋白减少,因尿铁丢失过多,呈小细胞低色素性贫血,球形红细胞增多,易见红细胞碎片,可见幼红细胞;白细胞、血小板减少或正常;网织红细胞增高;约半数患者有全血细胞减少。

2. 骨髓象　大部分病例增生明显活跃或活跃,小部分病例增生减低或重度减低,以幼红细胞增生明显,可见红系核分裂,双核或多核,约15.9%患者呈巨幼变;粒细胞系相对减少,个别病例原始及早幼粒细胞稍多,成熟停滞,中幼粒细胞胞核、胞质发育不平衡;巨核细胞系可有病态造血,可见小巨核细胞、巨大血小板及血小板形成不良,亦有全片无巨核细胞者。部分患者非造血细胞轻度增生。

3. 血管内溶血的证据　血红蛋白尿、血间接胆红素增高、血游离血红蛋白增高及结合珠蛋白降低、血清乳酸脱氢酶升高、血清pH减低;尿潜血和尿含铁血黄素染色(Rous试验)可视为过筛试验,Rous试验阳性率为73%,是诊断慢性血管内溶血的重要指标。

4. 抗人球蛋白试验　直接抗人球蛋白试验、间接抗人球蛋白试验均阴性。

5. 补体溶血试验　酸化血清溶血试验(Ham试验),在pH 6.4的条件下,通过经典途径激活补体,正常红细胞在这种体系中不溶血,PNH细胞则溶破,本试验在诊断PNH有较强的特异性,被公认为是诊断PNH的依据,此实验是否阳性取决于PNH患者对补体敏感的异常细胞数量,结果易受输血的影响。为防止假阳性或假阴性,应设置阳性和阴性对照。

糖水试验(蔗糖溶血试验),PNH红细胞在等渗低离子强度下(通过蔗糖溶液)与血清一起孵育则溶血。本试验敏感性强,阳性率为88%,但也应注意有时出现假阳性。

蛇毒因子溶血试验(COF试验):从眼镜蛇中提取出的蛇毒因子,可在血清成分的协同作用下,通过旁路途径激活补体,蛇毒因子加入正常血清的试验体系中,对补体敏感的PNH红细胞溶解,正常红细胞则否,本试验特异性强,在PNH患者中阳性率81%。

补体溶血敏感试验:用抗人红细胞膜抗体致敏红细胞,通过经典途径激活补体,观察能使红细胞溶破所需的补体量。可测出被检红细胞对补体敏感的程度。根据此试验将PNH分为Ⅰ、Ⅱ、Ⅲ型。上述实验灵敏度不高,在发达国家这些实验已经完成其历史使命。

(二)锚连蛋白检测

应用分子生物学技术已经成功发现了PNH的基因缺陷,而使用单克隆抗体,采用流式细胞术检测抗人CD55(衰变加速因子DAF)、CD59(反应性溶血膜抑制物MIRL)单克隆抗体及Flaer(嗜水气单胞菌溶素变异体)计数PNH克隆细胞,敏感性和特异性较强,是目前诊断PNH常用的方法。目前已经发现了20余种蛋白在PNH患者血细胞表面表达缺乏,如CD55、CD59、C8结合蛋白(HRF)、内毒素受体(CD14)、低亲和力Fc受体(CD16)及尿激酶型纤溶酶原激活药受体(uPAR,CD87)等。应用流式细胞术检测GPI锚连蛋白缺失的细胞数是诊断PNH最直接、最敏感、最特异方法。GPI接连的抗原多种,也造成对PNH细胞生物学行为解释的复杂性,但2个GPI锚连蛋白-CD55、CD59,由于其对补体调节中的重要作用,始终在PNH发病机制、临床表现、诊断和治疗被密切关注。CD55是细胞膜上的C3转化酶衰变加速因子(DAF),通过调节C3和C5补体蛋白转化酶调控早期补体级联反应。起初认为CD55在PNH的红细胞溶血中有重要作用,并以此来解释PNH的红细胞对补体的敏感性。然而,单纯CD55缺乏并不能导致溶血,这在先天性CD55缺乏症患者中得到了证实。CD59又被称为膜反应性攻击复合物抑制药(MIRL),其可以阻止C9掺入C5b-8复合物中,而阻止膜攻击单位形成,达到抑制补体终末攻击反应的作用。检测原理是用GPI连接蛋白如CD59、CD55等的单克隆抗体作分子探针,与血细胞共同孵育,荧光素标记的CD55或CD59的单克隆抗体与血细胞膜上的锚连蛋白抗原分子进行结合,经流式细胞仪检测,正常人造血细胞CD55和CD59均为阳性表达,PNH患者由于细胞表面锚连蛋白部分或完全缺失,而呈现

CD55 和(或)CD59 阴性或部分阴性表达。

流式细胞术分析红细胞和粒细胞 GPI 相关抗原等分子的表达量并计数其缺乏表达(阴性)细胞的数量对 PNH 诊断与鉴别有重要的临床意义。使用流式细胞仪分析血细胞 GPI 锚连蛋白,需要考虑设计的策略和抗体的选择。PNH 克隆累及造血细胞次序为粒细胞→单核细胞→红细胞→淋巴细胞,骨髓 PNH 克隆出现比外周血早,网织红细胞略早于红细胞。建立 PNH 诊断至少有一系及以上细胞的 2 种 GPI 锚连蛋白缺失。CD59 敏感度要高于 CD55,CD59 粒细胞是最早被检出,有早期诊断价值,且受输血影响少。

外周血和骨髓均可以作 PNH 克隆分析,要求做检测的病人提供近期输血记录,并对红细胞和粒细胞都做筛查。如果病人在检测前有多次输血或重度溶血,那么 PNH 筛查可能受到输血的影响,导致错误结果;少数病人(5%)严重溶血期后,GPI 缺乏的红细胞可能会减少,甚至可能下降到检测限以下,因此只有粒细胞 PNH 克隆。病人如果有严重的再生障碍性贫血,可能导致粒细胞数量减低,不够检测分析。

由于 PNH 的异常细胞起源于造血干细胞,当外周血尚无 CD59 细胞时,骨髓中可能已经有 CD59 细胞,因此从疾病的早期诊断的角度考虑,骨髓中 CD55、CD59 检测比外周血更有意义。建议贫血性疾病早期诊断应作骨髓粒细胞中 CD55、CD59 检查,能有效地提高诊断的特异性和敏感性。

近年来的研究发现,多种疾病(如再生障碍性贫血,骨髓增生异常综合征)的患者,甚至健康人的体内都存在 GPI 锚连蛋白缺失的造血干细胞,但只有 PNH 患者的 PNH 克隆表现出生长优势。PNH 在再生障碍性贫血人群中的发病率明显高于普通人群,监测 CD55、CD59 在再生障碍性贫血患者外周血中的变化有利于 PNH 的早期发现,早期诊断及早期治疗。

1. *红细胞分析* 分析未输血的 PNH 病人,细胞可以明显分为三种类型:Ⅲ型细胞(完全缺失)、Ⅱ型细胞(部分缺失)和Ⅰ型细胞(正常表达)。数据表明,溶血性 PNH 病人细胞主要是完全缺失(Ⅲ型细胞)的红细胞,临床溶血程度主要取决于Ⅲ型细胞的多少。

大多数 PNH 病人的粒细胞异常克隆比例大于红细胞异常克隆,这是由于 PNH 红细胞的寿命较短,严重溶血或输血后,GPI^- 红细胞比例减少。

2. *粒细胞分析* 分析粒细胞时,建议使用系列标记(非 GPI 锚蛋白)/SSC 设门的方法,即使用三色分析检测 PNH 粒细胞,检测时,同时使用 SSC/非 GPI 相关蛋白的系列抗原(如 CD15、CD33、CD45)设定粒细胞门,另外两个荧光通道用来检测 GPI 相关抗原。需要注意的是,如果病人重度溶血或近期多次输血,那么中性粒细胞或骨髓的造血干祖细胞的 GPI 锚连蛋白缺失能更好地反映 PNH 克隆的大小,对疾病的诊断更有意义。由于 PNH 粒细胞的百分含量最准确地反映了 PNH 克隆大小,病人外周血标本 PNH 粒细胞的系列监测是疾病活动性最准确的指标。

3. *单核细胞分析* 由于 PNH 病人的单核细胞的数量通常都比较低,在检测时很难获取足够量的单核细胞。做 PNH 单核细胞分析时,可以使用系列标记/SSC 设门。由于 CD14 是 GPI 锚抗原,建议不用于设门,CD64、CD33、CD45 可以用来设门。在多色分析时,可以使用 CD33bright/SSClow 设定单核细胞门,然后分析门内细胞的 CD14、CD55 及 CD59 的表达,使用这种方法,可以清楚的分析出单核细胞 PNH 克隆大小。

4. *淋巴细胞分析* 使用流式细胞仪多色分析,发现与粒细胞 PNH 克隆相比,PNH 的 T 细胞、B 细胞、NK 细胞一般含量很少,随着疾病的进展,淋巴细胞 PNH 克隆会逐渐增多。因此,在诊断 PNH 时,不能只根据淋巴细胞上 GPI 相关蛋白的表达。

5. *血小板分析* 正常血小板的 CD59 和 CD55 的表达比较弱,正常血小板中约有 10% 不表达 CD59 和 CD55。PNH 病人检测 GPI 缺乏的血小板不容易分辨,Ⅱ型细胞与Ⅲ型细胞也很难区分。可以推测,PNH 血小板的含量可能与 PNH 巨核细胞的含量高度相关。

传统的诊断 PNH 的方法敏感性和特异性较差,不利于 PNH 的早期诊断。现在流式细胞仪为我们提供了 CD55、CD59 这两项指标,解决了一切以补体溶血为基础的实验诊断方法在诊断 PNH 的不确定性,避免了大量的反复筛查实验,节约了大量的财力、物力,对早期诊断及分型、疗效的观察起到重要作用。

(三)嗜水气单胞菌溶素变异体(Flaer)检测

1998 年 Diep 等报道嗜水气单胞菌(HEC)毒素能特异地与细胞膜上 GPI 锚连蛋白结合,随后立即聚合成多聚体,插入细胞膜的脂质双层,在膜上形成孔洞使细胞渗透压改变而溶破。PNH 细胞则由于缺乏 GPI 蛋白使其具抵抗毒素作用而最终保持细胞完好，毒素作用后细胞留存率与 $CD59^-$ 率一致。经过工艺的改进，形成 FLAER(Fluorescent Aerolysin)技术，FLAER 是 Alexa-488 标记的无活性气单胞菌溶素前体的变异体，它同野生型前气单胞菌溶素相似，可特异的结合于 GPI 锚连蛋白，但并不形成细胞通道，不引起细胞的溶血，因此不会导致细胞死亡。该标记类似于荧光素，可在一定条件下被激发出荧光，可以通过流式细胞仪进行检测，并区分 GPI^- 和 GPI^+ 细胞。

Alexa-488 标记的 FLAER，可在一定条件下被激发出绿色荧光，应用系列标记的单克隆抗体和 FLAER 作为探针，与血细胞共同孵育，FLAER 与血细胞膜上的 GPI 锚连蛋白抗原分子进行特异结合，经流式细胞仪检测，正常人造血细胞为系列抗原和 FLAE 双阳性表达，PNH 患者由于细胞表面锚连接蛋白部分或完全缺失，而呈现 FLAER 阴性或部分阴性表达。FLAER 作用于所有 GPI 蛋白，不会因不同细胞表达 GPI 蛋白种类和多少的不同造成误差。因此用荧光标记气单胞菌溶素前体的变异体，是诊断 PNH 更敏感、特异的方法。

FLAER 在所有具有 GPI 锚连蛋白的白细胞上都特异表达，正常人及非 PNH 贫血患者因锚连蛋白是正常的，故 Flaer 呈 100% 阳性，而 PNH 细胞因缺乏锚连蛋白，FLAER 无法与之结合，故呈阴性。目前 FLAER 一般用于有核细胞的检测，不能评价红细胞 PNH 克隆，由于红细胞表面没有气单胞菌溶素前体产生所需要的蛋白水解酶类，尽管表达在红细胞表面的血型糖蛋白不是锚连蛋白，但血型糖蛋白与气单胞菌溶素前体结合力较弱，因此也限制了 FLAER 技术在红细胞中的应用。

同传统的 CD55、CD59 相比，FLAER 检测的敏感性及特异性与其相似，重要的是 FLAER 对检测微小 PNH 克隆非常敏感，比 CD55、CD59 更清晰、准确、直观，对一些临床上高度怀疑，而 CD55、CD59 不能确诊的病例，可以结合 FLAER 检查，获得明确诊断；应用 FLAER 分析方法诊断并监测 PNH 患者，可精确分出Ⅱ、Ⅲ型细胞，为判断病情轻重提供依据，有助于 PNH 患者疾病进展和疗效的判断；对于长期应用免疫抑制治疗的血细胞减少患者，尤其是再生障碍性贫血、骨髓增生异常综合征等疾病，可监测其是否发生克隆性改变，及早发现病情变化；应用 FLAER 直接检测 GPI 蛋白，有助于和部分免疫性血细胞减少症患者相鉴别，明确真正的 GPI^- 细胞，而非自身抗体覆盖细胞膜锚连蛋白的假性 PNH 克隆。

(四)PIG-A 基因突变

PNH 是造血干细胞 PIG-A 基因突变致合成 GPI 锚所需的 1-6-N 乙酰氨基葡糖转移酶缺陷，从而使血细胞膜表面 GPI 锚连蛋白缺失，血细胞对激活补体的敏感性增加而被破坏。PIG-A 基因突变在正常人血细胞中偶尔也可检测到，PNH 的 PIG-A 基因突变是异质性的，突变位点各不相同。目前，已经报道的 PIG-A 基因突变有 100 多种，随机发生于整个编码区，没有突变丛集区或热点。PIG-A 基因突变较特异的诊断 PNH 的方法，但可有假阴性。

【诊断标准】

若有典型 PNH 临床表现（如 Hb 尿与睡眠有关）诊断并不困难。但大多数患者临床表现不典型，须借助有关实验室检查和临床方可确定诊断。

(一)PNH 克隆筛检适应证

1. 以血红蛋白尿和(或)血清游离血红蛋白增高为主要表现的血管内溶血。

2. 无法解释的溶血伴有铁缺乏、腹痛或食管痉挛、血栓栓塞、血小板减少和(或)白细胞减少。

3. Coombs 试验(—)、未见红细胞裂片、非感染性溶血性贫血。

4. 不同寻常的血栓形成。

(1)非常见部位血栓形成：肝静脉(Budd-Chiari 综合征)、其他腹腔内静脉(门静脉、脾静脉等)、海绵窦、皮肤静脉。

(2)伴有溶血征象的血栓形成。

(3)伴有全血细胞减少的血栓形成。

5. 骨髓衰竭症。

(1)怀疑或确诊的再生障碍性贫血或低增生性贫血。

(2)难治性血细胞减少伴一系发育异常。

(3)不明原因的血细胞减少症。

(二)需常规随访 PNH 克隆的患者

确诊 PNH 患者，应常规监测 PNH 克隆变化，若病情稳定，可每年监测 1 次；出现任何临床或血液学参数变化时应缩短监测间隔。

出现溶血和血栓，若可靠的实验室检查未证实 PNH 克隆存在，则无需密切监测 PNH 克隆。

(三)国内 PNH 诊断标准

1. PNH 诊断条件

(1)临床表现符合 PNH：临床表现分级如下。

①贫血分级。极重度：Hb≤30g/L；重度：Hb 31～60g/L；中度：Hb 61～90g/L；轻度：Hb＞90g/L。

②血红蛋白尿分级。频发：≤2个月发作1次；偶发：＞2个月发作1次；不发：观察2年无发作（观察不足2年未发为暂不发）。

（2）实验室检查

①Ham试验、糖水试验、蛇毒因子溶血试验、尿隐血（或尿含铁血黄素）等项试验中凡符合下述任何一种情况，即可诊断。

两项以上阳性。

一项阳性，但须具备下列条件：2次以上阳性，或1次阳性，但操作正规、有阴性对照、结果可靠，即时重复仍阳性者；有溶血的其他直接或间接证据，或有肯定的血红蛋白尿出现；能除外其他溶血，特别是遗传性球形红细胞增多症、自身免疫性溶血性贫血、葡萄糖-6-磷酸脱氢酶（G6PD）缺乏症所致的溶血和阵发性冷性血红蛋白尿症等。

②流式细胞术检测发现：外周血中CD55或CD59阴性中性粒细胞或红细胞＞10%（5%～10%为可疑）。

临床表现符合，实验室检查具备①项或②项者皆可诊断，①、②两项可以相互佐证。

2. 再生障碍性贫血-PNH综合征的诊断　凡再生障碍性贫血转化为PNH，或同事兼有两病特征而以某病为主，可将本综合征再分为4种情况。

（1）再生障碍性贫血→PNH：指原有肯定的再生障碍性贫血（或未能诊断的PNH早期表现），转化为确定的PNH，再生障碍性贫血的表现已不明显。

（2）PNH→再生障碍性贫血：指原有肯定的PNH（而非下述的第4类），转为明确的再生障碍性贫血，PNH的表现已不明显。

（3）PNH伴有再生障碍性贫血特征：指临床及实验室检查所见均说明情况仍以PNH为主，但伴有1个或1个以上部位骨髓增生低下、有核细胞减少、网织红细胞不增高等再生障碍性贫血表现者。

（4）再生障碍性贫血伴有PNH特征：指临床及实验室检查所见均说明病情仍以再生障碍性贫血为主，但具有PNH的实验室诊断结果阳性者。

3. 国际工作组PNH临床分类　国际PNH工作组（I-PIG）将PNH患者分为如下几类，①经典型PNH：该类患者有典型的溶血和血栓形成；②合并其他骨髓衰竭性疾病：如再生障碍性贫血（AA）或骨髓增生异常综合征（MDS）；③亚临床型PNH：患者有微量PNH克隆，但没有溶血和血栓的实验室和临床证据，见表5-1。

【鉴别诊断】

1. 再生障碍性贫血　有的PNH患者全血细胞减少，网织红细胞不高，某些部位骨髓可增生低下易与再生障碍性贫血混淆。PNH中性粒细胞碱性磷酸酶减低，再生障碍性贫血正常；再生障碍性贫血血中淋巴细胞比例增高；红细胞寿命不缩短，而PNH缩短；再生障碍性贫血一般无黄疸、肝脾大及尿中排出铁量增高等表现。少数PNH患者可伴有再生障碍性贫血或血小板减少，部分患者可查出具有PNH特征的红细胞，说明两者有密切关系。再生障碍性贫血患者GPI-AP缺陷细胞的DNA序列分析显示出克隆性PIG-A基因突变。

2. 营养性巨幼细胞贫血　部分营养性巨幼细胞贫血可有全血细胞减少，甚至出现间接胆红素升高。PNH也可因骨髓过度造血，出现血清叶酸水平低，大细胞贫血，因而两者须鉴别。前者对叶酸及维生素B_{12}反应良好，不具备PNH红细胞的特点。

表5-1　国际工作组PNH临床分类

分类	血管内溶血的速率	骨髓	流式细胞术
经典型	LDH显著增高伴阵发性的血红蛋白尿	骨髓增生活跃伴红系造血旺盛或出现轻微形态异常	GPI-中性粒细胞＞50%
合并其他骨髓衰竭性疾病	轻度（常伴溶血的生化指标的微量异常）	同时伴有骨髓衰竭证据（再生障碍性贫血或低危MDS）	GPI-中性粒细胞＜10%
亚临床型	没有血管内溶血的临床或生化指标的异常	同时伴有骨髓衰竭的证据（再生障碍性贫血或低危MDS）	使用高敏感的流式细胞检测手段可见＜1%的GPI-中性粒细胞

3. *缺铁性贫血*　PNH 患者由于 Hb 尿，由尿中排出大量铁，可同时伴有缺铁性贫血，对那些临床未察觉 Hb 尿的 PNH 患者，易误诊为缺铁性贫血。两者的主要区别是 PNH 在服用铁剂后血红蛋白虽有上升，但纠正不完全。

4. *自身免疫性溶血性贫血*　PNH 患者在出现 Hb 尿前可有 Coombs 试验阳性，而自身免疫性溶血性贫血，也可出现糖水试验阳性，应注意观察鉴别，尤其是阵发性冷性血红蛋白尿或冷凝集素综合征相鉴别。一般认为肾上腺皮质激素治疗自身免疫性溶血性贫血效果较 PNH 好。

5. *一些其他疾病*　如骨髓增生异常综合征、骨髓纤维化、淋巴瘤及慢性粒细胞白血病等可产生具有 PNH 特点的红细胞，有关试验可出现阳性，应注意鉴别。GPI-AP 缺陷细胞在 MDS 患者中也曾被报道，但是在大部分患者中 PIG-A 基因序列测定并没有确定其克隆性。

【治疗】

PNH 的治疗手段仍是以肾上腺皮质激素为代表的传统方法，对激素无效或依赖的难治性或复发性 PNH 如何治疗，一直是临床上较为棘手的难题，且血栓栓塞在国内发病率呈上升趋势，病死率高，如何防治亟待解决。

1. *支持治疗*　一些因素可诱发或加重血红蛋白尿，因此，患者应注意避免感染，尤其是上呼吸道感染，避免过分劳累或精神紧张，避免滥用药物等。

2. *抗凝治疗*　由于一次静脉血栓发生就可以对 PNH 患者的预后产生极大影响，已有建议在 PNH 患者中常规抗凝治疗。回顾性研究分析表明，华法林能显著降低血栓的形成，推荐中性粒细胞中 PNH 克隆超过 50%，血小板>10 万/dl，无其他华法林禁忌证者使用。

3. *减轻贫血*

(1)红细胞输注：严重贫血，血红蛋白迅速下降致明显贫血或需外科手术时。输血可作为对症治疗或术前准备。

(2)雄激素：雄激素可刺激红细胞生成，而且可以减少溶血，使贫血症状改善，输血减少。

4. *减少溶血发作*

(1)糖皮质激素：泼尼松 0.25～1mg/(kg · d)，多数病人能减缓溶血发作，小剂量皮质激素持续治疗可减少慢性溶血。

(2)抗氧化药物：对细胞膜有保护作用，常用大量的维生素 E 及叶酸，有报道维生素 E 每日肌内注射 100ng，连用 3 周，溶血可减轻，血红蛋白及红细胞亦随之上升。

(3)化疗药物：对于激素原发耐药、继发耐药或激素依赖的“难治或复发”患者为有效地减少 PNH 异常克隆，最大限度地控制溶血，PNH 患者体内正常克隆与异常克隆并存，通过化疗杀灭相当数量的 PNH 克隆，利用正常克隆较 PNH 克隆耐受补体能力强，对造血生长因子反应好，正常造血恢复快的优势，使正常克隆逐步取代 PNH 克隆而达到治疗目的。可采用减低剂量的 DA(柔红霉素＋阿糖胞苷)或 HA(高三尖杉酯碱＋阿糖胞苷)方案之后，加造血刺激因子(G-CSF 和 EPO)，实践证明化疗能够有效地减少 PNH 克隆负荷，控制溶血，改善贫血，而且大大减少了激素的用量，是一种较有应用前景的治疗手段。但为避免出现化疗后骨髓抑制期的严重并发症(贫血、出血和严重感染)，化疗采用的剂量应偏小，疗程亦应缩短；应加强隔离和保护，预防感染；应重用造血因子促进正常克隆恢复。

5. *免疫抑制治疗*　骨髓衰竭是低增生 PNH 患者发病和致死的主要原因，所以应该主要恢复血细胞减少。PNH 与再生障碍性贫血关系密切，免疫介导的骨髓损害可能是两者共同的发病机制，免疫抑制治疗可以减少 T 细胞对正常细胞凋亡的促进作用，使正常细胞再生。免疫抑制治疗对骨髓低增生型 PNH 患者疗效较好，而对典型的血红蛋白尿发作的 PNH 患者疗效欠佳，治疗有效的患者也易复发，而且治疗有效后溶血指标并无明显改善，说明免疫抑制药治疗并不能清除 PNH 克隆。

6. *重组人源型抗补体蛋白 C5 单克隆抗体(Eculizumab)*　PNH 红细胞的破坏是由于补体在红细胞外激活形成 C5b-7，然后结合到红细胞膜上再与 C8 及 C9 作用形成 C5b-9(即膜攻击复合体)，由于红细胞表面缺乏某些锚蛋白，即 C3 转化酶衰变加速因子(DAF)，DAF 能阻止 C3 转化酶的形成，PNH 细胞缺乏 DAF 因而大量 C3 转化为 C3b 形成 C5b，结合在红细胞膜上以致 C5b-9 破坏红细胞膜导致溶血。

Eeulizumab 是抑制末端补体成分活化的重组人源型单克隆抗体，能特异性地结合到人末端补体蛋白 C5，通过抑制人补体 C5 向 C5a 和 C5b 的裂解以阻断炎症因子 C5a 的释放及 5b-9 的形成，研究表明该抗体对 C5 有高度亲和力，能阻断 C5a 和 C5b-9 的形成，并保护哺乳动物细胞不受 C5b-9 介导的损伤。由于该单抗抑制机体的免疫系统功能，从而增加了患者对某些严重感染的易感性，据统计服药期间易出现细菌性脑膜炎，阻断补体末端增加了奈瑟链球菌感染的风险，所有患者都需要在接受试验药物前2周接种疫苗预防脑膜炎。临床试验证实Eeulizumab治疗PNH患者显著的减轻了血管内溶血的发作，减少了红细胞的输注，明显改善PNH患者贫血，疲劳等症状，延长生存期。该药安全，耐受性良好，除了脑膜炎球菌感染没有明显的不良反应。Eeulizumab于2007年3月16日被美国FDA批准用于治疗PNH，推荐剂量每周600mg，用4次，第5周900mg，以后每2周900mg，可成功控制补体依赖性溶血。

因此，对于典型PNH eculizumab能非常有效减少血管内溶血，提高生活质量，减少并脱离输血。目前人们的担忧是，Eculizumab的使用保护了大量PNH细胞，使之避免被破坏，停药后易出现疾病复发和血象波动。但是，再次使用Eculizumab仍然有效，且反复多次使用Eculizumab后患者的网织红细胞、结合珠蛋白能逐渐恢复正常，Eculizumab似乎可以完全终止溶血。如何设计合理有效的Eculizumab使用临床方案，避免治疗中出现的波动，良好控制病情值得期待。

7. *骨髓移植* 根治PNH在于重建正常造血组织功能，消除异常造血干/祖细胞，目前认为骨髓移植是去除异常造血干细胞的根治方法。PNH是一个慢性的临床过程，其中位生存期为10年，PNH患者有一部分会自发缓解，且经常规治疗的患者生存时间很可能超过10年，因此，一般BMT治疗一般仅限于那些难治性，耐肾上腺皮质激素或有激素禁忌证的PNH患者。

8. *基因治疗* 用反转录病毒载体将编码一种跨膜CD59的基因转入PNH病态细胞，结果跨膜CD59得以表达，可代替所缺的需GPI连接在膜上的CD59，使细胞减轻对补体的敏感性。Nishimura J等2001年报道，以反转录病毒为载体，可将含PIG-A基因有效并稳定地转入来自PNH患者的缺失PIG-A基因的多种细胞株和外周血及骨髓的单个核细胞，使其恢复GPI连接蛋白的表达，另外也可转入外周血中的$CD34^+$细胞提示通过基因治疗使病态细胞恢复是有可能的。目前，基因治疗PNH尚处于初级实验阶段，深入研究PIG-A基因突变及PNH发病机制将有助于PNH基因治疗的突破。

9. *其他* 也有设计应用人工的糖化脂质(Prodaptin)重新将CD59锚接于细胞膜上，现已有初步的体外实验和小鼠动物实验结果，发现Prodaptin可以将CD59锚连接于细胞膜，并且能够让细胞恢复对补体的抵抗力。

【预后】

本病为一慢性病，病程较长，中位存活期约10年，取决于对补体敏感的细胞数量；骨髓造血功能；血栓形成的程度和频度。轻者呈慢性贫血，有的可逐渐适应而从事轻工作，有的需依赖输血。约有1/4的患者在病程中死亡，主要原因是感染、贫血性心脏病、脑血管意外、肾衰竭等。

由于本病是造血干细胞克隆性疾病，与再生障碍性贫血和骨髓增生异常综合征关系密切，疾病的转化可明显影响疾病的预后。

(邵宗鸿 李丽娟)

参考文献

[1] Hill A, Richards SJ, Hillmen P, et al. Recent developments in the understanding and managenment of paroxysmal nocturnal hemoglobinuria. Br J Haematol, 2007, 137: 181-192.

[2] Battiwalla M, Hepgur M, Pan D, et al. Multiparameter Flow Cytometry for the Diagnosis and Monitoring of Small GPI-deficient Cellular Populations. Cytometry B Clin Cytom, 2010, 78(5): 348-356.

[3] Sutherland DR, Kuek N, Davidson J, et al, Diagnosing PNH with FLAER and Multiparameter flow cytometry. Cytometry B Clin Cytom, 2007, 72: 167-177.

[4] Borowitz MJ, Craig FE, Digiuseppe JA, et al. Clinical Cytometry Society. Guidelines for the diagnosis and monitoring of paroxysmal nocturnal hemoglobinuria and related disorders by flow cytometry. Cytometry B Clin Cytom, 2010, 78(4): 211-230.

[5] 曹燕然，邵宗鸿，贾海蓉，等. DA或HA方案治疗难治、复发性阵发性睡眠性血红蛋白尿症的初步观察. 中华血液学杂志，2004, 25(4): 202-204.

[6] Richard J Kelly, Anita Hill, Louise M, et al. Long-term treatment with eculizumab in paroxysmal nocturnal hemoglobinuria: sustained efficacy and improved survival. Blood, 2011, 117: 6786-6792.

[7] Röth A, Hock C, Konik A, et al. Chronic treatment of paroxysmal nocturnal hemoglobinuria patients with eculizumab: safety, efficacy, and unexpected laboratory phenomena. Int J Hematol. 2011, 93(6): 704-714.

第6章

自身免疫性溶血性贫血

【定义】

自身免疫性溶血性贫血(autoimmune hemolytic anemia,AIHA)是由于机体产生抗自身红细胞抗体和(或)补体吸附在红细胞表面,使红细胞加速破坏所致的一种溶血性贫血。根据自身抗体特性可将AIHA分为温抗体型、冷抗体型和温冷双抗体型,温抗体型自身抗体与红细胞反应最佳温度为37℃,多为IgG和(或)补体C3,80%的AIHA为温抗体的IgG型,其余绝大多数为冷抗体型,与红细胞反应最佳温度为0~5℃,冷抗体型AIHA包括冷凝集素或冷溶血素引起的冷凝集素或冷溶血素综合征(cold autoagdutins syndmme,CAS)及D-L抗体引起的阵发性寒冷性血红蛋白尿症(pamxysmal cold hemoglobinuria,PCH),冷凝集素或冷溶血素主要为IgM,偶为IgG,而D-L抗体主要为IgG。抗人球蛋白试验(又称Coombs试验)可以检测红细胞表面的IgG、补体片段,对于诊断AIHA非常重要。

大约50%的患者无法找到原发疾病,被称之为原发性或特发性;继发疾病常见于自身免疫疾病、肿瘤、感染性疾病和某些药物,大部分冷抗体型AIHA为继发性。

【流行病学】

最近的一项基于人群的统计数据表明AIHA的年发病率0.8/100 00,患病率为17/100 000,老年人及幼儿皆可发病,但大部分发生于40岁以后,高峰发病年龄为70岁左右。冷抗体型AIHA较温抗体型发病率低,大约1.4/100 000,占所有AIHA的10%~20%,女性多于男性。

【病因】

1. 自身免疫性疾病　引起AIHA常见的自身免疫性疾病为系统性红斑狼疮(systemic lupus erythematosus,SLE),SLE是一种以自身抗体产生和组织损伤为特点的疾病,AIHA的发生率7.6%,SLE发生AIHA与何种特异的抗体相关目前尚无定论,抗dsDNA抗体、抗核抗体及抗心磷脂抗体均有报道与AIHA发病有关。其他自身免疫性疾病如类风湿关节炎、干燥综合征等均有发生AIHA报道。

2. 淋巴系统增殖性疾病　慢性淋巴细胞白血病(chronic lymphoblastic leukemia,CLL)/小淋巴细胞淋巴瘤以及血管免疫母细胞性T细胞淋巴瘤易引起继发性AIHA,滤泡性淋巴瘤、边缘区淋巴瘤、淋巴母细胞性淋巴瘤、弥漫大B细胞淋巴瘤、肝脾γδT细胞淋巴瘤、间变大细胞性淋巴瘤均有致AIHA的报道。5%~37%的CLL患者会发生AIHA,可能的机制:①CLL患者体内产生了针对Rh血型系统的红细胞抗体;②体液免疫耐受异常;③Th1/Th2比例失衡及细胞因子紊乱;④T/B细胞表面共刺激分子信号异常。

3. 微生物感染　乙型肝炎、丙型肝炎、EB病毒和巨细胞病毒等病毒感染均可导致AIHA的发生。肝炎病毒感染的慢性化过程及感染后恢复期患者均可引起机体免疫功能紊乱,出现Th1/Th2细胞亚群失衡,Th2细胞亚群功能上调,IL-4、IL-6和IL-10等细胞因子含量增高,一方面通过IL-10抑制Th1细胞成熟,导致病毒性肝炎慢性化,另一方面,Th2介导的体液免疫反应增强,刺激B细胞增殖和活化,产生抗自身红细胞抗体及补体,导致AIHA。Th2功能上调是非急性期肝炎病毒感染伴AIHA发生的主要因素。EB病毒感染所致的传染性单核细胞增多症常伴发AIHA。支原体肺炎合并的AIHA为冷抗体型。

4. 其他肿瘤　肿瘤使机体失去免疫监视功能,无法识别机体的正常细胞,进而产生抗自身血细胞抗原的抗体,破坏成熟红细胞,如卵巢癌。

5. *药物* 按照免疫原理可以分为3类，即半抗原型、免疫复合物型、自身抗体型。①半抗原型：药物作为半抗原与红细胞膜及血清内蛋白质形成全抗原，产生的抗体与吸附在红细胞上的药物发生反应，损伤结合药物的红细胞；②免疫复合物型：药物首次与机体接触时与血清蛋白结合形成抗原，刺激机体产生抗体，再次应用该药时，药物-抗体(免疫)复合物吸附在红细胞上激活补体，破坏红细胞；③自身抗体型：药物改变了红细胞膜，血清中抗体可与自身红细胞相互作用。青霉素、头孢菌素和某些嘌呤核苷酸类似物如福达拉滨等均可致AIHA。

6. *慢性炎症* 如溃疡性结肠炎等。

7. *其他* 其他罕见病因有异基因造血干细胞移植后、输血及妊娠等。

【发病机制】

AIHA产生抗自身红细胞的自身抗体的机制尚未明确，但作为一种器官特异性自身免疫性疾病，其发病机制中更多侧重于体液免疫机制。自身抗体产生的可能原因①自身免疫耐受异常：树突状细胞(dendritic cell，DC)、T细胞和B细胞均起着重要作用，AIHA患者外周血DC数量高于正常对照组，以mDC升高为主，且DC表面激活分子CD80、CD86含量增高，提示AIHA发病可能与DC相关，DC增多活化B细胞产生自身抗体；②免疫调节异常：Th1/Th2因子失衡，Th2细胞功能异常产生过量细胞因子，导致体液免疫亢进，Th17细胞是新近发现的不同与Th1、Th2的辅助细胞，与B淋巴细胞的功能密切相关，Th17细胞可以促进B淋巴细胞产生免疫球蛋白，增强B淋巴细胞的功能，还可通过表达B淋巴细胞的化学吸引物CXCL-13，继而激活B淋巴细胞产生自身抗体，AIHA患者$CD4^{+}CD25^{+}$调节性T细胞的降低致细胞免疫功能受损，可能是自身免疫性溶血性贫血发病的一个重要因素；③红细胞膜抗原分子改变：微生物感染或药物引起红细胞表面分子结构改变，自身抗体不能识别；④免疫监视功能降低。

温抗体型AIHA最常见抗体是IgG，IgA和IgM型少见，温抗体介导的溶血以慢性、血管外溶血为主，主要破坏部位是脾，脾内单核-巨噬细胞系统对抗体包被的红细胞的吞噬，AIHA患者病情的严重程度与红细胞上抗体类别有关，复合型较单纯型重，以IgG+IgM+C3型最重，C3型较轻。由于血浆中存在大量正常IgG可与红细胞膜上的IgG竞争巨噬细胞上的Fc受体，抑制巨噬细胞对致敏红细胞的调理吞噬作用，因此单纯IgG型临床症状轻，脾大常见。单纯C3型致敏红细胞仅附着于巨噬细胞表面而未被摄入，同时血浆中存在C3灭活剂，可使C3致敏红细胞与巨噬细胞分离，溶血轻微。由于IgG与C3在促进红细胞被吞噬过程中有协同作用，溶血严重。IgM抗体与红细胞结合吸附补体，致补体经典途径活化，导致血管内溶血，使溶血加重，另有部分IgM黏附于肝中巨噬细胞补体受体上，引起红细胞在肝被破坏。

冷抗体是高效价、宽温幅单克隆抗体，约90%是IgM，IgM靶抗原主要是红细胞膜I/i抗原，以血管外溶血为主，主要溶血部位为肝，血管内溶血相对多见。

【临床表现】

临床特点：贫血、黄疸、网织红细胞增高，Coombs试验。

1. *温抗体型* 多数起病缓慢，临床表现有头晕、乏力，贫血程度不一，半数有脾大，1/3有黄疸及肝大。急性起病者，可有寒战、高热、腰背痛、呕吐、腹泻，严重者可出现休克和神经系统表现。原发性温抗体型多见于女性，继发性常伴有原发疾病的临床表现。少数患者可伴有免疫性血小板减少性紫癜，称为Evans综合征。

2. *冷抗体型* CAS：毛细血管遇冷后发生红细胞凝集，导致循环障碍和慢性溶血，表现为手足发绀，肢体远端、鼻尖、耳垂等处症状明显，常伴肢体麻木、疼痛，遇暖后逐渐恢复正常，称为雷诺现象(Raynaud phenomenon)。因皮肤温度低，冷抗体凝集红细胞导致毛细血管循环受阻，红细胞吸附冷抗体后活化补体，可发生血管内溶血。IgM抗体从红细胞上脱落，部分结合C3b的红细胞被肝巨噬细胞吞噬发生血管外溶血。

PCH：患者暴露于寒冷环境后出现血红蛋白尿，伴寒战、高热、腰背痛，发作后虚弱、苍白、黄疸，肝、脾轻度肿大，恢复后可完全无症状。

3. *溶血危象* 在慢性溶血过程中，或具有潜在溶血因素的病人在某些诱因作用下，发生急性溶血，表现为突然出现寒战、高热，烦躁、疲乏、头痛、胸闷及剧烈腰痛，四肢酸痛，甚至尿少及无尿，贫血、黄疸急剧加重，网织红细胞增加，容易合并心、肾衰竭。

4. *溶血-再生障碍性贫血危象* 少见急症，在慢性溶血过程中，由于某些诱因，突然导致骨髓短暂的造血功能停滞，表现为短期内贫血突然加重和

(或)伴有出血的急性征象,虽表现凶险,但常为自限性、病程短、预后佳。

【辅助检查】

主要确定被检查者是否贫血、是否溶血、有无自身免疫迹象或其他原发病。

1. 血常规 多为网织红细胞计数升高的单纯贫血,也可见血小板、白细胞数下降(再生障碍性贫血危象时网织红细胞可显著减低),球形红细胞易见,数量不等的幼稚红细胞及少量铁粒幼细胞,偶见红细胞被吞噬现象。

2. 红细胞寿命 明显缩短。

3. 骨髓象 有核细胞增生,红系活跃,以中、晚幼红细胞为主,可有双核红细胞、豪-焦小体,红系细胞有巨幼样变;粒系和巨核系正常,无明显病态造血。

4. 血浆或血清 游离血红蛋白升高,胆红素升高(以间接胆红素升高为主),血清乳酸脱氢酶增高,结合珠蛋白含量降低,部分急性溶血患者可出现血红蛋白血症。

5. 尿常规 提示尿胆原或游离血红蛋白或含铁血黄素增高。

6. Coombs 试验 为确诊 AIHA 的经典方法,试验分为直接与间接 2 种。

(1)直接 Coombs 试验:用于检测结合在红细胞膜上的不完全型抗体,原理是利用抗人球蛋白抗体结合致敏红细胞膜上的不完全型抗体进而引起致敏红细胞凝集。① 当出现下述情况时,直接 Coombs 试验可呈假阴性:红细胞膜上结合的温抗体 IgG 分子数<500 凝集现象极不明显,可得出假阴性结果;红细胞未充分洗涤,血清中残存的非温抗体类球蛋白中和了抗人球蛋白;温抗体与红细胞亲和力低,脱落入血浆内。洗涤不当导致不完全抗体从红细胞上脱落。②在下述情况下可能出现假阳性:由于感染而使红细胞被 C3 致敏;某些疾病(如肾炎、阵发性睡眠性血红蛋白尿等)使体内 C3 水平提高;红细胞 C3 受体结合循环免疫复合物;某些抗生素(如头孢菌素类)使红细胞非特异性地吸附血浆球蛋白。

(2)间接 Coombs 实验(IAT):用于检测血清中的游离红细胞自身抗体。

流式细胞检测:Coombs 试验阴性的 AIHA 可能不仅与单个红细胞上附有的 Ig 或 C3 的分子量有关,还可能与结合 Ig 或 C3 的红细胞的百分数有关,用流式细胞仪可以定量检测红细胞表面的自身抗体,提高检验的灵敏度。

7. 冷凝集素试验 用于测定冷抗体患者血清中的冷凝集素。除了在冷抗体型 AIHA 患者可测及冷凝集素外,某些病毒感染、浆细胞病患者的血清也可出现冷凝集素试验阳性。

8. 当一兰试验 (Donath—Landsteiner test,D-L) 用于检测 D-L 抗体。

9. 免疫指标 血免疫球蛋白可升高,为多克隆升高;可出现抗链"O"、血沉、类风湿因子、抗核抗体、抗 ds-DNA 抗体等阳性;T 亚群异常:Th2、Th17、调节性 T 细胞异常;DC 异常;B 细胞异常等。

10. 其他 包括心、肺、肝、肾功能等检查,不同原发病在不同脏器可能有不同表现。

【诊断】

1. 温抗体型 AIHA 的诊断依据 ①是否有血管外溶血的证据;②DAT 是否阳性;③是否有其他溶血性疾病的证据;④肾上腺皮质激素类免疫抑制药治疗是否有效。若符合①、②两条,则温抗体型 AIHA 可确诊;若第②条为否,即 Coombs 试验为阴性,则需第③条为否,即可排除其他溶血性疾病的存在,而①、④两条均为是,即可确诊为 Coombs 阴性的温抗体型 AIHA,现证明,此型 AIHA 主要是因传统的 Coombs 试验方法欠灵敏所致,若改用放射免疫或免疫酶标等较灵敏的方法,则还会有一半左右的"Coombs 试验阴性"患者被测及有温型抗体。

2. 冷抗体型 AIHA 的诊断依据 ①有临床和实验室证据表明患者受冷后发生血管内溶血;②冷型自身红细胞抗体检测阳性(CAS 需冷凝集素试验阳性,pCH 需 D-L 抗体试验阳性)且效价高或活性强;③直接 Coombs 试验可阳性,呈 C3 型。

3. 当 AIHA 被确诊后 应进一步寻找可能的继发病因,特别是淋巴系统增殖性疾病、单核-巨噬细胞系统疾病、感染性疾病和其他自身免疫性疾病等。只有确实找不到任何继发病,方可诊断原发性 AIHA。

4. AIHA 诊断步骤 见图 6-1。

【鉴别诊断】

1. 地中海贫血 遗传性血管外溶血,珠蛋白肽链数量和(或)结构异常,为小细胞低色素性贫血,外周血涂片中可见靶形红细胞。

2. 阵发性睡眠性血红蛋白尿 获得性血管内溶血,红细胞膜缺陷,对补体敏感,蔗糖溶血试验

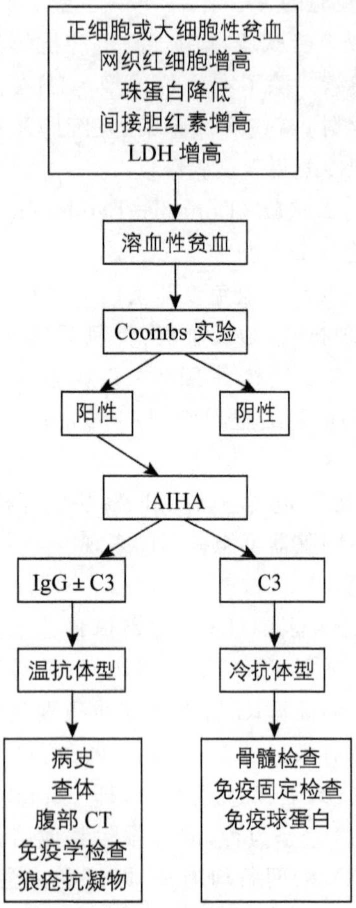

图 6-1 AIHA 诊断流程图

(＋)、酸溶血试验(＋)、Rous 试验(＋)、$CD59^-$ 细胞＞10%，与冷抗体型 AIHA 极易混淆，特别是 CAS，因其溶血乃 IgG 结合补体所致，故可出现酸溶血和糖水溶血试验阳性，但 PNH 患者没有冷抗体，冷抗体患者没有 PNH 细胞(可检测到 $CD55^-$ 和 $CD59^-$ 细胞等)。

3. *遗传性球形红细胞增多症* 多发生于儿童，自幼起病，可有家族史，Coombs 试验为阴性，糖皮质激素治疗无效，温型抗体 AIHA 由于有抗体附着在红细胞表面，可使红细胞呈球形，部分患者酸化甘油溶解试验阳性，但可以检测到红细胞的自身抗体，糖皮质激素治疗有效。

4. *急性黄疸型肝炎* 肝区疼痛及消化道症状较显著，血清转氨酶升高，血清直接与间接胆红素均增高，尿中胆红素阳性，而无贫血，也无网织红细胞增高及血红蛋白尿，患者多有肝炎接触史。

5. *急性失血* 主要是大量内出血时需要鉴别。常见于胃肠道、宫外孕出血。患者红细胞数及血红蛋白下降明显，而黄疸比较轻，也无血红蛋白尿，血容量减少的症状明显。

6. *先天性胆红素代谢缺陷疾病* 常有慢性黄疸及家族遗传史，系由于肝细胞酶的缺陷或肝细胞对胆红素的摄取、转运及排泄障碍所引起。无溶血及贫血，无红细胞破坏增加及代偿增生的特征。如 Dubin-Johnson 综合征和 Gilhert 综合征。

7. *缺铁性贫血或巨幼细胞贫血治疗有效的初期* 网织红细胞可增高，病史及疗效可与之区别。

【治疗】

AIHA 的治疗为经验治疗，缺乏随机对照研究，大部分为回顾性研究，且无完全缓解(CR)、部分缓解(PR)和难治性 AIHA 的统一定义，治疗原则是尽量减少药物的长、短期毒副反应，避免溶血发作，保证患者的生活质量。

AIHA 通常为急性发作，容易危及生命，需要住院治疗，首先确定患者是否需要输血，AIHA 危重程度和溶血发生的快慢及血红蛋白降低的水平有关，急性死亡率最高的情况见于福达拉滨相关的 AIHA 和 IgM 型温抗体型 AIHA。慢性溶血已经临床耐受，通常无需输血，临床进展迅速，出现脏器功能受损及溶血危象，或伴有心肌缺血时，输血是必要的治疗，输血前检查排除附在红细胞膜上的自身抗体的干扰，准确测定患者的 ABO 和 Rh 血型以及其他重要血型，筛选并鉴定同种抗体的特异性，输血前给予适量的防过敏药物，输血速度慢，冷抗体型 AIHA 输血前需对红细胞加温处理。

1. *病因治疗* 继发性 AIHA，首先需治疗原发疾病。

2. *糖皮质激素* 是治疗 AIHA 的一线用药。作用机制：①减少红细胞在脾破坏；②减少抗体的生产，应用糖皮质激素能减少细胞表面的 Fc 受体，这可以解释通常应用糖皮质激素 1～3d 患者溶血情况可以得到改善，而 DAT 并未转阴。随着病情好转，DAT 及 IAT 逐渐转阴，提示红细胞抗体生成的减少延长了红细胞的寿命。糖皮质激素的剂量：1mg/(kg · d)，口服，当血红蛋白升至 100g/L 开始减量，一般每周减 5 mg，至最低量血红蛋白仍能维持于 100g/L 继续用 2～3 个月，再据情隔日一次维持或停药。病情严重可采用静脉激素。糖皮质激素总体有效率 70%～85%，但长期大量应用糖皮质激素不良反应大，可增加感染机会，诱发消化性溃疡、高血压、糖尿病、骨质疏松等。

3. *丙种球蛋白(IVIG)* IVIG 治疗 AIHA 的机制：①封闭单核细胞、巨噬细胞的 Fcγ 受体，非特异性阻断Fcγ受体介导的巨噬细胞的吞噬功能，减少自身抗体介导的组织细胞破坏；②下调B淋巴细胞的激活，阻止其分化为分泌抗体的浆细胞，减少自身抗体的产生；③通过一系列半胱氨酸蛋白酶的激活途径诱导淋巴细胞和单核细胞的凋亡；④加速循环免疫复合物的灭活；⑤清除持续存在的病毒感染等。剂量：0.4g/(kg・d)，连续5d，在短期内可增强和巩固糖皮质激素的疗效，与糖皮质激素有显著的协同作用。

4. 脾切除　治疗AIHA的理论基础：①脾是温抗体致红细胞破坏的主要场所；②脾是产生自身抗体的场所。脾切除适应证：①糖皮质激素治疗无效；②糖皮质激素维持剂量＞10mg/d；③不能耐受激素治疗或有糖皮质激素禁忌证。脾切除总有效率为60%～75%。脾切除可缓解红细胞在脾破坏的情况，术后部分患者仍存在溶血，由于肝巨噬细胞(Kupffer cells)介导的红细胞破坏，通常还需要小剂量糖皮质激素的维持。并发症为麻醉意外，术中出血，最大的危险是感染。

5. 免疫抑制药　为二线治疗药物，主要适用于糖皮质激素和切脾治疗无效的患者，有效率40%～60%。

(1)环磷酰胺：该类药物可抑制骨髓，造成白细胞和(或)血小板减少，大剂量的CTX冲击治疗一些难治性和复发的AIHA患者，每次1 000 mg，每10天1次，连用3次，取得较好疗效，而不良反应未见增加。

(2)硫唑嘌呤：常用剂量50～200mg/d，用于激素耐药或难治性AIHA，对T细胞和B细胞功能均有抑制作用，常见不良反应为肝酶升高，粒细胞减少。

(3)环孢菌素A(Cyclosporing A)：环孢菌素A是由真菌产生的一种脂溶性环状多肽，通过干预细胞毒性T细胞的活化及增殖过程起到抑制作用，剂量3～5mg/(kg・d)，起效时间大约3个月。常见不良反应为：①肾毒性；②肝毒性；③神经毒性，表现为震颤、手足烧灼感、头痛精神症状、视力障碍、癫痫等；④胃肠反应有厌食、恶心、呕吐、腹痛等；⑤高血压、血栓等；⑥高血糖、颜面粗糙、多毛、齿龈增生等；⑦骨质疏松及游走性的关节疼痛伴血清碱性磷酸酶升高等。

(4)霉酚酸酯：霉酚酸酯的活性成分霉酚酸是一种高效的、选择性、非竞争性、可逆性地抑制次黄嘌呤磷酸脱氢酶的抑制药，阻断鸟嘌呤核苷酸的经典合成途径，使鸟嘌呤耗竭，阻断DNA合成，抑制T细胞、B细胞的增殖；它还可以阻断细胞毒性T细胞的产生，下调淋巴细胞黏附分子的表达，抑制细胞间黏附分子与激活的内皮细胞之间的结合，并不抑制有丝分裂原激活的外周淋巴细胞生成IL-2和IL-2受体。有些学者用于包括AIHA在内的免疫性血细胞减少，10例患者，4例AIHA和6例ITP，应用剂量为500mg/d，两周后增加到2g/d，所有患者均有PR，且减少了其他免疫抑制药的用量，主要不良反应为胃肠道反应和骨髓抑制作用，极个别患者出现头痛和背痛，减量后症状消失。

6. 单克隆抗体

(1)美罗华(Rituximab)，CD20是前B淋巴细胞向成熟淋巴细胞分化过程中表面分子，CD20抗原表达在前B细胞和成熟B细胞，当B细胞分化为分泌抗体的浆细胞时，其表达随之消失。CD20抗原是免疫治疗自身免疫性疾病的理想作用位点。美罗华(Rituximab)是基因工程技术合成的人鼠嵌合型抗CD20的单克隆抗体，为IgG1型，清除B细胞，从而抑制B细胞分泌自身抗体、分泌细胞因子和抗原呈递作用。美罗华清除B细胞的可能机制为：①补体依赖的细胞毒作用；②抗体依赖的细胞毒作用；③诱导B细胞凋亡。不良反应有：①一般反应，流感样症状，包括寒战和发热，一般在第一次应用时出现；②血清病反应，一般应用甲基泼尼松龙能对抗；③正常的B细胞被去除后，增加了病毒感染机会，一些学者采用IVIG，增强机体抗感染能力；④在治疗淋巴瘤时，特别是首次应用时气管痉挛和(或)低血压的发生率可达10%，考虑与细胞因子的释放有关；⑤美罗华是人鼠嵌合性抗体，可以诱导产生针对性的人抗鼠抗体，影响疗效。常用剂量为375mg/m²，每周1次，连续4周，一般都可以有效，儿童应用300mg/m²。国外有学者报道应用小剂量美罗华，每次100mg，每周1次，连用4周，治疗23例原发性AIHA，治疗后第2个月，总有效率82.6%，治疗后第6个月和12个月疾病稳定率达90%，与常规剂量的疗效类似。小剂量美罗华降低患者经济负担、减少毒副反应的同时，并不降低疗效。美罗华适用于合并其他疾病以及不能使用糖激素、脾切除及其他免疫抑制药治疗的中老年AIHA患者。

(2)阿伦单抗(Alemtuzumab)，是人源化CD52单克隆抗体，T细胞、B细胞表面的CD52单抗对激素、脾切除及美罗华均耐药的患者。CD52表达在人淋巴细胞和单核细胞上，单克隆抗体结合CD52后通过补体或抗体依赖的细胞毒作用，或通过细胞凋亡的机制清除$CD52^+$细胞，可以长时间、严重地抑制外周血中的T细胞、B细胞，用阿伦单抗治疗合并AIHA、纯红细胞再生障碍性贫血的CLL有效。用法为第1周成年人首剂为3 mg，逐渐加量至10 mg，在患者耐受的情况下用至30 mg。毒副反应与美罗华类似。

7. 血浆置换(Plasma Exchange，PE) 治疗性PE利用血浆分离技术将血浆从全血中分离出来，同时输入正常人血浆或血浆代用品、晶体液。治疗AIHA的主要治疗机制：①清除自身抗体和免疫复合物，减少免疫分子的沉积，减少对重要脏器的损伤作用；②加快结合补体的免疫复合物尽快结合到红细胞的CR1上，提高其清除速率；③PE后可以通过负反馈机制引起B细胞增殖，利于细胞毒性药物发挥作用；④具有调节Th1/Th2细胞及其分泌的细胞因子的平衡作用。对于难治及复发的患者可以应用PE结合细胞毒药物，使患者尽快恢复机体的免疫平衡。不良反应主要表现有口唇和四肢麻木、皮肤瘙痒、荨麻疹、心慌胸闷等。

8. 造血干细胞移植(HSCT) 应用正常的造血干细胞替代对自身抗原持续敏感的细胞有可能治愈AD，但需进一步明确疗效。

【预后】

原发初治温抗体型AIHA患者多数用药后反应良好，月余至数月血常规可恢复正常，需维持治疗，但AIHA是一类极难根治的血液病，复发率高，复发时间以1年内最多，占65.3%，冷抗体型的复发率最高，达40%，感染是最常见的诱因，占56.5%，AIHA的复发与治疗方案有关，单用糖皮质激素的复发率41.2%，联合应用免疫抑制药能明显降低复发率。

反复发作的AIHA患者预后差，继发性AIHA预后随原发病而异，继发于感染者感染控制后即愈；继发于自身免疫性疾病或肿瘤者预后相对较差。

（邵宗鸿 邢莉民）

参考文献

[1] Klein NP，Ray P，Carpenter D，et al. Rates of autoimmune diseases in Kaiser Permanente for use in vaccine adverse event safety studies. Vaccine，2010，28(4)：1062-1068.

[2] Eaton WW，Rose NR，Kalaydjian A，et al. Epidemiology of autoimmune diseases inDenmark. J Autoimmun，2007，29(1)：1-9.

[3] 李海云，郑毅，曾小峰. 系统性红斑狼疮自身免疫性溶血性贫血的临床表现. 中华风湿病学杂志，2011，15(12)：803-808.

[4] Hodgson K，Ferrer G，Pereira A，et al. Autoimmune cytopenia in chronic lymphocytic leukaemia：diagnosis and treatment. Br J Haematol，2011，154(1)：14-22.

[5] 邢莉民，邵宗鸿，王化泉，等. 自身免疫性溶血性贫血患者外周血树突状细胞数量及协同刺激分子表达. 中华内科学杂志，2007，46(6)：501-502.

[6] 何合胜，谢彦晖. Th17细胞及其分泌的IL-17在自身免疫性溶血性贫血患者中的变化及意义. 细胞与分子免疫学杂志，2011，27(6)：662-665.

[7] 黄继贤，钱春艳，肖捷，等. 自身免疫性溶血性贫血患者$CD4^+CD25^+$调节性T细胞的研究. 中国现代医生，2010，48(24)：26，48.

[8] Hoffman PC. Immune hemolytic anemia-selected topics. Hematology Am Soc Hematol Educ Program，2009，2009(1)：80-86.

[9] Arndt PA，Leger RM，Garratty G. Serologic findings in autoimmune hemolytic anemia associatedwith immunoglobulin M warm autoantibodies. Transfusion，2009，49(2)：235-242.

[10] Barcellini W，Zaja F，Zaninoni A，et al. Low-dose rituximab in adult patients with idiopathic autoimmune hemolytic anemia：clinical efficacy and biologic studies. Blood，2012，119(16)：3691-3697.

第7章

遗传性球形红细胞增多症

【定义】

遗传性球形红细胞增多症(hereditary spherocytosis)是一种红细胞膜异常的遗传性溶血性贫血,患者有不同程度的贫血、黄疸和脾大,外周血中球形红细胞明显增多和红细胞渗透脆性升高是其主要特征。

【病因与发病机制】

病因:本病多为常染色体显性遗传,有8号染色体短臂缺失。患者常有明确的家族史,但临床上约有1/4患者的双亲并无此病证据,此种散发病例可能与新的基因突变有关。近年来亦发现常染色体隐性遗传的病例,占20%～25%。临床所见的重症溶血病例大多为纯合子或双杂合子。

发病机制:本病的红细胞膜缺陷主要涉及红细胞骨架蛋白,造成骨架蛋白的不稳定性。目前已发现4种膜蛋白异常:①锚连蛋白缺乏;②膜收缩蛋白缺乏;③带3蛋白缺乏;④蛋白4.2缺乏。因各种膜骨架蛋白异常对红细胞稳定性的影响不同,故造成了本病临床表现上的明显差异。异常的细胞骨架蛋白不能为红细胞脂质膜提供足够的支持,从而造成细胞表面积减少,使红细胞不能维持正常的双凹盘形状而变为球形,变形能力减退。红细胞膜骨架蛋白缺陷,引起红细胞膜通透性增加,钠盐被动性流入细胞内,这类球形细胞需要消耗更多的ATP以加速钠的排出,才能避免球形细胞破裂。此外,其膜上Ca^{2+}-Mg^{2+}-ATP酶受到抑制,钙沉积在膜上,使膜的柔韧性降低。脾是球形细胞破坏的主要场所,血液通过脾索时,变形性和柔韧性减退的红细胞大量阻留在氧、糖和pH较低的脾索内,易被破坏溶血。

【临床表现】

本病2/3为成年人发病,贫血、黄疸和脾大为主要临床表现,轻重程度不一。青少年者生长迟缓并伴有巨脾。感染可加重临床症状。患者可并发再障危象(aplastic crisis),常为短小病毒(par-vo-vir-us)感染或叶酸缺乏所引起。患者表现为发热、腹痛、呕吐、网织红细胞减少,严重时全血细胞减少,一般持续10～14d。贫血加重时并不伴黄疸加深。其他较多见的并发症是胆囊结石(约50%),其次是踝以上腿部慢性溃疡,常迁延不愈。此外尚有先天性畸形,如塔形头、鞍状鼻及多指(趾)等。

【辅助检查】

外周血涂片中胞体小、染色深、中央淡染区消失的球形细胞增多(10%以上)是本病的实验室特征。网织红细胞增高,常达0.05～0.20。骨髓呈幼红细胞增生象,渗透性脆性试验提示渗透性脆性增加,细胞在0.51%～0.72%的盐水中就开始溶血,在0.45%～0.36%时已完全溶血。红细胞于37℃温育24h后再做渗透性脆性试验,有助于轻型病例的发现。其他检查可见血清间接胆红素升高,乳酸脱氢酶升高,但Coombs实验阴性。红细胞膜蛋白电泳或基因检查可发现膜蛋白的缺陷。

【诊断及鉴别诊断】

1. 诊断

(1)有溶血性贫血的临床表现和血管外溶血为主的实验室依据。

(2)外周血涂片中球形细胞增多(10%以上)。

(3)Coombs实验阴性,渗透性脆性试验提示渗透性脆性增加。红细胞于37℃温育24h后再做渗透性脆性试验,有助于轻型病例的发现。

据以上3点即可诊断。如伴有常染色体显性遗传的家族史,红细胞膜蛋白电泳或基因检查发现膜蛋白的缺陷,更有利于诊断。

2. 鉴别诊断　应与化学中毒、烧伤、自身免疫性溶血性贫血等引起的继发性球形细胞增多相鉴别。

【治疗】

脾切除对本病有显著疗效。术后球形细胞依然存在，但数天后黄疸及贫血即可改善。所以诊断一旦肯定，年龄在10岁以上，无手术禁忌证，即可考虑脾切除。完全溶血或贫血严重时应加用叶酸，以防叶酸缺乏而加重贫血或诱发再生障碍性贫血危象。贫血严重时需输浓缩红细胞。

（赖永榕）

参考文献

[1] Iolascon A, Avvisati RA, Piscopo C. Hereditary spherocytosis. Transfus Clin Biol, 2010, 17(3): 138-142.

[2] Tracy ET, Rice HE. Partial splenectomy for hereditary spherocytosis. Pediatr Clin North Am, 2008, 55(2): 503-519.

[3] Buesing KL, Tracy ET, Kiernan C, et al. Partial splenectomy for hereditary spherocytosis: a multi-institutional review. J Pediatr Surg, 2011, 46(1): 178-183.

第8章

红细胞葡萄糖-6-磷酸脱氢酶缺乏症

【定义】

红细胞葡萄糖-6-磷酸脱氢酶(Glucose-6-Phosphate dehydrogenase，G6PD)缺乏症简称为G-6-PD缺乏症，是指红细胞G-6-PD活性降低和(或)性质改变导致的一种遗传性溶血性疾病。

【流行病学】

G-6-PD缺乏症是高发的遗传性疾病之一，患者遍及世界各大洲，土耳其南部犹太人该病发病率甚至高达58.2%；我国G-6-PD缺乏症患者主要分布在淮河以南，其中广西、海南的某些地区G-6-PD缺乏症发病率也高达15.7%和13.7%。

【发病机制】

G-6-PD缺乏症引起溶血与还原型烟酸胺腺嘌呤二核苷酸磷酸(NADPH)和还原型谷胱甘肽(GSH)减少有关。两者减少导致高铁血红素和变性珠蛋白包涵体(Heinz Body，海因小体)生成，后者大多分布在红细胞膜上，使红细胞易于被单核巨噬细胞所吞噬。红细胞内NADPH只能来源于磷酸己糖旁路代谢途径，而G-6-PD则是该代谢途径的一个关键酶。

G-6-PD缺乏症是一种伴性不完全显性遗传，突变基因位于X染色体长臂上(Xq28)，男性发病率高于女性。

【临床表现】

G-6-PD缺乏症而无贫血的患者称为G-6-PD缺乏；G-6-PD缺乏症引起溶血性贫血时可以区分为如下5种类型。

1. 先天性非球形细胞性溶血性贫血(congenital monspherocytic anemia，CNSHA)　自幼发病，引起溶血诱因不明显，溶血可轻可重，红细胞G-6-PD活性降低，成熟红细胞形态正常，切脾治疗疗效欠佳。

2. 蚕豆病　摄入蚕豆数小时或数天后发病，起病多急骤，主要表现为血管内溶血，红细胞G-6-PD活性降低，溶血一般持续约7d。

3. 药物诱发的溶血性贫血　使用可诱发G-6-PD缺乏症溶血发作的药物后发病，红细胞G-6-PD酶活性降低，主要表现为血管内溶血，一般持续约7d。可诱发G-6-PD缺乏症患者溶血发作的药物较多，主要包括抗虐药、磺胺药、呋喃类药、部分解热镇痛药及维生素K等。

4. 感染等诱发的溶血性贫血　感染数日后发病，主要表现为血管内溶血，溶血多数较轻，红细胞G-6-PD活性降低。可诱发G-6-PD缺乏症溶血发作的感染包括肺炎、肝炎、伤寒及流感等。糖尿病酮症酸中毒或肾功能不全亦可诱发或加重G-6-PD缺乏症溶血。

5. 新生儿黄疸　多于出生后24～72h发病，有时溶血较重，血清总胆红素超过273.6μmol/L，相当部分患儿出现胆红素脑病，红细胞G-6-PD活性降低。

【辅助检查】

1. G-6-PD缺乏症的筛查试验　(表8-1)。

表8-1　G-6-PD缺乏症的筛查试验及其意义

筛查试验项目	正常值	G-6-PD中等缺乏	G-6-PD严重缺乏
高铁血红蛋白还原试验(还原率)	>75%	74%～31%	<30%
荧光斑点试验(出现荧光时间)	10min	10～30min	>30min
淡蓝四唑纸片法(纸片颜色)	紫蓝色	淡紫蓝色	红色
细胞化学染色法(阴性细胞百分率)	<20%	40%～60%	78%～96%

2. 红细胞 G-6-PD 活性测定　红细胞 G-6-PD 活性的定量测定方法有多种，G-6-PD 缺乏症患者其红细胞 G-6-PD 活性低于正常平均值的 40%。

3. 海因小体的检查　用结晶紫活体染色或相差显微镜检查，红细胞上的蓝色颗粒即为海因小体。正常人红细胞一般无海因小体。海因小体除可见 G-6-PD 缺乏症外也可见于其他溶血性贫血患者。

【诊断及鉴别诊断】

1. 诊断标准　G-6-PD 缺乏症的筛选试验中有两项中等缺乏或一项严重缺乏，或者红细胞 G-6-PD 活性定量测定提示红细胞 G-6-PD 活性降低即可确诊。值得注意的是红细胞 G-6-PD 活性在急性溶血期可假性增高，疑为 G-6-PD 缺乏症而红细胞 G-6-PD 活性正常时，应在溶血停止 2～3 个月后重复进行红细胞 G-6-PD 活性定量检测。

2. 鉴别诊断　G-6-PD 缺乏症应注意与其他溶血性疾病如自身免疫性溶血性贫血、阵发性睡眠性血红蛋白尿症、红细胞丙酮酸缺乏症等相鉴别。这些疾病引起溶血发作的诱因不明显、红细胞 G-6-PD 活性正常而相应的其他溶血病因检查一般可提示溶血病因。

【治疗】

G-6-PD 缺乏症无特殊治疗，有关治疗措施如下。

1. 诱因的处理　避免使用(服用)可诱发 G-6-PD 缺乏症溶血发作的食物及药物，积极治疗相关感染。

2. 急性溶血期的一般处理　大量饮水，碱化尿液，可以适当使用糖皮质激素。

3. 严重并发症的防治　G-6-PD 缺乏症出现严重血管内溶血时应注意肾衰竭、休克及电解质紊乱的防治。需要输血时应避免输亲属血。严重的高胆红素血症新生儿可选用光照疗法或换血疗法。

【预后】

G-6-PD 缺乏症溶血具有自限性，一般预后良好。

(赖永榕)

参考文献

[1] 陆再英，钟南山. 内科学. 北京：人民卫生出版社，2008：111-222.

第9章

血红蛋白病

血红蛋白病(hemoglobinopathies)是由于血红蛋白在质和量上的异常而发生的一类遗传性贫血病。它可分为两大类:一类是异常血红蛋白病,是由于血红蛋白发生了结构上的异常而导致的贫血症;另一类是地中海贫血,是由于某类珠蛋白合成受抑所引起的溶血性贫血,但并不涉及血红蛋白结构的异常。世界卫生组织估计,全球约有1.5亿人携带血红蛋白病基因,并已将血红蛋白病列为严重危害人类健康的6种常见病之一。异常血红蛋白病在我国以云南、贵州、广西、新疆等地发病率较高,地中海贫血多发于华南及西南地区。根据近10年来我国28个省市、自治区近100万人口的普查资料,异常血红蛋白病的发病率为0.33%,α地中海贫血的发病率为2.64%,β地中海贫血的发病率为0.66%。

第一节　异常血红蛋白

异常血红蛋白病,是由于血红蛋白发生了结构上的异常而导致的贫血症。全世界已报道的异常Hb已达827种,我国发现80种以上。

第二节　镰状细胞贫血

【定义】

镰状细胞贫血(HbS)是一类遗传性疾病,由于异常血红蛋白S所致的血液病,因红细胞呈镰刀状而得名。

【流行病学】

主要见于非洲黑种人,杂合子状态者占非洲黑种人的20%,美国黑种人群的8%,此外也见于中东、希腊、土籍印第安人及与上述民族长期通婚的人群。杂合子之间通婚,其1/4子女为纯合子,导致镰状细胞贫血。

【发病机制】

镰状细胞贫血患者因β链第6位上的谷氨酸被缬氨酸替代形成HbS,HbS在脱氧状态下相互聚集,形成多聚体,故当有足够的多聚体形成时,红细胞即由正常的双凹形盘状变为镰刀形(或称新月形),此过程称为“镰变”。红细胞镰变的初期是可逆的,给予氧可逆转镰变过程。但当镰变已严重损害红细胞膜后,镰变就变为不可逆。镰变红细胞僵硬,变形性差,在微循环中易遭破坏而发生溶血。未被破坏者因含有包涵体容易在脾内破坏,导致血管外溶血。镰变红细胞也使血流黏滞性增加,血流缓慢,加之变形性差,易堵塞毛细血管引起局部缺氧和炎症反应导致相应部位产生疼痛危象,多发生于肌肉、骨骼、四肢关节、胸腹部,尤以关节和胸腹部为常见血流滞缓、血管堵塞又加重缺氧、酸中毒,从而诱导更多红细胞发生镰变。如此恶性循环加重溶血、血管堵塞,引起组织器官损伤以致坏死,导致多发性肺、肾、肝、脑栓塞等严重合并症。

【临床表现】

患者出生后半年内血红蛋白主要是HbF,故表现无异常。半年后,HbF逐渐由HbS代替,症状和体征逐渐出现。一方面表现为慢性溶血性贫血,伴有巩膜轻度黄染,肝轻、中度增大、婴幼儿可见脾大。另一方面由于毛细血管微血栓而引起疼痛危象。婴幼儿指(趾)，手(足)背肿痛多见，儿童和成年人四肢肌痛，大关节疼痛和腰背痛多见，另外尚有剧烈腹痛，头痛，甚至昏迷和肢体瘫痪等。由于早年发病，患者多有生长和发育不良，一般状况较差，易发生感染。心、肺功能常受损，可发生充血性心力衰竭。肾受累可表现为等渗尿、血尿、多尿，部分患者发展为肾病综合征、肾衰竭。骨髓造血组织过度代偿性增加使骨皮质变薄、骨质疏松，导致脊柱变形，股骨头无菌性坏死，而另一方面，骨骼梗死又可导致骨小梁增加和骨质硬化。眼部症状由视网膜梗死、眼底出血、视网膜脱离等病变引起。神经系统表现有脑血栓形成、蛛网膜下隙出血。男性患者可有性功能不全。下肢皮肤慢性溃疡是常见的体征。

本病在病情稳定时，患者可耐受贫血及其他临床症状；但当病情突然加重时，称"镰状细胞危象"，则有严重临床表现，甚至导致死亡。感染、代谢性酸中毒、低氧条件可能诱发危象，但有时难以发现明显诱因。根据临床表现特征的不同，可将镰状细胞危象分为 5 型：梗死型(疼痛型)、再生障碍型、巨幼细胞型、脾滞留型和溶血型。

【辅助检查】

1. 血象　血红蛋白为 50～100g/L，危象时进一步降低。网织红细胞计数常在 10%以上。红细胞大小不均，多染性、嗜碱性点彩细胞增多，可见有核红细胞、靶形红细胞、异形红细胞、Howell-Jolly 小体。镰状红细胞并不多见，若发现则有助于诊断。红细胞渗透脆性显著降低。白细胞和血小板计数一般正常。

2. 骨髓象　红系显著增生，但在再生障碍危象时增生低下，在巨幼细胞危象时有巨幼细胞变。

3. 血清胆红素　轻至中度增高，溶血危象时显著增高。本病的溶血虽以血管外溶血为主，但也存在着血管内溶血。血浆结合珠蛋白 降低，血浆游离血红蛋白可能增高。

4. 血红蛋白电泳　显示 HbS 占 80%以上，HbF 增多至 2%～15%，HbA2 正常，而 HbA 缺如。

【诊断】

镰状细胞贫血的诊断标准：①临床表现为黄疸、贫血、肝脾大、骨关节及胸腹疼痛等；②红细胞镰变试验阳性；③遗传史；④种族地区发病；⑤血红蛋白电泳显示主要成分为 HbS。

【治疗】

目前尚缺乏有效治疗办法，对症治疗可以减轻症状与痛苦，帮助病人度过危象时期非常重要。

1. 感染　预防和治疗感染可以减少引发危象的发生。

2. 输血治疗　患者大都已经适应慢性贫血，若非必需，不宜经常输血。当发生再生障碍型危象时，应予输红细胞。发生巨幼细胞危象时，应予叶酸治疗。一旦发生梗死危象、溶血危象或其他严重临床情况(如严重感染、重度下肢溃疡、患者需行全身麻醉和手术)时，可进行换血疗法，输入洗涤红细胞并补充右旋糖酐-40(低分子右旋糖酐)或 5%葡萄糖水，目的是使含 HbS 的红细胞减少至 25%～50%以下，维持血液循环畅通。

3. 支持及对症治疗　给氧、止痛药等可减轻患者痛苦。

4. 药物治疗　应用羟基脲、红细胞生成素并配合补铁，可显著提高 HbF 水平，减少栓塞危象和输血量。

5. 骨髓移植　在少数病例取得成效，然而神经系统后遗症似有增加。

【预后】

镰状细胞贫血是一种严重疾病，患者多于幼年死亡。如活到成年常死于肺部并发症、肾衰竭、败血症或脑血管意外。预后不佳且缺乏有效疗法，故应注重预防，提倡优生，进行婚前和产前检查。

第三节　不稳定性血红蛋白病

【定义】

不稳定性血红蛋白病是由于 α 或 β 珠蛋白链氨基酸组成改变致使血红蛋白分子结构不稳定，发生变性和沉淀，形成红细胞内变性珠蛋白小体(Heinz 小体)，称不稳定性血红蛋白。不稳定性血红蛋白可引起溶血性贫血。目前已发现 100 余种不稳定性血红蛋白，80%以上系 β 链异常，余为 α 链异常。

【病因和发病机制】

α 珠蛋白基因或 β 珠蛋白基因突变导致相应珠蛋白链氨基酸成分改变。部分患者的突变基因继承自父母，表现为常染色体显性遗传；至今所发现的病例均为杂合子，尚未发现纯合子患者。珠蛋白链的氨基酸组成和排列顺序对维持血红蛋白的结构和功能起着决定性作用。珠蛋白链氨基酸的替代、插入或缺失可改变血红蛋白的结构和功能，可导致不稳定性血红蛋白的产生，可使血红蛋白变为不稳定而发生沉淀，在红细胞内形成变性珠蛋白小体，附着于红细胞膜上，使膜的变形性降低，变为僵硬，最终在微循环中、尤其在脾内破坏。

【临床表现】

不稳定性血红蛋白有百余种，不同的不稳定性血红蛋白所引起的临床表现有很大差异。多数不稳定血红蛋白患者由于骨髓红系代偿性增生而不出现贫血，或仅有轻度的溶血性贫血，但当发生感染或服用氧化剂类药物时，不稳定性血红蛋白沉淀加剧，溶血性贫血加重，患者往往因此就医而明确诊断。γ链异常患者在出生时可有溶血性贫血，而后γ链逐渐被正常β链取代，6个月后溶血性贫血逐渐消失。β链异常患者在出生时正常，而后γ链逐渐被异常β链取代，0.5—1岁后出现慢性溶血性贫血。少数不稳定性血红蛋白(如HbDuaree)的氧亲和力高于正常，向组织释放氧减少，故引起血红蛋白浓度升高达正常血红蛋白浓度上限或稍高于正常。除贫血外，患者还可有黄疸、脾大。若不稳定性血红蛋白被氧化形成高铁血红蛋白，则出现发绀。

【辅助检查】

1. 血象　血红蛋白正常或降低；红细胞呈低色素性、大小不均，可见多染性、嗜碱性点彩红细胞；网织红细胞增多。

2. 热变性试验、异丙醇试验及乙酰苯肼试验　热变性试验易有假阳性，需作正常对照。

3. 氧解离曲线检查　可发现不稳定性血红蛋白的氧亲和力是否异常。

【诊断】

对原因不明的先天性非球形溶血性贫血患者均应考虑到本病的可能性。诊断的主要依据是证明不稳定性血红蛋白的存在。若发现血红蛋白的氧亲和力异常，对诊断也很有价值。部分患者有阳性家族史。热变性试验及异丙醇试验是诊断本病简便、敏感并具有一定特异性的试验。

【治疗】

目前无特殊治疗。应避免发生感染或服用氧化剂类药物[如磺胺类、伯氨喹、呋喃唑酮、亚甲蓝(美蓝)等]，以免诱发溶血性贫血加重。脾切除对部分溶血性贫血明显且伴有脾大患者有一定疗效，但对氧亲和力增高的不稳定血红蛋白患者应避免切脾手术，因切脾可能导致病情加重。妊娠时贫血可能会加重。

【预后】

平时溶血较轻者预后较好。平时贫血及溶血严重者，可因并发感染引起急性溶血危象而死亡。氧亲和力增高的不稳定血红蛋白患者切脾后发生血红蛋白增多症和血栓形成，也可导致死亡。

第四节　氧亲和力增高血红蛋白病

【定义】

氧亲和力增高血红蛋白，由于血红蛋白氨基酸组成改变，使血红蛋白对氧的亲和力增高，向组织释放氧减少，组织缺氧引起代偿性红细胞增多症。本病系遗传病，故又称“家族性红细胞增多症”，但并非所有家族性红细胞增多症都由异常血红蛋白引起。

【病因和发病机制】

本病系常染色体显性遗传病。珠蛋白基因突变引起珠蛋白链氨基酸组成改变，使血红蛋白的氧亲和力增高，向组织释放氧减少，组织缺氧刺激红细胞生成素增加，造成红细胞增多。少数患者无家族史，可能是患者本人自发的体细胞性基因突变引起。临床上所见患者均为杂合子状态。目前已发现40余种氧亲和力增高的异常血红蛋白。

【临床表现】

可能纯合子不能生存，临床所见的都是杂合子，主要表现为红细胞增多，眼结合膜、口唇、颜面及四肢末端充血，可有头胀、头晕、头痛、失眠、易激动、四肢麻木等症状，但多数患者的症状不明显。脾一般不增大。妊娠时可能发生流产或死胎。

【辅助检查】

1. 血象　血红蛋白浓度可正常或不同程度升高，血细胞比容0.42～0.70。白细胞和血小板计数正常。

2. 血红蛋白电泳　可显示出部分氧亲和力增高异常血红蛋白的泳动速度与HbA不同，而出现一异常区带。另有部分异常血红蛋白需用pH 6.2

缓冲液或等电聚焦电泳方能与 HbA 区分。还有一些异常血红蛋白不能用电泳方法鉴别，而需测定氧亲和力(P50 值)方能肯定，此类异常血红蛋白的氧亲和力较正常高 4～6 倍。

【诊断】

有红细胞增多症及家族史者，应考虑本病。血红蛋白电泳发现异常血红蛋白区带和(或)血红蛋白氧亲和力显著增高可肯定诊断。珠蛋白链氨基酸组成分析或珠蛋白基因分析可明确本病的分子病理。

【治疗】

患者大多不需要治疗，有轻微症状者对症处理。仅当红细胞显著增多(如血细胞比容＞0.60)而有可能发生血栓形成或其他并发症时，方考虑静脉放血治疗。

【预后】

预后较好，一般不影响寿命，但没有氧亲和力的妇女妊娠期间，易发生流产或死胎。

第五节 血红蛋白 M 病

【定义】

血红蛋白 M 病是由于珠蛋白链氨基酸组成改变导致的高铁血红蛋白，血红蛋白 M 病的产生不是因为红细胞酶的还原系统发生障碍，而是珠蛋白链上的一些位置与血红素中铁原子结合的氨基酸发生突变，使血红素固定在高铁状态，血红蛋白 M 病患者的血呈深棕色，患者无先天性心脏病，但自幼发绀，此种发绀与自身劳累无关。

【发病机制】

本病因珠蛋白基因突变引起，系常染色体显性遗传病，故又名为“家族性发绀症”。临床上所见均为杂合子状态。

本病高铁血红蛋白的产生是由于发生珠蛋白α、β或γ链氨基酸替代，使血红素的铁易于氧化为高铁($Fe3^{+}$)状态。至今已发现 7 种高铁血红蛋白变异型，其中 6 种是血红素囊部位的组氨酸由酪氨酸替代。酪氨酸的酚基与血红素铁共价结合，使铁处于稳定的氧化高铁状态。Hb M Milwaukee 是β链第 67 位的缬氨酸被谷氨酸替代。

【临床表现】

主要表现为发绀，其他临床表现不明显。累及α链者自出生时即有发绀，累及β链者在出生后3～6 个月才出现发绀，而累及γ链者仅生后 1 周呈现短暂发绀。患者除发绀外，一般无其他临床症状，生活如常人。某些β链变异型可有轻度溶血。服用氧化剂类药物(如磺胺类)可使症状加重。

【辅助检查】

1. *血象* 血红蛋白可有轻度至中度减低，网织红细胞升高，血清间接胆红素增高。

2. *血红蛋白电泳* 适当条件下血红蛋白电泳，如中性 pH 琼脂凝胶电泳可识别 HbM。

3. *血红蛋白光谱分析* 本病高铁血红蛋白有特殊的光谱吸收特征，可资鉴别。

3. *热不稳定反应* 可呈阳性。

【诊断】

凡自幼即出现发绀的患者，均应考虑本病的可能。注意与其他原因引起的高铁血红蛋白发绀症相鉴别，如遗传性高铁血红蛋白症、中毒性高铁血红蛋白症等。进行血红蛋白光谱分析检查可明确诊断。

【治疗】

目前尚缺乏有效地治疗手段。

【预后】

病程良性不影响患者的寿命。

第六节 血红蛋白 E 病

血红蛋白 E(HbE)病亦是由于β-珠蛋白基因发生突变，使β-珠蛋白链第 6 位上的谷氨酸被赖氨酸取代的异常血红蛋白。但因谷氨酸和赖氨酸理化性质相似，对血红蛋白分子的稳定性和功能影响不大。本症属常染色体不完全显性遗传，多见于东南亚，为我国各族人民中最常见的异常血红蛋白，遍布南北 16 个省、区，以广东省及云南省多见。

1. *血红蛋白 E 病* 是 HbE 纯合子。常伴有轻度溶血性贫血，呈小细胞、低色素性。靶形红细胞可达 25%～75%。感染时贫血加重。血红蛋白电泳，HbE 高达 90%以上。HbA2 即使在病理情况下，亦罕有高于 10%者，HbF 正常或略增高，

HbA 则缺如。

2. 血红蛋白 E 性状　是 HbA 与 HbE 基因杂合子。患者无贫血也无临床症状，血片中靶形红细胞＜5%，HbE 30%～40%，其余为 HbA。

3. HbE-β 地中海贫血　是 HbE 与 β 地中海贫血基因的双重杂合子，症状与重型 β 珠蛋白生成障碍性贫血相似。血红蛋白电泳，HbE 60%～80%，HbF 15%～40%。治疗方法与重型珠蛋白生成障碍性贫血相似。切脾后症状可有好转，但数年后贫血又渐加重。另外，服用羟基脲可以使一部分病人的血红蛋白维持在一定的水平。

第七节　地中海贫血

【定义】

地中海贫血(Thalassemia)简称地贫，是由于珠蛋白基因突变或缺失导致珠蛋白肽链合成不足而引起的遗传性溶血性贫血。α 珠蛋白链缺乏者称为 α 地中海贫血；β 珠蛋白链缺乏者称 β 地中海贫血。

【流行病学】

临床上根据其贫血严重程度分为轻型、中间型和重型。本病广泛分布于世界许多地区，广泛流行于地中海流域、中东、非洲、东南亚及中国南部等，在我国广西、广东、四川、香港、台湾北部、云南、贵州、海南、福建、湖南、湖北较多见，北方则少见。

【病因与发病机制】

血红蛋白(Hb)是一种由血红素和珠蛋白组成的结合蛋白。珠蛋白有两种肽链，一种是 α 链，α 链基因位于 16 号染色体；另一种是非 α 链(β、γ 及 δ 链)，位于 11 号染色体。正常人出生后有 3 种 Hb。①HbA：由一对 α 链和一对 β 链组成($α2β2$)，为成年人主要的 Hb，占 95%以上；②HbA2：由一对 α 链和一对 δ 链组成($α2δ2$)，占 Hb 的 2%～3%；③胎儿 Hb(HbF)：由一对 α 链和一对 γ 链组成($α2γ2$)，出生 6 个月后含量仅 1%左右。

正常人自父母双方各继承 2 个 α 珠蛋白基因(αα/αα)，若自父母继承 1 个或 1 个以上有缺陷的 α 珠蛋白基因，可致 α 珠蛋白链合成受到部分或完全抑制，引起 α 地中海贫血。α 珠蛋白链的两个 α 基因的 mRNA 完全缺失可导致 α 珠蛋白链合成完全受抑制，称为 α0 基因或 α1 基因；若只有一个 α 基因的 mRNA 部分缺失则引起 α 珠蛋白链部分受抑制，称为 α+基因或 α2 基因。当正常人与 α 地中海贫血基因携带者结合，或是夫妇双方都是 α 地中海贫血基因携带者，就会产生四种表现型：①α+基因与正常 α 基因携带者结合，产生静止型基因携带者(α2 杂合子)；②α0 基因与正常 α 基因携带者结合，产生 α 地中海贫血特征(α1 杂合子)；③α0 基因与 α+基因携带者结合，产生 HbH 病(α1 与 α2 双重杂合子)；④α0 基因的纯合子，完全不能合成 α 链，即 Hb Bart 胎儿水肿综合征。

正常人自父母双方各继承 1 个正常 β 珠蛋白基因，若自父母继承了异常 β 珠蛋白基因，引起 β 地中海贫血。由于 β 珠蛋白基因突变部位和类型不同，β 珠蛋白完全不能合成者称为 β0 地中海贫血；β 珠蛋白尚能合成但合成量不足者称为 β+ 地中海贫血。由于 β 珠蛋白基因发生突变，导致 β 珠蛋白基因的转录、前体 mRNA 的加工、mRNA 的翻译及 β 珠蛋白链的完整性发生障碍，导致 β 珠蛋白链的合成不足或完全不能合成，引起 α 珠蛋白链与非 α 珠蛋白链的合成比例不平衡，影响正常的血红蛋白(HbA)的合成。此外，由于 α 珠蛋白链的相对过剩，剩余的 α 珠蛋白链在红细胞内形成包涵体，导致红细胞膜的氧化损伤，造成红细胞破坏及骨髓的无效造血，临床上引起贫血、黄疸、脾大、骨髓腔扩大引起的地贫外貌等症状及体征，这是 β 地中海贫血主要病理基础。

【临床表现】

1. α 地中海贫血　分为 4 种类型：静止型基因携带者、α 地中海贫血特征、HbH 病和 Hb Bart 胎儿水肿综合征。静止型基因携带者及 α 地中海贫血特征者无任何症状及特征。HbH 患者出生时与正常婴儿一样，未满 1 岁前多无贫血症状，以后随着年龄增长逐渐出现典型的 HbH 病特征，主要表现为轻至中度的慢性贫血。约 2/3 以上患者有肝脾增大，间歇发作轻度黄疸，但无地中海贫血外貌，生长发育正常，可长期存活。合并感染、妊娠或服磺胺类药、氧化剂类药时贫血可因溶血而明显加重。Hb Bart 胎儿水肿综合征往往在妊娠 30～40 周成为死胎，流产或早产后胎儿绝大部分在数小时内死亡，流产及早产胎儿小，皮肤苍白、全身水肿、胸腔积液、腹水、心包积液。可有黄疸及皮肤出血点，肝脾增大明显，心脏明显肥大，胎盘大而脆，易碎裂，脐带亦常有水肿。

2.β地中海贫血 分为轻型、中间型和重型。轻型为杂合子β地中海贫血，多数患者没有任何症状；少数有轻度贫血，生长发育正常，骨骼无畸形，贫血可因感染、妊娠等情况加重，脾可轻度增大。重型β地中海贫血又称Cooley贫血，为纯合子β地中海贫血，初生时与正常婴儿无异，但出生后3～6个月，患者开始出现临床症状，贫血呈进行性加重，须定期输血维持生命。肝脾进行性增大，巩膜黄染，生长发育迟缓，骨骼变形，头颅增大，额部、顶部、枕部隆起，颧骨隆起，鼻梁塌陷，上颌及牙齿前突，形成典型的“地中海贫血外貌”。长期多次输血常引起铁过载，免疫力低下、反复感染、心肌损害，常使多数患儿夭折。如能活到10多岁则常伴性幼稚征，出现第二性征不发育、肾上腺功能不全等症状。中间型是指不依赖输血，临床表现介于重型与轻型β地中海贫血之间的β地中海贫血患者。

【辅助检查】

1. 血象 静止型基因携带者血象正常，红细胞内无包涵体；α地中海贫血特征者及轻型β地中海贫血Hb正常或轻度下降；HbH病患者Hb在70～100g/L；Hb Bart胎儿水肿综合征和重型β地中海贫血Hb在一般50g/L以下，需定期输血维持生命。MCV、MCH、MCHC显著降低，红细胞渗透脆性降低。血涂片可见红细胞大小不均、异形及靶形红细胞，可见有核红细胞，网织红细胞显著增多。HbH病患者血涂片经煌焦油兰染色后可见红细胞中含有灰蓝色、均匀、圆形的颗粒状HbH包涵体。白细胞数多正常，血小板计数常增高，脾功能亢进时白细胞、血小板计数减少。

2. 骨髓象 呈溶血性贫血骨髓象，红细胞增生显著，铁染色阳性，铁粒幼细胞增多。HbH病患者有核红细胞亦可见HbH包涵体。Hb Bart胎儿水肿综合征者常有髓外造血灶。

3. 血红蛋白电泳 静止型基因携带者及α地中海贫血特征者Hb电泳正常。HbH病患者HbH占5%～40%，Hb A2及Hb F多正常。Hb Bart胎儿水肿综合征者Hb电泳几乎全部为Hb Bart，可有微量HbH，无HbA、HbA2及HbF。轻型β地中海贫血HbA2显著增高，范围3.5%～7%；HbF可以正常，部分病例可以轻度增高，一般不超过5%。重型β地中海贫血HbF增高明显，可达60%以上，HbA2多正常或轻度增高。

4. 铁代谢检查 静止型基因携带者、α地中海贫血特征者及轻型β地中海贫血患者的血清铁、铁饱和度、血清铁蛋白浓度多数正常，合并缺铁时上述指标可降低。中间型及重型β地中海贫血患者的血清铁、铁饱和度、血清铁蛋白浓度常增高，呈铁过载状态；重型β地中海贫血铁过载更为严重，其中血清铁蛋白浓度常>2 500μg/L。

5. X线检查 重型β地中海贫血患者骨髓长期和显著增生，使骨髓腔增宽、骨皮质变薄，颅骨板障增宽。颅骨X线片上常能看到骨皮质间的髓梁有垂直条纹，呈典型短发状变化，如“头发直立”“太阳光线”状。偶在胸腔内或脊柱旁可以见到大小不等的髓外造血灶。

6. 基因诊断 通过DNA限制性内切酶图谱、PCR技术、寡核苷酸探针、斑点杂交、DNA测序等基因诊断技术可对地中海贫血确诊基因型。

【诊断】

根据临床表现、血象及Hb分析、红细胞包涵体检查，可以诊断HbH病和Hb Bart胎儿水肿综合征。但诊断静止型携带者及α地中海贫血特征困难，需通过DNA限制性内切酶图谱、PCR技术、寡核苷酸探针、斑点杂交、DNA测序等基因诊断技术确诊，HbH病及Hb Bart胎儿水肿综合征有条件也应进行上述基因诊断技术检查以明确基因型。

纯合子β地中海贫血的临床和血液学表现很典型，诊断并不困难。对于进行性严重贫血的患儿，有脾大，外周血片显示红细胞大小不均、有靶形红细胞，红细胞渗透脆性降低，Hb F含量显著增高，大多可以确诊。家族史和籍贯对诊断有重要意义，必要时作颅骨X线检查及血红蛋白分析，疑似病例需作基因诊断。轻型及无症状β地中海贫血的诊断依据：①小细胞低色素性贫血；②外周血涂片可见靶形红细胞；③红细胞渗透脆性减低；④HbF正常或轻度增多，HbA2轻度增多；⑤家族调查对诊断很有价值。杂合子β地中海贫血需与缺铁性贫血、巨幼细胞贫血相鉴别，纯合子β地中海贫血需与新生儿黄疸、再生障碍性贫血等相鉴别。

【治疗】

静止型基因携带者、α地中海贫血特征及轻型β地中海贫血无需治疗。Hb Bart胎儿水肿综合征多于出生前死亡，目前无治疗办法，重点在于预防。HbH病、中间型及重型β地中海贫血采用以下措施治疗。

1. 输血 目的是维持患儿的正常血红蛋白水平，以防慢性血氧不足，减轻代偿性骨髓增生，减少肠道对铁的吸收。重型β地中海贫血目前主张采用高输血法维持患者Hb为100～120g/L。一般每3～4周输血1次。HbH病、中间型β地中海贫血大多数平时能维持Hb在75g/L以上,无需依赖长期规则输血。只有在临床症状表现如重型β地中海贫血时,才需长期规则输血,对孕妊期间的中间型地中海贫血患者,需规则输血。

2. *祛铁治疗* 长期反复输血及骨髓红系细胞造血过盛、肠道吸收铁增加,使体内铁过载,过多的铁沉积于心肌、肝、胰、脑等全身器官,引起组织细胞损伤和器官功能衰竭。故祛铁治疗对HbH病、中间型及重型β地中海贫血十分重要。故常须对患者密切监测和准确评估其铁过载状况。最普遍使用的评估方法是测定血清铁蛋白浓度。磁共振检查(MRI)评估脏器铁沉积(心脏T_2^*值及肝R2值)。接受输血10～20单位红细胞或血清铁蛋白浓度在1 000μg/L以上时应开始应用祛铁治疗。目前可选择的铁螯合剂有:去铁胺(Desferrioxamine,DFO)、去铁酮(Deferiprone,L1)及地拉罗司(Deferasirox,Exjade)。DFO需要静脉或皮下缓慢注射,每天剂量20～60mg/kg维持8～12h,每周5～6d。L1为二配基口服铁螯合剂,有效剂量为75mg/(kg·d)。Exjade是一种新型的口服三配基铁螯合剂,每天剂量20～40mg/kg。

3. *脾切除及脾动脉栓塞* HbH病、中间型及重型β地中海贫血出现巨脾或及脾功能亢进者可行脾切除术或脾动脉栓塞术,以减轻溶血。切脾指征:①脾大6cm以上或脾功能亢进;②每年输血量超过200～250ml/kg红细胞者;③5岁以上(5岁以前小儿机体免疫功能发育未完善,术后常并发严重感染)。脾切后因免疫功能减低容易合并感染,同时血小板明显增高,易导致血栓栓塞,肝含铁血红素沉积加重并明显增大,其他器官亦受累。脾切后应立即给予抗生素预防感染1～2个月。血小板计数>800×10^9/L者应给予阿司匹林、双嘧达莫(潘生丁)等抗凝治疗。

4. *γ珠蛋白基因活化剂* 如羟基脲(Hydroxycarbamide)剂量为25～50 mg/(kg·d),5-氮胞苷(Azacytidine,5-Aza)、白消安(Busulfan)、丁酸钠类等药物,能活化γ珠蛋白基因的表达,增加γ珠蛋白链的合成,增加HbF的合成,改善贫血症状。该类药物对中间型β地中海贫血和血红蛋白E/β地中海贫血效果较好,但对重型β地中海贫血效果较差。

5. *造血干细胞移植* 造血干细胞移植是目前根治重型β地中海贫血的唯一方法。对有HLA相合同胞供体的重型β地中海贫血患者应作为首选治疗。移植效果与患者年龄、身体状况、预处理方案、供者来源、HLA相合程度及对并发症的处理等因素密切相关。根据地贫患者是否肝大,肝纤维化,是否规则应用铁螯合剂3种危险因素,将患者分为3级:一级为无上述3种危险因素;二级有1～2种危险因素;三级有3种危险因素。目前上述3级患者获得HLA配型相合供者的骨髓移植后,无病生存率分别为87%、85%和80%。对于没有HLA相合同胞供体的重型β地中海贫血患者而言,可选择无关供者造血干细胞移植根治疾病。

【预防】

应加强社区筛查及优生遗传咨询,对家族史中母亲有死胎史或发生过水肿婴儿史、有重型地贫患儿出生史、夫妻均为地贫携带者的高危孕妇应严格进行产前诊断,产前诊断包括取胎儿绒毛、羊水及胎儿脐带血作基因分析,检出重型β地中海贫血患儿及Hb Bart胎儿水肿综合征胎儿应当即终止妊娠。产前诊断是控制重型地贫患儿出生,预防地贫的关键。

(赖永榕)

参考文献

[1] 邓家栋.临床血液学.上海:上海科学技术出版社,1986.
[2] 张俊武,龙桂芳.血红蛋白与血红蛋白病.南宁:广西科技出版社,2003.
[3] Thalassaemia International Federation. Guidelines for the Clinical Management of Thalassaemia. 2nd Revised Edition. Nicosia Cyprus: Thalassaemia International Federation, 2008.

第10章

丙酮酸激酶缺乏症

【定义】

丙酮酸激酶(pyravat kinase,PK)缺乏症是指PK基因缺陷,导致PK活性降低或性质改变而引起的溶血性贫血。只有PK酶活性改变而无溶血表现者,一般称为红细胞PK缺乏。本病是常染色体隐性遗传病,在红细胞酶病中的发生率仅次于G-6-PD缺乏症。

【流行病学】

在北欧血统的人群中高发。在日本,此病与G-6-PD缺乏症的人数大致相等。但越来越多的证据表明此病亦呈现全球性分布。我国香港地区3%的新生儿为PK变异型杂合子,在德国和美国PK缺乏症杂合子约为1%。

【发病机制】

本病是常染色体隐性遗传病,纯合子患者PK活性小于正常活性的25%,杂合子患者PK活性约为正常活性的50%,前者有溶血性贫血,后者一般无临床症状。PK的功能是糖无氧酵解过程中磷酸烯醇丙酮酸转变成丙酮酸时使ADP转变成ATP,ATP是红细胞重要的能量来源。PK缺乏时,ATP产生减少,红细胞许多重要功能受到影响,可能导致红细胞寿命缩短,易在肝脾中破坏。如红细胞K^+-Na^+-ATP酶在维持红细胞内高浓度K^+起重要作用,若ATP不足,细胞丢失K^+,引起红细胞出现皱缩,易在肝脾中破坏。

【临床表现】

PK缺乏症在临床上多表现为慢性溶血性贫血,严重者可在婴儿早期出现中度以上的贫血、黄疸。但也有贫血表现很轻微,一直到青少年或成人才出现者。极个别病人由于溶血被完全代偿而不出现贫血,只有黄疸为唯一的临床表现。在感染或其他应激情况下,可使贫血加重,需适当输血,才能缓解症状。

PK缺乏的新生儿常发生高胆红素血症。除溶血外,血清非结合胆红素升高的病人往往有肝功能异常。约10%的PK缺乏症的病人会发生胆石症。

【辅助检查】

1. *PK的活性测定* 能特异地显示PK活性的改变,多数表现为PK活性降低。酶活性的改变与溶血性贫血的发生并不一致。检测红细胞PK活性时,一定要在红细胞悬液中尽可能地清除残留的白细胞,因为白细胞的PK活性较正常红细胞约高300倍,因此,红细胞悬液中混了白细胞极易掩盖红细胞PK缺乏。多采用荧光斑点法作为PK缺乏的筛选试验。用国际血液学标准化委员会推荐的Blume对PK活性进行定量测定。

2. *2,3-DPG/ATP比值的升高* 对诊断PK缺乏有较大的意义,特别是对于2,3-DPG增高不明显的病例。

3. *其他* ①血象:主要是贫血,贫血轻重不一,网织红细胞轻度至中度升高,外周血涂片可见大红细胞及皱缩红细胞,偶然有棘状红细胞,这些改变可因脾切除而更为明显;②Coombs试验阴性;③红细胞的渗透脆性:多正常,也有部分患者的红细胞经温育后渗透脆性增加;④自溶血试验:多不正常,加入葡萄糖不能纠正,但加入ATP可使溶血纠正;⑤血清间接胆红素升高,血清结合珠蛋白减少。

【诊断】

PK缺乏症所致溶血性贫血的诊断标准如下。

1. *红细胞PK缺乏症所致新生儿高胆红素血症* ①生后早期(多为1周内)出现黄疸,成熟儿血清总胆红素超过205.2μmol/L(12mg%)未成熟儿超过256.5μmol/L(15mg%),主要为间接胆红素升高;②有溶血的其他证据(如贫血、网织红细胞增多、尿胆原增加等);③符合PK缺乏的实验诊断标准。具备上述 3 项，又排除了其他原因所致的黄疸者可确诊；不具备第②项和（或）有其他原因并存者，应疑诊为红细胞 PK 缺乏所致的溶血。

2. PK 缺乏症致先天性非球形细胞性溶血性贫血（CNSHA）　①呈慢性溶血过程，有脾大 黄疸、贫血（有不完全性 CNSHA，可以只具备其中的两条）；②符合 PK 缺乏的实验诊断标准；③排除其他红细胞酶病及血红蛋白病；④排除继发性 PKD。

符合以上 4 项方可诊断为遗传性 PKD 所致先天性非球形红细胞溶血性贫血。

【治疗】

目前尚无根治方法。新生儿黄疸可用光疗，必要时输血。贫血严重者可适当输血，为防止骨髓发生再障危象或巨幼细胞贫血，可予以叶酸口服。切脾有一定疗效，对 5 岁以上严重贫血患者，可考虑切脾。有胆石症也应进行相应处理。

【预后】

本病发病年龄早、严重贫血者，预后不佳。发病年龄晚，溶血为轻度慢性过程，预后较好。

（赖永榕）

参考文献

[1] Segel GB. Enzymatic defects // Kliegman RM, Stanton BF, St. Geme J, et al. Nelson Textbook of Pediatrics. 19th ed. USA：Elsevier，2011.

[2] 张之南，沈悌. 血液病诊断及疗效标准. 第 3 版. 北京：科学出版社，2008.

第二篇　白细胞及骨髓增殖性疾病

第 11 章

白 血 病

白血病(leukemia)起源于造血干、祖细胞，是细胞遗传学累积变异的结果。白血病的致病机制、细胞发育特点、临床表现、治疗和预后等存在较大差异，具有高度异质性。一般可分为急性和慢性白血病。急性白血病(acute leukemia，AL)的白血病细胞分化阻滞于造血发育的早期阶段，原始细胞无控性增殖、积聚，逐渐抑制和取代正常造血，出现贫血、出血、感染和多种组织器官浸润等表现，病情进展迅速，自然病程仅数周或数月。按白血病细胞系列归属分为急性髓系细胞白血病(acute myeloid leukemia，AML)和急性淋巴细胞白血病(acute lymphoblastic leukemia，ALL)2 大类，少数不能明确归类的称为系列模糊的急性白血病(acute leukemias of ambiguous lineage)。慢性髓系细胞白血病(chronic myelogenous leukemia，CML)具有特征性的 t(9;22)/BCR-ABL1 融合基因，祖细胞池的显著扩增导致髓细胞过度增殖，粒细胞生成增多而清除缓慢，形成粒细胞在体内积聚。慢性淋巴细胞白血病(chronic lymphocytic leukemia，CLL)归属为“成熟 B 细胞肿瘤”，为功能缺陷的成熟单克隆 B 小淋巴细胞增生、蓄积。高度异质性要求白血病的诊断、分型要充分考虑各种疾病要素，治疗上实施个体化原则，按复发风险进行分层治疗。

第一节　急性髓系细胞白血病

【定义】

是一类起源于造血干、祖细胞的髓系造血系统恶性肿瘤。白血病细胞分化阻滞于不同髓系发育的早期阶段，表现为髓系发育的形态和免疫表型特征。

【流行病学】

AML 年发病率 2～4/100 000，中位发病年龄为 64－70 岁，为老年性疾病。发病随年龄增大而增加。AML 约占急性白血病的 70%，分别占婴儿、儿童和成年人 AL 的 55%～70%、17%～20%和 80%～90%。婴儿发病以女婴多见，儿童无明显性别差异，成年人男性稍多于女性(3∶2)。成年人以北美、西欧和大洋洲发病最高，亚洲和拉美最低；儿童发病则以亚洲最高，北美和南亚次大陆最低。美国 AML 年死亡率约为 2.2/100 000；我国缺乏相关统计数据，估计高于西方发达国家。

环境因素、化学品和药品以及放射线等与 AML 致病有关，某些有前趋血液病史和遗传病史的患者易患 AML。离子射线、烷化剂可诱导 DNA 双链断裂，引起点突变、遗传物质丢失或染色体易位等。烷化剂治疗相关的 AML 发病与患者年龄和药物累积剂量有关，一般潜伏期为 4～8 年，常先有 MDS 表现，具有-7/7q-、-5/5q-等染色体核型改变，疗效差。拓扑异构酶Ⅱ(Topo Ⅱ)抑制药可稳定 Topo Ⅱ与 DNA 的结合，使 DNA 断裂。Topo Ⅱ抑制药治疗相关的 AML 潜伏期一般仅 1～3 年，主要为 M4、M5，也可为 M3 或 M4Eo，常无 MDS 前趋病史，主要遗传学改变为 11q23/MLL 基因易位，也可为AML1基因易位或inv(16)、t(15;17)等，预后相对较好。某些血液系统疾病，如MDS、CML、PV、ET和PNH等，可继发AML。MDS病程中10%～50%继发AML。CML急性变占70%～85%，AML或髓、淋双表型AL占75%。约26%的SAA经ATG治疗8年继发AML/MDS；CSA、G-CSF治疗的AA也有22%继发AML/MDS。PNH继发的AML，恶性细胞来源于PNH克隆。遗传因素对AL发病有重要影响。体质性8-三体综合征和Down综合征(21-三体)可发生家族性白血病。Down综合征白血病患病率增加10～18倍，其中AML-M7发病率是正常人群的500倍；3岁以下多为AML，3岁以上则以ALL为主。Down综合征继发AML与21q22.3/AML1基因异常和造血转录因子基因GATA-1缺失突变有关。DNA损伤修复缺陷的遗传病如Bloom综合征、Fanconi贫血等，AML患病率明显增高。多发性神经纤维瘤位于17q11.2上的NF1抑癌基因突变失活，继发AML/MDS的机会增加。常染色体显性遗传病Li-Fraumeni综合征有抑癌基因p53突变失活，X-连锁免疫缺陷病Wiskott-Aldrich综合征存在WASP基因突变，常染色体隐性遗传病Kostmann婴儿遗传性粒细胞缺乏症有G-CSF受体基因突变，这些患者以及Blackfan-Diamond综合征的AML患病率均有增加。

【发病机制】

细胞、分子遗传异常是AML的致病基础。AML约60%有克隆性染色体数量、结构异常，更多的患者存在与细胞增殖、生存或分化调节有关的基因突变或表达异常。遗传学变异主要表现为抑癌基因丢失或突变失活、癌基因表达增高或突变激活等。AML中常见Ras、KIT和Flt3等原癌基因激活突变，与细胞获得增殖、生存优势有关。Tp53、Rb和Myc等抑癌基因失活突变将使细胞周期停滞，凋亡受抑。与实体肿瘤不同，AML还常伴有特异的染色体易位或基因重排。易位基因包括转录因子基因、造血发育必需基因、造血分化基因、同源功能基因及凋亡相关基因等，以转录因子基因易位最为多见。易位形成融合基因，编码融合蛋白，使基因表达异常，或表达产物的稳定性、定位和功能异常，引起造血干/祖细胞恶性转化和增殖、分化或凋亡障碍。AML染色体易位和基因突变类型多达200多种，常见的有t(8;21)(q22;q22)；AML1-ETO、t(15;17)(q23;q21)；PML-RARα及其变异易位、inv(16)或t(16;16)(p13;q22)；CBFβ-MYH11和11q23易位/MLL基因重排等；与11q23/MLL基因易位相关的伴侣基因则多达80余种。AML中以t(9;11)(p22;q23)；MLL-AF9、t(11;19)(q23;p13.1)；MLL-ELL和t(6;11)(q27;q23)；MLL-AF6等最为多见，MLL基因的内部部分串联重复(MLL-PTD)也与AL发病有关。不同细胞、分子遗传特征的AML在致病机制、临床表现和预后等方面各有特点。

1. 核心结合因子(core binding factor，CBF)异常　CBF是由CBFβ和CBFα2(也称为AML1)组成的异二聚体化的转录调节因子，通过AML1的runt结构域结合DNA，在其他转录因子或转录辅助因子的协同下，激活或抑制IL-3、T-细胞受体α、GM-CSF、M-CSF受体、髓过氧化酶等靶基因的转录，促进造血干/祖细胞的分化成熟。AML1能与核共激活复合物结合，募集组蛋白乙酰基转移酶，使组蛋白赖氨酸乙酰化，激活靶基因转录。累及CBF的融合基因在功能上多通过表现为CBF的负显性作用导致白血病的发生。非随机染色体异常t(8;21)(q22;q22)累及21号染色体的AML1和8号染色体的ETO(eight twenty one)基因形成AML1-ETO融合基因。AML1-ETO中保留了AML1的Runt结构域，仍能与DNA结合，并能与CBFβ形成异二聚体，而ETO蛋白在AML1-ETO中几乎保持完整。由于ETO部分可以通过核共抑制复合物募集组蛋白脱乙酰化酶(Histone deacetylase，HDAC)，AML1-ETO结合AML1的靶基因序列后，许多由AML1激活的基因被AML1-ETO所抑制，并呈显著负性作用(图11-1)。AML1-ETO还可干扰C/EBPα、PU.1、E蛋白、GATA1和Sp1的功能。最近发现AML1-ETO可以抑制miR-223的表达，而miR-223可促进造血细胞分化。此外，AML1-ETO还可促进造血干细胞的自我更新促进白血病的发生。但单独的AML1-

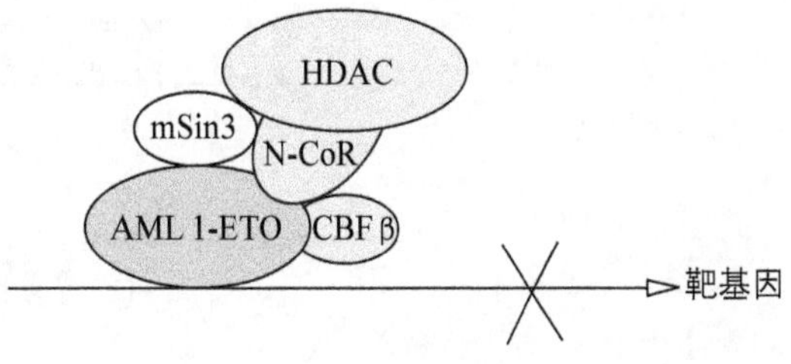

图11-1　AML1-ETO抑制野生型AML1调节的靶基因的转录

ETO并不能导致白血病的发生，这可能是由于AML1-ETO也具有抑制细胞增殖和诱导细胞凋亡的作用，AML1-ETO在导致白血病发生时需要其他突变协同，克服AML1-ETO抑制增殖和诱导凋亡的作用才能导致白血病的发生。

t(3;21)(q26;q22)多见于治疗相关的MDS和AML，以及CML的急变期。易位形成AML1-EAP、AML1-MDS1、AML1-EVI1、AML1-MDS1/EVI1融合基因转录本。AML1-EAP融合基因中EAP读码框架易位，导致该融合基因mRNA编码AML1的1～241aa，这种短AML1对全长野生型AML1发挥负性作用。AML1-MDS1及AML1-MDS1/EVI1可抑制AML1对靶基因的转录激活作用。AML1-MDS1/EVI1一方面可以抑制AML1活性，另一方面与EVI1相似，均可与Smad3作用，从而抑制TGF-β的信号传递，解除TGF-β对细胞生长的抑制作用。

AML-M4Eo最常见的染色体异常是inv(16)(p13;q22)，在AML的染色体异常中占12%，少数为t(16;16)(p13;q22)。inv(16)与t(16;16)均形成CBFβ-SMMHC融合基因。CBFβ基因定位于16q22，是CBF的亚单位，与AML1构成异二聚体。CBFβ在胞质内表达，呈弥散样分布。AML1可以将CBFβ自胞质带至胞核。CBFβ本身不具备DNA结合能力，但与AML1形成异二聚体后，能增强AML1对DNA的结合力，从而增强AML1的转录激活作用。平滑肌肌凝蛋白重链(smooth muscle myosin heavy chain，SMMHC)也称之为MYH11(Myosin heavy chain 11)，是一种很大的分子。SMMHC中的α螺旋可以介导其形成二聚体和多聚体。CBFβ-SMMHC融合蛋白定位于细胞质。由于CBFβ-SMMHC仍能与AML1形成异二聚体，这样就可以将AML1扣留于细胞质内。由此可干扰AML1激活转录作用以及AML1与CBFβ的协同激活作用。CBFβ-SMMHC以显著负性作用抑制CBFβ的作用，抑制造血细胞分化。CBFβ-SMMHC还减低p53的表达，抑制细胞凋亡；也能抑制细胞由G1期进入S期，减低细胞增殖；提示有其他突变或“第二次打击”事件绕过CBFβ-SMMHC的生长抑制作用，导致AML1-M4Eo的发生。

2. MLL基因异常　MLL蛋白有3个区域与果蝇三胸蛋白同源。累及MLL基因的白血病既可见于ALL，也可见于AML。MLL蛋白包括氨基端的AT吊钩、SNL1和SNL2基序、CxxC结构域，这些结构域通常保留在融合蛋白中。AT吊钩可以特异地结合于AT富集的DNA小沟。MLL羧基端包括PHD、转录激活和SET结构域，通常被伙伴蛋白取代(图11-2)。其中的SET结构域具有组蛋白甲基化活性，可以使组蛋白H3K4甲基化，从而激活包括Hox基因家族等靶基因的转录。MLL作用于造血干细胞向定向祖细胞发育和扩增的早期造血阶段。MLL对Hox基因家族中的许多基因都有调控作用，其中Hoxa9和Hoxa10在造血调节中发挥作用。MLL调节有造血调节作用的Hox基因，也是MLL融合蛋白导致白血病的重要机制。

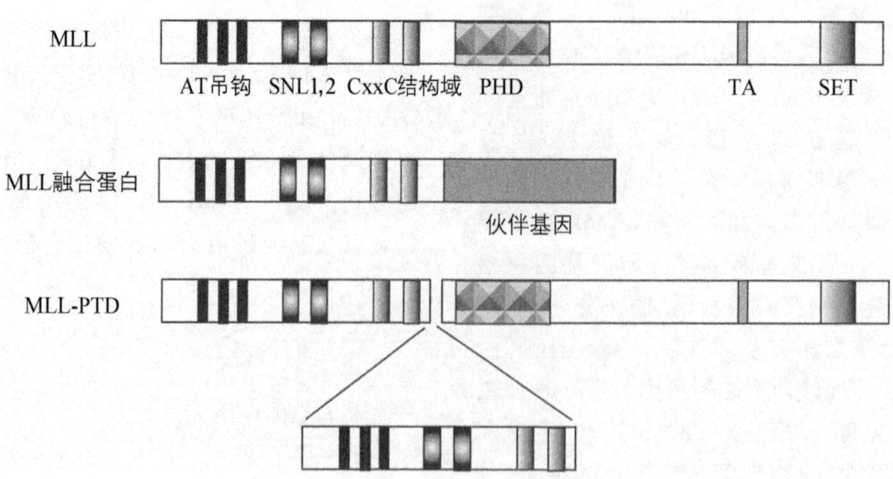

图11-2　常见的MLL融合基因的断裂、融合位点和MLL内部串联重复突变结构

目前已经发现80多种MLL易位的伙伴基因。t(4;11)(q21;q23):MLL-AF4、t(9;11)(p22;q23):MLL-AF9、t(11;19)(q23;p13.3):MLL-ENL、t(10;11)(p12;q23):MLL-AF10和t(6;11)(q27;q23):MLL-AF6等是5种最常见的融合基因,占所有MLL基因易位的80%。仅一部分MLL的伙伴基因可以分类,大致可分为5类。第一类是AF4、AF9和AF10等核蛋白;第二类是带有螺旋-螺旋寡聚化结构域的胞浆蛋白,这些寡聚化结构域对于转化很重要;第三类是septin蛋白家族的蛋白;第四类是组蛋白乙酰化酶p300和CBP,在形成融合蛋白时保留了乙酰化酶活性;第五类是MLL的部分串联重复(MLL-PTD)。所有的MLL伙伴基因保持原有的读码框架,提示伙伴基因对相应融合蛋白的转化活性是必需的。所有MLL融合蛋白的共同特点是都保留了AT吊钩和锌指CxxC基序,这两个结构域对于融合蛋白的转化能力是必需的。除MLL-PTD外,所有的融合蛋白都缺失了甲基化组蛋白H3K4的SET结构域,但绝大多数融合蛋白还是能够上调Hox等MLL靶基因的表达。Hox等基因表达的上调对于MLL融合蛋白转化细胞是非常重要的。MLL融合蛋白不仅能够将造血干细胞转化为白血病干细胞,还可以将造血祖细胞CMP和GMP重编程为白血病干细胞,导致白血病的发生。苏氨酸天门冬氨酸酶1(threonine aspartase,taspase1)是一种内肽酶,能切割MLL,切割后的MLL片段对调节Hox基因的表达具有不同的作用。MLL融合蛋白中缺失了taspase1切割位点,提示MLL融合蛋白可以模仿未切割的MLL,在造血细胞中不能适当调节造血细胞中Hox基因的表达,在白血病发生中发挥作用。这可以部分地解释MLL的伙伴蛋白缺少相似性,而且提示HOX基因的异常是融合蛋白转化细胞的重要机制。

3. RARα基因易位及其变异易位　APL最常见的染色体易位为t(15;17)(q22;q12),其他几种少见的染色体易位有t(11;17)(q23;q12)、t(5;17)(q35;q12)、t(11;17)(q13;q12)、der(17)、t(4;17)(q12;q12)和PRKAR1A-RARα。野生型RARα是核受体型转录因子,它与视黄醛受体(retinoid X receptor,RXR)形成异二聚体后,可以与许多基因启动子中的维A酸反应元件(retinoic acid response elements,RAREs)结合。RARα对靶基因转录的调节是双重性的,当RARα不与配体结合时,其配体结合区与核共抑制复合物结合,从而募集HDAC,HDAC使组蛋白的赖氨酸脱去乙酰基,抑制靶基因的转录。当RARα结合配体后构象发生改变,就与核共抑制复合物解离,转而与核共激活复合物结合,募集组蛋白乙酰基转移酶,使靶基因组蛋白赖氨酸乙酰化,激活靶基因转录。RARα的靶基因中许多都与髓系分化密切相关,包括粒细胞集落刺激因子(G-CSF)、G-CSF受体(G-CSFR)、CD11b、Hox基因等。

t(15;17)(q22;q12)使PML与RARα形成融合基因,编码蛋白后,PML-RARα与RARα竞争结合RXR形成异二聚体,与正常的RXR/RARα竞争结合RAREs,并处于优势地位。PML-RARα抑制转录的程度大于RARα,生理水平的全反式维A酸(all-trans retinoic acid,ATRA)可以使RXR/RARα与核共抑制复合物解离,而PML-RARα仍能与之结合,导致RARα靶基因启动子组蛋白的异常去乙酰化。最近发现PML-RARα还可以募集甲基化酶(Dnmt1和Dnmt3a)导致RARα靶基因DNA的异常甲基化。因此PML-RARα通过组蛋白修饰和DNA甲基化表观遗传学机制抑制RARα靶基因的转录,阻断髓系分化的某些关键基因的表达。在药理剂量水平ATRA刺激下,PML-RARα可与核共抑制复合物解离,而与核共激活复合物结合,诱导髓细胞分化基因的表达和APL细胞的分化。ATRA与DNA甲基化抑制药联合具有协同作用诱导APL细胞分化。

PML正常分布在细胞核内的核小体结构中,正常的PML具有抑制细胞生长、转化和促进凋亡的作用。APL细胞中PML-RARα与PML形成异二聚体,正常的核小体遭到破坏,PML抑制细胞生长,促进凋亡的功能便会丧失。经维A酸治疗后APL细胞的PML又重新定位于核小体中,PML抑制生长和促进凋亡的功能可能得到恢复。

t(11;17)(q23;q12)累及早幼粒细胞白血病锌指(promyelocytic Leukemia Zinc Finger,PLZF)基因,形成PLZF-RARα融合基因,仅占APL的0.8%。PLZF-RARα可以结合于RARE,还可与RARα竞争结合RARE、RXR及辅助激活因子。PLZF-RARα中除RARα部分可以对RARα靶基因的表达有调节作用外,PLZF部分也可通过核共抑制复合物募集HDAC,即使药理剂量水平的ATRA也不能使之与复合物解离。由此可以解释ATRA治疗t(11;17)APL无效的原因。

PLZF-RARα 转基因小鼠发生慢性髓系白血病，而非急性白血病。RARα-PLZF 的转基因小鼠不发生白血病，只产生髓系造血异常。RARα-PLZF 可结合 PLZF 的 DNA 结合位点，激活转录。同时转染 PLZF-RARα 和 RARα-PLZF 的转基因小鼠发生 APL，证实 t(11;17)APL 的发病需要 PLZF-RARα 和 RARα-PLZF 两者的共同参与。可能是前者以显著负性作用抑制 RARα 靶基因转录，阻断髓细胞分化。而后者以显著负性作用抑制 PLZF 的功能，激活细胞周期素 A 的表达，使细胞生长能力增强。两种作用共同导致 APL 表型的产生。

t(5;17)(q35;q12)累及 NPM(nucleophosmin)基因形成 NPM-RARα 融合基因，NPM-RARα 可以结合 RARE，与 ATRA 结合后激活靶基因的转录，因此，t(5;17)APL 病例对 ATRA 敏感，白血病细胞可被诱导分化。t(11;17)(q13;q12)累及核基质有丝分裂器蛋白(nuclear matrix mitotic apparatus protein，NuMA)基因形成 NuMA-RARα 融合基因，NuMA-RARα 可能与野生型 NuMA 竞争 caspase，干扰细胞凋亡。也可如其他 RARα 融合蛋白一样，显著负性作用抑制 RARα 靶基因转录。ATRA 可以诱导 t(11;17)(q13;q12)APL 细胞分化，推测药理剂量水平的 ATRA 可以使 NuMA-RARα 变成转录激活作用。Arnould 等在一例 AML-M1 的患者发现了 STAT5b-RARα 融合基因。STAT5b-RARα 可以结合于 RARE 上，抑制 RARα/RXRα 对转录的激活作用。药理剂量水平 ATRA 可以调控 STAT5b-RARα 的转录调节作用。

4. NPM1(Nucleophosmin)突变　位于人类染色体 5q35 的 NPM1 基因包含 12 个外显子。NPM1 是高度保守的磷酸化蛋白，可以在胞核和胞质之间穿梭，绝大部分分布在胞核。NPM1 主要生理功能包括：①作为伴侣蛋白和输出信号在核糖体的合成中发挥重要作用；②通过调控中心体的复制维持基因组的稳定性；③NPM1 可以通过与 p53 和 p19ARF 相互作用调控细胞的增殖和凋亡。基因敲除实验发现 NPM1 在造血、尤其是红系造血中发挥了作用。而 NPM1 半倍体不足则会导致基因组的不稳定，产生类似 MDS 的血液系统异常。

大约 1/3 的 AML 患者存在 NPM1 的 12 外显子突变。这一突变使 NPM1 结合核仁所需的色氨酸缺失，同时产生了出核信号基序，导致正常本应定位于胞核的 NPM1 异常定位到胞质。NPM1 突变主要见于核型正常的 AML。NPM1 突变也主要是见于原发 AML，很少见于 MDS 患者。突变的 NPM1 抑制抑癌基因 p19ARF 可能是其导致白血病发生的机制之一。此外，NPM1 还可以被募集到维 A 酸的靶基因，作为共抑制因子使组蛋白去乙酰化抑制基因转录。NPM1 异常定位在胞质后，这些转录抑制作用被解除，这也是突变 NPM1 致白血病的机制之一，因此使用药物恢复这些异常的转录可能是靶向治疗这些疾病的策略之一。

5. FLT3 突变　FLT3 基因位于染色体 13q12，属于Ⅲ型受体酪氨酸激酶亚家族成员，与其配体(FL)在造血干/祖细胞的增殖和分化中起重要的调节作用。近年来发现，FLT3 突变与急性白血病的发生密切相关，是 AML 中最常见的分子异常。现在所知的 FLT3 突变主要包括两种：内部串联重复突变(internal tandem duplication，ITD)和酪氨酸激酶结构域(TKD)点突变。FLT3-ITD 见于 25%～35%成年人 AML 和 12%的儿童 AML。正常时，FLT3 与其配体 FL 结合后，激活 PI3K(phosphatidylinositol 3-kinase)和 Ras 途径，导致细胞增殖加快，细胞凋亡受抑。ITD 突变导致 FLT3 受体组成性激活，FLT3-ITD 除了可以激活 PI3K/Akt 和 RAS/MAPK 外，还可激活 STAT5。突变型 FLT3 和野生型 FLT3 的抗凋亡途径也不同，野生型 FLT3 通过保持 Bad 的磷酸化状态抗凋亡，而 FLT3-ITD 除保持 Bad 的磷酸化状态，还使 Bcl-XL 低表达抗凋亡。FLT3-ITD 不仅存在抗凋亡和促增殖信号传导通路，而且还可以通过抑制 C/EBPα 和 PU.1 导致细胞分化阻滞。FLT3 还可以使 β-catenin 磷酸化，有助于细胞转化，增加活性氧的产生导致基因组 DNA 的不稳定。FLT3-ITD 转基因鼠能产生慢性骨髓增殖表型，却不能引起以造血干/祖细胞分化受损为特征的急性白血病。一系列的证据显示在急性白血病的发生过程中尚需其他“打击”共同参与，最近就发现 FLT3-ITD 可协同 AML1-ETO 或 CBFβ-SMMHC 导致白血病的发生。FLT3-TKD 可见于 5%～10%的 AML，这些突变主要为 D835 和 I836，较少见的突变有 Y842C、K663Q 和 V592A。现已发现点突变也能使 FLT3 组成性激活，与 FLT3-ITD 不同，FLT3-TKD 不能激活 STAT5，也不能抑制 C/EBPα 和 PU.1。FLT3-TKD 只能产生寡克隆性的淋巴增殖性疾病。和 FLT3-ITD 突变不同的是，FLT3-TKD

的临床相关性还有一些争议。

白血病细胞有不同的年龄层次，仅一小群白血病细胞具有自我更新能力，可重建白血病，称为白血病干细胞(leukemic stem cells，LSC)。LSC多处于静止期，对化疗不敏感，是耐药的重要机制。除APL外，LSC和正常造血干细胞(HSC)的免疫表型特点均为$CD34^+$ $CD38^-$；LSC表达CD96和IL3R，而HSC则表达CD90和c-kit。不同的白血病可能具有不同的白血病干细胞，其免疫标志可能也是不同的。HSC生命周期长，有足够的时间获得多次打击而转化为LSC。没有自我更新能力的定向造血祖细胞表达某些白血病癌基因后，也可重新获得自我更新能力，成为白血病干细胞，可在体外连续培养，也可在小鼠连续移植重建白血病。现在认为，AML发病是个多步骤的过程，是多种不同致病机制相互协同作用的结果。2002年Gilliland等提出AML的二类突变致病假说。所谓Ⅰ类突变是指FLT3、RAS、c-KIT或BCR-ABL和TEL-PDGFBR等遗传变异，能引起细胞内固有信号传导通路的蛋白质激酶活性发生改变，使造血干/祖细胞获得生存、增殖优势；而AML1-ETO、CBFβ-MYH11、PML-RARα、NUP98-HOXA9、MOZ-TIF2和MLL基因重排等称为Ⅱ类突变，改变了与发育、分化有关的转录因子功能，使细胞获得自我更新能力或分化阻滞。两类突变共同作用最终形成显性白血病(图11-3)。

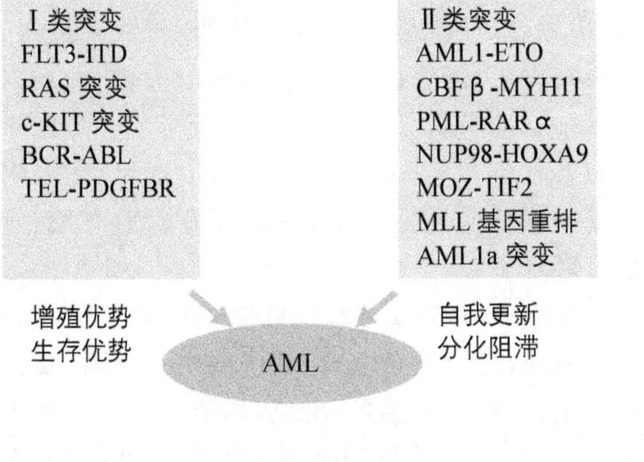

图11-3 AML致病模式——Ⅰ类和Ⅱ类突变的作用

【临床表现】

AML临床表现主要是骨髓正常造血受抑和白血病髓外浸润。起病前可先有感冒样症状，或局部皮肤破损后难愈、感染扩散，或骨、关节肿痛，有时也可先表现为Sweet综合征(正常中性粒细胞浸润引起的皮肤红斑、结节)。Sweet综合征可先AML数月出现，与白细胞多少无关，皮质激素治疗有效。继而出现头晕、乏力、苍白、心悸等贫血表现。血小板减少或合并凝血障碍(DIC或原发性纤维蛋白溶解症)时可有皮肤、黏膜自发出血或创伤后出血不止。感染以口咽、呼吸系统、胃肠道或肛周等最多见，少数表现为阑尾炎、急性坏死性结肠炎或肠梗阻，尤其是强化治疗期间。也有相当多的患者找不到明确感染病灶。一般以细菌感染最为多见。白细胞低、中性粒细胞功能异常、长期使用广谱抗生素等也可导致真菌和其他机会性感染。真菌感染以念珠菌和曲霉菌最多见。念珠菌感染常发生于舌、软腭、硬腭等处，有时也发生肺、食管念珠菌病，甚至念珠菌血症。曲霉菌感染多在肺部和鼻窦。也可发生疱疹病毒或巨细胞病毒(CMV)感染。AML可有轻、中度脾或肝大。脾大一般不超过肋下5cm。巨脾提示可能继发于MPD。与ALL不同，AML一般无淋巴结和胸腺浸润表现。牙龈增生、皮肤浸润性结节或斑块多见于AML-M4、AML-M5。粒细胞瘤常为孤立性的皮下包块，以颅骨、眼眶、硬脊膜等处多见。原始细胞含较多髓过氧化物酶颗粒，瘤体切片在遇空气时易氧化成绿色，故称绿色瘤。粒细胞瘤在t(8;21)、inv(16)和白细胞显著增多的AML较多见。AML初诊时中枢神经系统白血病(CNSL)少见，脑脊液检查仅发现5%～7%初诊患者存在CNSL，多为外周血原始细胞数过高、血清LDH增高以及M4、M5的患者。软脑膜或脑实质可见原始细胞浸润性瘤灶。脑神经根麻痹较罕见，一般见于WBC>50×10^9/L者，与白血病浸润神经根鞘有关，以第Ⅴ(三叉神经)、Ⅶ(面神经)脑神经损害较多见。脑神经根浸润可见于无CNSL的患者，脑脊液可找不到白血病细胞，MRI或CT检查可见神经鞘增厚。白血病细胞浸润眼部视盘、视神经浸润可致突然失明，也可浸润脉络丛、视网膜等其他组织。眼底镜检查时如发现视盘水肿和视盘苍白即应考虑白血病眼部浸润。而眼部浸润高度提示脑膜白血病；患者的复发率高，生存期较短。外周血原始细胞超过50×10^9/L时易发生颅内和肺内白血病细胞淤滞。颅内白血病细胞淤滞与白血病细胞黏附、浸润和颅内局部解剖结构有关，表现为弥漫性头痛、疲乏，可迅速出现精神错乱、昏迷。肺内白血病细胞淤滞在单核细胞白血病和M3v较为多见。此时肺内微血管栓塞、麻痹，体液渗漏，患者可突然出现气短、进行性呼吸窘迫，或有发热，双肺广泛水泡音；胸片见弥漫性肺间质渗漏。有高碳酸血症、低氧血症和进行性酸中毒时，即使迅速降低白细胞数、机械辅助通气，预后也差。心功能改变通常是肺功能障碍和代谢、电解质紊乱的结果。化疗毒性是心功能改变的主要原因。蒽环类药物可致急、慢性心脏毒性，且与其他药物有协同作用。应于开始化疗前评估心脏功能及左心室、右心室射血分数。

【实验室检查】

AML 常有代谢紊乱、电解质异常。高尿酸症最为多见。低血钾症主要见于 AML-M4、AML-M5。单核细胞内溶菌酶浓度较高，大量溶菌酶释放可损伤近端肾小管，使钾离子经肾丢失过多；白血病细胞合成肾素样因子及抗生素、化疗药物、腹泻、呕吐和低镁血症等也与低血钾症形成有关。白血病细胞迅速杀灭也可致高血钾症。高钙血症与骨质浸润、破骨细胞活化和继发性溶骨有关，也可能与白血病细胞释放甲状旁腺素或甲状旁腺素样物质有关。血钙水平与疾病严重程度正相关。低钙血症可能与白血病细胞释放加快骨形成的因子有关，或与肾损害后血中磷酸盐过多有关，表现为手足抽搐、甚至致命性心律失常。乳酸酸中毒可能与白血病细胞无氧糖酵解有关，主要见于原始细胞数极高和髓外浸润、白血病细胞淤滞表现的患者。外周血大量原始细胞时也可出现假性低血糖和动脉血氧饱和度降低，可能与白血病细胞代谢时消耗氧和血糖有关。原始细胞数极高或增殖快的 AML 易发生肿瘤溶解综合征，尤其是接触化疗药物之后，表现为高尿酸血症、高钾血症、高磷酸盐血症和低钙血症、代谢性酸中毒等，病情快速进展，可出现急性肾损害、致死性心律失常和手足抽搐、肌痉挛等。

AML 常有 RBC、PLT 减少，WBC 可高可低，多为(5 000～30 000)$\times10^9$/L。外周血涂片可见原始和幼稚髓系细胞，有时也可见有核红细胞。根据典型症状、体征和外周血象，多数患者能确定 AL 诊断意向。骨髓和外周血细胞形态、免疫表型、细胞遗传学检查能进一步明确诊断、分型。AML 骨髓增生多明显至极度活跃，也可减低，少数甚至骨髓“干抽”，主要见于白血病显著增高或合并骨髓纤维化的患者，需骨髓活检明确诊断。细胞形态是 AL 诊断、分型的基础。AL 骨髓或外周血中原始细胞应≥20%。AML 原始细胞包括原始粒细胞(Ⅰ型和Ⅱ型)、M3 中的异常早幼粒细胞、M4/M5 中的原始和幼稚单核细胞以及 M7 中的原始巨核细胞，但不包括原始红细胞。细胞化学染色是形态诊断的重要组成部分。AML 原始细胞髓过氧化物酶(POX)、苏丹黑(SBB)、特异性酯酶(CE)或非特异性酯酶(AE)等染色阳性；单核细胞白血病的 AE 染色可被氟化钠抑制。电镜下原始细胞的 MPO 阳性率≥3%，M7 的原始巨核细胞 PPO 染色阳性。原始细胞表达 CD117、cMPO、CD33、CD13、CD11b、CD14、CD15、CD64、血型糖蛋白 A 和 CD41、CD42b、CD61 等髓系抗原标记，以及 CD34、HLA-DR 等早期造血细胞抗原；也可跨系表达淋系相关抗原。某些特殊类型的 AML 诊断需依赖细胞免疫表型。如 M0 在形态上不能辨认，MPO 和 SBB 染色阴性，只能通过免疫表型加以确认，需至少表达一个髓系特异抗原(cMPO、CD13/CyCD13 和 CD33/CyCD33 等)；M7 诊断需有 CD41、CD42b、CD61 抗原表达或通过电镜证实 PPO 阳性。细胞遗传学检查可确定克隆性特征，对 AML 诊断有重要意义，也是判断预后、确定治疗选择的最重要的因素之一。常规染色体核型通常分析 20～25 个分裂中期细胞，需至少 2 个分裂中期细胞具有相同的染色体增加或结构异常、或至少 3 个细胞有一致的染色体缺失方能定义为异常克隆。某些特殊易位如 t(8;21)和 inv(16)或 t(16;16)等，只要在一个分裂中期细胞发现就能确定为异常克隆。荧光原位杂交(FISH)、Southern 印迹杂交、RT-PCR 和基因芯片等分子遗传学检测方法敏感性高，特异性强，是染色体核型分析的重要补充。敏感的分子检测方法可用于对有特殊遗传标记的 AML 治疗后微小残留白血病检测。

【鉴别诊断】

1. *类白血病反应*　表现为外周血白血病增高，可见幼稚细胞或有核红细胞。骨髓增生，原始、幼稚细胞比例可增高，可有核左移。但患者一般有感染、中毒、肿瘤或应激等病理基础；一般无贫血、血小板减少，无髓外白血病浸润表现；骨髓、外周血中原始细胞比例低于 20%，无 Auer 小体；无克隆性细胞遗传学异常；粒细胞胞质内中毒颗粒多，中性粒细胞碱性磷酸酶不低；去除原发病后血象、骨髓象可恢复正常。

2. *再生障碍性贫血*　急性再障以感染、出血为主要表现，进行性贫血，病情进展快；慢性再障以贫血为主，可有反复感染、出血，病情迁延。一般无脾大，无白血病髓外浸润表现。外周血象示“全血细胞减少”，无幼稚粒、单核细胞，网织红细胞比例和绝对计数减少。骨髓增生低下，造血细胞减少，原始、幼稚细胞比例不高，而非造血细胞比例相对增多，小粒空虚，巨核细胞绝对减少。

3. 骨髓增生异常综合征　表现为贫血、出血，反复感染；起病缓慢，病史较长。外周血象示1～2种或全血细胞减少，可见幼稚粒细胞、有核红细胞，可见巨大红细胞或巨大血小板。骨髓增生程度不一，有一系、二系或三系病态造血的形态特点；原始和幼稚粒细胞比例增高，原始细胞达不到急性白血病的诊断标准；可有Auer小体。可有＋8、-7/7q-、-5/5q-、＋11等克隆性染色体异常。高风险发展为AML。

4. 慢性粒细胞性白血病　一般慢性起病，进展缓慢。初期可无贫血、血小板少。骨髓和外周血中粒系比例显著增多，以中幼粒、晚幼粒和杆状核粒细胞为主。脾显著增大。骨髓增生极度活跃，原始粒细胞比例在慢性期、加速期不超过20%，嗜酸性、嗜碱性粒细胞可增多。中性粒细胞碱性磷酸酶减低。具有特征性Ph染色体，或BCR-ABL融合基因阳性。

5. 淋巴瘤　一般表现为淋巴结、脾(肝)、胸腺或结外淋巴组织、器官肿大，可伴发热、骨痛、皮疹、瘙痒等表现，可有贫血、血小板减少，外周血可见幼粒、幼红细胞。淋巴组织或骨髓病理检查可见淋巴瘤细胞增生、浸润，淋巴组织正常结构破坏。有淋巴细胞克隆性增殖的证据(异常染色体核型，异常淋巴细胞免疫表型，TCR或IgH基因重排等)。

6. 其他　如乳腺癌、肺癌、胃癌或肝癌等实体肿瘤骨转移所致的骨髓结核性贫血可依据相应病史和检查除外。

【诊断、分型】

AML的诊断分型从最初的形态诊断逐渐过渡到结合形态、细胞免疫表型和遗传特征的MIC(M)诊断分型体系，2001年国际卫生组织(WHO)又借鉴淋巴瘤REAL的分型原则，综合现已认知的各种疾病要素来精确定义疾病，制订了包括急性白血病在内的造血与淋巴组织恶性肿瘤新的诊断分型标准。这一开放性的诊断分型系统更为科学、客观地反映了疾病的本质，现已为广大血液学工作者所接受。经过数年的实践，在新的临床和实验研究证据基础上，2008年WHO对此又作了重新修订。以下着重介绍FAB分型和WHO 2001年诊断分型。

1976年法-美-英协作组(French-American-British Cooperative Group)首先提出了AL的诊断分类标准，沿用至今。FAB标准将原始细胞≥30%作为AL的诊断门槛。按细胞形态和细胞化学染色将AML分为M1-M6型，后来又增加了M0和M7 2个亚型。为与MDS相区分，1986年新修订的FAB标准要求分别计数原始细胞占骨髓全部有核细胞(ANC)的百分数和占骨髓除外有核红细胞的有核细胞百分数(NEC)。当有核红细胞≥50%(ANC)时，如原始细胞≥30%(NEC)，即使原始细胞＜30%(ANC)，也可诊断为AML(即M6)。NEC计数是指不包括浆细胞、淋巴细胞、组织细胞、巨噬细胞及有核红细胞的骨髓有核细胞计数。1978年我国结合自己的经验，提出了中国的形态学诊断、分型标准，并在1986年作了修订。

FAB-AML各亚型的形态特点。

1. M0(急性髓系白血病微分化型)　骨髓原始细胞胞质透亮或中度嗜碱性，无嗜天青颗粒及Auer小体，核仁明显；原始细胞POX和SBB染色阳性率＜3%；免疫表型CD33及CD13髓系标志可阳性，淋系抗原阴性，但可有CD7、TdT表达；免疫电镜MPO阳性。

2. M1(急性粒细胞白血病未分化型)　骨髓原始粒细胞(Ⅰ＋Ⅱ型)≥90%(NEC)，原始细胞POX和SBB染色阳性率≥3%；早幼粒以下各阶段粒细胞或单核细胞＜10%。

3. M2(急性粒细胞白血病部分分化型)　骨髓原始粒细胞(Ⅰ＋Ⅱ型)占30%～90%(NEC)，早幼粒以下至中性分叶核粒细胞＞10%，单核细胞＜20%；如有的早期粒细胞形态特点不像原始粒细胞Ⅰ和Ⅱ型，也不像正常或多颗粒的早幼粒细胞，核染色质很细，核仁1～2个，胞质丰富，嗜碱性，有不等量的颗粒，有时颗粒聚集，这类细胞＞10%时，也属此型。

4. M3(急性早幼粒细胞白血病)　骨髓中以异常的多颗粒早幼粒细胞为主，＞30%(NEC)，多数＞50%，且细胞形态较为一致，原始粒细胞和中幼粒以下各阶段细胞均较少；其胞核大小不一，胞质内有大量嗜苯胺蓝颗粒。分为两个亚型：M3a为粗颗粒型，胞质内的嗜苯胺蓝颗粒粗大，密集甚至融合；M3v为细颗粒型，胞质内嗜苯胺蓝颗粒细小而密集。

5. M4(急性粒-单细胞白血病)　有以下多种情况。

(1)骨髓原始细胞＞30%(NEC)，原粒加早幼、中性中幼及其他中性粒细胞占30%～<80%，原、幼及成熟单核细胞>20%。

(2)骨髓同上，外周血中原、幼及成熟单核细胞≥5×10⁹/L。

(3)骨髓同上，外周血中原、幼及成熟单核细胞<5×10⁹/L，但血清溶菌酶及细胞化学染色支持单核系细胞数量显著者。

(4)骨髓象类似M2，但骨髓原、幼及成熟单核细胞>20%，或外周血中原、幼及成熟单核细胞≥5×10⁹/L，或血清溶菌酶超过正常(11.5±4mg/L)3倍，或尿溶菌酶超过正常(2.5mg/L)3倍。

M4Eo(急性粒单细胞白血病伴嗜酸性粒细胞增多)：除具有上述M4各型特点外，骨髓嗜酸性粒细胞>5%(NEC)，其形态除有典型嗜酸性颗粒外，还有大而不成熟的嗜碱性颗粒，核常不分叶，CE及PAS染色明显阳性。

6. M5(急性单核细胞白血病)　分为两个亚型。

(1)M5a(未分化型)：骨髓原始单核细胞≥80%(NEC)；

(2)M5b(部分分化型)：骨髓原始单核细胞<80%(NEC)，其余为幼稚及成熟单核细胞等。

7. M6(急性红白血病)　骨髓原始粒细胞/及原始单核细胞≥30%(NEC)，有核红细胞≥50%(ANC)。

8. M7(急性巨核细胞白血病)　骨髓原始巨核细胞≥30%，如原始细胞形态不能确认，应做免疫电镜PPO染色检查或CD41、CD61单抗检查；如因骨髓纤维化而骨髓干抽，需行骨髓活检及免疫化学染色证实有原始巨核细胞增多。

FAB标准统一了AL在诊断、分型上的混乱，使各家的白血病资料具有可比性，极大地促进了AL的诊断、治疗，至今仍是AL诊断分型的工作基础。但FAB标准诊断的可重复性仅60%～70%，将原始细胞≥30%(NEC)定义为AL太武断，根据胞浆中嗜天青颗粒多少将原始粒细胞分为原粒Ⅰ型和Ⅱ型在实际工作中不易掌握，易有歧义；除t(8;21)主要见于AML-M2，t(15;17)见于AML-M3，inv(16)或t(16;16)主要见于M4Eo外，多数形态学分型与细胞遗传学改变无关；除M3临床出血重、早期死亡率高，M7伴有骨髓纤维化，M4和M5常有牙龈增生和脾浸润外，多数形态学分型与临床特点无关，也不能反映预后。1986年国际上提出了白血病MIC(形态、免疫、细胞遗传学)分型，明确了AML亚型与免疫表型、染色体核型之间的密切关系。2001年国际卫生组织(WHO)又借鉴淋巴瘤的REAL分型原则，结合病因、发病机制、细胞系列归属、临床、治疗和预后特点，提出了AML新的诊断分型标准，把AML分为“伴重现性染色体异常的AML”、“伴多系增生异常的AML”、“治疗相关的AML和MDS”和“不另分类的AML”等4类，以下又分若干亚类(表11-1)。具体诊断、分型参见附录。因MDS-RAEBt的临床转归和治疗、预后与AML一致，WHO分型建议将骨髓或外周血中原始细胞≥20%作为AML的诊断标准，摒弃了MDS-RAEBt的诊断。对于t(8;21)(q22;q22)、inv(16)(p13q22)或t(16;16)(p13;q22)等特殊染色体易位，即使原始细胞比例达不到20%也可诊断。WHO分型标准更为科学、准确、可靠，已逐渐为国内外广大血液学工作者接受。

表11-1　WHO(2001)提出的AML诊断、分型

1. 伴重现性染色体异常的AML
(1) t(8;21)(q22;q22);(*AML1-ETO*)/AML
(2) inv(16)(p13q22)或t(16;16)(p13;q22);(*CBFβ-MYH11*)/AML
(3) t(15;17)(q22;q21);(*PML-RARα*)/AML及其变异型
(4) 11q23(*MLL*)异常的AML
2. 伴多系增生异常的AML
(1)继发于MDS或MDS/MPD
(2)无前趋MDS史
3. 治疗相关的AML和MDS
(1)烷化剂相关
(2)拓扑异构酶Ⅱ抑制药相关
(3)其他相关
4. 不另分类的AML
(1)AML微分化型
(2)AML不成熟型
(3)AML成熟型
(4)急性粒-单核细胞白血病
(5)急性原始单核细胞白血病和急性单核细胞白血病
(6)急性红白血病
(7)急性原始巨核细胞白血病
(8)急性嗜碱性粒细胞白血病
(9)急性全髓增殖症伴骨髓纤维化
(10)髓细胞肉瘤

附:AML 的 WHO(2001)诊断分型

1. AML 伴重现性染色体异常

(1)t(8;21)(q22;q22);(AML1-ETO)/AML:主要见于年轻患者;初诊时可有粒细胞肉瘤,骨髓原始细胞比例可少于 20%。细胞形态多为 FAB-M2 型,原始细胞胞体较大,胞质丰富,常有较多的嗜天青颗粒,部分原始细胞还可见假 Chediak-Higashi 颗粒;Auer 小体常见,呈两头尖的针棒状,亦可见于成熟中性粒细胞;外周血中较易见到胞体较小的原始细胞;骨髓早幼粒、中幼粒和成熟中性粒细胞有不同程度增生异常的特点,表现为核分叶异常(假 pelger-Huet 核),或均匀一致的粉红色胞质;不成熟嗜酸性粒细胞常增多,但形态和细胞化学染色特点与 inv(16)的异常嗜酸性粒细胞不同;也可见嗜碱性粒细胞/及肥大细胞增多;而原始红细胞和巨核细胞形态正常。白血病细胞表达 CD13、CD33、MPO 和 CD34 抗原,且常表达 CD19 和 CD56;CD56 的表达可能与预后不良有关;部分患者 TdT 也可阳性。具有特异的 t(8;21)(q22;q22)和 AML1-ETO 融合基因;部分患者无 t(8;21),但融合基因阳性;多数还伴有性染色体丢失或 del(9)(q22)等继发性染色体异常。t(8;21)(q22;q22)/AML 患者对化疗敏感,CR 率高,采用含 HD-AraC 的方案治疗无病生存期较长。

(2)inv(16)(p13q22)或 t(16;16)(p13;q22);(CBFβ-MYH11)/AML:主要见于年轻患者。初诊时可有粒细胞瘤,有时粒细胞瘤为复发的唯一表现。细胞形态一般为 FAB-M4Eo,骨髓中可见各分化阶段的嗜酸性粒细胞,少数患者的骨髓嗜酸性粒细胞可不增多。外周血中嗜酸性粒细胞常不增多。异常的嗜酸性颗粒较大,主要见于早幼粒和中幼粒细胞,有时因嗜酸性颗粒太多而使细胞形态难于辨认。这类异常嗜酸性粒细胞 CE 染色弱阳性,与正常嗜酸性粒细胞或 t(8;21)所见的嗜酸性粒细胞不同。原始细胞可见 Auer 小体,MPO 阳性率>3%。原始和幼稚单核细胞的 AE 染色阳性,部分患者阳性程度较弱。患者的骨髓中性粒细胞较少,成熟中性粒细胞比例减低。极少数患者原始细胞比例可低于 20%。原始细胞表达 CD13、CD33 和 MPO 抗原,常表达单核细胞分化抗原 CD14、CD4、CD11b、CD11c、CD64 和 CD36,也常共表达 CD2。细胞遗传学异常以 inv(16)居多,t(16;16)较少;两者都形成 CBFβ-MYH11 融合基因。inv(16)有时核型分析不易发现,这时融合基因检测阳性。由于 inv(16)/t(16;16)和 t(8;21)均涉及组成核心结合因子(CBF)的 CBFβ 和 AML1 基因易位,发病机制上存在共同之处,因此常将两者并称为 CBF AML。采用 HD-AraC 治疗 CR 率高,生存期长。

(3)t(15;17)(q22;q21);(PML-RARα)/AML 及其变异型:t(15;17)(q22;q21)/AML 主要见于中年患者,常伴 DIC,临床出血重,早期死亡率高;FAB 分为 M3(粗颗粒型)和 M3v(细颗粒型)两型。M3 的核形和大小不规则,常为肾形核或双叶核;胞浆内充满粗大的嗜天青颗粒,部分细胞胞质则充满细小的粉尘状颗粒;Auer 小体粗大,常呈“柴束状”,电镜表现为六边形的管状结构;MPO 染色强阳性;近 25%的患者 AE 染色弱阳性。M3v 白血病细胞无颗粒或少颗粒,多为双叶核形,易与急性单核细胞白血病混淆,但仍可见少量的白血病细胞有典型的 M3 细胞形态特点;患者 WBC 常显著增高,MPO 染色强阳性,与急性单核细胞白血病不同。ARTA 治疗复发的患者异常早幼粒细胞胞质常呈强嗜碱性。APL 细胞均匀一致地高表达 CD33,CD13 表达程度不一,HLA-DR 和 CD34 一般阴性;CD15 常为阴性或弱阳性;常共表达 CD2 和 CD9。有人根据白血病细胞抗原表达谱的特点(即 CD33 和 CD13 阳性,CD117、CD15、CD11b、CD34 和 HLA-DR 阴性)来诊断粗颗粒型 t(15;17)/AML,但有假阴性和假阳性;Paietta 等认为,M3 和 M3v 的 t(15;17)APL 都低表达 HLA-DR、CD11a 和 CD18,这一特点在 3 种不同 PML、RARα 断裂融合的患者间无差异,可依此作出明确诊断,但尚需进一步证实。M3 和 M3v 都有特征性的 t(15;17)和 PML-RARα 融合基因,少数患者复杂易位检测不到 t(15;17),但 PML-RARα 融合基因阳性。t(15;17)/AML 对 ATRA 极为敏感,采用 ATRA、As2O3 或蒽环类药物治疗能取得良效。

t(11;17)(q23;q21)/AML 的白血病细胞核形较为规则,胞质颗粒较多,常无 Auer 小体,易见假 Pelger-Huet 核细胞,与典型 APL 不同;患者 MPO 染色强阳性;对 ATRA 治疗无反应。t(5;17)/AML 细胞多为粗颗粒型,少数细胞呈细颗粒型,且无 Auer 小体,ATRA 可取得疗效。

(4)11q23(MLL)异常的 AML:临床上婴儿 AML 和 Topo Ⅱ 抑制药治疗相关的 AML 易见 11q23 或 MLL 基因异常。11q23(MLL)异常主要见于儿童患者,可伴 DIC,也可发生单核细胞肉瘤或牙龈、皮肤浸润;细胞形态常为 M4 或 M5,以

M5a 多见；AE 染色常为强阳性，原始单核细胞 MPO 染色常阴性；白血病细胞免疫表型并不特异，常表达 CD13 和 CD33，可表达 CD14、CD4、CD11b、CD11c、CD64、CD36 及溶菌酶等单核分化抗原，M5a 患者 CD34 常阴性。与 11q23 易位相关的染色体区带或基因多达 40 余种，均涉及 MLL 基因重排。AML 中最常见的易位类型为 t(9;11)(p21;q23)、t(11;19)(q23;p13.1)和 t(11;19)(q23;p13.3)，分别形成 MLL-AF9、MLL-ELL 和 MLL-ENL 融合基因；分子检测常较常规核型分析更为敏感，通常应用 MLL 基因离断探针进行 FISH 检查，或用长片段反向 PCR 技术确定 MLL 基因重排及其伴侣基因。少数正常核型或＋11 的患者 MLL 基因不重排，而是发生内部部分串联重复(MLL-PTD)突变。具有 11q23/MLL 基因异常的患者预后中等或较差。

2. *AML 伴多系增生异常*　AML 伴多系增生异常可为原发性，也可既发于 MDS 或 MDS/MPD。诊断主要基于细胞形态。患者多为老年人，常有严重的全血细胞减少，骨髓或周血中原始细胞≥20％。未经治疗患者骨髓中至少有 2 系超过 50％的细胞存在增生异常的形态特点。粒系表现为中性粒细胞颗粒少，核低分叶(假 Pelger-Huet 核)或多分叶，在部分患者的外周血中粒细胞增生异常更为明显。红系常有巨幼样变、核碎裂、核分叶或多核有核红细胞，环型铁粒幼红细胞、胞浆空泡易见，PAS 染色阳性。有小巨核细胞、单叶或多分叶的巨核细胞。诊断时主要需与 M6 和 M2 鉴别。骨髓原始细胞 CD34、CD13 和 CD33 阳性，常表现 CD56/及 CD7，粒系分化抗原表达可与正常发育分化的粒细胞不同。原始细胞 MDR-1 表达率高。染色体异常类似 MDS，常见－7/7q、－5/5q-、＋8、＋9、＋11、11q-、12p-、－18、＋19、20q-和＋21，t(2;11)、t(1;7)和 3q21 与 3q26 易位较少见；inv(3)(q21q26)、t(3;3)(q21;q26)和 ins(3;3)的患者常伴血小板增多。inv(3)(q21q26)也见于其他类型的 AML 和 MPD，伴血小板增多，骨髓中巨核细胞增多。t(3;21)(q21;q26)常与治疗相关，或见于 CML 急变期，而 t(3;5)(q25;q34)表现为多系增生异常，但无血小板增多。患者的 CR 率低，预后差。

3. *治疗相关的 AML 和 MDS*　包括烷化剂相关、Topo Ⅱ抑制药相关和其他药物相关的 AML 和 MDS。患者如有特异的形态或遗传学异常应归类到其他相应的类别，但需冠名“治疗相关”。

烷化剂治疗相关的 AML 和 MDS 发病的中位潜伏期为 5～6 年(10～192 个月)，与患者年龄和烷化剂的累积用量有关。常先发生 MDS：2/3 为 RC-MD，1/3 的环形铁粒幼红细胞超过 15％，近 1/4 符合 RAEB1 或 2 的诊断。多数患者死于 MDS 的造血衰竭，少数逐步进展为多系增生异常的 AML。也有直接表现为 AML，伴多系增生异常。增生异常一般涉及所有髓系系列，几乎所有病例都有粒系和红系病态造血。60％的患者环形铁粒幼红细胞增多，25％的患者骨髓嗜碱性粒细胞增多，1/4 的患者巨核细胞增生异常、数量增多。少数患者可见 Auer 小体。部分患者的细胞形态与 M2 一致，少数为 M4、M5、M6 或 M7，M3 罕见。骨髓病理显示 50％的患者增生活跃，25％增生正常或减低，近 15％伴不同程度的骨髓纤维化。免疫表现也具异质性；原始细胞比例不是很高，一般表达 CD34、CD13 和 CD33，常表达 CD56/及 CD7，其他髓系抗原的表达也与正常的分化细胞不同。原始细胞 MDR-1 表达增高。常有克隆性细胞染色体异常，类似于 AML 伴多系增生异常或原发性 MDS-RC-MD、MDS-RAEB，主要涉及 5 号/及 7 号染色体长臂部分或全部缺失或不平衡易位，5 号染色体长臂缺失常包含 5q23-q32；也可见 1、4、12、14 和 18 号染色体的非随机异常；复杂核型最为多见。患者一般对化疗不敏感，生存期短。

Topo Ⅱ抑制药治疗相关 AML 和 MDS 见于各种年龄患者，发病潜伏期短，中位时间仅为 33～34 个月(12～130 个月)；常无 MDS 期；形态表现以 M5a、M4 为主，也可为其他类型的急性粒细胞型白血病，偶有 MDS 的特点，或表现为 M7。Topo Ⅱ抑制药治疗也可致 t(4;11)(q21;q23)ALL。AML 中遗传学异常主要为 11q23 或 MLL 基因的平衡易位，t(9;11)、t(11;19)和 t(6;11)常见，也可见 t(8;21)、t(3;21)、inv(16)、t(8;16)和 t(6;9)等，t(15;17)(q22;q21)也有报道。患者的疗效和预后与遗传学异常的类型有关。

4. *不另分类的 AML*　包括了不能归类为上述任一疾病实体的其他 AML，诊断主要依赖细胞形态和细胞化学染色。白血病细胞比例需达 AL 诊断标准。除原始粒细胞外，APL 中的异常早幼粒细胞、单核细胞分化的 AML 中原始、幼稚单核细胞都归类为原始细胞。纯红细胞白血病的诊断应基于异常原始有核红细胞的比例，较为特殊。

(1)AML 微分化型：即 FAB 分型中的 M0，占

AML的5%,绝大多数为成人患者。白血病细胞形态上难以确认是属于AML还是ALL,MPO、SBB和CE染色阴性(即原始细胞阳性率<3%),且AE和NBE染色阴性或弱阴性,与单核细胞不同。电镜可见原始细胞的胞浆内小颗粒、内织网、高尔基体或核膜MPO染色阳性。原始细胞表达至少一种髓系抗原(CD13、CD33和CD117),anti-MPO常为阴性,但少数原始细胞可阳性;一般不表达粒细胞和单核细胞分化抗原如CD11b、CD15、CD14、CD65等;无淋巴细胞特异抗原CyCD3、CyCD79a和CyCD22等的表达;绝大多数CD34、CD38和HLA-DR阳性,1/3的患者TdT可阳性,常有CD7、CD2或CD19等淋系相关的非特异抗原弱表达。骨髓病理常显著增生,原始细胞分化程度低。本病需与ALL、M7、双表型AL鉴别,有时也要与大细胞淋巴瘤(LCL)白血病相鉴别。鉴别主要依靠细胞免疫表型。染色体异常多为复杂核型、+13、+8,+4和-7等,不具有特异性;IgH和TCR基因多为胚系结构。患者预后较差,CR率低,生存期短,早期复发率高。

(2)AML不成熟型:即FAB分型中的M1,占AML的近10%,大多为成人患者,中位发病年龄46岁。骨髓增生明显活跃,也可正常或增生减低;骨髓中原始细胞显著增多(≥90%NEC),MPO或SBB阳性率≥3%,胞质内可有细小颗粒或Auer小体。应主要跟ALL鉴别,尤其是当胞质内无颗粒、MPO阳性率低时。原始细胞至少表达两种髓系抗原,如CD13、CD33、CD117或MPO等;CD34和溶菌酶可阳性;一般CD11b和CD14阴性,淋巴细胞抗原CD3、CD20和CD79a阴性。无特征性的重现性染色体异常。绝大多数患者IgH和TCR基因为胚系结构。高白细胞数的患者病情进展较快。

(3)AML成熟型:即FAB分型中的M2,占AML的30%~45%,见于各年龄阶段,40%的患者>60岁,<25岁者占20%。骨髓或外周血原始细胞≥20%,早幼粒以下阶段粒细胞≥10%,常可见不同程度增生异常;单核细胞<20%。原始细胞胞质可有或无嗜天青颗粒,Auer小体易见。不成熟嗜酸性粒细胞常增多,但形态和细胞化学染色有异于inv(16)AML。有时也可见嗜碱性粒细胞、肥大细胞增多。骨髓增生活跃,原始细胞的MPO和溶菌酶反应阳性。原始细胞比例较低时应注意与MDS-RAEB鉴别,比例较高时应与M1急性粒细胞白血病不成熟型鉴别,伴单核细胞增多时应与急性粒-单核细胞白血病鉴别。原始细胞表达1个或多个CD13、CD33和CD15等髓系抗原,也可表达CD117、CD34和HLA-DR。伴嗜碱性粒细胞增多的病例可有12p11-13缺失或易位,也可有t(6;9)(p23;q34)/DEK-CAN融合基因;极少数患者有t(8;16)(p11;p13),常有血细胞吞噬现象,特别是噬红细胞现象。患者经强化治疗有效,但伴t(6;9)的患者预后较差。伴t(8;21)者应归类为t(8;21)(q22;q22)/AML。

(4)急性粒-单核细胞白血病(AMML):即FAB分型中的M4,占AML的15%~25%,以年龄较大的患者多见,中位发病年龄为50岁,男女之比为1.0~1.4:1。骨髓中原始细胞比例≥20%;原始、幼稚粒细胞和单核细胞增生,原始、早幼粒细胞和单核细胞比例均≥20%,有别于AML不成熟型和成熟型。外周血白细胞可增高,可有单核细胞增多(常≥5×10^9/L)。原始和幼稚单核细胞有时不易区分。原始单核细胞胞体较大,胞浆丰富,呈中度或强嗜碱性,可有伪足;可见散在的细小嗜天青颗粒和空泡;核圆或类圆形,染色质纤细呈起伏状,可有1个或多个大的核仁。幼稚单核细胞形态较不规则,染色质纤细、较致密,胞质嗜碱性偏弱,颗粒相对易见,有时较大,也可见空泡。外周血中易见较成熟的单核细胞。细胞化学染色时原始细胞MPO≥3%;单核系细胞的AE染色一般阳性,部分患者可弱阳性或阴性;形态似单核细胞而AE染色阴性不能除外诊断;AE和CE双染色时可见双阳性细胞。原始细胞常表达CD13和CD33,一般表达某些单核细胞分化抗原如CD14、CD4、CD11b、CD11c、CD64、CD36和溶菌酶等;CD34可为阳性。绝大多数患者无特异的细胞遗传学异常,有inv(16)或11q23/MLL基因重排的应归类到“伴重现性染色体易位的AML”。临床上应主要与AML成熟型和急性单核细胞白血病鉴别。患者需接受强化治疗,预后不一。

(5)急性原始单核细胞白血病和急性单核细胞白血病:即FAB分型中的M5a和M5b,M5a占AML的5%~8%,主要见于年轻患者;M5b则占3%~6%,主要见于成年人(中位发病年龄49岁),男女之比为(1.0~1.8):1。临床常见出血,皮肤、牙龈和CNS浸润较常见。M5a 80%的白血病细胞为原始、幼稚和成熟单核细胞,且以原始单核细胞为主(≥80%),粒系比例可低于20%;M5b中则以幼稚单核细胞为主。原始和幼稚单核细胞的形态如上所述。M5a中Auer小体罕见，骨髓中如有噬血细胞或噬红细胞现象常提示有t(8;16)(p11;p13)。绝大多数患者原始和幼稚单核细胞AE染色强阳性，而约10%～20%的M5a AE染色阴性或弱阳性，需经细胞免疫表型加以确定。MPO染色在原始单核细胞为阴性，幼稚单核细胞一般为弥散阳性。M5a和M5b都常表达CD13、CD33、CD117等髓系抗原，一般同时表达某些如CD14、CD4、CD11b、CD11c、CD64、CD36和溶菌酶等单核细胞分化抗原，CD36、CD64、CD4和CD11c的表达较CD14多见；CD34常阴性，但CD33常为强阳性。11q23缺失或易位主要见于M5a，偶可见于M5b和AMML或AML成熟型和不成熟型，需归类到“伴11q23/MLL基因易位的AML”；t(8;16)(p11;p13)可见于M5b或AMML。患者常需强化治疗。

(6)急性红白血病：一类以红系细胞群为主的AML，根据有无原始粒细胞显著增多分为M6a(红白血病，即FAB分型中的M6a)和M6b(纯红细胞白血病)两类。M6a主要见于成年人，占AML的5%～6%；骨髓中有核红细胞比例≥50%，且原始粒细胞≥20%NEC。M6b极罕见，可见于任何年龄阶段，为有核红细胞恶性增殖性疾病，红系比例≥80%，但无原始粒细胞显著增多。个别CML急性变时可呈M6a，或M6b。

M6a既可原发，也可继发于MDS-RAEB或RCMD；骨髓增生活跃以上，各阶段有核红细胞均可见，并有增生异常的特点，表现为巨幼样变或双核、多核有核红细胞，胞质内可有分界不清的空泡；巨核细胞也可增生异常；原始粒细胞中等大小，胞质内常含少许颗粒，Auer小体偶见；骨髓铁染色可见环形铁粒幼红细胞，有核红细胞PAS染色可阳性；原始粒细胞MPO或SBB染色可阳性。原始红细胞一般不表达髓系抗原标记，anti-MPO常阴性，但血型糖蛋白A和血红蛋白A抗原阳性。原始粒细胞表达多种髓系相关抗原，如CD13、CD33、CD117和MPO等，CD34和HLA-DR可为阳性或阴性。本病应与MDS-RAEB、伴有核红细胞增多的AML成熟型以及AML伴多系增生异常相鉴别。当骨髓红系≥50%有核细胞、而原始粒细胞少于20%NEC时，应诊断为RAEB；如红系或巨核系≥50%的细胞有增生异常的特点，则应诊断为“AML伴多系增生异常”。

M6b未分化型的原始有核红细胞胞体中等大小或较大，核圆，染色质细，有1个到多个核仁，胞浆强嗜碱性，常无颗粒，有分界不清的空泡，PAS染色常阳性；少数情况下原始红细胞类似于原始淋巴细胞，但电镜可发现有典型的有核红细胞特点，如胞质内可见游离铁蛋白和铁蛋白体等；PPO可阳性。原始红细胞MPO和SBB染色阴性，AE、ACP和PAS染色阳性。有核红细胞分化较好时免疫表型的特点为血型糖蛋白A和血红蛋白A阳性，而MPO或其他髓系抗原阴性，原始有核红细胞CD34和HLA-DR阴性；分化差时血型糖蛋白A也常为阴性或弱阳性，CD36、碳脱水酶1(carbonic anhydrase 1)和Gero抗原等常阳性。CD41和CD61一般阴性，但某些病例可部分表达。应与维生素B_{12}、叶酸缺乏所致的巨幼红细胞性贫血相鉴别。有核红细胞分化差者应与其他类型AML(特别是M7)、ALL和淋巴瘤鉴别；无淋巴细胞抗原表达可排除ALL和淋巴瘤的诊断，如存在有核红细胞免疫表型特点则可与M7区分开来；确有少数患者免疫表型模棱两可，可能红系和巨核系都受累，此时如有多系增生异常的特点，应归类为“AML伴多系增生异常”。

本组疾病无特异遗传学异常，常为复杂核型，5号和7号染色体异常最为多见。

M6a临床恶性程度较高，原始粒细胞比例可逐渐增多，中位生存期仅为25个月。M6b原发耐药，中位生存期仅为3个月。

注：近来又有人把骨髓原始红细胞(占红系比例)和原始粒细胞(NEC比例)均超过30%的患者归类为M6c；白血病细胞对现有药物原发耐药，中位生存期仅为10个月。

(7)急性原始巨核细胞白血病：为FAB分型的M7，占AML的3%～5%，成年人和儿童均可发病。患者外周血细胞减少，通常血小板减少，偶也可增高；中性粒细胞和血小板可有发育异常的形态特点。一般无肝脾大，但伴t(1;22)的儿童患者常有明显的腹腔包块；患儿可有溶骨性损害。年轻男性发病可能与胚细胞瘤有关，常于胚细胞瘤发生后0～122个月出现白血病。原始巨核细胞中等大小或较大，核圆或稍不规则、锯齿状，染色质细网状，有1～3个核仁；胞质嗜碱性，常无颗粒，可有明显空泡或假伪足；一些患者以小的原始细胞为主，核浆比高，类似淋巴细胞；同一患者中可见大和小的原始细胞。原始细胞有时呈小簇状分布。外周血中亦可见小巨核细胞、原始巨核细胞碎片和发育异常的大血小板、少颗粒中性粒细胞。小巨核细胞有1～2个圆形核，染色质较致密，胞质成熟，不属于原始细胞。骨髓纤维化是本型患者的特点之一，但并不是所有患者都存在。因骨髓广泛纤维化而“干抽”，常需通过骨髓病理切片来确定诊断。伴 t(1;22)(p13;q13)婴儿患者的骨髓有如转移瘤细胞浸润。原始巨核细胞 SBB、MPO 染色阴性，PAS、ACP 和 AE 可阳性；电镜显示核膜和内质网 PPO 阳性，MPO 仍为阴性。原始巨核细胞表达一种以上的血小板糖蛋白抗原(CD41、CD61)，CyCD41 和 CyCD61 检测更为敏感，CD42 的表达较低；也可表达 CD13 和 CD33 等髓系抗原，CD34、CD45 和 HLA-DR 一般阴性，尤其是儿童患者；CD36 也为阳性，但 anti-MPO、髓系分化抗原、淋系标记和 TdT 阴性，而 CD7 可为阳性。成人患者无特异的核型异常，有时可见 inv(3)(q21;q26)，但也见于其他类型 AML；儿童、特别是婴儿患者可有 t(1;22)(p13;q13)；继发于间质胚细胞瘤的年轻男性患者可见包括 12p 等臂染色体在内的数种染色体异常。诊断上应与 AML 微分化型、急性全髓增殖症伴骨髓纤维化、ALL、M6b、CML-BC 及特发性骨髓纤维化相鉴别。后两种疾病一般病史较长，脾肿明显肿大。特发性骨髓纤维化的红细胞异形明显，CML 则有 Ph 染色体或 BCR-ABL 融合基因。某些转移瘤骨髓浸润的改变与本病类似，特别是儿童患者；如神经母细胞瘤骨髓转移就类似于 t(1;22)婴儿急性巨核细胞白血病。本病与急性全髓增殖症伴骨髓纤维化不易区分；一般而言，前者以原始巨核细胞增殖为主，后者则表现为粒、红和巨核系三系增殖。患者预后常常很差，特别是 t(1;22)婴儿患者。

(8)急性嗜碱粒细胞白血病：为 AML 的一种罕见类型(<1%)，部分患者源于 CML 急性变。可有皮肤浸润、器官肿大和高组胺血症表现。患者白血病细胞向嗜碱性粒细胞分化。外周血可有或无原始细胞。骨髓或外周血中的原始细胞中等大小，核浆比高，核呈卵圆、圆形或双分叶形，染色质松散，有 1 个至多个明显的核仁；胞浆中度嗜碱性，含数量不等的粗大嗜碱性颗粒，甲苯胺蓝染色可阳性，亦可见胞质空泡。成熟嗜碱性粒细胞常较少见，散在分布。有核红细胞可有发育异常的特点。电镜显示嗜碱性颗粒具有不成熟嗜碱性粒细胞或肥大细胞颗粒的超微结构特点。一些不成熟细胞可同时含嗜碱性颗粒和肥大细胞颗粒。原始细胞最大的特点是甲苯胺蓝染色阳性；ACP 染色常为弥漫阳性，一些患者 PAS 染色呈团块状，而 SBB、MPO 和 AE 常为阴性。电镜下原始细胞的核膜、内质网和胞质颗粒 POX 染色可阳性。骨髓病理显示原始细胞弥漫性浸润，不成熟嗜碱性粒细胞增多；白血病细胞向肥大细胞分化时，核卵圆形，胞质细长，骨髓网状纤维增生常较明显。原始细胞 CD13、CD33 等髓系抗原和 CD34、HLA-DR 等早期造血标记阳性，常表达 CD9，有时 TdT 阳性，但无特异的淋系标记。患者无特异的染色体核型异常，少数为原发性 Ph 染色体阳性的 AML。临床上应主要与 CML-BC、伴嗜碱性粒细胞增多的 AML [如 M2、12p 异常或 t(6;9)的 AML]及急性嗜酸性粒细胞白血病鉴别，少数情况下也要与具有明显粗大颗粒的 ALL 相鉴别。临床特点、细胞遗传学和原始细胞形态有助于与 CML-BC 和伴嗜碱性粒细胞增多的 AML 鉴别，通过免疫表型可与 ALL 相区别，MPO 染色和电镜特点与急性嗜酸性粒细胞白血病不同，可资鉴别。患者预后一般较差。

(9)急性全髓增殖症伴骨髓纤维化：临床罕见，主要为成人患者。既可是原发性，也可继发于烷化剂或放疗后。常有严重的全血细胞减少，脾不大或稍肿大，临床进展快，化疗反应差，生存期短。外周血可见红细胞大小不均、大红细胞和有核红细胞，但红细胞异形性不明显；偶见原始和幼稚粒细胞，且常有发育异常；也可见不典型的血小板。骨髓穿刺常“干抽”。骨髓病理示增生活跃以上，粒、红、巨核三系均有不同程度增生；包括原始细胞在内的不成熟粒细胞散布其中，较晚期阶段的有核红细胞成簇分布；大量巨核细胞异常增殖且形态异常，细胞大小不一，核常不分叶，染色质松散；胞浆嗜酸性，PAS 染色阳性；Ⅷ因子相关抗原和 CD61 可阳性。骨髓纤维化程度不一，网状纤维显著增生，胶原纤维增生较少见。细胞免疫表型较具异质性，原始细胞表达一种或多种髓系相关抗原(CD13、CD33、CD117 和 MPO)，部分患者的不成熟细胞可表达红系或巨核系分化抗原。骨髓免疫组化可见 MPO、溶菌酶、CD41 和 CD61、Ⅷ因子等巨核细胞标记，也不同程度地表达血型糖蛋白 A 和血红蛋白 A 等红系标记。常有异常染色体核型，如复杂核型、或 5/7 号染色体异常等，无特异性。临床上应主要与急性原始巨核细胞白血病、伴骨髓纤维化的其他类型 AL、伴纤维结缔组织增生的骨髓转移瘤以及慢性特发性骨髓纤维化(CIMF)相鉴别。应该注意的是，伴骨髓纤维化的急性原始巨核细胞白血病、AML 伴多系增生异常和急性全髓增殖症伴骨髓纤维化的区别是人为定义的，目前还不知道它们之间是否有一定的临床相关性。一般地说，如果增殖是以一个髓系系列为主，应将其归类为该系列类型的AML(伴骨髓纤维化)；如果增殖见于所有髓系系列或大多数髓系系列，则归类为急性全髓增殖症伴骨髓纤维化较为准确。应做骨髓免疫化学染色以对髓系系列类型加以确定。CIMF起病缓慢，脾肿大明显，骨髓中增多的巨核细胞大多数核扭曲、染色质致密，是较成熟的巨核细胞；而急性全髓增殖症伴骨髓纤维化的患者起病急，发展快，一般无脾肿大，骨髓中巨核细胞较不成熟，核不分叶或少分叶，染色质松散。伴骨髓纤维化的转移瘤细胞不属造血细胞，通过细胞免疫表型可资鉴别。

(10)髓细胞肉瘤：为原始、幼稚髓系系列细胞浸润髓外或骨形成的瘤性包块，见于AML、MDS或CML等慢性骨髓增殖性疾病。可独立发生，或与以上疾病同时发生，亦可为AML治疗后复发的初始表现。髓细胞肉瘤最常见于颅骨、鼻窦、胸肋骨、椎骨和盆骨等骨膜下骨质，也见于淋巴结、皮肤等处，可先AML数月或数年发生。髓细胞肉瘤一般包括两类，一类是最常见的粒细胞肉瘤，根据细胞成分不同可分为原始粒细胞型、不成熟粒细胞型(以原始和早幼粒细胞为主)和分化型(以早幼粒和更成熟的粒细胞为主)；另一类是较少见的单核细胞肉瘤，含较多的原始单核细胞，常先于或与急性单核细胞白血病同时发生。慢性骨髓增殖性疾病进展期也可发生粒、红、巨核细胞浸润性瘤块，或有核红细胞、巨核细胞为主的瘤块。临床上髓细胞肉瘤需主要与霍奇金淋巴瘤、Burkitt淋巴瘤、大细胞淋巴瘤和一些小圆形细胞肿瘤，特别是儿童神经母细胞瘤、横纹肌肉瘤、尤因肉瘤(Ewing sarcoma)/原始神经外胚层瘤(PNET)和髓母细胞瘤等鉴别。应根据病理组织的细胞化学染色或免疫组化来确定髓细胞肉瘤的诊断。组织印片中原始粒细胞和中性粒细胞的MPO和CE染色阳性，单核细胞NSE染色可阳性；免疫组化检测MPO和溶菌酶以及CE染色是诊断的关键指标。粒细胞肉瘤的原始粒细胞表达CD13、CD33、CD117和MPO等髓系相关抗原；单核细胞肉瘤的原始单核细胞可表达CD14、CD116、CD11c等，且溶菌酶和CD68常阳性。绝大多数髓细胞肉瘤表达CD43。当肿瘤细胞CD43＋CD3-时应高度怀疑髓细胞肉瘤，可行MPO、溶菌酶、CD61等检查加以确认。粒细胞肉瘤可能发现t(8;21)(q22;q22)、inv(16)(p13q22)等遗传学异常，单核细胞肉瘤则可能发现涉及11q23/MLL基因的易位。MDS或MPD发现髓细胞肉瘤时应视为急性变。单纯髓细胞肉瘤可局部放射性治疗。

【治疗】

近40年来AML治疗已取得长足进展，完全缓解(CR)率已达50%～80%，30%～40%可望获得“治愈”；其中60岁以下CR率70%～80%，3年总生存(OS)率50%。疗效提高主要得益于化疗方案改进、依复发风险进行危险度分层治疗、支持治疗的加强和干细胞移植技术的进展与广泛应用等。ATRA、砷剂治疗APL是AML治疗史上的一大创举，改变了以往单纯依赖化疗来试图“完全杀灭”白血病细胞的治疗观念。如今APL的CR率已达90%以上，5年OS率为80%。尽管如此，仍有10%～20%的AML不能取得缓解，大约10%的患者在诱导治疗期间死于各种并发症，CR患者中50%～70%仍终将复发，再缓解率亦仅25%～40%，中位生存期不足6个月。老年人AML的CR率不足50%～60%，3年OS率低于10%。难治、复发和老年人AML成为临床治疗难点。

现行“CR”标准是由1990年NCI提出来的，包括：①骨髓增生正常，原始细胞＜5%；②外周血无原始细胞；③无髓外白血病表现；④PLT≥100.0×10^9/L，PMN≥1.5×10^9/L。随着治疗强度加大和微小残留病监测水平的提高，CR标准已日趋严格。患者骨髓恢复期出现的原始细胞也并非都是白血病细胞，30%～50%属正常克隆造血来源。2001年一个国际工作组重新修订了AML的疗效标准，提出了“形态学无白血病状态”的概念，即计数200个骨髓有核细胞，原始细胞＜5%，不存在有Auer小体的原始细胞，无髓外白血病。在此基础上将CR分为形态学CR、形态学CR伴不完全血象恢复(CRi)、细胞遗传学CR(CRc)和分子生物学CR(CRm)。形态学CR需符合形态学无白血病状态，且外周血PMN≥1.0×10^9/L，PLT≥100.0×10^9/L，不需红细胞输注。CRi是指符合形态学无白血病状态，但外周血象未达形态学CR的标准。CRc是指在形态学CR基础上，如患者治疗前有克隆性细胞遗传学异常，在治疗后基于常规显带技术或FISH核查恢复到正常核型。CRm是指在形态学CR基础上，应用敏感的方法(如RT－PCR等)检测原有的阳性特征分子标记(如PML-RARα等)转阴。而部分缓解(PR)是指血象符合CR的标准，而骨髓原始细胞降低50%以上，达5%～25%；或虽然骨髓原始细胞<5%，但仍发现含Auer小体的原始细胞。借此可更深入地研究不同CR状态的预后意义，更好地指导治疗。

AML治疗的根本目的就在于取得CR，降低死亡，使患者长期无病生存、乃至治愈。达CR患者的生存期显著延长。CR维持3年以上的，复发率不到10%。持续CR 3～5年以上的基本可认为"治愈"。病情不同治疗目的也不尽一致。老年人、伴有其他疾病、身体条件差、或继发于MDS和放、化疗的患者，总体疗效差，可根据个人意愿采取以支持治疗为主的姑息性治疗；复发患者则力争取得再次缓解，延长生存。

AML的治疗是一个整体，除抗白血病治疗外，支持治疗和并发症处理是取得预期疗效的重要保证。支持治疗以抗感染、血制品和细胞因子输注为代表。AML整体疗效的提高很大程度上与支持治疗的改进有关。感染患者应及时应用高效、广谱抗生素治疗，并根据疗效和微生物培养结果及时调整。明显贫血、出血时应输红细胞、血小板，一般将Hb维持在80g/L以上、PLT维持在(10～20)×10^9/L以上较为安全，APL的PLT应达(30～50)×10^9/L以上。化疗后粒细胞缺乏期应用G-CSF可促进粒细胞恢复，缩短粒缺持续时间。白细胞显著增高可导致肺内或颅内白血病细胞淤滞、肿瘤溶解综合征，可给予降白细胞治疗。发生肿瘤溶解时应水化、碱化利尿，抑制尿酸形成，保护肾功能。有CNSL表现者应及时腰穿检查，明确诊断后药物鞘注治疗，或局部放疗。

现阶段抗白血病治疗仍以联合化疗为主，是以循证医学为依据的经验性治疗。一般采用一种蒽环类或蒽醌类药物联合阿糖胞苷(Ara-C)为基础的方案，分为诱导治疗和缓解后治疗两个阶段。诱导治疗的目的在于尽快降低白血病负荷，取得CR，恢复正常造血。CR越早、越彻底，CR维持时间就越长、治愈希望越大。AML十分重视诱导缓解治疗，要求在1个疗程内、至多2个疗程达到CR，否则CR率降低，CR持续时间短，易于复发。诱导治疗方案包含标准剂量Ara-C[SDAC，Ara-C 100～150mg/(m^2·d)×7]或中、大剂量Ara-C(IDAC 0.5～2g/m^2 q12h，HDAC 3g/m^2 q12h，×3～5d)。20世纪70－80年代形成的"DA(3＋7)"方案[DNR 45mg/(m^2·d)×3，联合SDAC]是AML标准诱导治疗方案，用于60岁以下患者首次CR率可达60%～70%，长期生存(OS)率10%～20%。将DNR改为其他蒽环类或蒽醌类药物[如IDR 10～12mg/(m^2·d)×3、MTZ 8～12mg/(m^2·d)×3、VP16 75mg/(m^2·d)×7或150mg/(m^2·d)×3、VM26 75～100mg/(m^2·d)×3或AMSA70mg/(m^2·d)×5等]，或三药联合治疗[如HAD、HAM、HAA、HAE或AAE等；HHT用量为2.5～3mg/(m^2·d)×7]，发现总的疗效并未明显提高。与标准DA方案相比，IA方案(IDR＋SDAC)可提高50岁以下预后良好和中等组患者的CR率、延长患者生存，但骨髓抑制重，肝损害多见，老年患者使用需慎重。将VP16与DA或MA方案联用可能提高CR率，但不改善OS，且可诱导继发白血病。IDAC或HDAC可与一种蒽环类或蒽醌类药物联用。理论上IDAC或HDAC可提高白血病"庇护所"CNS和睾丸内Ara-C浓度，也提高白血病细胞内活性三磷酸Ara-C浓度。HDAC诱导治疗虽可延长CR期，但不提高CR率，不改善总体生存，且毒性较大，一般不推荐使用。HDAC可使t(8;21)、inv(16)AML和正常核型患者的治愈率分别由70%提高到80%、30%提高到40%，但不改善不良核型患者的预后。HDAC的骨髓抑制较重，可出现小大脑功能失调、非心源性肺水肿、心包积液和结膜炎等毒性反应，一般不适用于65岁以上老年AML治疗。双诱导治疗是指患者在首轮诱导治疗后，不管是否CR，均于开始化疗后第2周或第3周再给予一次相同或不同方案的诱导治疗。两次诱导治疗的间隔时间一般为6～11d。其基本理论为：白血病细胞首次接触细胞毒剂后可被同步驱赶进入细胞周期，使之对细胞周期特异药物更加敏感。这一作用在化疗开始后6～10d最大。尽管治疗强度加大，但治疗相关死亡率并未增加，而CR率和无病生存(DFS)率却有提高。德国的资料表明，含HDAC的强烈双诱导(如TAD-HAM)可提高不良预后组患者的疗效。将标准DA方案中DNR由45mg/(m^2·d)×3增量为60～90mg/(m^2·d)×3可提高疗效。ECOG报道大剂量DNR[90mg/(m^2·d)×3]可提高17－60岁成人初治AML的CR率，延长OS。日本报道15－64岁成人AML诱导治疗应用大剂量DNR[50mg/(m^2·d)×5]联合SDAC的疗效与IA方案相当。欧洲HOVON-SAKK协作组比较了大剂量DNR[90mg/(m^2·d)×3]联合SDAC和标准剂量DA方案诱导治疗60－83岁初治AML的疗效，发现大剂量DNR组可提高60－65岁患者的CR率、EFS

率和OS率，且不增加治疗毒性。理论上说，不同预后分层的患者宜采用不同的诱导治疗策略，首次诱导的治疗反应和达CR的速度对预测未来复发具有重要意义。但目前仍缺乏按预后分层来指导诱导治疗的前瞻性随机对照研究报告。诱导治疗开始时多无遗传学资料，主要根据患者的年龄、白血病类型(APL和非APL)、前趋病史(血液病、放化疗)、器官功能状况和体力评分等来确定诱导治疗方案，动态观察疗效，及时调整用药。根据NCCN AML治疗指南，诱导治疗一般可分为4种情况：①年龄<60岁、无前趋血液病史的患者，可选择临床试验、IDR[12mg/(m^2·d)×3]/大剂量DNR[60～90mg/(m^2·d)×3]联合SDAC的方案，或IDR[12mg/(m^2·d)×3]/标准剂量DNR[45～60mg/(m^2·d)×3]联合HDAC(2～3g/m^2 q12h×3天)的方案；②年龄<60岁、有前趋血液病史或治疗相关性AML，可选择临床试验(联合化疗或低强度治疗)，配型相合的同胞或非亲缘供者异基因干细胞移植，或仅给予蒽环类+AraC联合化疗；③年龄>60岁、一般情况良好(PS评分0～2分)的患者，如有预后良好遗传学标记且无MDS或治疗相关AML病史，可给予临床试验，标准剂量IA、DA或MA方案，或给予皮下注射AraC、5-阿杂胞苷、地西他滨或氯法拉滨治疗；有不良遗传学标记、MDS病史、或为治疗相关AML，可给予临床试验，5-阿杂胞苷、地西他滨或氯法拉滨治疗，或标准剂量IA、DA或MA方案；④年龄>60岁、一般情况较差(PS评分>2分)的，可给予临床试验，或5-阿杂胞苷、地西他滨、皮下注射AraC治疗，或仅给予最好的支持治疗；有严重共患病的，也仅给予最好的支持治疗。

诱导治疗期间应复查骨髓：①对年龄低于60岁、采用SDAC诱导治疗的，于诱导治疗结束第7～10天复查骨髓：如增生活跃且原始细胞明显易见，可给予HDAC或SDAC联合IDR或DNR(与SDAC联合时可大剂量)再诱导治疗，或按"诱导失败"处理。如骨髓增生低下且原始细胞比例较低，可给予SDAC联合IDR或DNR(可大剂量)再诱导治疗。如骨髓增生低下且原始细胞≤5%～10%，可待血象恢复后再评价疗效。如诱导失败，则给予临床试验、异基因干细胞移植、包含HDAC的方案(首次诱导未用过HDAC的)或最好的支持治疗；②对年龄低于60岁、采用HDAC诱导治疗的，于诱导治疗结束第7～14天复查骨髓：如增生活跃且原始细胞明显易见，按"诱导失败"处理。如骨髓增生低下且原始细胞比例较低，或骨髓增生低下且原始细胞≤5%～10%，可待血象恢复后再评价疗效；如诱导失败，给予临床试验、异基因干细胞移植或仅给予最好的支持治疗；③对年龄>60岁、采用标准剂量IA、DA或MA方案诱导治疗的，于诱导治疗后7～10d评价骨髓，如增生活跃且原始细胞明显易见，按"诱导失败"处理，或仅给予最佳的支持治疗。如骨髓增生低下且原始细胞比例较低，可再给予标准剂量IA、DA或MA方案再诱导治疗，或给予减低预处理剂量的异基因干细胞移植(RIC-AlloSCT)，或待血象恢复后再评价疗效。如骨髓增生低下且原始细胞≤5%～10%，可待血象恢复后再评价疗效。如诱导失败，给予临床试验、RIC-AlloSCT或仅给予最好的支持治疗。中国医科院血研所在AML诱导期间常规做3次骨穿，诱导治疗第5～7天如骨髓增生活跃，不管有无原始细胞，均加用1～3d SDAC化疗，一般情况好的可加用HDAC。一般停化疗第7～10天骨髓抑制程度最大，此时观察骨髓可初步估计疗效：如增生减低且分类基本上是淋巴细胞，则缓解可能性大；如仍见原始细胞则可能不缓解，此时可考虑双诱导治疗。停化疗第2～3周即骨髓恢复期观察骨髓可确定疗效，指导下一阶段治疗。

理论上CR后患者体内仍残留10^9以下的白血病细胞，称为"微小残留病"(MRD)，是疾病复发的根源。缓解后的治疗目的就是要清除这些残余白血病细胞，阻止耐药，预防复发，延长生存。缓解后化疗根据治疗强度可分为巩固、强化和维持治疗。联合、大剂量和早期强化是缓解后治疗的基本原则。联合不同作用机制和毒性的药物可提高疗效，降低毒性。一定范围内药物剂量越大，白血病细胞杀灭也越多。患者治疗早期器官功能状态较好，骨髓储备较高，能耐受强烈化疗，白血病细胞也尚未耐药，早期强化治疗可延长CR期和生存期，防止复发。应根据预后分层和治疗反应来决定缓解后治疗对策。经过强烈诱导和巩固强化治疗后再进行维持治疗，并不增加3年无复发生存率(relapse-free survival，RFS)，这类患者可不需维持治疗。如果缓解后治疗的强度不够大，则可能需要维持治疗，维持治疗的强度应以达到骨髓抑制为标准。根据NCCN AML治疗指南，缓解后治疗一般可分为2种情况：①年龄<60岁的，如有预后良好的细胞、分子遗传学依据，可接受4疗程HDAC(1.5～3g/

m^2 q12h×3）强化治疗，或接受1～2个疗程含HDAC方案巩固治疗后行自体干细胞移植，或进入临床试验；中等预后的可行异基因干细胞移植，或1～2个疗程含HDAC方案巩固治疗后进行自体干细胞移植，或4疗程HDAC（1.5～3g/m^2 q12h×3）强化治疗，或进入临床试验；预后不良或治疗相关AML则进入临床试验，或异基因干细胞移植，或接受1～2个疗程含HDAC方案巩固治疗后行自体干细胞移植；②年龄≥60岁的CR患者，可推荐临床试验，RIC-AlloSCT，或1～2个疗程标准剂量IA、DA方案巩固治疗；一般情况良好（PS评分0～2分）、肾功能正常、有预后良好遗传学标记的，可给予1～2个疗程IDAC[1～1.5g/m^2·d×4～6剂]巩固治疗；或每4～6周给予持续的小剂量化疗（5-阿杂胞苷、地西他滨）直至疾病进展。

AML如取得持续CR，于CR后2年内每1～3个月复查血象，之后每3～6个月复查1次，直至CR后5年。发现血细胞减少或血涂片异常的，应立即复查骨髓，以确定是否复发。复发后对于：①年龄＜60岁的患者，如CR期低于12个月，推荐临床试验，或经挽救治疗（如克拉曲滨联合IA或MA方案，HDAC联合蒽环类，FLAG，或MEA等二线方案）后给予Allo-SCT；如CR期超过12个月，推荐临床试验，挽救治疗后Allo-SCT，或采用原来有效的诱导治疗；②年龄＞60岁的患者，如CR期低于12个月，推荐临床试验，最佳的支持治疗，或挽救治疗后Allo-SCT；如CR期超过12个月，推荐临床试验，原来有效的诱导方案再诱导治疗，挽救治疗后Allo-SCT，或仅给予最佳的支持治疗。

急性早幼粒细胞白血病（acute promyelocytic leukemia，APL）是AML中较特殊的一个类型，易合并弥散性血管内凝血（DIC）和纤维蛋白溶解，既往绝大多数患者在达CR前死于出血。20世纪80年代引入全反式维A酸（all-trans retinoic acid，ATRA）治疗后，约90%的初治APL可达CR；缓解后继续予含有ATRA的缓解后化疗，约70%的患者可以治愈。由于APL患者早期出血死亡率较高，临床一旦形态学、免疫表型和出凝血筛选怀疑该类型时即应开始ATRA和蒽环类药物治疗，而不应等分子学证实后再予治疗。若遗传学排除APL，则应停用ATRA，开始按一般的AML进行诱导治疗。ATRA是诱导治疗的首选药物。ATRA单用或与细胞毒药物联合应用可以使90%以上的APL患者达CR。诱导缓解时ATRA的常规剂量为25～45mg/（m^2·d），有效者平均用药35～45d（范围1～3个月）达CR。ATRA治疗的主要问题在于用药1～2周后患者都有外周血白细胞数升高（一般可达治疗前白细胞数的5～20倍，甚至百倍以上），以及发生与此相关的分化综合征（发生率6%～31%，主要表现为发热，呼吸困难，肺间质浸润，心包、胸膜渗出，水潴留，肾损害和心功能衰竭等）。本综合征原因不明，多发于治疗前体内白血病细胞高负荷或治疗中白细胞数迅速增高的患者，中位发生时间为ATRA治疗的7～11d，发生分化综合征时的白细胞计数多在30×10^9/L以上。ATRA诱导缓解治疗期间同时应用细胞毒药物如蒽环类、AraC或羟基脲，或采用白细胞单采术（目前多不主张在APL患者过早采用白细胞单采术），以降低白细胞可有效地防止此综合征的发生。一旦发生分化综合征，及时、足量的应用糖皮质激素（如地塞米松10mg IV，q12h，连续3d或直到症状消失）切实有效。与ATRA相关的其他不良反应还有颅高压综合征、高组胺血症等。随着ATRA治疗，病理性早幼粒细胞向下分化成熟，白细胞数恢复正常，外周血和骨髓象逐渐缓解。ATRA的常见不良反应有口唇、皮肤黏膜干燥，脱屑，阴囊皮炎，鼻塞，头痛，恶心呕吐，腹泻，骨关节痛及肝功能异常等。出血导致早期死亡仍是APL治疗失败的首要因素。诱导死亡的高危因素包括WBC＞10×10^9/L，年龄＞60岁，肌酐≥1.4，男性患者。尽管ATRA可以迅速改善临床出血症状、降低凝血因子消耗，但在用药10d内仍无法完全防止早期致命的出血。治疗中及时、有效的支持治疗，如血小板、冷沉淀物、新鲜血浆输注，纠正凝血异常应是取得成功缓解的关键。多数学者认为在ATRA诱导治疗过程中加用蒽环类药物可以减少复发、改善长生存、降低分化综合征的发生，但诱导治疗是否加用阿糖胞苷应按危险度分组考虑。基于法国APL2000和PETHEMA临床试验，NCCN建议低、中危APL诱导治疗联合应用ATRA和蒽环类药物，高危组患者同时加用AraC可以提高疗效。ATRA的诱导分化作用可以维持较长时间，在开始诱导治疗后过早的评价骨髓可能不反应实际情况，骨髓评价一般在第4～6周、血细胞计数恢复后进行。

三氧化二砷（ATO）是APL治疗中另一重要药物，于20世纪90年代末正式应用于临床。开始作为二线用药治疗难治、复发APL，目前已开始用于新诊断APL的诱导缓解治疗，常用剂量为

0.16mg/kg 体重，单周期可用至 2 个月。ATO 既可单药应用，也可以与 ATRA 联合。单药的完全缓解率 85.6%～91%，联合用药的完全缓解率为 88.6%～93.3%。目前还提出了从诱导治疗中去除蒽环类药物（和 AraC）的 APL 治疗方案，即在不能耐受蒽环类药物治疗的中、低危组患者可以采用 ATRA 加 ATO 诱导。该方案更适合 60 岁以上的老年患者。高危组患者可以加抗 CD33 单克隆抗体（GO 抗体）以提高疗效。为规范 ATO 的用药，2008 年美国血液学年会（ASH）提出了 ATO 作为 APL 初始治疗的指征：①诱导治疗和巩固治疗中任何原因不能接受或耐受化疗＋ATRA 的患者（如心功能衰竭、治疗相关性 APL、老年患者/身体状态差、拒绝化疗等）；②低危或可能是低危的患者，诱导治疗和巩固治疗均可以用；③传统 ATRA＋蒽环类为基础的诱导治疗达完全缓解后的巩固治疗，尤其是高危患者；④不依赖于白血病细胞生物学的治疗（如附加细胞遗传学异常、FLT3、CD56、PML 异构体等）。

单用 ATRA 诱导和维持治疗患者的主要问题是早期复发，中位 CR 期仅 5 个月。始终单用 ATRA 治疗的缓解患者 PML-RARα 融合基因表达大都持续阳性，且其表达与白血病复发高度相关。但若加用化疗（至少 2～3 个疗程），则可使 PML-RARα 表达转阴，缓解生存期也显著延长。因此尽管使用 ATRA 治疗已经获得高 CR 率，化疗对 APL 的长期缓解乃至治愈依然是必不可少的。APL 的缓解后治疗包括单用化疗，联合使用化疗加 ATRA，以及造血干细胞移植等三种方法；涉及 ATRA、蒽环类药物和 AraC、ATO 等的用药问题。ATRA 治疗缓解后，通常连续给予 3 个疗程化疗即可使＞90%的患者 PML-RARα 转阴，对持续阳性者应考虑异基因骨髓移植。NCCN 建议：①ATRA 为基础的方案诱导缓解后至少应予 2 疗程的蒽环类药物为基础的化疗；中危组患者的巩固治疗中应加用 ATRA，高危组患者的巩固治疗中建议包括≥$1g/m^2$的 AraC 或 ATO；②不能耐受蒽环类药物、采用 ATRA 加 ATO 诱导缓解的患者，予 6 个周期的 ATRA 加 ATO 巩固治疗。

多数报道认为 APL 缓解后予维持治疗可以降低复发率。维持治疗方案如 ATRA 或 ATRA＋6MP、MTX，每 3 个月用药 15d。NCCN 建议巩固治疗结束后对 PCR 检测融合基因阴性的患者进行 1～2 年的 ATRA±6 巯基嘌呤、甲氨蝶呤治疗。但也有临床试验结果表明，中低危组患者巩固治疗结束时分子学阴性的病例给予维持治疗意义不大。

用 ATRA 联合化疗的治疗策略，70%以上的 APL 患者可达治愈，因此，多数学者不主张在 CR1 阶段对 APL 患者行造血干细胞移植（包括自体和异基因干细胞移植），但如果 CR1 患者持续 PML-RARα 融合基因阳性或 CR2 患者可选择造血干细胞移植。

APL 患者 CNS 复发并不常见，3 年内的累积发生率 1%左右，主要与高 WBC、bcr3 PML-RARα 异构体、年龄＜45 岁等有关。高 WBC 患者 CNS 复发的危险可达 5%。因此，$WBC<10\times10^9/L$ 的患者不是太积极主张 CNSL 的预防，而 $WBC>10\times10^9/L$ 的患者应积极预防。

APL 复发后，如复发前停用 ATRA 超过 6～12 个月的患者，再用 ATRA 仍有望获得二次缓解，但一般缓解期短。巩固治疗结束后分子学持续阳性的患者或分子学复发的患者，NCCN 建议应用 ATO 治疗。ATO 单药治疗血液学复发的患者，CR 率可达 80%～90%，分子学缓解率达 70%～80%，长生存率仍可达 60%～70%。由于 ATRA 和 ATO 之间有协同作用，巩固治疗中未应用 ATRA 的患者可以考虑两者的联合。ATO 诱导达 CR2 的患者缓解后治疗的意见不统一，包括：①重复数疗程的 ATO 治疗；②与标准化疗联合；③造血干细胞移植等。采用 ATO 作为二线治疗并取得分子学缓解的患者只要无大剂量化疗的禁忌证应考虑 ASCT，7 年总生存可达 75%；而接受 Allo-SCT 的患者总生存率仅为 52%。有造血干细胞移植禁忌证的 2 次 CR 患者，建议继续 6 疗程的 ATO 治疗。由于 Allo-SCT 的高治疗相关死亡率，NCCN 不再积极建议持续达不到分子学 CR 的患者进行异基因干细胞移植。

APL 整个治疗过程中应定期采集骨髓或外周血标本进行以 PML-RARα 融合基因为标志的微量残留病监测，2 年之内每 3 个月 1 次，第 3 年每 6 个月 1 次。若融合基因由阴性转为阳性，应在 4 周内复查，仍为阳性的患者考虑分子学复发，应进行积极的干预（如 ATO 治疗）；若第 2 次检查为阴性，应在此后的 2 年内每 2～3 个月监测 1 次。对融合基因阴性，无其他原因出现血细胞减少的患者，应复查骨髓、染色体核型，以除外继发的骨髓增生异常综合征和 AML。

已证明新的维甲类药物（Am80）、脂质体 ATRA 治疗初治、复发 APL 有效。由于 APL 患者高表达 CD33 抗原，抗 CD33 单克隆抗体（如结合毒素的 Gemtuzumab ozogamicin — GO；人源化的 HuM195）已广泛用于临床 APL 治疗，并取得了可喜的结果。目前较成熟的是 GO，常用剂量为 6～9mg/m^2，间隔 2 周 1 次。治疗分子学复发的患者，2 个剂量的再缓解率达 91%、3 个剂量的再缓解率达 100%。NCCN 建议 ATO 治疗缓解后 6 个月内复发的患者给予 GO 治疗；ATRA＋ATO 作为初始挽救治疗，GO 可作为二线挽救治疗。由于 GO 可以增加肝静脉闭塞病的发生，有 ASCT 或 Allo-SCT 意向的患者，尽量避免应用。其他如 9-顺式维 A 酸、组胺去乙酰化酶抑制药（苯丁酸钠）、针对 FLT3 基因的分子靶药物（SU5416、SU5614、PKC4512 等）也已进入临床试验。

2008 年 ASH 会提出的 APL 治疗策略。

（1）诱导治疗：①就诊时怀疑 APL 即应开始应用 ATRA；②积极的血制品支持治疗；③ATRA＋蒽环类药物为基础的化疗，不能接受蒽环类药物者采用 ATRA 联合 ATO，高危组患者应同时预防中枢神经系统白血病。

（2）巩固治疗：①蒽环类药物为基础的化疗 2～3 个疗程，取得分子学缓解；②高危组患者采用中剂量阿糖胞苷或 ATO。

（3）维持治疗：ATRA＋/－低剂量化疗 1～2 年。

（4）分子学监测：采用 RT-PCR 方法监测外周血的 PML-RARα 融合基因，每 3～ 6 个月 1 次；高危组患者可以更频繁。

（5）复发患者的治疗：ATO 再诱导达完全缓解后行自体造血干细胞移植（融合基因阳性者行异基因干细胞移植），同时预防中枢神经系统白血病。

【预后】

影响 AML 疗效的预后因素有很多。一类主要与诱导治疗死亡相关，包括年龄、器官功能状况和体力状况等；另一类主要与白血病化疗耐药相关，如细胞和分子遗传特征、治疗反应、继往血液病史及放、化疗病史等。体力状况按 WHO 推荐的 Zubrod 评分标准评定如下。0 分：无症状，可自由活动和工作；1 分：有症状，卧床时间不增加，可从事较轻的劳动；2 分：有症状，每日卧床时间少于 12h，可自我照料，但不能劳动；3 分：每日卧床时间超过 12h，可下床活动，自我照料能力有限；4 分：需完全卧床休息。年龄＞60 岁、器官功能差、Zubrod 评分 3～4 分的患者早期诱导相关死亡率较高。有不良细胞/分子遗传特征、治疗反应差和继往有血液病史或放化疗史的难治病例较多，复发率高。

细胞遗传学是影响 AML 预后最重要的因素之一（表 11-2）。1998 年和 2000 年，英国 MRC 与美国西南肿瘤研究组（SWOG）分别在总结各自 AML 治疗经验的基础上，提出根据染色体核型来进行预后分层，把 AML 分为预后良好、中等和不良三组，三组的 CR 率分别为 84%～90%、76%～84%和 55%～58%，5 年 OS 率分别为 56%～65%、35%～41%和 12%～26%，均有显著差异；主张根据预后分层来决定 AML 的治疗。经过几年的实验，现认为该标准对临床具有普遍的指导意义。然而，对某些特殊的染色体核型异常（如 11q23 等）的预后分层意见尚未达成一致；通过染色体核型来确定预后也欠精确——即使同一预后分层的患者预后也可能差别较大，尤其是中等预后组患者。德国 AML 国际协作组认为伴＋22 的 inv(16) AML 无复发生存（RFS）率相对较高；GALGB 认为 t(8;21)AML 伴-Y 的生存期较短，非白种人 t(8;21)AML 对诱导治疗反应较差；归类为预后良好的患者如 WBC 数过高预后也差。分子遗传异常与 AML 的预后也密切相关（表 11-3）。t(8;21)和 inv(16)的 c-Kit 和 RAS 基因突变常见，这些患者的复发率相对较高。Flt3 突变激活是 AML 最常见的分子异常，主要有两种形式：一种是受体跨膜区的内部串联复制（internal tandem duplication，ITD），见于 20%～25%的 AML，以 M3 和 M5 多见；另一种是位于第 2 个酪氨酸激酶结构域的密码子 D835 错义或缺失突变，见于 5%～10%的 AML。两种突变都使 Flt3 发生非配体依赖的自主磷酸化激活，通过 Ras 和 STAT5 途径介导细胞增殖，抑制凋亡，促进细胞转化。Flt3-ITD 主要见于中等预后组，最常见于染色体核型正常的 AML，常有高白细胞和高原始细胞数，复发率高，预后差；Flt3-ITD 与野生型 FLT3 高比率的患者生存期较短。Flt3 D835 点突变虽不发生高白细胞症，但患者无病生存期也缩短。MDR1、BCL2、WT1 表达增高和 p53 突变的患者预后也差。EVI-1 基因表达增高可见于 3q26 易位和非 3q26 易位的 AML，占 AML 的 10%，预后极差。MLL-PTD 见于 9%的中等预后核型患者，预后不良。BAALC 基因（Brain and acute leukemia，cytoplasmic）正常表达于神经外胚层来源的组织和造血前体细胞，表达该基因的正常核型 AML 预后不良。C/EBP-α 是转录因子，在造血中起关键作用；C/EBP-α基因突变大多见于中等预后核型

表 11-2　AML(非 APL 患者)的危险度分组

危险组	细胞遗传学	分子学异常
预后良好组	inv(16);t(8;21) t(16;16)	细胞遗传学正常伴孤立的 NPM1 突变
中等预后组	正常核型,单纯+8 单纯 t(9;11) 其他非良好和不良的异常	t(8;21)、inv(16)患者伴 c-KIT 突变
预后不良组	复杂核型(≥3 种异常) -5,-7,5q-,7q- 除 t(9;11)外的 11q23 异常 t(3;3),t(6;9),t(9;22)	细胞遗传学正常伴 TLT3-ITD 突变

表 11-3　AML 分子异常对预后的影响

分子异常	发生率(%)	复发	生存期
p53 突变	4.5	—	短
BCL2 和 WT1 高表达	36	高	短
MLL-PTD	8*	高	无意义
EVI-1 高表达	10	高	短
C/EBP-α 突变	4.3～11	低	长
C-kit 突变	31**	高	短
BAALC 高表达	65*	无意义	短
Flt3-ITD	20～25	高	短

注:*. 正常核型组中的发生率;**. t(8;21)和 inv(16)患者中的发生率。

组,具有较高的生存率。60%左右的正常核型 AML 表达胞质核磷蛋白(NPM,nucleophosmin),NPM 表达与诱导治疗缓解相关,但对预测患者的预后意义还不清楚。通过高通量筛选和基因表达谱分析可发现 AML 的分子异常,可能对 AML 的预后作出更精确的归类,同时也为 AML 治疗提供了可能的新的靶点。

CR 期微小残留病(MRD)监测能及早预测复发,对确定缓解后治疗强度和治疗方法有重要指导意义。MRD 监测的主要方法有多参数流式细胞仪免疫表型分析和 PCR 检测标志基因(融合基因);前者利用白血病细胞抗原表达差异、跨系表达、非同步表达或异位表达等特点来量化残存的白血病细胞,后者则以白血病细胞稳定的遗传分子标志作为检测对象,敏感性可达 10^{-4}～10^{-6}。高 MRD 的患者复发率显著增高。然而白血病细胞可能存在“抗原漂移”现象,即抗原表达在治疗前、后可能并不一致,会使多参数流式细胞仪检测 MRD 的特异性降低。PML-RARα 融合基因监测的临床意义在 t(15;17)AML 已得到充分肯定,而 t(8;21)AML 患者则可长期荷瘤生存而不表现白血病状态。RT-PCR 定性监测 AML1-ETO 融合基因的意义尚有争议,采用实时定量 PCR(Real-time PCR)的方法可能更有裨益。

第二节　急性淋巴细胞白血病

【定义】

急性淋巴细胞白血病(acute lymphoblastic leukemia,ALL)简称“急淋”是起源于造血干、祖细胞的以原始、幼稚淋巴细胞增殖积聚为特征的一种恶性疾病。以儿童患病多见,成年人 AL 仅占 25%。成年人 ALL 的 CR 率可达 75%～89%,3～5 年 OS 率为 28%～39%,多数预后不佳。

【流行病学】

据美国国家肿瘤研究所资料显示,美国白种人中 ALL 的年龄调整总发病率为 1.5/100 000,而黑种人中为0.8/100 000，男女比例为1.4/1.0。此病约占全部白血病的12%，多见于儿童，发病率在2－5岁达到高峰(5.3/100 000)，随后逐渐下降，35岁左右再次升高，80－84岁达到发病小高峰(2.3/100 000)。研究发现，ALL的发病率存在地区差异。北欧、西欧、北美洲、大洋洲人群中发病率较高，而亚洲及非洲人群发病率则较低。杨崇礼等1986－1988年进行的调查显示，国人中急性淋巴细胞白血病的年发病率为0.69/100 000，占所有白血病的25%。

【病因与发病机制】

一般认为以下因素与ALL致病有关。

1. 遗传易感性　先天性染色体异常患者发生包括ALL在内的白血病风险增加。Down综合征患者患急性白血病(多为急性髓系白血病，少数为前体B细胞ALL)的危险较预期值高20倍左右。某些遗传性疾病如共济失调-毛细血管扩张症、Klinefelter综合征、Fanconi贫血、Bloom综合征、多发性神经纤维瘤等发生ALL的风险增加。在共济失调-毛细血管扩张症患者的淋巴细胞和白血病细胞中常常发现染色体重组，包括7p13-p14，7q32-q35，14q11和14q32等，这些区带分别是编码T细胞受体(TCR)γ、β、α/δ及免疫球蛋白重链(IgH)的基因位点。这些突变使得V(D)J重排时染色体易位的产生大大增加，从而易患ALL。其他先天性或获得性免疫缺陷病患者，如先天性X连锁丙种球蛋白缺陷症，免疫球蛋白A缺陷和易变性免疫缺陷患者也是ALL易患人群。同卵双生者可同时或先后发生ALL，提示遗传易感性在ALL致病中的作用，同时也提示子宫内发生的某种可能同时影响到孪生胎儿的事件或许与这种现象有关。

2. 辐射　核辐射与白血病致病有关。日本原子弹爆炸后幸存者中受到辐射剂量大于1Gy者发生白血病的风险增加近20倍，发病高峰期为受到辐射后6～7年，主要为AML，也包括ALL。核电站辐射也可能是致病危险因素。

3. 化学制剂　苯及其他能引起骨髓抑制的化学制剂，包括化疗药物可以导致ALL的发生。继发性ALL可见于少数接受化疗或放疗的患者。

4. 病毒　没有直接证据表明病毒能造成人类ALL，但有证据提示某些病毒在淋巴系统肿瘤的病理过程中起作用。日本与加勒比海地区人类T细胞白血病病毒Ⅰ(HTLV-Ⅰ)的流行感染被认为是成人T细胞白血病/淋巴瘤的病因，EB病毒是一种非洲地方性Burkitt淋巴瘤的强致病因素。

肿瘤的发生是多重因素共同作用的结果。在对ALL的发病机制的研究中，学者发现多种体细胞获得性遗传学改变与白血病细胞的生长、分化异常以及恶性转化密切相关。这些改变所累及基因多为转录因子或转录调节因子的编码基因，这些基因的改变可能导致基因转录紊乱，从而使淋巴系祖细胞发生分化阻滞及生长异常，最终发生白血病。

(一)B系ALL常见的染色体易位

t(1;19)(q23;p13)使位于19号染色体的E2A基因与1号染色体上的PBX2基因发生融合，产生E2A-PBX 1融合基因，该基因翻译产生几种不同形式的嵌合蛋白。正常的E2A基因编码一种bHLH转录因子，而PBX 1基因与果蝇的EXD基因相关，为一种同源盒基因，两种基因与各自的靶基因结合，通过各自的效应区对基因转录进行调节。两种基因发生融合后，E2A蛋白的DNA结合结构域，即bHLH结构域被PBX1的同源盒结构域所取代，这种嵌合蛋白仍能与PBX1的靶基因结合，但由于反式激活结构域的改变，其对靶基因的转录调节紊乱，可能参与ALL的进展。最早的实验证实，给接受致死量照射的小鼠输注经含有E2A-PBX 1融合基因的逆转录病毒感染过的骨髓干细胞后，小鼠很快发展为AML。此后发现这种融合基因可以转化NIH3T3细胞，并能诱导转基因小鼠发生T细胞淋巴瘤。转基因小鼠模型表现为B细胞和T细胞均减少，提示在表达融合基因的T细胞发生恶性转化之前细胞凋亡增加。对融合基因产物的进一步研究显示，E2A激活结构域的缺失将导致嵌合蛋白转化活性丧失，但PBX1同源盒结构域的缺失不影响蛋白的转化活性。不过同源盒结构域及其旁侧结构是E2A-PBX1与其他同源盒蛋白相互作用以及与特异靶基因序列结合所必需的。

t(17;19)易位形成E2A-HLF融合基因，见于Pro-B ALL。HLF基因属于基本亮氨酸拉链转录因子(bZIP)的PAR亚家族(subfamily)成员，其蛋白的正常功能仍未完全明了，但它与线虫发育过程中调节特定神经细胞死亡的CES-2蛋白相似，推测与细胞生存有关。E2A-HLF嵌合蛋白中两个E2A反式激活结构域与HLF的DNA结合/蛋白-蛋白相互作用结构域。推测嵌合蛋白以同源二聚体形式和DNA结合。近来的实验结果提示E2A-HLF嵌合蛋白可能通过抑制细胞凋亡发挥致白血病作用。在具有t(17;19)易位的细胞中以显性负性方式封闭E2A-HLF基因表达，细胞即出现凋亡，而正常的B祖细胞中表达E2A-HLF基因，此细胞可以拮抗IL-3依赖的和p53诱导的细胞凋亡。以上结果提示E2A-HLF蛋白可能激活正常情况下被CES-2样蛋白所抑制的靶基因表达，造成细胞生存异常以及白血病转化。

11q23/MLL基因异常见于约80%婴儿ALL、5% AML及85%拓扑异构酶Ⅱ抑制药治疗相关的继发性AML患者，也可见于少数治疗相关急ALL患者，成年人ALL中约占7%。位于11q23的MLL基因由于染色体易位等可与80余种基因发生融合，ALL中最常见的是t(4;11)，部分可见t(11;19)，其致白血病机制参见"急性髓系白血病"一节。

t(12;21)/TEL-AML1融合基因在儿童ALL中最为多见，约占B细胞急淋的1/4，成人急淋中罕见，文献报道发生率仅为1%～4.5%。TEL基因的生理功能仍未完全明了，在嵌合蛋白中，TEL的HLH结构与几乎全长的AML1蛋白发生融合，包括反式激活结构域和runt同源结构域。TEL-AML1融合蛋白仍能与AML1的靶基因序列，即核增强序列(core enhanced sequence)结合，但不同的是这种融和蛋白所募集的是组蛋白去乙酰化酶而不是辅激活因子，因而使AML1的靶基因转录活性受抑。这种改变影响了造血干细胞的自我更新与分化能力，可能在白血病的发病中发挥重要的作用。

t(9;22)(q34;q11)/BCR-ABL融合基因见于95% CML、1%～2%AML、5%儿童ALL和15%～30%成年人ALL。易位致使9号染色体长臂上的ABL基因与22号染色体上的BCR(breakpoint cluster region,BCR)基因融合。BCR基因由23外显子构成，在各种组织中广泛表达。从氨基到羧基端可以划分为几个结构域：①二聚体区(Dimerisation domain,DD,)介导了BCR之间二聚体的形成；②SH2结合区，可以结合ABL的SH2区；③丝氨酸/苏氨酸激酶激活区；④Rho鸟苷酸交换因子(Rho guanine-nucleotide exchange factors, Rho-GEF)同源区，该区加速Ras-GTP的转换，使Ras的活性提高；⑤Ras相关蛋白p21和p21rac的GTP酶激活蛋白(GTPase activating protein, GAP)同源区，可使Ras结合的GTP加速水解成GDP，而使Ras失活。ABL基因由12个外显子组成，在脾脏、胸腺、睾丸高表达。由于转录后不同剪切，产生两种mRNA，长度分别为6kb与7kb，编码蛋白均为145kd，是细胞生长负性调节因子。B型蛋白氨基末端的甘氨酸可以被肉豆蔻酰化，引导蛋白定位于细胞膜上。而a型蛋白则无肉豆蔻酰化信号，主要定位于细胞核内。

从氨基端到羧基端可以划分以下几个结构域：①SH3区，参与蛋白间的相互作用，ABL失去SH3后，则可激活转化细胞的能力；②SH2区，可以结合蛋白中磷酸化的酪氨酸残基；③SH1区，也称之为酪氨酸激酶区，可以使酪氨酸残基磷酸化；④ABL结合位点；⑤核定位信号(NLS)；⑥DNA结合区；⑦肌动蛋白结合区。

形成BCR-ABL融合基因时，ABL断裂点主要位于第1或第2内含子上，而BCR的断裂点有3个区域。①主要断裂点聚集区(major breakpoint cluster region, M-bcr)，在绝大部分CML及50%以上成人ALL的t(9;22)BCR断裂于此区，早期认为BCR断裂于第2、3内含子上，产生的融合基因转录本有2种，分别为b2a2、b3a2，以b3a2多见。随着BCR基因结构清楚之后，发现上述断裂点实际位于第13、14内含子上，b2a2与b3a2分别包含了BCR第1～13与1～14外显子。目前仍然用b2a2、b3a2描述上述两种BCR-ABL融合基因，两者均编码210KD蛋白($p210^{BCR-ABL}$)；②次要断裂点聚集区，(minor breakpoint cluster region, m-bcr)位于BCR的第1内含子，见于50%的Ph+的成人ALL，80%Ph+的儿童ALL。这样BCR的第1外显子与ABL融合(e1a2)，翻译产生190KD蛋白($p190^{BCR-ABL}$)；③微小断点聚集区(μ-bcr)，位于BCR第19内含子。BCR的1～19外显子与ABL融合(e19a2，前称为c3a2)，编码230KD蛋白，($p230^{BCR-ABL}$)。p190、p210和p230蛋白中的ABL蛋白结构几乎保持完整。BCR-ABL定位于细胞浆内，依靠BCR的双聚体区形成二聚体，使BCR-ABL酪氨酸激酶活性明显提高，并且可以相互使酪氨酸磷酸化。BCR-ABL致白血病的机制是BCR-ABL可使细胞恶性转化、增殖；可以诱导造血细胞脱离对造血生长因子的依赖性，抑制造血细胞凋亡；抑制髓系祖细胞对骨髓基质细胞的黏附。BCR-ABL本身有多个功能结构域，与多种下游信号传递途径有关联，而导致上述现象的发生。

C-Myc基因重排见于所有的Burkitt淋巴瘤和FAB-L3型ALL。其中80%的Burkitt淋巴瘤为t(8;14)(q24;q32)导致C-Myc与免疫球蛋白重链基因调节区域并置，其余的为 t(2;8)(p11;q24)导致与免疫球蛋白 κ 链基因调区域并置，而 t(8;22)(q24;q11)导致与免疫球蛋白 λ 链基因调区域并置。C-Myc 基因定位于 8q24，是调控细胞增殖、分化和凋亡的转录因子。C-Myc 在细胞由静止期进入增殖的细胞周期时发挥作用，除促进增殖外，C-Myc 还有阻碍分化的作用。C-Myc 可与 MAX 形成异源二聚体，另外 MAX 也可形成同源二聚体，或与 MAD、MXI1 形成异源二聚体。由于在整个细胞周期 MAX 的表达量恒定，C-Myc/MAX 二聚体的比例是由 C-Myc、MAD 和 MXI1 的相对量决定的。当 MAD 和 MXI1 相对表达多时，对靶基因的转录起负调控作用，抑制细胞增殖。当 C-Myc 表达多时，如同恶性血液病时 C-Myc 的组成性表达时，C-Myc/MAX 二聚体占主导，对靶基因的转录起正调控作用，促进细胞增殖。C-Myc/MAX 可能也是通过募集具有组蛋白乙酰化酶活性的蛋白而上调基因转录，而 MAX/MXI1 则通过募集 HDAC 抑制基因转录。染色体易位导致 C-Myc 过表达。C-Myc 基因自身 5′端抑制其表达的调节区域在一部分 t(8;14)易位中该区域缺失了，而在所有的 t(2;8)、t(8;22)和另一部分 t(8;14)易位中，C-Myc 基因虽然带有该区域，但易位的 C-Myc 基因的该区域都有突变，阻碍了能抑制 C-Myc 转录的转录因子与之结合。上述 2 种机制均与 Myc 相关 ALL 致病有关。C-Myc 的致转化能力得到了实验证实。体外强制表达 C-Myc 可使静止期细胞进入细胞周期。用 EB 病毒转染 B 淋巴细胞使其表达 C-Myc 可使 B 淋巴细胞永生，提示 C-Myc 是 EB 病毒阳性淋巴瘤导致肿瘤的可能靶基因。C-Myc 的转基因小鼠经过一个潜伏期很多都发生 B 细胞肿瘤。由于肿瘤的存在需要 C-Myc 的持续表达，抑制 C-Myc 的表达可使肿瘤失去肿瘤表型，因此 C-Myc 也是一个潜在的肿瘤治疗靶点。

(二)T 系 ALL 中常见的染色体易位

T 细胞肿瘤的染色体断裂点常会累及染色体 14q11 的 TCRα 位点或 7q35 的 TCRβ 位点，使 TCR 基因的增强子与其他转录因子并置，导致这些转录因子过表达而使细胞转化。

t(11;14)(p14;q11)和 t(11;14)(p15;q11)分别引起 RBTN1 和 RBTN2 基因与 TCRα 易位，导致 RBTN1 和 RBTN2 异常表达。RBTN1 和 RBTN2 高度同源，并且具有称为 LIM 结构域的蛋白质相互作用基序。RBTN1 和 RBTN2 能与 TAL1，TAL2，LYL1 相互作用，通过这些蛋白复合物促进转录的激活，在造血发育中起重要作用。在转基因小鼠过表达 RBTN1 或 RBTN2 能导致 T 细胞肿瘤。

t(1;14)(p32;q11)引起 TAL1(也称 SCL)异常表达，TAL 基因编码一种碱性螺旋-袢-螺旋(bHLH)转录因子，是各系造血细胞发生所必需的转录因子。它能与其他的 bHLH 蛋白 E47/E12[196] 形成转录复合物。TAL1 也能与 RBTN1 和 RBTN2 相互作用，提示这些不同染色体易位在致细胞转化机制中的联系。虽然累及 TAL1 的 t(1;14)易位只发生于 3%的 T-ALL，但 TAL1 重排和异常表达可在 65%的 T-ALL 检测到。提示 TAL1 过度表达在许多 T-ALL 的发病机制中起关键作用。

t(10;14)(q24;q11)引起 HOX11 基因易位到 TCRδ 位点，在 T 系-ALL 或淋巴瘤中都有发生。HOX11 是一种有转录活性的蛋白，具有 DNA 结合活性的同源异型盒结构域，这种蛋白正常情况下不在 T 细胞表达。在 T-ALL 还存在 t(7;19)(q35;p13)易位导致 LYL1 基因与 TCRβ 位点并置，使 LYL1 基因过度表达。其中 HOX11、TAL1 和 LYL1 在 T-ALL 中的异常表达是互斥的。

(三)二类突变基因

染色体重组所激活的癌基因多数不足以引发白血病的产生。上述基因主要损害细胞的分化能力，多数都需要具有改变造血干、祖细胞增殖与生存能力的第 2 类突变才能导致急性白血病的发生，动物实验以及对慢粒急变的细胞遗传学改变的研究为这一假说提供了佐证。单纯转染一种融合基因后动物仅表现为骨髓增殖性疾病样改变而非急性白血病，导入第 2 类基因突变后动物才产生白血病。以下的 ALL 常见 2 类突变基因在白血病致病中起重要作用。

1. *FLT3 受体* FLT3 主要表达于不成熟造血干祖细胞，靶向破坏 FLT3 后骨髓定向 B 祖细胞缺陷，而且移植后 T 细胞和髓系细胞造血重建缺乏提示 FLT3 基因在多能造血干细胞的发育中发挥重要的作用。在造血系统恶性疾病中，包括 AML、ALL 以及 CML 急淋变中能检测到 FLT3 的高水平表达。据文献报道，ALL 中 FLT3 的组成性激活突变，包括内部串联复制(FLT3-ITD)和“活化环”(active loop)点突变在急淋中也可发现，其发生率分别为 3%以及 3%～22%。FLT3 过度表达也可造成受体自我激活，另外 FLT3 配体自分泌刺激也参与了受体的激活。持续性受体活化可能参与白血病的发生。

2. *RB 蛋白途径*　RB(Retinoblastoma)蛋白途径改变在 ALL 发生中也发挥着重要的作用。RB 蛋白在细胞周期调控中起着关键作用。低磷酸化状态的 RB 蛋白抑制细胞自 G1 期进入 S 期。RB 的磷酸化状态是由细胞周期素依赖的激酶(CDK)调控的，而 INK4 蛋白，包括 $p16^{INK4a}$、$p15^{INK4b}$等通过抑制 CDK 而阻止 RB 蛋白磷酸化，从而使细胞阻滞在 G1 期。在急淋中虽然 RB 自身改变不多见，但 $p16^{INK4a}$和 $p15^{INK4b}$失活在 B 急淋中很常见，可能在白血病的发生中发挥作用。

3. *p53 途径*　Tp53 是 p53 的编码基因，其自身突变在急淋中很少见。但 p53 途径中的其他成员的突变却很常见。Tp53 是一种抑癌基因，其产物 p53 在细胞异常增殖、DNA 损伤以及低氧等条件下被激活，调节细胞发生细胞周期阻滞而修复 DNA 或诱导细胞发生凋亡而清除异常细胞。p53 可被 HDM2 结合后降解，而后者活性受到 $p14^{ARF}$ 的抑制，以上各环节维持 p53 的稳态，确保细胞群体的正常。在急淋中 $p14^{ARF}$的缺失、转录沉寂以及 HDM2 的过度表达极为常见，提示这一途径在白血病发生中的重要作用。

【临床表现】

成人 ALL 多起病急骤，白血病细胞在骨髓中累积导致骨髓造血衰竭而致红细胞、粒细胞及血小板减少而出现贫血、感染及出血等非特异性表现，白血病细胞在淋巴器官及髓外浸润，因累及不同组织而出现相应症状及体征，如纵隔、肝、脾及淋巴结肿大，神经精神症状等，体重减轻者偶见。T、B 细胞急淋患者临床表现既有共性，又各有特点。

1. *贫血*　患者多在就诊前数天至 1～2 个月内出现进行性加重的面色苍白、乏力、活动后头晕、心悸等症状，颜面、口唇、甲床及结膜苍白，心率增快等体征。德国的一个多中心临床观察显示，近半数患者就诊时表现为中到重度贫血，约 1/5 患者可无贫血症状，可能与患者就诊及时与否、疾病进展程度有关。但绝大多数患者有不明原因的疲乏的主诉。

2. *感染*　由于粒细胞减少甚至缺乏，约 1/3 急淋患者就诊时出现感染及发热等症状。感染部位主要为呼吸道、口腔及肠道。发热多为中到高热，部分为低热，虽然白血病本身因代谢等原因可出现发热，但一般温度不超过 38℃。较高的发热几乎均为感染所致。化疗后骨髓抑制期患者大多出现感染，常见部位为呼吸道及胃肠道，部分出现皮肤、软组织感染。

3. *出血*　骨髓正常造血功能衰竭所致的血小板减少是急淋患者出血的主要原因，DIC 所致出血在初诊患者中很少见。约 1/3 患者就诊时有出血表现，多数表现为皮肤出血点及紫癜，个别见牙龈出血，口腔黏膜血泡，个别患者出现深部脏器出血如颅脑出血等。

4. *髓外浸润*　成人 ALL 中 CNS 受累较为多见。初诊时有 CNS 浸润者在儿童急淋患者中不到 5%，而成人患者中达到 15%以上。如果不进行有效的 CNS 预防，大多数急淋患者在病程中会出现 CNSL。有人推测是由循环中白血病细胞“种植”在脑膜，或是颅骨骨髓中的白血病细胞直接浸润而致。脑膜是最常见的受累部位，但随着疾病的进展，白血病细胞也会累及脑实质和脊髓。临床上常出现颅内压增高的表现如头痛、恶心、呕吐、淡漠或易怒；查体可见颈项强直、视神经盘水肿。脑神经受累后可出现上睑下垂、面瘫等表现，常受累及的脑神经包括第Ⅲ、Ⅳ、Ⅵ、Ⅶ对脑神经。有时脑神经受累可为 CNS 复发的唯一表现。成熟 B 细胞急淋患者常见中枢神经及脑神经受累，T 细胞急淋患者 CNSL 也较为常见。少数 CNSL 患者由于下丘脑受累而出现下丘脑-肥胖综合征，出现食欲旺盛及体重增加。个别患者出现外周神经麻痹的症状。

淋巴结肿大是 ALL 特征性表现之一。半数以上患者发病时可以检查到淋巴结肿大，典型临床表现为无触痛性、与周围组织无粘连性淋巴结肿大。病理活检示淋巴结的正常结构消失。淋巴结肿大可间接反映肿瘤负荷，与疾病预后有关。广泛淋巴结肿大和纵隔肿大常是 T 细胞急淋的特征性改变，与不良预后相关。

成年患者中 50%初诊时有肝脾大。显著肝脾肿大多提示不良预后。白血病细胞浸润所致肝脾中大多为弥漫性大，病理活检示脾的红髓与白髓界线消失，其间见原始淋巴细胞浸润。受累的肝中，原始淋巴细胞浸润多见于门脉区。尽管肝明显大，肝功能多数正常活仅有轻度异常。

其他器官浸润如睾丸浸润在成人急淋中很少见，发生率约为 0.3%，表现为无痛性单侧睾丸肿大。

【实验室检查】

1. *血常规及外周血细胞分类*　患者多表现为红细胞、血红蛋白减少及白细胞增高，外周血涂片分类可见原始淋巴细胞。据统计，成人急淋中外周血白细胞增高患者约占59%，14%患者白细胞计数在正常范围，27%患者出现白细胞减少。16%左右患者白细胞计数>100 000×10^9/L，通常高白细胞更多见于T细胞急淋。92%患者外周血涂片中可以见到不同程度的白血病细胞。23%患者表现为中性粒细胞缺乏，30%患者血小板明显减少(<5×10^9/L)绝大多数患者就诊时有血红蛋白减少。部分患者就诊时外周血白细胞不增高甚至减少，因此对怀疑急性白血病患者应行光镜下白细胞分类检查以免误诊。

2. *骨髓细胞形态学* 骨髓增生程度多为明显活跃至极度活跃，少数患者增生减低，骨髓小粒及油滴少见，细胞有成簇分布的趋势。骨髓中原始淋巴细胞比例明显增高，红系、粒系及巨核细胞减少。白血病细胞形态各异，美英法(FAB)协作组根据细胞形态不同将其分为三型，即L1、L2和L3型。其中L1型细胞以小细胞为主，核型规则，核染色质均一，核仁小或不可见，胞质轻、中度嗜碱，量少，空泡少见。L2型细胞大小不一，大细胞为主，核染色质不均一，核型不规则，常见核裂，可见一个或多个大核仁，胞质量不等，常较丰富，嗜碱性程度不一，空泡少见。L3型细胞胞体大而均一，染色质细致均一，核规则，呈圆形或卵圆形，核仁明显，为一个或多个，胞质丰富，深度嗜碱，空泡明显。WHO对于造血系统及淋巴组织肿瘤的诊断标准建议不做形态学区分，因为L1、L2型细胞的免疫表型、细胞遗传学改变以及临床特征无明显差异，而L3型多为成熟B细胞表型，预后以及治疗策略与前两者不同。

3. *细胞组织化学染色* 细胞组化检查有助于区分白血病细胞是淋系抑或髓系起源。50%以上ALL细胞的过碘酸-雪夫染色(periodic acid-Schiff，PAS)，即糖原染色呈阳性反应，胞浆内组化染色阳性物质呈颗粒状、珠状或块状分布，提示糖原代谢紊乱。AML细胞中除M6的原红细胞外，多数为PAS染色阴性或弱阳性，阳性物质多呈弥漫性细颗粒状分布。末端脱氧核苷转移酶(terminal deoxynucleotidyl transferase，TdT)常见于T细胞或B系前体细胞，成熟B细胞急淋或急性髓系白血病细胞中少见。过氧化物酶(peroxidase，POX)、苏丹黑B(Sudan black B，SBB)等在淋巴系白血病细胞多为阴性。α-醋酸萘酚酯酶(a-naphtyl acetate-esterase，ANAE)、α-丁酸萘酚酯酶(a-naphtyl butyrate-esterase)、萘酚-AS-D氯代醋酸酯酶(naphthyl AS-D chloracetate esterase)等多表达于粒系及单核系，淋巴系少见。由于细胞组织化学染色在白血病细胞中表达差异较大，因此组化检查对疾病的诊断仅为辅助诊断，仍需要结合免疫表型等其他手段来明确诊断。

4. *免疫表型* 免疫表型检查在目前的白血病诊断中占有重要地位。根据正常细胞发育过程中所表达的表面标志，临床医生可以判断白血病细胞的起源，因此能对白血病进行更为精确的分类，以便采取更适合的治疗方案，同时也有利于监测微小残留病，判断治疗的效果。ALL的免疫学分型是根据细胞发育不同阶段的分子表面特异性受体或抗原特征为标准进行的，以下按照细胞系别对其免疫表型分别进行说明。

(1)B系急性淋巴细胞白血病(表11-4)：按照细胞分化不同阶段，B急淋可分为早期前B(early pre-B)、Common急淋、前B(pre-B)和成熟B细胞急淋(B-ALL)。早期前B又称为前前B(pre-pre B)或B祖细胞(pro-B)急淋，细胞表面仅表达人类白细胞抗原CD34、HLA-DR、末端脱氧核苷转移酶(TdT)和B系特征型抗原CD19，不表达CD10、胞浆免疫球蛋白(CyIg)及细胞膜表面免疫球蛋白(SmIg)等，此型占成年人急淋的11%左右。Common急淋是急性淋巴细胞白血病中的主要亚型，占成年人急淋的51%，细胞除表达CD34、HLA-DR、TdT及CD19外，还表达CD10及糖蛋白(gp100/CD10)，而CyIg与SmIg为阴性；Pre-B以CyIg表达为特征，CD10表达减低或缺如，无SmIg表达，此型占成年人急淋的10%；B细胞急淋以表达SmIg为标志，也可表达CD10及CyIg，此型在WHO分类中被划分为Burkitt细胞白血病。

表11-4 B-ALL的免疫表型分类

分类	免疫表型
Pro-B ALL	TdT+，CD19/CD22/CD79a+，CD10-，Cyμ-，SmIg-
Common-B ALL	TdT+，CD19/CD22/CD79a+，CD10+，Cyμ-，SmIg-
Pre-B ALL	TdT+，CD19/CD22/CD79a+，CD10+/－，Cyμ+，SmIg-
Burkitt ALL	TdT-，CD19/CD22/CD79a+，CD10+/－，Cyμ+，SmIg+

(2)T系急性淋巴细胞白血病(表11-5):T急淋的分类方法不一。四分法根据T细胞发育过程将之分为T祖(pro-T)、前T(pre-T)、皮质T(cortical T)和髓质T(mature T)细胞急淋,TdT、cyCD3和CD7为共同表达抗原,pro-T表达造血干祖细胞标志如CD34及HLA-DR,不表达CD2、CD5、膜表面CD3(sCD3)及CD4、CD8等抗原;pre-T除CD2和CD5表达阳性外,其他标志同pro-T;皮质T急淋CD34和HLA-DR不表达,CD4和CD8同时表达,CD1a阳性,其他同pre-T;髓质T细胞sCD3表达,CD4或CD8表达,CD1a阴性,其他同皮质T。一般认为,CD3,特别是cyCD3是T急淋的特征性抗原,而CD7、CD2等与AML或B急淋有交叉反应。

某些非系特异性抗原表达在ALL中也有一定意义。如在70%～80%B系急淋中表达CD34,而T系急淋中仅有20%～30%患者表达。CD34表达与Ph^1染色体或bcr-abl融合基因表达密切相关,其预后意义仍未明了,有人认为T急淋中CD34与多药耐药蛋白共同表达与不良预后有关。

5. *细胞遗传学*　成年人急性淋巴细胞白血病中有60%～70%出现染色体异常,包括染色体的倍体和结构异常。其中最常见的是t(9;22)(q22;q11),即Ph染色体,约占所有成年人急淋的25%。其次为9p21染色体异常,见于约15%患者;11q23异常见于8%～11%患者,其中最常见的是t(4;11)(q21;q23)。t(1;19)(q23;p13)与前B表型密切相关,占成年人急淋的5%～7%。儿童急淋中多见的染色体改变如高二倍体及t(12;21)(p11;q22)在成年人急淋中很少见到,发生率均在5%以下。成年人急淋中还可见到8q24、7q35、14q11等异常。

6. *分子生物学*　聚合酶链反应(PCR)、基因特异探针的荧光原位杂交(FISH)等分子生物学技术的应用使临床医生能对急淋进行更为精确的分类,将其用于微小残留病检测能更为精确的判断疗效。成年人急淋中的分子生物学标记有BCR-ABL、MLL-AF4融合基因以及TCR、IgH重排等。目前有学者认为免疫球蛋白κ轻链的重排较重链重排更为稳定,更适用于微小残留病的检测。

7. *脑脊液检查*　对于确诊为ALL的患者,行脑脊液常规及生化检查以明确患者有否CNSL。急淋患者CNSL常见的脑脊液改变包括脑脊液压力升高,白细胞计数增高,涂片中见白血病细胞。脑脊液生化检查显示蛋白升高,葡萄糖水平降低。

8. *血液生化检查*　血尿酸水平增高见于近半数成年人急淋患者,其升高水平与肿瘤负荷成正相关,高白细胞以及显著肝脾淋巴结肿大患者易见尿酸水平增高。血清乳酸脱氢酶水平也与白血病负荷相关,明显增高见于B细胞急淋。少数患者就诊时出现纤维蛋白原减低,但初诊时DIC极其罕见。患者在接受左旋门冬酰氨酶治疗后容易出现出凝血功能异常及低蛋白血症,应密切监视,及时处理。部分患者在接受诱导缓解治疗时因白血病细胞短期内被大量破坏溶解而出现“肿瘤溶解综合征”血液生化检查显示血清钾、磷显著升高,血气检查显示以代谢性酸中毒为主的酸碱平衡紊乱。

【诊断与鉴别诊断】

患者短期内出现贫血、感染、出血、肝脾及淋巴结肿大等临床表现,外周血及骨髓中原始淋巴细胞>20%即可诊断为急性淋巴细胞白血病。急性淋巴细胞白血病亚型的区分有助于进一步掌握疾病的基本特征,从而对不同的亚型进行个体化治疗。FAB协作组根据细胞的形态将急淋区分为L1、L2、L3三型(具体标准见实验室检查部分),即所谓FAB分型。由于形态学的主观性较强,导致不同检测者之间对部分疾病分型不一致,另外急淋的原始细胞与急性髓系白血病M0、M1等亚型的白血病细胞形态极为相似,光镜下很难区分。而细胞免疫表型检查不但可以大大提高诊断的符合率,还能将疾病进一步区分为不同亚型,从而对疾病的治疗和预后有指导意义。细胞形态学检查同样能揭示疾病的预后。上述三种检查的结合可以相互

表11-5　T-ALL的免疫表型分类(EGIL,1995)

分类	免疫表型							
Pro-T ALL	TdT^+	$CD34^{+/-}$	$CyCD3^+$	$CD2^-$	$CD5/CD7^{+/-}$	$CD4^-$	$CD8^-$	$CD1a^-$
Pre-T ALL	TdT^+	$CD34^{+/-}$	$CyCD3^+$	$CD2^+$	$CD5/CD7^+$	$CD4^-$	$CD8^-$	$CD1a^-$
Cortical-T	TdT^+	$CD34^-$	$CyCD3^+$	$CD2^+$	$CD5/CD7^+$	$CD4^+$	$CD8^+$	$CD1a^+$
Medullary-T	$TdT^{+/-}$	$CD34^-$	$sCD3^+$	$CD2^+$	$CD5/CD7^+$	$CD4^+$	$CD8^+$	$CD1a^-$

弥补各自不足。2001年WHO关于淋系肿瘤的诊断分型标准认为，ALL与淋巴母细胞淋巴瘤是同一疾病的两种不同临床表现，应并入淋巴母细胞淋巴瘤，但仍可保留白血病名称；ALL诊断需满足骨髓原始、幼稚淋巴细胞≥25%，否则诊断为淋巴瘤；摒弃L1、L2、L3的形态诊断，改称为前体T淋巴细胞白血病/淋巴母细胞淋巴瘤(Pre T-ALL/LBL)、前体B淋巴细胞白血病/淋巴母细胞淋巴瘤(Pre B-ALL/LBL)和Burkitt白血病/淋巴瘤，分型中应注明如t(9;22)(q34;q11)；BCR-ABL、t(12;21)(p12;q22)；TEL-AML1、11q23异常/MLL易位、t(1;19)(q23;p13)；E2A-PBX1及8q24/Myc易位等特征性的细胞遗传学异常。

根据典型的临床表现、血液及骨髓检查，急性淋巴细胞白血病不难诊断，但临床上应与以下疾病进行鉴别。

1. *传染性单核细胞增多症*　是一种由EB病毒感染所致的疾病，临床表现为发热、咽峡炎、浅表淋巴结肿大(颈部淋巴结多见)、肝脾大，部分有皮疹。外周血淋巴细胞增高，异型淋巴细胞增高>10%，此种细胞分为三型，其中Ⅲ型细胞胞体较大，核形态较幼稚，见1~2个核仁，胞浆嗜碱，有多数空泡，易与原始淋巴细胞混淆。但此种患者骨髓不见原始淋巴细胞，偶可见吞噬血细胞现象，血液检查示噬异凝集试验阳性，血清检查EB病毒抗体阳性，可与急性淋巴细胞白血病鉴别。

2. *急性髓系白血病M0、M1型及双表型急性杂合细胞白血病*　此类白血病的临床表现与急性淋巴细胞白血病无明显区别，而且细胞形态学也很难区分，可检测细胞表面抗原及MPO等。关于急性杂合细胞白血病的诊断标准参见有关章节。

3. *慢粒淋巴细胞急性变*　Ph染色体阳性急性淋巴细胞白血病有时很难与慢性髓系白血病淋巴细胞急性变区分。一般来说，前者的融合产物多为p190，而后者多为p210。对于难以诊断的病例可以通过治疗反应来判断。Ph染色体阳性急性淋巴细胞白血病治疗后获得完全缓解，外周血血象可恢复正常，而慢性髓系白血病急变者治疗后仅能转至慢性期。

4. *非霍奇金淋巴瘤(NHL)*　既往以骨髓中原始细胞比例>25%为急性淋巴细胞白血病，以此与NHL区分，但近来WHO的分型标准不将此二者进行区分。

5. *急性再生障碍性贫血*　少数急淋患者发病时表现为全血细胞减少而且外周血不能见到原始细胞，此类患者应与急性再生障碍性贫血鉴别。后者无肝脾及淋巴结肿大，骨髓增生低下甚至极度低下，骨髓小粒空虚，油滴增多，淋巴细胞为成熟细胞，借此一般可与急淋区分。但少数急淋患者尤其是儿童在出现急淋典型表现前骨髓可表现为急性造血停滞表现，对此类患者应进行随访观察以免误诊。

6. *慢性淋巴细胞白血病及幼淋巴细胞白血病*

此两种白血病均表现为淋巴细胞明显增高，可有肝脾大、淋巴结肿大，但多临床进展较为缓和，骨髓及外周血中为成熟淋巴细胞为主，后者可见幼稚淋巴细胞为主，大多于55%以上。细胞免疫表型检查可作鉴别。

【治疗】

成人ALL治疗上借鉴了儿童ALL的成功经验，几十年来疗效已有了明显提高，CR率已达70%~90%，30%~40%的患者有望治愈，其中成熟B-ALL治愈率可达80%以上，Ph染色体/BCR-ABL融合基因阳性ALL的长期无病生存率也达到40%~50%。疗效的提高得益于支持治疗的加强、化疗方案的改进、干细胞移植的推广和新药的应用等，也与按临床亚型和疾病危险分层来合理选择治疗的策略密切相关。成年人ALL不良预后因素多，对皮质激素和门冬酰胺酶等主要抗白血病药物耐受性差，接受大剂量MTX等强烈化疗时并发症多，与儿童患者相比总体疗效仍然很差。

成年人ALL的治疗是一个整体，包括支持治疗和抗白血病治疗。支持治疗是抗白血病治疗取得疗效的重要保证。抗白血病治疗主要是指多药联合化疗，一般分诱导治疗、巩固强化治疗和维持治疗三个阶段，总疗程约需2~3年；在诱导、巩固强化治疗期间也十分重视“庇护所”白血病的防治。诱导治疗目的在于迅速清除机体内99%以上的白血病细胞负荷，重建正常造血，恢复受损的组织器官功能。诱导治疗达到“完全缓解”后，体内仍有10^9以下的残留白血病细胞，是白血病复发的根源。缓解后治疗包括巩固强化、维持治疗和CNSL防治等，目的就是要消灭体内这些残存的白血病细胞，阻止耐药和复发，延长生存，争取治愈。

支持治疗包括并发症处理、血制品输注、感染防治和造血生长因子应用等。患者入院后应尽快诊断，及时进行临床评估。对少数进展迅速的B细胞型ALL和纵隔包块、胸腔积液明显的患者，需立即进行降白细胞的治疗，一般在正式诱导治疗之前先给予泼尼松和（或）环磷酰胺。诱导治疗期间应充分补液、碱化尿液，防止尿酸沉积而损伤肾脏功能。别嘌醇为黄嘌呤氧化酶抑制药，阻止尿酸的生成。拉布立酶(Rasburicase)为重组尿酸氧化酶，能促进尿酸氧化成更易排泄的尿囊素。拉布立酶降尿酸作用比别嘌醇快，且更安全，可用于肿瘤溶解综合征的治疗。贫血的患者应间断输红细胞悬液，维持 Hb 在 80g/L 以上。血小板计数≤10×10^9/L，血小板计数≤20×10^9/L 但有出血倾向或伴有发热的患者应及时输注血小板。血小板输注无效可输 HLA 配型相合的血小板。

感染是急性白血病常见并发症，也是白血病治疗失败效果的重要原因。粒细胞缺乏是感染的主要危险因素，$CD4^+$淋巴细胞缺乏、抗体缺陷和异基因造血干细胞移植后免疫抑制药应用等也与感染密切相关。化疗或白血病浸润等常可导致皮肤黏膜屏障功能破坏，大大增加了感染的机会。ALL 应用大剂量甲氨蝶呤、糖皮质激素长期应用、全身放射治疗、急性 GVHD 和患者营养不良、个人卫生状况差等是黏膜损伤、感染的危险因素。常见的致病菌为大肠埃希菌、肺炎克雷白杆菌等革兰阴性菌，近年来金葡菌、链球菌等革兰阳性菌和机会性深部真菌感染也明显增多。一些预防措施能明显降低感染的发生。医护人员接触患者前应洗手，保持病房清洁，注意患者个人卫生，清洁饮食，勤漱口，保持大便通畅，便后坐浴，粒细胞缺乏时戴口罩有助于减少呼吸道感染，口服氟康唑能有效预防口咽部及消化道念珠菌感染。感染发生时应及时选用高效、广谱的抗生素经验性治疗，并根据可疑感染部位微生物培养结果和药敏试验及时调整用药。

ALL 治疗期间应用 G-CSF 或 GM-CSF 等造血生长因子能缩短粒细胞缺乏时间，减少感染发生与严重程度，降低死亡率。没有证据表明这些造血生长因子能刺激白血病细胞生长，促进临床复发。在接受 4 周诱导方案治疗的患者，造血生长因子与诱导治疗同用能明显降低感染的发生，而诱导治疗末期才开始应用则疗效有限。

联合化疗是 ALL 治疗的主要方法。基于儿童 ALL 的治疗经验，成人 ALL 除成熟 B-ALL 需采用短期强化治疗外，其他患者治疗一般分为三个阶段，即诱导治疗、巩固强化治疗和维持治疗；在积极全身治疗的同时重视 CNSL 等髓外白血病的防治。

1. *诱导治疗*　成年人 ALL 的 CR 率为 78%～93%，中位缓解时间可达 18 个月。标准诱导治疗一般包括长春新碱、糖皮质激素和一种蒽环类药，通常加入门冬酰胺酶(ASP)、环磷酰胺，有时也与阿糖胞苷、巯嘌呤等组成更强烈的多药联合方案。不同诱导治疗方案的疗效并无显著差别。某些临床亚型强化诱导治疗可能取得更好的疗效，例如 T-ALL 诱导治疗中加入 CTX 和 Ara-C，成熟 B-ALL 采用含大剂量 MTX、分次给予的 CTX 和 CD20 单抗的方案诱导治疗等。泼尼松是最常用的糖皮质激素。地塞米松体外抗白血病活性要强于泼尼松，药物作用时间更长，在脑脊液中能达到更高的药物浓度。有学者认为，地塞米松取代泼尼松可降低成人 ALL 的 CNS 复发，提高总的生存。然而大剂量糖皮质激素长时间应用不良反应多，感染发生率和死亡率增加，可能抵消地塞米松的优势。增加泼尼松用量也能达到类似地塞米松的疗效。柔红霉素是最常用的蒽环类药物，诱导治疗时一般用量为 30～45mg/m^2，每周 1 次。有研究认为，柔红霉素增量(45～80mg/m^2)连续 2～3d 应用可提高疗效。例如意大利 GIMEMA 诱导治疗时应用大剂量柔红霉素[30mg/(m^2·d)×3，第 1、3、5 周，总量 270mg/m^2]，结果 CR 率达 93%，6 年 EFS 率为 55%。但随后较大样本的多中心研究报道 CR 率和 EFS 率分别仅为 80%和 33%，疗效并未提高，且骨髓抑制重，并发症多。目前认为增加蒽环类药物用量并不能提高成年人 ALL 的总体疗效，也不确定某些特殊类型成年人 ALL 或特定年龄组的患者是否能从中受益。儿童 ALL 诱导或缓解后治疗加用 ASP 虽不增加 CR 率，但可提高 CR 质量，改善长期生存。ASP 对成年人 ALL 有无类似作用还不太肯定。临床上有 3 种不同来源的 ASP，即大肠杆菌属 ASP、欧文菌属 ASP 和聚乙二醇化的 ASP，生物半衰期分别为 1.2d、0.65d 和 5.7d；要获得稳定的血药浓度，需分别隔天、每天和间隔 1～2 周应用。大肠杆菌属 ASP 抗白血病作用强于欧文菌属 ASP，但后者毒性较弱，可通过增加剂量来达到同等疗效。与大肠埃希菌属 ASP 相比，聚乙二醇化 ASP 能提高儿童 ALL 的早期疗效，但并不能获得长期的生存优势。成人 ALL 应用 ASP 较儿童患者更易引起胰腺炎，与糖皮质激素合用可加重凝血异常，增加肝毒性，严重时需减量或推迟治疗。环磷酰胺一般在诱导治疗早期使用。意大利 GIMEMA 的报道认为，三药诱导治疗方案中加不加 CTX 并不影响 CR 率。但几个非随机临床试验发现，

CTX可提高CR率，对改善成年人T细胞型ALL的预后尤其明显。一些研究中心在诱导治疗中加用含大剂量阿糖胞苷（HDAC，1～3g/m^2 q12h，3～6d）的方案进行强化诱导治疗，结果CR率为79%，并不优于常规诱导治疗。尚不明确这一治疗方式能否提高成年人ALL的总体疗效或改善某些特殊临床亚型的LFS。诱导治疗晚期应用含HDAC的方案骨髓抑制较重，治疗相关死亡率较高，CR率低于诱导治疗早期应用HDAC的患者。含HDAC的方案诱导治疗的患者在后续的治疗中易出现粒细胞缺乏，粒缺持续时间也延长，甚至可能被迫推迟后续化疗，进而影响整体疗效。

目前已很难再通过调整诱导治疗方案来进一步提高CR率。诱导治疗应着重于提高CR质量，以获得分子缓解（微小残留病水平≤0.01%）为追求目标。现在成年人ALL标危组约60%的患者可达分子CR，约50%的Ph/BCR-ABL阳性ALL经伊马替尼联合化疗诱导治疗也可达到分子CR。

5%～15%的成年人ALL经诱导治疗不能取得CR，这些患者预后极差，需进入临床试验或进行干细胞移植。成年人ALL的诱导治疗相关死亡率为5%～10%，且随着年龄增长而增加，60岁以上可达20%；感染是主要死因，真菌感染较为常见；需积极加强抗感染、支持治疗。

2. 巩固、强化治疗　成年人ALL巩固、强化治疗没有公认、一致的“标准”程序，不同诊疗中心的治疗方案和疗程数差别较大，难以比较优劣。巩固强化治疗一般采用原诱导方案、多种药物组成的新方案或大剂量化疗。干细胞移植亦属强化治疗。强化治疗方案通常包含VM26、VP16、AMSA、MTZ、IDA和HDAC或大剂量MTX（HD-MTX）等。临床随机比较研究并未真正明确强化治疗有益于提高成年人ALL整体疗效。意大利的Gimema的一项研究就认为，与传统的巩固治疗相比，强化治疗并未提高LFS；西班牙的Pethema也认为，晚期强化不改善患者的长期生存。而英国MRC和美国M. D Anderson癌肿中心（MDACC）认为，早期和晚期强化治疗可明显降低复发，增加LFS。基于儿童ALL的治疗经验，目前已将强化治疗列为成年人ALL缓解后的标准治疗。HDAC较普遍地应用于成年人ALL的强化治疗，但最佳剂量和最佳疗程数仍不明确。HDAC可与MTX等其他药物联用。成年人pro-B ALL用含HDAC的方案巩固强化治疗后治愈率可达50%。与儿童相比，成年人患者对HD-MTX的耐受性较差，易有黏膜炎、肝损害等，严重时可能需推迟后续化疗。应用HD-MTX时需积极预防黏膜炎，密切观察病情，监测MTX血药浓度，及时四氢叶酸钙解救。四氢叶酸钙过早解救或用量过大都可降低HD-MTX的疗效。成年人ALL标危组的HD-MTX用量通常限制在1.5～2g/m^2，而在T-ALL和高危组前体B-ALL，增大MTX用量（如5g/m^2）可能会取得更好的疗效。MTX持续4h输注的毒性要比持续24h输注的低，但疗效也减低。ASP毒性较多见于诱导治疗阶段，而巩固强化治疗时较少见。依照儿童ALL的治疗经验，诱导或巩固强化治疗使用ASP都可能提高总体疗效。成年人ALL强化治疗也有应用大剂量蒽环类或鬼臼毒素的，但疗效有待进一步确定。

不同临床亚型和危险分层的患者应用不同的巩固强化治疗可能提高疗效。德国GMALL 05/93方案对成年人ALL在诱导治疗中应用含HDAC和MTZ的强化治疗，巩固强化阶段对前体B-ALL标危组给予HD-MTX，前体B-ALL高危组给予HD-MTX和HDAC，T-ALL则给予CTX和Ara-C。结果前体B-ALL标危组的中位缓解持续时间达57个月，5年OS率为55%；前体B-ALL高危组中除Pro-B ALL持续缓解率达41%以外，其余临床亚型的持续缓解率仅19%，疗效并未提高；而T-ALL的疗效则与临床亚型明显相关，胸腺T-ALL、成熟T-ALL和早期T-ALL的持续CR率分别为63%、28%和25%。

HLA配型相合的同胞或无关供者异基因干细胞移植和自体干细胞移植是高危ALL缓解后治疗的主要方法。移植前数疗程的巩固强化治疗可降低微小残留病水平，提高CR质量，进而提高移植疗效。

成年人ALL治疗中一个值得关注的问题就是化疗的间隔时间。经数轮化疗以后，部分患者粒缺时间延长，甚至需推迟后续化疗，这增加了复发的机会。因此成年人ALL治疗不能一味追求要达到强烈骨髓抑制，化疗方案安排上应注意强弱结合。

3. 维持治疗　ALL经诱导和巩固强化治疗后，还需进行2～2.5年的维持治疗。已有多项临床研究证明，取消维持治疗会降低ALL的长期疗效。维持治疗主要药物是MTX（20mg/m^2，每周1次，静脉注射为佳）和巯嘌呤（MP，75～100mg/m^2，口服，每日1次）。维持治疗应有足够的治疗强度，以达到WBC≤3.0×10^9/L、中性粒细胞为0.5～

$1.5\times10^9/L$ 为佳。还不清楚维持治疗期间间断强化治疗能否提高疗效。意大利 GIMEMA(0183)多中心研究发现，诱导和巩固强化治疗结束后进行间断强化治疗，10 年 OS 率并不优于常规维持治疗的患者，提示经充分的早期强化治疗后，维持阶段的间断强化治疗并不提高疗效。成年人患者间断强化治疗的并发症较多，依从性也较差。可考虑给予较弱的 VP 等方案间断强化治疗。维持治疗应根据临床亚型和 MRD 水平来确定。成熟 B-ALL 不需维持治疗，Ph/BCR-ABL 阳性的 ALL 维持治疗可用酪氨酸激酶抑制药。T-ALL 持续缓解达 2.5 年后就很少复发，而前体 B-ALL 即使缓解 5 年仍有复发可能，维持治疗对后者的意义更大。

4. 中枢神经系统白血病预防　CNSL 防治是 ALL 整体治疗的重要组成部分。成人 ALL 初诊时 CNSL 发生率约为 6%，多见于 T-ALL(8%)和成熟 B-ALL(13%)。未经 CNSL 预防的成年人 ALL，中枢神经系统复发高达 30%。国外诊断 CNSL 需满足脑脊液 WBC≥5/μl 且发现原、幼淋巴细胞；脑脊液 WBC 低于 5/μl 但发现原、幼淋巴细胞的也可诊断。神经根浸润的患者脑脊液检查可正常。CNSL 预防包括 MTX、Ara-C、地塞米松联合鞘内注射，大剂量全身化疗(HDAC、HD-MTX 和 ASP)，和颅脑-脊髓照射等。采用颅脑-脊髓预防照射存有较多的争议。照射后易引起神经毒性，主要表现为癫痫、痴呆、智力障碍、内分泌紊乱和继发肿瘤等。我们在临床工作中观察到，照射后一些患者的骨髓造血恢复较慢，有可能影响到下一阶段的治疗。即使对高危患者，鞘注联合全身大剂量化疗也能有效地预防 CNSL，CNS 复发可降到 7%。成年人 ALL 鞘注预防的次数取决于发生 CNSL 的风险大小。T-ALL、成熟 B-ALL、高白细胞数、血清 LDH 增高、髓外浸润明显或白血病细胞增殖旺盛的患者高风险发生 CNSL，需接受 16 次鞘注预防；而中等风险和低风险患者可分别只接受 8 次和 4 次鞘注预防。CNSL 预防不仅能降低 CNS 复发，也是提高总体疗效的重要举措。应该注意到，CNSL 发生风险也与操作者的腰穿水平有关——腰穿有可能不慎将外周血中的白血病细胞带入脑脊液中。因此腰穿应由有经验的操作者施行，并尽量在外周血白血病细胞数明显控制或消失以后执行。血小板低者在腰穿前应输血小板以防出血。

5. 特殊治疗

(1)造血干细胞移植：造血干细胞移植(SCT)是成年人 ALL 极为重要的强化治疗手段，是高危病人治愈的主要方法，也是难治、复发患者挽救性治疗的重要选择。根据干细胞的来源可分为异体(allo-SCT，亲缘和非亲缘)和自体移植(ASCT)，按预处理方案的强度可分为清髓性和非清髓性移植。Allo-SCT 可诱导移植物抗白血病(GVL)作用而降低复发，但移植并发症多，移植相关死亡(TRM)率高。ASCT 的并发症少，TRM 率低，但复发率也高。国外多项临床随机比较研究认为，成年人 ALL 自体移植的疗效并不优于常规化疗。成年人高危 ALL 采用 Allo-SCT 能取得比常规化疗更好的疗效，但对标危组能否从中获益还不太清楚。Allo-SCT 的疗效主要取决于患者的年龄和白血病缓解状态。20 岁以下患者的长期 LFS 率可达 62%，而>20 岁者仅 48%。CR1 期移植的疗效最佳，而 2 次或以上缓解(≥CR2)的患者和难治、复发病人的移植疗效明显减低。一般认为，≥CR2 的成人 ALL 仍应推荐 Allo-SCT，如无合适的同胞或非亲缘供者，可考虑试验性非清髓移植、脐血干细胞移植或半倍体移植(表 11-6)。

成年人 ALL 异体干细胞移植已有了相当的经验，但移植的最佳时机、最佳预处理方案和最佳程序等仍不明确。德国 GMALL 认为高危患者应于诊断后 3～4 个月内进行移植，未取得分子缓解的标危患者和复发后再次取得 CR 的成年人 ALL 也推荐移植。首选 HLA 配型相合或仅 1 个位点不相合的同胞供者移植，也可选择 HLA 配型相合或仅 1 个位点不相合的非亲缘供者移植；如无以上合适的供者，还可考虑脐血移植、半倍体移植或非清髓性移植。预处理方案多种多样，但一般都含 TBI。国际骨髓移植登记处(IBMTR)一项报道认为 VP16 联合 TBI 的预处理方案有一定优势。移植前去除 T 细胞是否有益尚无定论，应按各临床中心的自身经验来决定。

(2)难治、复发 ALL 的治疗：难治、复发的成年人 ALL 疗效很差，采用与标准诱导方案类似的方案再诱导治疗 CR 率一般不超 50%，HD-MTX、HDAC 或 MTZ 等单药诱导的再缓解率≤30%，而 AMSA、鬼臼毒素等则仅为 10%～15%，长生存者罕见。MRC/ECOG 分析 609 例复发成人 ALL 的疗效，发现 5 年总生存率仅 7%；年龄小(≤20 岁)、CR1 期长(≥2 年)者预后相对较好，复发后接受 SCT 的部分患者可获长期生存，而复发前的治疗对复发后治疗的疗效并无影响。法国报道 LALA-94

表 11-6　成人 ALL 干细胞移植的疗效

移植类型		移植时机	病例数	TRM (%)	RR(%)	LFS (%)
异体	亲缘	CR1	1100	27	24	50
		≥CR2	1019	29	48	34
		难治、复发	216	47	75	18
	非亲缘	CR1	318	47	10	39
		≥CR2	231	8	75	27
		难治、复发	47	64	31	5
自体		CR1	1369	5	51	42
		≥CR2	258	18	70	24
非清髓		所有疾病状态	232	28	49	31

注：引自 Hoffman 等《Hematology. Basic principles and practice》第 5 版。

TRM-移植相关死亡；RR-复发率；LFS-无白血病生存

方案治疗后首次复发的 421 例成年人 ALL，再缓解率为 44%，中位 DFS 仅 5.2 个月，5 年 DFS 率 12%；复发后接受移植、CR1 期≥1 年和复发时 PLT>100×10^9/L 的患者预后相对良好，初诊时的危险分层和复发前的治疗不影响复发后治疗的疗效。两项研究都认为成年人 ALL 复发后现行的挽救治疗疗效很差，CR1 期短和年龄偏大的患者尤其如此。Allo-SCT 挽救治疗的疗效优于联合化疗，但 CR2 患者中仅 30%～40%能有条件移植，我国能进行移植的病人更少。为提高疗效，应积极鼓励病人进行新药临床试验。克罗拉滨（Clofarabine）是第二代嘌呤核苷酸类似药，Ⅱ期临床研究发现治疗难治、复发儿童 ALL 的有效率为 31%，CR 率可达 20%，现已被美国 FDA 批准用于成年人 ALL 复发患者的试验性治疗。奈拉滨（Nelarabine）为脱氧鸟苷类似药，单药治疗 T-ALL 复发患者的有效率高达 50%以上。其他新药如脂质体长春新碱、聚乙二醇化 ASP、伊马替尼和 CD20 单抗美罗华等，有望进一步提高难治、复发患者的疗效。

(3)青少年 ALL 的治疗：16－21 岁的青少年 ALL 是一组特殊患病人群。欧美一些临床研究机构回顾性比较了用儿童和成年人 ALL 治疗方案治疗这类患者的疗效，结果发现儿童方案的疗效要明显优于成人方案，两组长期生存率分别为 60%～65%和 30%～40%。与成人方案比较，儿童方案更多地使用了糖皮质激素、ASP 和长春新碱等非骨髓抑制性药物，CNSL 的防治更早、更强，维持治疗时间也更长。此外，执行儿童方案的患者依从性较好、化疗间歇期短，亦与儿童方案取得较好的疗效有关。美国 CALGB-ECOG/SWOG 为此开展了前瞻性Ⅱ期临床研究，将儿童方案用于 30 岁以下成人 ALL 的治疗，有些中心甚至推广到 50 岁以下的患者；经短期随访认为，儿童方案用于青少年甚至 50 岁以下成人 ALL 治疗是可行的，长期的疗效尚待进一步观察。

(4)老年人 ALL 的治疗：老年人 ALL 的 CR 率低于 50%，中位 CR 持续时间仅 3～12 个月，总生存率不到 10%。老年患者常合并多种器官、系统疾病，骨髓和髓外组织器官的代偿能力差，对化疗耐受性差，并发症多，治疗毒性较大、治疗相关死亡率高，常需强化支持治疗，且常被迫降低化疗强度，甚至推迟化疗；另外，老年 ALL 的 t(9;22)等不良预后因素多，白血病细胞化疗敏感性差，耐药发生率高。故老年患者应积极推荐进入临床试验；一般情况好、健康评分值低（PS 评分 0～2 分）的可给予标准剂量化疗，55－65 岁的 CR 患者条件允许时也可考虑 ASCT 或非清髓移植；否则应推荐减低剂量的化疗，或者仅给予积极的支持治疗。

(5)特殊类型 ALL 的治疗。

①成熟 B-ALL：成熟 B-ALL（Burkitt 白血病/淋巴瘤）占成人 ALL 的 5%～9%。白血病细胞几乎都处于增殖周期，细胞培增时间短（仅 24～48h），侵袭性强，结外（CNS 和 BM）浸润多见，发病时肿瘤负荷大，易发生肿瘤溶解综合征。白血病细胞表达 CD19、CD20、CD22 和 CD79a 等全 B 细胞抗原，CD10 和 BCL-6 阳性；有特征性的 c-Myc、Ig（IgH /Igκ/Igγ）基因重排。常规化疗的 CR 率不超过 67%，长期 DFS 率低于 33%。而采用短期强化治疗和积极的 CNSL 预防后 CR 率可达 80%以上，2 年 DFS 率为 60%～80%。比较有代表性的方案是 MDACC 的 Hyper-CVAD/MA（Hyper-CVAD：CTX 300mg/m^2/q12h，d1～3，VCR 2mg，d4、11，

Adr 50mg/m² d4，Dex 40mg/d，d1～4，d11～14，每个疗程 21d，第 1、3、5、7 个疗程；MA：HD-MTX 1.0g/m²，d1，HDAC 3g/m²/q12h，d2、3，每个疗程 21d，第 2、4、6、8 个疗程；同时给予 MTX、Ara-C 和 Dex 预防鞘注 16 次），还有 GMALL 的 ALL-L3 治疗方案（预治疗：CTX 200mg/m² d 1～5，Pred 60mg/m² d 1～5。A 方案：VCR 2mg d1，MTX 1.5g/m² d1，Ifo 800mg/m² d1～5，VM26 100mg/m² d4、5，AraC 150mg/m²/q12 d4、5，Dex 10mg/m² d1～5；鞘注 d1、5；第 1、3、5 个疗程。B 方案：VCR 2mg d1，MTX 1.5g/m² d1，CTX 200mg/m² d1～5，Adr 25mg/m² d4、5，Dex 10mg/m² d1～5；鞘注 d1；第 2、4、6 个疗程。A、B 方案间歇约 2 周）。大多数患者在 4～6 周内达到 CR，PR 或 NR 的患者预后很差。短期强化治疗主要毒性反应为骨髓抑制、黏膜炎和神经毒性等，少数患者不能完成全程化疗，或化疗间隔较长，使复发率增加，疗效降低。化疗方案中 CTX、MTX 和 Ara-C 的最佳剂量、高分次给予的 CTX 最佳间隔时间仍不清楚。几乎所有成熟 B-ALL 都表达 CD20。CD20 单抗与短期强化治疗联用可进一步提高疗效。例如 Thomas 等报道 23 例成熟 B-ALL 采用美罗华联合 Hyper-CVAD/MA 方案治疗 CR 率为 91%，2 年生存率为 89%，而单纯化疗的患者生存率仅 58%，有显著差异；这一差异在 60 岁以上的患者更为明显，加或不加美罗华治疗的 2 年 OS 率分别为 89%和 19%。

现有资料表明，SCT 的疗效并不优于大剂量短期强烈化疗。CNSL 预防时取消颅脑照射并不影响疗效。我们在临床中也观察到，接受颅脑照射预防的患者常因骨髓抑制毒性而延迟化疗，从而增加了复发的机会。绝大多数成熟 B-ALL 复发发生于 1 年以内，持续 2 年 CR 者可认为“治愈”，故这类患者不需维持治疗。目前还不清楚难治、复发患者的最佳挽救治疗方案，SCT 可能提高疗效。有报道 ASCT 与 Allo-SCT 的复发率基本一致，且前者 OS 要优于后者，提示 Allo-SCT 后的 GVL 作用有限。

②Ph 染色体/BCR-ABL 阳性 ALL：Ph 染色体/BCR-ABL 阳性 ALL 占成人 ALL 的 20%～30%，在 50 岁以上患者中甚至达 50%以上。易位形成的 BCR-ABL 融合基因编码具有自主酪氨酸激酶活性的 P190 或 P210 蛋白，对白血病发病起着至关重要的作用。患者常规化疗的疗效很差，CR 率虽可达 50%～80%，但大多于 1 年内复发，长期 DFS 率不足 10%。Allo-SCT 被认为是唯一可能治愈本病的手段。MRC/ECOG(E2993)的资料显示，CR1 期接受 Allo-SCT 和仅进行常规化疗/ASCT 的患者 5 年复发率分别为 32%和 81%，5 年 EFS 率分别为 36%和 17%，5 年 OS 率分别为 42%和 19%。法国(LALA-94 方案)和日本名古屋 BMT 组也有类似的结论。然而仅少数 CR1 期患者能有条件进行 Allo-SCT。接受 HLA 配型相合的非亲缘供者移植的患者并发症较多，移植相关死亡率较高。非清髓性移植、脐血移植和半相合移植的疗效也有待进一步评价。伊马替尼是 ABL 酪氨酸激酶抑制药，治疗 t(9；22)/BCR-ABL 阳性的 CML 慢性期患者取得了满意疗效。伊马替尼（400～600mg/d）单药治疗难治、复发 Ph+/BCR-ABL 阳性 ALL 的 CR 率为 29%，少数病人疗效可持续 4 周以上，中位疾病进展时间为 2.2 个月，中位生存时间可达 4.9 个月。患者很快出现耐药、复发。伊马替尼与 VCR、CTX、DNR、Ara-C 和 VP16 联合在体外抗白血病试验中有协同作用，而与 MTX 相互拮抗。日本成年人 ALL 研究组(JALSG)将伊马替尼 600mg/d 与 VP 方案联用治疗初治 Ph/BCR-ABL 阳性 ALL，取得 CR 后接受 4 个疗程的 HD-MTX＋HDAC 和伊马替尼(600mg/d，28d 为 1 个疗程)轮替治疗，有 HLA 配型相合的亲缘或非亲缘供者的患者接受移植，其余采用伊马替尼＋VP 方案(每月 1 次)维持治疗 2 年。结果 CR 率达 96%，达 CR 中位时间为 28d，其中 26%的 CR 患者在诱导治疗第 28 天即取得“分子缓解”；治疗 1 年时 71%的患者获得分子 CR，预计 2 年 EFS 率和 OS 率分别为 49%和 58%。Thomas 等用伊马替尼联合 Hyper-CVAD/MA 方案治疗 Ph 染色体/BCR-ABL 阳性 ALL，结果 CR 率为 96%，达 CR 的中位时间为 21d；联合治疗方案和单纯化疗的 2 年的 DFS 率分别为 87%和 28%。现认为，伊马替尼与化疗同用疗效要优于序贯治疗。伊马替尼不增加化疗毒性，与 VP 方案甚至单与甲基泼尼松龙联用治疗老年患者即可明显改善疗效，延长生存。Allo-SCT 前应用伊马替尼可降低 MRD 水平、提高移植疗效，Allo-SCT 后继续应用可降低复发。伊马替尼耐药的可改用新的酪氨酸激酶抑制药如尼罗替尼(Nilotinib)、达沙替尼(Dasatinib)等治疗。

③T-ALL：T-ALL 占成年人 ALL 的 15%～20%，主要见于青年男性，初诊时多有 WBC 数增高(≥3.0×10^9/L)、纵隔肿大和 CNS 浸润等，易有

CNS复发。继往T-ALL的疗效很差,中位CR持续时间不超过10个月,长期生存率低于10%。采用含CTX、Ara-C和HD-MTX的方案治疗,成年人T-ALL的CR率已达80%以上,LFS率为40%~50%。因患者白血病负荷较大,诱导治疗时需注意防治肿瘤溶解综合征。T-ALL的中枢神经系统浸润和复发多见,应十分重视CNSL的防治。纵隔肿大的患者可接受纵隔照射治疗,但部分患者经照射后骨髓造血恢复较慢,可能影响到全身化疗;目前也还不能肯定纵隔照射能提高这类患者的疗效。NUP214-ABL1基因扩增见于5.6%的前体T-ALL($CD3^+$,$CD2^+$和$CD7^+$),化疗疗效较差,采用伊马替尼等酪氨酸激酶抑制药治疗有望提高疗效。也可试用奈拉滨和CD52单抗治疗。

(6)新的治疗方法:成年人ALL疗效的提高有赖于对白血病致病机制的深入研究与新药开发。多种新药已进入临床试验,包括老药新剂型、核苷酸类似药、单克隆抗体以及酪氨酸激酶抑制药等分子靶向治疗药物。

①老药新剂型:大肠杆菌来源的ASP与聚乙二醇共价结合形成PEG-ASP,不仅降低了免疫源性,也使生物半衰期延长了5倍。最初是作为大肠杆菌属ASP发生超敏反应时的替代治疗,后被美国FDA批准用于初治ALL的治疗。与普通ASP相比,PEG-ASP 2 500U/m^2/1~2周能更快地清除骨髓原始淋巴细胞。脂质体化Ara-C(Depocyte)鞘注后能缓慢释放入脑脊液,作用可持续14d以上;Ⅰ期临床研究以25~50mg/2周鞘注治疗10例难治性CNSL,结果4例CR,3例PR;与全身大剂量化疗合用可增加神经毒性。脂质体化蒽环类药物和聚乙二醇化阿霉素可减低治疗毒性,增加疗效。脂质体柔红霉素已进入难治、复发ALL的Ⅰ期临床研究。Annamycin是一种能克服多药耐药的脂质体化蒽环类药物,心脏毒性较阿霉素小,但可致严重粒缺,已用于难治ALL的试验性治疗。长春新碱脂质体化后血药半衰期由10min延长到8h,组织浓度也明显升高,以2mg/m^2/3周持续1h输注时便秘和神经损伤等毒性轻微;以2mg/m^2/2周试验性治疗16例难治、复发ALL,发现2例有效;目前正与地塞米松联合用于难治、复发ALL的试验性治疗。

②抗叶酸代谢药:抗叶酸代谢药MTX在ALL治疗中占有很重要的地位。一些新的抗叶酸代谢药物,如二氢叶酸还原酶(DHFR)、胸苷酸合成酶和嘌呤合成酶等的抑制药亦已进入临床试验。三甲曲沙(Trimetrexate)为脂溶性非多聚谷氨酰化的DHFR抑制药,Ⅱ期临床研究发现20例伴皮肤浸润的T细胞淋巴瘤复发患者经三甲曲沙200mg/m^2/2周治疗有效率为45%。Pralatrexate是对还原叶酸载体(RFC)和多聚谷氨酰胺合成酶(FPGS)具有高亲和性的DHFR抑制药,Ⅰ/Ⅱ期临床研究发现可诱导T细胞淋巴瘤获得持续CR,与吉西他宾序贯应用的疗效要明显优于MTX+Ara-C。Talotrexin是非多聚谷氨酰化的氨基蝶呤类似药,对RFC和DHFR具有高亲和性,可克服MTX耐药,目前正用于成年人难治、复发ALL的试验性治疗。雷替曲塞(Raltitrexed)可选择性抑制胸苷酸合成酶,阻断三磷酸胸苷合成,已用于胃癌的试验性治疗。咯美曲索(Lometrexol)和培美曲塞(Pemetrexed)是嘌呤生物合成抑制药,后者已开始试验性应用于难治、复发白血病的治疗。

③新的核苷酸类似药:氯法拉宾(Clofarabine)在细胞内转变为有活性的三磷酸Clorarabine,抑制DNA多聚酶和核苷酸还原酶而抑制DNA合成与修复,也可直接作用于线粒体诱导细胞凋亡;Ⅰ期和Ⅱ期临床试验发现不同遗传学异常的T和B-前体ALL均可取得部分疗效;Clofarabine可增强Ara-C活性,与VP16和CTX也有协同作用,目前正在观察联合用药的疗效。Clofarabine成年人每个疗程最大耐受剂量为40mg/(m^2·d)×5,可逆性肝转移酶升高为其剂量限制毒性;也可引起呕吐、骨髓抑制、发热、皮疹和手-足综合征等。

嘌呤核苷磷酸化酶(PNP)的遗传性缺失会引起T细胞严重缺乏,因为PNP缺陷会使脱氧鸟苷的三磷酸衍生物在细胞内积聚,抑制核苷酸还原酶的活性,从而抑制DNA合成、引起细胞死亡;PNP成为T细胞恶性肿瘤治疗的一个合理靶点。奈拉滨(Nelarabine)是可溶性Ara-G制剂,在细胞内经腺苷脱氨酶的作用迅速转化为Ara-G而竞争性抑制PNP。Ⅰ期和Ⅱ期临床试验采用每个疗程奈拉滨400~1200mg/(m^2·d)×5,持续1h输液;结果79例不伴CNSL的T-ALL有27例(35%)取得CR,首次复发、二次复发和CNS复发的T-ALL再缓解率也分别达到49%、25%和21%;剂量限制毒性为神经毒性,主要表现为嗜睡、震颤、肌无力、共济失调和癫痫等,未见骨髓抑制毒性。美国FDA已批准将奈拉滨用于T细胞淋巴瘤/白血病的三线治疗。Forodesine是PNP的一种新的抑制药,口服生物利用度高，对 T 细胞有选择性毒性作用，已用于 T-ALL 的临床试验性治疗。

④单克隆抗体：CD20 表达于正常 B 细胞、成熟 B-ALL，也见于 40%～50%的前体 B-ALL。美罗华是这一跨膜非糖基化磷酸蛋白的单克隆抗体。美罗华联合短期强烈化疗治疗成熟 B-ALL 已获满意疗效。成年人前体 B-ALL 表达 CD20 为预后不良因素；一项研究发现，美罗华（375mg/m^2/周）联合 Hyper-CVAD/MA 治疗 CD20 阳性和 CD20 阴性的成年人前体 B-ALL，2 年 DFS 率分别为 73%和 40%，具有显著差异。CD20 单抗与放射性核素钇 90 和碘 131 结合可能进一步提高疗效。

依帕珠单抗（Epratuzumab）为 CD22 的人源化单抗，在侵袭性 B-NHL 中已显示较好的安全性和抗肿瘤活性。COG 率先用依帕珠单抗单药或与 VDLP 联合治疗 $CD22^+$ 的儿童复发 B-ALL，证明安全、有效。依帕珠单抗联合美罗华的疗效要优于单一用药。螯合放射性核素钇 90 的依帕珠单抗高分次治疗侵袭性和隐袭性淋巴瘤的 CR 率达 25%。

CD19 是最常见的 B 细胞标记。继往 CD19 单抗治疗恶性 B 细胞疾病的疗效不太满意，目前正研究新的治疗方法，如能诱导 CTL 作用的 CD19 特异性单抗和双功能抗体等。

阿仑单抗（Alemtuzumab）是人源化的 CD52 单抗。CD52 表达于绝大多数的恶性 B 细胞和几乎所有的 T 原始细胞，而不表达于 $CD34^+$ 造血干细胞。阿仑单抗能持久地清除外周血、骨髓和脾中的淋巴细胞，但对淋巴结和髓外的淋巴性疾病作用较弱，且易引起中性粒细胞减少，增加机会性感染。阿仑单抗 30mg 每周 3 次治疗一例早期复发的成年人前体 B-ALL 取得 CR，而全血细胞减少亦持续 1 年以上。干细胞移植复发的 2 例成人和 1 例儿童前体 B-ALL 应用阿仑单抗后 2 例骨髓和外周血中原始细胞明显减少，1 例肿大的脾明显缩小。15 例难治、复发的成年人 AL（AML9 例，ALL6 例）经阿仑单抗治疗后仅 2 例 AML 取得 CR。CALGB 现正在进行Ⅱ期临床研究，以评估阿仑单抗在清除成年人 ALL 微小残留病中的疗效。

Mylotarg 为共价结合刺孢霉素的 CD33 单抗，已被批准用于 $CD33^+$ 的复发 AML 治疗。15%～20%的 ALL 亦表达 CD33，可能成为合适的治疗靶点。已报道共 5 例儿童 CD33＋ALL 经 Mylotarg 治疗 4 例取得 CR。

⑤基于致病机制的分子靶向治疗：酪氨酸激酶抑制药伊马替尼能选择性抑制 ABL、KIT 和 PDGFR 激酶的活性，显著改善了 Ph＋/BCR-ABL 阳性 ALL 的疗效。部分携 NUP214-ABL1 融合基因和具有 ABL1 基因附加染色体扩增的 T-ALL 对伊马替尼也很敏感。伊马替尼单药治疗易出现耐药，ABL 激酶结构域突变是发生耐药的主要原因。绝大多数伊马替尼耐药的患者应用二代酪氨酸激酶抑制药 nilotinib 或 dasatinib（尚可抑制 SRC 激酶的活性）仍然有效，对 ABL 激酶 T315I 突变的患者应用 aurora 激酶抑制药 MK-0457 可有效克服耐药。

FLT3 突变（ITD 和 TKD）主要见于 AML，也见于 MLL 基因重排的 AL、KIT（CD117）阳性的 T-ALL 和超二倍体 ALL。来他替尼（Lestaurtinib）、米哚妥林（Midostarin）、坦度替尼（tandutinib）和苹果酸舒尼替尼（sunitinib malate）是小分子 FLT3 抑制药，治疗耐受性好，但易发生耐药，目前正与化疗联用以提高疗效。IMC-EB10 是人源化的 FLT3 单抗，临床前研究发现可延长人急性淋巴细胞白血病 NOD-SCID 小鼠模型的生存期。

Ras 是 BCR-ABL 的信号传导中介。Ras 需要经法尼基化后才能正确定位到细胞内膜上，以行使正常的功能。Tipifarnib、Lonafarnib、BMS-214662 和 L778123 是法尼基转移酶抑制药，可有效阻止 Ras 的正确定位，实验和临床研究显示与酪氨酸激酶抑制药具有协同作用。

p73、p15 和 p57 是细胞周期调节蛋白，编码这些蛋白的基因高度甲基化将导致这些蛋白表达显著减少，在 ALL 致病中起重要作用；MLL 基因重排的 ALL 也常有肿瘤抑癌基因 FHIT 因高度甲基化而表达关闭。5-氮杂胞苷（Azacytidine）和地西他滨（Decitabine）为 DNA 甲基转移酶抑制药，可有效阻止这一过程；与组蛋白脱乙酰基转移酶（HDACs）抑制剂联用可能有协同效应。

替莫唑胺（Temozolomide）是新型烷化剂，作用机制复杂，既可使 DNA 甲基化，也可致 DNA 损伤、断裂，细胞凋亡。I 期临床试验中，1/16 例成人 AML 和 1/2 例成人 ALL 取得 CR；替莫唑胺小剂量持续应用的疗效可能更佳。

HDACs 能使组蛋白上的赖氨酸残基脱乙酰基化而带正电，从而与带负电的 DNA 双链紧密结合，干扰了下游基因的表达，在白血病发病中起重要作用。丁酸盐、缩酚酸肽（depsipeptide）、丙戊酸（valproic acid）、vorinostat（Zolinza©）和人工合成的

MD-27-275 是 HDACs 的特异性抑制药，可恢复被干扰基因的表达。已发现缩酚酸肽对 T 细胞淋巴瘤、CLL 和 AML 治疗有效。体外试验中 Vorinostat 与伊马替尼联用能有效地促进 BCR-ABL 阳性细胞凋亡。AN-9 属于丁酸盐，已发现该药在治疗柔红霉素耐药的 T-ALL 和伴 MLL 基因重排的婴儿 ALL 中与柔红霉素有协同作用。

人西莫罗司靶蛋白（Mammalian target of rapamycin，mTOR）是丝-苏氨酸蛋白激酶，调节蛋白翻译、细胞增殖和细胞周期进程。mTOR 介导的细胞信号转导与恶性淋巴细胞的生存和化疗耐药有关。西莫罗司和 Temsirolimus、Everolimus 及 AP-23573 等第二代 mTOR 抑制药体外可诱导 ALL 细胞凋亡，阻断细胞周期，增加肿瘤细胞对细胞周期特异性药物的敏感性，且能抑制转基因鼠的前体 B 细胞肿瘤。mTOR 抑制药安全性好，有望进入临床试验。

造血系统中 NOTCH 信号传导与 T 细胞分化密切相关。细胞内的 NOTCH1 信号持续激活可引起 T 细胞白血病。而 NOTCH1 突变激活见于 50%以上的 T-ALL。γ-分泌酶在 NOTCH1 受体形成中起重要作用。γ-分泌酶抑制药可有效抑制过度激活的 NOTCH1 途径，目前正在进行Ⅰ期和Ⅱ期临床试验，相信不久后会有相关结论。

硼替佐米（万珂）是蛋白酶体抑制药，能抑制 NFκB 介导的细胞内信号传导，诱导凋亡相关蛋白 BCL2 和 BCLX 磷酸化降解，抑制 MAPK 信号传导通路，使白血病细胞对化疗诱导的凋亡更为敏感。已经证明硼替佐米与地塞米松、阿糖胞苷、柔红霉素、ASP 和 VCR 等有协同作用。目前正与去甲氧柔红霉素联用，试验性治疗成年人 AML 和 MDS。

【预后】

成年人 ALL 的预后主要与年龄、初诊时 WBC 数、疾病亚型、细胞遗传学特征、诱导治疗达 CR 时间和 MRD 水平等因素有关（表 11-7）。这些临床和实验数据可用于指导 ALL 的治疗。年龄是决定预后的最重要的指标。＜30 岁和＞50 岁的患者总生存率分别为 34%～57%和 15%～17%。随着年龄增长，SCT 的疗效也逐渐降低。初诊时高 WBC 数（30.0～50.0×10^9/L）的前体 B-ALL 治疗并发症多，复发率高，治疗上应注意根据 MRD 水平调整用药、采用试验性治疗和 SCT。但高 WBC 数对 T-ALL 的预后影响较小。细胞免疫表型是 ALL 的独立预后因素，不同临床亚型的治疗方法和生物靶向治疗不同。胸腺（皮质）T-ALL 约占成人 T-ALL 的 50%，应用现代治疗 CR 率可达 85%～90%，5 年 OS 率高于 50%；而早期 T-ALL 和成熟 T-ALL 的预后较差，CR 率仅为 70%，长期 LFS 率为 30%。细胞遗传学异常可能是不同亚型 T-ALL 具有不同预后的分子基础，HOX11 基因过度表达主要见于预后较好的胸腺 T-ALL，而 HOX11L2、SIL-TAL1、ERG 和 BAALC 等的高表达则多见于成熟 T-ALL 和早期 T-ALL，预后差。Notch1 激活突变见于 50%的 T-ALL，预后意义还不明确，其活性可被 γ-分泌酶（γ-secretase）抑制药所抑制。NUP214-ABL1 表达增高的不成熟 T-ALL 可试用伊马替尼等酪氨酸激酶抑制药治疗。成年人 Common-B 和 Pre-B ALL 的 CR 率可达 80%以上，但仅 1/3 能获得长生存，少数甚至 CR 持续 5～6 年后仍有复发；高白细胞数（＞30.0×10^9/L）、取得 CR 时间超过 3～4 周和 Ph/BCR-ABL 阳性是这类患者的不良预后因素，长生存者不足 25%；伊马替尼生物靶向治疗已明显改善了 Ph/BCR-ABL 阳性 ALL 的预后；而无上述不良预后因素的标危患者长生存可达 50%以上。Pro-B 或具有 t(4；11)的成年人 ALL 预后差，但包括 HDAC 和 HD-MTX 以及 SCT 在内的强烈治疗有望改善患者的预后，CR1 期接受 Allo-SCT 的长期生存率甚至可达 60%。成熟 B-ALL 经短期强化治疗、积极 CNSL 预防和 CD20 单抗治疗后疗效也有了显著提高。

治疗反应是成年人 ALL 除了年龄以外的最重要的预后因素。泼尼松治疗反应差、CR 延迟（3～4 周）或未获 CR 和 MRD 水平高的患者预后差。MRD 的检测方法主要有 PCR（融合基因和 TCR、Ig 重排）和流式细胞术。联合 TdT 和 CyCD3 单抗可检测 T-ALL 缓解后的 MRD 水平。正常 B-祖细胞（CD34$^+$/及 CD10$^+$）对皮质激素和其他化疗药物极为敏感，诱导治疗 2 周时在骨髓标本中用流式细胞术即不能检出。前体（pro-、Common-和 pre-）B-ALL 经治疗 2 周后，如流式细胞术仍能检出不成熟的 B 细胞，即可认为存在微小残留病变。治疗期间应动态检测 MRD，按 MRD 水平确定危险分层和实施治疗。诱导治疗早期快速取得分子 CR 的患者复发率仅 8%～10%，而巩固治疗阶段 MRD≥0.01%的复发率高达 66%～88%，应推荐干细胞移植。此外，多药耐药蛋白（MDR1/P170）的表达也与不良预后有关（表 11-7）。

表 11-7　成人 ALL 的预后因素与疗效

预后因素		病例数	CR 率	病例数	LFS 率
年龄	＜30	669	88%	510	42%～60%
	30～59	610	79%	412	33%
	≥60	215	58%	141	15%
临床亚型	T-ALL	976	88%	850	40%～60%
	前体 B-ALL	2366	82%	2036	40%～60%
	pro-B ALL	987	75%	107	37%～60%
遗传学特征	单纯化疗	633	72%	633	21%
(Ph/BCR-ABL＋)	伊马替尼＋化疗		90%		50%
初诊时白细胞计数	$<30\times10^9$/L	698	81%	746	40%
	$>30\times10^9$/L	387	75%	409	28%
达 CR 时间	＜4 周			1433	44%
	＞4 周			253	36%

注：引自 Hoffman 等《Hematology：basic principles and practice，5th ed》

按预后因素一般可将成年人 ALL 分为以下 3 组。

低危组：包括年龄＜30 岁，初诊时 WBC＜30.0×10^9/L、达 CR 时间＜4 周、非 pro-B 表型或无 t(4;11)的前体 B-ALL，胸腺 T-ALL 和达到分子 CR 的 ALL。这类病人宜采用多药诱导治疗，达 CR 后进行多轮巩固强化治疗，一般不推荐 CR1 期行 SCT；维持治疗给予 MM 方案共 2～2.5 年。诱导和巩固强化治疗期间给予 CNSL 预防。

高危组：包括年龄＞50－60 岁，初诊时 WBC＞30.0×10^9/L、达 CR 时间＞4 周、pro-B 表型或具有 t(4;11)的前体 B-ALL，早期-ALL 和成熟 T-ALL，以及诱导后未达分子 CR 的 ALL。这类病人也采用多药诱导治疗，达 CR 后巩固强化治疗 1 疗程，年轻患者如有 HLA 配型相合的亲缘或非亲缘供者应首选 Allo-SCT，也给予 ASCT 或强烈巩固强化治疗，或进入临床实验。诱导和巩固强化治疗期间给予 CNSL 预防。

极高危组：是指具有 Ph 染色体/BCR-ABL 融合基因阳性的 ALL。治疗推荐伊马替尼＋联合化疗，具体见上。

成熟 B-ALL 的预后已大为改观，不再被视为不良预后的临床亚型，治疗选择见上。

第三节　慢性髓系白血病

【定义】

慢性髓细胞白血病(chronic myelocytic leukemia，CML)是一种起源于多能干细胞的髓系增殖性肿瘤，具有特征性的 t(9;22)(q34;q11)或 BCR-ABL1 融合基因。

【流行病学】

CML 于 1845 年由 Gragie 等首先记载。年发病率为(1～2)/10 万。不同地区年发病率并不一致，以澳大利亚为最高，美国、日本、哥伦比亚、加拿大次之。国内资料表明 CML 发病率为 0.36/10 万，在各类白血病发病率中占第 3 位。本病可见于各年龄组，在美国以青年及中年人居多，我国以中老年人为多，其中 50－59 岁年龄组形成一高峰。男性高于女性，男女之比为 3∶2。

【致病机制】

Ph 染色体是 CML 的特征性改变，它是由 Nowell 等 1960 年首次在费城发现并命名。最初发现是在 CML 患者分裂的血细胞 G 组染色体出现长臂缺失(22q)，称为 Ph 染色体。20 世纪 70 年代初证实 Ph 染色体是由 22 号染色体的长臂缺失或 22 号染色体长臂与 9 号染色体长臂相互易位的结果，即 t(9;22)(q34;q11.21)。97.5%的 Ph^+ CML 具有典型的 t(9;22)易位，其余则以变异 Ph 易位形式出现，包括简单变异易位，复杂变异易位和隐匿性 Ph 染色体。简单变异易位是 22 号染色体长臂 1 区 1 带与非 9 号染色体之外的任何染色体易位；复杂变异易位是包括 9 和 22 号染色体在内的 3 条或更多的染色体之间易位；隐匿性 Ph 染色体是通过显带技术难以鉴定的染色体易位，但分子分析仍然检测到 bcr-abl 融合基因。不管存在何种变异易位，通过分子荧光原位杂交（FISH）技术和分子生物学手段总能检测到 bcr-abl 融合基因。所有 Ph 染色体阳性的 CML 患者皆具相似的临床、血液学及预后特征。

与 V-abl 癌基因同源的 C-abl 原癌基因位于人类第 9 号染色体长臂 3 区 4 带上（q34.11）。C-abl 原癌基因长 230Kb，具有 12 个外显子，其中第一个外显子被一长约 200kb 的内含子分隔成 Ⅰb 和 Ⅰa。C-abl 编码蛋白 P145ABL 具有内在酪氨酸活性。在 CML，abl 断裂点通常位于外显子 Ⅰb 和外显子 2 之间，Ⅰb 外显子留在 9 号染色体上。bcr 定位于 22q11，长约 135kb，含有 23 个外显子，编码 bcr 蛋白广泛分布于人类各组织中。在 CML，bcr 断裂点的位置变异较大，常见有 3 个断裂点区域：M-bcr，m-bcr，u-bcr。其中 M-bcr 为主要断裂点簇区，跨越 bcr 第 12-16 外显子，编码 P210 融合蛋白。发生于 m-bcr 断裂点区（bcr 第 1-2 外显子）产生融合基因编码 P190 蛋白。此种形式更易出现于急性淋巴细胞白血病（ALL）中。μ-bcr 位于 M-bcr 的下游，跨越第 17-20 外显子，蛋白产物为 P230。

bcr-abl 融合蛋白定位于胞浆中，具有显著增强的酪氨酸激酶的活性。可直接参与细胞向 CML 表型的转化。bcr-abl 蛋白除增加 bcr 蛋白自身磷酸化外，更重要的是改变了某些关键调节蛋白的正常磷酸化类型。而这些蛋白可能介导酪氨酸激酶的信号传导并调节基因表达，影响细胞的增殖与分化。如 Grb-2，shc，P21ras，P120GAP，Ph-p53，P160 bcr，CRKL，c-myc，c-myb，P120 CBL，bcl-2 及 PI-3 等一系列调节蛋白是假定的 bcr-abl 蛋白的作用靶点。P21ras 的活化具有生长调节作用，同时也是 CML 细胞增殖所必须的。许多上述蛋白在信号传导中均可导致 ras 原癌基因表达。如在原始纤维细胞中表达 P210 bcr-abl 可同时激活 P21ras 并抑制 GTP 酶激活蛋白 P120GAP 的活性。P210 bcr-abl SH2 磷酸化域与连接蛋白 Grb-2 联结，同样导致 ras 的活化。另外，Bcr-abl 导致细胞体外对化疗及其他 DNA 损伤性药物的耐药，并抑制凋亡。Bcr-abl 的表达可能影响造血细胞细胞周期的分布，损伤的 DNA 通过延迟 G2/M 期的转换而得以修复。CML 细胞凋亡的失调可能与 bcl-2 表达增高相关，小鼠 bcr-abl 细胞可因 bcl-2 的过量表达而耐受凋亡且具致瘤性。Bcl-2 表达一旦被抑制，该细胞致瘤性消失。

造血祖细胞与基质的相互作用的异常可能是 CML 致病的核心。CML 祖细胞黏附与锚定特性的异常导致细胞成熟与增殖的紊乱。CML 细胞不能如正常干细胞一样正常黏附于基质细胞，尤其缺乏由 β-整合素介导的黏附。黏附分子淋巴活化抗原-3 在 CML 细胞上的表达也减少。P210 bcr-abl 蛋白在胞浆分布可直接参与细胞黏附功能异常，也可通过诱导整合素或其他黏附分子胞内部分的磷酸化改变其黏附特性。造血祖细胞黏附功能异常可部分解释了 CML 细胞过度增殖以及过多地从骨髓释放。骨髓微环境对造血的影响也是一个不容忽视的因素。骨髓微环境具有支持和调节造血细胞增殖与分化的功能，造血微环境的失调也可导致造血失控。尽管研究显示 CML 基质细胞分泌的造血生长因子与正常无异，且肿瘤坏死因子、细胞因子、巨噬细胞抑制蛋白-α 在 CML 基质上清中水平显著减少，然而基质细胞的异常已经出现，如来源于 Ph(＋)祖细胞的恶性基质巨噬细胞与 CML 干细胞相互接触能选择性扩增白血病细胞，而抑制正常的造血。

CML 病情进展是克隆变化的结果，在 CML 向 AML 转化过程中，基因突变发生率提高，CML 进展过程中基因表达变化涉及核糖体形成、Wnt 信号通路、核小体、糖代谢、髓细胞分化、细胞凋亡、基因组的不稳定性以及 DNA 损伤修复等过程。CML 进展期 Rb 抑癌基因、ras 基因及 p53 基因改变早有报道，新近研究发现 TET2、ASXL1、IDH1 以及 JAK2 的突变亦可见于 CML 进展期。目前认为尽管加速期是在慢性期基础上演变而来，但它是以不同于慢性期发病的新的机制起病，P210 蛋白在维持 CML 急性变中并没有显著作用。

【临床表现】

CML 起病缓慢，其自然病程包括无症状期、慢性期、加速期及急变期 4 个阶段，多数患者是在症状出现之后方去就诊并得以诊断。只有极少数患者在体检和因为其他原因检验血液时才发现血液异常，此时脾脏可能已有轻度肿大或不肿大。

CML 染色体开始出现异常至出现典型症状大约为 6.3 年，称为增殖期。如以 CML 确诊后中位生存期为 3.5 年计算，整个 CML 的中位生存期约为 9.8 年。CML 疾病早期即已出现嗜碱性粒细胞绝对值升高，在白细胞计数＜20×10^9/L 时已表现出外周血中性粒细胞碱性磷酸酶活性降低，且随疾病进展加剧。在白细胞计数＞20×10^{9}/L 脾脏在肋下可触及，在 $30\sim90\times10^{9}$/L 时出现症状。

慢性期(CML-CP)最早出现的自觉症状是乏力、头晕、腹部不适等表现，也可出现全身不适、耐力减低、恶心等症状。也可表现为基础代谢增高的特点，如怕热、盗汗、多汗、体重减轻、低热、心悸和精神紧张等。随疾病进展，可出现器官增大相关症状，如脾大会引起腹胀、左上腹沉重感或左上腹疼痛、食后饱胀感等。早期出血少见，后期约有 30％出现不同程度的皮肤、黏膜及消化道出血，女性可有月经过多，颅内出血少见。骨痛、关节痛是初诊时少见的症状，可因脾周围炎或脾梗死而表现为急性左下胸或左上腹剧痛。消化道溃疡较正常发生率高，可能与组胺释放过多相关。罕见的症状为痛风性关节炎，常与高尿酸血症有关。阴茎异常勃起，可能与白血病浸润或海绵体血栓所致。最常见的体征是脾大、面色苍白、胸骨压痛。肝大、淋巴结肿大、皮肤紫癜也可见。40％～70％患者在初诊时脾在肋下 10cm 左右，通常无触痛。如有脾周围炎可有触痛或摩擦感。胸骨压痛常局限于胸骨体。部分患者在诊断时可触及淋巴结肿大。早期多无面色苍白，随病情加重而显著，如伴有骨髓纤维化则更为明显。晚期常伴有髓外浸润表现。实验室检查异常经常出现于症状出现之前，约有 15％的患者是在无症状时依据实验室检查发现而确诊。白细胞计数增加是本病的显著特征，诊断时白细胞通常在$(30\sim90)\times10^{9}$/L，少数高达 100×10^{9}/L 以上。白细胞计数增加与脾肿大呈正相关性。分类以成熟粒细胞为主，可见到各阶段原始及幼稚粒细胞，以中幼粒及晚幼粒细胞为主，原始细胞＋早幼粒细胞＜10％。多数患者嗜碱性粒细胞、嗜酸性粒细胞比例增多。血红蛋白及红细胞早期可正常，血片中可以见到少量有核红细胞。网织红细胞正常或偏高。疾病发展过程中因出血、溶血、骨髓红细胞生成减少而出现血红蛋白下降。贫血多为正细胞正色素性，如伴有骨髓纤维化，红细胞可出现大小不均，呈现明显的异形性。血小板多数增高或正常，增高者可达 $1\,000\times10^{9}$/L 以上，血小板形态正常，功能多异常，血栓形成罕见；少数患者血小板可减少。

CML-CP 骨髓涂片呈明显增生或极度增生，造血细胞占骨髓细胞的 75％～90％，以粒系增生为主，红细胞及淋巴细胞相对减少，粒∶红常为(10～30)∶1，甚至 50∶1。分类中以中、晚幼粒细胞增多为主，原粒细胞＋早幼粒＜15％，原始粒细胞(Ⅰ＋Ⅱ型)≤10％，嗜碱性粒细胞及嗜酸性粒细胞比例增多，可见幼稚阶段的嗜碱性及嗜酸性粒细胞。粒细胞可出现核浆发育不平衡，颗粒多少不一。巨核细胞数可增高也可正常，易见小巨核细胞。巨核细胞形成血小板良好，涂片中血小板不少，可成堆分布。骨髓中有时可出现类戈谢或类尼曼-皮克细胞。电子显微镜检查发现，这些细胞胞质内含物结构不同于戈谢细胞或尼曼-皮克细胞内的神经节苷脂或脑苷脂，表明这类细胞是巨噬细胞演变而来。

外周血或骨髓中中性粒细胞碱性磷酸酶(ALP)水平是异常减低的，约 90％的 CML 缺乏此酶。

CML-CP 的粒-单核细胞系或嗜酸性粒细胞集落形成(CFU-C)的大小、成熟度、细胞类型的分布是正常的，但其集簇与集落之比常低于正常，密度也较正常集落为轻。

初治 CML 通常还可发生高尿酸症，治疗过程中可因细胞迅速破坏，进一步造成大量的嘌呤的释放，导致尿酸沉淀而形成泌尿道结石，发生梗阻，一些患者还可发生痛风性关节炎或尿酸性肾病。

中性粒细胞中含有维生素 B_{12}结合蛋白转钴Ⅰ和转钴Ⅱ。骨髓增殖性疾病患者通常具有高水平的维生素 B_{12}结合能力，尤其在 CML 中可见到转钴Ⅰ及维生素 B_{12}水平明显增加，常为正常的 10 倍以上，增加程度与白细胞总数成正比，治疗后明显下降。少数 CML 患者可发生恶性贫血，这是因为维生素 B_{12}与转钴Ⅰ有高度亲和性，转钴Ⅰ升高导致血清中维生素 B_{12}正常，而组织中维生素 B_{12}缺乏的缘故。此外患者的血清白蛋白正常，球蛋白中度升高，偶尔有血钙升高，与骨破坏有关。

加速期(CML-AP)是 CML 进入急变期(CML-BP)的过渡阶段，也是患者病情恶化的转折点，两者难以绝对分开，称为进展期。20％～25％的患者不经加速期而直接进入急变期。加速期常以不明原因的低热、乏力、食欲缺乏、盗汗、消瘦加重为特点，伴有与白细胞不成比例的脾迅速增大伴压痛，淋巴结突然肿大，胸骨压痛明显和骨骼发生溶骨性变化而骨骼疼痛等体征，贫血常进行性加重。进入急变期，除伴有上述症状外还表现为全身骨痛，肝、脾、淋巴结肿大，髓外浸润表现如皮肤结节，睾丸浸润，阴茎异常勃起，眼眶浸润出现绿色瘤等。严重的中性粒细胞缺乏常导致难以控制的细菌、真菌感染，表现为持续高热不退，甚至发生败血症。严重的血小板缺乏引起出血趋势加重，甚至发生脑出血而死亡。

进展期血常规检查发现大多数患者外周血白细胞计数上升，少数可减低，原始细胞及幼稚细胞比例增高，嗜碱性粒细胞比例增高，血红蛋白下降，血小板计数显著减少或增多。可有小巨核细胞出现。常伴有骨髓纤维化，表现为网状纤维或胶原纤维增多。粒细胞集落生长在加速期集簇形成增多，集落形成减少，集落:集簇减低，急变期则呈现急性白血病的特征，无集落生长，可见小的集簇，个别可见以幼稚细胞为主的大集落。进展期常有新的染色体核型出现，最常见的是双 Ph 染色体、+8、i(17q)、+19、+21 等，它们可单独出现或合并出现，常于临床诊断急性变前 2～3 个月出现，有预测急性变的价值。少数患者还可合并出现急性髓细胞白血病特异的染色体异位，如 t(8;21)、t(15;17)、inv(16)、inv(3)等。急性变时额外染色体出现常具有预后价值:①只具有 Ph 染色体或双 Ph 染色体，治疗效果好，中位生存期 5.7 个月;②同时存在 Ph^+ 和额外染色体，半数患者治疗有效，中位生存期 4.9 个月;③全部为额外染色体者，疗效差，中位生存期为 2.5 个月。

CML 急性变最为常见的是急粒变，占 50%～60%;其次为急淋变，占 1/3 病例。其他少见的类型有粒单核细胞变、嗜酸粒细胞变、急性单核细胞变、巨核细胞变、幼红细胞和红白血病变、早幼粒细胞变等。CML 急淋变以 B 淋巴细胞或前 B 淋巴细胞膜抗原标志为主，T 淋巴细胞标志少见。CML 患者也可仅在身体某一部位先发生急变，而骨髓及外周血仍然显示出典型的慢性期状态，称之为局灶性急变。最常见的部位是淋巴结，皮肤和软组织，乳腺，胃肠道，泌尿道，骨骼及中枢神经系统也可发生急性变。淋巴结急性变表现为孤立性或弥散性淋巴结肿大。累及骨骼常出现骨骼疼痛、触痛及 X 线改变。中枢神经系统的急变可有头痛、恶心、呕吐、昏迷、脑神经瘫痪及视盘水肿等，脑脊液中出现细胞增多，蛋白异常及原始细胞等。局灶性急变意味着全身急变即将发生，因此应采取全身急变的治疗方案。CML 急髓变的平均病程为 2 个月，很少超过 6 个月。而急淋变的患者平均病程约 6 个月，超过 10 个月罕见。个别急变期者因缓慢的造血异常改变及髓外急性变生存期可达 1 年。

CML 除急变导致患者最终死亡外，有少数患者外周血及骨髓中并无急性变的改变，但呈现进行性衰竭，甚至为恶病质状态，或 CML 合并了第二肿瘤如恶性淋巴瘤等，这种情况均称为终末期。患者严重消瘦，多脏器功能衰竭，合并感染及出血，最终死亡。

CML 生存期受病例选择及治疗的影响差异较大。未治疗 CML 患者诊断后生存时间平均为 31 个月，随着治疗的不断改进生存期也逐渐延长，传统药物白消安或羟基脲治疗的 5 年生存率 30%左右，干扰素治疗者达到 60%，目前靶向治疗药物伊马替尼治疗 5 年生存率高达 80%以上。

【诊断与鉴别诊断】

典型 CML 诊断并不困难，临床表现典型合并 Ph 染色体和(或)有 bcr-abl 融合基因阳性即可确诊。CML 可分为慢性期、加速期、急变期。

(一)鉴别诊断

CML 主要需与以下疾病相鉴别。

1. *早期的慢性粒细胞白血病应与粒细胞类白血病反应相鉴别* 粒细胞类白血病反应是机体受刺激而发生的类似于白血病的血象变化。常见的原因为感染、中毒、癌肿、大出血、急性溶血、休克和外伤等。类白血病反应主要鉴别点为:①去除病因，类白血病反应会消失;②无胸骨压痛，脾不大或轻度增大;③通常无贫血及血小板减少;④白细胞增多型类白血病反应白细胞可超过 $50\times10^9/L$。一般在 $100\times10^9/L$ 以内，超过 $200\times10^9/L$ 罕见;⑤类白血病反应者中幼粒细胞百分率不高，原粒少见，嗜酸性粒细胞低于正常;⑥嗜酸性粒细胞类白血病中血及骨髓中成熟嗜酸性粒细胞为主;⑦胞质中有明显的中毒颗粒和空泡，缺乏白血病中细胞异型，核浆发育不平衡等特征;⑧N-ALP 活性增高;⑨无 Ph 染色体。

2. *CML 与其他骨髓增殖性肿瘤的鉴别* 慢性髓细胞白血病与真性红细胞增多症(PV)、原发性骨髓纤维化(MF)及原发性血小板增多症(ET)同属于骨髓增殖性肿瘤范畴。在其发病过程及临床表现方面有着相似的临床特征，且可以相互转化，但预后明显不同。

PV 以红细胞增多为突出表现，伴有红细胞增多所致高黏血症，并多有脾肿大等临床表现;白细胞轻度增多，但一般不超过 $50\times10^9/L$;血小板也有轻度增加，红细胞容量明显超过正常值。中性粒细胞碱性磷酸酶升高，Ph 染色体为阴性，95%真性红细胞增多症患者出现 JAK2V617F 突变，部分患者存在 JAK2 第十二外显子突变。

ET 以血小板增多为主同时伴有血小板功能异

常。白细胞计数轻度增多，多在 50×10^9/L 以下；嗜酸性粒细胞、嗜碱性粒细胞不增多。脾轻度增大，中性粒细胞碱性磷酸酶增高，Ph 染色体阴性，50%左右血小板增多症患者存在 JAK2V617F 突变，1%患者发现 MPL W515K/L 突变。

MF 患者多有贫血，脾多大且增大程度与白细胞数不成比例。外周血中易见幼稚粒细胞及有核红细胞，原始细胞及各阶段幼粒细胞甚至比骨髓中的比例还要多。成熟红细胞形态显著异常，有泪滴样改变或月牙形及盔甲形等。Ph 染色体、BCR-ABL 融合基因阴性。50%骨髓纤维化患者存在 JAK2V617F 突变，5%患者发现 MPL W515K/L 突变。骨髓活检有助于骨髓纤维化的诊断。根据骨髓活检可将骨髓纤维化分为细胞期、胶原形成期、纤维化期及硬化期。

3. CML 与其他慢性白血病鉴别　CML 还应与慢性嗜中性粒细胞白血病(CNL)、慢性嗜酸性粒细胞白血病、嗜碱性粒细胞白血病、慢性粒-单细胞白血病相鉴别。CNL 少见，病情进展缓慢，白细胞增高以成熟中性粒细胞为主，中性粒细胞碱性磷酸酶活性增高，无 Ph 染色体，且极少发生急性变。嗜酸性、嗜碱性粒细胞白血病分别以各阶段嗜酸性或嗜碱性粒细胞增多为主要表现，且伴有嗜酸性、嗜碱性细胞形态异常。CML 急变期或加速期可发生嗜碱性粒细胞比例增多，若 CML 发生嗜酸性粒细胞或嗜碱性变时，嗜酸或嗜碱性粒细胞比例应超过30%，且各阶段中幼粒、嗜酸性粒细胞或嗜碱性粒细胞比例增多，并伴有原始粒细胞和早幼粒细胞增多。CMML 临床特点及骨髓象极似 CML，但具有单核细胞增多的特点。前述疾病与 CML 鉴别的根本在于缺乏 Ph 染色体、BCR-ABL 融合基因。

4. 其他　CML 的脾大还应与肝硬化、血吸虫病、黑热病、霍奇金病、肝糖原累积病等引起的脾大相鉴别，CML 合并脾梗死引起的左上腹剧痛应与相关急腹症相鉴别。但由于本病有特殊血象，鉴别并不困难，脾 B 超可以鉴别。

(二)CML 临床分期

1. 慢性期

(1)临床表现：无症状或有低热、乏力、多汗、体重减轻等症状。

(2)血象：白细胞计数增高，主要为中性晚幼和杆状核粒细胞，原始粒细胞(Ⅰ型+Ⅱ型)≤5%～10%，嗜酸性和嗜碱性粒细胞增多，可有少数有核红细胞。

(3)骨髓：增生明显活跃或极度活跃，以粒系增生为主，中、晚幼粒和杆状核粒细胞增多，原始粒细胞(Ⅰ型+Ⅱ型)≤10%。

(4)染色体：有 Ph 染色体。

(5)CFU-GM 培养：集落或集簇较正常明显增加。

2. 加速期　具有下列两项者可考虑为本期。

(1)不明原因的发热、贫血、出血加重，骨骼疼痛。

(2)脾进行性增大。

(3)不是因药物引起的血小板进行性降低或增高。

(4)原粒细胞(Ⅰ型+Ⅱ型)外周血和(或)骨髓中 10%～19%。

(5)外周血中嗜酸性粒细胞>20%。

(6)骨髓中有明显的胶原纤维增生。

(7)出现 Ph 染色体以外的染色体核型异常。

(8)对传统的抗慢性髓细胞白血病药物治疗无效。

(9)CFU-GM 增殖和分化缺陷，集簇增多，集簇和集落的比值增高。

3. 急变期　具有下列一项可诊断本期。

(1)外周血或骨髓中的原始粒细胞(Ⅰ型+Ⅱ型)或原淋+幼淋或原单+幼单≥20%。

(2)外周血中原始粒+早幼粒细胞≥30%。

(3)骨髓中原始粒+早幼粒细胞≥50%。

(4)髓外原始细胞浸润。

(5)CFU-GM 培养呈小簇生长或不生长。

【治疗】

CML 治疗经历了放疗、化疗、免疫治疗、骨髓移植、分子靶向治疗等一系列治疗措施，疗效逐渐提高，异基因骨髓移植使部分患者获得了治愈。随着新治疗手段的不断涌现，在过去的 20 余年里，CML 的治疗发生了巨大的变化，20 世纪 90 年代末甲磺酸伊马替尼(Imatinib mesylate，IM)成功用于临床，开创了分子靶向治疗肿瘤的时代，患者生存期明显延长。作为 20 世纪 90 年代缺乏移植条件的 CML 患者治疗首选的干扰素已不再推荐为一线治疗。随着 IM 临床应用时间的延长，IM 耐药的问题逐渐显现，二代酪氨酸激酶抑制药不断问世，临床试验结果令人鼓舞，相信不久的将来会有更多的 CML 患者受益。CML 患者的生存期与治疗密切相关，治疗应以能治愈或达到细胞遗传学/分子生物学缓解为目的。

1. CML 慢性期的治疗　CML 治疗应依据患者的自身状况、预后分析、经济条件制定相应的治疗方案。CML患者就诊或复发时常有高尿酸血症，因此，治疗前应予别嘌呤醇300mg/d，分次口服，并充分补液以维持尿量，如果患者有大量细胞溶解的危险因素，应维持尿量在150ml/h。由于别嘌呤醇可出现过敏性皮炎，因此在白细胞数下降至正常、脾肿大明显缩小、无明显高尿酸血症后应停用。目前CML慢性期患者主要采用下列治疗：化疗、干扰素治疗、分子靶向药物治疗、骨髓移植与外周血干细胞移植、中药治疗等。

(1)化疗：白消安(马利兰)是第一个广泛应用于CML治疗的烷化剂药物，作用于早期祖细胞，对CML慢性期有较好疗效。白消安代谢产物排泄较慢，治疗开始白细胞下降缓慢，一旦有骨髓抑制，则持续时间较长。常规剂量为4～6mg/d，应连续服用。用药后先有自觉症状如乏力、腹胀、多汗等好转，2～3周后出现白细胞下降，外周血幼稚细胞减少，最后脾回缩。白细胞降至(20～30)×10^9/L时可暂时停药，此时白细胞有可能继续下降达正常水平。少数患者可不服药而长期维持缓解，大部分患者常在白细胞下降至最低后1～2个月又逐渐上升，需小剂量白消安的维持治疗。一般每日或隔日2mg，由于患者对白消安敏感性的不同，常可导致同一剂量出现不同疗效，因此用药初期应及时检测血象，每周查2次，如白细胞下降幅度过快，应及时减量或停药。如不及时停药有可能发生骨髓抑制而危及生命。白消安主要不良反应为骨髓抑制，有时治疗后血小板明显下降而白细胞下降不显著，造成治疗困难。白消安易发生皮肤色素沉着，尤以面部、躯干、四肢为明显。发生色素沉着可能与去巯基作用有关，白消安与谷胱甘肽的巯基起反应，使角质减少，而形成黑色素。白消安还可能引起不可逆的闭经或睾丸萎缩，间质性肺纤维化等。

羟基脲是一种周期特异性抑制DNA合成的药物，它作用迅速，能使白细胞较快下降，但药物后作用小，没有白消安的严重骨髓抑制作用。羟基脲维持时间短，停药后复发快，故应小剂量长期维持。治疗量为每日2～3g，白细胞下降后逐渐减量，直至缓解。一般初始剂量为2g/d，白细胞降至10×10^9/L时，可用维持量0.5～1.0g/d。羟基脲不良反应轻，可有轻度的消化道反应(食欲缺乏、恶心)、脱发、皮肤丘疹、月经量多、骨髓细胞巨幼变等，对胎儿有致畸作用，骨髓抑制少，无肺纤维化。靛玉红及其衍生物甲异靛是吲哚类抗肿瘤药物，用于CML缩脾效果较为明显。甲异靛或靛玉红可以与羟基脲、白消安交替或联合用药。

单用环磷酰胺、6-巯基嘌呤、美法仑、苯丁酸氮介(瘤可宁)、二溴甘露醇、合520(嘧啶苯芥)、秋水仙胺、二溴卫矛醇、卡波醌、三尖杉碱等治疗CML慢性期患者虽都有效，但没有一种药物疗效超过羟基脲或白消安。强烈联合化疗也不能明显延长生存期。

(2)干扰素：干扰素(IFN)是一种具有抗病毒、抑制细胞增殖、免疫调节和诱导分化作用的天然细胞因子，按生物化学结构及抗原活性可分为α、β、γ三大类。干扰素通过与其特异的受体结合，促使一系列的蛋白表达，其中2′－5′寡聚腺苷酸合成酶是已知的最重要的酶之一，它能激活RNA酶，从而降解了促癌基因来源的RNA以及编码生长因子如TNF-α、IL-1α、IL-1β、IL-6等基因来源的mRNA。体外实验证明，它能抑制正常或是CML患者的造血干细胞的增殖。CML来源的造血祖细胞对骨髓基质细胞的黏附作用存在缺陷，导致了外周循环中祖细胞大量增多。IFN-α能恢复这种黏附作用，从而使循环池中的CML造血干细胞重新分布到骨髓中去。IFN-α还抑制骨髓基质细胞细胞因子的过量表达，它能抑制GM-CSF、G-CSF、转换生长因子、MIP-1α、IL-1表达。已知IL-1、G-CSF、TNF-α的过量表达可能有助于恶性造血克隆的增殖，并且证实IL-1是CML进展的一个重要的细胞因子，它的过量表达既可诱导GM-CSF的产生，又可协同刺激早期祖细胞导致髓系造血的扩增。IFN-α对此类因子具有分化调节作用。另外，IFN还升高MHCII类抗原的表达，提高对T细胞细胞毒的调节作用，还可能对基因组的稳定性具有保护作用，从而延缓了CML的进展。IFN还可通过上调Fas受体/Fas配基系统，诱导Fas阳性CML祖细胞的凋亡。1981年M. D. Anderson癌症中心应用干扰素体外研究发现，它能够无选择地抑制正常细胞及CML的髓系CFU细胞；同年天然干扰素治疗CML获得成功，从而为CML的生物治疗开辟新纪元。IFN治疗CML的血液学缓解率为61%～80%(中位64%)，29%～65%的患者有不同程度的细胞遗传学缓解，主要细胞遗传学缓解15%～30%，只有极少部分患者能消除Ph＋的克隆，并且低危组患者的疗效明显优于中高危组，早期治疗的疗效明显优于晚期治疗。对IFN治疗敏感的患者可获得更长的生存期。干扰素治疗CML获得细胞遗传学疗效的时间一般比较长，获完全细胞遗传学缓解的中位时间为 22 个月，获部分遗传学缓解的中位时间为 18 个月，获得微小细胞遗传学缓解的中位时间为 12 个月，并且获得细胞遗传学反应的程度与患者持续缓解的时间成正相关。细胞遗传学反应与疾病的分期、预后分组及干扰素的剂量相关。在 12 个月内获得任何细胞遗传学反应都会有明显的生存优势，5 年生存率约为 70%，且与 Ph 染色体阳性细胞减少程度密切相关。干扰素联合羟基脲可使病情迅速得以控制，取得更好的血液学缓解，减低干扰素的不良反应，缩短控制疾病的时间，但其遗传学反应与单用干扰素相比无改善。联合应用干扰素和小剂量阿糖胞苷可获得良好的血液学与细胞遗传学疗效。法国 CML 研究组随机将 721 例 CML 患者分为三组：干扰素、干扰素＋羟基脲、干扰素＋阿糖胞苷[20mg/(m^2·d)，皮下注射，每月 10d]进行治疗。结果表明干扰素＋阿糖胞苷组的血液学缓解率为 66%，高于其他组，治疗 12 个月，干扰素＋阿糖胞苷组有 41%患者获得主要细胞遗传学反应，而单用干扰素组仅有 24%。观察 24 个月，干扰素＋阿糖胞苷组有 54%患者获得主要细胞遗传学反应，15%患者获得完全细胞遗传学反应，而单用干扰素组患者获得主要和完全细胞遗传学反应分别为 41%和 9%。表明干扰素联合小剂量阿糖胞苷疗效优于单用干扰素。

目前应用的干扰素类型为 IFN-α。IFN-β 和 IFN-γ 的疗效均不及 IFN-α。干扰素使用剂量通常按体表面积计算为[$(2\sim6)\times10^6$U/(m^2·d)，国外用量通常为 5×10^6U/(m^2·d)]。皮下注射或肌内注射优于静脉注射，静脉注射可使 5%的患者产生抗体。白细胞计数明显增高的患者在 IFN 治疗前应先用羟基脲减少白细胞负荷。治疗原则是早期、大剂量及长期持续应用。初用时每日注射，获缓解后可改用隔日 1 次。

干扰素早期常见不良反应有发热、畏寒、头痛、疲乏、食欲缺乏、肌肉及骨骼疼痛，似流感样的症状，持续几天至 2 个月；晚期可有持续乏力、食欲下降、体重下降，少数患者可有贫血、血小板减少、肝肾功能损害、脱发，有时有甲状腺功能低下、忧郁等，严重者可有心绞痛、注意力不集中、记忆力减退及昏睡等神经系统毒性表现。剂量减少时以上症状可减轻或消失，给予小剂量解热镇痛药如对乙酰氨基酚等可解除上述不良反应。

(3)酪氨酸激酶抑制药：甲磺酸伊马替尼临床试验时名为 STI-571(Signal Transduction Inhibitor-571)，商品名 Gleevec、Glivec、格列卫，属小分子化合物，是一种酪氨酸激酶抑制药(TKI)。对体内众多酪氨酸激酶，它仅能抑制 BCR-ABL 融合基因产物 P210 和 P190，PDGFR 与 c-Kit。所以是一种特异性很强的基因产物抑制药，但并不能消除疾病基因。自 1999 末至 2001 年经过Ⅰ期和Ⅱ期临床试验证实了 IM 的安全性、适合剂量和有效性后，于 2001 年 5 月美国 FDA 经快通道批准 IM 用于治疗 IFN-α 失效或不耐受的慢性期和进展期 CML(我国于 2002 年获准上市)。由于国际Ⅱ期临床试验证明了 IM 疗效与病期明显相关，对慢性期的疗效明显优于加速期，更优于急变期，使人们推测 IM 早期应用可能更具优势。遂于 2001 年开始了一项著名的国际随机Ⅲ期临床试验(IRIS)，共 1 106 例初诊未经治疗的 CML 慢性期患者根据 Sokal 评分随机分为两组，一组为 IM 400mg/d，另一组为 IFN-α 联合 Ara-C[IFN-α500 万 U/(d·m^2)皮下注射＋Ara-C 20mg/d 皮下注射，每月 10d]，每组各 553 例。如果出现以下情况之一则交叉到对组①不耐受；②失去完全血液学缓解(CHR)；③失去主要细胞遗传学缓解(MCyR)；④6 个月未达到完全血液学缓解；⑤12 个月未达到主要细胞遗传学缓解；⑥白细胞增高。

近几年来每届美国血液学年会上各学者都会从不同角度更新并分析 IRIS 的结果，可归纳如下。

①7 年时 IM 组 60%患者继续 IM 一线治疗，而由于不耐受、治疗效果不满意、不良反应、疾病进展等原因绝大部分 IFN-α＋Ara-C 组患者转入 IM 组治疗或中断治疗，仅 1.6%患者继续 IFN-α＋Ara-C 治疗。IM 组中断治疗的原因半数与 CML 无关，包括 CML 无关死亡、撤销知情同意书和进行造血干细胞移植等，只有 8%是由于不良反应，还有 15%是由于缺乏疗效/疾病进展。

②18 个月时 IM 组 95%患者获得 CHR，85%患者获得 MCyR，74%患者获得完全细胞遗传学缓解(CCyR)。到 7 年时，CHR 率达 97%，MCyR 率达 89%，CCyR 率达 82%。提示 IM 治疗初治 CML 慢性期疗效持久确切，证明了缓解强度随治疗时间长而增强，反映了体内残存白血病细胞在长期治疗下可持续减少。

③8 年时 IM 组无事件生存(EFS)率 81%，无加速急变生存(PFS)率 92%。IM 治疗 8 年中失效或进展集中在治疗后的前 3 年，而第 2 年是高峰，此后逐年递减(表11-8)。另外当IM治疗获得，CCyR

表 11-8 IM 治疗 CML 慢性期的失效或进展率

	IM 治疗年份						
	第 1 年	第 2 年	第 3 年	第 4 年	第 5 年	第 6 年	第 7 年
事件(失效、进展、死亡)	3.3%	7.5%	4.8%	1.7%	0.8%	0.3%	2.0%
加速/急变	1.5%	2.8%	1.6%	0.9%	0.5%	0%	0.4%

之后的第 1 年有 5.4%失效或进展，此后逐年递减，获得 CCyR 者 3 年后加速/急变率为 0%。说明长期治疗使体内白血病负荷进一步减少，病情更为稳定，但继续长期治疗是否能达到治愈尚不能确定。

④IM 组共 456 名患者达到 CCyR，7 年时 84%仍为 CCyR，其中 71%继续 IM 治疗，另外 13%由于不良反应等原因中断 IM 治疗但仍为 CCyR。16%患者获得 CCyR 后又失去，其中 5%失去后再次达到 CCyR 并继续 IM 治疗，9%中断 IM 治疗。IM 治疗 6 个月内、6～12 个月、12～18 个月、18 个月以上达到 CCyR 的比例分别为 52%、19%、7%、10%。可以看出大多数患者(71%)12 个月内获得 CCyR，不同时间达到 CCyR 的患者间 72 个月 OS、EFS 及 PFS 率无明显差异，未获得 CCyR 患者的 72 个月 OS、EFS 及 PFS 率则明显低于获得 CCyR 的患者。所有达到 CCyR 的患者持续 CCyR 时间没有明显差异，也就是说达到 CCyR 的时间不影响 CCyR 持续时间。而英国的一份报道持不同意见认为在 1 年内获得者 CCyR 者的 5 年 PFS 和 OS 均明显高于 1 年后获得 CCyR 者。治疗 12 个月获 CCyR 并获主要分子生物学缓解(MMoR)的患者在 72 个月时无一例进展，治疗 18 个月时获 CCyR 同时 MMoR 者的预期 PFS 为 100%，而仅达 CCyR 但未达 MMoR 者的预期 PFS 是 98%，而未达 CCyR 者的 PFS 为 87%，明显低于前两者。持续 CCyR 与 MMoR 是保证患者长期存活的要素。同时反映了即使疾病基因不被清除，也可获得较长久的无病存活。IM 问世前 CML 5 年死亡率 15%～20%，中位生存期 3～4 年。历史资料显示 CML 的 4 年存活率为 43%，IFN-α 时代的 5 年 OS 率为 68%～70%，进一步证明 IM 超过了以往的任何药物疗效。

⑤Kantarjian 等分析了 IRIS 试验中 106 例(占 20%)因未获预期疗效而增加 IM 量至 600～800mg/d 者 36 个月的疗效。中位加量时间 22 个月，PFS 89%，OS 84%。他们提出未获预期疗效者应首选增加 IM 量。但有学者提出应先检测是否存在 BCR-ABL 区点突变，若有突变应考虑更换二代酪氨酸激酶抑制药(TKIs)。

⑥351 例患者在服用 IM 400mg/d 的第 29 天检测 IM 血浆谷浓度，一半的患者(178 例，50.7%)的浓度为 647～1170ng/ml，87 例(24.8%)低于 647ng/ml，86 例(24.5%)高于 1170ng/ml，IM 血浆谷浓度与细胞遗传学和分子学反应率正相关。

鉴于 IM 的显著疗效，2008 年国际上已公认 IM 是 CML 慢性期的一线治疗。2008 NCCN CML 治疗指南 1 类推荐 IM 400mg/d 为 CML 的一线治疗，干扰素不再推荐作为 CML 的主要治疗选择，删去 2007 NCCN 关于异基因造血干细胞移植作为 CML 一线治疗的推荐，达沙替尼、尼洛替尼作为 CML 二线治疗的选择。2007 年欧洲白血病网(ELN)专家治疗推荐中 IM 由一线可选择治疗改为一线治疗，并建议 IM 治疗失败时进行突变检测；异基因移植由一线可选择治疗改为 IM 治疗失败的二线治疗。除非患者高疾病风险，低移植风险(表 11-9，表 11-10)，否则药物优于移植；干扰素仅在 IM 不耐受时可选用，患者生活质量降低是其临床应用的主要缺点；达沙替尼和尼洛替尼作为二线治疗。

表 11-9 Sokal 和 Hasford 危险分层

	Sokal 评分	Hasford 评分
低危	<0.8	<780
中危	0.8～1.2	780～1 480
高危	>1.2	>1 480

表 11-10 EBMT 移植风险评分

	类 别	评 分
供者	HLA 相合同胞	0
	无关供者	1
分期	第 1 次慢性期	0
	加速期	1
	急变期	2
年龄	<20 岁	0
	20－40 岁	1
	>40 岁	2
供受者性别	男性受者/女性供者	1
	其他性别组合	0
诊断至移植时间	<12 个月	0
	>12 个月	1

0 分代表风险最低，7 分风险最高

IM 治疗开始最初 2 个月每周测定血常规 1 次，血象受抑时缩短测定间隔，血象稳定后可每月查 1 次，达 CCyR 后可 1～3 个月复查 1 次。每 3 个月复查骨髓包括形态学，染色体核型，实时定量 PCR（RQ-PCR）测定 BCR-ABLmRNA 连续两年。达 CCyR 者两年后可每 6 个月复查骨髓。疗效标准见表 11-11。定期监测的目的是及时发现是否治疗失败或疗效不理想（标准详见表 11-12，表 11-13），2008 NCCN CML 治疗指南中推荐如果出现治疗失败，并且耐药不是因为出现了对 IM 高度不敏感的突变，在患者能够耐受的情况下应增加 IM 剂量至 600～800mg/d；若出现了 IM 高度不敏感的突变如 Y253，E255，则应该换用二代酪氨酸激酶抑制药（TKIs）如达沙替尼或尼洛替尼；若为对伊马替尼和其他 TKI 都耐药的 T315I 突变则进行造血干细胞移植（HSCT）。如果出现疗效不理想，在患者能够耐受的情况下应增加 IM 剂量至 600～800mg/d，若为高疾病危险、低移植风险患者可进行异基因 HSCT。2010 NCCN CML 治疗指南中对于 IM 治疗失败的患者强调了对患者依从性、药物相互作用的评价，并推荐考虑突变分析。ELN 2007 专家推荐中特别警告对那些诊断时属于高危组或者有 Del 9q＋或者 Ph＋细胞出现附加染色体异常（ACA）的患者，以及 IM 治疗 12 个月未获得 MMoR 或者任何时间出现任何的转录水平升高或在 Ph-细胞中出现其他染色体异常的患者更应严密的监测，并检查患者治疗依从性。

分子学反应监测是评估治疗反应和微小残留病灶/复发监测的重要手段，bcr/abl mRNA 水平降低的水平和时间影响无进展生存，达到MMoR后

表 11-11　CML 疗效标准

完全血液学缓解（CHR）	遗传学缓解（CyR）	分子学缓解（MoR）
血小板计数＜450×10^9/L	完全（CCyR）：Ph＝0％	完全（CMoR）：RQ-PCR＝0
白细胞计数＜10×10^9/L	部分（PCyR）：Ph＝1％～35％	或较治疗前下降≥4.5 log
分类中无不成熟粒细胞	小部分（minoCyR）：Ph＝36％～65％	主要（MMoR）：RQ-PCR≤0.10％
嗜碱性粒细胞＜5％	微小（miniCyR）：Ph＝66％～95％	或较治疗前下降≥3 log
脾触及不到	无缓解（NR）：Ph＞95％	

*有的文献中将 CCyR＋PCyR 统称为主要遗传学缓解（MCyR），有的文献中称 Ph＝1-35％为 MCyR

表 11-12　伊马替尼治疗失败界定（ELN VS NCCN）

		ELN2007	NCCN2010
3 个月	血液学反应	无血液学反应	未达到 CHR 或血液学复发
6 个月	血液学反应	未达到 CHR	未定义
	细胞遗传学反应	无细胞遗传学反应	无细胞遗传学反应
12 个月	细胞遗传学反应	未达到 PCyR	未达到 PCyR
18 个月	细胞遗传学反应	未达到 CCyR	未达到 CCyR
任何时间	血液学反应	失去 CHR	未定义
	细胞遗传学反应	失去 CCyR	细胞遗传学复发
	分子学反应	出现对 IM 高度不敏感的突变	未定义

表 11-13　伊马替尼治疗疗效不理想的界定（ELN VS NCCN）

		ELN2007	NCCN2010
3 个月	血液学反应	未达到 CHR	未定义
6 个月	细胞遗传学反应	未达到 PCyR	未达到 CCyR
12 个月	细胞遗传学反应	未达 CCyR	未达到 CCyR
18 个月	分子学反应	未达 MMoR	未定义
任何时间	细胞遗传学反应	Ph＋细胞中出现其他染色体异常	失去遗传学反应
	分子学反应	失去 MMoR	未定义
		出现对 IM 低度不敏感的突变	

仍可能丧失 MMoR，丧失 MMoR 或 bcr/abl mRNA 水平增高提示复发，丧失 MMoR 更常见于 BCR/ABL 转录水平没有持续下降的和无 CMoR 患者，获得 CMoR 是新的目标。临床前研究和 I 期研究的资料显示 IM 治疗存在剂量-疗效关系，有几个试验证实初治 CML 慢性期患者使用较高剂量 IM 治疗可获得更早更高的细胞遗传学和分子学反应(表 11-14)。上述结果虽可证明高剂量 IM 可提高和加速疗效，但观察时间尚短，病例数不多，早获 CCyR 或 MMoR 者是否肯定能提高长期 OS/PFS，减少抗药发生率等尚有待于长期观察。现今治疗 CML 慢性期的常规剂量仍为 IM 400mg/d，疗效不满意时可增量至 600～800mg/d，2010 NCCN CML 治疗指南推荐在可耐受的情况下直接增量至 800mg/d，或改用二代 TKIs 或其他治疗。在 2008 NCCN CML 治疗指南中 2A 类推荐更高剂量 IM 为初治 CML 慢性期患者的治疗剂量，尤其是高危患者。

IM 虽然疗效突出，仍有约 15%～20%患者治疗失效。2003 年 Apperley 的报告中提出了抗药分为原发性和继发性(获得性)，定义见表 11-15。Hochhaus 及 Hughes 指出抗药可分为血液学抗药、遗传学抗药和分子学抗药。治疗反应失败的时间点判定不能等同于 IM 耐药，因为部分患者达 CCyR 时间较晚，并且 IRIS 试验 72 个月的结果显示较晚达到 CCyR 患者生存预后与较早达到者无明显差异。

IM 耐药主要有两方面——白血病细胞以外的因素和白血病细胞因素，前者如由于口服生物利用度不同导致 IM 血药浓度个体差异大、血清蛋白与 IM 的高度亲和力影响 IM 作用于靶细胞、细胞对 IM 的摄入和排出影响细胞内 IM 药物暴露；后者又分为 bcr-abl 相关因素，如基因突变、不规则扩增、转录和 bcr-abl 非依赖因素，如克隆演变、DNA 修复功能缺陷、磷酸酶活性减低、干细胞休眠等。为了尽可能地预防 IM 耐药，应在慢性期早期开始 IM 治疗：疾病处于越早阶段，治疗后 Ph＋细胞的清除率越高，并且 IM 必须从≥400 mg/d 的剂量开始，低于治疗剂量的 IM 初始剂量可以导致耐药。迅速减少肿瘤负荷以及最大限度抑制 bcr-abl 激酶活性可能减少治疗中突变风险，使用大剂量 IM 或多种 TKI 联合使用可能减少治疗中突变发生。维持有效血药浓度和细胞内伊马替尼浓度是保证治疗效果、克服耐药的重要途径，对 IM 治疗反应不佳的患者，有必要检测血药浓度，对达不到有效血药浓度患者，应加量保证达到最佳疗效。及时、积极处理不良反应，保证有效剂量治疗。密切监测治疗反应，及时地剂量递增使对标准剂量伊马替尼治疗失败或反应次优患者生存获益。依据细胞遗传学和分子学资料作出治疗决策，如换用二代 TKIs、进行异基因 HSCT 或 T315I 抑制药试验等。

IM 常见的毒副作用是水肿，胃肠道反应，皮疹等过敏反应，肌痉挛，骨痛和血细胞减少等。多出现于治疗初期，以 1 级和 2 级居多，多可耐受或可控制。严重毒副作用 5%。在治疗 2 年后新发生的 3/4 级毒性少见，心力衰竭发生率＜1%。说明 IM 毒副作用并不因为长期治疗而增加，未见积蓄毒性。从表 11-16 可以看出随着 IM 的持续使用，3～4 级不良反应逐年减少。IM 治疗 CML 的血液学不良反应多在 IM 应用早期或疾病进展时出现，应与疾病进展本身引起外周血细胞减少区别，可以给

表 11-14　高剂量伊马替尼治疗初治 CML 慢性期患者的试验与 IRIS 比较

试验	可评估/入组(例)	IM 起始剂量	CCyR12 个月	MMoR6 个月	MMoR12 个月	MMoR24 个月	不良反应
TIDEL	80/103	600mg/d	88.5%	—	47.4%	89%	—
RIGHT	115/175	800mg/d	—	44%	—	—	无差异
GIMEMA	43/89	800mg/d	90%	58%	—	—	—
IRIS	553	400mg/d	69%	21%	40%	—	

表 11-15　IM 耐药的临床定义

原发性	获得性(继发性)
≥300mg/d 治疗 3 个月未获血液学反应	失去血液学反应
≥400mg/d 治疗 3 个月未达 minoCyR Ph＋＞65%	失去 CCyR
≥400mg/d 治疗 6 个月未达 PCyR(Ph＋＞35%)	Ph＋%增加≥30%持续 3 个月或以上
≥400mg/d 治疗 12 个月未达 CCyR(Ph＋＞0%)	出现新的 Ph＋附加染色体异常
	连续测定 BCR-ABL mRNA 水平上升 1log 或以上或伴随 Ph＋%

表 11-16　IM 治疗初治 CML 慢性期的 3～4 级不良反应率

	随访时间		
	1～2 年	3～4 年	4 年以上
中性粒细胞减少	14%	3%	1%
血小板减少	8%	1%	<1%
贫血	3%	1%	<1%
转氨酶升高	5%	<1%	0%
其他药物相关不良反应	14%	4%	2%

予成分输血支持和应用粒系集落刺激因子，但是 FDA 指南不支持红系集落刺激因子在髓性恶性疾病中应用。NCCN 2010 对于非血液学不良反应的具体策略如下。腹泻：支持治疗；水肿：利尿、支持治疗；体液潴留严重：利尿、支持治疗，减量、暂停或中断治疗，考虑超声心动图检测左心室射血分数；恶心：服药同时进食，大杯饮水；肌肉痉挛：补钙、奎宁水；皮疹：激素治疗，减量、暂停或中断治疗。合理处理不良反应是坚持 IM 治疗取得最佳疗效的保证，因不良反应减量后的剂量应不低于 300mg/d。

IM 半衰期 18～22h，食物对 IM 吸收影响甚小，IM 谷水平与性别、年龄、体重和体表面积不相关，不需依据年龄和体表面积调整剂量。但受多种药物干扰，所以 IM 治疗期间若患者有其他合并症时应注意药物的配伍。IM 对中枢神经系统白血病无预防和治疗作用。细胞色素氧化酶（CY）P450 是一组结构和功能相关的超家族基因编码的同工酶，500 多种产物，74 个家族，至少 14 个家族与人类有关，许多药物通过 CYP450 进行代谢，因此存在相互作用。IM 可能会引起 CYP2D6 和 CYP3A4/5 底物的血药浓度升高。NCCN 2010 CML 治疗指南简略列出了 IM 与其他常见药物的相互作用和应对策略（表 11-17）。

表 11-17　NCCN 2010 CML 指南——药物相互作用

药物	相互作用
对乙酰氨基酚	IM 可以导致肝功能检测异常。1 例同时服用大剂量对乙酰氨基酚和 IM 的患者发生肝衰竭并死亡。因此服用 IM 的患者应限制使用乙酰氨基酚。即对于大多数患者，对乙酰氨基酚剂量应≤1300mg/d
阿瑞吡坦	阿瑞吡坦抑制 CYP450 3A4 活性，增加 IM 的血浆浓度
卡马西平	卡马西平诱导 CYP450 3A4 活性，降低 IM 的血浆浓度。通常需要增加 IM 的剂量
克拉霉素	克拉霉素抑制 CYP450 3A4 活性，增加 IM 的血浆浓度
环孢素	IM 抑制 CYP450 3A4 活性，增加环孢素的血浆浓度；由于环孢素的治疗窗较窄，这种相互作用值得关注
地塞米松	地塞米松诱导 CYP450 3A4 活性，降低 IM 的血浆浓度。通常需要增加 IM 的剂量
红霉素	红霉素抑制 CYP450 3A4 活性，增加 IM 的血浆浓度
贯叶连翘	贯叶连翘（圣约翰草）诱导 CYP450 3A4 活性，可以降低 IM 的血浆浓度。接受贯叶连翘治疗的患者可能需要增加 IM 的剂量
伊曲康唑	伊曲康唑抑制 CYP450 3A4 活性，增加 IM 的血浆浓度
华法林	华法林由 CYP450 的同工酶 CYP2C9 和 CYP3A4 代谢，同时应用华法林和 IM，可能导致华法林的利用率增加。需要抗凝治疗的患者应予以肝素或者低分子肝素取代华法林
辛伐他汀	IM 抑制 CYP450 3A4 活性，增加辛伐他汀血浆浓度。可能需要调整辛伐他汀的剂量
利福喷汀	利福喷汀诱导 CYP450 3A4 活性，降低 IM 的血浆浓度。通常需要增加 IM 的剂量
利福平	利福平诱导 CYP450 3A4 活性，降低 IM 的血浆浓度。通常需要增加 IM 的剂量
利福布汀	利福布汀诱导 CYP450 3A4 活性，降低 IM 的血浆浓度。通常需要增加 IM 的剂量
匹莫齐特	IM 抑制 CYP450 3A4 活性，增加匹莫齐特的血浆浓度；由于匹莫齐特的治疗窗较窄，这种相互作用值得关注
苯妥英	苯妥英诱导 CYP450 3A4 活性，降低 IM 的血浆浓度。通常需要增加 IM 的剂量
苯巴比妥	苯巴比妥诱导 CYP450 3A4 活性，降低 IM 的血浆浓度。通常需要增加 IM 的剂量
酮康唑	酮康唑抑制 CYP450 3A4 活性，增加 IM 的血浆浓度

如果治疗有效，IM应继续应用多久，目前仍无定论。迄今为止所发表的最大的系列研究中，12例CML慢性期患者获得CMoR后停止IM治疗，其中6例在停药5个月内出现了分子生物学水平复发，但是另外6例在15个月的中位随访期内依然处于完全分子生物学缓解状态。体外研究表明，“静态”白血病干细胞对IM高度耐药，即使获得完全的分子生物学缓解，部分患者体内的白血病干细胞仍可长期存活。总之，在前瞻性的研究提示其他结果之前，对于治疗有效的患者，IM应用多久仍无定论。NCCN 2010 CML治疗指南中对于IM治疗有效的患者依旧不推荐停药。

尼洛替尼(Nilotinib)是第二代TKI，临床试验时名为AMN107，商品名Tasigna，是一种高选择性、强效BCR-ABL抑制药，与ABL的非活化区结合，较IM强25倍，靶点高亲合力是其治疗IM耐药且BCR-ABL突变患者有效的原因，能够抑制除T315I外的32种IM耐药BCR-ABL突变，抑制效应与突变的IC50相关但其IC50和IM不同，说明两药的细胞摄入途径不同。尼洛替尼不能诱导CML、$CD34^+$、$CD38^-$细胞凋亡，也不能抑制其磷酸化的CKRL。尼洛替尼的Ⅰ期临床试验结果示绝大多数抗IM的慢性期患者可达CHR，约1/3以上加速/急变期患者可获血液学和遗传学反应。常见不良反应是骨髓抑制，胆红素增高、血糖升高、脂肪酶增高和皮疹等。Ⅱ期临床试验共研究320例对IM抗药和(或)不耐受的CML慢性期患者，服用尼洛替尼后77%可达CHR，57%获得MCyR，41%获CCyR，达CHR中位时间1个月，达MCyR中位时间2.8个月。3/4级血小板和中性粒细胞减少占29%。另一项Ⅱ期临床试验共研究119例对IM抗药和(或)不耐受的CML加速期患者，服用尼洛替尼后54%可获得确认的HR，31%获得MCyR，19%获CCyR，达MCyR中位时间2个月，达CCyR中位时间3.3个月。严重非血液学不良反应少，治疗对IM不耐受的患者很少出现交叉不耐受。除了对IM抗药和(或)不耐受的患者有良好效果之外，尼洛替尼用于初治CML慢性期患者取得了更加突出的疗效，一项临床试验以尼洛替尼400mg q12h治疗了32例初治CML慢性期患者，3个月时95%患者获得了CCyR、14%获得MMoR，6个月时100%患者达CCyR、54%获得MMoR。在欧美已被批准用于既往治疗失败或不耐受(包括IM)的慢性期和加速期CML，推荐剂量是400mg q12h，中国已于2009年上市。

第二代TKI达沙替尼(Dasatinib)由施贵宝公司研发，临床试验时名为BSM-354825，商品名SprycelR，按研发的化学家Jagabandhu Das命名为Dasatinib。是一个口服的多种酪氨酸蛋白激酶抑制药，可以特异性抑制Bcr-abl、SRC家族、c-KIT、EPHA2和PDGFRβ。对BCR-ABL激酶的抑制能力是IM的325倍。它可以作用于BCR-ABL的活性和非活性两种构象，所以可克服P-loop，BCR-ABL活化环和羧基末端的点突变，体外实验显示对19种IM耐药突变有效，但同样不能抑制T315I突变，不能诱导静止期原始CML干细胞死亡。口服生物利用度14%～34%，同样被CYP3A4代谢。疗效与突变类型的IC50相关。START-C是一项观察达沙替尼70mg q12h治疗IM治疗失败/不耐受CML慢性期的Ⅱ期临床研究，共387例患者，6个月时90%获CHR、45%达MCyR、33%达CCyR，8个月时90%获CHR、52%达MCyR、39%达CCyR，15.2个月时91%获CHR、59%达MCyR、49%达CCyR，24个月时62%达MCyR、53%达CCyR。中位随访15.2个月，PFS 90%，OS 96%。获MCyR的230例中进展率为3%。骨髓抑制较重，大约一半的患者出现3/4级中性粒细胞减少和血小板减少，并且同时出现血小板功能障碍。常见的非血液学不良反应主要有腹泻、皮疹、头痛、水肿、出血、肌痛、乏力、神经病变、记忆力损伤、眩晕等，比较突出的是35%的患者出现了胸腔积液，其中9%为3/4级；另外有4%出现充血性心力衰竭，其中3%为3/4级。START-A是一项观察达沙替尼70mg q12h治疗IM治疗失败/不耐受CML加速期的Ⅱ期临床研究，8个月时39%获CHR、33%达MCyR、24%达CCyR，24个月时50%获CHR、40%达MCyR、33%达CCyR。骨髓抑制较慢性期患者更重，约3/4的患者出现3/4级血液学毒性，其中82%的患者出现3/4级血小板减少。非血液学毒性与慢性期患者类似，但是消化道出血较突出，11%的患者出现了3/4级消化道出血。一项Ⅲ期临床试验共观察了670例IM耐药和(或)不耐受的CML慢性期患者，比较达沙替尼100mg qd，50mg q12h，140mg qd和70mg q12h的疗效。中位随访8个月，CHR 86%～92%，MCyR 54%～59%，CCyR 41%～45%，4组达遗传学缓解时间相同，100mg qd与70mg q12h 2组出现胸腔积液的比率分别为7%、16%($P=0.024$)，3/4级血小板减少发生率分别为22%、37%($P=0.004$),需减量的比率分别为30%、55%,停药率分别为16%、23%。由此证明了达沙替尼100mg qd既可保持药效又可减少不良反应,从而推荐CML慢性期用量为100mg qd。一项临床试验以达沙替尼100mg qd治疗了37例初治CML慢性期患者,3个月时79%患者获得了CCyR,6个月时94%患者达CCyR,12个月时100%获得CCyR。达沙替尼治疗IM耐药的CML加速、急变期或Ph+急性淋巴细胞白血病的疗效并不理想,仅半数以下患者可获血液缓解,30%~40%获MCyR,几乎全部的急淋变患者和Ph+急淋患者在半年内复发。该药已在欧美各国上市。关于达沙替尼易出现胸腔积液的原因尚不清楚,目前经单中心回顾性分析提出有3个独立的预测因素:既往使用达沙替尼出现皮疹;有自身免疫疾病病史;高胆固醇血症。另一个比较特殊的毒性是血小板功能障碍,由于可在血小板计数正常时发生,因此接受达沙替尼治疗的患者应避免同时使用其他抑制血小板功能的药物。

达沙替尼与尼洛替尼均可使IM耐药的CML慢性期患者获得CHR,但仅50%可获得CCyR。提示这些病人最终会TKIs治疗失败,失效原因或许与等待时间长有关。达沙替尼和尼洛替尼均可致新突变。有报道证明尼洛替尼耐药的CML患者对达沙替尼有效,或达沙替尼耐药的CML患者用尼洛替尼有效。应该如何选择二代TKIs?从疾病分期考虑,如为疾病晚期——急变期时,首先考虑达沙替尼;病情相对稳定时,可能会首先考虑毒副反应相对轻的尼洛替尼。从药物毒副作用方面考虑,患者有胰腺炎病史或年轻肥胖易患胰腺炎时,首先考虑达沙替尼,老年人有充血性心力衰竭病史的患者首先考虑尼洛替尼。从基因突变方面考虑,如为Y253F/H突变选择达沙替尼,V299L突变选择尼洛替尼。总之,应依据医生经验,病人特点,中止IM的原因,突变类型,可能发生的药物不良反应等,个体化治疗。

伯舒替尼(Bosutinib)由惠氏公司研制成功,临床试验时名为SKI-606,是ABL和SRC的强效双相激酶抑制药,但不抑制PDGFR和C-kit,可下调VEGF介导的血管通透性和肿瘤细胞的外渗物,可克服除T315I外多数ABL点突变。Ⅱ期临床试验观察115例IM耐药和(或)不耐受或曾用过达沙替尼或尼洛替尼的CML慢性期患者,用量为500mg/d,中位治疗5个月,89%获得CHR,41%达MCyR,30%达CCyR,33%达MMoR,19%达CMoR。有/无突变者有效率相同。耐受性好,3/4级血小板减少发生率14%,3/4级中性粒细胞减少发生率19%,有少数患者发生水潴留或胸腔积液。消化道不良反应是最常见的非血液学不良事件,68%患者出现腹泻(7%为3~4级)。另有报道伯舒替尼治疗57例IM耐药和二代TKI耐药的CML加速/急变患者,中位治疗2.7个月,约1/3患者达CHR和MCyR,达MCyR时间为8.9~12周,维持MCyR已18周。19例接受分子学检测者中有4例获MMoR,3例获CMoR。证明了此药对已上市的TKIs抗药的各期CML均有一定的疗效,欧美国家有望在短期内获准上市。

INNO-406(CNS-9,NS-187)与尼洛替尼相似,是IM的衍生物,对T315I突变体无效。试管内实验证明其对BCR-ABL激酶的抑制能力是IM的55倍,靶向BCR-ABL及Lyn激酶(但对其他SRC家族成员不抑制)。可克服除T315I外大部ABL点突变。耐受性好,可致转氨酶升高。其特点为可以通过血脑屏障,在Ph+急淋中有一定优势。

近年来有关二代TKIs用于治疗IM耐药/不耐受的各期CML患者的Ⅰ期和(或)Ⅱ期临床试验非常多,主要是上述前3种,将其不同分期的血液学及细胞遗传学治疗结果简单归纳为表11-18。

(4)造血干细胞移植(HSCT):Allo-HSCT是目前唯一可以使CML患者达到治愈的方法。受年龄和供者的限制,并非所有CML患者均可采用。另外HSCT存在移植相关死亡和远期并发症的风险,移植前又难以预测。以IM为代表的酪氨酸激酶抑制药治疗CML的巨大成功,撼动了HSCT治疗CML的绝对地位,使得1999年以后CML移植患者的数量显著下降。IRIS试验的7年杰出疗效更使得“伊马替尼作为几乎所有初发CML患者的一线治疗”这一观点得到了广泛的认同。自2008年始,NCCN指南上推荐将HSCT用于IM治疗无效的慢性期患者,或加速期、急变期的患者。另外对已发生BCR-ABL区点突变的患者特别是达沙替尼和尼洛替尼所不能控制的突变是HSCT的适应证。目前移植的现状是多数CML患者移植前曾使用过IM。为了解移植前IM的应用对移植结果的影响,美国西雅图一组学者报道145例在移植前用IM至少3个月的CML患者与历史对照1999—2004年移植前未用过IM的231例患者进行比较,认为移植前应用IM不增加肝毒性或延缓植活,IM

表 11-18　二代酪氨酸激酶抑制药的Ⅰ、Ⅱ期临床试验结果

药物	疾病分期	病例数	中位随访(月)	CHR(%)	MCyR(%)	CCyR(%)
尼洛替尼	慢性期-IM 耐药	194	6	68	48	30
	慢性期-IM 不耐受	86	6	90	47	35
	加速期	119	7	26	29	16
	急髓变	24	5	8.5	21	4
	急淋变	9	5	0	11	10
达沙替尼	慢性期-IM 耐药	288	15	90	52	40
	慢性期-IM 不耐受	99	15	94	80	75
	加速期	107	8	39	33	24
	急髓变	109	12	25	33	26
	急淋变	48	12	29	52	46
伯舒替尼	慢性期-IM 耐药	36	3	74	42	33
	慢性期-IM 不耐受	7	3	83	57	43
	加速期	14	3	29	-	-
	急变期	8	3	25	-	-

不影响 OS、无疾病存活率、复发及无复发死亡率。但 IM 疗效欠佳或失效者较获得 CCyR/MCyR 者的预后差。IM 对 CML 慢性期、加速期和二次慢性期总体生存无影响，可增加急变期移植总体生存率。国际血液和骨髓移植登记研究中心（CIBMTR）82 中心 1999－2004 年的资料进行回顾分析，移植前应用 IM 组（IM＋组）共 409 例，移植前无 IM 应用组（IM-组）共 900 例，配对分析结果显示第 1 次慢性期 CML 患者移植前应用 IM 可提高生存率（RR：0.48，P＝0.001），除外第 1 次慢性期的其他 CML 患者（如加速期）IM 应用未增加移植后并发症和移植相关死亡率。对无白血病事件生存和急性移植物抗宿主病（aGVHD）无明显差异。

在移植方式的选择上，是异基因移植还是自体移植？是清髓性还是非清髓性 Allo-HSCT？是骨髓移植还是外周血 HSCT 或者脐血移植？CML 慢性期患者进行 HLA 匹配的同胞供者骨髓移植的 3 年存活率 55%～70%，复发率约 20%，20%～30% 患者死于骨髓移植的相关并发症，通常为感染和 GVHD。影响骨髓移植疗效的因素可能与组织配型的相容性、病期、供者与受者的年龄性别、预处理方案、GVHD 程度、移植前治疗、T 细胞去除等因素相关，欧洲骨髓移植组提出了移植风险评分以更好的判断预后。有一组单中心资料的回顾性分析显示非清髓性 Allo-HSCT 在总生存方面优于清髓性 Allo-HSCT，但其复发率高于清髓性组，急性 GVHD 两组相似，慢性 GVHD 在非清髓性组高于清髓性组。异基因外周血 HSCT 与异基因骨髓移植相比，前者造血重建和免疫重建更快，两者近期疗效相似，但 GVHD 发生率增多，远期疗效尚待确定。HLA 配型相合的同胞一直是异基因 HSCT 的最佳供者，但在同胞中，HLA 完全相合的概率仅为 25%，而随着我国独生子女家庭的普及，HLA 相合的同胞供者将逐年减少，如何跨越 HLA 的免疫屏障，使 HLA 配型不合的移植成为常规一直是人们的理想。随着移植技术的不断进步，HLA 相合的非血缘供者移植、单倍体血缘供者 HSCT 以及脐血移植越来越多，相信移植技术的完善将最终解决供者来源的问题。GVHD、感染一直是移植最常见的并发症，随着对并发症的认识不断深入、诊断技术的发展、新型药物的推出以及经验性治疗的早期应用等，移植相关死亡率逐渐降低。IM 问世前 CML 患者自体移植与药物治疗组相比，无生存优势。伊马替尼应用达 CCyR 患者可成功动员 bcr-abl 阴性 $CD34^+$ 细胞，对 CML 进展无影响。伊马替尼体内净化后自体移植，可能是 TKI 失败和异基因移植后挽救治疗的可行性方式。

强烈的移植前预处理方案并不能完全清除 CML 患者体内的白血病克隆。移植后 bcr-abl 阳性细胞的数量变化预示着疾病的转归，连续增高的 bcr-abl 转录水平预示着疾病的复发，因此移植后应密切监测微小残留病（MRD）的变化。CML 患者移植后长期生存依赖移植后异体反应诱导的移植物抗白血病（GVL）效应，这也是移植后复发患者进行供者淋巴细胞输注（DLI）治疗的理论依据，目的是诱发 GVL，DLI 可使约 75% 复发患者再次获得

CR。

尽管上面已经提到现在CML慢性期的治疗进入了分子靶向治疗时代，但在我国TRI高昂的费用是个实际问题，而且我国Allo-HSCT治疗CML的疗效好，长期生存可以达到75%以上，因此对于年轻的第1次慢性期患者具有配型相合的亲缘供者时仍可首选Allo-HSCT，若无HLA相合供者，则首选格列卫；非亲缘及HLA不合HSCT最好推迟至疾病有进展时进行。一方面医生应该严格地掌握移植的适应证，制定个体化移植方案，选择合适的供者、适当的移植时机以及适宜的移植方式。另一方面应该努力改进移植技术，提高CML慢性期患者移植的生存率，提高生存质量，比如改良预处理方案，用IM联合非清髓性预处理；通过$CD34^+$细胞移植联合DLI减少GVHD；加强MRD监测，及时应用DLI、IM进行干预治疗。

(5)脾切除术：20世纪70年代国内外较推崇，但后来的研究证实此法不能延长慢性期或生存期、不能提高生存质量，已少用。只有在少数情况下如巨脾引起不适、脾梗死、脾破裂、出现脾功能亢进症状时才考虑切脾治疗。

(6)新的治疗措施。

①VX-680：也称MK-0457，极光激酶抑制药(Aurora Kinase inhibitor)，可抑制T315I突变和JAK2。I期临床试验治疗15例CML，其中11例为T315I突变。经8～40mg/(m^2·h)持续静脉点滴5d。8/9例有效，1例获CCyR，2例获PCyR，1例获小部分CyR。骨髓抑制较重，未见4级毒性，可发生黏膜炎。

②PHA-739358：靶向BCR-ABL和Aurora激酶A-C，抑制组蛋白H3，CKRL磷酸化和Aurora B活力。对BCR-ABL阳性(包括T315I突变)和阴性细胞具有抗增殖和抗凋亡作用。对未治CML-$CD34^+$细胞有强烈抗增殖作用。

③AP23464：为嘌呤类似物，抑制SRC和ABL激酶，在细胞株实验中抗增殖，阻断细胞周期，促凋亡。AP23846可抑制T315I，但有非细胞毒作用。

④Virinostat：为一种组蛋白脱乙酰基酶抑制药(hydroxamic acid inhibitor，HDACI)。临床前实验证明它可激活外源与内源性细胞凋亡，诱导氧化损伤，诱导自体吞噬的细胞死亡和衰老。通过抑制Class II HDAC6导致乙酰化和伴侣蛋白Hsp90的失功能，它防止了包括BCR-ABL等蛋白的复合物形成、聚泛素化和蛋白水解。可增强IM及其他TKIs的作用，可与极光激酶抑制药干扰有丝分裂。以Virinostat加MK-0457可抑制原代CML-34^+细胞，T315I、E255K、K351T突变的BaF3细胞和IM耐药的K562(BCR-ABL不依赖性，Lyn依赖性)细胞，使野生型和突变BCR-ABL失活和下调。

⑤反义寡核苷酸：以BCR/ABL为靶标设计的反义寡核苷酸可以降低BCR/ABL的转录水平和体外培养的CML细胞的增长(可能通过诱导凋亡)，现主要用作CML自身干细胞移植的“净化”。已有用BCR/ABL和C-MYB反义寡核苷酸体外净化后骨髓成功植活和获部分细胞遗传学缓解的初步报道。反义寡核苷酸联合化疗药物方案现已在SCID小鼠动物实验证实可显著延缓白血病的发生。

⑥基因治疗：已有用反转录病毒载体构建的BCR/ABL反义基因联合一个MTX耐药基因的所谓“双基因治疗策略”的报道，体外实验结果表明该方法可用于CML自身干细胞移植体外净化和移植后化疗，以进一步根除微小残留病。

⑦免疫调节治疗：现已有具有免疫源性的P210 BCR/ABL融合片段和结合主要组织相容性I类抗原等位基因复合物多肽的报道，亦已建立识别BCR/ABL表达细胞的肽特异性$CD4^+$ T细胞系，体外实验证实利用肽特异性$CD4^+$ T细胞可以使P210 b3a2产物降解。这些结果提示可以用人T细胞介导的肿瘤相关抗原的识别来进行CML的治疗。此外，有治疗潜能的还有白介素-2激活NK细胞和细胞毒T细胞。CML患者自身NK细胞能抑制CML祖细胞生长，因此，可利用自身激活的NK细胞经体外扩增后用于自身干细胞移植净化和CML免疫治疗。最近，又有实验发现CML患者骨髓体外培养获得的树突状细胞能刺激自身细胞，并具有抗增殖作用，而抗正常骨髓活性极低，提示该方法可用于CML的过继免疫治疗。

⑧法尼基转移酶抑制药(Tipifarnib)：PI3K/AKT信号传导调接抑制药LY294002，rapamycin以及bcr-abl P210蛋白疫苗等均在试验中。

(7)治疗策略的选择：应根据病人具体情况制定出一个最佳的个体化治疗方案。欧美国家每年都在更新CML的治疗指南。目前国际上已公认IM为CML慢性期一线治疗，但是在我国IM高昂的费用成为限制其广泛应用的瓶颈。Allo-HSCT在国内仍作为CML的一线治疗，但是Allo-HSCT受年龄、供者以及医疗费的限制，同样不能使中国的大部分CML患者受益。中国还有很大一部分初治CML慢性期患者在接受干扰素治疗，甚至仅仅接受羟基脲治疗。作为中国的血液学工作者应该向CML患者细致的介绍CML的自然病程以及几种可选治疗方案的优缺点，再根据患者的年龄、有无合适供者、疾病危险分层以及经济状况等因素与患者共同商讨出最适合的个体化治疗方案，使我国的CML患者得到最佳的治疗方案。

2. *CML加速期和急变期的治疗* 加速、急变期CML预后极差，髓系急变的中位生存期约5个月，淋系急变的中位生存期约12个月，故应尽早进行恰当的治疗。急髓变患者一般采用类似急性髓细胞白血病的治疗方案，如DA、HAD，但缓解率很低、生存期很短。急淋变(仅占CML急变的1/3左右)的患者采用急性淋巴细胞白血病的治疗方案，如VDCLP，约1/3的患者可达血液学缓解或回到慢性期。传统化疗总体血液学反应20%～50%，不良反应多，且血液学反应短暂。IM对部分加速急变期患者依然有效，CHR可达40%左右，CCyR可达20%。如果从没有接受过IM治疗，应该先接受IM至少600mg/d治疗；如果慢性期接受过IM，考虑为IM耐药的患者可以选择二代TKI。尽管TKIs的血液学反应率相对高，但持续反应时间也很短并且不可治愈CML，易复发，事实上每个急变期患者以及大部分加速期患者在IM治疗5年内都会复发。所以加速/急变期患者无论是通过TKIs治疗还是细胞毒药物联合化疗获得血液学缓解或回到慢性期后，无论HLA配型相合或不相合都应尽早选择Allo-HSCT，3年无病生存率15%～20%，少数患者可长生存。

IM联合化疗具有协同作用，可提高加速/急变期患者的诱导缓解率，MD Anderson癌症中心2002－2004年19例CML急变期患者，中位年龄54岁，84%(17/19)既往接受IM为基础的治疗，接受IM 600mg/d联合阿糖胞苷和去甲氧柔红霉素诱导治疗，血液学反应74%(14/19)，其中47%达CHR，26%回到二次慢性期，中位反应持续时间10周，16%(3/19)获得CCyR。其中既往IM治疗失败的17例患者有82%获得血液学反应，46%达CHR。耐受性好，绝大多数为1～2级非血液学不良反应。

CML急变期应采用清髓性Allo-HSCT方式，对于移植后是否需要常规使用IM预防复发目前尚有争议，实时定量PCR用于密切监测MRD，有望使免疫抑制药应用个体化，并指导抢先治疗，以减少临床复发。如果Allo-HSCT复发，可以将免疫抑制药减量或停用，也可进行DLI或者在DLI的同时联合应用TKIs。美国NIH 1993－2004年101例CML移植后39例患者复发，37例可评价，13例患者接受了DLI，9例接受IM治疗，11例接受DLI联合IM治疗，30例(81%)患者有效，其中26例(70%)获得分子学缓解，复发后中位随访1 226d(249～3 257d)，总生存率80.6±6.7%，无白血病生存率69.1 ±7.7%。从表11-19可以看出移植后复发处理DLI优于IM单独使用，而IM联合DLI应用可以更快达到持久分子学反应，并且IM联合DLI应用总体生存和无进展生存优于单独应用。

合并骨髓纤维化的加速期患者，可考虑配合1,25-二羟维生素D_3及活血化瘀的中药，如白细胞增加可服用小剂量化疗药物，但不宜应用强烈化疗。

总之，CML的治疗应从整体着手，既要考虑到不同病期采取不同的治疗方案，还要根据不同的预后分组及患者经济情况采用相应的治疗，体现出个体化治疗原则。治疗应以能治愈或达到细胞遗传学/分子生物学缓解为目的，延长患者生存期，提高生存质量。随着治疗手段越来越多，CML患者的治疗选择趋于复杂，规范治疗显得尤其必要。

【预后因素】

有许多因素影响着CML的慢性期及生存期。

表11-19 NIH移植后复发患者不同处理的疗效

时间	DLI(*n*=13)	IM(*n*=9)	DLI+IM(*n*=11)	总体(*n*=33)
3个月(分子学缓解/生存)	1/13	1/9	10/11	12/13
6个月(分子学缓解/生存)	3/11	2/8	9/9	14/28
9个月(分子学缓解/生存)	7/9	3/8	8/8	18/25
12个月(分子学缓解/生存)	7/9	4/8	8/8	19/25
随访截止(分子学缓解/生存)	7/7	4/8	11/11	22/26

早在10年以前，许多作者已发现年龄、白细胞数、嗜酸性粒细胞数、肝脾大小、贫血程度、血小板数等因素与预后密切相关，至1984年Sokal等根据COX模型将影响预后因素进行分级，才使预后评估更具实际意义，随后许多作者通过较大系列的临床研究，提出许多预后相关因素。目前仍以Sokal的预后积分公式更为实用，2个大系列的前瞻性研究证实了该分级的可靠性。其公式表述如下：

相对危险＝exp{0.0116×(年龄－43.4)＋0.0345(脾大小－7.15)＋[0.118(血小板数/700)^2－0.0563]＋0.087(原始细胞百分数－2.10)}

对46岁以下的患者采用下列公式：

相对危险＝exp{0.025(脾大小－8.14)＋0.0324(原始细胞百分数－2.22)＋0.1025[(血小板数/700)^2－0.627]－0.0173(血细胞比容－34.2)－0.2682(性别－0.40)}

男性为1，女性为2。

血小板计数(×10^9/L)，红细胞压积以%计算，年龄为岁数，脾大小为肋下厘米数。按上述公式计算相对危险值，将CML分为低危组(＜0.8)；中危组(0.8～1.2)；高危组(＞1.2)。1988年意大利CML协作组应用该分级将508例CML进行分组，2年生存率分别为低危组93%(87%～98%)，中危组80%(72%～87%)，高危组70%(59%～81%)。依据不同的治疗再进行分类，应用白消安或羟基脲治疗，中位生存期分别为低危组53个月，中危组34个月，高危组15个月；用强烈化疗，生存期分别为55个月、58个月、33个月；以干扰素治疗，2年生存率分别为低危组100%，高危组42%，中危组75%。1992年Hehlmann等对450例Ph(＋)CML进行前瞻性研究，以Sokal预后分组将病人分为三组，其中位生存期分别为低危组70个月，中危组51个月，高危组39个月。与Sokal初始公布的数字(低危组60个月、中危组44个月、高危组32个月)相符，证实其实用价值。

近10年来，由于CML的分子靶向药物伊马替尼的研究成功，并得到了临床广泛应用，使CML患者的预后得到了显著改善。一组最新IRIS72个月的研究数据表明，伊马替尼治疗72个月时，患者的总体生存率可以达到88%，其中CML相关的死亡只有5%，无事件生存率为83%，无加速/急变的生存率为93%。如果能够达到CCR，第3年后加速/急变率几乎为0。若疾病进展，这些患者增加伊马替尼剂量还会有部分患者达到CCR。

除了伊马替尼外，目前还研究生产了第二代的酪氨酸激酶抑制药的CML分子靶向药物，如尼罗替尼、达沙替尼、Bosutinib等，显著地影响着CML患者的生存期。所以Sokal等预后影响因素不一定完全合适，经过研究观察将会得到新的预后评估指标。

第四节 慢性淋巴细胞白血病

【定义】

慢性淋巴细胞白血病(chronic lymphocytic leukemia，CLL)是一种成熟小淋巴细胞在骨髓、血液及淋巴组织中克隆性增殖的肿瘤性疾病。根据世界卫生组织对造血及淋巴组织肿瘤分类方案，该病归于慢性淋巴细胞白血病/小淋巴细胞淋巴瘤(chronic lymphocytic leukemia/small lymphocytic lymphoma，Cll/SLL)，本病中的肿瘤性淋巴细胞为B淋巴细胞，既往所谓“T慢性淋巴细胞白血病”目前归于T幼淋细胞白血病(T cell prolymphocytic leukemia，T-PLL)。

【流行病学】

CLL发病率在不同国家地区之间差别较大，从＜1～5.5/100 000人/年不等。本病为西方国家发病率最高的成人白血病，在北美国家最高，占所有成人白血病22.6%，平均年发病率为2.7/100 000。但亚太地区发病率极低，如我国仅占的所有白血病的1.7%，年发病率为0.05/100 000。CLL的发病率随年龄的增长而增加。30岁以前罕见，60－80岁为发病高峰，中位发病年龄为72岁。本病以男性多见，男女之比约为2∶1。

【病因学及发病机制】

本病病因尚不明确。多数研究认为环境因素与本病发病无关，如电离辐射、烷化剂、病毒或其他已知致癌物质。本病患者的直系亲属患病风险较对照人群高3～30倍，提示家族遗传背景与本病发病有关。夏威夷的日本移民发病率低于当地土著居民，以色列的欧洲移民发病率高于非洲和亚洲移民，说明本病与种族遗传有关。

对于CLL细胞的起源有争议，但越来越多的研究结果表明，CLL细胞起源自记忆性B淋巴细胞而非CD5阳性B淋巴细胞。近半数CLL患者存在免疫球蛋白重链可变区(IgHV)基因体细胞突变,而CD5阳性细胞不具有此种突变。应用基因芯片分析CLL细胞基因表达谱发现,无论是否存在IgHV基因突变,其多种基因表达方式更接近于生发中心后记忆性B淋巴细胞而非naive B淋巴细胞或CD5阳性B细胞。

B细胞受体(BCR)介导的抗原刺激对细胞增殖起着重要作用。已有的研究表明,CLL细胞的BCR并非随机产生,而是高度选择性调用少量免疫球蛋白基因,形成定型受体(stereotyped receptor),甚至形成相同受体,这在正常B淋巴细胞是极其罕见的现象。研究表明,近30%的CLL细胞存在定型BCR。在表达IgHv1-69基因的CLL患者中,发现了几乎一致的互补决定域3(CDR_S)序列。提示特定抗原刺激对本病的发病有驱动作用。

IgHV基因突变状态不同患者的生物学及临床特点亦各不同。IgHV未发生突变者对BCR刺激有反应,可以接受sIgM接受抗原刺激所产生信号,其下游信号分子ZAP70高水平表达,CD38多高表达,端粒长度较短,基因不稳定,临床预后较差;IgHV有突变者很少出现定型受体,对BCR刺激反应较差,不能接受sIgM刺激信号,仅能接受sIgD、Ig-α等替代BCR受体结合抗原产生的较弱信号,其ZAP70及CD38表达水平低,端粒更长,较少伴发基因突变而预后较好。前者改变使肿瘤细胞更适宜生存和增殖,后者BCR介导弱信号表达导致免疫无能。

近来,CLL的基因异常有了重大进展,已发现微小RNA(miRNA)在CLL的发生中起着关键作用。特异的miRNA下调,可导致转录或转录后的异常。例如:$13q^-$是CLL最常见的染色体改变,而位于缺失部分的miRNA基因miR-15a和miR16-1相应丢失或下调,这两种miRNA在转录后水平对Bcl-2有负性调节作用,可使BCL2表达受抑而致使细胞凋亡。而它们的丢失或下调,延长了CLL细胞的存活期。靶向敲除此两基因的小鼠模型表现为CLL表型,提示miR-15a和miR16-1在CLL中有直接致病作用。另一个值得关注的基因是位于B细胞中的T细胞白血病/淋巴瘤癌基因1(Tcl-1)。在转基因小鼠模型中,Tcl-1的过度表达可诱发类似于人类的侵袭性CLL的表型。也有作者报道,在侵袭性CLL患者中常伴有Tcl-1的高表达伴随着IgVH未突变亚型和ZAP_{70}阳性。更重要的是Tcl-1的表达至少部分由miR-29和miR-181b调控。miR-29转基因小鼠可表现为类似惰性CLL表型特征,惰性CLL患者B细胞miRNA水平较正常对照高2~4倍,TCL-1不表达或低表达;而侵袭性CLL中miRNA29水平呈显著性下调,TCL-1水平呈过度表达,提示miRNA29调节TCR-1表达在CLL发病及疾病进展中发挥重要作用。

虽然每一个CLL细胞都携带同样的单克隆BCR,但只有1%进入细胞周期,可能的解释为自身抗原与BCR结合激活了B细胞,但未能促进真正的增殖,此时细胞处于凋亡或增殖的不确定状态。这样,抗原刺激对CLL细胞进入周期仅仅创造了条件,而不足以触发增殖和分化。

微环境在CLL发生的中发挥着重要作用。CLL细胞的微环境包括T淋巴细胞、基质细胞及可溶性细胞因子等。在淋巴结内微环境为CLL细胞提供抗凋亡信号及促增殖刺激信号,促进其形成CLL细胞增殖中心(proliferation centres),这种现象未在其他淋巴瘤中发现。CLL细胞可募集T细胞,后者可与BCR协同作用促进前者增殖,同时可激活NF-κB系统,诱导survivin表达而发挥抗凋亡作用。CLL细胞与激活的CD4阳性T细胞接触,自身CD38抗原表达增加,CD38抗原与CLL细胞增殖有关,另外,CLL细胞通过CD38与CD31阳性"滋养细胞(nurse like cell)"相互结合,促使后者分泌基质细胞衍生因子1(stromal－cell derived factor 1,SDF1)、肿瘤坏死家族配体成员增殖诱导配体(a proliferation-inducing ligand,APRIL)及B细胞激活因子(B cell activating factor,BAFF)等分泌,抑制CLL细胞凋亡。

【临床表现】

CLL的发病年龄多>60岁(中位年龄67岁),并且随着年龄的增加发病率呈上升趋势,近90%患者为50岁以上,25岁以下患者罕见。男性发病多于女性,男女比例约为2∶1。约1/2的患者诊断时并无临床表现,常为常规体检或检查血常规而被发现,突出的表现是血液淋巴细胞增多和无痛性淋巴结肿大。淋巴系统恶性疾病家族史、易于感染、表浅淋巴结肿大、肝脾大和巨大腹膜后淋巴结应考虑到CLL的可能。

1. 一般症状　诊断时有症状的患者常表现为乏力或不明确的不适感,在没有器官浸润和贫血时也会出现上述症状。由于多为老年患者,有时会因为冠心病、脑血管病等原有疾病恶化而发现。

一些患者会由于鼻部浸润出现慢性鼻炎表现,

个别患者会由于存在神经节苷酯的 IgM 抗体而出现多发性运动感觉神经病。患者对昆虫，尤其是蚊子叮咬出现过度的反应，原因不明。

晚期的患者会出现体重减轻，反复感染，出血和贫血相关症状。盗汗和发热（称为 B 症状）不常见，一旦出现应考虑是否存在感染的可能，因 CLL 患者由于 T 细胞免疫功能受抑和低丙种球蛋白而容易出现病毒或细菌感染。

2. *淋巴结肿大*　近 80% 的 CLL 患者就诊时有淋巴结肿大，多见于颈部、锁骨上和腋窝淋巴结，通常与周围组织无粘连，可活动，没有压痛。淋巴结肿大程度可小可大，有时会出现局部压迫症状和器官功能障碍，口咽部淋巴结肿大时可以出现上呼吸道阻塞症状。但是由淋巴结肿大引起的血管和淋巴管阻塞并不常见，即使在腋窝和颈部严重的淋巴结肿大时也很少出现肢体的淋巴水肿。上腔静脉阻塞非常少见，一旦出现应考虑继发肺部肿瘤的可能。CT 检查可以发现许多患者有腹腔内的淋巴结肿大，巨大的腹膜后淋巴结肿大可以压迫泌尿道出现肾积水，个别患者会因肝门淋巴结肿大引起胆道梗阻。由于单纯疱疹病毒感染引起急性淋巴结炎可出现既往无痛肿大的淋巴结出现肿胀疼痛。

3. *肝脾大*　约 50% 的 CLL 有轻度到中度的脾大，脾大偶尔会引起饱食感和腹部胀满。有时，脾大继发脾亢会出现贫血和血小板减少，但 CLL 血细胞减少更多的是由于 CLL 细胞引起的骨髓受抑或自身抗体引起的血细胞破坏。CLL 患者由于白血病细胞浸润肝引起肝大并不多见，肝浸润一般仅引起轻度的肝功能异常，黄疸常是由于淋巴结肿大压迫胆道引起的。

4. *结外浸润*　尸检中常常发现 CLL 细胞结外器官浸润，但很少引起症状。有些部位的浸润会出现症状，如眶后浸润引起眼球突出；咽部浸润引起上呼吸道阻塞症状；心包浸润引起缩窄性心包炎或心包填塞。

CLL 浸润肺实质，X 线胸片可以发现结节或粟粒状影像，可以伴有肺功能异常。呼吸道黏膜也可以受累，白血病胸膜浸润可以出现血性或乳糜性胸腔积液。浸润胃肠道，引起黏膜异常增厚，并导致溃疡、出血和营养吸收不良。营养吸收不良会导致叶酸等基本营养素缺乏。铁缺乏时应注意是否存在黏膜溃疡出血或继发胃肠道肿瘤。中枢神经系统浸润并不多见，一旦浸润会出现头痛、脑膜炎、脑神经麻痹或昏迷。CLL 的神经系统症状也可由少见病原菌引起，如真菌、新生隐球菌、单核细胞增多性李斯特杆菌等一些通常感染免疫缺陷患者的病原菌。

【实验室检查】

1. *血象*　绝大多数 CLL 患者就诊时白细胞计数增高，以淋巴细胞为主。若白细胞总数正常或降低，而淋巴细胞比例增高，需计算淋巴细胞绝对值，并注意与病毒感染、骨髓衰竭和其他淋巴增殖性疾病相鉴别。

淋巴细胞绝对值升高是 CLL 基本诊断依据，虽然 >5 000/μl 或 >10 000/μl 是诊断 CLL 的最低要求，但很多患者淋巴细胞计数远高于这一数值，如：欧、美国家常见 >200 000/μl，而中国的 CLL 患者多为 50 000～100 000/μl。

形态学上，CLL 的白血病细胞类似成熟的小淋巴细胞，胞质少，呈浅蓝色，核染色质中等致密，无核仁，可见涂抹细胞。部分幼淋巴细胞可见核仁，但幼淋巴细胞一般不超过 10%。

Hb 水平和 RBC 计数下降意味发生了贫血。CLL 患者出现贫血可有多种原因，早期贫血要想到是否发生了自身免疫性溶血，应作 Coombs 试验。疾病晚期的贫血则表明骨髓浸润严重，影响正常造血功能。其他如：脾亢、营养不良或化疗等，皆可引起程度不等的贫血。

与贫血类似，血小板减少往往是疾病晚期的表现，但出现时间更晚。脾亢与免疫性破坏增加，也是 CLL 时血小板减少的原因。化疗期间，血小板下降，预示应调整治疗方案和药物剂量。

2. *骨髓检查*　CLL 患者的骨髓无一例外皆为白血病细胞浸润，占有核细胞的 30%～40% 以上，甚至达到 90%。令人感兴趣的是，即使如此，患者的外周血的红细胞和血小板计数，仍然可以保持正常水平。骨髓活检并非诊断所必需，但有助于确定疗效和判断预后。有学者认为：约 1/3 患者骨髓浸润为间质型或条带状，为疾病早期，预后较好；CLL 患者中结节型和混合型分别约占 10% 及 25%，也提示预后良好。1/4 患者骨髓表现为弥漫型提示病期较晚，预后不佳。

3. *淋巴结*　典型组织学改变类似其他低度小细胞淋巴瘤表现，为弥漫性小淋巴细胞浸润，淋巴结结构破坏。疾病进展时淋巴结可融合形成不活动包块。罕见病例中可见散在 R-S 细胞，其形态及表型与霍奇金淋巴瘤细胞类似。

4. *免疫表型*　CLL 为单克隆 B 淋巴细胞肿

瘤，其白血病细胞具有特殊的免疫表型。采用流式细胞术检测，可以发现细胞表面分化抗原 $CD23^{+}$、$CD20^{+}$、$CD19^{+}$，表明 CLL 为 B 细胞来源，但同时表达 CD_5 这一 T 细胞相关抗原，此为 CLL 的免疫表型特点。胞膜免疫球蛋白（SmIg）弱表达，而单一轻链（R 或 λ）的表达有力地证实白血病细胞的单克隆性。

其他 B 细胞肿瘤所表达的抗原如：CD10、CD11c、CD22、CD79b、CD103、FMC7、Cyelin D1 等，在 CLL 皆为阴性。

CD38 和 ZAP70 的检测有助于判断预后，目前认为：CD38 和（或）ZAP70 表达＞20％者，预后不良。

CLL 与其他小细胞淋巴瘤免疫表型特点见下表 11-20。

5. 细胞遗传学　采用常规细胞遗传学方法或荧光原位杂交（FISH），可在约 80％ CLL 患者中发现染色体异常。最常见者 $13q^{-}$（53％），其次为 $11q^{-}$（19％）和 12 号染色体三体（15％）。值得注意的是，$17p^{-}$，虽然其发生率不高，约 8％，但由于涉及抑癌基因 p53 的突变，具有 $17p^{-}$ 的患者预后不良，需要选择较强的治疗方案（表 11-21）。

表 11-20　CLL 及其他 B 细胞淋巴瘤免疫表型特点

	smIg	CD5	CD10	CD11c	CD19	CD20	CD22	CD23	CD25	CD43	CD79b	CD103	FMC7
CLL	dim	＋＋	－	－/＋	＋＋	dim	－/＋	＋＋	＋/－	＋	－	－	－/＋
WM	＋＋	－	－	－/＋	＋＋	＋＋	＋	－	－/＋	＋/－	＋	－	＋
PLL	＋＋＋	－/＋	－/＋	－/＋	＋＋	＋＋＋	＋＋	－/＋	－/＋	＋	＋＋	－	＋
HCL	＋＋＋	－	－	＋＋	＋＋＋	＋＋＋	＋＋＋	－	＋＋＋	＋	＋	＋＋＋	＋＋＋
HCLv	＋＋＋	－	－	＋＋	＋＋＋	＋＋＋	＋＋＋	－	－	＋	＋	＋＋＋	＋＋＋
SLVL	＋＋	－/＋	－/＋	＋/－	＋＋	＋＋	＋＋	＋/－	－/＋	＋	＋＋	－/＋	＋＋
MZL	＋＋	－	－	＋/－	＋＋	＋＋	＋/－	＋/－	－	－/＋	＋＋	－	＋
MCL	＋＋	＋＋	－/＋	－	＋＋	＋＋	＋＋	－	－	＋	＋＋	－	＋＋
FL	＋＋	－/＋	＋＋	－	＋＋	＋＋	＋＋	－/＋	－	－	＋＋	－	＋＋

CLL 慢性淋巴细胞白血病；WM 华氏巨球蛋白血症；PLL 幼淋细胞白血病；HCL 毛细胞白血病；HCLv 毛细胞白血病（变异型）；SLVL 伴毛细胞的脾淋巴瘤；MZL 脾边缘区淋巴瘤；MCL 套细胞淋巴瘤；FL 滤泡淋巴瘤。－：不表达；－/＋：大都不表达；＋/－：大都表达；＋到＋＋＋：表达的不同强度；Dim：弱表达。

（此表引自 Johnston JB，Seftel M，Gibson SB. Wintrobe's Clinical Hematology. 12th edition. USA：Lippincott Williams & Wilkins，2009）

表 11-21　CLL 常见细胞遗传学异常及临床意义

遗传学异常	发生率（％）		累及基因	临床意义
	核型	荧光原位杂交（FISH）		
正常	50	18	—	—
13q 缺失	10	55	Rb，MiR－15a，MiR－16－1	预后良好
11q 缺失	8	18	ATM	年轻患者；巨块形淋巴结；预后不良
12q 三体	13	16	MDM2	形态不典型；疾病晚期
17p 缺失	4	7	p53	CLL/PLL 形态；耐药；预后极差
6q 缺失	4	6	—	—

（此表引自 Johnston JB，Seftel M，Gibson SB. Wintrobe's Clinical Hematology. 12th edition. USA：Lippincott Williams & Wilkins，2009）

6. 其他的实验室检查　低丙种球蛋白血症在CLL中常见，IgM最早降低，继之出现IgG和IgA下降，其严重程度并不一定与疾病分期相关。5% CLL患者会出现单克隆免疫球蛋白，在免疫固定电泳中呈小高峰。若为IgM型，需与Waldenströme巨球蛋白血症相鉴别。偶尔血或尿中可查知重链或轻链增加，是由于免疫球蛋白的合成有缺陷或失去平衡所致。74% CLL患者直接抗人球蛋白Coombs试验阳性，多为温抗体型，但仅少数患者出现自身免疫性溶血。

【诊断及鉴别诊断】

对于老年患者、反复感染、不明原因贫血、浅表淋巴结或肝、脾肿大，皆应疑及慢性淋巴细胞白血病，进行全面的血常规检查。

外周血淋巴细胞绝对值升高是诊断CLL的基本条件，但其具体数值有不同标准。2008年美国NCI领导的工作组制订的CLL诊断标准为淋巴细胞绝对值＞5 000/mm^3，1989年国际CLL研究小组(IWCLL)提出，将淋巴细胞绝对值＞10 000/mm^{3}作为诊断阈值。2008年WHO的"造血和淋巴组织肿瘤分类"和2012年美国NCCN皆采用了单克隆B淋巴细胞≥5 000/mm^{3}作为诊断CLL最低标准。中国学者陈书长等认为，由于中国CLL发病率较低，为避免漏诊，建议采用NCI标准。

外周血淋巴细胞绝对值升高所持续的时间，对CLL的诊断也很重要。如果患者仅有淋巴细胞计数升高而无其他症状，不宜贸然作出CLL的诊断，需要至少观察4～12周，并作免疫分型。

免疫分型对CLL诊断是必不可少的。典型CLL细胞表达CD5、CD23、CD19、CD20；SmIg、CD22及CD79b弱表达，不表达CD103和FMC7。Matutes EJ等(1997)曾提出来CLL诊断的积分系统。具体如下表11-22所示。

表11-22　CLL诊断积分系统

	积分	
免疫表型	1	0
smIg	弱阳性	强阳性
CD5	阳性	阴性
CD23	阳性	阴性
FMC7	阴性	阳性
CD22/CD79b	弱阳性	强阳性

注：积分4～5分为典型CLL；3分，需进一步淋巴结活检或脾切除病理，并参考FISH等结果明确诊断，1～2分基本可排除CLL

【鉴别诊断】

淋巴细胞增多可发生于各种病毒感染、弓形体病和百日咳，这些疾病的患者多为年轻人或儿童。淋巴细胞增多为反应性，呈多克隆性，而非单克隆增殖；存在时间短暂而非持续性。

很多淋巴增殖性疾病的临床表现类似CLL，少数类型肿瘤细胞的免疫表型也与CLL有相似之处，但治疗方法与预后却有很大不同，需注意进行鉴别。

1. 幼淋细胞白血病(Prolymphocytic Leukemia，PLL)　临床表现以脾明显增大为主。外周血中白细胞数和淋巴细胞计数增高，但也可能正常。PLL时，外周血中增多的淋巴细胞形态学与CLL不同，55%以上为幼淋巴细胞，直径在10～15μm，圆形的细胞核中可见清晰的核仁，染色质较致密，胞质不多。

B-PLL与CLL一样，皆为B-淋巴细胞肿瘤，其免疫表型具以下特点：SmIg++，CD79b++，FMC7+，CD5、CD23低表达，可以与CLL相鉴别。但应注意，PLL的白血病细胞可能起源于T细胞，其免疫表型特点为CD2、CD3、CD7阳性，TdT及CD1a不表达，60%左右为CD4阳性，CD8阴性，25%共表达CD4及CD8，15%为CD4阴性，CD8阳性。

2. 毛细胞白血病(Hairy Cell Leukemia，HCL)　大多数HCL的血象呈全血细胞减少，但少数病例可有白细胞和淋巴细胞计数增多，需与CLL鉴别。形态学上，HCL细胞胞体略大于CLL细胞，胞质有突起，光镜下看似细胞边缘破碎状；透射电镜下，胞质突出有如毛发。骨髓涂片的细胞化学染色酸性磷酸酶呈强阳性，且不被酒石酸抑制(TRAP+)。与CLL细胞不同，HCL细胞的免疫表型为：B细胞标记物(CD19、CD20、CD22)皆为阳性，而CD5和CD23阴性；同时特殊表达CD25、CD11c和CD103。

3. 套细胞淋巴瘤(Mantle Cell Lymphoma，MCL)　MCL是非霍奇金淋巴瘤(NHL)的一个亚型。其肿瘤细胞大小与小淋巴细胞相似，而且同时表达CD20和CD5。如果患者就诊时已达白血病期，其外周血淋巴细胞计数增高，就容易与CLL相混淆。但MCL细胞CD23阴性，SmIg呈现高表达。此外，具有典型的细胞遗传学异常，即t(11；14)(q13；q32)，涉及BCL-1和Ig重链基因复合物cyclin Dl阳性。由于MCL预后很差，其与CLL的区别就显得十分重要。

4. 脾边缘区淋巴瘤(Splenic Marginal Zone Lymphoma,SMZL) 此型淋巴瘤少见。脾大为主要临床表现,外周血可出现中度淋巴细胞增多,故需要与 CLL 相鉴别。SMZL 细胞类似小淋巴细胞,核染色质浓聚,没有核仁,近半数患者淋巴细胞胞浆凸起类似绒毛。常需要通过免疫表型与 CLL 区别。SMZL 的免疫表型为:CD19、CD20、CD79b、FMC7、SmIg 阳性,CD5、CD23 及 CD25 阴性。

5. 小淋巴细胞淋巴瘤(small lymphocytic lymphoma,SLL) 在 WHO 分类(2001,2008)中,小淋巴细胞淋巴瘤(SLL)被认为与 CLL 是同一种疾病的不同表现形式。

6. 单克隆 B 淋巴细胞增多症(monoclonal B cell Lymphocytosis,MBL) 早在 1992 年,Marti 等发现在 CLL 患者的直系亲属中存在 MBL,而无任何临床症状,此一研究结果被其他作者陆续证实并扩展至正常人群。2005 年,Marti 等提出 MBL 的诊断标准如下。

(1)外周血存在单克隆 B 细胞亚群,依据为:轻链限制性,总 k∶λ 比值大于3∶1或小于 0.3∶1,或25%以上的 B 细胞表面不表达或低表达免疫球蛋白;存在免疫球蛋白重链基因重排。

(2)存在特异的免疫表型。

(3)经重复检测,单克隆 B 细胞亚群持续存在 3 个月以上。

(4)B 淋巴细胞绝对值$<5\times10^9$/L。

(5)无淋巴增殖性疾病或自身免疫疾病的其他特点,如淋巴结或脏器肿大,或自身免疫性或感染性疾病,或 B 症状包括疲劳、体重下降、夜汗等。

2008 年 Rawstron AC 等报道,在血象正常和淋巴细胞增多($>4000/mm^3$)的老年人群中(>60岁),经流式细胞术检测发现 5.1%的受检者存在 CLL 表型的单克隆淋巴细胞,而没有任何临床症状和其他异常。因此,在诊断 CLL 时,需注意与 MBL 鉴别。

常见 B 淋巴增殖性疾病的免疫表型鉴别要点如下图 11-4 所示。

【分期】

本病病期划分是根据临床症状、实验室检查结果和生存状况对患者分类,便于对疾病的预后作出估计,确定何时开始治疗及如何治疗。

目前 CLL 分期存在 Rai 及 Binet 分期系统,其具体标准如下表 11-23、表 11-24 所示。

Binet 分期法的缺点是没有区分出相当于 Rai 分期中 0 期的预后良好的一组患者。以上分期标准中,免疫性血细胞减少不应作为分期标准。

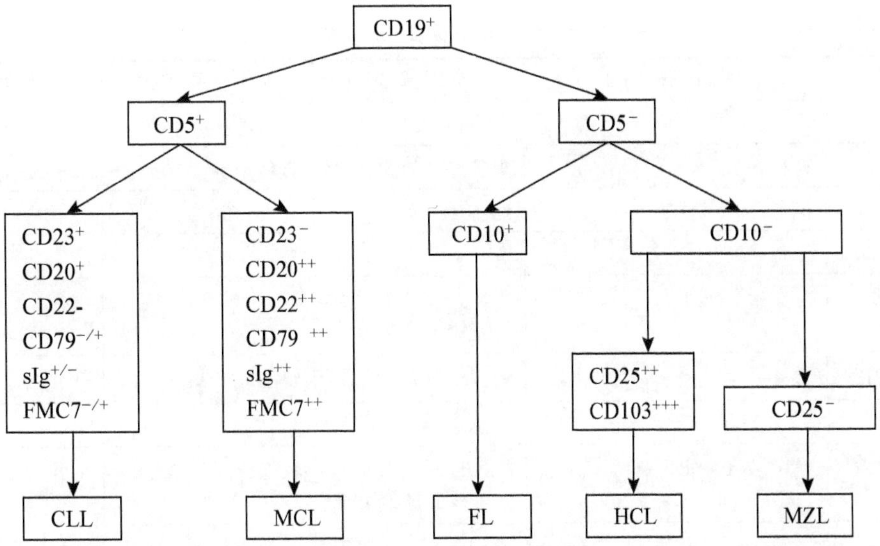

图 11-4 常见 B 淋巴增殖性疾病的免疫表型鉴别

表 11-23　CLL 临床分期(Rai 分期系统)

改良系统	原分期系统	诊断时临床特点	预期生存时间(年)
低危组	0 期	血液及骨髓仅有淋巴细胞增高	12
	1 期	伴淋巴结增大	11
中危组	2 期	伴脾和(或)肝脏增大	8
高危组	3 期	伴贫血(Hb＜110g/L)	5
	4 期	伴血小板减少(PLT＜100×10^9/L)	7

表 11-24　Binet 分期系统

分期	诊断时临床特点	预期生存时间(年)
A	血液及骨髓淋巴细胞增高及＜3 个淋巴结区肿大	12
B	血液及骨髓淋巴细胞增高及＞3 个淋巴结区肿大	9
C	B 期伴贫血(Hb 男性＜110g/L;女性＜100g/L)或血小板减少(PLT＜100×10^9/L)	7

淋巴结区包括颈部、腋下、腹股沟、脾及肝

上述两种最常用的分期方法都以大量的临床资料分析为依据,并在临床实践中得到证实。但在 20 世纪 90 年代以后,以氟达拉滨(氟阿糖腺苷)为代表的嘌呤类药物改变了 CLL 的治疗效果,对其预后也会产生重要影响。IWCLL 曾建议将上述两种分期方法合并,包括 7 个分期,但未获认同。

【治疗】

1. 概述　CLL 的治疗决策基于以下 3 点考虑。

(1)相对于其他血液肿瘤而言,CLL 进展缓慢。

(2)目前 CLL 的治疗手段尚不能治愈本病,少数较年轻的患者(＜50 岁)除外。

(3)CLL 患者的中位年龄为 72 岁,中国可能略低于此数值。

由此,CLL 的治疗目标应当是:改善临床症状,提高生活质量,适当延长寿命。

在介绍 CLL 的各种治疗方法之前,先明确评价治疗效果的标准。2008 年 NCI 的 CLL 疗效标准如下表 11-25 所示。

表 11-25　CLL 疗效标准(2008 NCI 标准)

指标	完全缓解(CR)	部分缓解(PR)	疾病进展(PD)	疾病稳定(SD)
A 组				
淋巴结	直径＜1.5cm	直径缩小≥50%	直径增大≥50%	直径变化介于±49%
肝和(或)脾	正常	缩小≥50%	增大≥50%	变化介于±49%
全身症状	无	有	有	有
中性粒细胞计数	＞1.5×10^9/L	＞1.5×10^9/L 或较基线提高＞50%		
循环克隆性 B 细胞	无	较基线降低≥50%	较基线升高≥50%	变化介于±49%
B 组				
血小板计数	＞100×10^9/L	＞100×10^9/L 或较基线升高≥50%	较基线降低≥50%(CLL 所致)	变化介于±49%
血红蛋白	＞110g/L(未输血或应用 EPO)	＞110g/L 或较基线升高≥50%	较基线降低 20g/L(CLL 所致)	＜110g/L 或较基线升高＜50%,或下降＜20g/L
骨髓	增生度正常,淋巴细胞＜30%,无 B 淋巴结节。若骨髓增生低下定义为 CRi	淋巴细胞≥30%,或存在淋巴结节	淋巴细胞较正常升高＞30%	无变化

注:完全缓解(CR)及疾病稳定(SD)需满足以上所有指标;而部分缓解(PR)及疾病进展(PD)需至少同时满足 A、B 组各一项指标

2. *治疗时机选择* 早期无症状的CLL，包括无症状的Binet分期A期及Rai分期0、Ⅰ期患者无需治疗，仅需定期医学观察。研究表明CLL疾病早期治疗不能延长生存期，反而增加第2肿瘤发生率。应定期血常规检查，监测淋巴细胞绝对值等变化，注意淋巴细胞倍增时间。

CLL开始治疗的时机取决于疾病的活动状态、医生的经验以及患者本人意愿。以下的指征可供参考。

(1)进行性骨髓衰竭的证据，表现为贫血和(或)血小板减少进展或恶化。

(2)巨脾(左肋缘下＞6cm)或进行性或有症状的脾肿大。

(3)巨块型淋巴结肿大(最长直径＞10cm)或进行性或有症状的淋巴结肿大。

(4)进行性淋巴细胞增多，如2个月内升高＞50%，或淋巴细胞倍增时间(LDT)＜6个月。

(5)自身免疫性贫血和(或)血小板减少对皮质类固醇或其他标准治疗反应不佳。

(6)至少存在下列一种疾病相关症状：①在以前6个月内无明显原因的体重下降≥10%；②严重疲乏(如ECOG体能状态≥2；不能工作或不能进行常规活动)；③发热，体温＞38.0℃2周以上，无其他感染证据；④无感染证据，夜间盗汗＞1个月。

当CLL患者出现上述表现之一，即可判定为有治疗指征。淋巴细胞数不能作为治疗的唯一指标。另外决定是否治疗还应考虑到患者年龄及合并症等情况，年轻体质好的患者治疗可以积极一些，而年老体弱、有合并症的患者如疾病无明显进展，选择治疗时更应保守。

3. *初治患者的治疗选择* 对于有治疗指征的患者，目前倾向于根据患者不同疾病危险度、体能状态及生物学特征采用个体化治疗方案以最大限度提高治疗效果。根据FISH检测del(17p)[以del(17p)＞20%为阳性]的结果进行治疗选择。开展p53突变的检查后，突变的意义等同于del(17p)。

(1)对于无del(17p)患者的治疗，按年龄及身体状况进行个体化治疗，选择如下。

①较年轻、无并发症的患者，建议应用FC±R方案化疗。不能耐受者可B±R、COP±R、CHOP±R方案。

②年龄较大，或有严重并发症不能耐受的患者，单药应用氟达拉滨、苯达莫司汀、苯丁酸氮芥、及COP± R、CHOP±R方案均可。

③合并自身免疫性溶血性贫血(AIHA)的患者，首先应用糖皮质激素控制溶血，如反应不佳则开始针对CLL的治疗。避免应用氟达拉滨、COP± R、CHOP±R方案。

(2)伴del(17p)患者的治疗，选择如下。

①年轻(＜55岁)有供者的，考虑异基因造血干细胞移植，可采用减低剂量预处理移植以减轻毒副反应，以扩大应用范围。

②利妥昔单抗(R)＋大剂量甲泼尼龙(HDMP)＋血浆：应用利妥昔单抗前给予新鲜冷冻血浆400ml；MP 1g(m^2·d)，d1～5，每28天为1个疗程。注意预防胃溃疡、糖尿病、心力衰竭、感染及股骨头坏死等。有消化道溃疡者禁用。

③FCR方案治疗，剂量用法见表11-26。

④阿仑单抗(CD52抗体)：单独应用或与FCR联合组成四药联合方案。

表11-26 CLL常用化疗方案

方案	用量用法	疗程
FC±R	氟达拉滨(F) 25mg/(m^2·d)，d1～3； 环磷酰胺(CTX) 250mg/(m^2·d)，d1～3； 利妥昔单抗(R) (375～500)mg/m^2，d1；	4周重复；最多6个疗程
HDMP＋R＋血浆	新鲜冷冻血浆：400ml(应用利妥昔单抗前)； 大剂量甲泼尼龙(HDMP)：1g/m^2×5d； 利妥昔单抗(R)：(375～500)mg/m^2，d0，	同上
BR	苯达莫司汀(B) 90mg/m^2 d1～2； 利妥昔单抗(R)(375～500)mg/m^2 d0	同上
F	氟达拉滨(F)30mg/(m^2·d) d1～3，	同上

(3)选择氟达拉滨为基础治疗的标准：年龄＜70岁；无心脏、肝、肾功能的明显异常(心功能Ⅱ级以内；ALT，AST，胆红素低于正常值2倍；Cr低于正常上限2倍，CCr＞70ml/min)；无间质性肺炎和肺纤维化；无活动性感染；无严重合并症：如消化道出血、神经系统症状、其他肿瘤、活动性肝炎或其他病毒感染；无AIHA；患者愿意接受该治疗且经济能力可承受。

4.复发难治患者的治疗　难治性CLL定义：对核苷类似物治疗无反应，或虽然有反应(CR或PR)但停止治疗后12个月以内疾病再次进展，或干细胞移植后1年内疾病进展或复发。

复发CLL的治疗指征同初治。停止治疗12个月后复发或进展，可以按照原方案治疗。停疗12个月内复发或进展，则按照难治性CLL进行二线治疗。

对于没有应用氟达拉滨为基础的治疗或利妥昔单抗者，可以采用FCR方案治疗，对于初治时应用过FCR者，可以应用BR、阿仑单抗、大剂量甲泼尼龙＋利托昔单抗等治疗。有条件进行移植的患者可应用异基因造血干细胞移植，对于化疗有效(≥PR)者，也可选择自体造血干细胞移植。对于老年或有较严重合并症的患者，保守或姑息治疗(苯丁酸氮芥、利妥昔单抗、苯达莫司汀或沙利度胺等，注意支持治疗)不失为合适选择。

疾病复发或进展时应注意排除Richter转化的可能。

5.CLL常用药物及治疗方案

(1)烷化剂：这是最传统的治疗CLL的药物，以苯丁酸氮芥(瘤可然，Chlorambucil)为代表，已在临床应用数十年，通过DNA交联发挥抗肿瘤作用。服用方法可以连续给药，每日剂量为0.1mg/kg，口服，连续4～8周，根据血象调整剂量。西方国家更多地采用大剂量的间歇治疗，剂量为0.4～0.8mg/(kg·d)，每4周1次，此种方式我国很少使用。无论何种给药方法，瘤可然治疗的总有效率(ORR)为30%～50%，CR仅为4%～10%。目前该药单独应用仅推荐70岁以上患者或有严重合并症不能耐受化疗患者。

苯达莫司汀(Bendamustine)是由烷基化氮芥连接嘌呤-氨基酸分子而成，它不仅可使单链或双链DNA发生交联，还可以引起蛋白和蛋白之间的交联，抑制、杀伤肿瘤细胞。难治复发的CLL患者应用苯达莫司汀，有6人获完全缓解。9人获部分缓解，总有效率达到75%。初治CLL患者经6个疗程苯达莫司汀治疗，CR率31%，总反应率为68%，而单独接受瘤可然治疗的对照组CR率2%，ORR为31%，前者持续缓解时间(21.8个月)也明显高于瘤可然组(8.0个月)。苯达莫司汀需静脉注射，50～60mg/(m^2·d)，连续3～5d，每4周1个疗程，可用6个疗程，骨髓抑制为其主要不良反应。

(2)嘌呤核苷类似物：这是以氟达拉滨(Fludarabine)为代表的一组嘌呤核苷类似物，具有抑制核糖核酸还原酶的作用，阻断DNA合成。在20世纪80年代这类药物相继问世，极大地改变了CLL的预后。

治疗CLL时，最常用的嘌呤类似物为氟达拉滨，多为静脉输注，25mg/(m^2·d)，连续5d为1疗程，每28d可重复1次，通常应用4～6个疗程。由于标准的氟达拉滨治疗方案有较强的免疫抑制和骨髓抑制作用，而患者多为化疗耐受性较差的老年人，在我国应用氟达拉滨治疗CLL患者时，需要注意及时调整剂量和化疗间隔，以免发生严重不良反应。

氟达拉滨也有口服剂型，受肠道吸收能力影响，剂量应为40mg/(m^2·d)，每一疗程同样连续服用5d。

单药氟达拉滨的疗效在某些方面优于瘤可然。早期的大规模临床试验的结果表明：在未经治疗的CLL患者，单用氟达拉滨的完全缓解率达到70%，但此后进行的有对照的多中心随机临床试验认为：未经治疗的CLL患者单独服用氟达拉滨的CR率15%～20%，瘤可然为4%～7%；总反应率在氟达拉滨组为63%～80%，瘤可然组为37%～72%。但经过长期随访，氟达拉滨与瘤可然相比，延长了患者的缓解期(19～31个月)，提高了生活质量，却并未延长患者的总生存期。

除氟达拉滨外，其他嘌呤类似物，如克拉曲滨(Cladribine，2-氯脱氧腺苷)，同样可用于CLL。有作者报道，总体反应率为77%，其中完全缓解率达到34%，同样未能延长总生存期。此药为静脉注射，0.12mg/(kg·d)，连续5个月为1个疗程。

氟达拉滨等嘌呤类似物的主要不良反应为骨髓抑制，同时清除了T细胞，也引起明显的免疫抑制，使得机会感染的发生率较高，如：真菌感染、病毒激活等，往往在连续数个疗程之后出现，应提高警惕，及时发现，停止用药。氟达拉滨还可引发自身免疫性溶血性贫血(AIHA)，可能与T细胞亚群比例失调有关。氟达拉滨若与环磷酰胺合用,可降低AIHA的发生率。有作者报道,克拉屈滨增加发生肺癌的危险。

(3)单克隆抗体:以单克隆抗体为代表的免疫治疗已成功地用于非霍奇金淋巴瘤,包括CLL。

利妥昔单抗(Rituximab)为抗CD20单克隆抗体,可与CLL细胞的CD20抗原结合,通过补体依赖的细胞毒作用(CDC)和抗体依赖细胞的细胞毒作用(ADCC)以及诱导凋亡等途径杀伤肿瘤细胞。临床用于$CD20^+$的B淋巴细胞肿瘤。早期的临床试验结果表明,单独使用利妥昔单抗治疗难治或复发的CLL患者,总有效率仅10%左右,最高25%,远低于其他的惰性淋巴瘤。其原因被归结为CLL患者时瘤负荷较大,且CLL肿瘤细胞表面CD20抗原弱表达,故需要大剂量单克隆抗体方能有效。此后,有作者将利妥昔单抗每周剂量增加至2 250mg/m^2,或常规剂量375mg/m^2,每周1次增加至每周3次,结果血液学和淋巴结病变获得明显改善,但对于伴有17p-的高危CLL单用大剂量利妥昔单抗仍然无效。目前认为,对于70岁以上高龄、一般状况很差、不能耐受嘌呤类似物的患者,可单独给予利妥昔单抗,以缓解病情。更多的时候,利妥昔单抗应联合化疗作为CLL的一线治疗方案。

另一种单克隆抗体是阿仑单抗(Alemtuzumab),它是全人源化抗CD52单克隆抗体。单独使用阿仑单抗治疗初治的CLL患者反应率可达83%~89%,其中CR者占19%~24%,疗效持续时间达24个月,显著优于利妥昔单抗,这是由于CD52表达于所有的淋巴细胞,不易脱落或发生内化,是更理想的靶向治疗药物。阿仑单抗可静脉注射或皮下注射,每次30mg,每周3次共用4~12周,获得CR或疾病进展则停止使用。阿仑单抗的主要不良反应是T细胞也被清除,造成免疫功能低下,增加了感染的机会,尤其是CMV的再激活,发生率在10%~66%。在应用阿仑单抗时,若同时给予更昔洛韦预防,可明显降低CMV感染。值得一提的是,对于伴有17p-、11q-或p53突变的高危患者,阿仑单抗有效,但对于显著淋巴结增大者(>5cm)效果不佳。

(4)治疗CLL的新药:过去数年中,研制用于CLL的新药多通过免疫机制,更准确地讲,是作用于CLL细胞中那些抑制凋亡或促进增殖的特殊基因。这些药可分为7类。

①标记或不标记同位素的单克隆抗体:以全人源化的CD20单抗(Oftumumab)和CD23单抗(Lumiliximab)及I^{131}标记的CD20单抗(Tositumomab)为代表。

②Bcl-2抑制药:以AT-101为代表,体外可诱导CLL细胞凋亡。

③核苷类似物,以氯法拉滨(Clofarabin)为代表。已批准用于复发的ALL和AML治疗。

④激酶抑制药:以黄酮吡多(Flavopiridol)为代表,降低抗凋亡蛋白Bcl-2的表达,诱导CLL细胞凋亡。

⑤免疫调节药:包括,抑制血管新生作用的雷那度胺,甲基化抑制药5-氮杂胞苷,小分子热休克蛋白抑制药CNF2024等。

⑥细胞因子:以白介素21(IL-21)为代表,介导B淋巴细胞凋亡。

⑦其他,如反义寡核苷酸(Oblimtrsen),植物碱Silvetrol等。

(5)常用联合化疗方案

①以烷化剂为主的联合化疗:一项荟萃分析证实,以烷化剂为主的各种联合化疗方案,如:CVP、CAP或CHOP等,对CLL的疗效并不优于单独应用瘤可然,而毒副作用较大,目前仅用于复发病例,可与单克隆抗体合用。

②包含嘌呤类似物联合化疗:氟达拉滨联合环磷酰胺(FC方案)可以增加CR率。O'Brein S等以氟达拉滨30mg/(m^2·d),联合环磷酰胺300~500mg/(m^2·d),连续3d的方案治疗CLL患者,既往氟达拉滨敏感者总反应率80%以上,获CR者达35%;对氟达拉滨耐药者,总反应率为38%。中位无进展生存40个月以上。主要的毒副作用为骨髓抑制,有40%的患者出现了3/4级的发热与感染。

FC与氟达拉滨单药的疗效比较发现,FC组的总反应率(94%)和CR率(16%)均高于氟达拉滨组(分别为83%和5%)。2组的无进展生存时间分别为49个月和33个月,但2组间的总生存期没有差异。近10年,欧美的多个临床观察皆证实FC方案在某些疗效指标方面优于单用氟达拉滨。

以FC方案为基础联合其他化疗药物如FC+米托蒽醌(FCM)、氟达拉滨+表柔比星以及克拉屈滨+环磷酰胺(CC)等方案,但未获广泛应用。

③免疫化学治疗:将单克隆抗体与细胞毒类药物联合应用治疗肿瘤,称为免疫化疗。利妥昔单抗联合氟达拉滨(FR)应用于既往治疗或未治疗的

CLL 患者的总体有效率 87%,CR 率 32%。氟达拉滨和利妥昔单抗同时使用组的总有效率(90%)和 CR 率(47%)均高于序贯使用组(77%和 28%),2 年 PFS 或 OS 皆有所延长。这表明利妥昔单抗与氟达拉滨有协同作用。

氟达拉滨、环磷酰胺和利妥昔单抗三药联合治疗 CLL(FCR),具体方案为:氟达拉滨,25mg/(m^2·d),第 1～3 天;环磷酰胺 375 mg/(m^2·d),第 1～3 天;利妥昔单抗 375mg/m^2第 1 天。每 4 周 1 个疗程,共 6 个疗程。经过 6 年的随访观察,总反应率为 95%,CR 率达到 71%。4 年存活率 90%,无进展生存(PFS)长于 FC 方案治疗的患者。有限的观察表明 70 岁以上的老年患者对此方案耐受性差,而具有高危细胞遗传学异常的患者是否由此方案受益,尚不肯定。

另一种嘌呤类似物脱氧助间霉素(喷司他丁,Pentostatin)联合 CTX 和 Rituximab 的方案(PCR)对初治的 CLL 也可取得与 FCR 方案相似的疗效,且因治疗耐受性较好,老年患者同样可以使用。

至于以阿仑单抗与氟达拉滨的联合的免疫化疗方案,目前仅用于复发/难治 CLL 的治疗。临床试验表明:具有 17p-或 p53 突变的 CLL 患者,对前述常规的治疗方案疗效不佳。CR 率低,复发率高,以氟达拉滨为主方案治疗本类患者中位存活约 15 个月,3 年无进展生存率为 0%。利妥昔单抗同样不能改善其疗效。美国 NCCN 指南建议:如果患者年龄>70 岁,优先选择阿仑单抗;较年轻的患者,经免疫化疗获得 CR 或 PR 后,可行异基因造血干细胞移植。

(6)CLL 的巩固治疗　除了异基因造血干细胞移植,目前的化疗免疫或免疫化疗皆无法治愈 CLL,终将复发。患者经初始治疗获得疗效后,是否需要巩固治疗及如何巩固治疗,尚无定论。

有 2 项临床试验观察了干扰素 α 的巩固治疗效果。

1995 年 O'Brien 等给予 31 例经氟达拉滨治疗获得 CR 或 PR 的患者,α 干扰素每次 300ml,每周 3 次,皮下注射。结果未能改善患者的无进展生存期或缓解状态。

单克隆抗体已用于 CLL 的巩固治疗,可以改善缓解质量和延长缓解时间。阿仑单抗效果优于利妥昔单抗。一项Ⅳ期随机试验结果表明经阿仑单抗巩固治疗组 PFS 明显长于未巩固治疗组。氟达拉滨治疗后的 CLL 患者,皮下注射 10mg 阿仑单抗,每周 3 次,共 6 周,CR 者由 35% 增加为 79.4%,59%患者达到残留病检测阴性。巩固治疗中,18 例出现 CMV 激活,经更昔洛韦治疗得以控制。

迄今仅有 2 项以利妥昔单抗作为 CLL 巩固治疗的非随机临床试验,虽然缓解时间得到延长,但因病例数少,尚需要大规模前瞻性随机试验证实。

(7)造血干细胞移植　迄今为止,CLL 与其他白血病一样,通过化疗或联合免疫化疗无法得到治愈,造血干细胞移植是唯一可以根治白血病的手段。但是 CLL 患者多为老年人,且中位生存期可长达 10 年,因此,考虑到风险与代价,大多数患者不适合、也不需要进行造血干细胞移植(HSCT)。

近 10 年,较年轻的 CLL 患者逐渐增多,1/3 新诊断的患者年龄在 50 岁以下,同时 CLL 的预后指标逐渐完善,可以较准确地区分出高危患者,这些患者具有实施 HSCT 的指征与可能。

①异基因造血干细胞移植(Allo-HSCT):20 世纪 90 年代,人们开始尝试应用 Allo-HSCT 治疗高危、耐药或化疗复发的 CLL。耐药或高危的 CLL 接受包含 TBI 的清髓性预处理方案 Allo-HSCT 治疗,CR 率为 87%,预计 5 年 OS 为 39%～65%,复发率 5%～19%。发生急、慢性 GVHD 者复发率明显降低。

为了减少移植相关的死亡率,给年龄较大的患者接受 Allo-HSCT 的机会,一些作者采用减低剂量预处理方案(RIC)。与同期进行的清髓 Allo-BMT 相比,移植相关死亡明显减少,但复发率增加,两组间 OS 和 EFS 无显著差别。通过 PCR 方法以 IgH 基因重排为标记,研究复发的 CLL 患者经 RIC 异基因 HSCT 后微小残留病水平并随访患者发现,移植后 6 个月时,PCR 阴性者 2 年无病生存率 93%,而 PCR 阳性者 2 年无病生存率仅 46%;移植后 12 个月再次行 PCR 检测,阴性者 2 年 DFS 为 100%,阳性者为 57%,提示较高水平肿瘤清除可延长患者的生存。移植前肿瘤负荷较大者疗效不佳。

②自体造血干细胞移植:对 CLL 患者来说,自体干细胞移植较 Allo-HSCT 更为适宜。首先,备选患者年龄可放宽至 65 岁、甚至 70 岁,而且不需寻找供者,并发症少,移植相关死亡率低。2004 年的一项回顾性配对研究中,比较了自体 HSCT 与常规化疗的 CLL 患者的疗效发现,自体 HSCT 组

生存期明显延长。然而，2011年发表的几篇前瞻性研究并未证实自体造血干细胞移植较常规化疗治疗疾病进展期的生存优势。联合化疗基础上美罗华等单抗的应用可大大改善CLL患者的总体生存，从而抵消了自体移植所带来的潜在生存优势。

复发率高是自体HSCT的主要缺点，实行自体HSCT后患者的DFS没有出现平台期。目前认为：自体造血干细胞移植，可以使具有高危因素的早期CLL患者获益，但对于晚期，特别是氟达拉滨无效患者效果较差，不宜作为常规治疗手段。

总之，常规化疗不能治愈CLL，自体造血干细胞移植可以延长患者的生存期，但仍然不是治愈CLL的有效手段。目前临床上着重探讨减低剂量预处理异基因造血干细胞移植是否适用于年龄较大的CLL患者，以及如何减少GvHD的发生。在实施Allo-BMT之前，要权衡利弊。

【并发症】

作为血液系统和免疫系统的恶性肿瘤，同时具有患者发病年龄大、病程长的生物学特点，CLL与其他白血病相比，在观察与治疗的过程中，会出现某些特殊的并发症。

1. *自身免疫性血细胞减少*　CLL伴有免疫缺陷和自身免疫现象。CLL细胞具有自身反应的特点，靶细胞主要是成熟的血细胞。常见者为红细胞，其次为血小板，原因尚不清楚。临床上导致自身免疫性溶血性贫血（AIHA），免疫性血小板减少性紫癜（ITP），少数为骨髓衰竭和纯红再障（PRCA）。

约37%以上CLL患者在病程中可发生AIHA，近10%～15%患者诊断时可伴有AIHA。肿瘤分期越晚，发生率越高。AIHA的重要诊断依据为直接抗人球蛋白试验（DAT）。Catovsky等报道，以常规DAT检测1 273例未经治疗的CLL患者，8.6%为阳性，采用有丝分裂原刺激的DAT可提高阳性率。

ITP是CLL时另一种免疫性血细胞减少的形式，发生率2%～3%，其中1/3同时伴有DAT阳性或AIHA，但ITP的诊断需要排除其他如脾亢等引起血小板减少的原因。

PRCA较为少见，贫血发生时骨髓中红系造血细胞缺如，在CLL中的发生率为1%，可能由CLL时过多的大颗粒淋巴细胞抑制红系造血所致。

某些治疗CLL的药物可引起CLL患者自身免疫性血细胞减少，最常见者为氟达拉滨。氟达拉滨治疗的患者，溶血性贫血的发生率11%，与单用瘤可然组相似（12%），而接受环磷酰胺＋氟达拉滨治疗的患者，仅5%患者发生溶血性贫血。Beyer M等认为：CLL患者体内Treg细胞增加，这类细胞对氟达拉滨较敏感，接受治疗后其数量下降，免疫抑制功能降低，从而导致自身免疫性血细胞减少。

CLL合并免疫性血细胞减少的治疗，基本上与原发的免疫性血细胞减少相同。首选糖皮质激素如：泼尼松，1mg/（kg·d），10～14d后逐渐减量。若疗效不佳，可换用其他免疫抑制药（环孢素、骁悉等）、静脉免疫球蛋白、脾切除或抗CD20单克隆抗体等。此时可同时进行CLL的治疗，但要注意监测合并症有无加重。在继续给予化疗前，先服用免疫抑制药，可能避免AIHA或ITP复发或加重。也有作者报道长期服用环孢素A可以使得曾发生氟达拉滨诱发AIHA的CLL患者仍可耐受氟达拉滨的治疗。

2. *Richter综合征（RS）*　Richter综合征是指CLL患者在组织学上进展为侵袭性淋巴增殖性疾病，主要是弥漫大B细胞淋巴瘤，也包括：HL、PLL、HCL等。

RS的发生率为2.8%～10.7%。由CLL的诊断至出现RS的中位时间为48个月。可能的危险因素有：CLL晚期、LDH升高、β_2微球蛋白升高及ZAP-70表达等。

临床表现以突然出现的B症状和迅速肿大的淋巴结为特点，1/3患者有结外病变，往往伴有贫血和血小板减少、免疫球蛋白升高。RS的诊断有赖于再次淋巴结活检，以取得病理学依据。在活检前有条件可以行PET-CT检查，以帮助选择活检部位，敏感性高达91%，特异性为80%。

CLL患者一旦出现RS，需按照侵袭淋巴瘤治疗。经典的联合化疗方案如：B-CHOP、DHAP等，或包括氟达拉滨的FAD等，皆可取得暂时的疗效，但生存期很短，多于6个月内死亡。以OFAR方案（奥沙利铂、氟达拉滨、阿糖胞苷和利妥昔单抗）治疗Richter综合征的总反应率50%，CR率20%，但中位生存期不足8个月。因此，RS是CLL的终末期表现，仅少数能够进行Allo-BMT的年轻患者可以获得长期无进展生存。

3. *第二肿瘤*　CLL患者发病年龄较大，生存期较长，很容易发生第二肿瘤，接受过化疗或放疗也是致癌因素。此外，免疫异常、反复感染也增加了 CLL 患者第二肿瘤的发病率。第二肿瘤的类型包括卡波西肉瘤、肺癌、喉癌、黑色素瘤等及 MDS、AML 等。常见的前 5 位第二肿瘤类型为：肺癌、结肠癌、前列腺癌、膀胱癌、乳腺癌。发生第二肿瘤的独立的危险因素包括：老年、男性、β_2 微球蛋白升高、乳酸脱氢酶升高、血肌酐升高，而细胞遗传学异常和化疗影响的作用尚不肯定。总之，在诊治 CLL 患者时，要警惕第二肿瘤的存在与发生。

4. *感染*　在西方国家，50％以上 CLL 患者会出现反复感染，成为最主要的死亡原因，在各种死亡原因中占 60％～80％。

CLL 患者易合并感染的根本原因是免疫缺陷。CLL 时，经常出现低免疫球蛋白血症，也可伴发抗原-抗体反应减弱，这种体液免疫功能低下会导致严重的细菌性感染，而定期注射人免疫球蛋白，可预防感染的发生。同时，CLL 患者的 T 细胞的质量与数量的变化，CD4/CD8 比值下降，NK 细胞功能降低，这些改变将影响患者的细胞免疫功能，成为易感染的危险因素。

除了 CLL 疾病本身免疫缺陷，治疗可进一步加重免疫抑制。长期服用烷化剂会引起不同程度的中性粒细胞减少，甚至粒缺，此时细菌感染几乎不可避免。糖皮质激素在治疗自身免疫性贫血等合并症时，也抑制了患者的免疫功能，增加感染风险。氟达拉滨为代表的嘌呤核苷类似物可以在 2～3 个月内迅速减少 $CD4^+$ 细胞数量，停药后这种现象可持续 2 年之久，也可减少中性粒细胞、单核细胞的生成，极易造成各种机会致病菌感染。单克隆抗体，如利妥昔单抗（抗 CD20）、阿仑单抗（抗 CD52），可将外周 B 淋巴细胞减少 90％以上，部分患者免疫球蛋白呈轻度下降。有激活潜在病毒，如 HBV 的风险。

S. Francis 等回顾性分析了 280 例 CLL 患者合并感染的情况，认为确诊时较晚的临床分期、IgVH 突变检测阴性、初始强烈化疗方案等可能预示患者将发生严重感染，需要采取静注入丙种球蛋白和给予抗生素等预防措施。

CLL 患者合并的感染中以细菌性感染为主，革兰阳性和革兰阴性细菌感染发生率类似；病毒和真菌感染发生率皆不到 10％；约 1/3 患者病原体不明。自应用嘌呤类似物以来，肺孢子菌、李斯特菌、分枝杆菌、疱疹病毒、曲霉菌等病原体感染有增加趋势。

【预后】

随着对 CLL 发病机制的深入了解、诊断技术水平的提高以及治疗方法的改进，对 CLL 的预后判断已不局限于临床分期。近年，已确定细胞遗传学、分子遗传学和免疫学标记与 CLL 的预后相关。

1. *细胞生物学因素*　淋巴细胞绝对值、淋巴细胞倍增时间、血清 LDH 水平、骨髓浸润类型等都曾经作为与 CLL 预后相关的因素。淋巴细胞计数和 LDH 水平反映了肿瘤负荷，而淋巴细胞倍增时间标志着疾病的活跃程度。当倍增时间＜12 个月时提示预后较差；若＜6 个月，是需要开始治疗的指征。倍增时间＞12 个月预后较好，可能长期不需治疗。

近来，有作者在临床研究中提出：CD38 阳性、ZAP70 表达、β_2 微球蛋白升高为疾病预后不良指标，胸腺嘧啶激酶（TK）和可溶性 CD23（sCD23）等血清成分也可能与 CLL 的进展与预后相关。

2. *细胞遗传学*　采用 FISH 技术可以查知处于有丝分裂期和间期细胞的染色体改变。目前，在 80％ CLL 患者中发现了细胞遗传学异常。最常见的重现性染色体异常有：$13q^-$，$11q^-$，＋12，$17p^-$ 和 $6q^-$。其中伴 $17p^-$ 者预后不良，对常规化疗方案特别是氟达拉滨（Fludarabine）耐药，中位生存期约 32 个月。NCCN 的临床指南中特别指出，对 20％以上细胞具有 $17p^-$ 的 CLL，建议采用包含单克隆抗体的治疗方案。核型正常或出现＋12，单发 $13q^-$ 异常者预后较好，中位生存期可达 10 年以上。

3. *分子遗传学*　约有 60％ CLL 患者的白血病细胞 IgVH 基因发生突变，其他患者不具有这一突变。IgVH 未发生突变者预后不佳，需要早期治疗。近来一项研究检测了 307 名未经治疗的 CLL 患者的 IgVH 基因，53％未发生突变，其需要开始治疗的时间为 3.5 年，明显短于存在 IgVH 基因突变者（9.2 年）。

（王建祥）

参考文献

[1] 魏辉，王建祥. 白血病的发病机制∥张之南，郝玉书，赵永强，等. 血液病学. 第 2 版. 北京：人民卫生出版社，2011：697-718.

[2] 秘营昌. 白血病流行病学∥张之南，郝玉书，赵永强，等. 血液病学. 第 2 版. 北京：人民卫生出版社，2011：690-696.

[3] 林冬，王建祥. 急性白血病的诊断型

体系//张之南，郝玉书，赵永强，等．血液病学．第2版．北京：人民卫生出版社，2011：719-730．

[4] 秘营昌，卞寿庚．急性髓系白血病的治疗//张之南，郝玉书，赵永强，等．血液病学．第2版．北京：人民卫生出版社，2011：813-831．

[5] 王建祥．成人急性淋巴细胞白血病的治疗//张之南，郝玉书，赵永强，等．血液病学．第2版．北京：人民卫生出版社，2011：832-843．

[6] Hoffman R, Benz Jr EJ, Shattil Sj, et al. Hematology: Basic preinciples and practice, 4th ed. Philadelphia: Elsevier Churchill Livingstone Press, 2005.

[7] Kipps TJ. Chronic lymphocytic leukemia and related diseases. 8th ed. Williams Hematology, 2010.

[8] Lin TS, Awan FT, Byrd JC. Chronic lymphocytic leukemia. 5th ed. Hematology: Basic Principles and Practice, 2008.

[9] Johnston JB, Seftel M, Gibson SB. Chronic lymphocytic leukemia. In: Wintrobe's Clinical Hematology, 2009, 12th ed.

[10] Zenz T, Mertens D, Küppers R, et al. From pathogenesis to treatment of chronic lymphocytic leukaemia. Nat Rev Cancer, 2010, 10 (1): 37-50.

[11] Gribben JG, O'Brien S. Update on therapy of chronic lymphocytic leukemia. J Clin Oncol, 2011, 29(5): 544-550.

[12] Dighiero G, Hamblin TJ. Chronic lymphocytic leukemia. Lancet, 2008, 371 (9617): 1017-1029.

[13] Hallek M, Cheson BD, Catovsky D, et al. Guidelines for the diagnosis and treatment of chronic lymphocytic leukemia: a report from the International Workshop on Chronic Lymphocytic Leukemia updating the National Cancer Institute-Working Group 1996 guidelines. Blood, 2008, 111 (12): 5446-5456.

[14] Furman RR. Prognostic markers and stratification of chronic lymphocytic leukemia. Hematology Am Soc Hematol Educ Program, 2010, 2010: 77-81.

[15] Zelenetz AD, Abramson JS, Advani RH, et al. NCCN Clincal Practice Guidelines in Oncology: Non-Hodgkin's lymphomas. http://www.nccn.org/professionals/physician_gls/f_guidelines.asp

[16] Brown JR. The Treatment of Relapsed Refractory Chronic Lymphocytic leukemia. Hematology Am Soc Hematol Educ Program, 2011, 2011 (1): 110-118.

[17] Hodgson K, Ferrer G, Pereira A, et al. Autoimmune cytopenia in chronic lymphocytic leukaemia: diagnosis and treatment. Br J Haematol, 2011, 154 (1): 14-22.

[18] Shanafelt TD, Ghia P, Lanasa MC, et al. Monoclonal B-cell lymphocytosis (MBL): biology, natural history and clinical management. Leukemia, 2010, 24(3): 512-520.

[19] Gladstone DE, Fuchs E. Hematopoietic stem cell transplantation for chronic lymphocytic leukemia. Curr Opin Oncol, 2012, 24(2): 176-181.

第12章

骨髓增生异常综合征

骨髓增生异常综合征(myelodysplastic symdrome,MDS)是一组克隆性造血干细胞疾病,其特征是血细胞减少,髓系细胞一系或多系发育异常(dysplasia),无效造血,以及演变为急性髓系白血病(AML)的风险增高。MDS的主要病理生理本质是:①起源于造血干细胞的克隆性疾病;②粒系、红系和巨核细胞系一系或多系发育异常;③无效造血(ineffective haematopoiesis)。临床表现主要是外周血一系或多系血细胞计数减少以及由此导致的症状和体征,疾病结局是骨髓衰竭或演变为AML。

【流行病学】

英国1984－1986年MDS年发病率为$2.1/10^5$。德国düsseldorf城区1986－1990年MDS年发病率为$4.11/10^5$。瑞典JönkÖping市1978－1992年>19岁的人群中MDS的发病率为$(3.2\sim4.1)/10^5$。日本1991年全国2 505家医院联合统计,按1985年日本人口计算,≥15岁的人口中MDS发病率为$2.7/10^5$。我国天津地区1986－1988年MDS年发病率仅为$0.23/10^5$。MDS主要发生于老年人群,德国düsseldorf城区≤49岁人群的MDS年发病率仅为$0.22/10^5$,50～69岁人群为$4.9/10^5$,而≥70岁人群则$22.8/10^5$。83.9%的MDS患者年龄>60岁。MDS患者中男性多于女性,düsseldorf城区资料中≥70岁人群的MDS年发病率,男性为$33.9/10^5$,女性为$18/10^5$。

【病因病制】

1. *病因* 一些MDS发病危险因素调查报告显示,MDS发病相关因素有电离辐射、高压电磁场、烷化剂、苯、氯霉素、石油产品、有机溶剂、重金属、杀虫剂、染发剂、烟尘、吸烟和酗酒等等。其中一些因素,如放射治疗、烷化剂、苯、氯霉素和乙双吗啉等已被证实能引起继发性或治疗相关MDS,关系较为肯定。

2. *病理生理* 关于MDS的发病机制,近年来研究结果的积累,得到的线索有所增加,但确切机制仍未明了。MDS的发生和进展是一个多步序过程。由于环境、职业或生活中的毒害因素或自发性突变,在易感个体中造成造血干、祖细胞的初始性变故(initiating event),这种受损的干、祖细胞一方面逐渐对正常干、祖细胞形成生长或活存优势,成为单克隆造血,伴有基因组不稳定性,易于发生继发性细胞遗传学异常。另一方面诱发免疫反应,导致T细胞介导的自身免疫骨髓抑制,进一步损害造血细胞的增殖和成熟。持续性自身免疫性攻击诱发单个核细胞和基质细胞过多产生TNF-α,INF-γ等细胞因子,后者诱发造血细胞过度凋亡,导致无效造血。过度的增殖和凋亡导致端粒过度缩短,后者进一步加剧基因组不稳定性,继发MDS常见的5q-、7q-、20q-等染色体异常。同时有其相应抑癌基因如p53、p15INK4B的灭活,从而造成细胞周期失控和更加剧基因组不稳定性,终至转化为MDS后AML。

【临床表现】

MDS一般起病比较缓渐,往往在起病数周甚至数月后方始就诊。患者的症状和体征主要是各类血细胞减少的反映。低危患者以顽固性贫血的相关表现为主,出血与感染并发症较为少见。一般无肝、脾、淋巴结肿大。高危患者则除贫血表现以外还可有出血和感染并发症。

【辅助检查】

1. *血细胞发育异常的形态学*

(1)红细胞生成异常(dyserythropoiesis):外周血中大红细胞增多,红细胞大小不均,可见到巨大红细胞(直径>2个红细胞)、异形红细胞、点彩红细胞,可出现有核红细胞。骨髓中幼稚红细胞常见发育异常形态改变有核出牙，核间桥，核碎裂，多核，核过分叶，核的幼巨红细胞样改变，环状铁粒幼红细胞（铁粒幼红细胞分为 3 型，Ⅰ型，＜5 个铁颗粒；Ⅱ型，≥5 个铁颗粒但不呈核周分布；Ⅲ型为环状铁粒幼红细胞，≥5 个绕核周分布的铁颗粒，常≥1/3 核周），空泡，PAS 阳性，成熟红细胞形态改变同外周血。

（2）粒细胞生成异常（dysgranulopoiesis）：外周血中中性粒细胞颗粒减少或缺如，胞质持续嗜碱，假性 Pelger-Hüet 样核异常。骨髓中出现异型原粒细胞（Ⅰ型，Ⅱ型），异型原粒细胞形态特征如下，Ⅰ型是无嗜天青颗粒的原始细胞，Ⅱ型是有嗜天青颗粒的原始细胞，当出现清晰可辨的核旁高尔基区时则为早幼粒细胞。幼粒细胞质发育不平行，巨幼样变，核低分叶（假 Pelger-Huët 异常），不规则过分叶，颗粒减少，无颗粒，假的 Chediak-Higashi 颗粒，Auer 小体。成熟粒细胞形态改变同外周血。

（3）巨核细胞生成异常（dysmegakaryocytopoiesis）：外周中可见到巨大血小板。骨髓中出现小巨核细胞（细胞面积＜800μm^2），包括淋巴细胞样小巨核细胞，小圆核（1～3 个核）小巨核细胞，或有多个小核的大巨核细胞。一般的巨核细胞也常有核分叶明显和胞质颗粒减少的改变。淋巴样小巨核细胞形态特征如下，大小及外观与成熟小淋巴细胞相似，核浆比大，胞质极少。核圆形或稍有凹陷，核染色质浓密，结构不清，无核仁。胞质强嗜碱，周边有不规则的毛状撕扯缘或泡状突起。

（4）血细胞发育异常形态学分析注意事项：WHO 工作组提出，进行 MDS 患者形态学分析时制片时标本须为新鲜采得，接触抗凝药不宜超过 2h。计数原始细胞百分数时，骨髓细胞分类需数 500 个细胞，外周血需数 200 个细胞。判断各系别有否发育异常的定量标准为该系有形态异常的细胞≥10％。

2．外周血　全血细胞减少是 MDS 患者最普遍也是最基本的表现。少数患者在病程早期可表现为贫血和白细胞或血小板减少。极少数患者可无贫血而只有白细胞和（或）血小板减少。但随着病程进展，绝大多数都发展为全血细胞减少。MDS 患者各类细胞可有发育异常的形态改变。外周血可出现少量原始细胞，不成熟粒细胞或有核红细胞。

3．骨髓

（1）穿刺液涂片：有核细胞增生程度增高或正常，原始细胞％正常或增高，红系细胞％明显增高，巨核细胞数目正常或增多，淋巴细胞％减低。红、粒、巨核系细胞有明确的发育异常的形态改变，常至少累及两系。

（2）活组织切片：常见异常有①造血组织面积增大（＞50％）或正常；②造血细胞定位紊乱，红系细胞和巨核细胞不分布在中央窦周围，而分布在骨小梁旁区或小梁表面；粒系细胞不分布于骨小梁表面而分布在小梁间中心区，并有聚集成簇的现象；③（粒系）不成熟前体细胞异常定位（abnormal localization of immature precursors，ALIP）现象，原粒细胞和早幼粒细胞在小梁间中心区形成集丛（3～5 个细胞）或集簇（＞5 个细胞）。每张骨髓切片上都能看到至少 3 个集丛和（或）集簇为 ALIP（＋）；④基质改变，血窦壁变性、破裂，间质水肿，骨改建活动增强，网状纤维增多等。

所有疑似 MDS 的患者均应做骨髓活检，其价值在于：①当骨髓穿刺混血时，借助 $CD34^-$ 免疫组织化学染色（IHC）与 AML 进行鉴别；②借助 $CD34^-$ IHC 与低增生性 AML 进行鉴别；③与再生障碍性贫血（AA）进行鉴别：检测 $CD34^+$ 祖细胞异常分布/定位（ALIP）；④借助 IHC（CD31、CD42 或 CD62）观察巨核细胞形态和异常聚集；⑤确定是否有骨髓纤维化；⑥除外其他髓系肿瘤；⑦低增生性 MDS 的诊断；⑧当染色体核型分析无分裂象时可用原位 FISH 进行细胞遗传学分析；⑨查明有否血管生成增多（CD34-IHC）；⑩诊断 MDS-U 或系统性肥大细胞增多症合并 MDS。

4．染色体核型分析　已报道的 MDS 患者骨髓细胞核型异常见表 12-1。MDS 的重现染色体异常包括①非平衡异常：＋8，-7 或 del（7q），-5 或 del（5q），del（20q），-Y，i（17q）或 t（17p），-13 或 del（13q），del（11q），del（12p）或 t（12p），del（9q），idic（X）（q13），其中＋8，del（20q），和-Y，在不符合形态学标准的情况下不能作为 MDS 的确诊依据；②平衡异常：t（11；16）（q23；p13.3），t（3；21）（q26.2；q22.1），t（1；3）（p36.3；q21.1），t（2；11）（p21；q23），inv（3）（q21q26.2），t（6；9）（p23；q34）。MDS 患者如常规染色体核型分析失败（少于 20 个可供分析的核分裂象），应至少包括 5q31、CEP7、7q31、CEP8、20q、CEPY 和 p53 等探针在内的 FISH 检测。

表 12-1 MDS 的单一染色体核型异常

十三体-单体	易位	缺失	其他
-5	t(1;3)(p36;q21) t(3;3)(q21;q26)	5(q13-q33)	Inv(3)(q21;q26)
-7	t(1;7)(p11;p11) t(5;7)(q11;p11) t(5;17)(p11;p11) t(7;17)(p11;p11)	7(q22-q34)	iso(17q)
-17	t(2;11)(p21;q23)	11(q14-q22)	
-Y		12(p11-p13)	
+8	t(11;21)(q24;q11)	13(q14)	17(p13)
+21			20(q11-q13)

5. 其他

(1)骨髓细胞体外培养:大多数 MDS 患者骨髓细胞 BFU-E、CFU-E、CFU-Mk、CFU-GEMM 集落均明显减少或全无生长。CFU-GM 的生长有以下几种情况:①集落产率正常;②集落减少或全无生长;③集落减少而集簇明显增多;④集落产率正常甚或增多,伴有集落内细胞分化成熟障碍,成为原始细胞集落。有作者认为前两种生长模式提示非白血病性生长;后两种模式提示白血病性生长,常预示转白。以红系受累为主的 RARS 其 CFU-GM 生长可正常。

(2)流式细胞术免疫表型分析:“流式细胞术检测骨髓细胞表型,明确显示有单克隆红系和(或)髓系细胞组群”在 MDS“维尔纳最低诊断标准”中列为 MDS 诊断的一个“辅助条件”,欧洲白血病网“MDS 流式细胞术标准化方案”为规范该检查提供了基础。在新近发表的一个国际专家共识中的推荐意见为,流式细胞免疫表型分析不能取代细胞形态学分析,但可对患者诊断和预后提供有意义的信息,如条件允许且方法恰当应作为检测项目之一。

(3)造血细胞克隆性分析:最常用的方法是进行骨髓细胞染色体核型分析。其次是基因突变的检测,如癌基因 Ras,抑癌基因 p53,转录因子 RUNTX1,DNA 甲基化调节子编码基因 TET2、DNMT3A、IDH1 和 IDH2,影响组氨酸功能的一些蛋白编码基因 EZH2、ASXL1 和 UTX,剪切体(spliceosome)复合物中一些蛋白编码基因如 SF3B1 基因等。还有一种方法,是选用与 MDS 本病无关的基因如 PGK、HPRT、M27β 和 HUMARA 基因作为标志,采用基于 X 染色体失活的克隆性检测(XCIP)来对女性患者进行造血细胞的克隆性分析。我们的研究证实联合以上方法,在 90%以上的患者可以寻找到克隆性造血的证据。

(4)其他确定血细胞发育异常的实验室检查:①骨髓涂片铁染色,环状铁粒幼红细胞(≥5 个绕核周分布的铁颗粒,常≥1/3 核周)是红系有核细胞发育异常的特征之一;②有核红细胞糖原染色(PAS),我们的研究证实以 PAS 阳性率 0.5%和阳性指数 0.5 为临界值,对诊断 MDS 的灵敏度 47.1%,特异度 74.4%,阳性预测值 34.7%,阴性预测值 83.0%,阳性似然比 1.84,阴性似然比 0.71,约登指数 0.225;③中性粒细胞碱性磷酸酶(N-ALP),减低提示中性粒细胞发育异常;④采用抗血小板抗体进行巨核细胞酶标染色,对确认淋巴细胞样小巨核细胞至关重要。

(5)HLA-DR15,外周血细胞粒细胞和红细胞 CD55 和 CD59,血清 EPO 水平(sEPO)测定可提供患者治疗方案选择依据。

(6)MDS:患者可有血清铁、转铁蛋白和铁蛋白水平增高,血清乳酸脱氢酶活力增高,血清尿酸水平增高,血清免疫球蛋白异常,红细胞血红蛋白 F 含量增高等。这些都属非特异性改变,对于诊断无重要价值。但对于评估患者病情有参考价值。

【诊断及鉴别诊断】

血细胞发育异常的形态改变是 MDS 的基本特征,但不少疾患也可出现程度不等的类似改变。如营养缺乏性疾患(缺乏维生素 B_{12}、叶酸、维生素 B_6 等)、先天性红细胞生成异常性贫血(CDA)、骨髓增殖性肿瘤、原发性血小板减少性紫癜、阵发性睡眠性血红蛋白尿,再生障碍性贫血治疗好转期,某些恶性肿瘤、骨髓转移瘤、某些感染（结核病、人类免疫缺陷性病毒感染等）、某些结缔组织病、苯、铅中毒等。MDS 的诊断需能排除这些疾患。此外，MDS 应与“免疫性血细胞减少症（immune cytopenias）”进行鉴别诊断。后者包括一组疾病：当机体产生抗自身红细胞抗体和（或）补体，并结合于膜红细胞膜上，致红细胞破坏加速而引起自身免疫性溶血性贫血（AIHA）；产生抗血小板自身抗体导致单核巨噬系统破坏血小板过多而引起免疫性血小板减少症（ITP）；当机体产生抗自身红细胞抗体，又产生抗自身血小板抗体，进而同时出现贫血和血小板减少，则称之为 Evans 综合征；如果患者同时产生抗自身红细胞、白细胞和血小板抗体而出现全血细胞减少，则称免疫性全血细胞减少症（immune pancytopenias），由于抗白细胞自身抗体检测困难，因此，迄今文献仅报道过 3 例免疫性全血细胞减少症个案。

MDS 的诊断，已经有骨髓原始细胞增多的 MDS（如 RAEB）诊断一般不难，而那些原始细胞比例增高不明显且无克隆性染色体核型异常的患者的诊断，基本上是靠排除性诊断。曾有作者提出将骨髓原始细胞 3％和（或）病理性铁粒幼红细胞≥3％作为 MDS 的最低诊断标准，但未得到公认和推广。2006 年由包括美国 NCCN、MDS 国际工作组（IWG）、欧洲白血病网（ELN）等代表在内的专家组在维也纳 MDS 工组会议中一致通过的 MDS 最低诊断标准（表 12-2），明确和细化了诊断条件，使得诊断更加准确可靠，将有助于排除一些疑似 MDS 的良性非克隆性疾病。此次会议还提出了一个新的术语“意义未定的特发性血细胞减少［Idiopathic cytopenia of uncertain（undetermined）significance，ICUS］”，其特征是：①髓系细胞中一系或多系血细胞减少，持续≥6 个月，红细胞（HGB＜110g/L）；中性粒细胞（ANC＜1.5×10^9/L）和（或）巨核细胞系（PLT＜100×10^9/L）；②不能满足上述 MDS 最低诊断标准；③除外可作为初始原因导致血细胞减少/发育异常的其他所有造血组织或非造血组织的疾病。

表 12-2　MDS 最低诊断标准[a]

（1）必备条件（下面两个条件必须同时具备，缺一不可）
①下列细胞系别中一系或多系持续性减少（≥6 个月）[b]
红细胞（HGB＜110g/L）；中性粒细胞（ANC＜1.5×10^9/L）；巨核细胞系（PLT＜100×10^9/L）
②排除可以成为血细胞减少/发育异常原发原因的所有其他造血组织或非造血组织疾患[c]
（2）确定条件
①骨髓涂片中红细胞系、中性粒细胞系或巨核细胞系任何一系细胞中至少 10％有发育异常，或环状铁粒幼红细胞＞15％
②骨髓涂片中原始细胞占到 5％～19％
③典型的染色体异常（常规核型分析法或 FISH）[d]
（3）辅助条件[e]（指符合“A”而不符合“B”的患者，而且表现其他方面的典型临床特征，如输血依赖性大细胞贫血）
①流式细胞术检测骨髓细胞表型，明确显示有单克隆红系和（或）髓系细胞组群
②HUMARA 分析、基因芯片谱型或基因点突变分析（如 RAS 突变）显示有单克隆细胞组群的明确分子征象
③CFU 检测骨髓和（或）循环中祖细胞集落（±集丛）形成显著而持久性减少

说明：

a 符合所有两个“必备条件”和至少一个“确定条件”时，可确诊为 MDS；若不符合任何“确定条件”，但患者显示有髓系疾患，则需参考“辅助条件”，以帮助确定患者是患有 MDS，或是存在“高度疑似 MDS（HS-MDS）”

b 如果同时有染色体核型异常，可＜6 个月

c 由于较多患者被诊断为有两个髓系肿瘤并存，在很少数患者即使查出可能引起血细胞减少的另一个共存疾病，MDS 的诊断仍能成立。对于这类情况须加以说明

d 典型的染色体异常是指在 MDS 中常常出现的＋8，-7，5q-，20q-等；若只有核型异常这一个“确定条件”，则应认为是“HS-MDS”

e “辅助条件”无需在所有诊疗中心的常规检测工作中都用为标准，如果没有这些条件，对可疑患者应予随诊并反复定期监测，以便确立 MDS 的诊断

确定 ICUS 需做如下检查：①详细的病史询问(毒物、药物和致突变剂接触史等)；②详细的查体，包括 X 线和脾超声；③白细胞分类计数和血清生化全套；④骨髓涂片分类计数和铁染色；⑤骨髓和外周血细胞流式细胞术免疫表型分析；⑥染色体核型分析和 FISH 检测；⑦如有需要须分子生物学检测(如中性粒细胞减少患者应检测 TCR 基因重排)；⑧骨髓病理切片观察和免疫组织化学染色(IHC)；⑨病毒检测(HCV、HIV、CMV、EBV 等)。

1976 年法、美、英(FAB)协作组正式定名 MDS，并于 1982 年进一步详细描述 MDS 的特征，提出诊断标准和分型建议。根据：①骨髓中原始细胞所占百分比；②外周血中原始细胞所占百分比；③原始细胞中有无 Auer 小体；④骨髓中环状铁粒幼红细胞占红系细胞的所占百分比；⑤外周血中单核细胞的绝对值，将 MDS 划分为难治性贫血(refractory anemia，RA)、难治性贫血伴有环状铁粒幼红细胞(RA with ring sideroblasts，RARS)、难治性贫血伴有原始粒细胞过多(RA with excess of blasts，RAEB)、转化中 RAEB(RAEB in transformation，RAEBT)和慢性粒单细胞白血病(chronic myelomonocytic leukemia，CMML)等 5 个亚型。其后的近 20 年中这一分型标准已为国际上普遍接受，成为研究 MDS 的共同语言。但在此期间也发现了一些需要澄清和修正的问题而受到批评和质疑。在此基础上，世界卫生组织(WHO)在 2001 其正式发布的“WHO 造血与淋巴组织肿瘤分类方案”中，对 FAB MDS 分类方案作了修订，推荐作为国际统一标准。修订内容有以下几点：①强调 RA 或 RARS 只要有红系一系血细胞发育异常表现即可成立诊断；②将 RAEB 再分为两型，RAEB-Ⅰ和 RAEB-Ⅱ；③将诊断 AML 与 MDS 的骨髓原始细胞%分界值下降为 20%，取消原有的 RAEBT 亚型；④将 CMML 归入 MDS/MPD 大类(下述)，不再作为 MDS 的 1 个亚型；⑤新增 5q-综合征和难治性血细胞减少伴有多系发育异常(refractory cytopenia with multilineage dysplasia，RCMD)2 个亚性；⑥骨髓中原始细胞虽<20%，但有 t(8;21)、t(15;17)、inv(16)或 t(16;16)细胞遗传学异常者，不诊断为 MDS，而诊断为相应亚型的 AML。

WHO 造血与淋巴组织肿瘤分类方案中，将兼有 MDS 和骨髓增殖性疾病(MPD)两者特征的疾病，另设一个大类，称为“骨髓增生异常/骨髓增殖性疾病(MDS/MPD)”。这个大类中包括 3 种疾病：慢性粒单细胞白血病(CMML)、不典型慢性髓系白血病(aCML)和幼年型粒单细胞白血病(JMML)。

WHO 于 2001 年颁布的 MDS 分型标准仍依赖于 FAB 分型的框架，除 5q-综合征从细胞遗传学上确立为一个独立的疾病之外，其他的分型仍完全依靠细胞形态学的评价。此外，有研究发现完全按该标准提出的骨髓细胞发育异常与血细胞减少的标准有些患者无法进行分型诊断，Verburgh 等对 221 例 FAB 低危 MDS 患者进行了 WHO 标准(2001)重新分型，部分患者虽表现为单纯的贫血，但骨髓除了红系以外还有其他系别的发育异常，按 WHO 分型标准不能将其归入 RA 或 RAS，若将其归入 RCMD 亦不正确，因为外周血仅只有单纯的贫血。我们的研究也发现原始细胞<5%的患者中那些骨髓仅有红系发育异常而外周血有两系或三系细胞减少、骨髓有两系或三系发育异常形态学异常而外周血仅只有一系血细胞减少以及有克隆性染色体核型异常而骨髓三系均无发育异常形态学异常的患者无法按 MDS(2001)标准进行准确的分型诊断。

MDS(2008)标准(表 12-3，表 12-4)主要是对原始粒细胞<5%那部分患者的分型诊断标准进行了修订，①儿童 MDS 提出了一个暂定类型“儿童难治性血细胞减少(refractory cytopenia of childhood，RCC)”：持续性血细胞减少，骨髓有发育异常形态学异常，外周血原始细胞<2%，骨髓原始细胞<5%，大部分 RCC 患儿骨髓活检为骨髓增生减低，应与获得性再生障碍性贫血及遗传性骨髓衰竭综合征相鉴别；②提出了一个新的类型“难治性血细胞减少伴单系发育异常(RCUD)”，包括 MDS(2001)标准中的“难治性贫血(RA)”以及新提出的“难治性中性粒细胞减少(RN)”和“难治性血小板减少(RT)”；③将环状铁粒幼红细胞≥15% RCMD-RS 患者归入 RCMD，取消了 RCMD-RS；④重新定义了 MDS-U：外周血原始细胞为 1% 的 RCUD 和 RCMD 患者或骨髓单系发育异常形态学异常而外周血有三系血细胞减少或外周血持续性血细胞减少且原始细胞≤1%，骨髓一系或一系以上髓系中发育异常的细胞<10%但有可作为 MDS 诊断的推定证据的细胞遗传学异常且原始细胞<5%；⑤提出骨髓红细胞比例≥50%的患者其分型诊断时原始细胞比例按有核细胞中所占比例。

表 12-3 骨髓增生异常综合征的外周血和骨髓异常表现

疾病类型	外周血	骨髓
难治性血细胞减少伴单系发育异常(RCUD) 难治性贫血(RA) 难治性中性粒细胞减少(RN) 难治性血小板减少(RT)	单系细胞减少或两系细胞减少[1] 无原始细胞或罕见(<1%)[2]	单系别发育异常:一个髓系细胞中发育异常的细胞≥10% 原始细胞<5% 环状铁粒幼红细胞<15%
难治性贫血伴有环状铁粒幼红细胞(RARS)	贫血 无原始细胞	环状铁粒幼红细胞≥15% 仅有红系发育异常 原始细胞<5%
难治性血细胞减少伴有多系发育异常(RCMD)	血细胞减少 无原始细胞或罕见(<1%)[2] 无 Auer 小体 单核细胞<1×10^9/L	髓系中≥两个系别中发育异常的细胞≥10%[中性粒细胞和(或)红系祖细胞和(或)巨核细胞] 骨髓原始细胞<5% 无 Auer 小体 环状铁粒幼红细胞±15%
难治性贫血伴有原始细胞过多-Ⅰ(RAEB-Ⅰ)	血细胞减少 原始细胞<5% 无 Auer 小体 单核细胞<1×10^9/L	一系或多系发育异常 原始细胞 5%~9% 无 Auer 小体
难治性贫血伴有原始细胞过多-Ⅱ(RAEB-Ⅱ)	血细胞减少 原始细胞 5%~19% 有或无 Auer 小体[3] 单核细胞< 1×10^9/L	一系或多系发育异常 原始细胞 10%~19% 有或无 Auer 小体[3]
MDS 不能分类(MDS-U)	血细胞减少 原始细胞≤1%[2]	一系或一系以上髓系中发育异常的细胞<10%但有可作为 MDS 诊断的推定证据的细胞异常学异常 原始细胞<5%
MDS 伴有单纯 del(5q)	贫血 血小板数正常或增高 无原始细胞或罕见(<1%)	巨核细胞数正常或增加伴有核分叶减少 原始细胞<5% 单纯 del(5q) 无 Auer 小体

[1]偶可见两系细胞减少。全血细胞减少的患者应归于 MDS-U

[2]如果骨髓原始细胞百分比<5%而外周血原始细胞为 2%~4%,诊断分型为 RAEB-Ⅰ。外周血原始细胞为 1%的 RCUD 和 RCMD 患者应归于 MDS-U。

[3]有 Auer 小体和外周血原始细胞<5%和骨髓原始细胞<10%的患者应归于 RAEB-Ⅱ。

【治疗】

由于病因和发病机制尚未能完全阐明,迄今为止 MDS 还没有统一的特异治疗方案,但对于 MDS 治疗原则的认识已逐渐趋于一致。

虽然 MDS 就其实质来说是一组恶性克隆性疾患,转变为白血病的危险性很高,但患者的自然临床过程和转归差异极大,真正转变为 AML 的患者不超过总体的 30%。多数患者终其一生并未发生白血病转化,而是一直处于顽固性血细胞减少状态。这些患者生活和生命所受到的实际威胁是血细胞减少所引致的生活质量劣化和并发症,如感染、出血、贫血性心脏改变等。因此,MDS的治疗

表 12-4　骨髓原始细胞不增高的 MDS 血细胞减少和发育异常特征的总结

血细胞减少	发育异常	疾病类型
一系细胞减少 两系细胞减少	一系	RCUD RA RN RT
一系细胞减少 两系细胞减少	一系和环状铁粒幼红细胞≥15%	RARS
全血细胞减少	一系	MDS-U
一系细胞减少 两系细胞减少 全血细胞减少	多系(≥2 个髓细胞系)	RCMD
一系细胞减少 两系细胞减少 全血细胞减少	多系和环状铁粒幼红细胞≥15%	RCMD

必须个体化地分别决策，目前国际上治疗 MDS 的趋势是对于大多数病程平稳、以顽固性血细胞减少为主要表现，而基本上没有恶性表征的患者，特别是对于低危和高龄 MDS 患者，治疗目标应主要是提高血细胞数量和保持较好的生活质量，支持治疗应是这些患者的主要甚至唯一治疗手段。对于有明确白血病基本表征的患者，可考虑采用与 AML 基本相同的治疗选择，目标是杀灭恶性克隆，恢复正常造血功能。在给一个确诊的 MDS 患者作治疗决策时，主要考虑以下 3 点：①患者的国际预后积分系统(IPSS)危度分组；②患者的年龄；③患者的体能状况。

现今 MDS 的治疗选择主要有：①单纯支持治疗；②刺激正常残存造血干/祖细胞和(或)改善病态造血克隆的造血效率；③根除病态造血克隆并恢复正常造血。

1. *支持治疗*　支持治疗应是 IPSS 低危、中危-Ⅰ患者，特别是高龄 MDS 患者的主要甚至唯一治疗手段，这一观点应引起我们的高度重视，从而避免过度治疗。支持治疗包括以下几项。

(1)对于无临床症状、不需输血、血红蛋白>100g/L、中性粒细胞>1×10^9/L、PLT>75×10^9/L 的患者，可继续随诊观察，给予必要的心理支持，并进行生活质量评估。

(2)输血治疗：现今尚无确定是否需要红细胞输注的血红蛋白值界定值，主要根据贫血相关症状的临床判断，一般来说，当血红蛋白<80g/L 时应考虑红细胞输注，当反复出现非溶血性发热性输血反应后应输少白细胞的红细胞。慢性血小板减少患者只需观察而不必进行预防性血小板输注，血小板计数 10×10^9/L 为预防性血小板输注的指征，当有发热、感染时应提高到 20×10^9/L。对于血小板无效输注或显著血小板减少的患者可考虑加用氨甲苯酸或其他抗纤溶药物。如果患者考虑进行造血干细胞移植(SCT)所输血制品应在输注前进行照射。

(3)感染的处理：中性粒细胞减少的 MDS 患者尚无证据支持常规给予预防性抗细菌或真菌药物。严重中性粒细胞减少患者可以考虑预防性小剂量 G-CSF 治疗以维持中性粒细胞计数>1×10^9/L。有明确感染灶时采用静脉抗生素治疗。

(4)去铁治疗：已有回顾性研究证实去铁治疗可显著提高 IPSS 低危/中危-Ⅰ MDS 患者的总体生存期，同时通过单纯去铁治疗可使约 30%的患者造血效率得到改善。接受去铁治疗的指征是 IPSS 低危/中危-Ⅰ MDS 患者，预计生存期较长(1 年以上)、已累计输 RBC≥40 U(约 5g 铁)或血清铁蛋白>1 000μg/L。最常用的去铁剂是去铁胺(desferrioxamine)，20～40mg/kg，皮下输注 12h，或 1g/d，皮下注射，每周 5～7d，至铁蛋白浓度<1 000μg/L，当铁蛋白浓度 2 000μg/L 后，去铁胺剂量不要超过 25mg/kg。口服去铁剂地拉罗斯(ICL670，Exjade)，剂量为 20～30mg/(d·kg)。去铁治疗的目标是血清铁蛋白<1 000μg/L。

(5)细胞因子治疗：常用方案为用 EPO±G(GM)-CSF。首选单用重组人 Epo(rHuEpo)，10 000U/d，连用 6 周，无效者可再用 6 周或加用 G-CSF，G-CSF 用量按从 75μg/d→150μg/d→300μg/d 每周递增，使白细胞计数维持在(6～10)$\times10^9$/L。有效患者，在达到最佳疗效后，G-CSF 用量减为每周 3 次，

rHuEpo间隔4周调整1次用量,改为每周5d→每周4d→每周3d至维持最佳疗效的最低用量。已有研究证实每月RBC输注量<4 U且血清EPO水平<500 U/L的患者有效率可达74%,而每月RBC输注量>4 U或血清EPO水平>500 U/L的患者有效率为23%,而每月RBC输注量>4 U且血清EPO水平>500 U/L的患者有效率仅为7%。

2. 刺激正常残存造血干/祖细胞和(或)改善病态造血克隆的造血效率

(1)免疫抑制药:那些HLA-DRB1-15阳性、骨髓增生减低、染色体核型正常、IPSS较低危度组、存在有PNH克隆的患者和红细胞输注时间<2年且需要治疗的患者,可选用环孢霉素A(3mg/Kg/d)和ATG(40 mg/kg. d×4d)治疗。

(2)免疫调节剂:雷利度胺(Revlimid)是沙利度胺(thalidomide)的类似物,是在沙利度胺邻苯二酰环的第4位引入一个氨基并去除环上的羰基后形成的一种新的化合物。作为第二代免疫调节药物(IMiD),雷利度胺的化学性质比沙利度胺更稳定,抗肿瘤、免疫调节等作用更强,同时克服了沙利度胺常见的不良反应。雷利度胺治疗伴单纯5q31.1-异常或5q31.1-异常伴有额外染色体异常的MDS患者脱离输血率分别为69%和49%,获得血液学疗效的患者中有76%的患者同时获得了细胞遗传学疗效(核型异常细胞比例减少≥50%),其中55%的患者达完全缓解(CR)。雷利度胺的适应证是$5q^-$伴或不伴额外细胞遗传学异常且依赖输血的低危和中危-1 MDS患者,治疗方案为10mg/d,根据血象调整剂量。

(3)其他:包括①雄激素类,接受治疗的患者中约30%可有血红蛋白不同程度的升高;②三氧化二砷、全反式维甲酸(ATRA)、磷酸氨基硫醇(amifostine)、己酮可可碱(pentoxifilline)等治疗MDS有一定疗效,均属于探索试用阶段,尚有待更多临床验证。

3. 根除病态造血克隆并恢复正常造血

(1)造血干细胞移植(HSCT):异体造血干细胞移植(Allo-HSCT)是目前唯一可能治愈MDS的手段。供体的选择仍以HLA匹配的同胞供体为主,其他依次为HLA匹配的无关供体,HLA部分匹配的家庭成员供体。外周干细胞(PB)与骨髓干细胞(BM)移植相比造血恢复和免疫重建快,不增加急性移植物抗宿主病(GVHD)的发生,但慢性GVHD增加,对一些高危患者可提高生存率,因此,首选周血干细胞。预处理方案对于年轻且一般状况好的患者应选用清髓性预处理方案,主要有BU-Cy方案[BU 4mg/(kg·d)×4d,Cy 60mg/(kg·d)×2d]和CY/TBI(CY 120mg/kg+TBI 10~15.75Gy),其他患者可采取非清髓性预处理方案。植物抗宿主病(GVHD)的预防一般采用甲氨蝶呤(MTX)+环孢素(CSA)方案:MTX 10mg/(m^2·d),静脉给药,第1、8、15、22、29天(或第1,3,6,11天),CSA 1.5mg/(kg·d),静脉给药,q12h,从移植前1d开始直至能口服时改为6.25mg/kg,q12h,口服至移植后50d,以后每周减至5%至6个月时停用。

疗效各家报道不一。国际骨髓移植登记处(IBMTR)1989—1994年共登记接受HLA相合供者allo-BMT的MDS患者449例。移植后4年无病生存(DFS):RA/RARS 49%,RAEB 31%,CMML 28%,RAEBt 25%;移植相关病死率(TRM)48%。美国西雅图骨髓移植中心1981-1996年实施MDS患者allo-BMT 251例,6年DFS 40%,其中年龄<20岁者DFS 60%,而>50岁者DFS仅20%。复发率18%,非复发病死率42%。欧洲BMT(EBMT)组1997年实施MDS患者allo-BMT 1378例,3年DFS 36%,复发率36%。其中885例是接受HLA相合同胞骨髓:RA/RARS DFS 55%,复发率13%,而高危MDS分别为28%和43%。影响DFS及复发率的主要因素有FAB亚型、确诊至移植的时间、移植前骨髓中原始细胞%、血缘或非血缘供者及移植后GVHD的程度等。最近研究证实IPSS是预测HSCT疗效的一个独立指标。

当前对于MDS患者allo-HSCT的倾向性意见:年龄<50岁,有HLA相合供者的IPSS高危和中危-Ⅱ患者,应争取尽早施行allo-HSCT;而有同样条件的IPSS低危和中危-Ⅰ患者,由于其相对良性的自然病程,则应慎重权衡利弊,严格掌握治疗指征,Cutler等的研究结果表明IPSS低危/中危-1患者在出现新的染色体异常、进行性加重的血细胞减少以及进展为更高IPSS危度时施行HSCT可获最大总体生存。

已经证明MDS患者经强烈化疗获得完全缓解后,其外周血中可以收获到多克隆性可能是正常的干祖细胞。这一发现为MDS患者施行自体造血干细胞移植(auto-HSCT)提供了理论依据。de Witte等报道了EBMT的79例(19例为RAEB/RAEBT、39例为继发性AML、21例为治疗相关MDS或AML)化疗后在CR1进行ASCT的结果。

干细胞来源为73例为骨髓，3例为外周血干细胞，另3例同时接受了骨髓和外周血干细胞。其2年的OS、DFS、复发率分别为39%、34%和64%，其中19例原发性MDS分别为46%、40%和58%。治疗相关病死率<10%。年龄<40岁的患者疗效明显好于>40岁的患者。疗效失败的主要原因是复发率高(56%)。另一欧洲协作组报道185例MDS和继发性白血病自体干细胞移植的初步结果发现遗传学低危/中危组患者的2年生存率(52%)明显好于高危组(28%)患者。Wattel等回顾性分析83例MDS强化疗后进行自体骨髓/外周血干细胞移植的结果。化疗后42例(51%)获CR，其中24例进行了自体干细胞移植，50%(12例)的患者仍存活，其中位DFS为29个月，PBSCT较ABMT造血恢复快。Auto-SCT治疗MDS仍处于探索阶段，无合适供体或不适于做allo-HSCT的高危MDS患者，Auto-SCT可以选择作为强烈化疗获缓解后的强化治疗手段。

(2)阿扎胞苷：Ⅲ期随机对照临床试验CALGB 9221比较了阿扎胞苷与标准支持治疗治疗MDS的疗效。共191例患者，99例为阿扎胞苷联合支持治疗，92例患者单纯支持治疗。阿扎胞苷的用法为75mg/(m^2·d)，皮下注射，连用7d，28d为1疗程，治疗组至少连续用4个疗程，如达到完全缓解(CR)，再继续用至少3个疗程，如达部分缓解(PR)或血液学改善(HI)，则一直使用至完全缓解或复发为止。阿扎胞苷治疗组总有效率为60%，CR、PR和HI分别为7%、16%和37%，明显高于支持治疗组(总有效率为5%，CR、PR和HI分别为0%、0%和5%)。低危MDS(RA和RARS)患者的总有效率为59%(CR、PR和HI分别是9%、18%和32%)，高危MDS(RAEB、RAEB-T)患者的总有效率为61%(CR、PR和HI分别是8%、15%和38%)，MDS低危组和高危组之间疗效无显著差别。阿扎胞苷治疗组开始显效和达到最佳疗效的中位时间分别是64d和93d，中位持续缓解时间是15个月(11～20个月)。美国FDA于2004年5月19日批准并推荐将阿扎胞苷用于所有的MDS患者，尤其是年龄<75岁，且不适合化疗或干细胞移植的中危-Ⅱ/高危MDS患者。欧洲的一个阿扎胞苷与常规治疗方案(包括最佳支持治疗、小剂量阿糖胞苷和AML样化疗)随机对照研究结果表明阿扎胞苷较常规治疗可显著提高患者的总体生存期(约9个月)。5-氮杂胞苷推荐用法为75mg/(m^2·d)，皮下注射，连用7d，28d为1个疗程，至少连续使用4～6个疗程。

(3)地西他滨：Ⅲ期临床试验证实地西他滨治疗组[地西他滨45mg/(m^2·d)，分3次静脉滴注，连用3d，每6周为1个疗程]缓解率和血液学进步分别为17%(其中CR率为9%)和13%，明显高于支持治疗组(分别为0%和7%)，前者的中位持续缓解时间为10.3个月。在地西他滨治疗组中，对地西他滨治疗有效的患者中位生存期明显高于地西他滨治疗无效的患者，分别为23.5个月和13.7个月。美国FDA于2006年5月2日已正式批准地西他滨用于治疗MDS患者，包括初治和治疗过的MDS、所有FAB亚型的原发或继发MDS及IPSS积分为中危-1，中危-2和高危MDS患者。推荐治疗方案为：45 mg/(m^2·d)，每天分3次(每8小时1次)静脉滴注，滴注时间在3h以上，连续治疗3d(总剂量为135mg/m^2)，每6周为1个疗程，至少治疗4个疗程，一旦治疗有效应继续治疗。寻求最佳治疗剂量的一个Ⅱ期临床试验证实20 mg/(m^2·d)，静脉滴注，滴注时间在3h以上，连续治疗5d方案的疗效显著好于前述方案，现今临床基本均已采用此给药方案。

(4)其他单药化疗。①小剂量阿糖胞苷(Ara-C)：使用最多，经验也较成熟。剂量为10～20mg/(m^2·d)，分2次皮下注射或持续静点，疗程7～21d，一般为20d。有效率40%左右，但明显有效和完全缓解者仅为20%，持续时间较短，多数不超过半年。不良反应主要是骨髓抑制，治疗相关病死率10%～25%。然而，目前尚无肯定证据表明此项治疗能比单纯支持治疗延长生存期或降低转白率，因此，现在不主张使用单独使用小剂量Ara-C治疗方案，但有以小剂量Ara-C为基础的C(H)AG方案[阿糖胞苷(Ara-C)每次10mg/m^2，皮下注射，每12小时1次，第1～14天；阿克拉霉素(ACR)5～7 mg/(m^2·d)，静脉注射，第1～8天或高三尖衫酯碱，2mg/d，静脉注射，第1～8天；粒细胞集落刺激因子(G-CSF)200μg/(m^2·d)，皮下注射，第1～14天。当中性粒细胞绝对值计数(ANC)>5×10^9/L或白细胞(WBC)>20×10^9/L时，G-CSF暂停或减量]治疗中、高危MDS患者CR可达50%的报道。②小剂量美法仑：日本Omato等于1996年首次报道用小剂量美法仑(2mg/d，口服)治疗21例高危老年(中位年龄65岁)MDS患者(RAEB 6例，RAEB-t 15例)，7例获CR(33.3%)，达CR时美法仑总剂量为(140±19)mg，中位 CR 时间为 14.5 个月；达 CR 的 7 例患者中 6 例为骨髓低增生性，后者的 CR 率为 55%(6/11 例)；治疗过程中未发现骨髓抑制、血细胞减少等不良反应。2000 年，德国 Denzlinger 等用同样方案治疗 14 例高危老年 MDS 患者(RAEB 8 例，RAEB-t 5 例，CMML 1 例)，4 例获 CR(28.6%)，其中 3 例为骨髓低增生性，后者的 CR 率 60.0%；治疗过程中未发现药物不良反应。我们采用该方案治疗 30 例中、高危患者，完全缓解(CR)9 例(30.0%)，部分缓解(PR)3 例(10.0%)，骨髓缓解(MCR)加血液学进步(HI)3 例(10.0%)，MCR 1 例(3.3%)，病情稳定 4 例(13.3%)，失败 10 例(33.3%)，总有效率(完全缓解、部分缓解、骨髓缓解及病情稳定)66.7%。

(5)AML 方案化疗：MDS 强烈联合化疗的指征，应综合患者的年龄、体能状况(performance status，PS)和 IPSS 危度加以确定。现今多数作者倾向于年龄≤60－65 岁，确诊后时间不长，PS 良好，IPSS 中危-Ⅱ和高危的 MDS 患者可选择强烈联合化疗。由于 MDS 与 AML 的相关性，一般采用治疗 AML 的化疗方案。有作者配对分析 58 对分别接受联合化疗或支持治疗的高危 MDS 患者，结果中位存活时间为 18 个月 vs 8 个月，5 年活存率为 18% vs 7%。可见联合化疗对高危 MDS 有肯定的近期和远期疗效。但总的看来，与 AML 相比，MDS 联合化疗的 CR 率较低、CR 持续时间较短、复发率较高；而且由于 MDS 患者的正常造血储备能力很差，对强烈化疗的承受能力很低，容易发生化疗后骨髓造血功能严重而持久的抑制，导致治疗相关死亡。

关于 MDS 强烈化疗疗效的报道彼此间差异很大，CR 率低至 15%，高至 65%，个别报道 CR 率甚至高达 80%。这可能主要与病例选择差异有关。治疗相关病死率 15%～35%，中位活存率时间为 10～18 个月。年龄<50 岁，染色体核型正常，骨髓中原始细胞短期内迅速增多，Auer 小体(＋)等，疗效较好。但也有作者认为 MDS 联合化疗的疗效并不比 AML 差，如 Bernstein 等回顾性分析 1984-1992 年间接受联合化疗的 915 例 AML，发现其中 38 例按 FAB 标准应诊断为 MDS。对比这 38 例与其余 877 例 AML 的疗效与转归：完全缓解率为 83% vs 77%，治疗相关病死率为 8% vs 12%，中位完全缓解持续时间为 11.9 个月 vs 15.4 个月，中位活存时间为 14 个月 vs 16.5 个月。两者之间均无明显差异。

近几年来试用 VP16/氟达拉宾(fludarabine)/Ara-C 或 VP16/拓扑替康(topotecan)/Ara-C 三药联合方案治疗高危 MDS 取得了较高的 CR 率(>60%)，值得进一步试用。

4. *儿童 MDS 的治疗*　成年人 MDS 的治疗策略对于儿童 MDS 来说可能仅适用极少部分那些无 7 号染色单体或复杂染色体核型异常、且非输血依赖性和无由中性粒细胞减少导致高感染风险的 RC 患儿。采取该治疗策略的患儿应定期检测骨髓变化，一旦出现疾病进展证据，有条件应进行造血干细胞移植(SCT)。

绝大部分儿童 MDS 应将 SCT 作为首选治疗。那些有 7 号染色单体或复杂染色体核型异常 RC 患儿，如有 HLA 匹配的同胞供体或无关供体，应在确诊后尽早进行 SCT，其他 RC 患儿如有 HLA 匹配的同胞供体也应在确诊后尽早进行 SCT。晚期 MDS(RAEB 和 RAEB-t)应在确诊后尽早进行 HLA 完全匹配的同胞供体和无关供体或 1 个位点不合的无关供体 SCT，如果疾病进展可考虑单倍体 SCT，现有资料表明这些患者在移植前是否接受强化疗及骨髓原始粒细胞的比例对患者移植后生存率和复发率并无影响。干细胞来源可用骨髓干细胞或外周血干细胞，预处理方案常采用以白硝胺为基础的方案(如 EWOG-MDS 98 临床试验采用白硝胺 16 mg/kg，环磷酰胺 120 mg/kg，马法兰 140mg/m^2)，移植物抗宿主病(GVHD)预防采用 HLA 匹配的同胞供体 SCT 常单用环孢霉素，其他 SCT 常用环孢霉素＋甲氨蝶呤＋抗胸腺细胞球蛋白(ATG)联合方案。同胞供体和无关供体 SCT 的移植相关病死率分别约为 15%和 25%、5 年无病生存率约分别为 60%和 40%，5 年复发率约 30%，同胞供体和无关供体 SCT 无显著性差异。

药物治疗，如免疫抑制药(环孢霉素、ATG)和 DNA 甲基化酶抑制药[5-氮杂胞苷(azacytidine，5AC)和地西他滨(decitabine，DAC)]，除有 ATG 治疗儿童 MDS 的小系列报道外，其他药物极少有用于儿童 MDS 的研究报道。

5. *疗效标准*　各作者在报道 MDS 治疗效果时曾提出几个疗效标准，虽然大体相近，但不完全相同。有鉴于此，一个国际工作组于 2000 年底提出一个统一的 MDS 疗效判定标准方案，希望能作为 MDS 临床治疗试验的共同语言，此方案于 2006 年进行了修订(表 12-5)。

表 12-5　修订(IWG 的)MDS 治疗反应标准[a]

Ⅰ改变疾病自然病程

完全缓解(CR):反应须持续≥4 周[b]

BM:bls≤5%[c],各系细胞成熟正常,可允许继续存在 dys[d],但要加以注明

PB:HGB>110g/L; ANC≥1.0×10^9/L; PLT≥100×10^9/L,无 bls,可继续存在 dys[d]

部分缓解(PR):反应须持续≥4 周[b]

BM:bls 较治疗前减少≥50%,但仍>5%,不考虑有核细胞增生程度和 dys[c]

PB:同 CR 标准

骨髓 CR:bls≤5%,且较治疗前减少≥50%,但 PB 血细胞减少未恢复,如果 PB 达到下述 HI 标准,须加以注明

稳定(SD):未达到 PR 标准,但无下述 PD 证据,≥8 周

失败(Failure):治疗中死亡或疾病进展

CR 或 PR 后复发(Relapse):有下列≥1 项

BM 中 bls 回复到治疗前水平

ANC 或 PLT 较缓解/有效时的最高值减少≥50%

HGB 减少 15g/L 或依赖输血

进展(PD):有下列≥1 项

BM:bls <5%者,增加≥50%,达到>5%

bls 5%~10%者,增加≥50%,达到>10%

bls 10%~20%者,增加≥50%,达到>20%

bls 20%~30%者,增加≥50%,达到>30%

PB:ANC 或 PLT 较缓解/有效时的最高值减少≥50%,HGB 减少≥20g/L,依赖输血

生存时间的计算

总生存时间(OS):从进入治疗试验到任何原因死亡

无变故生存(EFS):从进入治疗试验到治疗失败或任何原因死亡

无进展生存(PFS):从进入治疗试验到 PD 或因 MDS 死亡

无病生存(DFS):从达到 CR 到复发

特定原因死亡(CSD):MDS 相关死亡

Ⅱ细胞遗传学反应:须用常规方法分析 20 个中期分裂象

完全反应(CCR):原有的染色体异常消失,且未出现新的异常

部分反应(PCR):原有的染色体异常减少≥50%

Ⅲ生存质量(QOL)

使用各种问卷或 WHO 体能积分

Ⅳ血液学进步(HI):[e]反应须持续≥8 周

红系反应(HI-E):

治疗前 HGB<110g/L 者,治疗后增加≥15g/L

输血减少:(只用于治疗前 HGB≤90g/L 的依赖输血者)与治疗前 8 周相比,治疗后 8 周输注红细胞单位数减少≥4 个

PLT 反应(HI-P):

治疗前 PLT<100×10^9/L,PLT>20×10^9/L 者,治疗后净增≥30×10^9/L

治疗前 PLT<20×10^9/L 者,治疗后增至>20×10^9/L,且增幅≥100%

ANC 反应(HI-N):

治疗前 ANC<1×10^9/L 者,治疗后增加>0.5×10^9/L

HI 后进展或复发[f]:≥下列 1 项

ANC 或 PLT 从最佳反应水平下降≥50%

缩写:BM 骨髓;PB 外周血;bls 原始细胞;dys 发育异常;ANC 中性粒细胞绝对值;NC 有核细胞数;NEC 非红系细胞;PLT 血小板计数

注释:a 本表中的血常规测定值是指治疗前或治疗结束≥1 个月后至少相隔 1 周的两次测定的平均值(无输血影响);b 在某些情况下,化疗规划可能需每在 4 周或 8 周的期限之前就开始下一步治疗,这类患者的反应评定可归入开始进一步治

疗时所符合的反应类别，在重复化疗疗程中出现的短暂性血细胞减少，随后又恢复到前一个疗程的改善值，这段过程不应影响对其化疗反应持续时间的判定；c 如红系细胞＜NC 的 50％，bls 按 NC 计算，如红系细胞＞NC 的 50％，bls 按 NEC 计算；d dys 的判断按 WHO 标准；e 在同时有 HI-E 和 HI-P 两类反应时，在报告个别反应外，也将两者作为总体反应加以报告；f 无急性感染，重复化疗疗程，脏器出血，溶血等其他原因。

【预后】

MDS 的病程大致有以下 3 种主要演变模式。

第 1 种模式：患者病情稳定，骨髓中原始细胞不增多或轻微增多，而不超过 5％，随诊中未发生白血病转变，仅靠一般支持治疗可活存数年甚至十多年。

第 2 种模式：患者初期病情稳定，与第 1 种相似，骨髓中原始细胞不增多或轻度增多，但一般＜10％。经过一段时间以后，骨髓中原始细胞突然迅速增多，转变为 AML。

第 3 种模式：患者骨髓中原始细胞缓渐地进行性增多，临床病情随之进展，直至转变为 AML。MDS 发生白血病转变时几乎全是转变为急性髓系白血病(AML)，以 M1、M2、M4、M6 亚型为多。也有报道说个别病例转变为急性淋巴细胞白血病或髓淋混合型白血病。

对 MDS 诸多参数的预后意义进行分析的结果表明，最主要的预后因素是骨髓中原始细胞所占百分比，所占百分比愈高预后愈差。染色体异常(尤其是-7/7q-、＋8 或复杂核型异常)也具有非常重要的意义。其他具有独立不良预后意义的因素尚有：外周血细胞显著减少，尤其是血小板减少和全血细胞减少，高龄(＞60 岁)，ALIP(＋)，巨核细胞异常(特别是有淋巴细胞样小巨核细胞)，伴有骨髓纤维化，SCD(-)等。

1997 年国际 MDS 危险分析专题讨论会综合一些大系列的 MDS 预后资料，经过对各个重要预后因素的逐个分析，确定骨髓原始细胞％、骨髓造血细胞染色体核型和外周血细胞减少系列数最具有预后意义。据此提出一个 MDS 国际预后积分系统(International Prognostic Scoring System，IPSS)将 MDS 分为低危、中危Ⅰ、中危Ⅱ和高危 4 个危度组(表 12-6)，对提示患者的生存期及白血病转变具有肯定意义。IPSS 提出后，很快得到一些作者的验证和认同，现已取代其他的预后积分系统，而被广泛接受，现已将它视为提示预后和指导治疗的临床 MDS 分型方案。近年对细胞遗传学预后分组进行了修订，①非常好：del(11q)，-Y；②好：正常，der(1；7)，del(5q)，del(12p)，del(20q)，伴 del(5q)的 2 种异常；③中等：-7/7q-，＋8，i(17q)，＋19，＋21，任何其他单独异常，任何其他两种异常，独立的多个克隆；④差：der(3)(q21)/ der(3)(q26)，包含-7/7q-的两种异常，3 种异常；⑤非常差：3 种以上异常。新近提出了修订的 IPSS(IPSS-R)：染色体预后分组采用前述 5 组分法，将中性粒细胞绝对值计数从＜1.8×10^9/L 修改为＜0.8×10^9/L，将预后危度分组分为极低危、低危、中危、高危和极高危 5 组，其中位生存期分别为 6.8、4.3、2.3、1.5 年和 0.9 年，发生 AML 转化的中位时间分别为未达到、15.7、4.8 年和 2.6 年。IPSS-R 的临床意义有待进一步验证。

表 12-6　IPSS 积分标准及危度划分

预后参数	积分				
	0	0.5	1.0	1.5	2.0
骨髓原始细胞(％)	＜5	5～10	—	11～20	21～30
染色体核型 *	良好	中间	不良		
外周血细胞减少△	0～1 系	2～3 系			
危度划分：					
低危：0 分					
中危 I：0.5～1 分					
中危 II：1.5～2.0 分					
高危：≥2.5 分					

* 预后良好核型：正常核型，－Y，$5q^-$，$20q^-$。预后不良核型：复杂核型异常(≥3 种异常)，7 号染色体异常。预后中间核型：除上述两类以外的其他核型异常。

△血细胞减少的标准：血红蛋白＜100g/L；中性粒细胞绝对数＜1.8×10^9/L；血小板计数＜100×10^9/L

2001年WHO造血组织肿瘤分类提出WHO分型后，但按照FAB分类制定的IPSS中骨髓原始细胞比例分组不能充分发挥其预后作用，因而2005年德国学者基于WHO分型标准提出了WPSS积分系统。该积分系统将MDS患者划分为极低危、低危、中危、高危和极高危组，属于这些危度分组的患者中位生存期分别为141、66、48、26、9个月，2年转白率分别为3%、6%、21%、38%、80%，5年转白率分别为3%、14%、33%、54%、84%。与IPSS预后积分系统相比，WPSS系统最大的优点是：IPSS是基于原发初治患者提出的，仅适合原发初治患者的预后判断，而WPSS适合于MDS患者病程演进过程中任一时点的预后判断，此外还适合继发性MDS患者的预后判断。WPSS也在2011年进行了修订：将是否红细胞输血依赖改为是否有严重贫血（男性<90g/L，女性<80g/L）（表12-7）。

MDS患者的死亡原因，约半数左右是由于骨髓无效造血加重，外周血中血细胞进行性减少而招致的出血和感染，30%～40%是由于发生白血病转变，10%～20%是由于与MDS无直接关系的其他疾病。

表12-7　修订的WHO分型预后积分系统(WPSS-R)

预后变量	标准	积分
WHO分型	RCUD、RAS、5q-	0
	RCMD	1.0
	RAEB-1	2.0
	RAEB-2	3.0
染色体核型	好[正常，-Y，del(5q)，del(20q)]	0
	中度（其余异常）	1.0
	差[复杂(≥3个异常)或7号染色体异常]	2.0
严重贫血	无	0
（男性<9g/dl，女性<8g/dl）	有	1.0

危度分组：极低危，0分；低危，1分；中危，2分；高危，3～4分；极高危，5～6分

（肖志坚）

参考文献

[1] 肖志坚.骨髓增生异常综合征：现况与问题.白血病·淋巴瘤，2005，14：(4)193-196.

[2] 肖志坚.骨髓增生异常综合征的诊断和治疗认识现况.国际输血及血液学杂志，2007，30(1)：1-4.

[3] 肖志坚.儿童骨髓增生异常综合征诊断分型标准与治疗策略.实用儿科临床杂志，2007，22(3)：236-237.

[4] 肖志坚，郝玉书.骨髓增生异常综合征的治疗选择.中华内科杂志，2007，46(4)：265-267.

[5] 肖志坚，郝玉书.规范我国骨髓增生异常综合征的实验室检查和诊断.中华血液学杂志，2008，29(1)：1-2.

[6] 肖志坚.重视骨髓增生异常综合征铁过载的诊断和治疗.中华血液学杂志，2011(8)：505-506.

[7] 肖志坚.进一步规范和提高我国骨髓增生异常综合征的诊治策略.中华血液学杂志，2012，33(7)：505-506.

[8] 郝玉书.白血病前期.国外医学：输血及血液学分册，1979，2：75-81.

[9] Schlegelberger B，Gohring G，Thol F，et al. Update on cytogenetic and molecular changes in myelodysplastic syndromes. Leukemia & Lymphoma，2012，53：525-536.

[10] Schecter J，Galili N，Raza A. MDS：Refining existing therapy through improved biologic insights. Blood Rev，2012，26：73-80.

[11] Appelbaum FR. The role of hematopoietic cell transplantation as therapy for Myelodysplasia. Best Prac Res Clin Haematol，2011，24：541-547.

[12] Greenberg P，Cox C，LeBeau MM，et al. International scoring system for evaluating prognosis in myelodysplastic syndromes. Blood，1997，89：2079-2088.

[13] Cazzola M，Della Porta MG，Travaglino E，et al. Classification and prognostic evaluation of myelodysplastic syndromes. Semin Oncol，2011，38：627-634.

第 13 章

淋 巴 瘤

第一节 恶性淋巴瘤

【定义】

(一)淋巴系统

淋巴系统是由大量淋巴组织为主组成的淋巴造血器官。淋巴组织广泛分布在机体各个部位。

淋巴组织可分为一级淋巴组织和二级淋巴组织。一级淋巴组织是淋巴细胞从祖细胞发育成为具有功能的和成熟淋巴细胞的场所。主要的一级淋巴组织是骨髓,是所有淋巴系祖细胞发育和最初分化的器官。另 1 个一级淋巴组织是胸腺,从骨髓来的祖细胞在此分化成成熟胸腺衍生的 T 细胞。二级淋巴组织是淋巴细胞之间以及淋巴细胞之间相互作用,对抗原产生免疫应答的器官,包括脾、淋巴结和黏膜相关淋巴组织(MALT)。

淋巴系统具有主要的免疫系统如何区分自身抗原和外来抗原,可抵御入侵病原体的各种特异和非特异免疫防御机制和功能。

(二)恶性淋巴瘤

恶性淋巴瘤(malignant lymphoma,ML)是一组复杂的淋巴造血系统的恶性肿瘤的总称。按病理组织学的不同,分为 2 大类型疾病:霍奇金淋巴瘤(Hodgkin lymphoma,HL)和非霍奇金淋巴瘤(non-Hodgkin lymphoma,NHL)。

1. *霍奇金淋巴瘤* HL 以多核 RS 细胞为特征,约占整个淋巴瘤的 15%,NHL 来源于经抗原刺激后处于不同转化,发育阶段的 T 细胞,B 细胞或 NK 细胞。

HL 是起源于淋巴造血组织的恶性肿瘤。虽然 HL 并不是常见肿瘤,但它是最早被认识到可治愈的肿瘤之一,在肿瘤内科学和肿瘤放射学的发展史上占有极其重要的地位。通过一系列设计严谨的前瞻性临床研究,肿瘤学家们对这一疾病的认识不断深入,逐渐形成了相对成熟的治疗体系。

2. *非霍奇金淋巴瘤* 非霍奇金淋巴瘤是一种淋巴细胞增生性淋巴造血系统恶性肿瘤,具有异质性,通常来源于 B 或 T 淋巴系统,少数来源于自然杀伤(NK)细胞。

NHL2008 年 WHO 分类共有多种类型,其中以弥漫大 B 淋巴瘤和惰性淋巴瘤为主。其中在中国 T/NK 细胞淋巴瘤比较常见(表 13-1)。

【病因及发病机制】

(一)霍金淋巴瘤

HL 发病原因极其复杂,由于 HL 病理分为结节性淋巴细胞为主型和经典型,经典型又包括了混合细胞型、结节硬化型、淋巴细胞消减型和富于淋巴细胞型。

1. *病毒因素* 病毒是最重要的环境致病因素。流行病学和分子生物学研究都支持 HL 的病因涉及感染原。EB 病毒(epstein barr virus,EBV)是一种疱疹病毒,人群普遍易感,感染率超过 90%。长期以来,人们怀疑 EBV 是促成 HL 及多种其他淋巴和上皮恶性疾病的主要原因之一。儿童时期 EBV 初次感染很少有症状,而首次感染如果发生在青春期,则约有一半患者临床表现为传染性单核细胞增多症(infectious mononucleosis,IM)。流行病学研究表明,有 IM 病史者预示着 HL 的患病风险随诊断 IM 时年龄的增加而增大,并且在其后 20 年内风险仍有显著提高。

表 13-1　WHO 造血及淋巴组织肿瘤分类(2008)

前驱淋巴性肿瘤
B 淋巴母细胞白血病/淋巴瘤
B 淋巴母细胞白血病/淋巴瘤,非特殊类型
B 淋巴母细胞白血病/淋巴瘤伴重现性遗传学异常
B 淋巴母细胞白血病/淋巴瘤伴 t(9;22)(q34;q11.2); BCR/ABL1
B 淋巴母细胞白血病/淋巴瘤伴 t(v;11q23); MLL 重排
B 淋巴母细胞白血病/淋巴瘤伴 t(12;21)(p13;q22); TEL-AML1(ETV6-RUNX1)
B 淋巴母细胞白血病/淋巴瘤伴超 2 倍体
B 淋巴母细胞白血病/淋巴瘤伴超 2 倍体(超 2 倍体 ALL)
B 淋巴母细胞白血病/淋巴瘤伴 t(5;14)(q31;q32);IL3-IGH
B 淋巴母细胞白血病/淋巴瘤伴 t(1;19)(q23;p13.3); E2A-PBX(TCF3-PBX1)
T-淋巴母细胞白血病/淋巴瘤
成熟 B 细胞淋巴瘤
慢性淋巴细胞性白血病/小淋巴细胞性淋巴瘤
B-前淋巴细胞性白血病
脾 B 细胞边缘区淋巴瘤
毛细胞白血病
脾 B 细胞淋巴瘤/白血病,不能分类
脾弥漫红髓小 B 细胞淋巴瘤
毛细胞白血病变异型
淋巴浆细胞淋巴瘤
瓦尔登斯特伦巨球蛋白血症
重链病
α 重链病
μ 重链病
浆细胞骨髓瘤
骨的孤立性浆细胞瘤
骨外浆细胞瘤
结外黏膜相关淋巴组织边缘区淋巴瘤(MALT 淋巴瘤)
结节边缘区淋巴瘤
儿科结节边缘区淋巴瘤
滤泡性淋巴瘤
儿科滤泡性淋巴瘤
原发皮肤滤泡中心淋巴瘤
套细胞淋巴瘤
弥漫大 B 细胞淋巴瘤(DLBCL),非特殊类型
T 细胞/组织细胞丰富的大 B 细胞淋巴瘤
中枢神经系统原发 DLBCL
原发皮肤 DLBCL,腿型
老年人 EBV 阳性的 DLBCL
慢性炎症相关的 DLBCL
淋巴瘤样肉芽肿
原发纵隔(胸腺)大 B 细胞淋巴瘤
血管内大 B 细胞淋巴瘤

（续 表）

- ALK 阳性大 B 细胞淋巴瘤
- 浆母细胞性淋巴瘤
- 起源于 HHV8 相关的多中心 Castleman 病的大 B 细胞淋巴瘤
- 原发渗漏性淋巴瘤
- 伯基特淋巴瘤
- 介于弥漫大 B 细胞淋巴瘤和伯基特淋巴瘤之间的不能分类的 B 细胞淋巴瘤
- 介于弥漫大 B 细胞淋巴瘤和典型霍奇金淋巴瘤之间的不能分类的 B 细胞淋巴瘤

成熟 T/NK 细胞淋巴瘤
- 前 T 淋巴细胞白血病
- 大颗粒 T 淋巴细胞白血病
- 慢性 NK 细胞淋巴增殖性疾病
- 侵袭性 NK 细胞白血病
- 儿童系统性 EBV 阳性 T 细胞增殖性疾病
- 种痘样水疱病样淋巴瘤
- 成人 T 细胞白血病/淋巴瘤
- 结外 NK/T 细胞淋巴瘤，鼻型
- 肠病相关 T 细胞淋巴瘤
- 肝脾 T 细胞淋巴瘤
- 皮下脂膜炎样 T 细胞淋巴瘤
- 蕈样真菌病
- Sezary 综合征
- 原发皮肤 CD30 阳性 T 细胞淋巴增殖性疾病
  - 淋巴瘤样丘疹病
  - 原发皮肤间变性大细胞淋巴瘤
- 原发皮肤 gamma-delta T 细胞淋巴瘤
- 原发皮肤侵袭性嗜表皮 CD8 阳性细胞毒性 T 淋巴瘤
- 原发皮肤小/中 CD4 阳性 T 细胞淋巴瘤
- 外周 T 细胞淋巴瘤，非特殊类型

血管免疫母细胞 T 细胞淋巴瘤

ALK 阳性间变性大细胞淋巴瘤

ALK 阴性间变性大细胞淋巴瘤

霍奇金淋巴瘤
- 结节性淋巴细胞为主淋巴瘤
- 典型霍奇金淋巴瘤
  - 结节硬化型典型霍奇金淋巴瘤
  - 淋巴丰富型典型霍奇金淋巴瘤
  - 混合细胞型典型霍奇金淋巴瘤
  - 淋巴细胞消减型典型霍奇金淋巴瘤

组织细胞和树突细胞肿瘤
- 组织细胞肉瘤
- 朗格汉斯细胞组织细胞增生症

（续 表）

朗格汉斯细胞肉瘤
指突状树突状细胞肉瘤
滤泡树突状细胞肉瘤
成纤维细胞网状细胞瘤
未定类树突细胞瘤
弥散性幼年黄色肉芽肿
移植后淋巴增生性疾病(PTLD)
早期损伤
浆细胞增生
传染性单核增多样 PTLD
多型性 PTLD
单型性 PTLD(B-和 T/NK 细胞型)
典型霍奇金淋巴瘤型 PTLD

已经检测到患者在 HL 患病前后体内 EBV 抗体水平发生了变化，既然 EBV 感染从未完全从机体中清除出去，而所有感染的个体可以假定为终生携带者，那么可以由追踪 EBV 抗体动态变化来推测宿主和病毒间的相互作用。尽管体内会产生针对 EBV 的抗体，但宿主的体液免疫在控制感染方面并未发挥明显的保护作用，而细胞免疫看起来在宿主防御中起主要作用。针对 EBV 感染的细胞介导的免疫应答存在不同机制，包括病毒特异性的 $CD8^+$ 和 $CD4^+$ T 细胞，以及非特异性 T 细胞或自然杀伤细胞样应答。

支持 EBV 对 HL 有致病作用的最具说服力的依据是，在 30%～50%的病例中，可以持续检测到 R-S 细胞中的 EBV DNA 或其基因产物。尚不清楚 EBV 基因组阴性的病例是由于病毒不参与这些病例的发病，抑或是发病后病毒 DNA 已经从肿瘤细胞中消失。多数 EBV 基因阳性病例表达病毒潜伏膜蛋白 1(latent membrane protein 1，LMP 1)，这一蛋白能够激活核因子 Kappa B(nuclear factor-κB，NF-κB)信号级联反应，后者触发多种基因的表达，这些基因涉及免疫应答与炎症反应、细胞生长和阻止凋亡。R-S 细胞的增殖与存活似乎需要 NK-κB 通路的激活，因为在细胞内可检测到 NF-κB 复合体。这些发现提示 EBV 的 LMP-1 直接引起 HL 发展过程中的免疫功能受损和 R-S 细胞的恶性转化。

根据延迟感染模型推测，EBV 基因应普遍存在于青壮年 HL 患者的肿瘤组织中，但实际上它们在这些病人中较少见。相反，EBV 基因通常存在于男性病人、来自经济欠发达人群的病例、儿童和中老年 HL 患者、混合细胞型或病期较晚的患者中。这一情况表面上看起来矛盾，但一定有其内在原因。这提示 EBV 基因阳性或许与宿主对病毒感染的免疫应答较差有关，EBV 状况似乎与疾病预后或生存率、癌基因存在或 T 细胞受体重排无关。如何解释这些矛盾一直是 HL 流行病学中的难题。

2. *遗传因素* 一个家族中可以出现多个病例，HL 的一级亲属中发病风险增加，这些都提示 HL 的遗传易感性。家族性 HL 占所有病例的 4.5%，青壮年的同性别兄弟姊妹中 HL 风险比非兄弟姊妹风险更高，或许是因为同性常常比异性有更多的共同暴露因素，如卧室、朋友。虽然家族性 HL 常有共同的组织学亚型，它们的 EBV 阳性率往往不一致，表明家族性 HL 可能通常与 EBV 无关。一项孪生子研究显示，同卵孪生子患 HL 的风险较异卵孪生子高很多，再一次支持遗传性决定因素在 HL 风险中起作用。一些研究已经发现了人白细胞抗原(human leukocyte antigen，HLA)类型与 HL 风险间的联系。

3. *免疫功能失调* 某些原发性免疫缺陷患者患 HL 的风险似乎增高，包括低 γ 球蛋白血症、高 IgM 综合征。一些实体器官移植病人和异基因骨髓移植患者患 HL 的风险亦有增高。这些免疫缺陷相关病例大多数 EBV 阳性且为混合细胞型。这些都支持 HL(尤其是 EBV 基因阳性的 HL)是一种免疫失调和过度刺激性疾病。HL 发病率在人免疫缺陷病毒(human immunodeficiency virus, HIV)感染的患者中亦有增高,HL目前被确认为HIV阳性患者的几种机会性疾病之一。HIV感染的HL病例往往伴随着全身症状,病期晚、预后差,而且几乎EBV基因总是阳性。早期一些学者提倡用卡介苗(bacillus Calmette-Guerin, BCG)来预防就结核,他们提出此疫苗或许可以预防白血病和其他肿瘤。但大宗对照试验揭示,疫苗接种组HL病例更多,且有统计学意义,另一项BCG接种试验得出的结论也是接种组比对照组HL发病率显著增高。疫苗接种组的病例发生于28年随访期的前14年,而未接种组的病例则散布于整个观察期。最近的一项病例对照研究再次显示接种BCG的患者HL发病率增高,尽管这一关系仅在50岁以上的患者中存在。BCG接种与HL风险增高之间可能存在的联系提示,此疫苗和(或)其佐剂或许造成了长时间的抗原刺激,激发了慢性免疫反应,该免疫反应促成了HL的发生。

4. 儿童时期特殊病因 HL发病率1年龄曲线独特的双峰形态提示,患者可能在生命早期接触了某些病原感染,较年轻的病例中更是如此。青春期HL常与儿童时期较高的生活水平相关,如母亲文化水平高、兄弟姊妹较少、居住密度低等,这一现象符合与病原感染有关的观点。这些感染如果推迟至青春期,往往产生严重后果。死于HL的大学生比对照组更少在儿童期患过常见传染病,支持推迟暴露/迟发宿主应答模型。

在经济欠发达的亚洲和非洲人口中,第1个发病率高峰发生于儿童早期,而不是青壮年,提示这些地区儿童时期HL的风险可能与很早时期的感染有关。HL的风险与较低的社会阶层相关,如低收入、住宅拥挤,而这些都使儿童过早暴露于常见感染,这一情况证实了青少年HL与早期感染的联系。也有文献描述了经济发达与不发达地区的中间类型,即乡村和发展中地区的情况。

在各个人群中,发生于中老年患者的第2个峰则可能是因为随着年龄的增长,免疫力下降,使潜伏的病毒感染重新活动,或者它是另一种独立的疾病,病因与其他的ML相类似。

(二)非霍奇金淋巴瘤

NHL发病原因至今不明,一般有免疫功能异常、病毒因素、细菌感染、遗传学、物理及化学致病学说。

1. 免疫功能失调 先天性或获得性免疫功能失调是NHL的相关因素,NHL发病率在严重免疫功能失调者中增高,器官移植等医源性免疫抑制者,NHL的风险增加2~15倍,多次移植后尤为明显。这些患者中,绝大多数NHL包含克隆性EBV基因,器官移植后进行的前瞻性研究发现,NHL发病前就有EBV抗体的变化,反映了细胞免疫功能的丧失。许多研究表明,HIV感染者的NHL风险上升,其中许多也伴有EBV基因阳性。在HIV感染者中,NHL的风险随生存期的延长而上升,发病率较普通人群增加60~100倍。NHL发病率在自身免疫性疾病(包括类风湿关节炎、系统性红斑狼疮和Sjögren综合征)患者中上升了数倍,而且NHL的风险在病情严重的患者中十分明显。这些疾病常伴随着T细胞功能的受损,影响了机体对病毒感染和新生恶性细胞的免疫应答。

NHL增加的另一个可能的解释是与之平行增长的紫外线暴露。紫外线可引起免疫抑制,研究者评价了有鳞状细胞癌(squamous cell carcinoma, SCC)或基底细胞癌(basal cell carcinoma, BCC)病史的人群中NHL的发生率,发现NHL的风险有中度增高,这种风险通常在诊断SCC或BCC后的1年及头几年内最高,之后下降。临床检测的增加似乎不能很好解释风险的增加,但直接针对阳光暴露的研究并未发现与NHL的相关性。

尚不明确亚临床免疫功能失调是否在一般人群的NHL发病中发挥作用。有人认为,与NHL相关的化学和职业风险因素或许通过损害免疫功能起作用。譬如,农场主的NHL风险增高,他们暴露于谷物制品、动物蛋白和脂肪中,这些都可以引起长时间的抗原刺激。同时,频繁暴露于对免疫系统有毒性的农业化学品可能损害正常的免疫功能。

2. 病毒因素 几种肿瘤病毒与NHL的发生有关,包括EBV、嗜人T淋巴细胞Ⅰ型病毒(human T-cell lymphotropic virus type 1, HTLV-Ⅰ)和人疱疹病毒8型(human herpes virus 8, HHV-8)。

EBV感染在器官移植后或HIV感染时发生的NHL中发挥作用,EBV还与地方性伯基特淋巴瘤(Burkitt's lymphoma)的发病明确相关,后者多见于非洲撒哈拉附近地区的儿童。但EBV在其他类型NHL中的作用不十分明确。为了评估在一般人群中NHL的EBV基因阳性率,有人分析了几个大宗病例队列的EBV基因或基因产物。EBV在许多NHL亚型中都可以发现,284例T细胞NHL中25%阳性,932例B细胞NHL中11%阳性,566

例恶性程度较高的NHL中16%阳性，342例恶性程度较低者阳性率为8%。不同型别EBV抗体的血清学研究为EBV在NHL病因中的作用提供了更多依据。3项研究已经报道，在NHL诊断前很多年，血中即可检测到针对EBV抗原的异常类型抗体增高（提示病毒的激活），存在异常抗体类型者发生NHL的风险增加2～5倍。Rothman等的研究发现诊断前标本中既有EBV抗体增高又有高水平多氯联苯（polychlorinated biphenyl，PCB）的病例中，NHL的风险增加了20倍以上。这些报道均表明亚临床免疫功能失调预示着NHL风险的增高，尚不清楚此时EBV是否在NHL发病中起直接作用。与HL相反，传染性单核细胞增多症与NHL无关，这提示EBV感染时的年龄在NHL发病中并不重要。

HTLV-1于1980年分离自成人T细胞白血病（adult T-cell leukemia，ATL）细胞株。分子和血清流行病学的依据证实HTLV-I可以导致ATL，该病毒基因克隆性地整合于ATL细胞中，提示ATL起病途径的早期有此病毒的参与。2%～5%的HTLV-I感染者发生ATL，感染时年龄小似乎是ATL患病风险的重要预测因素。

1994年Chang等从卡波西肉瘤（kaposi's sarcoma）组织中分离鉴定出HHV-8，它是所有类型卡波西肉瘤的病因。在原发胸腔积液的淋巴瘤和存在于体腔的淋巴瘤中常常发现该病毒，此类淋巴瘤主要见于HIV患者并且总是伴有EBV感染。

3. *细菌感染*　胃黏膜相关淋巴组织（mucosa associated lymphoid tissue，MALT）淋巴瘤的发生于幽门螺杆菌（helicobacter pylori，HP）感染有关，但确切机制还不十分清楚，多数人认为与环境、微生物、遗传因素的共同作用有关。正常胃黏膜无任何淋巴组织，HP感染后可导致淋巴样组织在胃黏膜的累积，出现B细胞滤泡，并常有淋巴上皮灶形成。90%以上的胃MALT淋巴瘤存在HP感染，HP感染人群的淋巴瘤发生率明显高于正常人群，清除HP后肿瘤能获缓解，这都说明了HP感染与胃MALT淋巴瘤的密切关系。研究表明，HP不能直接刺激肿瘤性B细胞，而是通过刺激肿瘤区域内的T细胞，促使肿瘤细胞增生。

最近还发现了鹦鹉衣原体与眼附属器淋巴瘤的联系，病人肿瘤组织中以及外周血单核细胞中有明显的鹦鹉衣原体感染的证据，经抗生素清除衣原体治疗后肿瘤可缓解。

4. *遗传因素*　NHL的家族聚集现象已有报道，近亲（尤其是兄弟姊妹或父母）中有某种血液/淋巴系统恶性疾病史者NHL发病风险可增加2～4倍，其他肿瘤的家族史似乎并不增加NHL的易患性。

5. *有机氯化物*　二氯二苯三氯乙烷（dichlorodiphenyltrichloroethane，DDT）和PCB等有机氯化合物曾是NHL风险研究的焦点。有研究发现NHL风险增高与DDT在农业上的使用有关，但未校正其他有机氯化合物残余水平的影响。一项例数较多的研究在校正血清DDT、脂类和其他共存物后，发现血清PCB水平较高与NHL风险增高显著相关。血清PCB处于最高范围的1/4的受试者患NHL的风险增高4倍，但是DDT不是NHL发病风险的独立相关因素。

务农者的NHL风险轻度增高，这支持NHL与有机氯化合物相关。Keller-Byrne等的meta分析表明，美国农场主的NHL患病风险增加了30%。

6. *其他化学与职业暴露*　在流行病学研究中，许多化学暴露与NHL风险增高有一定关系，如溶剂、杀虫剂、除草剂、燃料、油、灰尘，对这些化学物职业性暴露进行的研究结果不一致。中国石油工人大宗队列研究显示，有长期职业性苯暴露史者NHL患病风险明显增高，但这些病例同时暴露于范围很广的其他潜在有毒化学物中。众多的其他相关研究结果不一，Wong与Raabe汇总了几个以前的研究队列的数据，发现苯与NHL无关联。因此，总的来说，现有的依据并不支持职业性暴露增高NHL患病风险。

7. *其他*　有学者提出一些生活方式增加NHL的风险，但依据甚少。例如，多数有关吸烟的研究报道与NHL仅有弱的关联或没有关联。染发剂曾被认为可以稍增加NHL的风险，但将早期的阳性研究资料汇集起来，发现NHL并未增加。此后3项大宗的人群研究并未发现有关联。因此，使用染发剂似乎不是NHL的危险因素。

15个发达国家联合进行的动物蛋白摄入研究最早发现了NHL患病风险与动物蛋白和脂肪的高摄入相关。随后，乌拉圭的一项研究报道，摄入红色肉类使NHL风险增加2倍以上。另一项研究表明，以牛肉、猪肉或羊肉为主菜和反式不饱和脂肪高摄入使NHL的患病风险增加了约2倍。NHL风险增高与牛奶高摄入之间的关系尚待证实。

2项队列研究发现，身高与NHL患病风险明确相关。护士健康研究报道，在最高的护士中，NHL风险增加了2倍以上。苏格兰队列研究报道，身高每增加10cm，NHL风险增加近2倍。身高与童年及青春期的营养状况相关，但对NHL发病的意义尚不清楚。既然NHL发病率的地理与习俗趋势揭示在较富裕人群中风险增高，身高的相关性或许是由它与影响NHL风险的社会经济因素有关。

【流行病学】

ML是恶性肿瘤的常见病，占肿瘤发病率的第11位，在美国占全部恶性肿瘤的5.4%。HL的高发区为北美、西欧，NHL的高发区为西欧，发病率>10/10万人次；美国发病率>15/10万人次，中东、中国和日本为低发区，发病率5/10万人次。近年来总的趋势是HL发病率有所下降，NHL的发病率明显上升，尤其是经济发达地区。城市人群的发病率明显高于农村，男性高于女性。

我国学者发现，与欧美国家相比，我国ML的流行病学具有一些特征，欧美国家人群中HL的年龄一发病率曲线呈现特征性的双峰形态，而我国则为单峰形态。此外，我国结外受侵者占全部ML的30%以上，高于欧美国家，这种区别可以部分地从病因学上得到解释。总体来看，我国ML的恶性程度高于欧美国家。

ML的病因至今尚未完全阐明，它是在机体内外因素的共同作用下，不同发育阶段的免疫活性细胞发生分化和增殖异常引起的疾病，其发生发展涉及遗传、病毒、理化因素、免疫状态等诸多方面。以HL的流行病学特点为线索，结合分子生物学手段，人们对其复杂病因的认识已经取得了一些进展；而对NHL多种病理类型的流行病学和风险因素的认识却很有限。尽管如此，宿主免疫功能与感染性因素以及其他环境因素的相互作用，似乎是所有ML发病途径中的一个共同因素。

世界各国流行病学研究的水平相差较大，肿瘤登记制度的完善程度也不一致。颇为遗憾的是我国尚缺乏详尽、系统的ML流行病学资料，现有的资料多数是一些小区域的流行病学调查和病因学研究，为提高我国淋巴瘤的防治水平，迫切需要完善我国的ML流行病学和病因学研究。本节对ML的流行病学描述及对疾病危险因素的认识主要采用欧美发达国家的相关研究，对于我们认识ML的发病规律具有重要的参考价值。

(一)霍奇金淋巴瘤

HL是相对少见的恶性肿瘤，在美国不足全部肿瘤发病率的1%，亚洲人发病率更低，约为欧美人群的一半。由于多数病例发生于15－40岁，对公众健康的危害尤其严重。对欧洲与北美富于人群进行的流行病学研究发现，HL呈现出不同寻常的双峰年龄－发病曲线，第1个峰在15－34岁的青壮年，第2个峰在50岁以上。根据美国的统计，1993－1997年HL总年龄调整发病率为2.7/10万人年，年龄调整死亡率为0.5/10万人年。1989－1996年，HL患者的年龄调整5年相对生存率是82%。一般来说，男性HL的发病率高于女性（分别为3.0/10万人年和2.4/10万人年），白种人高于黑种人（分别为2.9/10万人年和2.4/10万人年）。男性死亡率略高于女性（分别为0.5/10万人年和0.3/10万人年），5年相对生存率女性高于男性（分别为85.5%和79.2%）。

近30年来HL的发病率呈现稳定或轻度下降的趋势。在1973－1997年，美国HL的发病率男性下降了25.0%，女性下降了2.6%，多发生在65岁或以上的人群中。同期HL的死亡率亦有下降：男性下降了68%，女性下降了59.9%，65岁以下与65岁及以上年龄组的趋势相近。

我国HL的发病率明显低于欧美国家，根据全国肿瘤防治研究办公室与卫生部统计信息中心公布的部分试点市县恶性肿瘤的发病统计，1988－1992年及1993－1997年几大城市中HL的发病率为(0.3～0.5)/10万，约占全部恶性肿瘤的0.2%，并且保持稳定，男性发病率高于女性。各年龄组的发病率没有类似欧美的双峰现象，而是随着年龄的增加逐渐升高。

诊断HL时重要的一点是确认受累组织中存在特征性的恶性肿瘤细胞——Reed-Sternberg多核巨细胞（简称R-S细胞）。R-S细胞数量稀少，在HL的肿瘤组织中通常不足细胞总数的1%。已经有证据表明，大多数病例的R-S细胞来源与生发中心的B细胞。R-S细胞通常存在与高度反应性细胞的环境中，本身也处于激活状态，提示HL是一种慢性免疫刺激性疾病。一些学者认为HL是单一的疾病，而另一些学者则认为HL可能是2类甚至3类病因不同的疾病，并且可以从发病年龄上加以区分。修订的欧美淋巴瘤分类（Revised European-American Lymphoma Classification，REAL分类）及世界卫生组织（World Health Organization，

WHO)的分类将 HL 分为结节性淋巴细胞为主型和经典型，后者又包括混合细胞型、结节硬化型、淋巴细胞消减型和富于淋巴细胞的经典型 HL。每一种都具有各自不同的流行病学与临床表现。

(二)非霍奇金淋巴瘤

在美国，NHL 约占年新发肿瘤病例的 4%。不同于 HL，NHL 的年龄-发病率曲线呈指数上升，非霍奇金淋巴瘤在 10 岁以下相对少见，发病率在 10－25 岁缓慢上升，其后开始急剧上升，55 岁之后上升最为显著。

美国 1993－1997 年，NHL 的总年龄调整发病率是 16.0/10 万人年，年龄调整死亡率是 6.9/10 万人年。以年龄分层时，各年龄组间有很大差异：65 岁以下的发病率是 9.3/10 万人年，而 65 岁及以上是 77/10 万人年。1989－1996 年，NHL 年龄调整的 5 年相对生存率是 51.6%，年轻患者生存率是 55.1%，年长患者生存率是 47.1%。男性发病率高于女性，男性死亡率也略高于女性。

NHL 的发病率存在着显著的地域差异，发达国家高于不发达国家。HL 的发病率在过去 10 年间基本保持稳定，但 NHL 发病率在最近 25 年间有很大程度的上升。1973－1997 年，美国的 NHL 发病率共增加了 81%，平均每年增长 3%～4%，男性每年增加 3.35%，女性每年增加 2.4%。同期美国 NHL 的年死亡率也有显著上升，男性每年上升 2.0%，女性每年上升 1.8%。发病率的增长一方面与诊断方法的改进有关，更多的解释是获得性免疫缺陷综合征(acquired immunodeficiency symdrome，AIDS)引起了相关淋巴瘤的增加，尤其是中枢神经系统淋巴瘤的发病率明显提高，但更广泛的研究表明上述原因只能解释 50%的发病率增加。

东亚国家的 NHL 发生率相对较低。多为侵袭性或高度侵袭性淋巴瘤，外周 T 细胞淋巴瘤以及原发结外的淋巴瘤更多，滤泡性淋巴瘤少见。

我国 NHL 的发病率明显低于欧美国家，根据全国肿瘤防治研究办公室与卫生部统计信息中心公布的部分试点市县恶性肿瘤的发病情况，大城市中 NHL 占全部恶性肿瘤的 1.5%～2%，1988－1992 年间发病率为(2～5)/10 万，1993－1997 年发病率为(3～6)/10 万，有较明显的增加，男性发病率高于女性，各年龄组的发病率随着年龄的增加逐渐升高。

【临床表现】

淋巴瘤是具有相当异质性的一大类肿瘤，虽然好发于淋巴结，但是由于淋巴系统的分布特点，使得淋巴瘤基本上属于全身性疾病，几乎可以侵犯到全身任何组织和器官。因此，淋巴瘤的临床表现既具有一定的共同特点，同时按照不同的病理类型、受侵部位和范围又存在很大的差异。

(一)局部表现

1. *淋巴结肿大* 是淋巴瘤最常见、最典型的临床表现。霍奇金淋巴瘤(HL)大多首先侵犯表浅淋巴结，以颈部、锁骨上窝、腋下淋巴结多见，而髂血管周围、腹股沟、股三角区、滑车淋巴结均少见，也可侵及纵隔、腹膜后、肠系膜等部位的深部淋巴结。HL 的淋巴结受累多为连续性，依次侵及邻近部位淋巴结，例如先为颈部淋巴结肿大，依次为腋下、纵隔淋巴结受侵。非霍奇金淋巴瘤(NHL)首先表现为浅表淋巴结受侵者也超过一半，受侵的淋巴结部位为跳跃性的，无一定规律，结外淋巴组织或器官受侵者也较多见。

淋巴瘤淋巴结肿大的特点为无痛性、表明光滑、活动，扪之质韧、饱满、均匀，早期活动，孤立或散在于颈部、腋下、腹股沟等处，晚期则相互融合，与皮肤粘连，不活动，或形成溃疡。淋巴结的肿大多为渐进性，例如 HL 和惰性淋巴瘤，部分病人在确诊之前数月甚至数年即可出现浅表淋巴结反复肿大，少数病人经抗感染治疗后肿大的淋巴结可以消退，但不久再次肿大。也有一些高度侵袭性的类型，可表现为淋巴结迅速增大，造成相应的局部压迫症状，偶尔也有因肿块内部坏死、出血导致的肿瘤迅速增大，可伴有疼痛、发热。

2. *纵隔* 纵隔亦是淋巴瘤的好发部位之一，国外资料 HL 的纵隔淋巴结肿大发生率为 50%，以年轻妇女为最高(70%)，国内资料发生于纵隔的恶性淋巴瘤中最多为 NHL，HL 较少，尤其是儿童。

肿大淋巴结最常位于中纵隔和前纵隔，多为双侧纵隔受侵。多数患者在初期多无明显症状，随着肿瘤的逐渐增大，可以压迫附近的气管、食管、静脉等，造成咳嗽、呼吸困难、吞咽困难，如果病变进展迅速则可发生上腔静脉压迫综合征，表现为头颈部肿胀、呼吸困难、不能平卧、颈胸部浅表静脉怒张等，尤以 NHL 多见。胸膜受侵时表现为胸膜肿块或结节，可出现胸腔积液，为炎性或血性，其中可发现幼稚淋巴细胞和肿瘤细胞。

3. *腹部和盆腔* 腹部和盆腔的淋巴结也是淋巴瘤常见的侵犯部位，包括腹膜后、肠系膜、髂窝等部位淋巴结，单纯的淋巴结肿大一般很少有局部症状，临床上不易早期发现，过去经剖腹探查获得诊断，目前采用CT等影像学检查可获得较高的检出率。

胃肠道是NHL最常见的结外受侵部位，约占全部结外淋巴瘤的50%，胃淋巴瘤早期多无症状，此后可出现消化不良，饱胀不适，上腹部包块。小肠淋巴瘤可表现为腹痛，腹部包块，容易出现肠梗阻、肠穿孔、出血等急症。

临床上常见脾和肝大，有脾侵犯者可能由肝侵犯，而单独肝侵犯则很少见。另外脾肿大不一定是肿瘤侵犯，HL病人脾大者经脾切除病理证实为脾受侵者仅60%，而临床检查脾大小正常者，经脾切除后发现1/3有脾侵犯。肝侵犯的发生率3%～24%，多继发于脾侵犯，在晚期病例常见肝大、黄疸及其他部位受累，除临床具有相应症状外，通常伴有发热、贫血、体重减轻、食欲缺乏等表现。肝功能异常与肝受累的关系不密切。剖腹探查多处穿刺活检的阳性率高于经皮穿刺活检。

4. *结外组织和器官*　HL90%以上侵犯淋巴结，仅9%可为结外侵犯。NHL结外侵犯常见，占20%～50%，国外报道最常见的结外受侵部位是胃肠道，其次是皮肤，国内依次为胃肠道、鼻腔、皮肤。纪小龙等报道1 631例淋巴瘤，结外占58%，而国外文献报道为35%～40%。除国内外特点确有差别外，还与概念不统一有关，结外淋巴瘤的定义应为主体病变在结外(>75%)。韦氏环和脾的归属曾有争议，目前认为它们均属于淋巴系统，不应将其归为结外病变。

淋巴瘤的结外侵犯可以是原发的，也可以是继发的，包括胃肠道、皮肤、鼻腔、骨髓、中枢神经系统、睾丸、肺、骨、肝、肾、甲状腺、乳腺、卵巢、子宫、眼附属器官(结膜、泪腺和眶内软组织)等部位。不同类型的淋巴瘤发生在结外的概率变化很多，一部分淋巴瘤(蕈样真菌病和黏膜相关淋巴瘤)实际上总是发生在结外，一部分淋巴瘤(滤泡性淋巴瘤、B细胞小淋巴细胞淋巴瘤)除非骨髓受侵，很少发生在结外。

(二)全身表现

1. *全身症状*　淋巴瘤患者在发现淋巴结肿大前或同时可出现发热、皮痒、盗汗及消瘦等全身症状。有的患者长期不规则发热，原因不明，经2年以上始发现表浅淋巴结肿大而确诊，也有少数患者伴有隐匿性病灶，长期发热，先为周期性，以后变为持续性，多方面检查不能确定原因，最后剖腹探查证实为腹膜后淋巴瘤。皮肤瘙痒以HL常见，多出现在确诊前的数月和数年，首先为局部皮肤瘙痒，可逐渐发展为表皮脱落、色素沉着和其他皮肤继发改变。持续发热、多汗、体重下降等可能标志着疾病进展、机体免疫功能衰竭，预后不佳。

2. *贫血*　一些患者在就诊时即有贫血，甚至发生于淋巴结肿大前几个月，晚期患者更常出现贫血，贫血的原因可能为多因素所致，可能继发于骨髓受侵、溶血和脾功能亢进。进行性贫血和血沉加快是临床判断淋巴瘤发展与否的一个重要指标，均是不良预后因素。

(马　军)

第二节　霍奇金淋巴瘤

霍奇金淋巴瘤(HL)是来源于淋巴组织的恶性肿瘤，它可发生于淋巴结内或淋巴结外，但多数原发于淋巴结内，预后较好。

2008年淋巴瘤WHO分类中霍奇金淋巴瘤分为2个基本类型：结节性淋巴细胞为主型(Nodular lymphocyte predominant Hodgkin lymphoma，NLPHL)和经典型(Classical Hodgkin lymphoma，cHL)；其中经典型包括结节硬化型(Nodular sclerosis classical Hodgkin lymphoma，cHL-NS)、混合细胞型(Mixed cellularity classical Hodgkin lymphoma，cHL-MC)、富于淋巴细胞型(Lymphocyte-rich classical Hodgkin lymphoma，cHL-LR)和淋巴细胞消减型(Lymphocyte-depleted classical Hodgkin lymphoma，cHL-LD)4个亚型。

【流行病学】

霍奇金淋巴瘤是由英国医师托马斯·霍奇金(Thomas Hodgkin，1798－1866年)名字命名的恶性肿瘤，1832年英国伦敦的托马斯·霍奇金医师通过尸体解剖，肉眼观察，在他的论文中对7例淋巴结和脾肿大的病例进行了描述，这是首次完整的描述本病。最初人们并不知道是恶性淋巴瘤，因此只是命名为Hodgkin's Disease，国内翻译为何杰金病，到20世纪90年代国内进行疾病命名的标准化，将何杰金病改为霍奇金病。

HL发病率表现出地区的差异，在西方国家发病率较高，霍奇金淋巴瘤发病占淋巴瘤的12%，约

3/10万；我国霍奇金淋巴瘤的发病率稍低占10%，(1.4～6.5)/10万。

HL的发病年龄具有明显的双峰特点，第一个高峰发生在年轻人(15－35岁)，第2个高峰出现在老年人(55岁以上)。男性多于女性，约2.6∶1。

【病因及发病机制】

HL可见特征性的Reed-Sternberg(RS)细胞，cHL中RS细胞98%来源于B淋巴细胞，细胞数量的增减反映了肿瘤侵袭力的消长。HL的发病可能与下述因素有关。

1. *转录因子网络下调和B细胞表型丢失*　cHL的RS细胞极少或不表达B细胞典型表型，一些调节B细胞特异基因的关键转录因子在RS中不表达或显著下降。

2. *信号通路紊乱*　肿瘤抑制基因NFKBIA、TNFAIP3的突变下调导致NF-κB活性增强，从而引起RS细胞异常增殖；JAK-STAT、NOTCH信号异常导致凋亡的阻断；小RNA(microRNA)表达异常与肿瘤发生有关。

3. *EB病毒感染*　EBV在HRS细胞中的感染率与组织学亚型和流行病学因素有关。MCHL感染率最高(80%～100%)，NSHL最低(10%～40%)。在发展中国家和HIV感染的人群中EBV感染率很高，接近100%。儿童HL比成人HL感染率高，特别是10岁以下儿童，中国10岁以下儿童感染达95%，并且与组织学亚型无关，即几乎所有亚型均有感染。55岁以上老人比青壮年感染率高。因此EBV在HL中感染率也呈双峰。EBV的亚型也随地区不同有所变化。在发达国家主要是1型EBV，在中国也主要是1型，在部分非洲和南美发展中国家主要是2型，并且双重感染也较普遍，HIV感染人群也常是2型。其感染在cHL的发生中起重要作用。

4. *局部微环境*　CHL与其他肿瘤相比其瘤细胞(HRS细胞)较少，而周围微环境相对丰富，研究认为肿瘤细胞的产生是微环境失调的结果。

【病理】

1. *病理特点*　主要表现为淋巴结正常结构全部或部分破坏；病变由肿瘤和非肿瘤性炎症背景细胞组成；可见特征性的Reed-Sternberg(RS)细胞。几乎所有的HL细胞均来源于B细胞，仅极少数来源于T细胞，但是细胞表面的B细胞表面标记如CD10、CD19、CD20、CD45R、CD79a等常阴性，T细胞表面标记如CD3、CD4，CD45RO等也阴性。RS细胞CD30，CD15，CD70，TARC等常阳性，其中较为重要的是CD15和CD30阳性，CD30是促进淋巴细胞凋亡的膜蛋白，RS细胞的CD30常过度表达，似乎是一种促进凋亡的启动子，但由于NFkB与cIAP2等基因表达异常抑制了凋亡过程。HL可有IgH或TCR基因重排。

2. *各亚型的病理特点*

(1)结节性淋巴细胞为主型(NLPHL)：95%以上为结节性，侵犯的淋巴结内可见局灶性改变，少数呈弥漫性；镜下单一性小淋巴细胞增生为背景，其内散在体积较大的瘤细胞，胞质丰富，核大，呈爆米花样，称为"Popcorn"细胞，另见体积较大的单核细胞，似转化淋巴细胞或组织细胞样细胞，称为L&H细胞。瘤细胞表达CD20，但不表达CD15、CD30，CD57(＋)的小T细胞围绕在瘤细胞周围。

(2)经典型(cHL)：混合性细胞增生为背景，可见较明显的嗜酸性粒细胞。肿瘤细胞体积大，胞质丰富，核大核仁明显，有单个核的霍奇金细胞和双核或多核的诊断性瘤细胞，称为R-S细胞。免疫组化示瘤细胞CD30、CD15(国内表达率明显低于西方报道)、PAX-5等呈阳性，其中CD15和CD30阳性有诊断意义；其他B细胞或T细胞标志常为阴性；可有IgH或TCR基因重排。

2个亚型的特征及鉴别要点见表13-2和表13-3。

3. *分子生物学及细胞遗传学*　有学者用基因芯片研究了淋巴细胞的2.2万个基因，结果显示HL来源于淋巴细胞。基因的变化反映了淋巴瘤的本质，相信不久的将来，基因分析的方法必然会在淋巴瘤的分型、预后判断和治疗方案的选择等方面发挥重要作用。

(1)NLPHL：L&H细胞呈单克隆性Ig基因重排。从组织中提出的DNA常检查不出Ig基因呈单克隆，因为病变中有大量的反应性B细胞干扰。只有通过微切割获取单个瘤细胞，从中提出的DNA，才能查到单克隆性Ig基因重排。同时还检测到了Ig基因可变区具有很多自身突变点，并且存在突变正在进行的信号。这种Ig基因重排是具有功能的，因为在多数病例的L&H细胞中可测到转录的Ig mRNA，这与CHL中的HRS细胞不同。

表 13-2　NLPHL 和 cHL 的病理学特征

	cHL	NLPHL
形态学		
一般形态	弥漫性，滤泡间，结节性	结节性，至少部分结节性
肿瘤细胞	诊断性 RS 细胞；单核或腔隙细胞	淋巴细胞和(或)组织细胞或爆米花样细胞
背景细胞	组织细胞，嗜酸细胞，浆细胞	淋巴细胞，组织细胞
纤维化	常见	少见
背景淋巴细胞	T 细胞＞B 细胞	B 细胞＞T 细胞
免疫组化		
CD45RO	－	＋
CD20	－/＋	＋
PAX－5	＋/－	＋
CD30	＋	－
CD15	＋/－	－
Fascin	＋	－
EMA	－	＋/－
Leu-7	－	－/＋
BCL-6	－	＋
EBV-LMP1	＋/－	－
EBV-EBER	＋/－	－
CD57＋	－	＋
Ig 基因	克隆性重排，有突变，无活性	克隆性重排，有突变，有活性

注：cHL：经典型霍奇金淋巴瘤；NLPHL：结节性淋巴细胞为主型霍奇金淋巴瘤

表 13-3　霍奇金淋巴瘤各亚型抗体参考

	cHL-NS	cHL-MC	cHL-LR	cHL-LD	NLPHL
CD3ε	－	－	－	－	－
CD15	＋/－	＋/－	＋/－	＋/－	－
CD20	＋/－	＋/－	＋/－	＋/－	＋
PAX-5	＋/－	＋/－	＋/－	＋/－	＋
CD30	＋	＋	＋	＋	－
Ki-67	＋	＋	＋	＋	＋＋
EBV	＋(10%～40%)/－	＋(75%)/－	＋/－	＋/－	－

注：cHL-NS：结节硬化型经典型霍奇金淋巴瘤；cHL-MC：混合细胞型经典型霍奇金淋巴瘤；cHL-LR：富于淋巴细胞型经典型霍奇金淋巴瘤；cHL-LD：淋巴细胞消减型经典型霍奇金淋巴瘤；NLPHL：结节性淋巴细胞为主型霍奇金淋巴瘤

(2)cHL

①常规细胞遗传学和 FISH 研究显示多核瘤细胞常呈非整倍体和多倍体核型。但这些技术不能证明 HRS 细胞中特异性、重复性的染色体改变。对比基因组杂交显示染色体亚区重复性变化，如染色体 2p、9p、12q 上的亚区可重复获得，以及染色体 4p16，4q23～24，9p23～24 特有的高水平扩增。单个细胞的研究显示 CHL 的 HRS 细胞 17q 的重复获得率达 70%，这一特点与 NLPHL 和其他淋巴瘤有明显区别。HRS 细胞不存在 t(14;18)和 t(2,5)异位。

②抗原受体基因：HRS 细胞的起源和性质一直是人们关注的重要问题，近 10 年来随着条件的成熟已证实 98%以上的 CHL 有 Ig 基因克隆性重排，极少的病例有 TCR 重排，提示绝大多数 CHL 来源于 B 细胞，极少数来源于 T 细胞，并且这些细胞具有单克隆性质。

③Ig 基因的自身突变：在 CHL 中已经重排的 Ig 基因的可变区内存在很多自身突变，表明 HRS 细胞起源于生发中心细胞或其后代。但与 NLPHL 不同，CHL 通常没有基因正在突变的信号(标志)。还有研究显示 HRS 细胞起源于生发中心 B

细胞,而非“生发中心后”的B细胞。

④Ig基因转录失活:最初的单个细胞研究得出的结论是,HRS细胞不能产生功能性的Ig分子,这是由于突变使编码停止或干扰了抗原的连接或干扰了轻、重链的修补。但是,原位杂交和最近的单细胞研究显示所有病例的HRS细胞缺乏转录的Ig mRNA,无论是存在(25%)还是不存在(75%)缺陷Ig基因突变。进一步的研究显示由于八聚体转录因子OCT2缺失和(或)其协同活化因子BOB1缺失,导致Ig基因的启动子失活,Ig转录的消失。在其他B细胞淋巴瘤(包括NLPHL)通常没有OCT2和(或)BOB1缺失。

⑤凋亡的阻断:正常情况下失去了表达Ig的B细胞会迅速进入凋亡,但是HRS细胞不产生Ig,也不产生凋亡,凋亡通路被阻断。有研究提示与核转录因子NFkB活性增强、JAK-STAT信号及NOTCH信号异常有关。

⑥其他基因:如EBV的LMP1、p53可能与CHL的发病机制有关,EBV感染可促使LMP1在HRS细胞中表达。LMP1具有转化和抗凋亡的潜能。但是EBV只存在部分HL病例中。因此,EBV不是HL的唯一阻断凋亡的因素。然而,EBV很可能是一个协同因素。尽管p53过表达的频率很高,但是Tp53的突变在单个细胞水平仍未得到证实。

⑦EBV感染:EBV+的HL通常在复发时仍然保持同样EBV株。HRS细胞中的EBV表达LMP1和EBNA-1,但不表达EBNA2。这种表达形式是EBV潜伏感染2型的特征。

【临床分期】

临床分期是霍奇金淋巴瘤的重要预后因素。期别较晚则疗效和预后较差,治疗方针也不同,治疗前应先确定临床分期。临床分期的目的是确定病变的范围,以便制定正确的治疗方案,同时也有助于判断预后和治疗后的疗效评价。目前常用的是Ann Arbor-Cotswolds分期,详见表13-4。

A:无全身症状。

B:无其他解释的发热、盗汗、体重下降(体重6个月内下降10%)。

X:巨块病变:①肿块最大直径大于等于5、6胸椎水平胸廓内径的1/3;②淋巴结肿块最大直径>10cm。

E:局限性孤立的结外病变,不包括肝和骨髓只有1个部位的病变(ⅠE),侵犯邻近的淋巴结(ⅠE或ⅡE等)。

【临床表现】

1. 无痛性、进行性淋巴结肿大 是HL的典型表现,最常见于颈部、腋下和纵隔,也可以见于腹股沟、腹膜后和盆腔淋巴结。韦氏环、滑车上、腘窝和结外组织器官原发或受侵较少见。肿瘤多沿相邻淋巴结区发展,较少发生跳跃式发展。

2. 全身表现 可有发热、盗汗、体重下降等B症状,也可有皮肤瘙痒、贫血、乏力等其他症状。其中发热较为常见,占20%~40%。骨髓和中枢神经系统受累少见。贫血常见于晚期患者,其原因可以是骨髓侵犯、脾功能亢进、自身免疫性贫血、慢性消耗等。有B症状和贫血都是不良预后因素。

3. 各亚型的临床特点

(1)结节性淋巴细胞为主型(NLPHL):占HL的5%,男性为主,发病年龄30—50岁,男女比例为3∶1。无痛性淋巴结肿大是主要临床表现,一般侵犯外周淋巴结,较少侵犯纵隔、脾和骨髓,一般无大块病变。就诊时多为早期,很少出现全身症状,仅5%~25%为Ⅲ-Ⅳ期。80%~90%的病例经过治疗可达完全缓解,并能存活10年以上。3%~5%的病例可能转化为大B细胞淋巴瘤。

表13-4 HL的Ann Arbor-Cotswolds分期(1989)

分期	描述
Ⅰ期	病变侵犯1个淋巴区域(Ⅰ)或1个淋巴组织(如脾脏、胸腺、咽淋巴环等)或1个淋巴结以外的部位(ⅠE)
Ⅱ期	病变侵犯横膈一侧2个或更多淋巴区域(Ⅱ)(如纵隔是1个部位,如果肺门淋巴结双侧受累是2个部位);受累的解剖部位数目应当确定(Ⅱ2)
Ⅲ期	病变侵犯横膈两侧的淋巴区域(Ⅲ)
Ⅲ1期	有或没有脾门淋巴结、腹腔淋巴结或肝门淋巴结受累
Ⅲ2期	有主动脉旁、肠系膜、髂血管淋巴结
Ⅳ期	病变侵犯淋巴结以外的部位

(2)经典型霍奇金淋巴瘤(cHL):占HL的95%,常有年轻和年老2个发病高峰,主要临床表现是无痛性淋巴结肿大,75%颈部首发;纵隔较常受累,约20%病例脾脏可受累,骨髓受累少于5%,其他结外侵犯少见。纵隔受累最多见于结节硬化型;而腹主动脉旁淋巴结和脾脏受累则多见于混合细胞型。约40%的患者有B组症状。

结节性淋巴细胞为主型HL或富于淋巴细胞型cHL预后较好,淋巴细胞消减型cHL预后最差,结节硬化型和混合细胞型cHL预后居中。

【辅助检查】

1. 影像学检查　每位患者均应在初次治疗前、治疗中和疗程结束后,对所有淋巴结区和容易侵犯的内脏器官进行检查和评估。

(1)B超:对于浅表淋巴结和肝脾检查有一定优势,可以进行腹膜后和盆腔淋巴结检查,也可进行腹盆腔脏器检查,但结果的重复性不足。

(2)X线:如正侧位胸片、胃肠道造影等。

(3)增强CT:用于淋巴结区检查特别是深部淋巴结受累时的病情评价。

(4)PET和PET/CT:18F-FDG PET根据病灶对FDG代谢高低来鉴别其良、恶性,特异性高,结果更为可靠;2012年NCCN指南提出患者应在初诊分期时、ABVD化疗2～4个疗程、StanfortV方案8～12周、BEACOPP化疗4个疗程复查PET/CT进行重新分期。但是,PET也有假阳性,应结合临床综合判断。

2. 骨髓检查　包括骨髓涂片和骨髓活检,对于确定是否发生骨髓侵犯至关重要。

(1)针吸涂片(AS):简单易行,损伤小,患者易于接受,但检出率较低,为70%～30%。

(2)针取活检(AB):用骨髓活检针取少量骨髓组织进行病理学检查,检出率可提高10%～30%。双侧或多点检查可使阳性率进一步提高5%～10%。

3. 胸腔和腹腔探查术　单纯纵隔或腹腔淋巴结肿大,穿刺活检不能确诊时,需做相应的探查手术,或借助胸、腹腔镜进行活检手术。

【诊断及鉴别诊断】

1. 诊断　诊断主要依靠淋巴结肿大的临床表现和组织活检结果。霍奇金淋巴瘤的诊断应包括病理诊断和临床分期诊断。临床分期如前所述。

(1)NLPHL病理诊断要点:①满足HL的基本标准,即散在大细胞＋反应性细胞背景;②至少有1个典型的大结节;③必须见到L & H细胞;④背景中的细胞是小淋巴细胞和组织细胞,没有嗜中性和嗜酸性粒细胞;⑤L & H细胞总是呈LCA＋、CD20＋、CD15-、CD30-,L&H细胞周围有大量CD3＋和CD57＋细胞围绕。

(2)CHL病理诊断要点:①散在大细胞＋反应性细胞背景;②大细胞(HRS细胞)主要为典型RS细胞、单核型和多核型RS细胞;③混合性反应性背景:嗜中性粒细胞、嗜酸性粒细胞、组织细胞和浆细胞等;④弥漫为主,可有结节样结构,但无硬化纤维带包绕和包膜增厚;⑤HRS细胞总是CD30＋,多数呈CD15＋,少数呈CD20＋,极少出现EMA＋;⑥绝大多数有EBV感染,即EBER＋和LMP1＋。病理形态学见到肿瘤性细胞及蛋白水平检测特异性标记物表达是诊断的依据。

2. 鉴别诊断　本病临床上多表现为发热、淋巴结肿大,故其鉴别诊断应从患者临床表现及病理检查进行。

(1)临床上主要表现为淋巴结肿大的患者应与下列疾病进行鉴别。①坏死性淋巴结炎:多见于青年女性,为自限性疾病,可能与病毒感染有关。活检病理示淋巴结结构破坏,组织细胞明显增生,有散落性坏死及众多细胞碎片,可用激素等治疗。②淋巴结结核:有发热、盗汗、乏力等结核中毒症状,淋巴结肿大以颈部多见,无压痛,可破溃,质地不均匀,互相粘连,病理提示有干酪样变、纤维化或钙化,确诊需多次、多部位淋巴结穿刺、涂片和活检,并找出结核原发病灶;抗结核治疗多有效。③嗜酸性粒细胞性淋巴肉芽肿:特征为全身淋巴结肿大伴嗜酸性粒细胞增多,肿大淋巴结无粘连、无压痛,鉴别主要依靠淋巴结病理,可以发现嗜酸性粒细胞浸润。④淋巴结转移癌:多为局限性的淋巴结肿大,淋巴结较硬,无压痛、不活动,质地不均匀,可找到原发灶。如胃癌、食管癌易转移至锁骨上淋巴结、乳腺癌易转移至腋下淋巴结。⑤结节病:全身所有组织均可受累,以纵隔淋巴结和肺为主,常侵犯双侧肺门,呈放射状,伴有长期低热。局灶性或广泛性周围淋巴结病变是结节病最常见的胸外表现,一般不超过2cm,淋巴结病变可自发缓解或再次出现,50%～80%的患者血清血管紧张素转换酶(ACE)水平增高。需要行病理检查以协助诊断。⑥Castleman病:常表现为原因不明的淋巴结肿大,主要侵犯胸腔,以纵隔最多,也可侵犯肺门及肺内;其他受侵部位包括颈部、腹膜后、盆腔、腋窝等。需行病理检查以协助诊断。

(2)临床上伴有发热的患者需需与下列疾病鉴别。①传染性单核细胞增多症(infectious mononucleosis,IM):是EBV急性感染性疾病。可出现头痛、咽痛、高热、接着淋巴结肿大伴压痛,血常规白细胞不升高,甚至有些偏低,外周血中可见异型淋巴细胞,EBV抗体滴度可增高。病理淋巴结以T区反应性增生为主,一般结构没有破坏,淋巴滤泡和淋巴窦可见,不形成结节样结构,没有纤维化。T区和淋巴窦内有较多活化的淋巴细胞、免疫母细胞,有的甚至像单核型RS细胞,但呈CD45(LCA)$^{+}$,CD20^{+}、CD15^{-},部分细胞CD30^{+}。如鉴别仍困难可进行短期随访,因IM是自限性疾病,病程一般不超过1个月。②结核病:可表现为发热,以午后低热为典型表现,伴乏力、盗汗,可伴咳嗽、淋巴结肿大、腹部不适等器官侵犯表现,可行CT、淋巴结活检等检查明确。

(3)病理上需与下列疾病鉴别。①间变性大细胞淋巴瘤(ALCL):在形态学上有许多相似之处,而且均可表达CD30,尤其是当ALK阴性时鉴别很困难。ALCL瘤细胞更加丰富,单个核细胞为主,偶见多核细胞,有hallmark细胞。可借助CD15^{-}、CD43^{+}、EMA$^{+/-}$鉴别。②弥漫性大B细胞淋巴瘤(DLBCL):NLPHL应与之鉴别,两者均可出现CD20阳性的肿瘤细胞,CD30和CD15均可以阴性。但是DLBCL为弥漫性瘤细胞增生浸润,以单个核瘤细胞为主,无"爆米花样"肿瘤细胞,背景T淋巴细胞散在分布,不成结节状。少数NLPHL病例可以转化成DLBCL。③灰区淋巴瘤(GZL):GZL目前包括形态和免疫表型特征介于经典霍奇金结节硬化型与原发纵隔大B细胞淋巴瘤之间,B细胞淋巴瘤、B细胞淋巴瘤不能分类特征介于DLBCL与CHL之间及B细胞淋巴瘤不能分类特征介于DLBCL与Burkitt淋巴瘤之间。GZL形态学表现为多晶的肿瘤细胞生长在广泛的纤维化间质中,在肿瘤组织的不同区域,细胞学表现多种多样,免疫表性特征介于两者之间,经常在细胞形态与免疫表型上表现出不一致。

【治疗】

2012年NCCN指出应根据HL患者分期及是否具有预后不良因素选择不同的治疗方案。此外,因NLPHL与CHL在自然进程及治疗反应上均表现出不同,尤其是Ⅰ、Ⅱ期患者,所以2012年NCCN指南将NLPHL治疗单独提出。

1. *NLPHL治疗*　一线化疗方案包括ABVD、CHOP、CVP、EPOCH;二线化疗方案同CHL二线方案。

(1)ⅠA、ⅡA患者:采用受累野照射(IFRT),然后再次评估分期,达CR的患者可进入观察期。

(2)ⅠB、ⅡB患者:采用化疗联合受累野照射(IFRT),CD20阳性患者可采用利妥昔单抗(美罗华)联合化疗±20-30Gy IFRT。治疗后再评估分期,未达CR的患者若无症状可观察,其他患者应选用二线方案化疗,前期未放疗的患者可加放疗。

(3)Ⅲ、Ⅳ患者:采用化疗±放疗(RT),CD20阳性患者可采用利妥昔单抗(美罗华)联合化疗±RT。治疗后再评估分期,CR患者可进入观察期;未达CR的患者若无症状可观察,其他患者应选用二线方案化疗,前期未放疗的患者可加放疗。

2. *CHL治疗*

(1)ⅠA、ⅡA期有良好预后因素者。

①2～4个疗程ABVD方案或8周StandfordⅤ的联合化疗加20～30Gy受累野照射(IFRT),后进行CT评估。CR、PR者行IFRT,治疗结束后再次行PET/CT评估,PET/CT阴性者进入观察随访,阳性者进入二线治疗;SD、PD患者再取活检确定病理诊断。

②单纯ABVD方案治疗者2个疗程后CT评估,CR患者巩固2个疗程后进入观察随访;PR、SD患者再行4个疗程ABVD方案化疗,随后进行PET/CT评估,PET/CT阴性者进入观察随访;阳性者可定期监测PET/CT或者再取活检,病理阳性患者进入二线治疗或进行20～30Gy IFRT;PD者需再取活检。

(2)Ⅰ、Ⅱ期有不良预后因素者。

①伴大包块患者:4个疗程ABVD后PET/CT评估,CR者直接进行30～36Gy IFTR或巩固2个疗程后再行IFRT;PR、SD者继续ABVD2个疗程后,CR者行受累野照射,再评估PR、SD者行受累野照射或二线治疗,PD者再活检后行二线治疗;StandfordⅤ方案化疗12周后行PET/CT评估,CR、PR患者对初始包块>5cm者和残留阳性部位行36Gy局部放疗,3个月后再评估;PR、SD、PD者应再取活检确定后再进入二线治疗。

②无大包块患者:化疗方案及疗程同伴大包块患者,但放疗仅对于6个疗程才达CR者行IFRT,且并非必须。

(3)Ⅲ、Ⅳ期患者。

①ABVD：2～4个疗程后PET/CT评估，CR、PR患者再巩固2～4个疗程，后进入观察随访或对于初始有大包块者行IFRT；PR再评估CR者进入观察随访，再评估PD者进入二线治疗；；PR、SD、PD者再活检。

②StandfordⅤ(IPS评分<3)：12周PET/CT评估，CR、PR患者对初始包块>5cm者、脾受累和残留阳性部位行36GyIFRT，3周后行CT或PET/CT再评估；SD、PD者再取活检确定后进入二线治疗。

③升级BEACOPP(IPS评分≥4)：4个疗程后PET/CT评估，CR者标准BEACOPP巩固4个疗程后对于初始包块>5cm者行30～36GyIFRT或进入观察随访；PR、SD者再取活检或继续4个疗程升级BEACOPP后再评估，对>2.5cm残留PET阳性部位行放射治疗或进入二线治疗，再评估阴性者进入观察随访。

3. 二线治疗

(1)化疗方案：苯达莫司汀、Brentuximab vedotin、ChIVPP、C-MOPP、DHAP、ESHAP、GVD、GVD、ICE、IGEV、mini-BEAM、MINE、VIM-D等。

(2)PR、PD患者可行放疗、化疗±放疗、挽救化疗±放疗或Brentuximab vedotin治疗，再评估达到CR的患者进入自体移植或进入观察随访，PR的患者可行自体移植、放疗。

4. 造血干细胞移植

(1)自体外周血造血干细胞移植(Auto-SCT)：适用于①初次化疗达到CR状态，但1年以内复发者；②复发时伴有B症状者；③结外复发者；④照射过的淋巴结复发者。预处理方案主要是CBV、BEAM和Cy+TBI/TLI等。

影响HDC/HSCT疗效的因素主要有：①移植时肿瘤对化疗的敏感性，原发难治性HL预后差；② 移植时患者的病情，CR患者预后好；③ 发病时年龄、伴有B症状、结外病变以及CR持续状态<1年预后差；④移植前的化疗次数；⑤ 移植时最大肿瘤的体积；⑥ 病灶组织硬化情况。

(2)异基因造血干细胞移植(Allo-SCT)：由于清髓性异基因造血干细胞移植治疗相关死亡率高，目前该方法对于HL的作用仍在研究中，2012年NCCN指南推荐Allo-SCT对于进展、复发的患者作为三类推荐。但研究显示减低剂量的预处理方案可以降低治疗相关死亡率，同时可以降低复发率，是今后的研究方向。

5. 新药　对于复发以及耐药患者，尤其是移植后复发患者的治疗，仍然是一大难题。近年来的研究显示，小分子靶向药物及人源化单克隆抗体在复发难治性HL的治疗方面取得了令人鼓舞的疗效，其中利妥昔单抗和SGN-35已应用临床。

(1)利妥昔单抗(Rituximab)：抗CD20单克隆抗体。由于CD20在经典HL恶性细胞的表达占25%～30%，在NLPHL中100%表达，因此可对NLPHL尝试抗CD20治疗，它可以抑制恶性B细胞克隆及阻滞转化为进展期非霍奇金淋巴瘤，反应率可达到50%或更好。

(2)抗CD30单抗：cAC10联合抗微管药物MMAE组成新的免疫毒素结合体，即SGN-35，目前用于复发HL和ALCL Ⅰ期临床，安全有效的剂量为每周1.2mg/kg。

(3)蛋白酶体抑制药：硼替佐米与化疗联合也在进行临床试验。

(4)其他靶向治疗：包括抗CD40单抗、抗CD80单抗、抗TRAIL(Apo2L)及其受体的单抗、人源化抗IL-13的单抗TNX-650、组蛋白去乙酰化酶抑制药(HDACIs)、PI3K/Akt/mTOR通路抑制药-依维莫司(everolimus)、来那度胺(Lenalidomide)以及LMP2特异的杀伤性T细胞(CTL)对于HL的治疗均在临床试验中。

【并发症的诊断、治疗和预防】

霍奇金淋巴瘤的并发症包括肿瘤本身的并发症，如：上腔静脉综合征、胸腔积液、腹腔积液、溶血性贫血等，以及治疗所致的并发症，如：肿瘤溶解综合征、第二肿瘤。

1. 上腔静脉综合征(superior vem cava syndrome，SVCS)　是一组由于支气管肿瘤或肿大淋巴结的压迫，导致上腔静脉及其分支回流到右心房的血液部分或完全受阻而产生的一系列症状。如面颈部、躯干上部和两上肢水肿，颈静脉充盈、胸腹壁浅表侧支静脉曲张、皮肤发绀、咳嗽、呼吸困难、声嘶和喘鸣，平卧或弯腰时症状加重，严重的咽部水肿还可发生吞咽困难；眶周水肿、结膜充血，伴眼球突出；当发生脑水肿时可出现颅内高压症状。治疗上，伴有胸腔积液或肺部肿块过大的患者不宜进行放疗，而应该给予联合化疗或大剂量糖皮质激素治疗、同时给予利尿药、肝素预防血栓，限制钠盐摄入，限液体量，给氧以及纠正酸中毒。

2. 胸腔积液　20%～30%的霍奇金淋巴瘤(HL)可并发胸腔积液。HL并发胸腔积液的机制是肿瘤压迫胸导管和淋巴管而致其受损渗出。诊断需通过胸腔积液细胞或肿物穿刺病理，并结合免疫组化、流式细胞学检查进行确诊和分型。治疗全身化疗为首选；可给予胸腔内注射化疗药，常选择的化疗药物有：硝卡芥每次40～80mg；顺铂＋IL-2胸腔注射效果较好。

3. 腹水　并发腹水，表现为腹胀、不思饮食。查体腹部膨隆，严重者呈蛙腹；移动性浊音阳性，部分可表现为肝大、黄疸。腹水常规常为漏出液。需通过腹水细胞学或组织病理学进行诊断。治疗全身化疗为首选，可腹腔局部注入化疗药物，硝卡芥40～60mg/次，1～2次/周。

4. 溶血性贫血　HL患者可继发免疫性溶血性贫血(autoimmune hemolytic anemia，AIHA)。女性患者多见。患者首发症状为贫血、黄疸、血红蛋白尿、脾大。应与HL肝侵犯致黄疸鉴别。治疗包括①化疗：因溶血为淋巴瘤并发症，故应按淋巴瘤病理类型选择最佳化疗方案治疗；②利妥昔单抗：用于顽固的AIHA，即化疗、激素、CSA及血浆置换均无效时；③糖皮质激素：泼尼松0.5～1mg/(kg·d)；④环孢菌素。

5. 急性肿瘤溶解综合征(Acute tumor lysis syndrome，ATLS)　是肿瘤治疗过程中出现的一种严重并发症，常发生于化疗早期，典型临床表现为三高一低(高钾血症、高尿酸血症、高磷酸血症和低钙血症)，严重者发生急性肾功能不全。因此，患者在治疗过程中应给予水化(低渗或等渗盐水2 500～3 000ml/m²)、碱化(5%$NaHCO_3$ 250ml)尿液、利尿(呋塞米每次0.5～1mg/kg)，口服别嘌呤醇(0.1～0.2g/次，每天3次)控制尿酸治疗。纠正存在的电解质紊乱，少尿、无尿、肾衰严重者可行血液或腹膜透析。只要密切监测各项生化指标，及时治疗，预后较好。

6. 二次肿瘤　HL患者经过放、化疗等综合治疗后易继发二次肿瘤，多为继发白血病、MDS或转化为其他类型淋巴瘤、实体瘤。发生的高峰是多在放化疗后5～10年。

HL因治疗后长期存活病例多，继发二次肿瘤的报道也较多，需要长期密切观察。发生第二种恶性肿瘤的高危因素主要包括：全淋巴结或扩大野放疗、年龄≥40岁、具有高复发性可能而采用挽救治疗的ⅢB或Ⅳ期HL。

【预后】

根据不同的病理类型，HL的预后各不相同。NLPHL 80%～90%的病例经过治疗可达完全缓解，并能存活10年以上。患NLPHL的患者比患其他类型HL的患者发展成NHL的风险略高，其中3%～5%发展成弥漫性大B细胞性淋巴瘤(DLBCL)最常见。在CHL中，淋巴细胞为主型预后最好，5年生存率为94.3%；LDHL预后最差，5年生存率仅为27.4%，采用现代治疗方法后，如果临床分期相同，LDHL与其他亚型CHL具有相似的预后。NSHL的预后略好于MCHL和LDHL，其中部分原因是NSHL被发现时多于处于较早期(Ⅱ期)。目前临床上使用的预后评估因素，包括临床预后因素及分子预后因素。

1. 临床预后因素　主要包括IPS评分及不同研究组提出的预后因素，另外，近年来研究发现PET/CT对预后的评估有重要意义。

(1)IPS评分：不良预后因素包括①年龄≥45－50岁；②≥3～4个淋巴结区域受侵；③ESR≥50或ESR≥30(伴有B组症状)；④巨块(直径＞10cm)或纵隔大肿块(纵隔肿物最大横径大于第6胸椎下缘水平胸腔横径的1/3)；⑤男性；⑥B组症状；⑦混合细胞或淋巴细胞削减型。有研究者发现HIV＋的患者预后较差。但是目前研究显示IPS已经不能将患者准确的区分为良好、中间及不良三群，因为0～3个危险因素的患者5年FFP几乎相同，而有4个或4个以上危险因素的患者其预后也相同。

(2)不同研究组提出的预后因素，见表13-5。

(3)PET/CT在预后评估中的作用：2周期后PET/CT评估，阳性患者预后差。

2. 预后相关生物标记　随着对于HRS细胞和细胞周围微环境的研究逐渐深入，它们与HL治疗预后具有明显的相关性，预测无病生存优于IPS，目前更多的应用于临床。

(1)年龄＞50岁的EBER阳性患者预后差。

(2)与HRS细胞相关的预后标记：如BCL2、CSF1R、HLA Ⅰ和HLA-DR阳性表达患者预后差。

(3)微环境相关预后标记：CTLS、Treg细胞阳性表达预后差；巨噬细胞及内皮细胞表达增加预后差。

表 13-5 不同治疗研究组早期霍奇金淋巴瘤的不良预后因素

定义	EORTC	德国霍奇金淋巴瘤研究组(GHSG)
早期预后良好 HL	Supradiaphagmatic Ⅰ/Ⅱ期患者 不伴危险因素	Ⅰ/Ⅱ期患者 不伴危险因素
早期预后不良 HL	Supradiaphagmatic Ⅰ/Ⅱ期患者 伴有≥1 个危险因素	Supradiaphagmatic Ⅰ/Ⅱ期患者 伴有≥1 个危险因素[危险因素 1 和(或)2,但不伴危险因素 3 或 4]
危险因素	大纵隔肿块(MT ratio≥0.35) 年龄≥50 岁 Ⅱ期≥4 个淋巴结区侵犯 血沉≥50(不伴 B 症状)或血沉≥30(伴 B 症状)	血沉增快 ≥3 个淋巴结区侵犯 大纵隔肿块 结外侵犯
进展期 HL	Ⅲ/Ⅳ期	Ⅱb 期患者伴有≥1 个危险因素(危险因素 3 或 4) Ⅲ/Ⅳ期

注:MT ratio:纵隔肿物最大横径与第 5、6 胸椎水平胸腔横径比值

(克晓燕 田 磊 万 伟 董 菲)

第三节 滤泡淋巴瘤

【流行病学】

滤泡型淋巴瘤(FL)是一种常见的惰性的 B 细胞非霍奇金淋巴瘤。西方国家 FL 的发生率约占所有淋巴瘤的 1/5,是较高发的淋巴瘤之一,但在中国人群中发生率较低,只占所有淋巴瘤的 1/10 左右。近年来发病呈上升趋势,好发于老年人,中位年龄 59 岁,男女比例 1∶1.7。

【分子生物学】

FL 细胞表达生发中心抗原 CD10 和 Bcl-6,大多数表达 Bcl-2 蛋白,与 t(14,18)有关。通常不表达 CD43 和 CD5。在滤泡淋巴瘤中判断细胞增殖率的 Ki-67 一般低下。t(14,18)(q32;q21)是 FL 的细胞遗传学标志,应用常规核型分析的检出率是 90%。多数事件发生在位于 18 号染色体上 bcl-2 基因的主要断裂点簇区。BCL-2 有抗凋亡活性并与化疗药物耐药有关。易位导致 bcl-2 致癌基因连接至 14 号染色体 IgH 重链从而导致过表达。这一分子学事件对淋巴瘤的形成是关键。

【病理学】

滤泡淋巴瘤定义为滤泡中心细胞淋巴瘤常为中心细胞和中心母细胞混合。肿瘤细胞以中心细胞为主而中心母细胞较少。根据 WHO 和 REAL 淋巴瘤分类法,建议对 FL 淋巴瘤进行分级同时定量分析和记录弥漫区域。根据中心母细胞数量将滤泡淋巴瘤分为 3 级。Ⅰ级:0~5 个中心母细胞/高倍视野;Ⅱ级:6~15 个中心母细胞/高倍视野;Ⅲ级:>15 个中心母细胞/高倍视野,Ⅲa 级:>15 个中心母细胞/高倍视野,但仍有中心细胞,Ⅲb 级:中心母细胞形成瘤片,无残留中心细胞。

【临床表现】

滤泡淋巴瘤主要发生于成人,男女比例基本相同大部分患者表现为广泛性病变,临床诊断时,Ⅰ~Ⅱ期少见,仅为 10%~20%,80%为Ⅲ~Ⅳ期。FL 主要侵犯淋巴结并常侵及脾和骨髓,结外器官受累较少见。肿瘤进展缓慢,晚期 FL 认为不可治愈,但恶性程度低,病情进展缓慢,中位生存期为 7~10 年,预后好。FL 患者表现为反复的缓解/复发,在 15%~20%的患者有自然消退。在第 1 次复发后,再次治疗的缓解率和无复发生存期下降,中位生存时间为 4~5 年。约 1/3 的 FL 患者会出现大细胞转化,进展为弥漫性大细胞淋巴瘤,临床可表现为淋巴结迅速增大,出现 B 症状,局部疼痛,乳酸脱氢酶升高,生存期明显缩短,FL 一旦证实为细胞类型转化(transformation),往往需要采用较强

烈治疗。

【辅助检查】

为明确分期应行血常规、血生化、胸腹盆腔CT、骨髓穿刺和活检等辅助检查。正电子发射断层(PET)作为一种新的检查手段,有助于发现隐匿的病变,特别对明确FL是否转化有较高的价值。

【诊断及鉴别诊断】

诊断:明确诊断应取活组织行病理检查。90%以上的患者有t(14,18)异位,异位导致Bcl-2致癌基因连接至14号染色体IgH重链从而导致Bcl-2过表达。免疫组化:$CD20^+$,$CD10^+$,$Bcl\text{-}2^+$,$CD23^{+/-}$,$CD5^-$,$Bcl\text{-}6^+$。偶尔也有$CD10^-$,$Bcl\text{-}2^-$的病例。

鉴别诊断:需与MCL和SLL鉴别。如果病变部位特殊,亦可用采用穿刺活检,但会影响诊断的准确率,不建议作细针穿刺;此外,流式细胞术对FL对诊断和鉴别诊断有较高的价值,滤泡淋巴瘤国际预后指数(FLIPI)评分,能较好地判断患者的预后。FLIPI评分包括:年龄≥60岁、病期Ⅲ/Ⅳ期、血红蛋白<12 g/dl、血清乳酸脱氢酶(LDH)>正常值上限、淋巴结受侵部位≥5处,每项为1分,0～1分为低危,2分为中危,≥3分高危。

【治疗】

FL的治疗主要根据病理分级和临床分期,本章节治疗限于Ⅰ～Ⅱ级FL,ⅢA级和ⅢB级FL参照弥漫性大B细胞淋巴瘤的治疗。

1. Ⅰ～Ⅱ期 过去几十年来放射治疗一直是Ⅰ～Ⅱ期低度恶性淋巴瘤的标准治疗,剂量为30～36GY。单纯放疗的10～15年无病生存率为28%～53%,10～15年总生存率为43%～79%。Ⅰ期生存率50%,Ⅱ期生存率25%,10年后复发率较低。美国MD Anderson癌症中心报道Ⅰ～Ⅱ期滤泡淋巴瘤(Ⅰ～Ⅱ级)单纯放疗的长期随访结果,15年无进展生存率和总生存率为41%和43%。目前仍不能明确全身化疗联合放疗能否进一步提高早期FL的生存率。MD Anderson癌症中心和其他医院的回顾性分析认为综合治疗可能提高Ⅰ～Ⅱ期滤泡淋巴瘤的生存率。回顾性研究结果10年无进展生存率和总生存率分别为46%～76%和56%～82%。目前,国外正在尝试采用含CD20单克隆抗体Rituximab的方案,提高早期患者的治疗效果。

2. Ⅲ～Ⅳ期 滤泡淋巴瘤为惰性淋巴瘤,病情进展缓慢。即使是晚期患者也可长期生存,但晚期滤泡淋巴瘤化疗缓解后仍可复发,可长期带瘤病生存,目前多数患者为不可治愈。

(1)化疗:治疗方案的选择应高度个体化。即根据患者的身体状态,器官功能和过往的治疗药物等选择不同的治疗方案,如果患者全身情况好,无B症状,肿块不大,进展缓慢,患者的生活质量基本不受影响,器官功能良好,患者可选择暂时的观察等待(watch and wait),不接受抗肿瘤治疗;FL患者如果需要治疗,可以选择的一线治疗方案包括R-CHOP、R-CVP、利妥昔单抗+氟达拉滨、R-Bundamustine,利妥昔单抗单药、放射免疫治疗(2B级推荐)或R-CHOP后续放射免疫治疗(2B级推荐)。年老或体弱患者的一线治疗方案可选择单药烷化剂化疗,例如苯丁酸氮芥(瘤可宁)或环磷酰胺,也可选择利妥昔单抗。肿瘤缓解后,建议采用利妥昔单抗作为维持治疗2年,可延长患者的生存期。FL复发后,如果缓解期长,原方案可再次采用,否则,需要选择其他的方案,再次缓解后仍可考虑利妥昔单抗维持治疗2年,仍有生存获益,由于患者年龄较大,反复免疫化疗会导致,患者免疫功能长期下降,应加强支持治疗,化疗剂量和间隔要进行个体化的调整,此外,弥漫大B细胞淋巴瘤,DLBCL的二线治疗方案同样适用于复发FL的治疗。

(2)免疫治疗:抗CD20抗体美罗华治疗B细胞淋巴瘤是NHL免疫治疗的一项重大进展。临床Ⅰ期～Ⅱ期试验证明单克隆抗体治疗惰性或侵袭性B细胞淋巴瘤有效,耐受性好。美罗华治疗化疗抗拒的滤泡淋巴瘤有效率超过50%。利妥昔单抗可以用于二线治疗缓解后的维持治疗。

放射免疫治疗(RIT)是在CD20单抗上接合放射性核素^{131}I(Bexxar)或^{90}Y(Zevalin),选择性杀伤CD20阳性淋巴瘤细胞,对于清除残留病变、增加治愈率具有重要意义。此外RIT还可作为造血干细胞移植前的预处理,增强对肿瘤细胞的定向清除。

(3)造血干细胞移植:FL的二线或序贯治疗可选择大剂量治疗和自体造血干细胞解救(HDT/ASCR),对经过高度选择的患者可考虑异基因造血干细胞解救,免疫化疗和放射免疫治疗也可供选择。

【预后】

滤泡淋巴瘤的预后和年龄、性别、结外部位受侵数目、B症状、血清LDH、和血沉相关。滤泡淋巴瘤国际预后指数(FLIPI)评分,以指导治疗、判断预后。FLIPI指标包括:年龄≥60岁、病期Ⅲ/Ⅳ

期、血红蛋白<12 g/dl、血清乳酸脱氢酶(LDH)>正常值上限、淋巴结受侵部位≥5处,每项为1分,0～1分为低危,2分为中危,≥3分高危。

(王潇潇 黄慧强)

第四节 弥漫大B细胞淋巴瘤

弥漫性大B细胞淋巴瘤(diffuse large B cell lymphoma,DLBCL)是成人非霍奇金淋巴瘤中最常见的一种类型,并且是一组在病理形态学、免疫表型、临床表现和预后等方面具有较明显的异质性的恶性淋巴瘤,其主要特征为肿瘤性大B淋巴细胞呈弥漫性生长,肿瘤细胞的核与正常组织细胞的核相近或大于组织细胞的核,细胞大小不小于正常淋巴细胞的2倍。

DLBCL是以治愈为治疗目的淋巴瘤,含蒽环类药物的联合化疗方案可使近1/3的患者获得5年生存。利妥昔单抗(抗CD20单克隆抗体)联合化学明显提高了DLBCL患者的长期生存率。

【流行病学】

DLBCL约占非霍奇金淋巴瘤(NHL)的31%～34%,在西方国家发病率较低,占成年人NHL的30%～40%;在亚洲国家通常高于40%。

DLBCL的发病年龄范围很广,平均发病年龄60－70岁,亦可见于儿童,但是在儿童淋巴瘤中仅占不足10%;男性患者略多于女性。在最近的10～20年发病率有逐渐增加的趋势。

【病因学】

DLBCL的发病原因尚不清楚,通常系原发性,但也可由低度恶性淋巴瘤(如滤泡性淋巴瘤、慢性淋巴细胞性白血病/小淋巴细胞淋巴瘤、边缘区B细胞淋巴瘤等)进展或转化而来,有自身免疫性疾病或免疫缺陷的患者发生DLBCL的风险高于普通人群。

【病理诊断与组织学】

DLBCL的诊断取决于对适宜组织的病理活检,应首选切除活检,某些特殊部位也可选择多点粗针穿刺,对于初诊DLBCL患者不建议细针穿刺活检。穿刺活检主要适用于诊断复发的DLBCL或者鉴别淋巴结转移癌。如果所取的组织无法对疾病做出诊断,应该再次进行活检。

肉眼观,淋巴结结构大部或全部被均质鱼肉状的肿瘤组织所取代,偶有病变呈局灶性。可伴有出血坏死。结外DLBCL常形成瘤块,伴或不伴有纤维化。

镜下典型表现为正常的淋巴结结构或结外组织被弥漫性的肿瘤组织取代。病变可以累及全部或部分淋巴结,也可以仅见于滤泡间区,累及淋巴窦不常见。淋巴结周围组织常有浸润,可见宽或窄的硬化性纤维条带。

肿瘤细胞为大的转化B淋巴细胞,体积在不同的病例或同一病例中可有很大不同,核大于反应性组织细胞的核。但在一些病例中,核中等大小,造成与Burkitt(伯基特)样淋巴瘤鉴别困难。核呈圆形、锯齿状或不规则折叠,染色质空泡状或粗颗粒状,常有核仁,大小不等、嗜碱性或嗜酸性、一个或多个。胞质中等量或丰富,可透明、淡染或嗜双色。核分裂质。

肿瘤细胞形态多样,可进一步进行形态学分类,分为中心母细胞型、免疫母细胞型、富于T细胞/组织细胞型以及间变型,但各亚型之间免疫表型以及基因学特征无明显差异。因此诊断时可使用统一的DLBCL命名。

随着分子生物学技术的发展,对DLBCL进行基因表达谱分析发现,DLBCL的肿瘤细胞可依据其基因表达的不同分为两类:生发中心B细胞(germinal center B-cell,GCB)和活化B细胞(activated B-cell,ABC),并由此将DLBCL分为生发中心B细胞和活化B细胞起源的DLBCL 2种亚型。众多临床研究结果显示,GCB型DLBCL的预后优于ABC型DLBCL。

免疫表型检测是DLBCL诊断及分型的关键要素,通常行石蜡切片免疫组织化学分析,也可取新鲜组织行流式细胞学检测。DLBCL应行如下免疫组化检测:CD20、CD3、CD5、CD10、bcl-2、bcl-6、MIB1(Ki-67)、MUM1,其中CD10、bcl-6、MUM1有助于区别GCB和ABC两种亚型DLBCL的诊断。Ki-67的表达阳性率一般在40%以上,少数病例瘤细胞的表达率超过90%。流式细胞学检测可选择κ/λ、CD45、CD3、CD5、CD19、CD10、CD20。对于鉴别诊断,可选做cyclin D1,kappa/lambda,CD138,EBV,ALK,HTLV等。

DLBCL是一种多基因作用的恶性肿瘤,很多病例都表现复杂的基因学异常改变。大多数病例出现免疫球蛋白重、轻链基因克隆性重排,并显示可变区突变。20%～30%的病例有 Bcl-2 基因的易位。myc 基因重排不常见,但是阳性提示预后差。因此,分子遗传学检测推荐 bcl-2、bcl-1、c-myc;细胞遗传学检测推荐 t(14;18),t(3;v),t(8;14),对疾病诊断和判断预后有意义。

【临床分期及预后判断】

(一)临床分期

目前 DLBCL 分期仍然以 Ann Arbor-Cotswald 改良分期系统为主(表 13-6)。通过全面的分期检查,可以较为准确地了解肿瘤的病变侵犯范围及患者的机体状况,从而制定合理的最佳治疗方案。

表 13-6　Ann Arbor/Cotswald 分期系统

Ⅰ期	侵犯单个淋巴结区域(Ⅰ),侵犯单个结外部位(ⅠE)
Ⅱ期	侵犯 2 个或 2 个以上淋巴结区域,但均在膈肌的同侧(Ⅱ),可伴有同侧的局限性结外器官侵犯(ⅡE)
Ⅲ期	膈肌上下淋巴结区域均有侵犯(Ⅲ),可伴有结外器官侵犯(ⅢE)或脾侵犯(ⅢS)或两者均侵犯(ⅢES)
Ⅳ期	病变弥漫性或播散性侵及一个或多个结外器官或组织(如肝、骨髓、肺),伴或不伴淋巴结肿大

E 病灶的定义为:单一结外器官或组织,并与受累淋巴结相连或相邻(引流区域内)。

各期患者根据有无以下全身症状再分为 A 或 B 组。

A 组:不具有任何 B 症状。

B 组:有以下全身症状之一者。

①不明原因的发热(38℃以上)

②消瘦(6 个月内体重减轻超过 10%以上)

③大量盗汗(定义为需要更换床单)

(二)预后判断

Ann Arbor-Cotswolds 改良分期系统具有一定的局限性。该分期体系更适用于霍奇金淋巴瘤(HL),对于 DLBCL 而言,判断预后和决定治疗方案的作用有限。例如,根据 ESMO 指南(欧洲肿瘤内科)和 NCCN(美国国家癌症中心网)指南,Ⅰ/Ⅱ期之间、Ⅲ/Ⅳ期之间的治疗选择和预后无显著性差异。对于以结外起病为主的病例,如皮肤淋巴瘤、胃肠淋巴瘤等也不适用。而且,淋巴瘤起病之始即属于全身性疾病,临床分期对于预后判断和对临床治疗方案的选择作用有限。因此,通过全球多中心数据分析,国际预后指数(international prognostic factor,IPI)成为目前 DLBCL 预后判断的最重要指标(表 13-7)。

表 13-7　国际预后指数(IPI)

年龄	>60 岁
体能状态评分	2～4
LDH	>正常值上限
结外受累部位	>1 个
疾病分期	Ⅲ或Ⅳ期

每符合一项,增加 1 分,根据评分分为以下风险组:低危组(0～1 分)、低中危组(2 分)、高中危组(3 分)、高危组(4～5 分)

对于年龄≤60 岁的患者,又提出了年龄调整的国际预后指数(age-ajusted IPI,aaIPI)(表 13-8)。

表 13-8　年龄调整的国际预后指数(aaIPI)

体能状态评分	2～4
结外受累部位	>1 个
疾病分期	Ⅲ或Ⅳ期

每符合一项,增加 1 分,根据评分分为以下风险组:低危组(0 分)、低中危组(1 分)、高中危组(2 分)、高危组(3 分)

【临床表现】

1. 淋巴瘤的典型表现是浅表部位的淋巴结无痛性肿大,表面光滑,质地较韧,触之如乒乓球感,以颈部淋巴结肿大最常见,腋窝、腹股沟淋巴结次之。也有患者以深部淋巴结肿大为主要表现,比如纵隔、腹腔、盆腔淋巴结肿大,起病比较隐匿,发现时淋巴结肿大往往比较明显。

2. 肿大的淋巴结有可能对周围的组织器官造成压迫,并引起相应的症状,如纵隔巨大淋巴结可压迫上腔静脉,导致血液回流障碍,表现为面颈部肿胀、胸闷胸痛、呼吸困难等;盆腔、腹腔巨大淋巴结可压迫胃肠道、输尿管等,造成肠梗阻或肾盂积水。

3. 病变也可以侵及淋巴系统以外的器官,表现为相应器官的受侵、破坏或压迫、梗阻,如胃肠道 DLBCL 的表现如同胃癌、肠癌,可出现腹痛、胃肠道溃疡、出血、梗阻、压迫等;皮肤 DLBCL 可误诊为银屑病、湿疹等;侵及颅脑,可致头痛、视物模糊、言语障碍、瘫痪;侵及骨骼,可致骨痛、骨折;侵及鼻咽部,可出现鼻塞、流涕、鼻出血等,类似于鼻咽癌的表现。

4. DLBCL 是全身性疾病，因此，除了上述局部症状，约半数患者还可出现发热、盗汗、乏力、消瘦、皮疹、瘙痒、贫血等全身症状。

【辅助检查】

治疗前必需进行以下项目的检查，对疾病和机体状况进行治疗前的全面评估。

1. *实验室检查* 常规检查包括血、尿、便常规，肝、肾功能，心电图，乳酸脱氢酶(LDH)，β_2-微球蛋白；需行骨髓活检或穿刺，明确骨髓是否受侵；检测乙型肝炎病毒表面抗原/抗体、核心抗原/抗体以及乙型肝炎病毒 DNA 拷贝数，而对丙型肝炎指标的检测只要求在高危个体中进行。原发或者继发中枢神经系统受侵时应做脑脊液检查。

2. *影像学检查* 常规检查应包括颈胸腹盆增强 CT 及浅表淋巴结 B 超。可疑侵及鼻腔和韦氏环时应做头部增强 CT，可疑胃肠道受侵时需做胃肠镜检查，可疑中枢神经系统受侵时需做头颅磁共振(MRI)检查。

正电子发射断层扫描(PET/CT)已经逐步应用于 DLBCL 的分期检查、疗效评价及预后判断，有条件的患者可以选择 PET/CT 检查以替代 CT 扫描。

【鉴别诊断】

DLBCL 的鉴别诊断较为复杂，既需要与淋巴系统良性疾病鉴别诊断，又需要与淋巴结转移癌或黑色素瘤等其他恶性肿瘤相鉴别，更需要与其他淋巴瘤类型相鉴别。

(一)与淋巴系统良性疾病鉴别

1. *坏死性淋巴结炎* 坏死性淋巴结炎是一种自限性淋巴结炎，通常发生于青年患者，颈部常见，淋巴结多有较明显触痛。活化的淋巴细胞增生活跃，可出现明显核不规则折叠，易将其误诊为大细胞淋巴瘤。鉴别诊断主要依据病理诊断。

2. *传染性单核细胞增多症* 传染性单核细胞增多症的免疫母细胞增生非常活跃，使其与 DLBCL 的鉴别困难。类似的旺盛的淋巴组织反应性增生也可见于其他的病毒感染和过敏反应。但是传染性单核细胞增多症多见于儿童或青少年，淋巴结结构不完全消失，伴部分明显的窦和反应性滤泡(可出现坏死)，免疫母细胞缺少一定的异型性。

(二)与淋巴结转移癌或黑色素瘤等其他恶性肿瘤相鉴别

形态诊断上有一定困难，免疫标记是最好的解决方法，选择适当抗体进行标记至关重要。

(三)与其他淋巴瘤类型相鉴别

如不典型的伯基特淋巴瘤、间变性大 T 细胞淋巴瘤、霍奇金淋巴瘤(HD)、髓外白血病等，病理诊断结合临床特征是减少误诊的关键。

【治疗】

(一)一线治疗选择

1. *免疫化疗* 在利妥昔单抗(rituximab，R)问世之前，以蒽环类为基础的 CHOP(环磷酰胺、阿霉素、长春新碱、泼尼松)方案是 DLBCL 的一线治疗选择，随着利妥昔单抗的出现，DLBCL 患者的长期存活率得到明显改善，见表 13-9。

其他推荐治疗方案包括：R-CHOPE(联合依托泊苷)、增加剂量密度的 R-CHOP14(2 周方案)、R-EPOCH。综合 NCCN 和 ESMO 指南，推荐 DLBCL 的一线治疗为。

(1)预后极好的年轻患者(aaIPI＝0，无大包块)：6～8 个周期的利妥昔单抗＋4～6 个周期 CHOP 方案。

(2)预后较好的年轻患者[aaIPI＝1 和(或)大包块]：8 个周期利妥昔单抗＋6～8 个周期 CHOP 或 CHOP(E)方案。

(3)年轻高危患者(aaIPI≥2)：目前没有达到共识的标准治疗方案，推荐 8 个周期利妥昔单抗＋6～8 个周期 CHOP，或者入组临床试验。

(4)老年患者(＞60 岁)：8 个周期利妥昔单抗＋6 个周期 CHOP 方案。

(5)年龄＞80 岁的老年患者，由于合并症较多，可选择 R-CHOP、或者减低化疗药量的 R-CHOP 方案(如半量的 miniCHOP 方案)、R 单药或姑息治疗。

表 13-9 DLBCL 的标准治疗方案是 R-CHOP21(三周方案)

利妥昔单抗 375mg/m^2	d1	静脉输注
环磷酰胺 750mg/m^2	d2	静脉输注
长春新碱 1.4mg/m^2(最大量 2mg)	d2	静脉注射
泼尼松 100mg	d2	口服

接受2～4周期治疗后应行中期评效，完全缓解(CR/CRu)患者可继续完成预定的全程治疗；部分缓解(PR)患者可加强原方案，或者更改为二线治疗方案，也可入组临床试验，建议尽早考虑大剂量化疗联合自体干细胞移植；稳定(SD)或进展(PD)患者的治疗参考复发DLBCL的治疗原则。治疗结束后，PET检查阳性的病灶建议重新取活检。

2. *放疗*　相对局限期或者有大肿块的患者可选择化疗联合局部放疗，推荐放疗剂量40～45Gy；如果不适宜化疗，或者无效者，可选择局部放疗作为姑息治疗。

如为睾丸DLBCL，在化疗之后建议行阴囊局部放疗。

3. *预防中枢神经系统(CNS)受侵*　对于侵及特殊部位的DLBCL患者，如乳腺、睾丸、口咽、鼻旁窦、硬膜外、骨髓，或者年龄>60岁、IPI评分高危、≥2个结外部位累及、LDH升高的患者，有CNS复发的风险，应该接受预防性的腰穿鞘注化疗。

(二)复发/难治患者的治疗选择

对于难治/复发的DLBCL患者，可根据患者年龄及身体状况进行选择：年轻、一般状况较好的患者可选择利妥昔单抗联合二线化疗方案(表13-10)，获得CR/PR的患者推荐行大剂量化疗+自体干细胞移植，SD/PD的患者以及年龄大、一般状况较差的患者推荐入组临床研究。不适宜遵循上述治疗原则的患者建议姑息治疗。

【并发症的治疗】

1. *中枢浸润淋巴瘤*　患者如出现淋巴瘤中枢系统浸润证据，则需定期复查脑脊液，或CNS MRI，并给予化疗、放疗以及鞘内注射MTX或Ara-C+地塞米松。

2. *骨髓抑制*　骨髓抑制是化疗常见的毒副反应。

3. *化疗导致的骨髓抑制的防治方法*　常规经验性应用抗生素、抗病毒药物。可使用G-CSF、GM-CSF、TPO、EPO等刺激造血，根据血象变化输血对症治疗。

4. *消化道反应*　淋巴瘤化疗药常可引起中到重度的恶心、呕吐，应预防性和联合使用止吐药。注意止吐药常可引起便秘，在老年患者尤其明显，可使用润肠药和泻药或灌肠来帮助排便。

5. *心脏毒性*　最主要是控制蒽环类药物累积总量，对于老年患者尤为重要：柔红霉素单用总量在500～600mg/m^2，阿霉素在450～550mg/m^2，表柔比星<900mg/m^2，吡柔比星<900mg/m^2，米托蒽醌<140mg/m^2。应用蒽环类应建议使用保护心脏的药物。

6. *肝肾毒性*　肝不良反应出现可先停化疗药物，并使用护肝药物。肾毒性包括高尿酸性肾病、肿瘤溶解综合征、出血性膀胱炎等。化疗前应充分评估肾毒性的风险，注意水化、碱化尿液，口服别嘌醇。使用较高剂量环磷酰胺或者异环磷酰胺的患

表13-10　DLBCL的二线治疗方案

二线治疗方案(适宜行大剂量化疗+自体干细胞移植)
DHAP(地塞米松、顺铂、阿糖胞苷)±美罗华
ESHAP(依托泊苷、甲基泼尼松龙、阿糖胞苷、顺铂)±美罗华
GDP(吉西他宾、地塞米松、顺铂)±美罗华
GemOx(吉西他宾、奥沙利铂)±美罗华
ICE(异环磷酰胺、卡铂、依托泊苷)±美罗华
miniBEAM(卡莫司汀、依托泊苷、阿糖胞苷、美法仑)±美罗华
MINE(美司钠、异环磷酰胺、米托蒽琨、依托泊苷)±美罗华
二线治疗方案(不适宜行大剂量化疗)
入组临床研究
单药美罗华
CEPP±美罗华(环磷酰胺、依托泊苷、泼尼松、丙卡巴肼)——口服和静脉给药
PEPC(环磷酰胺、依托泊苷、泼尼松、丙卡巴肼)—均口服
EPOCH(依托泊苷、泼尼松、长春新碱、环磷酰胺、阿霉素)

者，注意给予美司钠解毒，必要时可血液透析处理。

7. *感染的处理* 经验性使用广谱抗生素，确定病原菌后根据药敏试验使用抗生素。对于真菌感染，可经验性抗真菌感染，抗真菌感染应持续较长时间。对于病毒感染，可使用阿昔洛韦。肺孢子菌病用复方磺胺甲恶唑联合卡泊芬净治疗。

8. *病毒性肝炎* DLBCL 淋巴瘤患者的乙肝病毒携带率较高，化疗药物和利妥昔单抗均可能激活乙型肝炎病毒。利妥昔单抗治疗的患者，如果乙肝病毒拷贝数高（$>10^4$/ml），应抗病毒治疗，直至乙肝病毒拷贝数下降至$<10^3$/ml）后才能接受免疫化疗。乙肝表面抗原阳性或者核心抗体阳性的患者，即便乙肝病毒拷贝数正常，也建议在利妥昔单抗治疗期间预防性抗病毒治疗。随访期间应密切注视乙肝各项指标的变化。

【评效标准】

淋巴瘤的评效标准与其他实体瘤有所不同，通常采用 Cheson 标准（表 13-11）。应用 PET/CT 进行评效的患者，采用修订的 Cheson 评效标准（表 13-12）。

表 13-11 评效标准（非 PET/CT）

疗效	体格检查	淋巴结	淋巴结肿块	骨髓
CR	正常	正常	正常	正常
CRu	正常	正常	正常	不确定
	正常	正常	缩小 75%以上	正常或不确定
PR	正常	正常	正常	阳性
	正常	缩小 50%以上	缩小 50%以上	无关
	肝脾缩小	缩小 50%以上	缩小 50%以上	无关
复发/进展	肝/脾增大，出现新病灶	新发或增大	新发或增大	复发

表 13-12 修正的评效标准（含 PET/CT）

疗效	定义	结内肿块	肝脾	骨髓
CR	所有的病灶证据均消失	①治疗前 FDG 高亲和性或 PET 阳性；PET 阴性的任何大小淋巴结 ②FDG 亲和性不定或 PET 阴性；CT 显示病灶缩至正常大小	不能触及，结节消失	重复活检结果阴性；如果形态学不能确诊，需要免疫组化结果阴性
PR	可测量病灶缩小，没有新病灶	6 个最大病灶 SPD 缩小≥50%；其他结节大小未增加 ①治疗前 FDG 高亲和性或 PET 阳性；原受累部位有 1 或多个 PET 阳性病灶 ②FDG 亲和性不定或 PET 阴性；CT 显示病灶缩小	结节 SPD（或单个结节最大横径）缩小≥50% 肝脾没有增大	如果治疗前阳性，则不作为疗效判断标准；细胞类型应该明确
SD	未达 CR/PR 或 PD	①治疗前 FDG 高亲和性或 PET 阳性；治疗后原病灶仍为 PET 阳性；CT 或 PET 显示没有新病灶 ②FDG 亲和性不定或 PET 阴性；CT 显示原病灶大小没有改变		
复发或 PD	任何新增加的病灶或原病灶，直径增大≥50%	出现任何径线>1.5 cm 的新病灶；多个病灶 SPD 增大≥50%或治疗前短径>1 cm 的单病灶的最大径增大≥50% 治疗前 FDG 高亲和性或 PET 阳性病灶在治疗后 PET 阳性	任何病灶 SPD 增大>50%	新发或复发

注：CR，完全缓解；FDG，[18F]脱氧葡萄糖；PET，正电子发射断层成像；CT，计算机断层摄影术；PR，部分缓解；SPD，最大垂直径乘积之和；SD，疾病；稳定；PD，疾病进展

【预后及随访】

1. *随访时间*　自全部治疗结束后算起，通常推荐第1年，每3个月1次；第2年，每6个月1次；3年以上每年1次。

2. *随访内容*　常规询问病史及体格检查、血常规、肝肾功能、LDH、β_2-MG、心电图、腹部盆腔B超、浅表淋巴结B超、胸片或CT，根据病情加做其他必要检查。

近10年来，随着利妥昔单抗的临床应用，DLBCL的疗效得到明显提高，在规范化诊断的基础上进行规范化分层治疗是疗效改善的最重要原因。尽管如此，仍然有20%～40%的患者治疗无效或者复发进展，如何进一步提高这部分患者的疗效、改善生存是目前DLBCL治疗的重点内容，新的靶向治疗药物以及新的治疗方法有望带来曙光。

（朱　军）

第五节　边缘区B细胞淋巴瘤(MZL)

边缘区B细胞淋巴瘤(marginal zone lymphoma, MZL)起源于边缘区B淋巴细胞，2001年WHO将其归入恶性淋巴瘤的分类中，属于惰性淋巴瘤的一种。

根据发生部位的不同，将起源于边缘区B细胞的淋巴瘤划分为3个不同的亚型，即黏膜相关淋巴组织淋巴瘤(mucosa-associated lymphoid tissue lymphoma, MALT lymphoma)、脾边缘区淋巴瘤(splenic marginal zone lymphoma, SMZL)及淋巴结边缘区淋巴瘤(nodal marginal zone lymphoma, NMZL)。3种亚型有相似的形态学和免疫表型，但在发病部位、临床特征、分子遗传学改变方面有所不同。

一、MALT型结外边缘区B细胞淋巴瘤(MALT-MZL)

【流行病学】

1983年Isaacson和Wright观察到胃肠道低度恶性B细胞淋巴瘤的细胞在形态学上与黏膜相关淋巴组织的细胞相似，并提出了黏膜相关淋巴组织淋巴瘤(mucosa-associated lymphoid tissue lymphoma, MALT lymphoma)的概念，之后，他们发现肺、唾液腺及甲状腺的B细胞淋巴瘤也具有胃黏膜相关淋巴组织淋巴瘤的临床、组织病理学及免疫组化特征，这一概念进而被扩展应用到其他结外淋巴组织淋巴瘤。近年来，随着肿瘤分子生物学的发展，一系列黏膜相关淋巴组织淋巴瘤所独有的细胞遗传学改变的发现，更证实了这一早年仅从形态学角度命名的淋巴瘤亚型的独特性及这一概念的超前性。2001年世界卫生组织淋巴造血系统肿瘤分类(Jaffe, 2001)将该肿瘤命名为MALT型结外边缘区B细胞淋巴瘤。

MALT型淋巴瘤是MZL中最常见的类型，在MZL中占50%～70%，在NHL中占7%～8%。发病率在非霍奇金淋巴瘤中居第3位，仅次于弥漫性大B细胞淋巴瘤及滤泡性淋巴瘤；在淋巴结外淋巴瘤中居第1位，占全部B细胞淋巴瘤的7.6%。发病者多为成年人，中位年龄60岁，女性略多于男性(男∶女=1∶1.2)。发生部位以胃肠道最常见，占全部MALT淋巴瘤的50%。

【病因与发病机制】

虽然MALT淋巴瘤发生在有结构的淋巴组织的基础上，但它却很少发生于具有固有黏膜相关淋巴组织的解剖部位(如回肠末端)，恰恰相反，许多MALT淋巴瘤发生于正常情况下缺乏固有黏膜相关淋巴组织的器官或组织，如胃、甲状腺、唾液腺等部位。

1. *感染因素*　幽门螺旋杆菌(helicobacter pylori, H. pylori)是第1个被证实与(胃)MALT淋巴瘤有关的感染因子；随后发现皮肤的MALT淋巴瘤可能与伯氏疏螺旋体(Borrelia burgdorferi)感染有着一定的关联；小肠的MALT淋巴瘤与空肠弯曲杆菌(campylobacter jejuni)感染有关；眼附属器的MALT淋巴瘤与鹦鹉热衣原体(chlamydia psittaci)感染有关。此外，甲状腺及唾液腺MALT淋巴瘤的发生分别与自身免疫性甲状腺炎和淋巴上皮性唾液腺炎相关的事实提示自身免疫性疾病与MALT淋巴瘤相关。上述研究表明不同部位的MALT淋巴瘤可能存在不同的致病因素或不同的前驱病变，但感染或自身抗原的刺激对MALT淋巴瘤的发生和发展起着重要作用。

目前，已有多方面的研究证实H. pylori与MALT淋巴瘤存在相关性：①流行病学表明，胃MALT淋巴瘤患者H. pylori感染率远远高于普通人群的感染率，H. pylori感染高流行区，胃原发性淋巴瘤的发生率亦明显增高，而且H. pylori的高感染率在MALT淋巴瘤诊断前就已经存在；②体外实验证明，H. pylori 菌株特异性 T 细胞可通过 CD40 配体与 MALT 淋巴瘤瘤细胞 CD40 结合而提供接触依赖性作用，刺激 MALT 淋巴瘤细胞生长；③最为直接的证据是，单纯使用抗生素进行 H. pylori 的根除治疗，可使部分 MALT 淋巴瘤完全消退；④H. pylori 的致病性也可从 H. pylori 相关性胃炎到 MALT 淋巴瘤进展过程中的克隆性分析得到证实；⑤H. pylori 可成功诱导小鼠 MALT 淋巴瘤样病变的形成，而且利用猫幽门螺旋杆菌免疫小鼠可预防 MALT 淋巴瘤样病变发生。

2. *自身免疫反应*　由瘤组织内分离出来的 T 细胞克隆为 CD4＋的辅助性 T 细胞，其以剂量依赖性方式激活 B 细胞。诸多研究表明菌株特异性 T 细胞介导的免疫反应对肿瘤性 B 细胞生长的重要性。机体自身抗原的直接刺激也在 MALT 淋巴瘤的发生及发展过程中起着重要作用。此外，胃 MALT 淋巴瘤瘤细胞的免疫球蛋白重链基因体细胞水平的不断突变，及在其基因重排过程中所取用的 VH 片断常为自身抗体产生相关片断的特点也支持直接抗原刺激导致的自身免疫反应在 MALT 淋巴瘤发生中的作用。

综上所述，H. pylori 感染导致的间接（T 细胞介导）及直接（自身抗原）免疫反应对胃 MALT 淋巴瘤的发生和发展起着重要作用。

3. *个体遗传因素*　Rollinson 等报道，炎症相关基因 IL-1β 基因型表现为 IL-1RN2/2 及抗氧化相关基因 GST 基因型表现为 GST T_1 null 的个体与 MALT 淋巴瘤的发生有着密切关系。Reimer 等报道 HLA 抗原型的不同可能对 MALT 淋巴瘤的发生有一定影响，HLA-B35 与 MALT 淋巴瘤的发生呈负相关。个体控制炎症反应、抗氧化能力的基因多态性及 HLA 等位基因不同等因素在胃 MALT 淋巴瘤发生中有一定的作用。

【病理】

瘤细胞通常为小到中等大小的淋巴细胞，带有中等丰富程度的胞浆和不规则的核，相似于滤泡中心细胞，故而被称为中心细胞样细胞。通常，瘤组织中还有数量不等的非肿瘤性反应性 T 细胞散在分布。MALT 淋巴瘤的一个重要病理学特征是淋巴上皮病变，即簇状的肿瘤细胞浸润并部分破坏黏膜腺体的现象，此时，腺上皮细胞呈嗜酸性变、腺体扭曲、变形，细胞角蛋白免疫组化染色可很好地显示这一病变。

MALT 淋巴瘤细胞表达全 B 细胞标记物（CD19、CD20、CD79a），而不表达 CD5、CD10、CD23 和 Cyclin D1。瘤细胞同时表达 IgM，并表现为轻链限制（κ∶λ＞10∶1，或相反）。

【分子生物学及细胞遗传学】

MALT 淋巴瘤的分子遗传学异常中最重要的是 t(11;18)(q21;q21)/API2-MALT1 染色体易位，与 MALT 淋巴瘤有特异相关性。其余异常还有 t(1;14)，t(14;18)，t(3;14)。其他基因异常有 p53、c-myc、p15/p16 和 Fas 等。此外，微卫星不稳定、等位基因不平衡，3 号、12 号及 18 号染色体 3 体也存在于 MALT 淋巴瘤中。

【临床分期】

临床分期是霍奇金淋巴瘤的重要预后因素，非胃肠 MALT 型淋巴瘤分期采用 Ann-Arbor 临床分期标准，胃肠 MALT 型淋巴瘤由于多在同一器官内浸润，Ann-Arbor 临床分期标准不能反映真实情况，故分期采用《Musshoff 胃肠道非霍奇金淋巴瘤分期系统》。

【临床表现】

MALT 型淋巴瘤的临床表现因发生部位的不同而呈现多样性，总体发展较为缓和，较少向远处转移，故多数人确诊时处于Ⅰ、Ⅱ期。最常见的症状为腹痛、贫血、腹胀、黑便、体重减轻、恶心、呕吐等，体征主要为上腹部压痛不适，腹部包块及淋巴结肿大少见，同时也很少伴有全身症状。多数病例病变局限，但 30%～40% 的病例存在多灶损害，20%的病例可以出现骨髓侵犯，10%患者可有多发结外病变，以非胃肠道 MALT 淋巴瘤多见，多发的淋巴结浸润比较少见。

内镜下表现：国外资料报道胃 MALToma 主要表现为非特异性胃炎或消化性溃疡，大面积病变少见，病变主要发生在胃窦和胃体。内镜下根据形态学特点主要有 3 种表现：①弥漫型，黏膜皱襞粗大或不规则，表面呈颗粒状或结节样不平，可有糜烂，组织脆，易出血；②溃疡型，大而深的溃疡或多发溃疡，溃疡表面高低不平，苔污秽，可见陈旧性出血，触之易出血，溃疡周边隆起，结节不平，呈围堤状；③结节型：巨大腔内高低不平之肿物，表面可有浅溃疡或糜烂，周围皱襞略呈放射状或形成巨大皱襞，内镜活检确诊率高达 73.2%～84.2%，肠 MALT 型淋巴瘤病变形态多样，包括肿块型、溃疡型、浸润型、多中心性病变等。

【辅助检查】

1. *血液检查*　外周血常规检查可发现不同程

度的缺铁性贫血，血沉增快，乳酸脱氢酶升高。乳酸脱氢酶升高提示预后不良或疾病进展。

2. 胃内幽门螺杆菌(H. pylori)检查　感染的检测方法较多，可采用胃镜下活检组织标本，行H. pylori细菌培养、组织染色法和尿素酶试验。采用同位素标记的^{13}C、^{14}C-呼吸试验和血清ELISA法进行诊断。

3. B超及CT检查　有时可确定肿瘤的大小、浸润的范围及与周围组织的关系。①B超多显示为形状不规则的占位性病变，边界不清，内回声减少，不可压缩；②CT检查可见病变呈不规则高密度影，内密度均匀。MRI对软组织的分辨能力强，能更准确判断肿块侵及范围。PET检查对惰性淋巴瘤存在一定的假阴性。消化道MALT淋巴瘤可通过内镜检查，目前超声内镜(EUS)可以精确观察胃壁侵犯范围和淋巴结受累情况，特异性较高，但敏感性较低，可与CT结合应用。

【诊断及鉴别诊断】

1. 诊断　Isaacson等针对MALT淋巴瘤的临床表现、组织学特征、免疫表型、治疗及预后的特殊性提出的诊断标准为：①浸润的淋巴细胞为中心细胞样细胞(边缘区细胞)，宽广淡染的胞质，不规则的核；②伴或不伴有Dutcher小体的浆细胞分化；③中心细胞样细胞浸润生发中心或生发中心萎缩形成滤泡克隆化；④瘤细胞浸润上皮或腺体内，形成淋巴上皮病变；⑤临床惰性进程，极少发生系统性播散；⑥有再发于其他黏膜相关淋巴组织淋巴瘤的趋势；⑦许多患者有自身免疫性疾病或感染性疾病病史；⑧肿瘤细胞常表达细胞表面单克隆免疫球蛋白(通常是IgM型)，CD20，CD21等抗原，而不表达CD5，CD10和CD23等抗原；⑨常见的细胞遗传学异常是3号染色体三体，t(11;18)和t(1;14)。其形态学特点可以总结为，中心细胞样细胞(边缘区细胞)，淋巴上皮病变和滤泡克隆化。其中中心细胞样细胞(边缘区细胞)是必不可少的标准，其他两点可有可无。诊断MALToma必须以形态学为基础，分子生物学方面的检查结果只能作为参考。

2. 鉴别诊断

(1)幽门螺杆菌相关性胃炎：在多数情况下，凭借形态学特点及免疫表型对MALT淋巴瘤可直接作出诊断，但早期及交界性的MALT淋巴瘤容易与幽门螺杆菌相关性胃炎混淆。在一些可疑或交界性病例，反应性滤泡可由边缘区细胞部分围绕，这些细胞也可侵入邻近胃黏膜腺上皮细胞之间。但不像MALT淋巴瘤，此时的上皮细胞无嗜酸性变及坏死。此外，慢性胃炎中淋巴细胞虽在固有层内浸润，但一般不超越滤泡，这些特点可与MALT淋巴瘤相鉴别。

(2)其他小淋巴细胞性淋巴瘤：由于MALT淋巴瘤形态学与其他一些小细胞性的淋巴瘤有相似之处，且胃MALT淋巴瘤的生物学行为及治疗方案与其他小淋巴细胞性淋巴瘤完全不同，因此鉴别诊断尤为重要。小淋巴细胞性淋巴瘤外周血淋巴细胞常增多，瘤细胞小而圆，表达CD5、CD23和IgD，不表达Cyclin D1等特点可与MALT淋巴瘤相鉴别。

①套细胞淋巴瘤：其细胞学特征同MALT淋巴瘤细胞非常接近，甚至在某种程度上可出现淋巴上皮病变，但缺乏转化性母细胞、表达CD5和IgD及由于t(11;14)存在而导致的Cyclin D1核表达等特点可与MALT淋巴瘤鉴别。

②滤泡性淋巴瘤：FL经常累及胃，当MALT淋巴瘤有滤泡植入现象时，其组织学形态与滤泡性淋巴瘤相似。在滤泡中的转化型MALT淋巴瘤瘤细胞很像中心母细胞，这可造成两者的鉴别困难，但MALT淋巴瘤的转化型瘤细胞不表达CD10及BCL6，据此可与通常在滤泡内和滤泡间都表达这2种抗原的滤泡性淋巴瘤相鉴别。

有助于鉴别上述淋巴瘤的主要组织学和免疫组化特点，见表13-13。

MALT淋巴瘤的3个特异性染色体易位，即t(11;18)(q21;q21)、t(1;14)(p22;q32)、t(14;18)(q32;q21)作为MALT淋巴瘤的特异性分子标记物可用于鉴别诊断。

(3)胃肠道非MALT淋巴瘤：临床表现及病理特征不同：胃肠道非MALT淋巴瘤年龄多在50岁以下，ⅡE2期以上，恶性程度较高，进展快，症状重，H. pylori阴性；影像学上非MALT淋巴瘤多呈大息肉样结节、肿块及较大溃疡，CT及MRI多示胃肠道壁明显环形增厚，可有瘘管形成，多伴腹腔内淋巴结肿大。

(4)胃肠道癌：恶性程度高，病程长，进展快，症状严重，H. pylori阴性。影像学表现为非黏膜下肿瘤，多为单发，多表现为肿块及边界清晰的大溃疡，CT及MRI多示胃肠道壁明显不规则增厚、偏心性肿块和大溃疡。

(5)慢性胃炎的淋巴组织反应性增生：两者的基本组织学形态相似，都可以出现大量反应性淋巴

表 13-13　各种小淋巴细胞性淋巴瘤的鉴别

	MALT 淋巴瘤	套细胞淋巴瘤	滤泡性淋巴瘤	小淋巴细胞性淋巴瘤
滤泡	－/＋	＋/－	＋/－	－/＋
淋巴上皮病变	＋	－/＋	－/＋	－/＋
细胞学形态	生发中心细胞样/单核样细胞	生发中心细胞样	生发中心母细胞/生发中心细胞	小淋巴细胞
Ig	M＋,D－	M＋,D＋	M＋/－,D＋/－	M＋,D＋
CD20	＋	＋	＋	＋
CD5	－/(少数＋)	＋	－	＋
CD10	－	－	＋/－	－
Cyclin D1	－	＋	－	－

滤泡和滤泡周围弥漫性小淋巴细胞浸润，此时细胞单克隆性的确定对肿瘤的诊断具有决定意义。轻链限制已经作为一个诊断标准，即 κ∶λ 比例大于10∶1强烈提示病变非炎性而为 B 细胞淋巴瘤。原位杂交可将组织形态学与基因表达的观察相结合，与前相比结果较为可靠。另外，MALToma 用 PCR 方法扩增其 IgH 基因，可出现单克隆基因重排。

(6)弥漫大 B 细胞淋巴瘤(DLBCL)：MALT 淋巴瘤可能会发生 DLBCL 转化，因此一些学者推荐更进一步的内镜检查，使用大口径的活检钳以发现受累的面积，以此断定或除外发生了转化性的疾病，可以结合超声内镜检查进行判断。新 WHO 分类提示，大细胞呈簇状或大片状分布超过 20％应诊断 DLBCL，DLBCL 也可与 MALT 淋巴瘤同时存在，应避免诊断高度恶性 MALT 淋巴瘤，这是一个容易混淆的概念。WHO 分类认为 MALT 淋巴瘤与 DLBCL 是 2 种独立的疾病，但在 MALT 淋巴瘤中常常能见到灶性分布的 DLBCL，认为是 MALT 淋巴瘤向 DLBCL 的转化。新近 Alexander J. A 等研究了一组基因的突变，发现 100％的 DLBCL 有 PIM1, PAX5, RhoH/TTF 和 c-myc 的突变，76.5％的 MALT 淋巴瘤有这些基因的突变，进一步证实 MALT 淋巴瘤可以向 DLBCL 转化。

【治疗】

MALToma 属惰性淋巴瘤，病程进展缓慢，治疗无论是手术切除、化疗还是放疗，5 年存活率可达 80％～95％，但随着对其病因及分子遗传学研究的进展，其治疗方法也有了很大改变。国内北京大学第三医院的研究提示其 3 年生存率也已达到 93.8％，与国外的结果相似。

1. *抗 H. pylori 治疗*　随着国内外对 H. pylori 在胃 MALT 淋巴瘤发生发展中作用的研究，越来越多的证据表明 H. pylori 根除疗法可以作为早期胃 MALT 型淋巴瘤的一线治疗。根除 H. pylori 治疗在单纯侵犯胃的 MALT 淋巴瘤的治疗中占有重要地位；在多部位累及的胃 MALT 淋巴瘤应采用常规化疗、放疗或手术治疗，抗生素治疗不是首选，但可以作为辅助治疗，因其可以消除肿瘤组织中对 H. pylori 抗原刺激有反应部分肿瘤的复发。2006 年 NCCN 指南明确指出，H. pylori 阳性的 I_E 期患者应采用含有质子泵抑制药的三联治疗，推荐的一线药物包括：质子泵抑制药、克拉霉素和阿莫西林或甲硝唑。

2. *放疗*　对伴有 t(11;18)、t(1;14)等分子遗传学异常、肿瘤细胞侵及肌层以下以及 H. pylori 阴性的胃 MALToma 病例，单纯抗 H. pylori 治疗效果可能不好，治疗失败的病例可以选择局部放疗。国外报道，对 H. pylori 阴性的Ⅰ～Ⅱ期患者应用单纯胃的低剂量放疗，经过 27 个月的随访，达到了 100％的完全缓解率且无严重的不良反应。在多伦多大学放疗肿瘤学系进行的研究中，61 例接受放疗(单独或联合化疗)的患者的中位放射剂量为 30Gy。目前国内仅有少数病例接受过胃的单纯低剂量照射治疗，尚无大样本报道，照射后 X 线的影像学改变明显滞后，部分患者放射治疗后几次胃镜病理检查未见肿瘤细胞，但影像学尚未见明显好转。原发于甲状腺的 MALToma，Ⅰ期可以采用体外放疗，局限性的Ⅱ期采用放疗联合 CVP 化疗也可取得较好疗效。

3. *化疗*　由于 MALToma 是低恶度的肿瘤，所以不建议使用强烈的化疗方案，常用的传统方案 COP、CVP、CHOP 等，其他如含氟达拉滨的 FC、FMD 也有报道；对原发甲状腺或转化型 MALT 淋巴瘤常采用 BACOP、ESHAP 等更积极的化疗方案。国际结外淋巴瘤研究组对 CD20 抗体利妥昔单抗治疗 MALToma 尤为关注，认为利妥昔单抗联合上述化疗方案可以明显提高疗效，故 NCCN 推荐将 R-CHOP 方案作为一线方案。

也有报道认为由于 MALT 肿瘤的胃泌素水平高于正常，而在早期胃泌素与肿瘤细胞是相互促进的，所以可以使用胃泌素抗体来治疗。

4. 手术　手术治疗对早期、病情局限的胃和胃外 MALToma 是有效的治疗措施，Cogliatti 等报道了 59 例低度 MALT 的治疗，其中 48 例处于 $Ⅰ_E$ 期，21 例处于 $Ⅱ_E$ 期：45 例只接受手术治疗，12 例接受手术和化疗，11 例接受手术和放疗，1 例接受了手术、化疗和放疗，结果五年存活率为 91%（$Ⅰ_E$ 期为 95%，$Ⅱ_E$ 期为 82%），且对接受单独的手术治疗组和手术与其他治疗的联合治疗组间进行比较没有显著性差异。

但因胃 MALToma 常呈多灶性分布，手术常需进行全胃切除，严重影响了患者生活质量，而进行胃大部切除又有残胃肿瘤复发或肠道及远处转移的报道。近年，由于抗生素治疗和局部放疗能使大多数早期胃 MALToma 患者获得治愈，因此手术除了明确诊断外只用于那些有出血、溃疡的患者，手术治疗在国外已基本放弃，但肺局限性 MALT 淋巴瘤手术治疗效果很好。

总之，无论是抗 H. pylori 治疗、放疗、化疗、手术都不能够对所有的病例达到最好的治疗效果，但是国际上普遍认为抗 H. pylori 治疗应作为基本的初治手段，同时可根据组织学分型、免疫学表型、分子遗传学特点、临床分期、国际预后指数以及患者情况进行个性化治疗，以期达到最好的治疗效果。

【并发症的诊断、治疗和预防】

MALT 淋巴瘤的并发症包括肿瘤本身的并发症，如：肿瘤压迫症状、溶血性贫血等，以及治疗所致的并发症，如：消化道穿孔。

1. 肿瘤压迫症状　肿瘤压迫症状依据肿瘤发生的部位和肿瘤的大小有所不同。上腔静脉综合征，患者表现为面颈部、躯干上部和两上肢水肿，颈静脉充盈、咳嗽、呼吸困难，周围静脉压也可升高，两上肢静脉压高于下肢，肘前静脉压常升至 30～50cmH_2O。发生在胃肠道的肿瘤可以有消化道梗阻的表现。

治疗上，可选择：①联合化疗　缩小肿块缓解压迫症状；②大剂量糖皮质激素　可减轻肿瘤周围水肿，减轻呼吸困难，地塞米松 20～40mg，每日 1 次，共 3～5d；③利尿药　缓解面、颈、上肢水肿，呋塞米 20～40mg，静脉注射，每日 1～2 次。

2. 溶血性贫血　患者可继发免疫性溶血性贫血(autoimmune hemolytic anemia，AIHA)。女性患者多见。患者首发症状为贫血、黄疸、血红蛋白尿；脾脏常肿大，质中，无压痛，浅表淋巴结可不肿大。诊断应在原发病诊断后结合实验室检查，确诊是否合并溶血性贫血。治疗上因溶血为淋巴瘤并发症，故治疗以化疗为主。以 CHOP 方案为主的化疗效果好。随着淋巴瘤好转，患者溶血可以改善。利妥昔单抗对于化疗、激素、CSA 及血浆置换均无效的溶血可能有效，且耐受性好。

3. 消化道穿孔　发生于胃肠道的肿瘤，在治疗过程中及治疗后都存在消化道穿孔的风险。临床表现可以为突发腹痛或腹痛加重，查体有板状腹，影像学检查多可以明确诊断。及早发现及手术是治疗的关键。

【预后因素】

MALT 淋巴瘤的五年 OS 率为 86%～95%，且在Ⅰ期患者伴或不伴远处转移的患者中无显著性差异。<10% 的病例在疾病晚期其组织病理可以转化为大细胞淋巴瘤。肿瘤大小，血 $β_2$-MG 和 LDH 及血清白蛋白水平对预后有一定的影响，大瘤块、血 $β_2$-MG 和 LDH 升高者预后较差。诊断时组织学上存在大细胞成分者预后较差。存在 t(11；18)(q21；q21) 易位的病例对于抗 H. pylori 及烷化剂治疗效果差，而对于利妥昔单抗治疗有效。Taji 等人进行了一系列关于第三染色体三体化的研究，研究结果提示第三染色体三体化的出现预示抗生素根治 H. pylori 效果不佳。另外也有人报道 NF-κB 与 bcl-10 是感染 H. pylori 的胃 malt 淋巴瘤的独立预后因素，Ki-67 高表达者预后较差。

二、脾边缘区淋巴瘤，+/－绒毛状淋巴细胞(SMZL)

【流行病学】

脾边缘区淋巴瘤(splenic marginal zone lymphoma，SMZL)是来源于脾脏“边缘区”B 细胞的低度恶性的肿瘤，约占 MZL 的 20%。发生于脾的淋巴滤泡，特征是肿瘤性的小淋巴细胞累及脾白髓。

【病因与发病机制】

脾边缘区淋巴瘤病因学和发病机制，目前尚不清楚。但有研究认为乙型肝炎病毒(HCV)感染可能是一个相关因素。与其他低度恶性的 B 细胞淋巴瘤类似，一些长期慢性的抗原刺激和相应炎症（包括自身免疫反应）可能与其发病有关。在意大利北部病例中SMZL可能与HCV的感染有关，西非的观察发现，高度反应性的疟疾性脾大（HMS）与此病存在一定的病因病理上的联系，原因可能是反复的疟疾感染导致免疫反应调节紊乱、B细胞增加，在某些患者可集中于脾发生单克隆增生。Zhu的研究发现，在与HMS明显相关的SMZL中，VH基因均未发生突变，提示其来源于早期B细胞（未发生重组和体细胞突变），或者是脾T细胞－非依赖性B细胞。但这种发病模式并不适用于解释全部SMZL的发病，或许其他感染也能发生类似情况，导致SMZL的发生。

【病理】

组织学早期病变累及白髓，滤泡增大，并且大小不等，表现为滤泡周围围绕着浅染的边缘区样结构，此区内的细胞中等大小，胞质丰富、浅染，核椭圆形，似单核样B细胞形态。滤泡的中心或呈现由小的中心细胞样细胞取代套区及生发中心。

肿瘤细胞表达表面IgM和IgD，表达B细胞抗原CD20和CD79α，并表达bcl-2。不表达CD5、CD10、CD23、CD43和Cyclin D1。Ki-67的表达少于5%。

【临床表现】

多发于老年人，脾大为最常见的体征，可伴有脾门淋巴结肿大，少有肝大。外周淋巴结肿大亦很少见，常伴有单克隆免疫球蛋白血症。95%的病例存在骨髓或者血液系统受累。15%的病例外周血中出现绒毛淋巴细胞，目前对于是否将伴绒毛淋巴细胞的脾边缘区淋巴瘤（splenic lymphoma with villous lymphocytes，SLVL）划分为白血病尚有争议。血LDH常正常，而β_2-MG常升高，多数病例存在单克隆异常免疫球蛋白的升高，且以IgM为主。

某些病例的首发临床表现为免疫性溶血性贫血或免疫性血小板减少，这些病例通常对糖皮质激素治疗有效，血中可检出凝血因子的自身抗体。

【实验室检查】

1. 多有贫血症状，脾大为最常见的体征，少有肝和淋巴结肿大。

2. 外周血与骨髓可见淋巴细胞明显增高，伴或不伴有绒毛淋巴细胞。

3. 常伴有单克隆免疫球蛋白血症。

4. 遗传学。B细胞抗原受体基因免疫球蛋白重链和轻链有重排，40%的病例存在染色体7q21～32等位缺失。在外周血有绒毛淋巴细胞的脾边缘区淋巴瘤中，存在由于7q易位而使位于7q21的CDK6基因表达失控的情况。可出现bcl-6基因的重排。在同样起源于边缘区细胞的MALT淋巴瘤中存在的特异性染色体易位t(11;18)/API2-MALT1、t(14;18)(q32;q21)/IgH-MALT1，并不出现在脾边缘区淋巴瘤中。但在MALT淋巴瘤中出现的3号染色体三体等染色体数目异常的遗传学改变可在脾边缘区淋巴瘤中出现。

【诊断和鉴别诊断】

根据临床特点，结合病理形态学、免疫表型及遗传学改变等方面的特点，通常可对大多数脾边缘区淋巴瘤作出正确诊断。然而，以下几个小淋巴细胞性的淋巴瘤可发生于脾，有时会出现与脾边缘区淋巴瘤相似特点，因而需要鉴别。

1. *套细胞淋巴瘤*　套细胞淋巴瘤通常显示更为单一的细胞模式，没有任何母细胞存在。免疫表型为$CD5^+$和Cyclin D1＋，存在t(11;14)的分子遗传学异常。

2. *滤泡性淋巴瘤*　滤泡性淋巴瘤有时会出现边缘区分化而误诊为边缘区淋巴瘤。但前者通常没有反应性生发中心，中心细胞及中心母细胞样瘤细胞浸润滤泡。典型的滤泡性淋巴瘤的免疫表型如$CD10^+$、$BCL6^+$及存在t(14;18)的分子遗传学异常可供鉴别。

3. *MALT淋巴瘤侵犯脾*　MALT淋巴瘤累及脾可形成与脾原发性边缘带淋巴瘤相似的模式，但脾并不是MALT淋巴瘤的起始部位或主要累及部位。明确的临床资料对区别二者有重要意义。脾的继发性MALT淋巴瘤与原发性边缘带淋巴瘤的免疫表型类似，但半数的脾原发性边缘带淋巴瘤表达IgD，而MALT淋巴瘤却不表达。

4. *小B淋巴细胞性淋巴瘤/慢性淋巴细胞白血病*　小淋巴细胞性淋巴瘤可发生于脾，但几乎都为继发性者，即其他部位的小淋巴细胞性淋巴瘤/慢性淋巴细胞白血病累及脾。其免疫表型为$CD5^+$、$CD23^+$。

5. *此外*　反应性滤泡增生具有明显扩大的边缘带时，与脾边缘区淋巴瘤鉴别困难。但前者通常总是发生于儿童和青少年，后者则多发生于50～60岁。当脾重不超过300～400g时，如果缺乏单一细胞群和克隆性免疫球蛋白重链或轻链重排，则不应诊断为脾边缘区淋巴瘤。

【治疗】

目前仍无统一的首选治疗方案，具体治疗取决于患者的临床表现。

1. *无需治疗* 如果淋巴细胞增多不明显且较稳定及无血细胞减少、无脾功能亢进的患者并不需要积极治疗，可随诊观察。这些患者的5年存活率可以达到88%，疾病多可稳定存在至少10年。

2. *脾放疗* El Weshi 等人报道小剂量(4Gy)放疗就可以有效，可以显著减少外周循环的绒毛淋巴细胞，使脾缩小，且显著改善血细胞的减少。当不允许进行切脾手术或化疗的不良反应太大时，放疗是一种有效的替代治疗。

3. *化疗* 对于初发患者化疗很少带来益处，但是对于进展期的患者，尤其是切脾以后病情进展的患者，烷化剂是有益的，但是很少能达到CR，这类患者的五年存活率为64%。嘌呤类似物是一种更加有前景的药物，但直到目前为止，仅少量患者应用氟达拉滨治疗，但是无论是一线还是二线治疗都有一些CR病例。

4. *脾切除* 脾切除可以有效改善脾功能亢进、腹胀等不适，而且有助于确诊，但有报道脾切除可能会改变骨髓的侵犯方式，从而增加肿瘤负荷。但脾切除不适用于高度侵袭性的肿瘤，单纯切脾不能控制脾外浸润。

5. *其他治疗方法* 单克隆抗体，如CD20单抗及CD22单抗，目前已经或即将给临床治疗带来更大进展。另有报道对于HCV感染的病例，干扰素的抗病毒治疗有效。

【预后】

目前多数报道认为SMZL的预后较好，5年存活率可以超过50%。有发热等全身症状、LDH升高、全身一般情况差者预后较差，中位生存时间仅为26个月。其余不利的预后因素包括：白细胞计数>(20～30)×10^9/L、淋巴细胞计数<4×10^9/L或>20×10^9/L、血β_2-MG升高、血中有单克隆免疫球蛋白等。

（董 菲 江 滨）

第六节 套细胞淋巴瘤

套细胞淋巴瘤(mantle cell lymphoma，MCL)是一种特殊类型的B细胞非霍奇金淋巴瘤(Non-Hodgkin lymphoma，NHL)，其临床常表现高度侵袭性以及预后不良为特征。1982年，Plauke及Weiseburge等提出了套区细胞淋巴瘤的命名。之后在1994年新的Kiel分类、REAL分类及2001、2008年WHO分类中均被命名为套细胞淋巴瘤。其特征为小或中等大小淋巴细胞，呈宽套区方式或者弥漫性生长，其核染色质弥散，核形不规则，胞质少而核仁不清晰。几乎所有患者都伴特征性染色体t(11;14)易位或者CCND1改变，后者可导致Cyclin D1蛋白过度表达。近年来，随着细胞遗传学、分子生物学等检测技术的发展，还发现MCL往往还伴有其他染色体或者基因改变。虽然MCL与慢性淋巴细胞白血病(chronic lymphocytic leukemia，CLL)同属于小细胞淋巴瘤，以往曾将其视为低度恶性淋巴瘤或者惰性淋巴瘤。但如今许多报道提示，除一小部分MCL确实表现为惰性病程，大部分MCL的临床进展快，治疗疗效差，5年有活率往往低于30%，尤其是母细胞变型MCL则预后更差。

【流行病学】

MCL占所有NHL的2%～10%，根据1998年国际淋巴瘤协作组(International Lymphoma Study Group，ILSG)统计显示，这一比例在北美、欧洲、亚洲均类似，无明显地域性差异。2000年日本统计的3 194名淋巴瘤患者中，MCL约占NHL的2.79%，我国缺少相关流行病学资料。美国以及欧洲年发病率为每年(0.4～0.55)/10万人，近年其人群发病率有所上升，发病率随年龄增长而增加，诊断时中位年龄58～63岁，多数报道表明男性患者较多，男女比例约为2:1。

【病因病理】

1. *病因* 本病病因目前仍不清楚。可能存在以下危险因素：感染因素(EB病毒或其他病原体感染)、环境因素(杀虫药、染发剂、重金属、放射线等理化因素接触)以及自身免疫功能异常等危险因素，但尚无确切流行病学资料。Tort F等对3个MCL患者家庭追踪研究并未显示某些癌基因(如ATM、CHK2、CHK1、p53等)在MCL患者家族中出现聚集，因此MCL是否存在家族遗传因素，仍无定论。但目前研究发现MCL是恶性淋巴系统肿瘤中肿瘤基因组最不稳定一类肿瘤，许多继发性基因或者染色体改变往往可影响细胞周期、细胞凋亡，还会导致细胞DNA复制损伤以及细胞信号通路异常，从而影响MCL患者的病情进程。

2. *病理生理* MCL为起源于滤泡套内层中未受抗原刺激的$CD5^+$、$CD23^-$的周围性B细胞淋巴瘤。在光镜下，MCL的淋巴结结构破坏，呈套区、弥漫样或者结节样增生，典型MCL细胞形态呈现不规则单一中小细胞，核型不规则呈小核裂细胞样，围绕反应性的"裸露"的生发中心，形成明显增宽的套细胞带，因此又称套区型，此类细胞在Kiel分类中也被称为中心细胞。不存在瘤性转化细胞（如中心母细胞、免疫母细胞或副免疫母细胞）及假滤泡。透明变性的小血管常见。很多患者中存在散在的单一的上皮样组织细胞，偶见"星空"现象，有些MCL还含有一个明显的有滤泡树突状细胞（FDC）组成的网状结构。MCL还可存在有多种变型：小细胞变型、单核细胞样变型、母细胞变型、多形性母细胞变型（表13-14）。

MCL肿瘤细胞表达CD5、CD19、CD20、CD22、CD79a等，BCL-2阳性也较常见，而CD10、CD3、CD23、CD11c以及BCL-6为阴性。绝大多数患者免疫组化可发现Cyclin D1阳性，Ki-67在典型MCL中往往低表达，但在母细胞样变型中则为高表达，提示肿瘤细胞增殖较快。

MCL患者常伴特征性t(11;14)(q13;q32)染色体易位，作用于原癌基因CCND1转录元件的启动增强子，从而上调Cyclin D1的合成和表达。Cyclin D1是一种重要的细胞周期调控因子，可通过磷酸化作用使抑癌基因RB1失活，导致转录因子E2F释放从而引起诸如：Cyclin E等因子上调，活化细胞从G1期进入S期以及细胞内DNA的复制，最终导致细胞增殖异常，因此Cyclin D1在MCL的发病过程中具有重要作用。此外，MCL常常可检测到高表达的p27，后者与Cyclin D1结合形成复合物，从而使p27对于细胞周期激酶的抑制解除，引起细胞过度增殖。然而临床上约有10%的MCL不表达CyclinD1，而表达CyclinD2或D3，这一现象使得此类MCL容易被误诊为其他小B细胞淋巴瘤。研究显示，MCL无论Cyclin D1是否阳性，绝大多数都可以检测到SOX11的表达，这一指标可以作为鉴别MCL与其他淋巴瘤的重要依据。近年来对于MCL发病过程中的信号通路研究也取得了许多进展，发现了多个信号通路可以影响细胞周期调节以及DNA损坏修复，常见的有BCR信号通路、NF-κB信号通路以及PI3K/Akt/mTOR信号通路。上述通路磷酸化等作用于p27、MDM2、p70s6K、GSK-3β、p53、Bcl-2等导致细胞周期紊乱，细胞凋亡受抑，在MCL发病过程中起着重要作用。

【临床表现】

1. *首发症状* 常为隐袭性起病，患者年龄偏大，中位发病年龄60—65岁，男性多见于女性。30%患者诊断时伴有其他系统疾病，70%患者诊断时已经处于Ⅲ～Ⅳ期。首发症状最常见为多发淋巴结肿大，多为进行性、无痛性。据统计，诊断时表现为淋巴结肿大占70%，脾大占40%～60%，肝大占35%，许多患者伴有骨髓累及（>60%），部分患者累及外周血（20%～55%），可伴或不伴发热、盗汗等B症状。近年来也观察到一些患者以单纯脾肿大或白血病样起病而无其他淋巴结肿大，此类患者往往病情呈现"惰性"进展，生存期较长。

2. *结外累及* 除了上述常见累及部位之外，25%～30%患者可观察到结外器官累及。最常见的是胃肠道，MCL可累及胃肠道任何部位，下消化道多见于上消化道，但是仅有30%患者出现腹痛或者消化道出血症状，有些只表现为腹泻或者体重减轻等非特异性症状，其内镜下改变甚至可以是正常

表13-14 MCL病理变型

类型	
小细胞变型	瘤细胞小而圆，染色质密集，但无增殖中心，需与慢性淋巴细胞性白血病/小淋巴细胞性淋巴瘤（CLL/SLL）鉴别
单核细胞样变型	瘤细胞核中等大，胞质丰富、淡染，类似于单核细胞样B细胞淋巴瘤，需与边缘区淋巴瘤（MZL）鉴别
母细胞样变型	弥漫性浸润，瘤细胞增大，核型不规则，染色质稀疏，核仁小，核分裂象明显增多，似淋巴母细胞
多形性母细胞样变型	瘤细胞中到大，呈多形性，无明显核仁和嗜碱性细胞质，过去称其为中心细胞性中心母细胞淋巴瘤

Tiemann M et al. Br J Haematol 2005;131:29-38.

的，有些 MCL 患者内镜下可表现为多发性肠息肉样改变，给诊断带来困难，往往经由内镜检查确诊消化道累及患者多处于疾病晚期。其他较少见累及部位有：皮肤、肺部、乳腺、唾液腺、扁桃体、软组织，甚至有眼眶累及的报道。

3. 中枢系统累及　在诊断时，中枢 MCL 较为罕见（<5%）。但随着患病时间延长，中枢累及风险逐渐提高。有研究表明，患者 5 年中枢累及风险可达 26%，常见于母细胞样变型，高 LDH 水平，高肿瘤增殖指数、疾病复发的患者。

【辅助检查】

1. 外周血象以及骨髓　约 20% 的 MCL 患者可表现外周白细胞增高，分类以淋巴细胞增多为主，呈现白血病样表现。外周血涂片可见瘤细胞，其染色质分散，而核仁较小。未有骨髓累及的患者骨髓多增生正常。骨髓累及患者多表现骨髓增生活跃，可见异常肿瘤细胞累及，肿瘤细胞表达 MCL 特征性免疫组化特征，可通过流式细胞分析找到外周血以及骨髓中免疫表型异常的细胞。

2. 淋巴结或者肿块活检　病理改变以及免疫组化见上文所述 MCL 病理表现。

3. 生化检查　患者可有 LDH 升高，血、尿 β_2 微球蛋白升高。如累及肝可表现为肝功能异常，如腹腔内巨大肿块压迫胆道可引起胆红素升高。

4. 细胞遗传学改变　有 60%～65% 的患者能发现典型的 t(11;14)(q13;q32) 染色体易位，近年来随着 FISH 技术的发展，该易位几乎能在所有患者中发现。利用比较基因组杂交技术（Comparative genomic hybridization，CGH）发现 MCL 患者往往还存在许多伴发的染色体改变，例如：+3q26（31%～50%），+7p21（16%～34%），+8q24（16%～36%），−1p13-p31（29%～52%），−6q23-27（23%～38%），−9p21（18%～31%），−11q22−23（21%～59%），−13q11-q13（22%～55%），−13q14-q34（43%～51%），−17p13pter（21%～45%）等。上述染色改变往往与患者病情进展以及预后相关。

5. 基因突变　MCL 中许多基因改变。例如：CCND1、MDM2、ATM、p53、MYC、Bcl-1 等。部分 MCL 患者中存在 IgHV 高频突变，但这一突变与预后无特殊相关。目前发现一些 MCL 患者不表达 CCND1，而表达 CCND2 或 CCND3，这类患者往往 Cyclin D1 阴性，此时可检测 SOX11 以明确诊断。

6. 影像学检查　B 超检查可以发现浅表肿大淋巴结、肝、脾，甚至进行 B 超引导下淋巴结穿刺活检。利用增强 CT 检查可以发现深部肿大淋巴结以及对疾病进行分期以及疗效评估。近年来 PET/CT 在临床多被用于 MCL 的治疗前分期以及治疗后疗效评估。MRI 可用于评估中枢浸润病灶。对于怀疑存在骨质破坏的患者还可进行骨骼 X 线摄片。

7. 其他检查　由于 MCL 结外累及常见于胃肠道，因此可以进行内镜检查（胃镜、结肠镜等），对于可疑部位进行组织活检。对于中枢系统累及患者还可进行脑脊液检查。

【诊断及鉴别诊断】

诊断 MCL 的最主要根据对于肿大淋巴结、骨髓或者病变组织病理学活检进行形态学（见上文）、免疫组化以及遗传学检查而确诊。典型肿瘤细胞免疫组化为：CD5、CD19、CD20、CD22、CD79a 等，BCL-2 也较常见，sIgM 或 IgD、FMC-7 阳性，其中 γ 轻链型多于 κ 轻链型，Ki-67 可阳性。而 CD10、CD3、CD23、CD11c 以及 BCL-6 为阴性，特征性表达 CyclinD1 以及具有 t(11;14) 染色体异常。部分 Cyclin D1 阴性患者可加测 SOX11 表达以确诊。MCL 临床分期与其他 NHL 一样，主要依据 1971 年制定 Ann Arbor 分期。

MCL 主要需与以下疾病进行鉴别。

1. 慢性淋巴细胞性白血病/小 B 细胞淋巴瘤（CLL/SLL）　其肿瘤细胞较 MCL 细胞稍小，呈现圆形、规则，表达 CD5 以及 CD23 阳性，但不表达 Cyclin D1。

2. 滤泡性淋巴瘤（FL）　其肿瘤由中心细胞以及中心母细胞混合而成，其中心细胞胞核较 MCL 更不规则，中心母细胞在 MCL 中不存在，FL 多表达 CD10，不表达 CD5 以及 cyclin D1，此外 FL 还可有 t(14;18) 易位。

3. 淋巴母细胞性淋巴瘤（LBL）　易与 MCL 中母细胞样变型混淆。但 LBL 多见于儿童，常累及纵隔。其细胞核更圆，染色质更细致，核分裂象更多见。多数 LBL 为 T 细胞表型（如 CD3、CD45RO），TdT 阳性，B-LBL 虽表达 B 细胞表型但不表达 sIg、cyclin D1。

4. 边缘区淋巴瘤（MZL）　需与单核细胞样变形鉴别。其肿瘤细胞大小一致，细胞核中等大小，呈肾形或椭圆形，核仁不明显，胞质多且空亮，CD10 阳性且 CD5、Bcl-2、CyclinD1 阴性。

【治疗】

MCL 目前尚不能治愈。临床上少数“惰性”

MCL往往进展较慢，一小部分患者甚至可采取等待观察的方法也可以长期生存，治疗策略上与CLL等惰性NHL类似。针对侵袭性MCL往往对于治疗反应较差，在治疗上目前尚无明确的标准治疗方案。以下主要讨论侵袭性MCL的治疗。

目前考虑根据MCL临床分期来进行分层治疗，Ⅱ～Ⅱ期患者往往占临床患者人数的5%～25%。此类患者目前尚无标准方案，理论上认为进行3～4个周期的联合化疗±局部放疗是临床治疗上可行的方案。也有些学者对于此类疾病较局限的患者进行单纯放疗治疗，也可使64%患者获得CR，但是34%～70%的患者治疗后8～99个月发生疾病复发。临床上MCL患者大多数为Ⅲ～Ⅳ期，此类患者主张进行联合化疗治疗，原则上均不考虑外科手术治疗，但是对于单纯胃肠道累及而产生消化道梗阻可考虑行手术干预，部分巨脾患者在脾切除后外周血象可以得到改善。对于进展期MCL目前也无明确的标准治疗方案，可以选择的治疗策略主要有联合化疗、单克隆抗体联合化疗、免疫放疗治疗以及造血干细胞移植等方法。

1. 单纯化疗

(1)常规剂量化疗：对于MCL采用单药化疗有效率约为40%，联合多种抗肿瘤药物后的联合化疗方案有效率为70%左右。目前可以选择的联合治疗方案主要有以下几类。①以烷化剂为基础的COP方案(环磷酰胺750～800mg/m^2 d1，长春新碱1～1.4mg/m^2 d1，泼尼松40mg/m^2 d1～5)；②以蒽环类为基础的CHOP(E)方案(环磷酰胺750mg/m^2 d1，长春新碱1.4mg/m^2 d1，多柔比星50mg/m^2 d1，泼尼松60 mg/m^2 d1～5，CHOPE时加用依托泊苷100 mg/m^2 d1～3)；③以嘌呤类似物氟达拉滨为基础的FC方案(氟达拉滨25mg/m^2 d1～3，环磷酰胺250 mg/m^2 d1～3)或FCM方案(氟达拉滨25 mg/m^2 d1～3，环磷酰胺250 mg/m^2 d1～3，米托蒽醌6～8 mg/m^2 d1)。根据目前报道指出，COP或者CHOP样方案可取得60%～80%有效率，但CR率均不足50%(有的报道仅为7%～18%)，2年OS为45%～85%。氟达拉滨联合化疗可以使得CR率提高为23%～60%，中位CR时间为18～21个月。因此上述方案并不足以提高患者的总生存(overall survival，OS)。随着研究的深入发现阿糖胞苷(Ara-C)在MCL患者治疗中有着较好的疗效，因此有些学者将含有Ara-C的方案作为MCL的一线治疗方案，例如：DHAP(地塞米松40mg/m^2 d1～4，顺铂100mg/m^2 d1，阿糖胞苷2g/m^{2}每12小时1次d1～2)、ESHAP方案(依托泊苷40mg/m^2 d1～4，甲泼尼龙500mg/m^2 d1～5，阿糖胞苷2g/m^2 d1或d5，顺铂25mg/m^2 d1～4)或者大剂量Ara-C(3g/m^{2}每12小时1次d1～3)，研究显示：加入了Ara-C的方案后使得治疗反应率提高至70%～95%，但治疗后引起严重感染(15%)、低细胞(30%)或死亡(5%)等不良反应有所增加。

(2)大剂量化疗：针对年轻的MCL患者，以往常规剂量的治疗方案往往不足以达到令人满意的疗效，患者CR率低，OS短。因此有学者尝试在年轻患者中进行大剂量化疗进行治疗。大剂量方案如：Hyper-CVAD/MA(A方案环磷酰胺300mg/m^{2}每12小时1次d1～3，长春新碱1.4mg/m^{2}d4～d11、多柔比星50mg/m^2 d4、地塞米松40mg/d d1～4，d11～14与B方案甲氨蝶呤1 000mg/m^{2}维持24h d1、阿糖胞苷3g/m^{2}每12小时1次d2～3)交替治疗，使97%患者取得治疗反应，87%的患者CR，中位OS达到4.6年，该方案的治疗相关病死率为4%，有4例患者出现骨髓增生异常综合征或急性白血病，虽然方案具有较大的血液学毒性而且往往年龄较大患者无法耐受，但与以往文献报道相比，该方案的治疗结果仍鼓舞人心，为年轻患者的治疗提供一种新的方法。

2. 单克隆抗体联合化疗　利妥昔单抗(Rituximab)是一种抗CD20的单克隆抗体，由于MCL细胞表面表达CD20，因此利妥昔单抗也被用于MCL。研究表明，其单药应用并无特殊优势，CR率仅为2%，反而患者容易出现过敏以及感染等不良反应。但如果联合常规化疗方案进行治疗，可以取得较好疗效。一项荟萃分析指出含有利妥昔单抗的治疗组较单纯化疗组有更好的治疗反应、疾病控制以及更长的生存期。根据报道：加入Rituximab的化疗方案(Rituximab 375mg/m^2 d0)其治疗反应率达94%，CR率为34%，患者5年存活率达到59%。因此临床上对于年轻患者倾向于应用Rituximab联合大剂量化疗。

3. 免疫放疗　虽然研究表明MCL对于放疗仍是敏感的，但是由于MCL是一种全身性、进展极快的疾病，故限制了单纯放疗在临床的应用。近年来有学者提出MCL可以采取放射免疫治疗方法(radioimmunotherapy，RIT)治疗，其主要机制是利用放射性核素绑定的单克隆抗体对于淋巴瘤细胞进行靶向照射放疗，从而达到清除肿瘤细胞减少正常细胞损伤的目的。目前国外临床上已经开始应用的主要与碘131标记的^{131}I-tositumomab以及钇90标记的^{90}Y-ibritumomab tiuxeta 2种。Wang M等报道应用^{90}Y-ibritumomab tiuxeta治疗复发难治性MCL患者，31%患者最终取得CR或PR，OS达到21个月。^{131}I-tositumomab也有不错的疗效，Ajay K等报道，经过^{131}I-tositumomab作为自体造血干细胞移植前预处理治疗的患者取得91%的CR率，3年存活率达到93%。

4. *造血干细胞移植*　目前的治疗方案虽然使得治疗反应率以及CR率获得了较大提高，但仍不能使MCL患者长期无病生存，目前认为化疗后进行造血干细胞移植(hematopoietic stem cell transplantation，HSCT)是一种较为可行的治疗方案。HSCT可以分为自体造血干细胞移植(Auto-HSCT)以及异基因造血干细胞移植(Allo-HSCT)。Auto-HSCT往往应用于大剂量化疗后的巩固治疗，对于高危的患者有不错的疗效。Khouri F等报道33例Ⅲ-Ⅳ期的MCL患者经过Hyper-CVAD/MA方案治疗后给予Cy-TBI方案预处理的Auto-HSCT，5年的DFS达到43%，OS为77%。Dreyling M等将122名患者经过CHOP样方案化疗后取得CR或者PR的患者随机分为2组，一组患者给予Dexa-BEAM化疗1个疗程后，予Cy-TBI预处理后进行Auto-HSCT，另一组患者给予IFNα进行巩固治疗，结果提示，接受Auto-HSCT的患者有着较长的无进展生存，3年存活率达到83%，但与IFNα组比较无明显统计学差异。Allo-HSCT是一种可能完全治愈年轻MCL患者的潜在方法，同时也是针对复发难治患者一种可选挽救治疗方案。目前针对Allo-HSCT治疗MCL的报道主要针对复发难治性MCL，Tam CS等报道在接受非清髓Allo-HSCT的复发难治性MCL的35名患者中，中位PFS为60个月，6年预计OS为53%。一些研究表明，在CR1患者中Auto以及Allo-HSCT对于生存的影响并无显著性差异，对于生存影响主要取决于移植前的疾病状态以及化疗疗效。Allo-HSCT虽然具有移植物抗淋巴瘤(graft-versus-Lymphoma，GVL)作用，但有42%患者同时伴有移植物抗宿主病(graft-versus-host disease，GVHD)，移植期间有着37%～45%的治疗相关病死率(treatment related Mortality，TRM)。为了降低TRM，有学者认为可以在强化疗之后给予减低剂量的非清髓的预处理方案(Reduced intensity conditioning，RIC-HSCT)，但这往往可能会减少其GVL作用对于侵袭性强的MCL远期疗效不佳。目前Allo-HSCT在CR1的患者治疗中缺乏有效循证医学证据，而且常伴有较大毒副作用。在应用含有利妥昔单抗化疗＋Auto-HSCT治疗方案可能更优于Allo-HSCT。然而，在年轻的复发难治性MCL患者中，Allo-HSCT仍是可选择的治疗方案。

5. *其他治疗选择*　硼替佐米(Bortezomib)是一种蛋白酶体抑制药，目前临床上多用于治疗多发性骨髓瘤或者其他浆细胞疾病。有学者应用硼替佐米单药(1.3mg/m^2 d1、4、8、11)治疗155例复发难治性MCL患者，中位OS达到35.4个月，而其联合其他化疗方案也取得了不错的疗效：Jorge E等将硼替佐米联合R-Hyper-CVAD/R-MA方案治疗初治的MCL患者取得了73%的CR率。苯达莫司汀(Bendamustine)是一种烷化药，文献报道常用剂量为90～120 mg/m^2，对于MCL有一定疗效。目前临床上常将其与利妥昔单抗联合治疗MCL，其CR率以及PFS要高于R-CHOP组。沙利度胺(Thalidomide)以及来那度胺(Lenalidomide)在一些较小规模的研究中也证明对于MCL有效，Witzig TE等应用来那度胺(25mg/d d1～21，每28天1个周期)口服治疗B淋巴细胞肿瘤，其中MCL患者取得了约42%的总体反应率，而且血液学毒性相对较低。此外还有许多新药正在进行临床试验中。

6. *疗效评价*　治疗疗效评价主要依据1999年国际工作组(IWG)制定的NHL疗效评价标准(表13-15)。近年来由于PET/CT在临床越来越多被用于NHL患者疗效的判断，因此2007年提出了将PET/CT标准引入的修订后的NHL疗效评价标准(表13-16)。

【预后】

MCL通常见于成年人，患者年龄偏大，疾病往往进展较快，常常确诊时患者已属于Ⅲ～Ⅳ期，对于化疗反应较差，因此MCL通常生存期较短。对于MCL危险分期主要根据国际预后指数(International Prognosis Index，IPI)。有文献报道的预后因素主要有：治疗前β2微球蛋白、LDH水平、患者年龄、结外病变、全身状况、原始细胞亚型、Ann Arbor分期等。近年来，也有学者提出修正后的MCL预后指数(Mantle Cell Lymphoma International Prognosis Index，MIPI)可以更好地对于MCL进行危险分组，由于其计算极其复杂，临床上可使用简化MIPI积分系统(表13-17)：0～3分为低危组、

表 13-15　1999 年 IWG 非霍奇金淋巴瘤疗效标准

疗效	体格检查	淋巴结	淋巴结肿块	骨髓
CR	正常	正常	正常	正常
CRu	正常	正常	正常	不确定
	正常	正常	缩小>75%	正常/不确定
阳性	PR	正常	正常	正常
	正常	缩小≥50%	缩小≥50%	无关
	肝或脾缩小	缩小≥50%	缩小≥50%	无关
复发/进展	肝或脾增大，新发部位	重新出现或增多	重新出现或增大	重新侵犯

表 13-16　2007 年修订后非霍奇金淋巴瘤疗效标准(引入 PET/CT)

疗效	定义	肿块	肝、脾	骨髓
CR	无任何病灶证据	①治疗前 FDG 高亲和性或 PET 阳性，PET 阴性的任何大小淋巴结；②FDG 亲和性不定或 PET 阴性，CT 测量淋巴结恢复至正常大小	肝脾不能触及，结节消失	重复活检结果阴性；如果形态学不能确诊，需要免疫组化结果 阴性
PR	原病灶缩小无其他新发病灶	6 个最大病灶 SPD 缩小≥50%，没有其他淋巴结增大。①治疗前 FDG 高亲和性或 PET 阳性，原病灶中有 1 或多个 PET 阳性病灶；②FDG 亲和性不定或 PET 阴性，按 CT 测量淋巴结恢复至正常大小	所有病灶 SPD 缩小≥50%(单病灶最大横径缩小≥50%)	如果治疗前为阳性，则不作为疗效判断标准；细胞类型应该明确
SD	达不到 CR、PR 或者 PD 标准	①治疗前 FDG 高亲和性或 PET 阳性；治疗后原病灶仍为 PET 阳性，CT 或 PET 上没有新病灶 ②FDG 亲和性不定或 PET 阴性；CT 测量淋巴结大小没有改变		
复发进展	任何新增加的病灶；或者 病灶直径增大≥50%	出现最大径>1.5 cm 的新病灶；多个病灶 SPD 增大≥50%；治疗前最小径>1 cm 的单病灶的最大径增大≥50%治疗前 FDG 高亲和性或 PET 阳性者治疗后病灶 PET 阳性	任何病灶 SPD 增大>50%	新病灶或者复发病灶

SPD，最大垂直径乘积之和

4～5 分为中危组、>5 分为高危组，根据文献报道：中危组以及高危组的中位生存时间分别为 51 个月和 29 个月。此外，一些研究显示 Ki-67 高表达患者生存期较短，尤其在以多柔比星为主的化疗方案治疗的患者中与预后相关。MCL 常常伴有的多种染色体异常，如：+3q、+8q、+12q、-9p、-11p、-17p 提示预后不良。此外，p53、MYC、MDM2、CCND1 基因的改变也提示预后不佳。

国外报道 MCL 中位总生存期大约为 2 年，但近年来临床上报道一类以白血病样以及单纯脾肿大起病的“惰性”MCL，往往生存期可达到 5～12 年。随着治疗方案的进展，例如：大剂量化疗、单克隆抗体的应用以及造血干细胞移植的发展，MCL 的 OS 较以往文献报道有所提高可达 4.8～5.7 年。但遗憾的是，仍有许多患者出现疾病复发，中位复发时间约为 24 个月，而且复发后患者第 2 次或之后缓解持续时间明显缩短。常见的复发部位包括：骨髓、淋巴结、胃肠道。20%患者可以出现中枢复发，甚至有治疗后 4～5 年出现中枢复发的报道。MCL 转化为大细胞淋巴瘤报道较为少见，但是有一小部分患者会出现白血病样转化，此类患者中位生存往往只有 4 个月，年龄越大生存期更短。

表 13-17　简化 MIPI 积分系统

积分	年龄(岁)	ECOG 评分	LDH*(ULN)	WBC(10^9/L)
0	<50	0-1	<0.67	<6.70
1	50—59	—	0.67～0.99	6.70～9.99
2	60—69	2-4	1.00～1.49	1.00～14.99
3	≥70	—	≥1.50	≥15.00

* ULN=upper limits of normal，即正常上限升高倍数

（余　栋　赵维莅）

第七节　T 细胞和 NK 细胞淋巴瘤

T 细胞和 NK 细胞淋巴瘤是起源于 T 细胞和 NK 细胞的恶性肿瘤，由于 T 淋巴母细胞淋巴瘤/白血病属于前体细胞淋巴恶性肿瘤，为高度侵袭性淋巴瘤，通常与 B 淋巴母细胞淋巴瘤放在一起讨论。因此一般说的 T 细胞和 NK 细胞淋巴瘤是指成熟 T 细胞和 NK 细胞淋巴瘤。由于 T 细胞在免疫表型和功能上都和 NK 细胞有相似之处，因此在 REAL 分类和 2008 年 WHO 新分类中，均将两者放在一起讨论(表 13-18)。

成熟 T 细胞和 NK 细胞淋巴瘤(成熟 T/NK 细胞淋巴瘤)又可以被称为外周 T 细胞淋巴瘤(peripheral T-cell lymphoma，PTCL)，广义上的 PTCL 包括了除前体 T 细胞淋巴母细胞淋巴瘤之外的所有 T 细胞和 NK 细胞非霍奇金淋巴瘤。狭义的 PTCL 主要包括外周 T 细胞淋巴瘤非特异型(peripheral T-cell lymphoma unspecified，PTCL-nos)、血管免疫母细胞 T 细胞淋巴瘤(angioimmunoblastic T-cell lymphoma，AITL)、ALK 阳性的间变大细胞淋巴瘤(anaplastic T-cell lymphoma，ALK positive，ALCL ALK+)、ALK 阴性的间变大细胞淋巴瘤(anaplastic T-cell lymphoma，ALK negative，ALCL ALK-)和肠病相关 T 细胞淋巴瘤(enteropathy associated T-cell lymphoma，EATL)。这几个类型的 T 细胞淋巴瘤发病率较高，约占全部 T 细胞和 NK 细胞淋巴瘤的 50%，是最常用的 PTCL 概念，以下所说的 PTCL 均指狭义的 PTCL。其他 T 细胞和 NK 细胞淋巴瘤如原发皮肤 T 细胞淋巴瘤、慢性 NK 细胞淋巴增殖性疾患、侵袭性 NK 细胞白血病、肝脾 T 细胞淋巴瘤、皮下脂膜炎样 T 细胞淋巴瘤、结外 NK/T 细胞淋巴瘤(鼻型)(extranodal NK/T-cell lymphoma，nasal type)等亚型，由于发病率低，病理和临床上又各有不同特点，通常分别论述。本章中主要讨论狭义的 PTCL 和结外 NK/T 细胞淋巴瘤(鼻型)。

【流行病学】

成熟 T/NK 细胞淋巴瘤的发病率较成熟 B 细胞淋巴瘤的发病率低。根据美国国家监测的数据，全美的 PTCL 发病率<1/100 000。在一项全球淋巴瘤统计研究中，总计 66 120 例新发淋巴瘤病例，其中成熟 T/NK 细胞淋巴瘤约占 6%。2011 年国际 T 细胞计划纳入全球 22 个中心 1 300 例淋巴瘤患者，结果显示，最常见的是外周 T 细胞淋巴瘤非特异型(25.9%)，其次是血管免疫母细胞淋巴瘤(18.5%)，间变大细胞淋巴瘤(12%)，NK/T 细胞淋巴瘤(10.4%)，肠病相关 T 细胞淋巴瘤(4.7%)，少见类型为肝脾 T 细胞淋巴瘤(1.4%)，皮下脂膜炎样 T 细胞淋巴瘤(0.9%)，其他类型则更少见。不同地区不同类型的成熟 T/NK 细胞淋巴瘤发病率有显著区别。欧美地区外周 T 细胞淋巴瘤发病率最高，而亚洲则为 NK/T 细胞淋巴瘤发病率最高，可高达 37%，但在南美洲，则是间变大细胞淋巴瘤所占比例最高(38%)。

国内一项研究收集并分析了 24 个医学中心的淋巴瘤新发病例，共计 21 127 例淋巴瘤病例，成熟 T/NK 细胞淋巴瘤占全部病例的 27%。其中结外 NK/T 细胞淋巴瘤(鼻型)最多，占 30.43%，其次是外周 T 细胞淋巴瘤非特异型，约 17.25%，血管免疫母细胞淋巴瘤约占 11.52%，间变大细胞淋巴瘤 ALK+和 ALK-分别占 7.31%和 5.31%。

成熟 T 细胞和 NK 细胞淋巴瘤各年龄段均可发病，但主要见于成年人，结外 NK/T 细胞淋巴瘤中位发病年龄 38 岁，外周 T 细胞淋巴瘤非特异型和血管免疫母细胞淋巴瘤中位发病年龄较高，56—65 岁。各个类型的 T 细胞淋巴瘤均为男性多见，

男∶女＝(1.2～2.7)∶1。

【病因】

本病病因不明。有几种因素可能在成熟 T/NK 细胞淋巴瘤的发病中发挥作用。先天性或获得性免疫功能失调是 T/NK 细胞淋巴瘤发病的相关因素。在严重免疫功能失调患者如 HIV 阳性，或器官移植后，成熟 T/NK 细胞淋巴瘤发病率增高。几种病毒感染也与其发病相关，包括 EBV、人类 T 淋巴细胞 I 型病毒和人疱疹病毒 8 型等。此外，遗传因素、化学物质等在成熟 T/NK 细胞淋巴瘤的发病中也可能有作用。

目前认为 EBV 与 NK/T 细胞淋巴瘤发病关系密切。普遍认为 NK/T 细胞淋巴瘤中 EBV 潜伏，表达 LMP-1 和 EBNA2。EBV 感染的存在对肿瘤发生可能起着一种重要的启动作用，并对肿瘤有着促生长作用。人类 T 淋巴细胞 I 型病毒被证明是 T 细胞淋巴瘤的病因，同时与皮肤淋巴瘤的发病有关。

【病理学】

成熟 NK/T 细胞淋巴瘤的病理诊断与分类是淋巴瘤诊断中的重点和难点，可以分为数十种亚型，其病理学特征和临床表现均各有差异。尽管都是淋巴细胞肿瘤，但是成熟 NK/T 细胞淋巴瘤肿瘤细胞形态学往往变化范围很大，如结外 NK/T 细胞淋巴瘤(鼻型)细胞通常中等大小，而外周 T 细胞淋巴瘤非特异型细胞大小变化范围非常大，从小淋巴细胞到中、大细胞均可存在。因此单纯从形态学难以准确诊断成熟 NK/T 细胞淋巴瘤。需要结合形态学、免疫表型、分子生物学和临床表现综合判断。

从 1966 年的 Rapppaport 的淋巴瘤简单分类到 1994 年的 REAL 分类，淋巴瘤的亚型一直变动。直至 2001 年，世界卫生组织(WHO)提出了新淋巴瘤分类，综合了淋巴瘤临床生物学行为、形态学、免疫表型和分子遗传学特点。

鉴于皮肤 T/NK 细胞淋巴瘤的特殊性和复杂性，2005 年 WHO 和 EORTC 共同确定了皮肤淋巴瘤的分类，并命名为“WHO-EORTC 皮肤淋巴瘤分类”，所有专家均来自欧洲和美国，其中皮肤 T 细胞和 NK 细胞淋巴瘤分类如下(表 13-19)。

【临床分期】

根据患者病理活检结果、全身症状、体格检查、实验室检查、影像学检查等结果判断临床分期。如进一步通过创伤性操作如开胸探查/胸腔镜探查、剖腹探查等则可以进一步作出病理分期。临床分期/病理分期对指导治疗方案的选择、预后判断等均有重要作用，由于病理分期有一定的创伤性，除无法获得病理资料的少数患者外，手术探查已经较少应用。目前最常用的非霍奇金淋巴瘤分期仍然是 Ann-arbor 分期，这一分期也适用于发生于结内的成熟 T/NK 细胞淋巴瘤(表 13-20)。

表 13-18 成熟 NK/T 细胞淋巴瘤 WHO 分类(2008)

成熟 T/NK 细胞淋巴瘤	
T 前淋巴细胞白血病	蕈样真菌病
T 大颗粒淋巴细胞白血病	Sézary 综合征
慢性 NK 细胞淋巴增殖性疾患	原发皮肤 CD30＋ T 细胞淋巴增殖性疾患 淋巴瘤样丘疹病 原发皮肤间变性大细胞淋巴瘤
侵袭性 NK 细胞白血病	原发皮肤 gamma/deltaT 细胞淋巴瘤
EBV 相关的克隆性淋巴组织增殖性疾患(儿童)	侵袭性嗜表皮 CD8 阳性细胞毒性 T 淋巴瘤
水疱痘疮样淋巴瘤	原发皮肤小/中 CD4 阳性 T 细胞淋巴瘤
成年人 T 细胞白血病/淋巴瘤	外周 T 细胞淋巴瘤，非特殊类型
结外 NK/T 细胞淋巴瘤，鼻型	血管免疫母细胞 T 细胞淋巴瘤
肠病相关 T 细胞淋巴瘤	ALK 阳性间变性大细胞淋巴瘤
肝脾 T 细胞淋巴瘤	ALK 阴性间变性大细胞淋巴瘤
皮下脂膜炎样 T 细胞淋巴瘤	

表 13-19　皮肤 T 细胞和 NK 细胞淋巴瘤 WHO-EORTC 皮肤淋巴瘤分类(2005)

蕈样真菌病(MF)
蕈样真菌病的变异型和亚型 　嗜毛囊蕈样真菌病 　Paget 样网状细胞增生症 　肉芽肿性皮肤松弛症
Sézary 综合征
成年人 T 细胞白血病/淋巴瘤(ATLL)
原发性皮肤 CD30＋淋巴增生性疾患 　原发性皮肤间变性大细胞淋巴瘤 　淋巴瘤样丘疹病(LyP)
皮下脂膜炎样 T 细胞淋巴瘤①
结外 NK/T 细胞淋巴瘤，鼻型
原发性皮肤外周 T 细胞淋巴瘤，非特殊型 　原发性皮肤侵袭性嗜表皮 CD8＋ T 细胞淋巴瘤(暂定) 　皮肤 γ/δ T 细胞淋巴瘤(暂定) 　原发性皮肤 $CD4^+$ 多形性小/中 T 细胞淋巴瘤(暂定)
前驱血源性肿瘤 $CD4^+$/$CD56^+$ 血源皮肤肿瘤(母细胞性 NK 细胞淋巴瘤)②

①限定于 α/β 型 T 细胞源性淋巴瘤

②根据新近的资料提示，起源于浆细胞样树突状细胞前体，本病也称为早期浆细胞样树突状细胞白血病/淋巴瘤

表 13-20　Ann Arbor 分期

Ann Arbor 分期	
分期	侵犯范围
Ⅰ期	单个淋巴结区受累(Ⅰ)或单个结外器官组织受累(ⅠE)
Ⅱ期	膈的同侧 2 个或更多淋巴结区受累(Ⅱ)；或病变局限侵犯结外器官或部位，并膈肌同侧 1 个以上淋巴结区(ⅡE)
Ⅲ期	膈上下两侧均有淋巴结受累(Ⅲ)；伴结外器官或组织局部侵犯(ⅢE)，或脾受累(ⅢS)，或两者皆受累(ⅢSE)
Ⅳ期	1 个或多个结外器官或组织广泛受累，伴或不伴淋巴结肿大

A：无全身症状；B：不明原因的发热＞38℃连续 3d 以上、盗汗、在半年内不明原因的体重下降＞10％；X：大瘤块，大于纵隔宽度的 1/3 者；淋巴结融合包块的最大直径＞10cm 者；E：单一结外部位受侵，病变侵犯到与淋巴结直接相连的器官/组织时，不记录为Ⅳ期，应在各期后加注字母"E"；CS：临床分期；PS：病理分期；如果治疗后有残余，又不能区别是良性还是恶性，则用 CRu 标记

发生于结外的成熟 T/NK 细胞淋巴瘤目前还缺少标准统一的分期系统，但仍然可参照 Ann-arbor 分期系统。其中，原发皮肤的 T 细胞淋巴瘤，由于其临床表现和疾病发展的特殊性，目前常用的是 1978 年美国国立癌症研究所领导的皮肤 T 细胞淋巴瘤研究组根据皮损范围、淋巴结、内脏和外周血的受侵情况所制定的 TNMB 分期(表 13-21 和表 13-22)。

表13-21 原发皮肤T细胞淋巴瘤的TNMB分期(1)

T(皮肤)
T0 临床或组织学上可疑皮损
T1 局限性斑块、丘疹或湿疹斑,占皮肤表面积<10%
T2 广泛性斑块、丘疹或湿疹斑,占皮肤表面积>10%
T3 中流行程(1个或多个)
T4 广泛性红皮病型皮损
N(淋巴结)
N0 临床上无淋巴结肿大
N1 外周淋巴结肿大,但病理检查不能诊断淋巴瘤
N2 临床上无外周淋巴结肿大,但活检病理能诊断淋巴瘤
N3 临床出现外周淋巴结肿大,且病理诊断淋巴瘤
M(内脏)
M0 无内脏受侵
M1 内脏受侵
B(外周血)
B0 循环中无不典型细胞(<5%)
B1 循环中有不典型细胞(>5%)

表13-22 原发皮肤T细胞淋巴瘤的TNMB分期(2)

临床分期	T分期	N分期	M分期
ⅠA	T1	N0	M0
ⅠB	T2	N0	M0
ⅡA	T1~2	N1	M0
ⅡB	T3	N0~1	M0
ⅢA	T4	N0	M0
ⅢB	T4	N1	M0
ⅣA	T1~4	N2~3	M0
ⅣB	T1~4	N0~3	M1

【临床表现】

由于成熟T/NK细胞淋巴瘤是一大类异质性的肿瘤。不仅可以发生于淋巴结,而且结外发病率高于B细胞淋巴瘤,可以高达50%,全身几乎所有组织器官均可以发生成熟T/NK细胞淋巴瘤。因此,其临床表现既具有一定的共同特点,同时按照病理类型、受侵部位和范围又有很大的差异。

发生于结内的成熟T/NK细胞淋巴瘤仍以进行性无痛性淋巴结肿大为主要表现,继而出现局部或远处播散。而发生于结外的成熟T/NK细胞淋巴瘤则根据病理类型和受侵部位不同,临床表现有较大差异。结外NK/T细胞淋巴瘤(鼻型),以好发于鼻和面部中线的毁损性病变为其特点,可以向皮肤、肝、淋巴结、肺等播散。而肠病相关T细胞淋巴瘤则发生于肠道的不同部位,临床上多有慢性肠病表现,如腹痛、腹泻、便血、贫血等。

成熟T/NK细胞淋巴瘤患者B组症状的发生率高于B细胞淋巴瘤患者,临床可表现为发热、盗汗、体重下降。部分患者还可以伴有噬血综合征的表现。

【辅助检查】

1. *外周血常规* 外周血常规变化多无特异性,早期可表现为正常。贫血常见于疾病晚期或合并溶血性贫血、胃肠道失血、治疗后骨髓增生减低、继发感染、继发自身免疫性溶血以及肿瘤骨髓侵犯等情况。白细胞和血小板异常常见于治疗后骨髓抑制和肿瘤骨髓侵犯。合并噬血综合征的患者常常出现二系甚至三系减少。并发白血病时则为白血病的血象特点。

2. *血生化* 早期多数可表现正常,肿瘤侵犯肝、肾等内脏器官时可出现相应指标变化。乳酸脱氢酶是淋巴瘤的预后指标之一,LDH升高提示预后不良。

3. *淋巴结穿刺和活检* 浅表淋巴结肿大临床考虑恶性淋巴瘤时应予以病理检查。首先推荐淋巴结手术活检,获取完整淋巴结,有利于观察淋巴结结构,判断病变性质。如条件不允许行手术活检,建议在超声引导下行淋巴结穿刺活检,粗针多次穿刺有利于病理诊断。病理形态学、免疫组化结合分子遗传学结果是诊断成熟T/NK细胞淋巴瘤的有效方法,建议在有经验的淋巴瘤病理中心明确诊断。

4. *骨髓穿刺活检* 是判断淋巴瘤骨髓侵犯的可靠手段。针吸涂片(AS):简单易行,损伤小,病人易于接受,检出率较低,为7%~30%。针取活检(AB):用骨髓活检针取少量骨髓组织进行病理学检查。骨髓浸润检出率可提高10%~30%。双侧或多点检查可使阳性率进一步提高5%~10%。

5. *影像学检查* 影像学检查包括普通X线检查(正侧位胸片、胃肠道造影等)、CT检查(头颈部、胸腹部CT等)、腹部盆腔和浅表淋巴结B超检查等,必要时检查MRI、淋巴管造影、PET或PET/CT等。

(1)常规影像学检查:每个病人均应在初次治疗前、疗中和疗程结束后,对患者所有淋巴结区和容易侵犯的内脏器官进行检查和评价。淋巴结区检查应当包括浅表淋巴结区和深部淋巴结区(纵隔、腹膜后、肠系膜、盆腔和韦氏环淋巴结区),最好用增强CT检查,特别是深部淋巴结受累时的病情评价。肝脾是常见受累器官，MRI对于肝、脾、软组织和中枢神经系统的病情评价有一定优势。由于无创影像学的进展，淋巴管造影已经较少使用。对于原发于空腔器官的淋巴瘤，应当做相应的检查，例如胃肠道造影、胃镜、鼻咽镜、膀胱镜等。B超检查价格便宜，对于浅表淋巴结和肝脾检查有一定优势，可以进行腹膜后和盆腔淋巴结检查，也可进行腹盆腔脏器检查，但是检查结果的重复性不足。

(2)PET和PET/CT：作为新一代的肿瘤影像学检查，将影像与细胞功能状态检查有机结合起来，其中^{18}F脱氧葡萄糖作为示踪剂的PET检查应用最为广泛，经验也最为丰富。PET的主要优点是比传统影像学方法更敏感，PET/CT更加上了肿瘤定位、范围和数量，为临床确定肿瘤的危险程度和治疗方案提供依据。有研究认为单独CT可发现60%肿瘤病变，单独PET可发现90%病变，而PET/CT的诊断准确性提高到98%，约20%患者的分期得到了更正。根据B超、CT检查确定的肝、脾受浸润，但HL近60%的肝大和30%的脾大为非恶性改变，而^{18}F-DG PET根据病灶对FDG代谢高低来鉴别其良、恶性，特异性高，结果更为可靠。但是，PET也有假阳性，为降低假阳性率，建议在化疗后3～4周后，或放疗后8～12周再行PET检查。化疗后虽然CT检查CR，但是PET阳性，应该考虑放疗。如果治疗结束后PET阴性，即使有部分肿物残留，可能是纤维组织，已经没有存活的肿瘤细胞，则可以考虑密切随访。

【诊断和鉴别诊断】

1. 成熟T/NK细胞淋巴瘤的诊断　诊断应包括以下几点：①确定具体病理类型；②确定病变范围以明确临床分期。通过辅助检查和淋巴结或肿块的病理活检，可以明确病变的病理类型和累及范围。值得注意的是，成熟T/NK细胞淋巴瘤的病理诊断有时难度较大，即使是有经验的淋巴瘤病理学家也时有分歧。因此，对于有疑问的患者，必要时可反复活检，并可以请多家病理中心会诊。

2. 鉴别诊断　由于成熟T/NK细胞淋巴瘤结外发病率高，临床表现多样，临床上容易出现漏诊、误诊，需要仔细鉴别。

结内发生的成熟T/NK细胞淋巴瘤需与伴有淋巴结肿大的疾病相鉴别，常见的包括慢性淋巴结炎、结核性淋巴结炎、巨大淋巴结增生(Castleman病)、结节病、其他肿瘤的淋巴结转移癌等。而发生于结外的病变，则需与相应部位的疾病相鉴别，如发生于肝脏的病变需与肝囊肿、原发性肝癌、结直肠癌肝转移等鉴别；发生于皮肤的病变需与过敏性皮炎、银屑病等鉴别；发生于肠道的病变需与克罗恩病(Crohn disease)、肠道黏膜相关淋巴结组织淋巴瘤、其他肠道肿瘤等鉴别。

【治疗】

目前成熟T/NK细胞淋巴瘤临床上没有统一的标准治疗方案，常用方法主要包括化疗、放疗、外周血造血干细胞移植等。其中主要以化疗、造血干细胞移植为主，放疗多作为化疗后的补充。但仍有少数类型以放疗为主，例如早期原发于鼻腔的结外NK/T细胞淋巴瘤(鼻型)、早期原发皮肤T细胞淋巴瘤等。

1. 外周T细胞淋巴瘤(PTCL)　目前PTCL无标准治疗方案，根据2012年NCCN治疗指南，除了ALK＋的间变大细胞淋巴瘤一线推荐治疗为CHOP方案联合放疗外，其余亚型的PTCL均推荐临床试验为首选治疗方法。其次考虑多药联合化疗，早期低IPI评分的患者可以化疗后加用受累野放疗，IPI评分高或晚期患者主要采用多药联合化疗。

(1)常规化疗：常规化疗是外周T细胞淋巴瘤最常采用的一线治疗方式。基于"国际外周T细胞淋巴瘤计划"的结果，进行了全球前瞻性、多中心、观察性研究COMPLETE研究，结果显示88%的患者的一线治疗均为诱导化疗，其中CHOP方案约占36%。

CHOP方案在近20年来仍然作为外周T细胞淋巴瘤的常用方案，但是总生存率难以令人满意。回顾性meta分析CHOP或CHOP样方案化疗的T细胞淋巴瘤患者结果，5年的总生存率为37%。研究显示对于年龄＜60岁且LDH不高的患者，在CHOP方案的基础上加用依托泊苷可以提高无事件生存率约20%。但对于＞60岁的患者CHOP-21方案仍是标准方案。对于IPI＞1分的患者需考虑进入临床试验或采用其他治疗。更强烈的化疗方案，如ACVBP、CHOP-14、Hyper-CVAD方案，均没有获得显著性进展。因此常规化疗治疗外周T细胞淋巴瘤，除ALK＋ ALCL外，难以获得理想结果，年轻患者可采用CHOEP方案，但其他患者还需进一步研究。

苯达莫司汀是新的治疗皮肤淋巴瘤的药物，那么在非皮肤原发的外周T细胞淋巴瘤中苯达莫司汀是否也同样有效呢？2012年ASCO会议报道了

60例难治复发的PTCL患者，平均66岁，其中超过1/4年龄超过75岁，包括32例血管免疫母细胞淋巴瘤，23例外周T细胞淋巴瘤非特异型。尽管总反应率达到50%，但是约1/3的患者还不到3周期苯达莫司汀，疾病就出现进展，并且总的平均生存时间只有6个月。吉西他滨也是治疗PTCL的有效药物之一。在13例NHL患者中，8例PTCL，5例有缓解，其中1例CR，4例PR，值得进一步研究。

(2)造血干细胞移植：作为预后较差的非霍奇金淋巴瘤亚型，造血干细胞移植近10年来不断用于探索治疗PTCL，是否能够提高总生存率。无论是回顾性还是前瞻性研究，在患者初次获得PR/CR后即进行自体造血干细胞移植，其3年生存率均高于常规化疗，占48%～73%。结果显示移植前疾病是否缓解，是影响预后的主要因素。对于复发难治的PTCL患者，5年的OS可以达到34%，与初治患者类似。斯坦福的单中心经验显示，复发的PTCL 5年OS为36%，而初治患者可以达到76%。因此NCCN的PTCL治疗指南中，对于具有中高危的PTCL患者(除外ALK+ ALCL)，初次治疗缓解后可以采用造血干细胞移植作为巩固治疗。

Reimer等报道的一项前瞻性多中心研究中，纳入83例初治PTCL患者，一线采用CHOP方案4～6个周期，如果达到CR/PR，则进入自体造血干细胞移植。结果CR 39%，PR 40%，有66%的患者进入移植。动员方案采用DexaBEAM或ESHAP，预处理方案采用TBI联合环磷酰胺。中位随访33个月，3年的DFS为53%，OS为48%。值得注意的是，3年随访后生存曲线仍未出现平台期，提示仅使复发延期而未能预防复发。而且PR患者的生存情况与CR患者接近，提示大剂量化放疗联合造血干细胞移植可能有利于PR患者，这一结果还需进一步延长随访时间以证实。

Helbig等报道单中心研究29例初治PTCL患者，包括16例ALCL(ALK-)和13例PTCL-U。诱导化疗为CHOP方案，然后CR/PR患者进入移植。29例中22例CR，随访4年，PFS 55%，OS 57%，7例死于疾病进展。尽管这一组患者例数不多，但是CR率较高，可能与病理亚型有一定关系。

Nordic Lymphoma Group从2002年开始进行一项前瞻性Ⅱ期临床试验NLG-T-01，共入组160例。在CHOP方案诱导缓解后进入BEAM预处理联合干细胞移植。在31例ALK-的ALCL患者中，5年的PFS和OS分别为61%和70%，21例EATL患者，3.8年的PFS和OS分别为40%和45%。

以下为近年来自体造血干细胞移植治疗成熟NK/T细胞淋巴瘤的结果，表13-23分别为自体造血干细胞移植一线治疗成熟NK/T细胞淋巴瘤的回顾性研究和前瞻性研究的结果，表13-24为二线治疗的结果。

表13-23 自体造血干细胞移植一线治疗成熟NK/T细胞淋巴瘤的回顾性研究(a)和前瞻性研究(b)的结果

(a)回顾性研究										
Year	n	Age	Histologies (WHO)	IPI	High-does regimen	Status Tx	DFS/EFS/PFS/RFS	OS	Followup (months)	Comment
2007	19	46	AITL100%	aaIPI 0/1 37% 2/3 63%	BEAM/BEAC (79)%	CR1 42% PR1 26%	55%(3y)	60%(3y)	25	15/19 transplanted 1. line
2007	74	46	PTCLu 50% ALCL 31% AITL 11% Other 7%	aaIPI 0/1 35% 2/3 65%	BEAM/BEAC (91)%	No data	63%(5y)	68%(5y)	67	
2007	64	45	PTCLu 47% ALCL 31% AITL 8% Other 14%	0/1 34% 2 11% 3 11% 4/5 2% Unknown 42%	Diverse	CR1 48% PR1 23%	50%(3y)	53%(3y)	48	Incl. CTCL, T-cell Leukemia /lymphoma 46/64 transplanted 1. line

（续　表）

（a）回顾性研究

Year	n	Age	Histologies (WHO)	IPI	High-does regimen	Status Tx	DFS/EFS/PFS/RFS	OS	Followup (months)	Comment
2008	146	53	AITL 100%	No data	BEAM(74%)	CR1 33% PR1 36%	49%(4y)	59%(4y)	31	101/146 transplanted 1. line
2009	18	59	PTCLu 56% ALCL 39% AITL 6%	0/1 28% 2 28% ≥3 44%	BEAM	No data	52%(2y)	71%(2y)	26	
2010	39	53	PTCLu 31% ALCL 28% AITL 23% NK/T 18%	aaIPI 0/1 33% 2/3 59% Unknown 8%	MCEC(n=32) TBI-based(n=7)	CR1 69%	61%(5y)	62%(5y)	78	23/39 transplanted 1. line

（b）前瞻性研究

Year	n	Age	Histologies (WHO)	IPI	High-does regimen	Status Tx	DFS/EFS/PFS	OS	Followup (months)	Comment
2004	28	36	PTCLu 56% Precursor 44%	0/1 25% ≥2 75%	BEAM/CBV	CR 100%	44%(5y)	54%(5y)	78	Incl. precursor T-cell lymphoma
2009	33	48	ALK ALCL 39% PTCLu 33% ALTL 12% Other 16%	aaIPI 0/1 9% 2/3 91%	MegaCHOEP	CR 49% PR 6% after therapy	26%(3y)	45%(3y)	53	Sequential HDT-autoSCT Subgroup analysis
2006	62	43	PTCLu 45% ALK^+ ALCL30% AITL 16% Other 9%	0/1 19% ≥2 71%	Mito/Mel or BEAM	CR 56% PR 16%	30%(12y)	34%(12y)	76	Incl. ALK^+ ALCL
2007	26	44	PTCLu 42% ALK^+ ALCL31% AITL 27%	aaIPI 0/1 28% 2/3 72%	BEAM	CR 65% PR 8%	53%(3y)	73%(3y)	35	No ALK^+ ALCL 13/26 transplanted 1. line
2008	41	47	PTCLu 49% AITL 29% HSTL 5% NK/T 5% Other 12%	0/1 22% 2 32% 3 22% 4/5 24%	BEAM/ BEAC	CR 49% PR 10%	30%(4y)	39%(4y)	38	No ALK^+ ALCL
2009	83	47	PTCLu 39% AITL 33% ALK^- ALCL 16% Other 12%	aaIPI 0/1 49% 2/3 51%	Cy/TBI	CR 47% PR 24%	36%(3y)	48%(3y)	33	No ALK^+ ALCL
2009	160	57	AITL 19% ALK^- ALCL 19% HSTL 13% Other 10%	0/1 18% ≥2 72%	BEAM	No data	49%(3y)	57%(3y)	45	No ALK^+ ALCL

表 13-24 自体造血干细胞移植二线治疗成熟 NK/T 细胞淋巴瘤的临床试验结果

Year	n	Age	Histologies (WHO)	IPI	Retrospective data High-dose regimen	Status at Tx	DFS/EFS/ PFS/RFS	OS	Followup (months)	Comment
1990	17	33	No data	No data	Diverse	CR 42% PR 26%	28%(2y)	35%(2y)	28	
1999	64	25	ALCL 100%	aaIPI 0/1 48% 2/3 22% Unknown 30%	Diverse	CR 47%	56%(5y)	70%(5y)	43	34/64 transplanted 2. line
2001	29	43	No data	0/1 31% 2 41% 3 21% 4/5 7%	Diverse	CR 42% PR 26%	32%(3y)	39%(3y)	43	
2001	40	42	PTCLu 50% ALCL 35% Other 15%	aaIPI 0/1 42% 2/3 45% Unknown 13%	Diverse	CR 70% PR 30%	56%(3y)	58%(3y)	25	23/40 transplanted 2. line
2002	36	46	PTCLu 56% ALCL 25% NK/T 11% Other 8%	No data	Mel/Eto	CR 42% PR 50%	37%(3y)	48%(3y)	42	
2003	115	41	PTCLu 63% ALCL 22% NK/T 15%	aaIPI 0/1 40% 2/3 60%	Diverse	CR 56% PR 38%	60%(5y) 49% (5y)**	56%(5y) 45% (5y)**	37	78/115 transplanted 2. line
2003	29	51	AITL 100%	aaIPI 0/1 21% 2/3 79%	Diverse	No data	37%(5y) 39% (5y)**	60%(5y) 44% (5y)**	60	15/29 transplanted 2. line
2004	16	52	ALK$^-$ ALCL 100%	aaIPI 0/1 67% 2/3 33%	Diverse	CR 60% PR 40%	12w (median)	72w (median)	No data	
2004	37	46	PTCLu 38% ALCL 38% EATL 14% Other 11%	0/1 46% 2 22% 3 19% 4/5 14% Unknown 3%	BEAC /BEAM	CR/PR 87%	44%(5y) 28% (5y)**	54%(5y) 45% (5y)**	24	19/37 transplanted 2. line
2004	28	39	ALCL 57% PTCLu 21% AITL 11% NK/T 11%	aaIPI 0/1 29% 2/3 50% Unknown 21%	Cy/Eto/TBI or CBV	CR 39% PR 46%	50%(3y)	69%(3y)	44	7/28 underwent alloSCT
2006	24	48	PTCLu 58% ALCL 17% AITL 17% Other 8%	aaIPI 0/1 46% 2/3 54%	Diverse	CR 63% PR 37%	24%(5y)	33%(5y)	72	
2007	40	44	PTCLu 50% NK/T 25% ALCL 13% Other 13%	aaIPI 0/1 45% 2/3 53% Unknown 3%	Diverse	CR 28% PR 52%	No data	11.5m (median)	16	29/40 transplanted 2. line

（续 表）

Year	n	Age	Histologies (WHO)	IPI	Retrospective data High-dose regimen	Status at Tx	DFS/EFS/PFS/RFS	OS	Followup (months)	Comment
2007	32	44	ALCL 66% PTCLu 34%	aaIPI(at Tx) 0/1 72% 2/3 28%	BEC	No data	18%(5y)	34%(5y)	30	26/32 transplanted 2. line
2008	53	45	ALCL 34% PTCLu 30% AITL 17% Other 19%	No data	Diverse	CR/PR 89%	25%(5y) 9% (5y)**	48%(5y) 37% (5y)**	60	38/53 transplanted 2. line
2008	47	42	NK/T100%	aaIPI 0/1 82% 2/3 18%	CVB/BEAM/MCEC(72%)	CR 58%	No data	No data	117	33/47 transplanted 2. line
2009	64	44	PTCLu 100%	aaIPI 0/1 56% 2/3 44%	BEAM/CVB (70%)	CR 33% PR 58%	44%(3y) 33% (3y)**	53%(3y) 46% (3y)**	30	36/64 transplanted 2. line

尽管如此多项临床试验结果均显示，自体造血干细胞移植对于 PTCL 的治疗是一种有效的治疗手段。但是目前还缺少针对 PTCL 的前瞻性随机对照研究的结果，与常规化疗或巩固治疗比较，来说明自体造血干细胞移植的疗效。因此自体造血干细胞移植在 PTCL 中的作用还需进一步研究。

由于自体造血干细胞移植对于 PTCL 具有一定的疗效，因此对于骨髓受累、干细胞动员失败或自体造血干细胞移植失败的患者，异基因造血干细胞移植可能是一种有效的治疗选择。但是由于 T 细胞淋巴瘤的发病率低于 B 细胞淋巴瘤，而且生存率较低，近年来新药临床试验选择较多，因此最终能够进入异基因造血干细胞移植研究的病例数较少，缺少肯定性结果（表 13-25）。

表 13-25 异基因造血干细胞移植治疗成熟 NK/T 细胞淋巴瘤的回顾性研究(a)和前瞻性研究(b)的结果

(a)回顾性研究												
Year	n	Age	Histologies	IPI	Previous autoSCT	Regimen(MA Versus RIC)	Status at Tx	DFS/EFS/PFS	OS	TRM/NRM	Followup (months)	GVHD
2007	18	28	PTCLu 50% T-cell leuk 28% ALCL 17% CTCL 6%	0/1 33% ≥2 66%	11%	100%MA	No data	33%(3y)	39% (3y)	38%*	57	Acute GVHD 3/4:28% Ext. chronic GVHD:6%
2005	28	38	NK/T 79% Blastic NK 11% NK-leukemia 11%	No data	32%	82% versus 18%	CR 57%	34%(2y)	40% (2y)	29%	34	Acute GVHD 3/4:29% Ext. chronic GVHD:11%
2008	14	43	PTCLu 36% AITL 28% ALCL 14% NK/T 14% Other 7%	aaIPI 0/1 57% 2/3 42%	14%	57% versus 43%	CR 21% PR 35%	31%(3y)	35% (3y)	28%*	34	Acute GVHD 3/4:21% Chronic GVHD:50%

（续 表）

Year	n	Age	Histologies	IPI	Previous autoSCT	Regimen(MA Versus RIC)	Status at Tx	DFS/EFS/PFS	OS	TRM/NRM	Followup (months)	GVHD
(a)回顾性研究												
2008	77	36	PTCLu 35% ALCL 35% AITL 14% Other 16%	0/1 61% ≥2 32% Unknown 6%	25%	74% versus 26%	CR 40% PR 30%	53%(5y)	57% (5y)	21%*	43	Acute GVHD 3/ 4:21%
2009	45	48	AITL 100%	No data	33%	56% versus 45%	CR 27% PR 22%	53%(3y)	64% (3y)	18%*	29	Acute GVHD 3/ 4:11% Ect. Chronic GVHD:24%
(b)前瞻性研究												
Year	n	Age	Histologies	IPI	Previous autoSCT	Regimen(MA Versus RIC)	Status at Tx	DFS/EFS/PFS	OS	TRM/NRM	Followup (months)	GVHD
2004	17	41	PTCLu 35% ALCL 24% AITL 24%	aaIPI 0/1 24% 2/3 76%	47%	100% RIC	CR 12% PR 50%	64%(3y)	81% (3y)	6%	28	Acute GVHD 3/ 4:12% Ect. Chronic GVHD:6%
2005	10	45	PTCLu 40% ALCL 30% AITL 20%	No data	20%	100% RIC	CR 10% PR 50%	60%(7m)	70% (7m)	30%	7	Acute GVHD 3/ 4:10% Ect. Chronic GVHD:50%

一项77例复发难治T细胞淋巴瘤的回顾性研究显示，最终进入清髓性异基因造血干细胞移植的57例，其中5年的治疗相关死亡高达34%，EFS和OS分别是53%和57%。其中AITL疗效较好，5年OS达到80%，其次是PTCL-U 63%，ALCL 55%，其他类型最差，平均33%。另一项纳入27例复发难治PTCL的单中心研究中，平均经过3线治疗，27%的患者为自体移植失败，3年和5年的OS均为50%。因此，异基因造血干细胞移植尽管治疗相关死亡率较高，但是经过1～3年后的患者有望获得长期生存。

鉴于清髓性异基因造血干细胞移植的高治疗相关死亡率，是否降低预处理强度能够兼顾疗效和毒副作用呢？2012年ASCO报道的德国对非清髓异基因造血干细胞移植治疗NHL的结果。总的入组84例患者，均为原发耐药、早期复发（<12个月）或移植后复发的患者。相关供者24例，无关供者60例。3年的总生存率为42%，无进展生存率40%。这些患者中非疾病复发死亡率，移植后100天时为12%，移植后1年为35%，大部分均死于GVHD和继发感染。因此，尽管非清髓异基因造血干细胞移植有一定的治疗作用，但是其治疗相关的死亡率仍较高。

总体来说，造血干细胞移植可以作为常规治疗失败PTCL患者的挽救治疗方案。自体造血干细胞移植能够提高长期生存率，如有随机对照研究结果，则能够更明确其疗效，异基因造血干细胞移植作为常规治疗和自体移植失败患者的治疗选择，毒性较大，但是移植3年后的生存率有望达到平台期。

（3）靶向治疗：阿仑单抗（Alemtuzumab）是一种抗T细胞表面CD52分子的单克隆抗体药物。意大利研究组进行的GITIL研究，纳入24例外周T细胞淋巴瘤患者，包括间变大细胞淋巴瘤、血管免疫母细胞淋巴瘤和外周T细胞淋巴瘤非特异型。阿仑单抗每周期30mg联合CHOP方案，每4周1次，共8周期。结果显示，2年的无进展生存率48%，总生存率53%，还没有显示出显著优势。另一项Ⅱ期临床研究结果采用阿仑单抗联合 FCD 方案，纳入初治患者 27 例，复治患者 11 例，尽管 2 年总生存率为 61%，CR 率 39%，但是毒性明显，初治患者中有 6 例，复治中有 1 例发生治疗相关死亡。因此，阿仑单抗目前不推荐为常规一线治疗。尽管如此，对于复发难治的患者，仍有临床试验在进行。最近报道了阿仑单抗联合 EPOCH 方案治疗 PTCL 患者，30 例患者的中位生存时间 15.4 个月。其中结内病变的患者明显优于结外病变(58.3% vs 27.8%)。值得注意的是，不良反应中巨细胞病毒感染率高达 50%，Ⅳ度中性粒细胞减少 25%，最终有 3 例治疗相关死亡，其中 2 例为粒缺败血症。因此阿仑单抗的不良反应是限制其应用的重要问题。

PROPEL 研究是近年来 PTCL 的主要研究进展之一，研究中采用 Pralatrexate(FOLOTYN)，是一种叶酸代谢抑制药，也是目前美国 FDA 唯一批准的治疗难治复发 PTCL 的药物。在此项试验中，纳入 111 例 PTCL 患者，Pralatrexate 单药每周 $30mg/m^2 \times 6/7$ 周。尽管总反应率不高，但是 1 年的 PFS 为 22%，OS 56%，作为单药治疗复发难治 PTCL，这个结果令人鼓舞。进一步分析显示，Pralatrexate 可能具有逆转耐药的作用，其有效率高于前面化疗的疗效。

Romidepsin，属于组蛋白去乙酰化酶(HDAC)抑制药，是另一种治疗 PTCL 的新型药物。用于治疗复发难治 PTCL，Romidepsin 单药 $14mg/(m^2 \cdot d)$，d1，8，15，28d 为 1 个疗程，共 6 个疗程。总反应率 34%，中位缓解持续时间 12 个月。值得注意的是，超过 10%的患者出现治疗相关毒性，在进一步研究中需关注。

SGN-35/Brentuximab Vendotin 是一种将抗 CD30 抗体与抗微管药物 MMAE 耦联的药物，目前主要的适应证为霍奇金淋巴瘤和间变大细胞淋巴瘤。用法为 1.8mg/(kg·21d)×16 次。在Ⅰ期临床试验中，7 例间变大细胞淋巴瘤患者 6 例均达到 CR。因此很快进入了单组多中心Ⅱ期临床试验，入组的均为复发难治患者，ALK-占 70%。结果显示，总缓解率高达 87%，其中 CR 率 57%。Ⅲ/Ⅳ毒性中，粒细胞减少发生率 17%，神经毒性发生率 13%，其余常见不良反应包括腹泻、贫血等。

硼替佐咪是治疗多发性骨髓瘤、套细胞淋巴瘤和其他复发难治淋巴瘤的常用药物。硼替佐咪联合 CHOP 方案治疗复发难治皮肤 T 细胞淋巴瘤和 PTCL，共 12 例，总反应率 67%，其中 CR 率 61.5%，这一结果较历史对照有显著提高，但是入组病例以皮肤病变为主，因此还需在 PTCL 患者中进一步验证。

Plitidepsin(Aplidin)是一种脱氢膜海鞘素。在Ⅱ期临床试验中，Plitidepsin 单药 $3.2mg/m^2$ 连续输注 1h，d1，8，15，4 周为 1 个疗程。入组 29 例复发难治 PTCL 患者中，总反应率 20%，中位生存 10.2 个月。而且骨髓毒性相对较轻，4 度粒细胞减少和血小板减少均在 6%左右，适用于反复治疗后骨髓功能欠佳患者。Plitidepsin 与化疗联合方案目前也在临床试验中。

抗 CD4 的单克隆抗体 zanolimumab 也是一种新型的 PTCL 治疗药物。在 21 例患者中，总反应率 5 例(24%)。尽管这一结果并不理想，但是 zanolimumab 联合化疗的方案，目前正在进行中，结果值得期待。

地尼白介素(Denileukin Diftitox/Ontak)是由白喉毒素与其配体 IL-2 组成的一种重组融合蛋白，与 IL-2 受体结合后，可抑制细胞生长并可导致细胞死亡。目前地尼白介素已经被 FDA 批准用于皮肤 T 细胞淋巴瘤的治疗。在地尼白介素治疗初治 PTCL 的临床Ⅱ期 CONCEPT 试验中，与 CHOP 方案联合，49 例患者中 CR 75.7%，2 年的 PFS 为 41%。尽管结果显著，但是毒性较大，有 7 例患者因药物毒性推出试验，包括 2 例心脏停止，因此进一步临床应用需要注意。

Aurora A Kinase (AAK)与肿瘤的发生有关，它所编码的基因也被认为是一种新的癌基因。因此 AAK 抑制药是目前肿瘤新药研究的研发方向。MLN8237(Alisertib)是一种强力的 AAK 抑制药。MLN8237 的Ⅰ期临床试验入组的均为白血病患者。2011 年 ASH 报道了Ⅱ期临床试验结果，在 41 例可评价患者中，包括 B 细胞淋巴瘤和 T 细胞淋巴瘤患者，平均年龄 68 岁，73.2%的患者出现Ⅲ/Ⅳ度不良反应，约一半患者需要减量，有 3 例死亡病例可能与治疗相关。值得注意的是，尽管总反应率不高 32%，在 PTCL 患者中的总反应率高达 57%。正因如此，MLN8237 是否在 T 细胞淋巴瘤中更加有效？2012 年开始一项大宗的 T 细胞淋巴瘤临床试验，在全球 140 个医学中心拟入组 354 例 PTCL，治疗选择以下 4 种药物之一：Alisertib、pralatrexate、romidepsin 和 gemcitabine，以评价这几种药物对 PTCL 的疗效。

正因为目前 PTCL 没有标准治疗方案，除少数药物如 Pralatrexate、SGN-35/Brentuximab Vendotin 外，其他药物并没有获得肯定性结果，因此新药临床试验很多，包括 Pentostatin、Nelarabine、Clofarabine、Vorinostat、Temsirolimus、Sorafenib、Enzastaurin、Anti-CD2 等。

2. 结外 NK/T 细胞淋巴瘤（鼻型） 目前治疗上没有统一的标准方案，NCCN 指南首选推荐为临床试验，其次为化放疗。对于无不良预后因素的Ⅰ期患者可以考虑单独放疗，或同步化放疗，或序贯化放疗。Ⅱ期患者和有不良预后因素的Ⅰ期患者，推荐同步化放疗或序贯化放疗。Ⅲ～Ⅳ期患者，和发生于鼻腔外的 NK/T 细胞淋巴瘤，一般推荐行联合化疗或同步化放疗，条件允许下可以考虑自体外周血干细胞移植巩固。

由于鼻腔 NK/T 细胞淋巴瘤对化疗耐药常见，特别是原发于鼻腔或鼻旁窦的鼻腔 NK/T。许多临床研究表明，鼻腔 NK/T 淋巴瘤以Ⅰ～Ⅱ期患者多见，部分化疗耐药，但对放疗相对敏感。因此放疗在鼻腔 NK/T 细胞淋巴瘤治疗中占有重要地位。Ⅰ～Ⅱ期患者，大约 2/3 患者通过单一放疗能获得完全缓解，但其中有相当一部分患者会复发，其 5 年生存率约为 65%。值得注意的是，由于对 NK/T 细胞淋巴瘤的分期方法还有争议，不同分期方法所获得的 5 年生存率差异较大。研究显示 $Ⅰ_E$期患者单纯放疗和放化疗联合治疗的 5 年生存率分别为 89% 和 92%，无显著性差异，对于Ⅰ/Ⅱ期鼻腔 NK/T 淋巴瘤根据情况可首选放疗，放疗完成后给予化疗巩固。文献报道单纯放疗的患者失败的原因大多数为放射野外远处复发，因此加用化疗可能降低远处复发率，提高生存。有学者认为首选化疗 2～4 周期后再行放疗会提高化疗敏感患者的生存率，尤其是对有 B 组症状或大肿块的患者，近年来同步化放疗和序贯化放疗的方法日益受到重视，但如何化疗周期数、化疗方案、何时放疗等具体综合治疗方式尚需进一步研究。鉴于 NK/T 淋巴瘤对化疗耐药常见，临床Ⅲ～Ⅳ期患者联合化放疗的 5 年总生存率仅达到 15%～30%，应考虑造血干细胞移植治疗。但是即使是临床Ⅲ～Ⅳ期的患者，局部鼻腔放疗也有很好的局控作用。

鼻腔 NK/T 细胞淋巴瘤早期未超腔时可仅对原发部位适当外扩进行放疗，而中晚期因为常常侵犯鼻腔及鼻旁窦，甚至上侵颅底，因此根据具体情况要将这些部位纳入放疗范围。目前临床一般放射治疗剂量为 45～55Gy。多项研究显示放射剂量≥50Gy，局控率明显优于<50Gy，因此鼻腔 NK/T 细胞淋巴瘤的放射治疗剂量应较非霍奇金淋巴瘤其他亚型略高。

结外 NK/T 细胞淋巴瘤的化疗方案选择尚无统一标准。传统 CHOP 方案由于有效率低，已经不再是一线治疗方案。目前 NCCN 指南推荐的同步化放疗方案为 DeVIC（异环磷酰胺，依托泊苷，卡铂，地塞米松）和 VIPD 方案（依托泊苷、异环磷酰胺、顺铂、地塞米松），与放疗同步进行，共 3 个疗程。序贯化放疗则推荐 SMILE 方案（地塞米松、异环磷酰胺、甲氨蝶呤、门冬酰胺酶、依托泊苷）和 VIPD 方案，化疗缓解后放疗 40～50.4Gy。而联合化疗方案，则推荐 SMILE 方案（地塞米松、异环磷酰胺、甲氨蝶呤、门冬酰胺酶、依托泊苷）和 AspaMetDex 方案（门冬酰胺酶、甲氨蝶呤、地塞米松），其中均含有门冬酰胺酶。2000 年勇威本等报道 21 例难治性 T 细胞淋巴瘤患者，加用门冬酰胺酶组疗效明显由于对照组，2 年生存率分别为 45.4% 和 0%。2009 年勇威本等继续报道 39 例 NK 细胞淋巴瘤患者，加用门冬酰胺酶组 3 年、5 年的总生存率均为 66.9%，明显高于常规化疗。与此类似，加用了门冬酰胺酶的 SMILE 方案，在Ⅱ期临床试验中 CR 率 38%，总反应率 74%，优于常规化疗。AspaMetDex 方案在 19 例复发难治 NK/T 细胞淋巴瘤患者中，其 CR 也达到 61%，中位生存时间 1 年。此外，由于结外 NK/T 细胞淋巴瘤并没有标准方案，也可以选择非霍奇金淋巴瘤常用方案，如 EPOCH、DICE、GDP 等。

【预后】

除了 ALK 阳性的间变大细胞淋巴瘤外，大多数成熟 T/NK 细胞淋巴瘤的预后较 B 细胞淋巴瘤差。国际 T 细胞淋巴瘤研究组结果显示外周 T 细胞淋巴瘤非特异型 10～15 年的长期无失败生存率和总生存率仅有 10%。

已经广泛应用于 B 细胞淋巴瘤的国际预后指数（International Prognostic Index，IPI）同样可以应用于成熟 T/NK 细胞淋巴瘤。IPI 包括 5 个预后因子：年龄>60 岁，血清 LDH>1×正常值，ECOG 评分为 2～4，Ⅲ或Ⅳ期，结外累及部位>1 个。但即使是 IPI 评分最低的组，5 年总生存率也只有 50%左右。此外，还有专门适用于 PTCL 的 PIT 指数（Prognostic Index of PTCL，PIT），与 IPI 类似，包括 4 个预后因子：年龄、LDH、ECOG 评分和骨髓是否受累。目前这 2 种预后评分系统在成熟 T/NK

细胞淋巴瘤中都有应用。但是IPI评分不适用于成人T细胞白血病/淋巴瘤、肠病相关T细胞淋巴瘤、肝脾T细胞淋巴瘤和结外NK/T细胞淋巴瘤。

由于成熟T/NK细胞淋巴瘤是一个异质性群体，因此不同亚型的预后有显著差异。IPI 0～1的ALCL患者，ALK阳性者5年生存率可以达到90%，即使阴性也可以达到74%，IPI 4～5分的ALCL患者，5年生存率ALK阳性和阴性者只有33%和13%。相比较而言，PTCL-NOS和AITL预后更差，即使是IPI 0～1的患者，5年生存率也只有56%和50%，IPI 4～5分者只有11%和25%。

此外，研究显示细胞因子如p53和细胞增殖指数Ki-67也与预后相关。p53与促进化疗耐药的P糖蛋白的表达有关。而细胞增殖指数Ki-67越高，提示细胞增殖越快，预后越差。

（仲凯励　张伟京）

第八节　造血干细胞移植治疗恶性淋巴瘤

恶性淋巴瘤(malignant lymphoma，ML)是原发于淋巴结或淋巴组织的一组高度异质性、具有侵袭性的造血系统恶性肿瘤。目前恶性淋巴瘤具有许多治疗选择。自体造血干细胞移植(autologous hematopoietic stem cell transplantation，Auto-HSCT)和异基因造血干细胞移植(allogeneic hematopoietic stem cell transplantation，Allo-HSCT)对治疗此种疾病有一定作用。2010年欧洲48个国家654个移植中心共有2 430名HL患者和6 531名NHL患者接受了HSCT治疗。在中国经2007年7月至2010年12月间45个造血干细胞移植中心所移植患者的统计分析发现，以Auto-HSCT治疗的病种中NHL占35%，HL占6%。

【HSCT治疗侵袭性非霍奇金淋巴瘤】

目前相关业界同道内普遍认同，自1989年命名后已沿用多年的侵袭性淋巴瘤(aggressive lymphoma)的定义范畴，在世界卫生组织(World health Organization，WHO)2001年与2008年分类中，主要包括非霍奇金淋巴瘤(non-Hodgkin's lymphoma，NHL)中的弥漫大B细胞淋巴瘤(diffuse large B-cell lymphoma，DLBCL)、套细胞淋巴瘤(mantle cell lymphoma，MCL)、外周T细胞淋巴瘤(peripheral T-cell lymphoma，PTCL)及间变大细胞淋巴瘤(anaplastic large cell lymphoma，ALCL)等。国际淋巴瘤研究组(International Lymphoma Study Group)统计资料显示在B与T/NK细胞淋巴瘤中，DLBCL占总体发病比例的30.6%，MCL占6.0%，PTCL占7.6%，ALCL占2.4%，表明其在临床中系最为多见的4种侵袭性淋巴瘤，其中又以DLBCL、MCL及PTCL更为多见，故对其相应的研究也较多。侵袭性淋巴瘤的一线治疗采用以CHOP为主的方案，可使其完全缓解(complete remission，CR)率达50%～70%，而最终仅30%的患者可获得长期无病生存，其余患者仍因复发或疾病进展而死亡。

欧洲骨髓移植登记处(European Bone Marrow Transplantation Registry，EBMT)在其有关HSCT的指导手册2012年(第6版)由Schouten与Sureda所负责完成的有关成人NHL的章节中推荐进行相关HSCT的适应证见表13-26。

值得指出的是：在上述推荐使用Auto-HSCT的原则中未提及患者在Sens R状态时是否存在淋巴瘤的骨髓侵犯，如是，则笔者认为是不宜直接作Auto-HSCT的，除非事先保存有在无骨髓侵犯时采集的自体造血干细胞。

2012年美国国家综合癌症网络(National Comprehensive Cancer Network，NCCN)指南以该文中普遍使用的(如无特殊提出的)2A类证据与共识(即：基于低水平的证据，NCCN有意见一致的共识认为该举措是恰当的)，对DLBCL、MCL、非皮肤型PTCL及蕈样真菌病/Sézary综合征治疗中HSCT的应用提出了建议，具体在下文各相关部分中介绍。

(一)弥漫大B细胞淋巴瘤(DLBCL)的造血干细胞移植

1. 自体造血干细胞移植(Auto-HSCT)

(1)适应证：EBMT在其有关HSCT的指导手册2012年(第6)版中推荐的有关成人DLBCL中使用Auto-HSCT的适应证，详见表13-26。

2012年NCCN有关NHL的指南中推荐对Ⅰ/Ⅱ期DLBCL患者经诱导治疗后，仅达部分缓解(partial remission，PR)身体状况允许或难治性(不缓解)者可考虑行Auto-HSCT。对Ⅲ/Ⅳ期患者达CR者可考虑行Auto-HSCT。对身体状况允许的难治性或复发性患者在使用二线治疗后达CR或PR者可考虑行Auto-HSCT。

表 13-26 EBMT 推荐的部分 NHL 中使用 HSCT 的适应证

疾病	疾病状态	异基因移植			自体移植
		HLA 相合的同胞供者	HLA 相合的无关供者	HLA 不合的无关供者/一个抗原不合的相关供者	
DLBCL	CR1(诊断时有中/高 IPI)	GNR/Ⅲ	GNR/Ⅲ	GNR/Ⅲ	CO/Ⅰ
	Sens R≥CR2	CO/Ⅱ	CO/Ⅱ	GNR/Ⅲ	S/Ⅰ
	难治性	D/Ⅱ	D/Ⅱ	GNR/Ⅲ	GNR/Ⅱ
MCL	CR1	CO/Ⅱ	D/Ⅲ	GNR/Ⅲ	S/Ⅱ
	Sens R ≥CR2	CO/Ⅱ	D/Ⅱ	GNR/Ⅲ	S/Ⅱ
	难治性	D/Ⅱ	D/Ⅱ	GNR/Ⅲ	GNR/Ⅱ
T-NHL	CR1	CO/Ⅱ	D/Ⅱ	GNR/Ⅲ	CO/Ⅱ
	Sens R ≥CR2	CO/Ⅱ	CO/Ⅱ	GNR/Ⅲ	D/Ⅱ
	难治性	D/Ⅱ	D/Ⅱ	GNR/Ⅲ	GNR/Ⅲ

摘自 Bone Marrow Transplantation，2010. S：Standard，标准适应证；D：Developmental，正在研究探索中；CO：Clinical option，临床上可供选择；GNR：Generally not recommended，一般不推荐；Sens R：对化疗敏感的复发；T-NHL：T 细胞 NHL；CR1：第 1 次 CR；≥CR2：第 2 次或其以上次数的 CR；无关供者：无血缘关系的供者；相关供者：有血缘关系的供者，包括同胞兄弟姐妹供者；循证与共识水平：Ⅰ、Ⅱ、Ⅲ

(2)疗效：2011 年美国/加拿大协作组Ⅲ期多中心前瞻性随机临床试验(SWOG S9740)以摘要的形式作了报道。这一试验探讨了Ⅱ，Ⅲ，Ⅳ期中高危巨块型和高国际预后指数(International Prognostic Index，IPI)DLBCL 患者经 CHOP±R×5 治疗达到缓解后，随后给予 Auto-HSCT(TBI 或卡莫司汀预处理)或 CHOP±R×3，结论是：在对治疗有反应的中高危或高 IPI 患者，早期进行自体移植可改善无进展生存(progress-free Survival，PFS)，特别在高危组区别更明显。这些数据强烈支持采用 Auto-HSCT 作为利妥昔单抗使用时中高危患者的一线治疗选择。Philip 等比较了 Auto-HSCT 和非移植挽救性化疗(DHAP 地塞米松、阿糖胞苷和顺铂)在复发患者的疗效后发现，Auto-HSCT 明显改善总体生存(overall survival，OS)和无事件生存(event-free survival，EFS)。基于这些研究，Auto-HSCT 是年龄＜60 岁化疗敏感的复发患者的标准治疗方案。在自体移植时，采用利妥昔单抗＋大剂量治疗(high dose therapy，HDT)较单独 HDT 预处理能改善患者预后。自体移植后推荐以利妥昔单抗常规维持。放射免疫治疗是免疫治疗的一种新方法，是将单克隆抗体与某种放射性物质连接，用于恶性淋巴瘤的靶向治疗。目前 2 种放射免疫抗体碘 131 和钇 90 ibritumomab 已经被美国 FDA 批准用于治疗复发的淋巴瘤，此 2 种抗体替代 TBI 已经用于Ⅰ期临床试验，结果显示移植相关死亡率(transplantation related mortality，TRM)低，表明了这种预处理方案的安全性。

血液和骨髓移植临床试验工作组(BMT CTN)在化疗敏感复发的 DLBCL 患者中正在做前瞻性多中心Ⅲ期临床试验(0401)，比较 BEAM＋R(卡莫司汀、依托泊苷、阿糖胞苷和美法仑＋美罗华)与 Bexxar(BEAM＋常规剂量托西莫单抗)治疗后再辅以 Auto-HSCT 的疗效差别，目前试验仍在进行中。

2. 异基因造血干细胞移植(Allo-HSCT)

(1)适应证：EBMT 在其有关 HSCT 的指导手册 2012 版中推荐的有关成人 DLBCL 中使用 Allo-HSCT 的适应证，详见表 13-26。

2012 年 NCCN 有关 DLBCL 的指南中推荐对Ⅰ/Ⅱ期身体状况允许经诱导治疗后仅达 PR 者可考虑行 Allo-HSCT。对Ⅲ/Ⅳ期身体状况允许的经一线治疗后复发/难治性患者，再经二线治疗达 CR 或 PR 后可考虑行 Allo-HSCT。

(2)疗效：DLBCL 经 Allo-HSCT 的病例数和相关发表的文章相对少，且缺乏前瞻性临床对比研究，故对其疗效并未得出明确结论。

CIBMTR 回顾分析了 1995－2003 年的病例资

料,比较了 Auto-HSCT(n=873)和 HLA 相合的同胞间 Allo-HSCT(n=79)治疗 DLBL 患者的预后,Allo-HSCT 的患者都是属于中高危和高 IPI 状态,多有淋巴结外受累、骨髓受累以及 B 症状。结果显示 Allo-HSCT 与高 TRM 相关,但移植后疾病进展率与接受 Auto-HSCT 的低危患者组相当。EBMT 对 101 例 Auto-HSCT 后复发患者接受 Allo-HSCT 的资料进行回顾性分析,该组患者中约 2/3 接受减低强度的预处理方案(reduced intensity conditioning regimen,RIC),70%为 HLA 相合的同胞供者,结果显示非复发死亡(non-relapse mortality,NRM)率为 28.2%,复发率为 30%,PFS 率为 41%,OS 率为 53%,初步结果较满意。

(二)套细胞淋巴瘤(MCL)的造血干细胞移植

MCL 占所有 NHL 的 5%~10%,主要见于老年患者,诊断时中位年龄 60 岁。常规化疗难以治愈,具有侵袭性过程,中位生存期 3 年。强化疗诱导+利妥昔单抗可使多数患者达到完全缓解,并获得较长期无病生存(disease-free survival,DFS),然而在随后的追踪观察中,其生存曲线并未达到平台期,仍有持续复发,表明此病难以治愈。

1. Auto-HSCT

(1)适应证:EBMT 在其有关 HSCT 的指导手册 2012 版中推荐的有关成人 MCL 中使用 Auto-HSCT 的适应证,详见表 13-27。

2012 年 NCCN 有关 MCL 的指南中推荐对Ⅱ~Ⅳ期经一线治疗后达 CR 患者以 Auto-HSCT 作为巩固治疗。

(2)疗效:EBMT 自体移植登记收集的在1988—1998 年间 MCL 患者接受 Auto-HSCT 治疗的数据显示,2 年和 5 年的 OS 分别为 76%和 50%,PFS 为 55%和 33%,并发现移植时疾病的状态是影响 OS、PFS 和复发最重要的因素,CR1 时接受移植能达到最佳效果。这些回顾性数据表明 Auto-HSCT 在 MCL 患者达 CR1 后的巩固强化治疗中的重要作用。基于上述结果,欧洲 MCL 协作网设计了前瞻性随机对照临床试验,比较了 Auto-HSCT 与干扰素维持治疗的疗效差异,结果显示 122 例可评估患者(62 例接受 Auto-HSCT,60 例接受干扰素维持)中移植组中位 PFS 明显优于维持组(39 个月 vs 17 个月,P=0.01),不过 OS 无显著差异。

与 DLBCL 类似,利妥昔单抗已用于初次治疗、动员过程中以及作为自体造血干细胞移植预处理的一部分。少数单中心结果表明首先使用 CHOP 或 hyper/CVAD+利妥昔单抗,随后给予 Auto-HSCT,可明显改善患者预后。北欧淋巴瘤组发表了前瞻性多中心临床试验,采用免疫化疗强诱导,随后进行 Auto-HSCT,结果令人鼓舞。

2. Allo-HSCT

(1)适应证:EBMT 在其有关 HSCT 的指导手册 2012 版中推荐的有关成人 MCL 中使用 Allo-HSCT 的适应证,详见表 13-26。

2012 年 NCCN 有关 MCL 的指南中推荐对经二线治疗后身体状况允许的缓解(CR 或 PR)患者,可考虑以 Allo-HSCT 作为巩固治疗。

(2)疗效:Mcris 等发表了以非清髓性预处理(氟达拉滨+2GyTBI)治疗复发/难治 MCL 的研究结果,其中 HLA 相合的亲缘供者 16 例,无关供者 17 例,2 年复发率和 NRM 分别为 9%和 24%,OS 为 65%,DFS 为 60%。Tam 等发表了以 RIC Allo-HSCT 治疗的结果,35 名复发/难治 MCL 患者采用氟达拉滨、环磷酰胺和大剂量利妥昔单抗预处理,多数患者对化疗敏感,1 年 TRM 为 9%,随访 56 个月,PFS 中位时间为 60 个月,而 OS 的中位时间仍未达到,表明相当一部分复发/难治 MCL 患者采用此方案后可能治愈。英国 BMT 协会发表了 70 例复发/难治 MCL 患者采用 RIC Allo-HSCT±阿仑单抗(alemtuzumab)治疗,预处理包括氟达拉滨-美法仑、BBEAM 或氟达拉滨-白消安,60%为 HLA 相合的同胞供者,90%的患者采用外周血造血干细胞移植,57/70 个患者接受阿仑单抗,1 年的 NRM 为 18%,5 年累计复发风险为 65%,5 年 OS 为 37%,5 年 DFS 为 14%,其中 27 例患者接受了供者淋巴细胞输注(donor lymphocyte infusion,DLI),复发后接受 DLI 的患者 3 年 OS 为 79%,表明具有较强的移植物抗淋巴瘤效应。

(三)T 细胞淋巴瘤的造血干细胞移植

PTCL 和 NK/T 细胞淋巴瘤是少见和非常异质性的一组 NHL,在西方占所有成人淋巴瘤的 10%~15%,但发病率在世界各地有地理变化。外周 T 细胞淋巴瘤非特指型(PTCL-NOS),血管免疫母细胞 T 细胞淋巴瘤(angioimmunoblastic T-cell lymphoma,AITL)以及间变大细胞淋巴瘤(ALCL)占美国 T 细胞淋巴瘤的 75%~80%。除 ALK+ ALCL 患者外,接受常规化疗的包括 ALK-的 ALCL 在内的 PTCL 患者 OS 和 DFS 均较低,预后差,多数患者死于本病。

1. Auto-HSCT

(1)适应证:EBMT 在其有关 HSCT 的指导手册 2012 版中推荐的有关成人 T 细胞淋巴瘤中使用 Auto-HSCT 的适应证,详见表 13-26。

2012 年 NCCN 有关 T 细胞淋巴瘤的指南中对非皮肤型 PTCL 治疗中使用 Auto-HSCT 的适应证建议如下:对非皮肤型 PTCL 患者[包括经年龄调整的国际预后指数(age-adjusted international prognostic index,aaIPI)≥1 的非特指型 PTCL、AITL、ALCL 及肠病型 T 细胞淋巴瘤(enteropathy-type T-cell lymphoma,EATL)]经一线治疗达 CR 后以 Auto-HSCT 作为巩固治疗(ALK+的 ALCL 患者除外)。对复发/难治性患者中经二线治疗后身体状况允许的缓解(CR 或 PR)者可考虑以 Auto-HSCT 作为巩固治疗。对指南中涉及的蕈样真菌病/Sézary 综合征患者未做使用 Auto-HSCT 的推荐。

(2)疗效:Corradini 等发表了Ⅱ期前瞻性临床试验,62 例 PTCL,不包括 ALK(+)ALCL 患者,接受大剂量化疗后进行 Auto-HSCT,预处理方案采用米托蒽醌+美法仑或 BEAM,移植后 2 年 OS 和 PFS 分别是 73%和 53%。Mercadal 等发表了 42 名 PTCL 患者Ⅱ期临床试验结果,诱导化疗包括大剂量 CHOP,或选择依托泊苷、顺铂、阿糖胞苷和泼尼松共 6 个疗程,对治疗有反应者接受 Auto-HSCT,只有 20 例患者达到完全和部分缓解,其中 17 例接受了 Auto-HSCT,随访 3.2 年,4 年 PFS 和 OS 率分别为 30%和 39%。在更大规模的临床试验中,Reimer 等报道了包括 83 名 PTCL 患者的前瞻性多中心研究,首次诱导给予 CHOP 方案,4~6 个疗程,紧接着以 miniBEAM 动员或依托泊苷、甲泼尼龙、阿糖胞苷和顺铂动员,在完全或部分缓解后给予环磷酰胺+TBI 预处理,随后进行 Auto-HSCT。结果显示有 55 名患者接受了移植,中位随访 33 个月,移植时 CR 的患者 3 年的 OS 和 DFS 分别为 48%和 53%。对难治性患者,预后很差,需要其他治疗方法。

2. Allo-HSCT

(1)适应证:EBMT 在其有关 HSCT 的指导手册 2012 版中推荐的有关成人 T 细胞淋巴瘤中使用 Allo-HSCT 的适应证,详见表 13-26。

2012 年 NCCN 有关 T 细胞淋巴瘤的指南中对非皮肤型 PTCL 治疗中使用 Allo-HSCT 的适应证建议如下:对非皮肤型 PTCL 患者(包括:非特指型 aaIPI≥1 的 PTCL、AITL、ALCL 及 EATL)的难治性或复发患者经二线治疗达 CR 或 PR 后可考虑行 Allo-HSCT。对ⅡB/Ⅲ/Ⅳ期蕈样真菌病/Sézary 综合征的难治/进展的患者均应考虑行 Allo-HSCT。

(2)疗效:法国同道报道了 77 例中位年龄 36 岁的 PTCL 患者接受 Allo-HSCT 的回顾性研究结果,其中 PTCL-NOS、ALCL、AITL 占 65 例。1/4 患者曾有自体移植治疗失败史,移植时 31 例患者为 CR,23 例为 PR,另有 23 名为疾病进展或难治性患者,57 例患者接受清髓性预处理方案(TBI 为主的 38 例),随访 43 个月,5 年 OS 和 EFS 分别为 57%和 53%。AITL 患者预后最好,5 年 OS 达 80%,有 2 例患者接受了 DLI 后达到长期缓解。化疗次数、移植时疾病状态、Ⅲ~Ⅳ度移植物抗宿主病(graft versus host disease,GVHD)均影响 OS 和 EFS。Allo-HSCT 有效且复发率低,然而 TRM 高,影响了该治疗方案的益处。

与其他类型淋巴瘤亚型相似,在 PTCL 患者中也评估了 RIC Allo-HSCT 的效果。Corradini 等报道了采用 RIC 预处理(塞替哌、环磷酰胺和氟达拉滨)的前瞻性临床试验,17 例 PTCL 患者,中位年龄 41 岁,其中 8 例患者为自体移植治疗失败,结果显示 3 年的预期 OS 和 PFS 分别为 81%和 64%,2 年 TRM 率仅有 6%,初步结果令人鼓舞。Shustov 等报道 17 例患者接受 RIC Allo-HSCT,其中 6 例自体移植失败,5 例为难治性患者,中位年龄为 57 岁,中位随访 3.3 年,3 年 OS 和 PFS 分别为 59%和 53%,3 年的 NRM 和复发率分别为 19%和 26%。

【HSCT 治疗高度侵袭性 NHL】

目前相关业界同道们普遍认同自 1989 年命名后已沿用多年的高度侵袭性淋巴瘤(very aggressive lymphoma)的定义范畴,在 WHO 2001 年与 2008 年分类中,主要包括淋巴母细胞型淋巴瘤(lymphoblastic lymphoma,LBL)、伯基特淋巴瘤(Burkitt lymphoma,BL)/伯基特样淋巴瘤(Burkitt-like lymphoma,BL/BLL)及成人 T 细胞淋巴瘤(adult T-cell lymphoma/leukemia,ATLL)。根据 1997 年 Anon 代表国际淋巴瘤研究组发表的统计资料表明:Burkitt 淋巴瘤占恶性淋巴瘤总体的 2.5%,而 LBL 与 ATCL 则均占总体恶性淋巴瘤的<1%,故属少见类型的恶性淋巴瘤。因此临床相关报道少。高度侵袭性淋巴瘤曾被称为高度恶性淋巴瘤(high-grade lymphoma)。其均具有增殖

快速、难以治疗、复发率高的特点。因此一旦确诊为本病时，则无论初治与复发均需给予强烈化疗以求取得较好疗效。

(1)适应证：EBMT 在其有关 HSCT 的指导手册 2012 版中推荐的有关 LBL、BL 及 ATLL(包括在 T 细胞淋巴瘤中)中使用 Auto-HSCT 与 Allo-HSCT 的适应证，见表 13-26 与表 13-27。

2012 年 NCCN 有关 LBL 及 ATLL 的指南中未做使用 Auto-HSCT 的推荐。有关 BL 的指南中推荐有选择地对复发的低危患者经二线治疗后可考虑使用 Auto-HSCT，对高危患者经治疗达 CR 后可考虑在部分条件适合患者继续给予二线治疗后再辅以 Auto-HSCT 作为巩固治疗。对难治性高危 BL 患者也可考虑使用 Auto-HSCT。对复发/难治性 LBL 患者(无论Ⅰ～Ⅳ期)均可考虑使用 Allo-HSCT。对无论低危或高危 BL 患者也均可直接考虑行 Allo-HSCT 或经前期治疗后复发/难治性患者也均可考虑使用 Allo-HSCT。对 ATLL 患者(无论是白血病或淋巴瘤)经 2 个疗程初始治疗后，无论缓解与否，均可考虑行 Allo-HSCT。

(2)疗效：2005 年 Van Imhoff 等代表荷兰-比利时血液一肿瘤协作组(HOVON)发表了以 Auto-HSCT 治疗高度侵袭性淋巴瘤的多中心Ⅱ期临床试验。经连续 2 个疗程大剂量化疗后，如达 PR，则进行以 BEAM 为预处理的 Auto-HSCT。中位随访 61 个月，其实际 5 年 OS 及 EFS 在 BL/BLL 组为 81%及 73%，在 LBL 组为 46%及 40%。2007 年更有我国石远凯等在其主编的《淋巴瘤》一书的“高剂量化疗联合造血干细胞移植”章节中介绍中国医学科学院肿瘤医院从 1989 年 12 月至 2004 年 5 月应用 Auto-HSCT 共治疗了 123 例 NHL 患者。其中男性 90 例，女性 33 例，中位年龄 28 岁。包括原发耐药患者 15 例，敏感复发患者 27 例，高危初治患者 81 例。其中 T 细胞来源 NHL55 例，包括 26 例 T 淋巴母细胞型和 29 例 PTCL 型；B 细胞来源的 56 例，DLBCL 型 51 例，B 淋巴母细胞型 2 例，BL 型 3 例。13 例患者行自体骨髓移植，110 例行自体外周血干细胞移植。应用含有 TBI 的预处理方案的患者 53 例，单纯化疗预处理方案的 70 例。在中位随访时间 40 个月时(随访率 97%)，预期所有患者的 5 年 OS 为 62.5%，EFS 为 60.9%。其中高危初治患者的 5 年 OS 和 EFS 分别为 66.7%和 63.8%，对化疗仍敏感的复发患者的 3 年 OS 和 EFS 分别为 48.4%和 43.6%，原发耐药患者的 5 年 OS 为 37%。T 细胞或 B 细胞来源对患者移植后的 OS 和 EFS 没有显著影响，含有 TBI 和不含 TBI 的预处理方案对 OS 和 EFS 亦无显著影响。

理论上，由于高度侵袭性淋巴瘤在进展期或复发时多有骨髓受侵犯，故在治疗时则多考虑，如同治疗急性淋巴细胞白血病一样，应更倾向于使用 Allo-HSCT。但因本病发病率低，故以 Allo-HSCT 治疗本病的相关报道甚少，且多与其他类型恶性淋巴瘤混合报道，造成对其疗效判断非常困难，无法据其作出任何有说服力的结论。虽然 RIC 日益广泛用于其他类型恶性淋巴瘤的治疗中，但因本病进展迅速，本身复发率高，使用 RIC 中预处理时化/放疗不能完全清除肿瘤细胞，仍需依靠免疫性移植物抗淋巴瘤(graft versus lymphoma，GVL)作用做进一步清除，鉴于其起效较慢，易造成因肿瘤细胞迅速增殖而导致复发，推测这也是有关使用 RIC 治疗本病的报道难以见到的原因。相信随着时间的推移，有一定病例数量的有说服力的相关报道终会出现。

【HSCT 治疗惰性淋巴瘤】

目前相关业界同道内普遍认同，自 1989 年命名后已广泛沿用多年至今的惰性淋巴瘤的定义范

表 13-27　EBMT 推荐的 NHL 中使用 HSCT 的适应证

疾病	疾病状态	异基因移植			自体移植
		HLA 相合的同胞供者	HLA 相合的无关供者	HLA 不合的无关供者/一个抗原不合的相关供者	
LBL&BL	CR1	CO/Ⅱ	CO/Ⅱ	GNR/Ⅲ	CO/Ⅱ
	Sens R≥CR2	CO/Ⅱ	CO/Ⅱ	GNR/Ⅲ	CO/Ⅱ
	难治性	D/Ⅲ	D/Ⅲ	GNR/Ⅲ	GNR/Ⅲ

注释见表 13-26

畴，在WHO的2001年与2008年分类中，主要包括小淋巴细胞型、淋巴浆细胞型、滤泡型、边缘带细胞型和黏膜相关型等B细胞来源的NHL。在1989年命名惰性淋巴瘤之前，其相应的命名为在1982年NCI公布的供临床使用的NHL工作分类(WF)中所使用的低度恶性淋巴瘤(low-grade lymphoma)。1997年Anon代表国际淋巴瘤研究组发表的统计资料表明在B与T/NK细胞淋巴瘤中DLBCL最多见，占恶性淋巴瘤总数的30.6%，其次即为滤泡性淋巴瘤(follicular lymphoma,FL)，占22.1%。FL是迄今为止最常见的低度恶性淋巴瘤，在成人恶性淋巴瘤中约占20%，在西欧和美国所有诊断的淋巴瘤中占40%。中位发病年龄为59岁，罕见20岁以下个体。疾病病程是化疗缓解后复发，接着出现不可避免的化疗耐药或转化成侵袭性NHL，中位生存时间为12～14年。

1. FL的Auto-HSCT

(1)适应证：EBMT在其有关HSCT的指导手册2012版中推荐的有关FL治疗中使用Auto-HSCT的适应证，见表13-28。

2012年NCCN有关FL的指南中推荐在第2次或第3次缓解(CR或PR)的患者使用Auto-HSCT作为二线巩固治疗。

(2)疗效：国际骨髓移植登记处中心(International Bone Marrow Transplantation Registry Center,CIBMTR)发表的2008年统计资料指出：在2000－2006年间共1 726例接受AUTO-HSCT的FL患者中，绝大多数仍对化疗敏感，其3年生存率在化疗敏感组与化疗耐药组分别为73%±1%与53%±5%。

2005年Deconinck等代表法国多中心的GOELAMS协作组总结其172例初治FL患者经前瞻性随机分组研究，结果显示与化疗＋干扰素治疗组比较，Auto-HSCT组有较高的缓解率(81% vs 69%，$P=0.045$)及更长的中位DFS，但因其继发性肿瘤发生率高于化疗＋干扰素组，故其OS并无显著提高，提示对于＜60岁具有大的肿瘤负荷的FL患者，Auto-HSCT并非是标准的一线治疗方式。

上述结果显示虽然Auto-HSCT可延长初治惰性淋巴瘤患者的DFS，但OS并无明显改善。总体来看，绝大部分研究中的生存曲线均未提及可达到一个平台期，提示此类患者不能经Auto-HSCT而达到治愈。此外，对于初治具有不良预后因素的患者一经适当治疗达到CR后，接受Auto-HSCT可能会改变其自然病程，出现较长CR期。但因相当一部分惰性淋巴瘤患者本身自然生存期即可能较长，一般为8～15年，故评价Auto-HSCT对此类患者OS的影响及应用必要性则需相当长时间的随访比较后才会得出明确结论，且为此更应进行前瞻性随机对照研究。

2004年Lenz等代表德国低度恶性淋巴瘤研究组(German Low-grade Study Group,GLSG)发表的对307例低度恶性淋巴瘤患者的随机分组研究结果显示：在可供分析的240例患者中，5年PFS在化疗＋α-干扰素组与化疗＋Auto-HSCT组分别为33.3%与64.7%，两者间有显著差异($P<0.0001$)。急性毒性反应在Auto-HSCT组为高，但早期TRM在2组中均低于2.5%。2组间OS是否有差异，则需长时间随访后才能见分晓。

2008年Ladetto等代表意大利协作组(GITMO/IIL)报道对136例初治高危(aaIPI≥2)FL患者进行前瞻性随机对照研究结果，显示以化疗＋美罗华的预处理方案进行Auto-HSCT组与传统化疗(CHOP-R)组患者的CR率分别为85%与62%($P<0.001$)，分子生物学完全缓解(molecular biological remission,MR)率分别为80%与44%($P<0.001$)，4年EFS分别为61%与28%($P<0.001$)，

表13-28 EBMT在FL治疗中使用HSCT的适应证

疾病	疾病状态	异基因移植			自体移植
		HLA相合的同胞供者	HLA相合的无关供者	HLA不合的无关供者/一个抗原不合的相关供者	
FL	CR1(诊断时有中/高IPI)	GNR/Ⅲ	GNR/Ⅲ	GNR/Ⅲ	CO/I
	Sens R≥CR2	CO/Ⅱ	CO/Ⅱ	D/Ⅲ	S/Ⅰ
	难治性	CO/Ⅱ	CO/Ⅱ	D/Ⅱ	GNR/Ⅱ

注释见表13-26

2组间均有统计学显著差异，但4年OS则无统计学显著差异。传统化疗组患者中有71%的患者复发后又接受了上述以包括美罗华在内的预处理方案所进行的Auto-HSCT，该组患者又有85%达到CR，且其3年EFS达68%。提示以包括美罗华在内的预处理方案进行Auto-HSCT的治疗模式明显优于传统化疗(CHOP-R)。

2. FL的Allo-HSCT

(1)适应证：EBMT在其有关HSCT的指导手册2012版中推荐的有关FL治疗中使用Allo-HSCT的适应证，见表13-28。

2012年NCCN有关FL的指南中推荐在严格掌握移植指征的达第2次或第3次缓解的部分患者也可考虑使用清髓性或非清髓性Allo-HSCT，且强调经临床研究显示其有利于患者的长期存活，虽然在非清髓性与清髓性Allo-HSCT后2年TRM率大约分别为25%与40%。

(2)疗效：虽然Allo-HSCT提供的移植物抗淋巴瘤效应一直是此种治疗方法的潜在吸引之处，但几项临床分析已经证实，由于清髓性Allo-HSCT存在较高的TRM，抵消了Auto-HSCT的高复发率，所以两者在DFS和OS无显著差别。

同道们普遍认为采用RIC Allo-HSCT既可保留移植物抗淋巴瘤效应又可将TRM控制在可接受的范围内。2008年Khouri等发表了RIC Allo-HSCT联合大剂量利妥昔单抗治疗43名复发/难治FL患者，6年的PFS和OS分别为83%和85%。美国癌症和白血病B协作组(CALGB)也得到类似的结果。BMT CTN采用RIC预处理评估HLA相合的亲缘或非亲缘供者Allo-HSCT，初步认为对复发/难治患者均可受益。

【HSCT治疗霍奇金淋巴瘤】

霍奇金淋巴瘤(Hodgkin Lymphoma，HL)的临床特点是从原发部位向邻近淋巴结依次转移，进展期常伴有全身症状，组织病理学可以发现典型的镜影细胞。目前放疗+化疗可使80%的新诊断HL患者达到长期DFS，然而剩余的20%须选择其他方法治疗。

1. Auto-HSCT

(1)适应证：EBMT在其有关HSCT的指导手册2012版中由Sureda与Schouten所负责完成的有关成人HL的章节中推荐使用Auto-HSCT和Allo-HSCT的适应证，详见表13-29。

2012年NCCN有关HL的指南中在有关HL章节的最后总结中明确推荐在进展性HL中应先行二线化疗，再辅以Auto-HSCT，但如患者经二线化疗无效，则不应进行Auto-HSCT。指南同时还推荐所有经二线治疗后达到CR的患者均可考虑进行Auto-HSCT。

(2)疗效：来自英国国家淋巴瘤研究组的随机临床试验证实Auto-HSCT与常规挽救性化疗相比可改善PFS(53% vs 10%，$P=0.025$)。在一线治疗期间进展的和治疗后3个月内复发的患者定义为初发难治的霍奇金淋巴瘤，预后极差。然而与NHL相比，即便是一线或二线化疗失败，仍有20%～30%的患者可以被Auto-HSCT治愈。EBMT报道了122例诱导化疗失败后行自体移植治疗的患者，3年PFS和OS分别是38%和55%。

复发/难治的HL患者，自体移植后需选择减少复发的一些治疗方法和措施，靶向性治疗中如CD30单抗等显示出系有希望的药物，这种药物目前正处于随机Ⅲ期临床试验中。

表13-29　EBMT推荐的HL中使用HSCT的适应证

疾病状态	Auto-HSCT	Allo-HSCT		
		HLA matched sib	Well-watched URD/1Ag mmsib	mm URD/>1 Ag mm sib
CR1	GNR/I	GNR/Ⅲ	GNR/Ⅲ	GNR/Ⅲ
Sens R/≥CR2	S/I	CO/Ⅱ	CO/Ⅱ	CO/Ⅱ
Refract Dis	CO/Ⅱ	D/Ⅱ	D/Ⅱ	GNR/Ⅱ

摘自Bone Marrow Transplantation，2010。HLA matched sib：HLA相合同胞供者；well-matched URD/1Ag mm sib：相合好的无关供者/1个抗原不合的同胞供者；mm URD/>1 Ag mm sib：不完全相合的无关供者/>1个抗原不合的同胞供者；S：标准适应证；D：正在研究探索中；CO：临床上可供选择；GNR：一般不推荐；mm：不相合；Sens R：对化疗敏感的复发；循证与共识水平：Ⅰ、Ⅱ、Ⅲ。

2. Allo-HSCT

(1)适应证:NCCN以3类共识(即:基于任何水平的证据,但对此共识仍存在重大分歧)推荐对进展期或复发的HL患者可探索研究性使用Allo-HSCT进行治疗。

(2)疗效:早期的报道异基因造血干细胞移植治疗复发/难治HL疗效并不理想。后有报道对于自体移植后失败的患者接受Allo-HSCT可以获益。至于RIC Allo-HSCT,由于其低毒性,可能会给患者带来益处,目前临床正在探讨中。

注:表13-26至表13-29为必需熟悉掌握的重点内容。

(陈卫华 高春记 苏丽萍 张伯龙)

■参考文献

[1] World Health Organization (WHO) Classification of Tumours of Haematopoietic and Lymphoid Tissues, 2008.

[2] The Evaluation of Current Therapeutic Regimens of Medical Oncology(Third Edition).

[3] 石远凯.淋巴瘤.北京:北京大学医学出版社,2007.

[4] 克晓燕,高子芬.淋巴瘤.北京:科学技术文献出版社,2009.

[5] Armitage JO, Weisenburger DD. New approach to classifying non-Hodgkin's lymphomas: clinical features of the major histologic subtypes. Non-Hodgkin's Lymphoma Classification Project. J Clin Oncol, 1998, 16(8): 2780-2795.

[6] Freedman A. Follicular lymphoma: 2011 update on diagnosis and management. Am J Hematol, 2011, 86(9): 768-775.

[7] Solal-Celigny P, Roy P, Colombat P, et al. Follicular lymphoma international prognostic index. Blood. 2004, 104(5): 1258-1265.

[8] Advani R, Rosenberg SA, Horning SJ. Stage I and II follicular non-Hodgkin's lymphoma: long-term follow-up of no initial therapy. J Clin Oncol, 2004, 22(8): 1454-1459.

[9] Ardeshna KM, Smith P, Norton A, et al British National Lymphoma Investigation Long-term effect of a watch and wait policy versus immediate systemic treatment for asymptomatic advanced-stage non-Hodgkin lymphoma: a randomised controlled trial. Lancet, 2003, 362(9383): 516-522.

[10] Hiddemann W, Hoster E, Buske C, et al. Rituximab is the essential treatment modality that underlies the significant improvement in short and long term outcome of patients with advanced stage follicular lymphoma-a 10 year analysis of GLSG trials. Blood, 2006, 108: 147a.

[11] Marcus R, Imrie K, Solal-Celigny P, et al. Phase III study of R-CVP compared with cyclophosphamide, vincristine, and prednisone alone in patients with previously untreated advanced follicular lymphoma. J Clin Oncol, 2008, 26(28): 4579-4586.

[12] Salles G, Seymour JF, Offner F, et al. Rituximab maintenance for 2 years in patients with high tumour burden follicular lymphoma responding to rituximab plus chemotherapy (PRIMA): a phase 3, randomised controlled trial. Lancet, 2011, 377(9759): 42-51.

[13] Federico M. R-CVP VS R-CHOP VS R-FM for the initial treatment of patients with advanced stage follicular lymphoma-preliminary results of foll05 IIL trial. Poster session presented: 11th International Conference on Malignant Lymphoma, 2011.

[14] Dillman RO. Radioimmunotherapy of B-cell lymphoma with radiolabelled anti-CD20 monoclonal antibodies. Clin Exp Med, 2006, 6(1): 1-12.

[15] Morschhauser F, Radford J, Van Hoof A, et al. Phase III trial of consolidation therapy with yttrium-90-ibritumomab tiuxetan compared with no additional therapy after first remission in advanced follicular lymphoma. J Clin Oncol, 2008, 26(32): 5156-5164.

[16] van Besien K, Loberiza FR Jr, Bajorunaite R, et al. Comparison of autologous and allogeneic hematopoietic stem cell transplantation for follicular lymphoma. Blood, 2003, 102(10): 3521-3529.

[17] A clinical evaluation of the International Lymphoma Study Group classification of non-Hodgkin's lymphoma. The Non-Hodgkin's Lymphoma Classification Project. Blood. 1997, 89: 3909-3918.

[18] Swerdlow SH, Campo E, Harris HL, et al. Eds. WHO classification of tumors of haematopoietic and lymphoid tissues. 4th ed. Lyon: IARC, 2008.

[19] Alizadeh AA, Eisen MB, Davis RE, et al. Distinct types of diffuse large B cell lymphoma identified by gene expression profiling. Nature, 2000, 403: 503-511.

[20] Hans CP, Weisenburger DD, Greiner TC, et al. Confirmation of the molecular classification of diffuse large B-cell lymphoma by immunohistochemistry using a tissue microarray. Blood, 2004, 103: 275-282.

[21] Aukema SM, Siebert R, Schuuring E, et al. Double-hit B-cell lymphomas. Blood, 2011, 117(8): 2319-2331.

[22] Lister TA, Crowther D, Sutcliffe SB, et al. Report of a committee convened to discuss the evaluation and staging of patients with Hodgkin's disease: Cotswolds meeting. J Clin, Oncol 1989, 7: 1630.

[23] Hermans J, Krol AD, van Groningen K, et al. International Prognostic Index for aggressive non-Hodgkin's lymphoma is valid for all malignancy grades. Blood, 1995, 86: 1460.

[24] A predictive model for aggressive non-Hodgkin's lymphoma. The Inter-

national Non-Hodgkin's Lymphoma Prognostic Factors Project. N Engl J Med, 1993, 329:987.

[25] Juweid ME, Stroobants S, Hoekstra OS, et al. Use of positron emission tomography for response assessment of lymphoma: consensus of the Imaging Subcommittee of International Harmonization Project in Lymphoma. J Clin Oncol, 2007, 25:571.

[26] Coiffier B Lepage E, Briere J, et al. CHOP chemotherapy plus rituximab compared with CHOP alone in elderly patients with diffuse large-B-cell lymphoma. N Engl J Med, 2002, 346:235.

[27] Feugier P, Van Hoof A, Sebban C, et al. Long-Term Results of the R-CHOP Study in the Treatment of Elderly Patients With Diffuse Large B-Cell Lymphoma: A Study by the Groupe d'Etude des Lymphomes de l'Adulte. J Clin Oncol ,2005, 23:4117.

[28] Pfreundschuh M, Schubert J, Ziepert M, et al. Six versus eight cycles of bi-weekly CHOP-14 with or without rituximab in elderly patients with aggressive CD20+ B-cell lymphomas: a randomised controlled trial (RICOVER-60). Lancet Oncol, 2008, 9:105.

[29] Pfreundschuh M, Trumper L, Osterborg A, et al. CHOP-like chemotherapy plus rituximab versus CHOP-like chemotherapy alone in young patients with good-prognosis diffuse large-B-cell lymphoma: a randomised controlled trial by the MabThera International Trial (MInT) Group. Lancet Oncol, 2006, 7:379.

[30] NCCN guideline of Non-Hodgkin's Lymphoma. 2012, Version 2http://www.nccn.org/professionals/physician_gls/pdf/nhl.pdf.

[31] ESMO Guidelines Working Group. Diffuse large B cell lymphoma: ESMO Clinical Practice Guidelines for diagnosis, treatment and follow-up. http://www.esmo.org.

[32] Greb A, Bohlius J, Schiefer D, et al. High-dose chemotherapy with autologous stem cell transplantation in the first line treatment of aggressive Non-Hodgkin Lymphoma (NHL) in adults. Cochrane Database Syst Rev, 2008, CD004024.

[33] Persky DO, Unger JM, Spier CM, et al. Phase II study of rituximab plus three cycles of CHOP and involved-field radiotherapy for patients with limited-stage aggressive B-cell lymphoma: Southwest Oncology Group study 0014. J Clin Oncol, 2008, 26:2258.

[34] Gundrum JD, Mathiason MA, Moore DB, et al. Primary testicular diffuse large B-cell lymphoma: a population-based study on the incidence, natural history, and survival comparison with primary nodal counterpart before and after the introduction of rituximab. J Clin Oncol, 2009, 27:5227.

[35] Lopez A, Gutierrez A, Palacios A, et al. GEMOX-R regimen is a highly effective salvage regimen in patients with refractory/relapsing diffuse large-cell lymphoma: a phase II study. Eur J Haematol, 2008, 80:127-132.

[36] Gisselbrecht C, Glass B, Mounier N, et al. Salvage regimens with autologous transplantation for relapsed large B-cell lymphoma in the rituximab era. J Clin Oncol, 2010, 28:4184-4190.

[37] Hershman DL, McBride RB, Eisenberger A, et al. Doxorubicin, cardiac risk factors, and cardiac toxicity in elderly patients with diffuse B-cell non-Hodgkin's lymphoma. J Clin Oncol, 2008, 26:3159.

[38] Lalazar G, Rund D, Shouval D. Screening, prevention and treatment of viral hepatitis B reactivation in patients with haematological malignancies. Br J Haematol, 2007, 136:699.

[39] Aksoy S, Harputluoglu H, Kilickap S, et al. Rituximab-related viral infections in lymphoma patients. Leuk Lymphoma, 2007, 48:1307.

[30] Cheson BD, Pfistner B, Juweid ME, et al. Revised response criteria for malignant lymphoma. J Clin Oncol, 2007, 25:579.

[41] Kaushansky. Williams Hematology. 8th ed. 陈竺,陈赛娟,译. 北京:人民卫生出版社,2011.

[42] Gisselbrecht C. 非霍奇金淋巴瘤. 陈赛娟,译. 北京:人民卫生出版社,2010.

[43] 程月新,徐卫,李建勇. 套细胞淋巴瘤的诊治进展. 现代肿瘤医学,2006,14(12):1620-1623.

[44] 杨舒. 套细胞淋巴瘤的治疗进展:第52届美国血液学年会深度报道. 中华血液学杂志,2011,32(8):575-576.

[45] Sergio Cortelazzo, Ponzoni M, Ferreri AJM, et al. Mantle Cell Lymphoma. Oncology/Hematology, 2012, 82:78-101.

[46] Swerdlow SH et al. Mantle cell lymphoma // Swerdlow SH, Campo E, Harris NL, et al. WHO classification oftumors of haematopoietic and lymphoid tissues. Lyon, France: IARC Press, 2008:229-232.

[47] Hoster E, et al. A new prognostic index (MIPI) for patients with advanced-stage mantle cell lymphoma. Blood, 2008, 111:558-565.

[48] Ghielmini M, et al. How I treat mantle cell lymphoma. Blood, 2009, 114:1469-1476.

[49] Romaguera JE, et al. Ten-year follow-up after intense chemoimmunotherapy with Rituximab-HyperCVAD alternating with Rituximab-high dose methotrexate/cytarabine (R-MA) and without stem cell transplantation in patients with untreated aggressive mantle cell lymphoma. Br J Haematol, 2010, 150(2):200-208.

[50] Pérez-Galán P, et al. Mantle cell lymphoma: biology, pathogenesis, and the molecular basis of treatment in the genomic era. Blood, 2011, 117(1):26-38.

[51] Marcus S, et al. Novel agents in mantle cell lymphoma. Best Pract Res Clin Haematol, 2012, 25(2):191-200.

[52] Morton LM, Wang SS, Devesa SS, et al. Lymphoma incidence patterns by WHO subtype in the United States, 1992-2001. Blood, 2006, 107(1):265-276.

[53] Foss FM, Zinzani PL, Vose JM, et al.

Peripheral T-cell lymphoma. Blood, 2011,117(25):6756-6767.

[54] Jemal A, Rebecca S, Ward E, et al. Caner statistis, 2008. CA Cancer J Clin,2008,58(2):71-96.

[55] Weisenburger DD, Savage KJ, Harris NL, et al. Peripheral T-cell lymphoma, not otherwise specified: a report of 340 cases from the International Peripheral T-cell Lymphoma Project. Blood,2011,117(12):3402-3408.

[56] Rupoli S, Goteri G, Picardi P, et al. Alemtuzumab in combination with interferon-or gemcitabine in aggressive and advanced cutaneous T-cell lymphomas: report of preliminary results [abstract]. Blood, 2008, 112 (11): Abstract 5000.

[57] Kim SJ, Kim K, Kim BS, et al. Phase II Trial of Concurrent Radiation and Weekly Cisplatin Followed by VIPD Chemotherapy in Newly Diagnosed, Stage IE to IIE, Nasal, Extranodal NK/T-Cell Lymphoma: Consortium for Improving Survival of Lymphoma Study. J Clin Oncol, 2009, 27 (35): 6027-6032.

[58] Jaccard A, Gachard N, Marin B, et al. Efficacy of L-asparaginase with methotrexate and dexamethasone (AspaMetDex regimen) in patients with refractory or relapsing extranodal NK/T-cell lymphoma, a phase 2 study. Blood, 2011, 117 (6): 1834-1839.

[59] Delmer A, Fitoussi O, Gaulard P, et al. A phase II study of bortezomib in combination with intensified CHOP-like regimen (ACVBP) in patients with previously untreated T-cell lymphoma: results of the GELA LNH05-1T trial [ASCO abstract 8554]. J Clin Oncol,2009,27:447s.

[60] Marchi E, Paoluzzi L, Venkatraman SE, et al. Pralatrexate (PDX) compliments the activity of the proteasome inhibitor bortezomib (B) in in vitro models of lymphoid T-cell malignancies [abstract]. Blood, 2008, 112 (11): Abstract 3619.

[61] Yamaguchi M, Tobinai K, Oguchi M, et al. Phase I/II study of concurrent chemoradiotherapy for localized nasal natural killer/T-cell lymphoma: Japan Clinical Oncology Group Study JCOG0211. J Clin Oncol, 2009, 27 (33):5594-5600.

[62] YongW, ZhengW, Zhang Y, et al. L-asparaginase-based regimen in the treatment of refractory midline nasal/nasal-type T/NK-cell lymphoma. Int J Hematol,2003,78(2):163-167.

[63] Yamaguchi M, Kwong Y, Maeda Y, et al. Phase II study of SMILE chemotherapy for newly-diagnosed stage IV, relapsed or refractory extranodal NK-/T-cell lymphoma, nasal type: NKTSG study [ASCO abstract 8044]. J Clin Oncol, 2010, 28 (s): 15.

[64] Pescarmona E, Pignoloni P, et al. p53 over-expression identifies a subset of nodal peripheral T-cell lymphomas with a distinctive biological profile and poor clinical outcome. J Pathol, 2001,195(3):361-366.

[65] Passweg JR, Baldomero H, Gratwohl A, et al. The EBMT activity survey: 1990-2010. Bone Marrow Transplant, 2012,47(7):906-923.

[66] Xiao-Jun Huang. Hematopoietic stem cell transplantation inChina: current status and prospects. Am J Blood Res,2011,1(1):90-97.

[67] Schouten HC, Sureda A. HSCT for non-Hodgkin's lymphoma // Apperley J, Carreras E, Gluckman E, et al. Hematopoietic Stem Cell Transplantation. The EBMT Handbook. 6th ed. Genoa: Forum Service Editore, 2012: 414-429.

[68] Jaffe ES, Harris NL, Stein H, et al. World Health Organization Classification of Tumours. Pathology and Genetics of Tumours of Haematopoietic and Lymphoid Tissues. 3rd ed. Lyon: IARC Press,2001.

[69] Swerdlow SH, Campo E, Harris NL, et al. WHO Classification of Tumours of Haematopoietic and Lymphoid Tissues. 4th ed. Lyon: IARC,2008.

[70] Stiff PJ, Unger JM, Cook J, et al. Randomized phase III U. S. Canadian intergroup trial (SWOG S9704) comparing CHOP ! ά R for eight cycles to CHOP ! ά R for six cycles followed by autotransplant for patients with high intermediate (H-Int) or high IPI grade diffuse aggressive non-Hodgkin lymphoma (NHL). J Clin Oncol, 2011,29(s):8001. Abstract.

[71] Ayala E, Tomblyn M. Hematopoietic Cell Transplantation for Lymphomas. Cancer Control,2011,18:4.

[72] Comparison of Rituxan Versus Bexxar When Combined With Car mustine, Etoposide, Cytarabine and Melphalan (BEAM) With Autologous Hematopoietic Stem Cell Transplantation (ASCT) (BMT CTN 0401). http://clinicaltrials.gov/ct2/show/NCT00329030. Accessed June 8,2011.

[73] Lazarus HM, Zhang MJ, Carreras J, et al. A comparison of HLA-identical sibling allogeneic versus autologous transplantation for diffuse large B cell lymphoma: a report from the CIBMTR. Biol Blood Marrow Transplant, 2010,16(1):35-45.

[74] van Kampen RJ, Canals C, Schouten HC, et al. Allogeneic stem-cell transplantation as salvage therapy for patients with diffuse large B-cell non-Hodgkin's lymphoma relapsing after an autologous stem-cell transplantation: an analysis of the European Group for Blood and Marrow Transplantation Registry. J Clin Oncol, 2011,29(10):1342-1348.

[75] Ritchie DS, Seymour JF, Grigg AP, et al. The hyper-CVAD-rituximab chemotherapy programme followed by high-dose busulfan, melphalan and autologous stem cell transplantation produces excellent event-free survival in patients with previously untreated mantle cell lymphoma. Ann Hematol,2007,86(2):101-105.

[76] Geisler CH, Kolstad A, Laurell A, et al. Long-term progression-free survival of mantle cell lymphoma after intensive front-line immunochemotherapy with in vivo-purged stem cell rescue: a nonrandomized phase 2 multicenter study by the Nordic Lymphoma Group. Blood, 2008, 112 (7): 2687-

2693.

[77] Tam CS, Bassett R, Ledesma C, et al. Mature results of the M. D. Anderson Cancer Center risk-adapted transplantation strategy in mantle cell lymphoma. Blood, 2009, 113 (18): 4144-4152.

[78] Mercadal S, Briones J, Xicoy B, et al. Intensive chemotherapy (high-dose CHOP/ESHAP regimen) followed by autologous stem-cell transplantation in previously untreated patients with peripheral T-cell lymphoma. Ann Oncol, 2008, 19(5): 958-963.

[79] Reimer P, R¨1diger T, Geissinger E, et al. Autologous stem-cell transplantation as first-line therapy in peripheral T-cell lymphomas: results of a prospective multicenter study. J Clin Oncol, 2009, 27(1): 106-113.

[80] Le Gouill S, Milpied N, Buzyn A, et al. Graft-versus-lymphoma effect for aggressive T-cell lymphomas in adults: a study by the Societe Francaisde Greffe de Molle et. de Therrapie Cellulaire. J Clin Oncol, 2008, 26 (14): 2264-2271.

[81] Shustov AR, Gooley TA, Sandmaier BM, et al. Allogeneic haematopoietic cell transplantation after nonmyeloablative conditioning in patients with T-cell and natural killer-cell lymphomas. Br J Haematol, 2010, 150 (2): 170-178.

[82] van Imhoff GW, van der Holt B, MacKenzie MA, et al. Short intensive sequential therapy followed by autologous stem cell transplantation in adult Burkitt, Burkitt-like and lymphoblastic lymphoma. Leukemia, 2005, 19(6): 945-952.

[83] 秦燕，石远凯. 高剂量化疗联合造血干细胞移植//石远凯. 淋巴瘤. 北京：北京大学医学出版社，2007：365-380.

[84] Balsalobre P, Diez-Martin JL, Re A, et al. Autologous stem-cell transplantation in patients with HIV-related lymphoma. J Clin Oncol, 2009, 27 (13): 2192-2198.

[85] Sebban C, Brice P, Delarue R, et al. Impact of rituximab and/or high-dose therapy with autotransplant at time of relapse in patients with follicular lymphoma: a GELA study. J Clin Oncol, 2008, 26(21): 3614-3620.

[86] Gyan E, Foussard C, Bertrand P, et al. High-dose therapy followed by autologous purged stem cell transplantation and doxorubicin-based chemotherapy in patients with advanced follicular lymphoma: a randomized multicenter study by the GOELAMS with final results after a median follow up of 9 years. Blood, 2009, 113 (5): 995-1001.

[87] CIBMTR. Summary Slides, Part Ⅰ & Ⅱ //Progress report January-December 2008, CIBMTR (ed), Wisconsin, Milwaukee Campus & Minneapolis Campus, 2008. http://www.cibmtr.org.

[88] Ladetto M, De Marco F, Benedetti F, et al. Prospective, multicenter randomized GITMO/Ⅱ L trail comparing intensive (R-HDS) versus cochemoimmunotherapy in high-risk follicular lymphoma at diagnosis: the superior disease control of R-HDS dose not translate into an overall survival advantage. Blood, 2008, 111: 4004-4013.

[89] Blood and Marrow Transplant Clinical Trials Network. Phase II Trial of Non-Myeloablative Allogeneic Hematopoietic Cell Transplantation for Patients with Relapsed Follicular Non-Hodgkin's Lymphoma Beyond First Complete Response. Accessed August 2, 2011.

[90] Sureda A, Schouten HC. HSCT for Hodgkin's lymphoma in adults// Apperley J, Carreras E, Gluckman E, et al. Hematopoietic Stem Cell Transplantation. The EBMT Handbook. 6th ed. Genoa: Forum Service Editore, 2012: 430-445.

[91] Younes A, Bartlett NL, Leonard JP, et al. Brentuximab vedotin (SGN-35) for relapsed CD30-positive lymphomas. N Engl J Med, 2010, 363 (19): 1812-1821.

[92] Sarina B, Castagna L, Farina L, et al. Allogeneic transplantation improves the overall and progression-free survival of Hodgkin lymphoma patients relapsing after autologous transplantation: a retrospective study based on the time of HLA typing and donor availability. Blood, 2010, 115 (18): 3671-3677.

[93] Devetten MP, Hari PN, Carreras J, et al. Unrelated donor reduced-intensity allogeneic hematopoietic stem cell transplantation for relapsed and refractory Hodgkin lymphoma. Biol Blood Marrow Transplant, 2009, 15 (1): 109-117.

第14章

恶性组织细胞增生症

恶性组织细胞增生症临床表现为发热、黄疸、胸腔积液、腹水、肝脾淋巴结肿大、全血细胞减少等。骨髓涂片中可以找到大小不一、形态各异的组织细胞，常吞噬血细胞。该病通常被认为是源于组织细胞的一种恶性肿瘤。组织细胞属于网状内皮系统，最早称作“组织细胞性髓性网状细胞增生症”。Nezelof等曾经发现恶性组织细胞增生症存在累及染色体5q35的异常。但他人的研究分析表明，曾诊断为“恶性组织细胞增生症”的病例，多属间变性大细胞淋巴瘤，少数为其他血液肿瘤。间变性大细胞淋巴瘤源自T细胞，存在t(2;5)(p23;q35)或其他累及5q35的易位。此后，通过PubMed检索到的关于恶性组织细胞增生症的文献报道数量明显减少，而且欧美的血液学专著中不仅不把“恶性组织细胞增生症”列为单独的章节讲述，索引中也查不到这样一个诊断名称。2001年，Schmidt就曾明确提出了“恶性组织细胞增生症是一种正在消失的疾病”的观点。

从此，关于作为肿瘤的恶性组织细胞增生症这样一种疾病存在与否的争论基本休止。普遍认为恶性组织细胞增生症极其罕见，甚至不存在；有多种疾病的临床表现和实验室检查特点与之非常相似；但来自组织细胞的肿瘤性疾病(表14-1)各自特征与恶性组织细胞增生症差别较大。如朗格汉斯组织细胞增生症、组织细胞肉瘤等，瘤细胞形成肿块，而所谓的恶性组织细胞增生症“瘤细胞”散在于骨髓等脏器中，胞浆内常见到吞噬的血细胞。再结合免疫组织化学染色和临床表现，容易区分组织细胞肿瘤性疾病和恶性组织细胞增生症。

组织细胞肿瘤性疾病与恶性组织细胞增生症差别明显，但针对感染或其他肿瘤的组织细胞反应性增生的临床表现及化验检查特点与所谓的恶性组织细胞增生症极其相似。这种组织细胞反应性增生造成的病症称作“噬血细胞性淋巴组织细胞增多症(Hemophagocytic lymphohistio-cytosis, HLH)”，简称“噬血细胞综合征(Hemophagocytic syndrome, HPS)”。近十余年来国际上对HLH的研究、认识越来越深入，并被普遍认同。

表14-1 组织细胞疾病分类

非肿瘤性	肿瘤性
树突细胞	树突细胞
朗格汉斯细胞组织细胞增生症	组织细胞肉瘤(局灶性或播散性)
继发性树突细胞反应性增生症	具有滤泡树突细胞表型的
幼年黄色肉芽肿	具有指突样树突细胞表型的
具有树突细胞表型的孤立性组织细胞肉瘤	巨噬细胞
巨噬细胞	组织细胞肉瘤(局灶性或播散性)
噬血细胞综合征	单核细胞
窦性组织细胞增生症伴巨大淋巴结病	白血病(FAB分类)
具有巨噬细胞表型的孤立性组织细胞肉瘤	急性单核细胞白血病
	急性粒-单核细胞白血病
	慢性粒-单核细胞白血病
	单核细胞性髓系肉瘤

(引自：Med Pediatr Oncol 1997;29:157)

鉴于恶性组织细胞增生症和噬血细胞综合征相同的临床和实验室特点，以及国际上普遍认为恶性组织细胞增生症极为罕见甚至不存在的观点，本章将介绍噬血细胞综合征，而非恶性组织细胞增生症。单从病理的角度来说，国际血液学界认为恶性组织细胞增生症实为间变性大细胞淋巴瘤。后者是一种确切的淋巴瘤类型，且多数间变性大细胞淋巴瘤并不具有恶性组织细胞增生症那样的侵袭性。因此，本章也不介绍病理上与恶性组织细胞增生症等同的间变性大细胞淋巴瘤，但把它列为噬血细胞综合征的一种诱因。关于间变性大细胞淋巴瘤，请参阅有关章节。

【概述】

噬血细胞性淋巴组织细胞增多症（下面称“噬血细胞综合征”），是微生物感染（如病毒、细菌等）或发生其他疾病（如肿瘤、自身免疫性疾病）后，可能因机体细胞毒功能缺陷或其他免疫异常，抗原不能被及时有效地清除，抗原持续作用，T淋巴细胞异常激活并产生、释放大量炎性细胞因子，后者转而激活单核-巨噬细胞，激活后的单核巨噬细胞浸润组织器官，并吞噬血细胞，引起发热、血细胞减少、肝脾肿大、肝功异常甚至衰竭等一系列临床表现。本病在临床上并不少见，但其确切的发病率不详。瑞典的一项回顾性分析发现，儿童原发性噬血细胞综合征的年发病率为0.12/10万。另有人估计，大约3 000例住院儿童中会有1例噬血细胞综合征。

噬血细胞综合征分家族性（原发性）（FHL）和继发性。家族性（原发性）是由于相关基因异常，造成细胞毒功能缺陷，感染触发过度免疫反应。因存在先天的遗传异常，约90%的FHL在2岁以内发病，个别发生于成年人。目前对FHL的发病机制认识比较明确，可以此为模型来研究、介绍。

【发病机制】

细胞毒作用是指人体免疫系统杀伤瘤细胞、发生转化的异常细胞或感染有微生物的细胞的过程。具有细胞毒作用的免疫细胞主要有NK细胞和$CD8^+$ T细胞，统称“细胞毒性淋巴细胞（cytotoxic lymphocytes，CTLs）”。这些细胞胞浆中有一些颗粒，其中含有可以融解、破坏靶细胞的蛋白（如穿孔素、颗粒酶B等），所以称之为“细胞毒颗粒”。细胞毒颗粒在细胞毒性淋巴细胞识别作为杀伤目标的靶细胞后，在细胞膜接触部位形成突触，细胞毒颗粒开始向突触移动，最终细胞毒颗粒膜与突触部位的细胞膜融合，释放其中的蛋白，杀伤靶细胞。参与这个过程的任何一个蛋白异常，即导致细胞毒功能缺陷。目前已经发现的与FHL发病相关的蛋白，及其在细胞毒功能中的具体作用，详见表14-2。

由于上述先天或获得性（如何获得尚不清楚）细胞毒功能缺陷，抗原不能被及时、有效清除而持续作用，T淋巴细胞异常持续激活，产生大量细胞因子（如IFN-γ、TNF-a和GM-CSF等），后者转而激活单核巨噬细胞，激活后的单核巨噬细胞浸润组织器官，并产生更多的细胞因子（包括TNF-a、IL-1、IL-6、IL-8、IL-10、IL-12、IL-18等），导致一系列临床表现，比如IFN-γ、TNFα和IL-1导致发热、高脂血症等。短时间内大量细胞因子的释放，形象地称作“细胞因子风暴”，是HPS发病的中心环节。

表14-2　FHL分型、各自的发病相关蛋白及其在细胞毒功能中的作用

分型	染色体定位	相关基因	编码蛋白	蛋白功能
FHL-1	9q21.3-22	未明	未明	未明
FHL-2	10q21-22	PRF1	穿孔素	诱导凋亡
FHL-3	17q25.1	Unc13D	Munc13-4	囊泡 priming
FHL-4	6q24	STX11	突触融合蛋白11	囊泡转运
FHL-5	19p13.3-p13.2	STXBP2	Munc18-2	囊泡转运
CHS-1	1q42.1-42.2	LYST	LYST	囊泡转运
GS-2	15q21	RAB27A	Rab27a	囊泡转运；小GTP酶
II型HPS	未明	ADTB3A	AP3B1	囊泡的合成与转运
XLP-1	Xq25	SH2D1A	SAP	信号转导和淋巴细胞激活
XLP-2	Xq25	BIRC4	XIAP	抑制细胞凋亡

注：FHL＝家族性噬血细胞综合征；CHS＝Chédiak Higashi综合征；GS＝Griscelli综合征；XLP＝X性联淋巴增生综合征（引自：Clin Exp Immunol. 2011；163：271）

因此，HPS 可以看做是一种过度的免疫反应，由不能控制且无效的免疫反应所致。临床表现是过度免疫反应损伤组织器官的结果。一般的炎症反应如败血症，没有 T 细胞的过度激活，表现为中性粒细胞、血小板或纤维蛋白原等的升高。这是机体能够控制免疫反应，使之有“度”的结果。而 HPS 往往有血细胞减少和纤维蛋白原降低，是免疫反应“失控”所致。

【临床表现及实验室检查】

噬血细胞综合征的主要特点为发热、肝脾肿大、血细胞减少、肝功异常甚至肝衰、骨髓中可以见到噬血现象表现等(表 14-3)。除却这些共有的特点外，不同原因(如感染、淋巴瘤、自身免疫性疾病等)导致的噬血细胞综合征还存在各自特有的临床表现。

发热是本病最为突出的表现，一般为长期高热，体温超过 38.9℃ 的持续时间中位数可达 19d(4～41d)。部分患者有皮疹。皮疹可能是导致 HPS 潜在疾病的一种表现，但也可能是 HPS 本身的特点。皮疹常为一过性，往往伴随高热出现。皮疹多种多样，缺乏特征性，如红色斑丘疹、红皮病、水肿、筋膜炎、荨麻疹等。皮疹处有淋巴细胞浸润，也可见噬血现象。有的患者淋巴结也可肿大，偶见巨大淋巴结。

肝病变是 HPS 另一重要表现。表现为肝大、肝功异常。肝大同时往往有脾大，呈进行性。多数患者有肝功异常，就诊时很少有肝功正常的患者。如果肝功正常，应慎重做出 HPS 的诊断。肝功异常程度不一，轻者仅为肝酶、胆酶略有升高，重者表现为肝衰。27 例 HLH 患者尸检发现，22 例存在慢性持续性肝炎，肝门淋巴细胞浸润。新生儿 HLH 患者表现为胎儿水肿和肝衰。HLH 患者可发生 VOD。

患者就诊时即有贫血和血小板少的患者超过 80%。骨髓增生度正常、减低或增强。有噬血现象患者所占的比例报道不一，自 25%～100% 不等。存在噬血现象的患者每 500 个细胞中有 1～10 个为噬血细胞。需要注意的是，输血、感染、自身免疫性疾病等都可以见到噬血现象。虽然本病称作“噬血细胞综合征”，但不能因为噬血现象的有或无来确定或排除诊断。近 95% 的患者有播散性血管内凝血的表现。脱颗粒缺陷造成的 HLH，血小板功能也可存在异常。

大约 1/3 的患者有神经系统表现，多在病程晚期出现，但也可发生在早期。表现多种多样，包括肌张力增高或降低、瘫痪、脑膜刺激征、晕厥、抽搐、易激惹、意识障碍、脑神经麻痹(尤其是第Ⅵ或第Ⅶ对)、共济失调。婴幼儿可因颅内高压而前囟饱胀。超过 50% 的患者 CSF 异常，如细胞和蛋白水平升高，甚至可以见到噬血现象。影像上可有脑水肿等征象。视网膜出血、视神经肿胀、脉络膜浸润等在婴幼儿 HLH 中有报道。脱髓鞘可引起弥漫性外周神经病变，造成疼痛、无力等。血压高是神经系统表现易发因素之一。药物治疗过程中也可出现神经系统表现。此时应注意是否与环孢菌素 A 的加用和血压的升高有关。药物在减量过程中，神经系统表现可以反复。中枢受累提示发病与遗传因素有关，预后不良，应考虑安排造血干细胞移植，尤其是没有巨噬细胞激活综合征表现及中枢神经系统感染的情况下发生的中枢神经系统表现。对于没有神经系统表现的患者，也应仔细检查，包括腰穿，甚至中枢磁共振成像检查。

表 14-3　HLH 临床表现及实验室检查特点

临床表现	在患者中的阳性率	实验室检查	在患者中的阳性率
发热	70%～100%	贫血	90%～100%
脾大	70%～100%	血小板减少	80%～100%
肝大	40%～95%	中性粒细胞减少	60%～90%
皮疹	5%～65%	高三酰甘油血症	60%～70%
淋巴结肿大	15%～50%	低纤维蛋白原血症	65%～85%
神经系统表现	20%～50%	转氨酶升高	35%～90%
		胆红素升高	35%～75%
		LDH 升高	45%～55%
		铁蛋白升高	55%～70%

(引自：Emerg Infect Dis 2000;6:601)

患者易发生肺部感染，重者出现呼吸衰竭。并发呼吸衰竭的患者预后差，死亡率高。曾有报道发现25例影像异常的患者中，17例发生急性呼吸衰竭，其中88%的死亡。炎症反应、所用药物毒副作用等可造成心功能不全。

【诊断】

1994年，为HLH-1994临床试验方便，组织细胞协会提出了HLH的诊断标准。HLH-2004试验时对该标准做了修订(表14-4)。在HPS的临床和实验室标准中共有8项，各自在诊断中的权重相同，没有主次之分。该病症虽然称作"噬血细胞综合征"或"噬血细胞性淋巴组织细胞增生症"，但噬血现象由于疾病所处阶段不同，或噬血细胞多少不一，及在组织器官中分布不均。因此，噬血现象不是一项敏感指标。另外，噬血现象见于多种良恶性疾患，正常人甚至也能见到噬血现象。因此噬血现象并不是一项特异的指标，不作为主要标准或必要条件。因此，这一诊断名称乍看有点儿名不副实，容易招致误解。

表14-4　HPS诊断标准

1. 家族性疾病/已知的遗传缺陷
2. 临床和试验室标准(至少满足下列8项中的5项)
发热
脾大
至少两系血细胞减少
Hb＜90g/L(年龄＜4周的婴儿＜100g/L)
血小板计数＜100×10^9/L
中性粒细胞计数＜1×10^9/L
高三酰甘油血症或低纤维蛋白血症
空腹三酰甘油≥3mmol/L
纤维蛋白原＜1.5g/L
铁蛋白≥500mg/L
sCD25≥2400U/ml
NK细胞活性降低或缺如
骨髓、脑脊液或淋巴结中可见噬血现象
其他支持HLH的依据包括：中枢症状并有细胞或蛋白升高；转氨酶、胆红素或LDH升高

(引自：Pediatr Blood Cancer 2007,48:124)

名不副实倒也无妨，重要的是许多对于HPS诊断非常有帮助的临床特点没有纳入到诊断标准中。比如，几乎所有HPS患者有肝炎表现，或转氨酶轻度升高，或呈暴发性肝衰竭，罕有肝功正常的HLH。再比如，神经系统表现是部分HPS患者突出的特点，但也不是目前诊断标准中的一项。HPS诊断中不应忽略这些特点。

诊断HPS中还应注意的是，不同的疾病阶段，患者特点会有所变化。因此要注意观察。临床表现为发热、肝脾大、浆膜腔积液，类似于急性肝炎或暴发性肝衰、败血症、多脏器功能衰竭的患者，应考虑到HPS。然后进一步行肝功、肾功、血常规及HPS有关的化验。对于不明原因发热、肝功异常、血细胞减少、铁蛋白＞3000g/dl或sCD25明显升高者，更应高度怀疑。同时行FHL相关基因异常的筛查。按照HPS诊断标准，只要患者存在FHL相关基因异常，即可诊断FHL；或者满足临床和实验室标准8项中的5项，即可诊断为HPS。同时，HPS往往病情凶险，临床特点突出，临床医生容易考虑到而不容易被忽略，延误诊断。因此诊断HPS并不困难。

在诊断HPS后，更为重要的是区分FHL抑或继发性HPS。两者的鉴别点，参考表14-5。70%的FHL在1岁、90%在2岁以内发病，几乎所有FHL存在相关基因异常。尽管有62岁才证实穿孔素或其他FHL相关基因异常的报道，但继发性HPS多为成年人，也见于较大的儿童；没有家族史和已知的遗传因素；通常有感染(如EB病毒)或其他疾病(主要是肿瘤，尤其是淋巴瘤，和类风湿性疾病)。没有肿瘤或自身免疫性疾病的患者，反复发生HPS的，应考虑为FHL，或在治疗上按FHL处理，如行异基因造血干细胞移植。对于FHL和继发性HPS难以鉴别的患者，首先考虑继发性，尤其对于成年或年龄较大的儿童。其中病情轻者除外肿瘤和自身免疫性疾病，予以抗感染治疗，病情缓解后密切随访；病情重的，为不延误治疗，宜按FHL处理。

诊断为FHL的患者，需进一步行微生物检测。这是因为，尽管相关基因缺陷是FHL的根本原因，但其发生往往是由病毒(如EB病毒、巨细胞病毒、疫苗等)触发。临床上，由于检测方法、感染阶段等原因，微生物检测容易呈阴性。通过基因筛查确诊的FHL，宜对患者父母、兄妹、子女等行相关检测。

诊断为继发性HPS的患者，HPS只是一个"临时性"或"过渡性"诊断，还应积极寻找触发了HPS潜在的因素或疾病(详见鉴别诊断部分)。这有时是非常困难的。

表 14-5　FHL 与继发性 HPS 的区别

	FHL	继发性 HPS
初诊时间	婴幼儿	通常在年龄较大的成年人
免疫缺陷	与免疫缺陷无关	常与免疫缺陷相关
诱因	可由病毒感染触发	可由感染、肿瘤、GVHD 触发
组织细胞	良性细胞特征	良性细胞特征
病程	进行性	潜在病因消除可缓解
家庭成员	可受累(常染色体隐性遗传)	无
穿孔素	缺乏,穿孔素或其他基因突变(50%)	正常
NK 细胞	数量正常,功能异常	数量正常或减少,功能障碍或正常

【鉴别诊断】

尽管 HPS 诊断并不困难,仍需注意与 HPS 相似的疾病相鉴别,如严重感染(败血症)、急性肝炎或爆发性肝衰、多脏器功能衰竭、侵袭性淋巴瘤等。这些疾病的患者,有的不具备 5 项或多于 5 项 HPS 诊断标准;而有的则具备,是临床医生应积极寻找的继发性 HPS 的病因,对于这些患者就诊初期可定为 HPS,但在确定潜在的疾病后冠以该病名称,或该病伴 HPS 较为妥当。对于有皮疹或心血管系统表现的患儿,应特别注意与川崎病鉴别。后者结膜炎、颈部淋巴结肿大等表现比较明显,而在 HPS 多不具有或不突出。

继发性 HPS 潜在疾病中,感染是最常见的,其次是肿瘤,再次是自身免疫性疾病。国内有人总结发现,约 95%的 HPS 继发于感染或肿瘤。各种感染均可导致 HPS。EBV 是感染相关 HPS 最常见的原因。病情轻重不一,有的自发缓解,有的甚至需要造血干细胞移植。EBV 或其他感染也可以 FHL 的触发因素。

多种肿瘤都可伴发 HPS,包括各种类型的 T 或 NK 细胞淋巴瘤或白血病(如间变大细胞淋巴瘤、侵袭性 NK 细胞淋巴瘤、肝脾 T 细胞淋巴瘤等)、B 细胞淋巴瘤(如 B 淋巴母细胞性淋巴瘤、血管内大 B 细胞淋巴瘤等)、髓系白血病、纵隔生殖细胞肿瘤、其他实体瘤、造血干细胞移植后等。肿瘤及其治疗对免疫的影响可能是 HPS 发生的原因,同时肿瘤及合并的感染均可作为 HLH 的触发因素。骨髓涂片及活检不仅是观察噬血现象最好的办法,也有利于明确肿瘤的确诊。

自身免疫性疾病患者可有 HPS 表现,临床上一般称作"巨噬细胞激活综合征 (Macrophage activation syndrome,MAS)"。它甚至是幼年特发性关节炎的首发表现,且病情严重,死亡率较高。MAS 也见于其他自身免疫性疾病如系统性红斑狼疮、成人 Still 病、系统性硬化等。主要表现为发热、肝脾淋巴结肿大、肝炎和播散性血管内凝血。关节炎等疾病活动期中性粒细胞或血小板一般升高,但并发 MAS 时血细胞减少。感染或用药的改变往往是 MAS 的诱因。MAS 可有类似于 HPS 的免疫和遗传学异常。部分患者有 PRF1 或 UNC13D 多形性或杂合突变。多数 MAS 患者 NK 细胞功能受到抑制,穿孔素表达减弱,sCD25 和 sCD163 升高。

【治疗】

由于 HPS 患者多有血液系统表现,且相当一部分患者可能是淋巴瘤所致;即便是原发或非肿瘤相关 HPS 患者,也常需要接受细胞毒性药物治疗。因此收住到熟悉血液肿瘤治疗和骨髓移植的医院,利于患者的治疗。同时,HPS 患者往往病情危重,常有多脏器功能衰竭。在重症监护病房处理可能会提高患者的生存率。

HPS 的治疗包括支持治疗和化疗。确定了原发疾病的继发性 HPS,应针对原发病治疗。虽谓"支持治疗",却是 HPS 治疗的关键,特别是就诊初期,诊断尚不明确,需要等待化验结果或根据陆续汇报的化验结果补充一些新的化验,此时给予过多的药物治疗如包括糖皮质激素在内的细胞毒性药物、环孢素 A,可能会影响化验结果的准确性、可靠性。因此,除非患者病情特别危重,需要全面的紧急干预方有可能挽救生命,否则应积极采取并依赖支持治疗措施。支持治疗包括以下一些内容。

首先是维持生命体征的措施,如补充液体,纠正水盐酸碱失衡,保证患者热量、出入量平衡。中性粒细胞缺乏者,应注意隔离,并使用 G-CSF。由于"细胞因子风暴"是 HPS 发生的重要环节,因此清除或针对细胞因子是 HPS 治疗成败的关键因素之一。血浆置换是清除细胞因子的一种有效手段。

有条件的,也可以采取抗 IL-1 和 IL-6 治疗。

炎症、消耗性凝血障碍、血小板减少或功能缺陷等可能导致患者出血。根据可能的出血原因,选择输注血小板、新鲜冷冻血浆、冷沉淀、激活的Ⅶ因子等。因血小板减少造成明显出血的,尽可能使血小板维持在 $50 \times 10^9/L$ 以上。不建议预防性使用肝素。

细菌或真菌感染不仅是 HPS 原因或触发因素之一,也可以是 HPS 的一种并发症。因此,对于没有感染征象、中性粒细胞缺乏的患者,可参考造血干细胞移植相应指南,预防性使用抗细菌、真菌药物,注意覆盖肺孢子菌等。存在细菌或真菌感染征象者,根据发热特点、感染部位,宜经验性选择广谱抗细菌或真菌药物,同时安排体液、排泄物微生物检查和影像学检查,根据这些检查结果和患者对抗微生物治疗的反应,及时调整,选择适当的抗菌药。

EB 病毒是 FHL 和继发性 HPS 最常见原因。但目前还没有有效的抗 EB 病毒的药物。EB 病毒的清楚依赖患者的细胞免疫,而 HPS 患者细胞免疫又存在缺陷。因此,EB 病毒相关 HPS 治疗非常棘手。静脉输注丙种球蛋白对多数病毒感染有一定作用。在 EB 病毒相关 HPS,其疗效难以肯定,值得尝试。CD20 单克隆抗体能够破坏 B 细胞,有助于清除 B 细胞内的 EB 病毒,但无奈于 T 或 NK 细胞内的 EB 病毒。分离 B 和 T/NK 细胞,分别检测其中的 EB 病毒核酸,可以使 CD20 单克隆抗体清除 EB 病毒的治疗更具有针对性。有的 EB 病毒相关 HPS 具有自限性,有的则呈侵袭性或反复发作,这部分患者要考虑 VP16、环孢素 A 和糖皮质激素的联合治疗,甚至造血干细胞移植。

糖皮质激素不应作为支持治疗的一部分。有人认为,成年人 HPS 治疗相关死亡率高,与糖皮质激素的随意滥用有一定关系,尤其是大剂量糖皮质激素。对于确诊为或高度怀疑感染相关 HPS 的患者,尤应慎用包括糖皮质激素在内的免疫抑制药。理由是:微生物的清除,特别是病毒,不仅依赖抗微生物药,同样依赖患者自身的免疫功能;现有抗病毒药物作用有限,有的病毒至今尚无有效药物,如常为 HPS 触发因素的 EB 病毒。

支持治疗过程中,应密切监测临床表现及实验室指标(血常规、肝肾功、血清铁蛋白、sCD25 和 sCD163 等),注意病情的变化、可能的并发症和药物的毒副反应。如果患者病情有所改善,宜继续以支持治疗为主,慎重启用细胞毒性药物为主的、称作"侵袭性"的治疗,即 HLH-04 方案。这种治疗宜在确定为原发,或支持治疗 2 周左右病情没有任何改善甚至恶化的情况下开始,以期终止"细胞因子风暴"恶性循环。HLH-2004 方案(表 14-6)是以 HLH-1994 方案(地塞米松联合 VP16)为基础,血压正常、肾功没有明显异常的加入了环孢素 A (CsA)。VP16 通过肝肾清除。因此,肌酐清除率在 10～50ml 的,剂量应当减少 25%;<10ml 的应减少 50%;肌酐清除率<10ml,同时胆红素>3mg/dl 者,剂量减少 75%。单纯高胆红素血症者,VP16 可不减量。中枢神经系统受累的患者,应每周腰穿 1 次,并鞘注 MTX 和糖皮质激素,直至 CSF 恢复正常,症状消失。

地塞米松和 VP16 在减停过程中,无复发迹象、不存在 FHL 相关基因缺陷、免疫功能恢复的,可在 8 周后停止所有治疗。这部分患者不必行造血干细胞移植。但停药后第 1 年内应每月随访 1 次,之后每年随访 1 次。复发者多数在 1 年之内。减量或停药后复发的患者,可以再用原来的方案治疗。治疗过程中病情反复者,应注意鉴别是 HPS 病情的变化还是治疗药物的毒副反应,以便决定下一步的处理:究竟是改变目前针对 HPS 的治疗,还是继续目前治疗的同时,处理药物的毒副反应。

表 14-6　HLH-2004 方案具体用法

	第 1 周	第 2 周	第 3 周	第 4 周	第 5 周	第 6 周	第 7 周	第 8 周
Dex	每次 $10mg/m^2$		每次 $5mg/m^2$		每次 $2.5mg/m^2$		每次 $1.25mg/m^2$ 至减停,每天 1 次,每周连续 3d	
VP16	每次 $150mg/m^2$		每次 $150mg/m^2$					
	静脉滴注,每周 2 次		静脉滴注,每周 1 次					
CsA	6mg/(kg·d),目标血药浓度 200μg/L							

按照上面方案治疗的患者中，约 50%获得完全缓解，30%部分缓解，20%死亡。治疗后头几周内因并发症死亡的居多。如果上述方案无效，可尝试其他药物。(兔)ATG 可以提高完全缓解率，但复发率较高，长期疗效并无优势。也有人用抗 CD52 或其他单克隆抗体，清除免疫细胞。但因使用的病例数不多，其有效性和安全性仍有待观察。

FHL 或中枢神经系统受累的 HPS、NK 细胞功能障碍持续存在或反复发作的、及前述治疗无效的 HPS(即便确诊为 EB 病毒感染相关)，均应考虑造血干细胞移植。因此，HPS 患者应尽早做 HLA 配型。考虑到 HPS 存在家族性的可能，亲缘供者也可能有相同的 FHL 相关基因异常。因此，建议选择无关供者进行造血干细胞移植(HSCT)。

预处理方案可用清髓的，也可用减低剂量的(RIC)。单中心研究结果发现，RIC 较清髓的预处理方案更能够改善患者的生存率。含有抗 CD52 阿仑单抗的 RIC 方案疗效较好。但预处理中阿仑单抗的使用时机会影响 GVHD 的发生率、嵌合状态和排异等问题。因此，阿仑单抗在 HSCT 预处理中的用法有待改进。RIC 脐血移植也值得尝试，尤其在 HPS 婴幼患儿。

移植后头几个月应每周监测嵌合率，当嵌合率接近 50%～60%时，可通过减低或停用预防 GVHD 的免疫抑制药剂量，或使嵌合率下降的趋势停止。供者淋巴细胞输注也可稳定或提高嵌合率。HPS 无需完全嵌合即可控制。移植后长生存的患者嵌合率可以很低。中枢神经系统受累者移植后 100d 内，需定期检测 CSF。植活的患者，脑脊液的异常可逐渐改善，恢复正常，中枢神经系统病变得以控制。

2000 年前的 HPS 患者，接受同胞或无关相合 HSCT 的长期无病生存率是 50%～65%。日本报道 14 例 EB 病毒相关 HPS，HSCT 的长生存率达 86%。移植后 100d 内死亡的主因是急性呼吸窘迫综合征、VOD、多脏器功能衰竭等。极少数尸检时发现残留 HPS。

【预后】

任何一种疾病的严重程度是估计预后的最佳指标。转氨酶、胆红素、凝血障碍、铁蛋白、sCD25、β2 微球蛋白及细胞因子等水平的高低都是提示 HPS 严重程度和预后的指标。血细胞减少、脏器功能衰竭、中枢神经系统病变的有无、轻重必然影响患者生存的可能性。年龄不仅反映 HPS 潜在的病因，也与患者脏器功能状态、治疗的耐受性有关。超过 30 岁的预后不及 30 岁以下的患者。继发性 HPS 的原发病也是重要的预后因素。感染相关性的要优于侵袭性淋巴瘤相关的 HPS。

(齐军元)

第 15 章

多发性骨髓瘤

多发性骨髓瘤(multiple myeloma,MM)是起源于生发中心后终末分化B淋巴细胞的恶性克隆性浆细胞疾病,特征为单克隆浆细胞在骨髓中增殖并合成分泌单克隆免疫球蛋白,导致高钙血症、肾功能损害、贫血和骨质破坏等终末器官损害。从分子遗传学角度来看,MM并非一种疾病,而是多种疾病实体的综合。自体移植和新的治疗药物(免疫调节药和蛋白酶体抑制药)显著延长了患者的生存时间,但目前为止MM仍然是一种不可治愈的疾病。

【流行病学】

MM占所有恶性肿瘤的1%,血液肿瘤的10%。MM的年发病率为(3～4)/100 000,但在不同的地区和种族差异比较明显。澳大利亚、新西兰、北美、西欧和北欧发病率较高,而亚洲发病率相对较低。过去几十年,MM的发病率呈现缓慢增加趋势,美国肿瘤协会估计2011年美国新增MM患者数量为20 520例,其中男性患者11 400例,女性患者10 610例。目前尚缺乏中国MM患者的确切流行病学资料,一般估计与周边的东南亚和日本发病率相近,约为1/100 000。MM的一个重要特征是多发病于老年人,男性患者中位发病年龄69岁,女性患者为71岁,只有不到5%的患者发病年龄<40岁。

MM发病原因不明,环境、免疫和遗传学因素均可能参与其中。研究证明,MGUS患者的亲属罹患MM的风险较高,提示MM的发病具有一定的基因易感性。对1 675例MM患者进行基因组相关分析发现MM的发病可能与染色体3p22.1和7p15.3单核苷酸多态性有关。

【病理生理】

MM的发病是肿瘤细胞与微环境相互作用的结果。

1. 细胞起源　多发性骨髓瘤起源于生发中心后归巢到骨髓的长寿浆细胞。

抗原特异性B淋巴细胞识别并结合抗原后在外周淋巴组织胸腺依赖区和胸腺非依赖区交界处与被同一抗原激活的抗原特异性$CD4^+$ Th细胞相遇,在$CD4^+$ Th细胞辅助下活化、增殖分化。一部分浆细胞分化为短寿浆细胞,这些浆细胞多在2周内发生凋亡,主要发挥即刻防御效应。另一部分B细胞迁移至附近的非胸腺依赖区的初级淋巴滤泡,继续增殖并形成生发中心(次级淋巴滤泡)。经历V(D)-J基因重排、体细胞高频突变、Ig类别转换、受体编辑等过程,形成具有表达高亲和力IgM的淋巴细胞。生发中心大部分B细胞分化为抗体形成细胞即浆细胞,其离开生发中心后一部分分布于脾红髓的脾索及淋巴结的髓索;一部分后迁移至骨髓,并可以从骨髓基质细胞获得IL-6等生长信号。这些细胞停止分裂,但可以高效合成抗体,可以存活数月到数年。MM及意义未明的单克隆免疫球蛋白增多症(monoclonal gammopathy of undetermined significance,MGUS)均起源于归巢的骨髓的长寿浆细胞。具有与长寿浆细胞类似的免疫表型特征和骨髓内多处分布的特点。但与正常浆细胞不同的是,MM细胞仍然保留了低度的增殖活性,S期细胞比例为1%～3%。

2. 绝大多数多发性骨髓瘤起源于意义未明的单克隆免疫球蛋白增多症　意义未明的单克隆免疫球蛋白增多症(monoclonal gammopathy of undetermined significance,MGUS)是一种发生于老年人的疾病,在超过50岁的高加索裔中发病率约为4%。根据分泌免疫球蛋白类型的不同,可以将MGUS分为IgM-MGUS和non-IgM MGUS 2种类型,前者多进展为淋巴浆细胞淋巴瘤等淋巴细胞肿瘤,后者以每年1%的比例进展为MM。MGUS与MM的区别主要为单克隆免疫球蛋白水平低于30g/L,骨髓中浆细胞比例<10%,并且没有终末器

官损害。绝大多数有症状的 MM 均起源于 MGUS。大多数在 MM 中可以检测到的分子遗传学异常，同样可以在 MGUS 中检测到，由 MGUS 向 MM 转变的关键机制目前尚不清楚。

3. *骨髓瘤干细胞*　大多数初治 MM 患者均对化疗比较敏感，蛋白酶体抑制药和免疫调节药等新药的使用，使得相当一部分患者可以取得完全缓解，但是绝大多数患者最终难免复发。存在难以清除的肿瘤干细胞可能是 MM 不能被治愈的原因之一。虽然肿瘤干细胞已经在多种肿瘤中得到证实，但是在 MM 肿瘤干细胞领域存在较大的争议。争议的焦点在于是否存在 MM 肿瘤干细胞，以及 MM 肿瘤干细胞是浆细胞还是 B 淋巴细胞，这对于将来可能的靶向治疗至关重要。大部分研究倾向于认为 MM 肿瘤干细胞是 $CD138^-CD19^+$ B 淋巴细胞，其中 $CD138^-CD19^+CD27^+$ 记忆 B 细胞受到重视。记忆 B 细胞是长寿的，是曾经由抗原激活并在生发中心增殖的细胞后代。这些记忆 B 细胞非常缓慢地分裂，表达表面免疫球蛋白，但是分泌抗体的比例不高。由于记忆 B 细胞的祖先曾经参与了生发中心反应，记忆 B 细胞继承了生发中心细胞中发生的基因改变，包括体细胞突变和导致同种型转换的基因重排。记忆 B 细胞作为 MM 肿瘤干细胞的理论很好地解释了 MM 细胞常具有涉及 IGH 基因的异常，以及分泌单克隆免疫球蛋白的原因。从这个角度来看，MM 或 MGUS 可以视为是机体为获得对抗原终身免疫所承担的风险或付出的代价。

4. *黏附分子*　对骨髓微环境的高度依赖是 MM 的重要特征。骨髓中多种细胞在 MM 的发病中发挥了重要作用，包括纤维母细胞、成骨细胞、破骨细胞、间充质细胞、巨噬细胞以及浆细胞样树突细胞等。MM 细胞通过多种黏附分子与微环境中的细胞相互作用。CD56 是一种属于免疫球蛋白超家族的黏附分子，表达于 70％左右的 MM 患者。在 MM 肿瘤细胞归巢与黏附到骨髓微环境中发挥重要作用。大多数 MM 细胞高表达黏附分子 LFA-3、LFA-1 和 VLA-4。VLA-4 辅助 MM 细胞黏附于骨髓纤连蛋白，特定条件下可以刺激间充质细胞分泌 IL-6。MM 细胞和间充质细胞通过 VCAM-1 和 $\alpha_4\beta_1$ 整合素相互连接，促进激活破骨细胞的相关细胞因子的分泌。MM 细胞表达 Notch 受体，与间充质细胞的 Notch 配体相结合，促进 MM 对化疗耐药的发生。这种耐药机制称之为细胞黏附相关耐药（Cell-adhesion drug resistance，CAMDR）。骨髓微环境中的血管内皮系统同样在 MM 的发病中发挥重要作用。骨髓微血管密度与 MM 细胞增殖活跃程度明显相关。MM 细胞分泌的 VEGF 可以促进血管内皮细胞的增生。

5. *细胞因子和细胞信号*　白介素 6（IL-6）是促进 MM 增殖和存活最重要的细胞因子。间充质细胞、巨噬细胞、纤维母细胞、成骨细胞、破骨细胞和单个核细胞均可以分泌 IL-6。MM 细胞也可以分泌 IL-6 并表达 IL-6 受体，形成促进增殖的自循环。IL-6 通过信号转导蛋白 gp130 向细胞内传递信号，激活 JAK-STAT 和 Ras-MAP 这 2 条信号通路。激活 JAK-STAT 可以上调抗凋亡蛋白 Mcl-1 and Bcl-X_L的表达，激活 Ras-MAP 可以可以上调转录因子 ELK-1，AP-1，and NF-IL-6 表达，总体上发挥抗凋亡、促增殖的作用。其他在 MM 发病中发挥重要作用的细胞因子还包括 IL-1β、VEGF，IGF 和 TNF-α。

6. *骨髓瘤骨病发生机制*　骨质损害是 MM 特征性的临床表现。MM 细胞与间充质细胞相黏附后，诱导间充质细胞分泌多种细胞因子和炎症蛋白，例如 IL-6、IL-1、TNF、IL-11 和 MIP-1α。同时 MM 细胞分泌肝细胞生长因子（HGF）和甲状旁腺激素相关多肽。这些细胞因子称之为破骨细胞激活因子（osteoclast-activating factors，OAFs）。OAFs 可以诱导间充质细胞表达核因子 κB 受体激活药配体（receptor activator of nuclear factor-κB ligand，RANKL）。RANKL 与破骨细胞表面的 RANK 结合，促进破骨细胞的分化与成熟。正常情况下，骨保护素（OPG）以一种诱饵受体的形式与 RANKL 结合，竞争性阻断 RANK/RANKL 之间的相互联系，起到平衡骨质内环境的作用。MM 患者血清中 OPG 水平明显下降，可能与 MM 细胞表面的 CD138 与 OPG 蛋白的肝素结合域结合介导 OPG 降解有关。

其他实体肿瘤发生骨骼转移时，往往伴有活跃的骨质形成。但骨髓瘤骨病的特点是仅仅具有溶骨性骨质破坏而无新骨形成。原因是骨髓瘤骨病的发生不但与破骨细胞的过度激活有关系，成骨细胞功能也受抑制。Wnt 信号途径在成骨细胞的分化成熟中发挥重要作用，MM 细胞和骨髓基质细胞可以分泌 Wnt 信号的抑制药 DKK1（Dickkopf-1），抑制成骨细胞的分化。破骨细胞过度激活以及成骨细胞功能受抑导致溶骨亢进、成骨减少，最终导致 MM 骨病的发生。

【细胞分子遗传与发病机制】

MM的基因组高度不稳定，几乎所有的MM患者均具有分子遗传学异常。但是，没有任何一种遗传学异常在MM的发病中起主导作用。MM的原发细胞遗传学异常可大致分为2类：约50%的MM患者细胞遗传学异常为非超二倍体核型异常，往往伴有IgH基因与其他染色体之间的易位；另一类为超二倍体染色体异常，很少伴有IgH基因易位。这2种遗传学异常模式不随疾病的进展而发生改变。这2类细胞遗传学异常最终都通过影响某种cyclinD基因(cyclinD1、cyclinD2或cyclinD3)参与MM的发病。继发的细胞遗传学异常包括17p13缺失、1号染色体异常(1p缺失或1q扩增)和C-myc易位等，参与疾病进展。

1. *累及IgH基因的初始遗传学异常*　目前为止共发现7种累及IgH基因的初始分子遗传学异常。累及11q13、12p13和6p21的易位导致cyclinD1、cyclinD2和cyclinD3基因的高表达；累及4p16的易位导致FGFR3和MMSET 2个基因的高表达；累及16q23、8q24、20q12的易位导致MAF、MAFA和MAFB基因的高表达。染色体易位导致这些基因处于IgH基因的增强子控制之下，导致高表达。大部分14q32断裂点位于IgH基因类别转化区域，少数位于VDJ重排区域，这种易位方式提示这种染色体异常似乎来源于生发中心B淋巴细胞类别转换或体细胞突变错误。绝大部分患者只出现一种初始的IgH易位，极少情况下会出现2种初始IgH易位。

累及cyclinD基因的染色体易位只导致某一种cyclinD基因高表达，其中t(11;14)比较常见，在初治MM中的检出率约为15%。与之不同的是，t(4;14)可同时激活原癌基因FGFR3和MMSET，FGFR3属于成纤维细胞生长因子受体家族，MMSET是一种染色质重塑因子，两者在MM中的具体发病机制目前尚不清楚。累及MAF基因家族的染色体易位往往导致包括cyclinD2以及整合素β7等黏附分子的高表达，参与MM细胞与骨髓微环境之间的相互作用。

2. *超二倍体*　约50%的MM染色体异常为超二倍体，染色体数目为48～75(大多数为49～56)，常常累及3、5、7、9、11、15、19号和21号染色体。超二倍体患者中只有10%左右患者伴有IgH易位，而非超二倍体患者中出现IgH易位的比例高达70%。伴有髓外侵犯的MM和人骨髓瘤细胞系几乎全部是非超二倍体，提示超二倍体患者的MM细胞对骨髓微环境更为依赖。通常认为，超二倍体和非超二倍体患者具有不同的病理发病过程，但具体机制尚不清楚。

3. *共同通路*　CCND基因表达异常。

虽然MM增殖活性较低，但是几乎所有的MM和MGUS均直接或间接地导致某一种cyclinD基因的过表达，可视为发病过程中的一条共同通路。累及11q13、12p13和6p21的易位直接导致cyclinD1、cyclinD2和cyclinD3基因过表达；累及16q23、8q24、20q12的易位导致MAF基因家族过表达，间接导致cyclinD2基因过表达；虽然机制未明，FGFR3/MMSET MM患者也伴有轻度的cyclinD2基因表达增加。虽然正常B淋巴细胞和浆细胞并不表达cyclinD，但是2/3没有原发IgH易位的患者(绝大多数是超二倍体)表达cyclinD1，少数表达cyclinD2。伴有11号染色体超二倍体患者往往伴有cyclinD1基因表达。剩余40%左右的超2倍体患者表达cyclinD2。最后，少数(<5%)的MM不表达任何cyclinD，但是这些MM细胞往往发生13q14缺失(RB1基因)，同样可以起到加速细胞周期的作用。

4. *分子遗传学异常在疾病进展中的作用*　从广义上来说，浆细胞肿瘤是一种多阶段发生的疾病，根据其发病过程可以分为MGUS、SMM、有症状MM、MM伴髓外浸润几个阶段。在此过程中，不断累积的继发遗传学异常是疾病恶性程度不断提高的根本原因。

(1)13q缺失：研究表明，13q缺失既可以发生于MM早期阶段，也是MM向更高恶性阶段进展的因素。13q缺失参与MM发病的具体机制不明，可能与RB-1基因的单倍体不足相关。

(2)RAS和BRAF激活性突变：对MM全基因组测序表明NRAS或KRAS激活性突变在初治MM中的发生率均为15%～18%。NRAS在MGUS中的检出率为7%，但是未在MGUS中检测到KRAS突变，提示KRAS突变可能是MGUS向MM转变的标志性分子遗传学事件。4%的MM患者可以检测到BRAF突变，针对BRAF的靶向治疗药物对这部分患者可能有效。

(3)MYC表达异常：相比较与MGUS，大多数MM均可出现MYC的表达增高。目前为止大多数的MM转基因小鼠模型均含有c-MYC基因重排。MYC过表达可能是促使MGUS向MM转变的关键分子遗传学异常。在MM中也可以检测到累及MYC基因的易位,但这种易位多为复杂易位,属于继发性遗传学异常,往往并不累及Ig基因座。

(4)NF-κB信号激活:骨髓微环境中的骨髓间充质细胞通过APRIL和BAFF与长寿浆细胞的TACI、BCMA和BAFF受体结合,激活配体依赖的NF-kappaB信号途径,提供关键的生存信号。除此之外,大多数MGUS和MM中还可以检测到内源性NF-kappaB信号的过度激活,机制为是NF-kappaB信号传导系统正调剂因子的激活性突变,以及抑制因子的失活性突变。累及NF-kappaB信号途径的分子遗传学异常可以在20%的初治MM检测到,在人骨髓瘤细胞系中检出率高达50%,提示这部分细胞对配体依赖的NF-kappaB信号通路依赖较小。有研究表明,NF-kappaB信号通路激活程度越高的患者对蛋白酶体抑制药越敏感。

(5)p53基因缺失或突变:约10%的初治MM患者可以检测到17号染色体短臂(17p)缺失,导致重要抑癌基因p53缺失。p53基因突变在MM比较少见,而且几乎全部发生于17P缺失后剩余的等位基因。p53基因参与细胞的凋亡过程,p53异常导致MM细胞对于化疗敏感性降低,预后极差。最近影响p53基因表达的一些因素也受到重视,例如miRNA192、miRNA199和miRNA215表达水平下降,可以导致p53抑制物MDM2高表达,间接抑制p53的功能。

(6)1号染色体异常:1号染色体异常在MM中比较常见,最常见的是1q21扩增和1p缺失。1q21扩增累及的关键基因是CKS1B,而1p异常累及的候选基因包括CDKN2C(1p32.3),FAM46C(1p12)。1q扩增和1p缺失均是MM预后不良因素,并且随着疾病进展,阳性率不断升高,是典型的继发遗传学异常。

【临床表现】

1. 骨髓瘤骨病　是MM的重要特征之一,主要表现为骨痛、骨骼肿块和病理性骨折。骨痛可见于70%以上的患者,常为首发症状,其中以腰骶部最常见,其次为胸骨、肋骨和其他部位。早期疼痛较轻,可为间歇性或游走性,晚期疼痛剧烈,呈持续性,可随活动、负重而加重。

骨骼肿块是骨髓瘤细胞增生和向髓外浸润形成的骨骼局灶性隆起,发生率高达90%,主要见于胸骨、肋骨、颅骨、锁骨、脊椎和四肢长骨远端。肿块大小不等,局部质硬,有弹性或有声响,有时骨皮质可有波动感,多伴有压痛,易发生病理性骨折。部分患者也可以发生髓外肿块。

病理性骨折可见于高达40%的患者,常见于脊椎骨,尤其是胸腰椎,其次是肋骨、四肢长骨。磁共振技术提高了MM患者中骨折的发现率。多数研究显示病理性骨折是MM中的不良预后因素。

2. 血液学相关表现

(1)贫血:是骨髓瘤最常见的症状之一,见于30%~70%的患者。多为正细胞正色素性贫血。造成贫血的原因有:瘤细胞增生抑制骨髓造血功能,肾功能不全导致促红细胞生成素分泌不足,红细胞寿命缩短,出血和化疗抑制等。贫血程度与肿瘤负荷有一定的相关性。

(2)出血:出血见于10%~20%的初诊患者,主要表现为黏膜出血和皮肤紫癜,严重者可发生内脏出血和颅内出血。出血的主要原因是血小板减少和凝血功能障碍。

3. 肾损害　50%~70%的患者有蛋白尿、血尿、管型尿甚至肾功能不全。患者多以水肿、腰痛就诊,检查发现尿本周蛋白阳性和(或)肾功能异常。造成肾损害的原因有:大量轻链经肾小球滤过后被近曲肾小管重吸收,导致细胞变性,肾小管损害;M蛋白在肾组织内沉积导致肾单位的破坏;高钙血症、高尿酸血症导致结石形成,影响肾功能;淀粉样物质沉积;瘤细胞浸润等。

4. M蛋白相关表现

(1)感染:是MM患者的常见初诊表现,也是治疗过程中的严重并发症和MM患者的主要死亡原因之一。主要是因为体内正常浆细胞受到抑制,免疫球蛋白合成减少,水平低下,而M蛋白作为免疫球蛋白的抗体效能极低,从而造成体液免疫缺陷状态,易发生细菌和病毒感染。治疗过程中肾上腺皮质激素及化疗药物的应用也会导致机体免疫功能减低,增加了感染的发生和扩散。

(2)高黏滞综合征:大量M蛋白存在于血液循环中,使得血液黏滞度增加,同时M蛋白还能包裹红细胞,使得细胞表面负电荷产生的排斥力减低,易于聚集,更增加了血液黏滞度,影响血液循环,尤其是微循环障碍,导致组织缺血缺氧,引起一系列临床症状,称之为高黏滞综合征。临床主要表现为紫癜、瘀斑、头晕、耳鸣、视物模糊、手足麻木等,严重时导致意识障碍,甚至昏迷。IgM、IgA、IgG 3类M蛋白较易出现症状。M蛋白为冷球蛋白者还可以发生雷诺现象。

(3)淀粉样变性:是蛋白质与糖类物质形成的

复合物在组织中沉淀引起的病变，其中蛋白质主要是免疫球蛋白和(或)轻链。发生率约15%。受累组织广泛，临床表现主要取决于受累部位，如舌肿大，腮腺肿大、心脏扩大、心肌肥厚、皮肤苔藓样变、肾功能不全、腹泻、皮肤出血、外周神经病变等。IgD型多见。

5. 高钙血症　血钙＞2.58nmol/L即为高钙血症，可以见于10%～30%的初诊患者。临床表现为恶心、呕吐、头痛、厌食、烦渴、多尿、脱水，甚至发生嗜睡、昏迷、心律失常而致死。血钙升高的原因主要是M蛋白与钙结合，导致血中结合钙升高，其次，广泛溶骨性损害导致骨钙释放，血钙升高。

6. 神经系统损害　5%～15%的患者初诊时存在神经系统症状。表现为肢体麻木、疼痛、活动障碍等，严重者括约肌失控或瘫痪。主要原因有骨髓瘤、病理性骨折造成脊髓或神经根受到压迫；肿瘤浸润、淀粉样变性或高黏滞血症导致的周围神经病变；罕见中枢神经系统浸润导致相关脑神经症状等。

【辅助检查】

1. 血象　多数患者存在不同程度的贫血，主要为正细胞正色素性。部分患者可伴有白细胞和血小板减少。血涂片中红细胞呈缗钱样排列，血沉明显增快。部分患者血涂片中可见到骨髓瘤细胞。若外周血中瘤细胞计数≥2×10^9/L，或者比例≥20%，则诊断为浆细胞白血病。

2. 骨髓检查

(1)骨髓涂片：骨髓瘤细胞的出现具有诊断意义。其比例多在10%以上，多者可达90%以上。瘤细胞形态多样，大小不一，多数与正常浆细胞形态类似，但核染色质较疏松，可见双核、多核、畸形核细胞，部分胞质内可见到红色粗大包涵体(Russell小体)或淡蓝色小空泡(Mott细胞)。因骨髓瘤早期灶性分布，有时需进行多部位穿刺才能发现阳性结果，骨髓活检可提高检出率。此外，浆细胞标记指数(plasma cell labeling index，PCLI)可以评估瘤细胞增殖率，＞3%提示预后不良。

(2)骨髓活检：骨髓瘤细胞多分布在骨髓间质中，这与正常浆细胞主要在骨髓小动脉周围小簇状分布不同。早期肿瘤细胞呈簇状、结节状分布，正常造血细胞仍可代偿增生，晚期瘤细胞弥漫分布，正常造血显著受抑。活检中浆细胞比例≥30%，或者比例不足30%，但是正常造血组织被浆细胞取代都提示MM可能性大。有时活检区域可见明显的溶骨活性。免疫组化检查可以协助计数浆细胞(CD38、CD138阳性)，确定其是否单克隆性(κ/λ限制性表达)，以及与转移瘤等疾病鉴别。

(3)骨髓免疫分型：骨髓瘤细胞多具有单一的胞浆免疫球蛋白(immunoglobulin，Ig)，不具有胞膜Ig，并限制性表达κ/λ轻链。瘤细胞通常表达CD138，强表达CD38，不表达CD45、CD19。67%～79%患者中存在CD56表达，其次还可以异常表达CD117、CD20、CD28、CD33等。

(4)遗传学检测：目前遗传学特征已成为MM治疗选择的重要基础和有力的预后因素。常规染色体显带分析中意义较大的有13号染色体单体或部分缺失(涉及13q14，发生率15%)、超2倍体(50%～60%)、非超二倍体(40%～50%)。原位免疫荧光杂交检测中(fluorescence in situ hybridization，FISH)意义较大的有2类：一类是涉及IgH(定位于14q32，发生率55%～70%)的易位，常见伴侣基因有5个，依次为cyclinD1(位于11q13，15%～18%)、FGFR3/MMSET(位于4p16.3，15%)、C-MAF(位于16q23，5%)、cyclinD3(位于6q21，3%)、MAFB(位于20q11，2%)；一类是涉及Tp53的缺失(定位于17p13，发生率10%～20%)。

3. M蛋白鉴定　血清蛋白电泳中约80%患者可见异常，其中IgG、IgM型M峰多位于γ区，IgA、IgD型多位于β区至γ区，轻链型多位于α2至前γ区。免疫固定电泳可确定M蛋白类别。血清免疫球蛋白定量可见单一类型球蛋白浓度升高，其他类型则显著降低，轻链比例异常。24h尿蛋白定量多明显升高，本周蛋白阳性。血清游离轻链检测示单克隆游离轻链升高。

4. 影像学检查

(1)X线检查：是评估骨髓瘤患者骨病的金标准。常见的异常表现有溶骨性损害、骨质疏松、病理性骨折。缺点有敏感性低，仅骨小梁缺失后才能发现异常，不能发现早期的溶骨性病灶；其次，成像后躯干部位过多组织重叠，不易发现脊柱病变。因此有10%～20%的患者会被漏诊。此外，因溶骨性病变很少治愈，X线检查不能协助评估疗效。

(2)CT：优点是敏感性高，能够发现髓外肿块，引导穿刺，检查过程不需调整体位；缺点是辐射量较高。临床怀疑MM，但X线检查结果阴性者，推荐进行CT检查。

(3)磁共振成像(MRI)：敏感性高，对中轴骨骼成像效果佳，能精确显示神经、软组织等受压、浸润的情况，有助于与转移癌、老年性骨质疏松等疾病进行鉴别。需要注意的是部分冒烟型骨髓瘤患者中可出现阳性结果，但不应作为开始治疗的指征。

(4)PET/CT：优点为全身扫描，可反映肿瘤病灶的增殖活性，对髓外病灶较敏感，在诊断下颌骨坏死时较 MRI 敏感，但对脊柱、骨盆部位的病灶敏感性不如 MRI。有助于判断治疗效果。缺点为易受炎症、感染影响。

5. 血液生化检查　可见高钙血症，肾功能损害时血肌酐、尿酸、尿素氮升高。血清白蛋白降低，球蛋白升高。白细胞介素-6、血尿 β_2 微球蛋白、乳酸脱氢酶、C 反应蛋白水平升高。碱性磷酸酶如明显升高需注意与转移瘤、甲状旁腺功能亢进等鉴别。

【诊断与分期】

(一)2008 年中国 MM 工作组制定的国内诊断标准

1. 诊断标准

(1)主要标准：①组织活检证明有浆细胞瘤或者骨髓涂片检查，浆细胞＞30%，常伴有形态改变；②单克隆免疫球蛋白，IgG＞35g/L，IgA＞20g/L，IgM＞15g/L，IgD＞2g/L，IgE＞2g/L，尿中单克隆 κ 或 λ 轻链＞1g/24h，并排除淀粉样变。

(2)次要标准：①骨髓检查。浆细胞 10%～30%；②单克隆免疫球蛋白或其片段的存在，但低于上述标准；③X 线检查有溶骨性损害和(或)广泛骨质疏松；④正常免疫球蛋白量降低。IgM＜0.5g/L，IgA＜1g/L，IgG＜6g/L。

凡满足下列任一条件者可诊断为 MM：主要标准第 1 项＋第 2 项；或第 1 项主要标准＋次要标准②③④中之一；或第 2 项主要标准＋次要标准①③④中之一；或次要标准①②＋次要标准③④中之一。

2. 最低诊断标准(符合下列 2 项)

(1)骨髓恶性浆细胞≥10%或虽＜10%但证实为克隆性和(或)活检为浆细胞瘤且血清和(或)尿出现单克隆 M 蛋白；如未检测出 M 蛋白，则需骨髓恶性浆细胞≥30%和(或)活检为浆细胞瘤。

(2)骨髓瘤相关的器官功能损害(至少 1 项，详见表 15-1)。其他类型的终末器官损害也偶可发生，并需要进行治疗。如证实这些脏器的损害与骨髓瘤相关则其他也可用于骨髓瘤的诊断。

3. 符合 MM 诊断　同时存在相关的终末器官或组织损害者，为有症状 MM，否则为无症状 MM。

(二)国际诊断标准

2003 年由国际 MM 工作组(IMWG)制定，具体见表 15-1～表 15-3，目前仍在不断修订、完善中。其中表 15-1 列出了 MM 诊断标准中“相关的器官或组织损害”的具体定义，表 15-2 列出了 MM 诊断标准，表 15-3 为部分相关疾病的诊断标准。

表 15-1　骨髓瘤相关的终末器官或组织损害(ROTI)

血钙升高：较正常上线升高 0.25mmol/L 或者＞2.75mmol/L
肾功能不全：肌酐＞173mmol/L
贫血：血红蛋白＜100g/L 或较正常值低限下降 20g/L
骨病：溶骨性损害或合并压缩性骨折的骨质疏松
其他：症状性高黏滞综合征、淀粉样变性、反复细菌感染(12 个月内发作＞2 次)

表 15-2　多发性骨髓瘤诊断标准

症状性 MM
血和(或)尿中有 M 蛋白(不分泌型 MM 除外)
骨髓中存在克隆性浆细胞或浆细胞瘤
相关的器官或组织损害(终末器官损害，包括骨损害)
无症状 MM(即冒烟型 MM)
血清 M 蛋白≥30g/L
骨髓中克隆性浆细胞≥10%
无相关的器官或组织损害(终末器官损害，包括骨损害)或无症状

表 15-3　相关浆细胞疾病的诊断标准

意义未明的单克隆免疫球蛋白血症(MGUS)
血清 M 蛋白＜30g/L
骨髓中克隆性浆细胞＜10%，骨髓活检浆细胞低水平浸润
无其他 B 细胞增殖性疾病的证据
无相关的器官或组织损害(无终末器官损害，包括骨损害)或症状
骨的孤立性浆细胞瘤
血和尿中无 M 蛋白*
克隆性浆细胞所导致的单一部位的骨损害
骨髓相关检查与多发性骨髓瘤不符
骨骼检查正常(如果脊柱及骨盆行 MRI 检查也正常)
髓外浆细胞瘤
血和(或)尿中无 M 蛋白*
克隆性浆细胞所导致的髓外肿瘤
骨髓相关检查正常
骨骼检查正常
多发性孤立性浆细胞瘤
血和(或)尿中无 M 蛋白*
克隆性浆细胞所导致的超过 1 个部位的骨损害或髓外肿瘤
骨髓相关检查正常
骨骼检查正常(如果脊柱及骨盆行 MRI 检查也正常)

*：有时可出现小的 M 成分

【MM 临床分期】

1. Durie-Salmon 分期体系（DS 分期）　自1975 年开始应用，以常规实验室检查为基础，与肿瘤负荷密切相关。目前大剂量化疗和新药的应用能够克服较大的肿瘤负荷，DS 分期预后效能明显下降。但是它可以区分出一部分疾病早期的患者（DSⅠ期），具体见表 15-4。

表 15-4　DS 分期标准

分期	分期标准	瘤细胞数（/m²）
Ⅰ	符合下列各项： 血红蛋白＞100g/L 血钙正常 X 线正常或只有孤立的溶骨病变 M 蛋白较低（IgG＜50g/L，IgA＜30g/L，尿本周蛋白＜4g/24h）	＜0.6×10^{12}
Ⅱ	介于Ⅰ期和Ⅲ期两者之间	$(0.6\sim1.2)\times10^{12}$
Ⅲ	符合下列至少任何一项： 1. 血红蛋白＜85g/L 2. 血钙＞12mg/dL 3. X 线多处进行性溶骨性损害 4. M 蛋白较高（IgG＞70g/L，IgA＞50g/L，尿本周蛋白＞12g/24h）	＞1.2×10^{12}

A：肾功能正常，血肌酐＜2mg/dl；B，肾功能不全，血肌酐≥2mg/dl

2. ISS（International Staging System）分期　2005 年 IMWG 在多中心、大宗病例的研究基础上制定。以常规实验室检查为基础，在常规化疗、HDT 治疗的患者中均具有良好的预后效能，在新药时代的预后意义目前尚无定论（表 15-5）。

表 15-5　ISS 分期

分期	ISS 分期标准	中位生存期（月）
Ⅰ	ALB≥35g/L 和 β2-MG＜3.5mg/L	62
Ⅱ	介于Ⅰ期和Ⅲ期两者之间	44
Ⅲ	β2-MG≥5.5mg/L	29

【鉴别诊断】

1. MGUS　有 M 蛋白和单克隆浆细胞的证据，但数值较低。无骨髓瘤相关的组织器官损害。每年仅约 1%进展为 MM，多数患者历经数年病情无明显进展，不需要进行治疗，只需随访观察。具体诊断标准，见表 15-3。

2. *反应性浆细胞增多症*　病毒感染、变态反应性疾病、慢性肝病、结核、伤寒、结缔组织疾病、恶性肿瘤等均可引起。临床表现与原发病相关，很少出现骨质损害。骨髓中浆细胞比例多低于 10%，偶有＞30%者，形态为成熟浆细胞。免疫球蛋白分析多为多克隆性升高。原发病得到治疗后浆细胞比例可恢复正常。

3. *淋巴浆细胞淋巴瘤/Waldenström 巨球蛋白血症*　主要需与 IgM 型浆细胞骨髓瘤鉴别。临床也可有贫血、高黏滞血症、肾功能损害等表现，但骨质损害少见，多伴有全身淋巴结肿大，骨髓中细胞为浆细胞样淋巴细胞，可有成熟浆细胞。

4. *骨转移癌*　乳腺癌、肺癌、前列腺癌、甲状腺癌、宫颈癌、骨及软组织肉瘤等晚期可发生骨骼转移，偶有以转移灶为首发表现者。与骨髓瘤患者不同，转移癌骨骼破坏的特点为成骨、溶骨混合存在，在溶骨缺损周围可见骨密度增加，无弥漫性骨质疏松，血/尿中无 M 蛋白，骨髓中无浆细胞增多，偶见转移癌细胞。

5. *其他疾病*　根据发病时临床表现的不同，本病还易与肾疾病、风湿性疾病、骨质疏松、甲状旁腺功能亢进症等疾病混淆，M 蛋白检测、骨髓检查等可协助鉴别。

【预后因素与危险分层】

（一）预后因素

MM 是一类异质性极大的疾病，中位生存时间 3～5 年，范围由数月到十余年不等。因此，有必要区分不同预后的患者，以期选择兼顾生存时间和生存质量的最佳治疗方式。

1. *传统预后因素*　主要包括血液生化、骨髓形态学、影像学等指标。可以反映肿瘤负荷、宿主的机体状态，能够在一定程度上反映肿瘤的生物学特性。其中比较重要的有：血 β_2 微球蛋白、血清白蛋白、血红蛋白、乳酸脱氢酶、C 反应蛋白、血钙、肾功能、白细胞介素-6、骨髓浆细胞比例、浆细胞形态、浆细胞标记指数、骨损害数目、是否存在髓外病灶等。DS 分期、ISS 分期标准是其代表。这类预后因素的优点是简便易得，重复性好，缺点是不能提示治疗。

2. 新的预后因素

(1)细胞遗传学：主要包括染色体显带分析和 FISH 检测的结果，反映肿瘤细胞的生物学特征。其中比较重要的有①倍体类型：非超二倍体预后不良，多数存在涉及 IgH 的易位；超二倍体预后较好，典型的特征为奇数染色体如 3、7、9、11、15、17 等三体；②17 号染色体缺失或单体（Tp53 基因缺失），预后差，HDT 治疗不能克服；③IgH 易位：t(4;14)、t(14;16)和 t(14;20)提示预后差，t(11;14)和 t(6;14)提示预后中等或较好；④染色体显带分析中 13 号染色体单体或缺失（涉及 13q14），预后不良。但多个研究显示 t(4;14)、13 号染色体异常的不良影响能够被硼替佐米克服，因此在新药治疗中归为中等预后因素。

(2)血清游离轻链：血清游离轻链检测灵敏度高，甚至优于免疫固定电泳，而且其半衰期短，能够真实迅速的反应 M 蛋白的变化情况，因此在疾病诊断、疗效评估方面具有独特的优势。有研究显示将其纳入 ISS 分期能更有效的判断预后。

(3)疗效：多数研究提示取得较好的疗效预示着较长的生存时间。但是否追求完全缓解（Complete Response，CR)，目前仍存在争议。疑虑在于：①CR 患者与 nCR、VGPR 患者相比，疗效无显著差异；②为了获得 CR 必然要采取较强的治疗，由此会带来较大的毒副作用。确定更严格的 CR，可能会更具有预后意义。

(4)基因表达谱（Gene Expression Profile，GEP)：多个研究独立检测了 MM 的基因表达谱，并确定了相应的危险分层体系。遗憾的是，不同体系间没有太大重叠，提示仍需谨慎分析不同基因之间的功能通用性和相关性，也说明了 MM 发展过程中基因水平变化的复杂。

(5)其他：涉及 RAS、MYC 等基因的异常，浆细胞免疫表型，流式微小残留病检测，PET/CT 检测结果等均具有很强的预后相关性。

(二)危险分层

Mayo 诊所 2007 开始制定 MM 危险分层治疗指南（Mayo Stratification of Myeloma And Risk-adapted Therapy，mSMART)，并且不断完善。它以细胞遗传学检测为基础，对治疗有较大的指导意义。表 15-6 为 2011 版 mSMART 的分层标准。

表 15-6　2011 版 mSMART 危险分层

高危组	中危组*	标危组*†
FISH	FISH	其他，可以具有
17p 缺失	t(4;14)‡	超 2 倍体
t(14;16)	核型分析中有 13 号染色体	t(11;14)**
t(14;20)	缺失或亚 2 倍体	t(6;14)
GEP	PCLI≥3%	
高危表型		

*：注意这类患者中有一部分会在 GEP 中归为高危。

†：乳酸脱氢酶大于正常上限和 β2-MG≥5.5mg/L 时提示预后不良。

‡：合并高 β2-MG 水平和贫血时预后较差。

**：t(11;14)可能与浆细胞白血病相关。

【治疗】

(一)多发性骨髓瘤的治疗原则

由于传统的化疗难以使初治的多发性骨髓瘤（multiple myeloma，MM）患者获得完全缓解（CR)，因而既往治疗的目的仅为缓解症状、改善生活质量和延长生存，中位生存时间 2.5～3 年。自体造血干细胞移植（HDT/ASCT)成功并广泛应用于治疗年轻的 MM 患者，显著提高了该群患者的无进展生存（PFS）和（或）总生存（OS)，并成为年轻、无严重并发症患者的一线标准治疗策略。

最近 10 余年来，由于新药广泛应用于治疗 MM，其疗效得到了显著的提高。这些新药主要为免疫调节药物（IMiDs，包括沙利度胺、雷那度胺以及新一代的 pomalidomide）和蛋白酶体抑制药（硼替佐米和第 2 代抑制药卡菲佐米，carfilzomib)。新药在一线治疗的各个阶段的应用，提高了治疗 MM 的疗效，并且改变了治疗模式。目前 MM 的治疗目标和目的：①越来越多的临床研究证实，获得 CR 或至少非常好的部分缓解（VGPR）是影响生存的关键因素之一，因而在耐受的前提下，尽可能地尽早获得高质量的缓解，改善和保护重要脏器功能，提高生活质量，为延长 PFS 和 OS 打下坚实的基础；②保持高质量的缓解状态是提高生存的另一个关键因素，患者获得 CR 或 VGPR 以上高质量缓解状态后，应继续给予必要的长期巩固和维持治疗，提高缓解质量和缓解持续时间，进一步延长 PFS 和 OS；③对于年轻、无严重并发症的患者，追求"临床治愈"(持续 CR≥10 年)已成为可能。

然而，MM 是包含多种细胞遗传学异常改变的一组异质性疾病。到目前为止，包括新药也并非真正的靶向治疗，目前临床上均应用于所有预后亚型。选择治疗的依据主要为年龄、一般状况和是否合并肾功能损害等。对于 65 岁以下、无严重并发症的初诊患者，新药在 HDT/ASCT 前后各个阶段的联合应用可能进一步提高治疗反应、PFS 和 OS，因而"新药＋ASCT"而不是取代 ASCT 可能是该人群目前的最佳治疗模式。而对于＞65 岁的患者，新药联合传统化疗是合适的选择。

同时，只有症状性(活性)MM 才应开始治疗。对于无症状或冒烟型 MM，虽有研究显示长期的雷那度胺联合地塞米松治疗延迟进展为症状性 MM，但对后期的 MM 治疗以及对总生存(OS)的影响尚不明确，目前应严格限制于临床试验。

(二)整体治疗和危险度分层治疗策略

对于 MM 患者的一线治疗治疗，需要强调的是其需要长期的治疗：从诱导、巩固(包括移植)、到维持的一个完整的治疗过程，即整体治疗(total therapy，TT)策略。整体治疗策略首先起源于美国 Arkansas 小石城骨髓瘤中心治疗适合移植的年轻 MM 患者的系列 TT 方案，目前已被各大研究组织证实和采纳。无论是对于年轻、适合移植抑或老年、不适合移植的患者，整体治疗策略是提高患者长期生存的关键。

由于 MM 具有高度异质性，随着对疾病本质认识的深入，MM 的治疗也逐渐发展根据危险度分层的个体化治疗策略。目前的危险度分层主要依据患者的生化、肾功能、细胞遗传学和基因表达谱等。根据患者的上述特征，对选择治疗方案具有指导意义：①现已证实包含硼替佐米的方案可能克服包括高 β_2 微球蛋白、肾功能损害、13q-、t(4;14)等因素对预后的不良影响；而 17p-或基因表达谱高危的患者，现今的治疗(包括 HDT/ASCT 和新药)均不能有效消除对预后的不良影响，需要探索更佳有效的药物和治疗方法。②另一方面，根据患者的危险度分层，选择患者接受不同强度的诱导、巩固和维持治疗(如美国 Mayo 医学中心根据 mSMART 危险度分层指导的治疗策略)，使患者获得治疗疗效和毒性平衡的最佳化，同时也优化利用社会和医疗资源。

(三)适合移植患者的一线治疗

症状性 MM 初始治疗的选择仍然依赖于患者是否能够接受大剂量化疗/自体造血干细胞移植(HDT/ASCT)。过去 20 多年来，HDT/ASCT 已成为年轻、无严重合并症患者的标准一线治疗。既往的常规化疗难以获得 CR(多＜5%)或 VGPR 等高质量的缓解状态；许多研究已显示，HD/ASCT 治疗提高 CR 或 VGPR 比例，与延长无进展生存(PFS)甚至总生存(OS)密切相关。新药引入到 HD/ASCT 整体治疗策略进一步提高 CR 率和 CR 患者的缓解质量，已证实可应用于 HD/ASCT 前后。

1. *新药应用于诱导治疗*　诱导治疗的目的在于降低肿瘤负荷从而增加 HD/ASCT 后 CR 率，同时减少采集物中瘤细胞污染。既往诱导治疗多采用 3～6 个疗程不含烷化剂的如 VAD(长春新碱-阿霉素-地塞米松)等方案化疗，不影响自体造血干细胞采集，但 HDT/ASCT 前 CR 率＜10%而 CR＋VGPR 率＜20%。

多个Ⅲ期、随机、对照临床研究均显示以沙利度胺或硼替佐米等新药为基础的诱导治疗，如沙利度胺-地塞米松(TD)(意大利 GIMEMA 研究组)、沙利度胺-环磷酰胺-地塞米松(CTD)(ECOG 研究组)、硼替佐米-阿霉素-地塞米松(PAD)(HOVON/GMMG 研究组)或硼替佐米-地塞米松(VD)(IFM 研究组)等，较 VAD 为基础的方案显著提高了总反应率，更重要的是提高了 CR 率或 CR＋VGPR 率。由此，VAD 不应再作为 HDT/ASCT 之前的基础诱导治疗方案。新药治疗特别是以硼替佐米为基础方案的优越性还表现在：①提高了高危患者的治疗反应，包括 ISS 晚期患者和(或)细胞遗传学高危患者，如 FISH 检测 t(4;14)或 17p 缺失者；②更多的患者在 HDT/ASCT 前后获得了至少≥VGPR 的治疗反应，从而减少了 2 次 ASCT 的需要。

在美国，雷那度胺-地塞米松(RD 或 Rd)联合方案也用于 HDT/ASCT 之前的诱导治疗，然而其缺乏与其他方案的随机、对照研究。

多个新药和(或)传统化疗的联合可能进一步提高诱导治疗的有效性。意大利 GIMEMA Ⅲ期随机研究显示无论是 HDT/ASCT 前或后，硼替佐米-沙利度胺-地塞米松(VTD)三药联合方案的 CR 率均明显优于沙利度胺-地塞米松(TD)或硼替佐米-地塞米松(VD)的两药联合方案。该三药诱导化疗的患者在 HDT/ASCT 后获得约 70%的 CR+VGPR 率。如此高的 CR 率对 PFS 的影响尚不能精确评价，因为在该随机研究中这些新药在 HDT/ASCT 后仍长时间应用。其他一些三药联合诱导方案，如硼替佐米-环磷酰胺-地塞米松（VCD）、硼替佐米-雷那度胺-地塞米松（VRD）以及更新的卡菲佐米-雷那度胺-地塞米松（CRD），初步显示了令人鼓舞的疗效；但由于缺乏随机、对照研究，这些方案是否优于并取代 VTD、PAD 或 VD 等方案尚不得而知。四药联合的方案也在进行尝试、研究，如 MMRC Ⅰ/Ⅱ期研究和 EVOLUTION Ⅱ期研究，但其疗效尚未能显示优于三药联合方案，而毒性增加。

目前标准的诱导治疗方案尚不确定，多采用蛋白酶体抑制药如硼替佐米或联合 IMiDs 为基础的多药联合方案；更多的研究正致力于不同方案和不同药物剂量的组合，但共识是应达到高治疗反应和毒副作用的平衡。

2. *新药应用于预处理方案*　早期 ASCT 研究中广泛采用的预处理方案为美法仑（Mel）140 mg/m^2 联合 TBI。IFM 95-02 随机研究对比 Mel 140mg/m^{2}联合 TBI 或 Mel 单药 200mg/m^2，显示 Mel 200mg/m^{2}毒性明显降低，CR 率和 EFS 两组间无差别，但 OS Mel 200mg/m^{2}组明显优于和 Mel 140mg/m^{2}联合 TBI 组；主要原因为后者复发后更加耐药，缩短了解救治疗的生存期。该研究奠定了 Mel 200mg/m^{2}取代 Mel 140mg/m^{2}联合 TBI 成为 MM 患者 ASCT 标准的预处理方案。

体内和体外的研究显示硼替佐米与 Mel 具有协同作用；而两者的毒性是不同的，不存在叠加效应。IFM 研究组Ⅱ期临床研究显示，4 个剂量硼替佐米（1mg/m^2，－6、－3、＋1、＋4 天）联合 Mel（200mg/m^2，－2 天）（Vel-Mel）作为预处理方案未增加毒性反应，CR＋VGPR 率可达到 70%；但目前尚未与 Mel 200mg/m^{2}的基础方案进行随机对照临床研究。

3. *新药用于 HDT/ASCT 后巩固治疗*　HD/ASCT 后短期巩固治疗的目的是进一步增加 CR 率或提高 CR 质量。

北欧研究组（Nordic group）的随机研究中，HD/ASCT 后硼替佐米巩固治疗组的 CR 率高于对照无巩固治疗组。意大利的研究显示，HDT/ASCT 后已获得 VGPR 以上治疗反应的患者，接受 4 个疗程 VTD 巩固治疗后 CR 率由 15%增加到 49%；进一步 PCR 检测示 18%的患者获得分子学缓解，其 PFS 显著延长。意大利 GIMEMA 研究中，诱导治疗和 HDT/ASCT 后巩固治疗均应用 VTD 方案者疗效优于应用 TD 方案者。最近，IFM 的Ⅱ期研究显示诱导治疗和 HDT/ASCT 后巩固治疗采用 RVD 方案，获得 CR 和 sCR 的比率分别可达 48%和 38%。

4. *HDT/ASCT 后新药维持治疗*　长期维持治疗的目的是有效控制或抑制恶性克隆。理想的维持治疗应该是口服制剂且耐受性良好。

虽然研究的设计、沙利度胺剂量和应用持续时间各不相同，5 个已发表的随机临床研究均显示沙利度胺维持治疗较对照者明显提高 CR（或 CR＋VGPR）率和（或）PFS。其中 2 个研究显示延长了 OS，其余研究未显示 OS 益处的主要原因是沙利度胺组患者复发后的生存缩短。近期的一个荟萃分析研究也证实沙利度胺维持治疗显著延长了 PFS。沙利度胺维持治疗存在的问题主要为：①毒性特别是外周神经毒性限制其长期应用，药物的最佳剂量、联合及持续时间等尚不明了；②更进一步研究应揭示哪些人群患者不能从该药维持治疗获益？美国 Arkansas 和英国 MRC 研究显示高危细胞/分子遗传学改变的患者不能获益于沙利度胺维持治疗。

雷那度胺维持治疗耐受性优于沙利度胺，目前认为是较“理想”的维持治疗药物。CALGB 和 IFM 的研究也显示 HDT/ASCT 后低剂量雷那度胺长期维持治疗较安慰剂非常显著地提高了各个预后分组亚型患者的 PFS，前者同时延长了 OS；但值得注意的是是否确实增加第二原发肿瘤（SPM）的发生率。

硼替佐米在维持治疗中的有效性也有少量研究报告，但静脉应用途径和神经毒性限制其广泛应用。目前一些研究尝试采用皮下注射及延长应用间隔的方法以增强其应用的耐受性。

5. *新药时代一线 HDT/ASCT 治疗的地位*　新药的出现显著提高了 MM 的治疗反应，作为 MM 一线治疗的疗效已经达到甚至超过了传统化疗联合 ASCT 的治疗反应，由此我们面临着新的问题：新药治疗是否可以代替 ASCT 成为年轻/适合患者的一线治疗？上述多个研究显示新药（特别是硼替佐米）为基础的方案应用于 HDT/ASCT 前后各个治疗阶段，可使患者在获得更高的高质量缓解率（≥VGPR 和 CR 率），其中部分甚至可获得免疫学甚至分子学缓解，进而进一步提高 PFS 和(或)OS。

另一方面，随着新药一线治疗和解救治疗疗效的不断提高，HDT/ASCT 的时机也受到挑战：HDT/ASCT 作为一线巩固治疗还是挽救治疗？近期一个Ⅲ期临床研究中，患者接受 4 个疗程雷那度胺联合低剂量地塞米松(Rd)诱导治疗后，随机给予双次 HDT/ASCT 或 6 个疗程美法仑-泼尼松-雷那度胺(MPR)巩固治疗，随后二次随机予以雷那度胺或安慰剂维持治疗；初步结果显示移植组患者高质量治疗反应率和 PFS 明显提高。目前正在进行的 IFM/DFCI-2009 和欧洲骨髓瘤网络(EMN)-02 研究有助于进一步更好地揭示新药时代一线 HDT/ASCT 治疗的地位。

因而目前对于年轻、适于移植治疗的患者，最佳的治疗模式仍然为：将新药有机的结合于 ASCT 前后的各个阶段中而并非替代 ASCT，做到治疗反应的最佳化，同时降低治疗的相关毒性。

6. 异基因造血干细胞移植(allo-SCT)治疗 MM 大多数 MM 患者终将复发。既往传统清髓性预处理方案后的 allo-SCT 由于高相关死亡率(TRM)，严重限制了这一目前认为唯一可能治愈方法的应用。减低剂量预处理(RIC)/非清髓性移植(NMT)取代经典的清髓性造血干细胞移植，使 MM 这一中老年疾病的 TRM 明显降低；但可能因复发率增高，PFS 和 OS 并未见明显改善。通过 ASCT 的清髓性化疗降低肿瘤负荷后，再进行减低预处理剂量的 allo-SCT 的序贯联合移植(ASCT-RIC/NMT)方式，结合了 ASCT 安全性高和 allo-SCT 抗肿瘤效应(GVT)的双重优势，即可降低单纯 ASCT 或 RIC/NMT 的高复发率，又可降低传统 allo-SCT 高 TRM 风险，是以中老年人群为主的 MM 的合适移植方式，值得关注和进行临床验证，特别是对高危患者。

(四)不适合移植和老年患者的一线治疗

新药出现之前的 40 年，老年 MM 患者的治疗基本没有变化，标准的治疗方案为美法仑联合泼尼松(MP 方案)。随着新药治疗的引入，老年患者的标准治疗转变为一种新药(IMiDs 或蛋白酶体抑制药)联合 MP 或地塞米松诱导治疗，以及随后新药为基础的维持治疗。

1. 老年和不适合移植 MM 患者的诱导治疗

(1)MP 为基础的联合新药治疗：已报道 6 个随机研究对比经典的美法仑联合泼尼松(MP)或 MP 联合沙利度胺(MPT)方案治疗初诊的老年人、不适合移植的 MM 患者。虽然入组标准、研究设计、化疗或沙利度胺剂量不同，但研究显示：①治疗反应率，无论是部分缓解(PR)或≥VGPR，MPT 均明显高于 MP；②其中 5 个研究显示显著延长 PFS；③因进展后解救治疗不同，其疗效对 OS 的评价存在影响；仍有 3 个研究显示延长 OS。对此 6 个研究进行荟萃分析，示联合沙利度胺后显著增加了 1 年总反应率，延长了 PFS 和 OS(中位延长 6.6 个月，20%)。

另一个 MP 基础联合新药治疗的方案是联合硼替佐米(VMP)。Vista 随机、对照研究的结果显示，VMP 较 MP 方案明显提高所有预后亚组患者的治疗反应率和长期疗效(包括 OS)；VMP 组 CR 率高达 30%，可达到传统化疗联合 HDT/ASCT 后治疗年轻患者获得的 CR 率。

基于上述研究结果，MPT 或 VMP 成为欧洲 EMA 和美国 NCCN 指南推荐治疗年龄>65 岁、不适合移植 MM 患者的一线治疗选择。

(2)地塞米松为基础的联合新药治疗：在随机研究中，沙利度胺联合地塞米松(TD)治疗老年患者较 MP 方案获得更高的治疗反应率(包括 CR 率)；但 TD 组患者 PFS 未提高，而 OS 甚至劣于 MP 组患者，其原因主要是该研究中沙利度胺和地塞米松的剂量过大(特别是年龄超过 75 岁的患者)，导致 TD 组患者毒性更大，不能耐受和遵从长期治疗。

ECOG 的临床研究中对比第二代 IMiDs-雷那度胺联合传统大剂量地塞米松或低剂量地塞米松，探讨治疗老年患者最佳的地塞米松剂量。结果显示低剂量地塞米松组(地塞米松 1 个疗程，总剂量 160mg，4 周为 1 个疗程)与较大剂量地塞米松组(地塞米松 1 个疗程，总剂量 480mg，4 周为 1 个疗程)治疗反应相当，而 PFS 和 OS 提高。因而低剂量地塞米松联合新药成为老年 MM 患者的另一种标准治疗推荐。

2. 诱导治疗后的维持治疗 对于老年人和不适合移植的患者，诱导治疗获得高质量的缓解状态后，同样需要长期地维持治疗延长缓解状态，进一步改善 PFS 和 OS。

早期基于 MPT 治疗的 4 个随机对照研究中，只有 1 个研究结果显示沙利度胺维持治疗延长了 OS。而最近 3 个研究表明，维持治疗同样提高了老年患者的生存。最具支持证据的是 MM015 研究，患者随机接受 9 个疗程 MP 或 9 个疗程 MP 联合雷那度胺（MPR）或 MPR 后低剂量的雷那度胺维持治疗（MPR-R）。MPR-R 组患者治疗反应和长期生存均显著优于其他两组。意大利研究组的结果显示，接受四药联合方案（MPT 联合硼替佐米）诱导治疗后给予硼替佐米联合沙利度胺（VT）维持治疗的患者，其治疗反应和 3 年 PFS 均优于接受新的标准治疗 VMP 方案的患者。西班牙的研究给予硼替佐米-沙利度胺（VT）或硼替佐米-地塞米松（VD）维持治疗，同样显示维持治疗进一步增加 CR 率（由 25%～42%）。

3. *新药时代老年 MM 患者合适治疗的选择*　对于老年患者，选择合适治疗方案首先需要兼顾考虑新药联合方案的耐受性，另一方面需要考虑的是目前方案疗效和毒性的平衡。对于年龄超过 75 岁或合并多种并发症、体质虚弱的患者，往往不能耐受足量的治疗，在确定治疗前应充分评价治疗的可行性和风险。此时，可降低化疗或地塞米松的剂量，和（或）延长硼替佐米应用间隔（如由标准的每周 2 个剂量变换为每周 1 个剂量），以减少毒性反应。

（五）肾功能损害患者的治疗

肾功能损害是 MM 患者常见的并发症，诊断后早期治疗干预是逆转肾功能损害的关键，特别是对于轻链型肾病。硼替佐米联合大剂量地塞米松目前认为是该类患者合适的治疗选择。沙利度胺治疗肾功能患者的经验有限。有研究显示根据肌酐清除率调整雷那度胺剂量可有效地治疗和逆转肾功能损害。血浆置换治疗疑诊轻链型肾病和肾功能损害的作用存在争议，而高频次的血液透析治疗尚需进一步评价。有研究显示急性肾功能损伤的患者接受 Mel 140mg/m^2 的治疗是可行的，但尚需随机研究更好地评价。

（六）维持治疗

随着自体造血干细胞移植（ASCT）以及新药（如沙利度胺、来那度胺、硼替佐米等）的应用，多发性骨髓瘤（MM）患者的疗效得到不断提高。但到目前为止，MM 仍然是一种不可治愈的疾病，即使最强烈的化疗联合 ASCT 通常也不能够延长 PFS 超过 36 个月，绝大多数病人终将复发。因此维持一线治疗的治疗反应、延长缓解时间，最终延长总体生存时间（OS）是 MM 治疗的重要目标。值得注意的是，由于目前复发时能够获得有效的挽救治疗，维持治疗很难使 OS 获益。延长无疾病进展的时间与更好的生活质量相关，最终使病人获益，因此延长疾病进展时间（TTP）是维持治疗有效的目标。

1. *沙利度胺*　沙利度胺由于没有严重的血液学毒性，而且能够口服用药，这些是能够长期应用的先决条件，但这些优势部分也被沙利度胺特异的毒性所抵消，特别是它的神经毒性。目前主要在年轻病人自体移植（ASCT）后进行应用沙利度胺维持治疗的研究。ASCT 后应用沙利度胺维持治疗能延长 PFS，但对 OS 的影响目前还存在争议。NCCN 推荐可以选用沙利度胺进行维持治疗，也可以应用沙利度胺联合泼尼松进行维持治疗。需要考虑沙利度胺维持治疗的累积毒性，如外周神经炎（PNP）使治疗中断率高达 60%。但沙利度胺维持治疗对 del(13q)的病人没有获益，而存在 del(17p)的病人则结果更差。此外，沙利度胺维持治疗后复发的病人其生存期反而缩短，可能筛选出了耐药克隆。因此，对于具有良好细胞遗传学特征的病人应用沙利度胺维持治疗也是一个有价值的选择，但沙利度胺的耐受性随着年龄的增长而下降。一些研究的结果提示应该在诱导治疗中未接触过沙利度胺的病人中优先考虑应用沙利度胺维持治疗。

沙利度胺的最佳剂量应该是最低的有效剂量，耐受良好，尽量减轻毒性。最低的有效剂量为 50mg/d，治疗的持续时间应限定为 1 年或 1 年以内以减少毒性。限制沙利度胺持续治疗的时间应该能够降低严重不良反应的风险，特别是 PNP。其他不良反应有便秘，乏力，情感障碍，特别在老年病人中有心律失常、心动过缓以及血栓并发症。

2. *来那度胺*　由于来那度胺口服给药，因此作为维持治疗很有优势。目前发现来那度胺在 IRF4 高表达及 cereblon 较高表达的病人中尤其具有高活性。地塞米松能够增强来那度胺的抗骨髓瘤活性，但以剂量依赖的方式拮抗其免疫刺激作用。因此，当肿瘤负荷已经明显下降，通过免疫监视来控制残留的肿瘤细胞时，单药来那度胺似乎是维持治疗合理地选择。

ASCT 后应用来那度胺维持治疗明显延长了 PFS，同时也有明显的生存获益。来那度胺的耐受性良好，在多数高危组病人均有效，除了 FISH 定义的高危病人。开始剂量为 10mg/d，在 5～15mg 调整剂量均是可行的。持续用药，或者连用 3 周休息 1 周都是有效的。缩短治疗时间是否能获得相似的疗效目前尚不清楚。目前仅有一项前瞻性随机研究评价了来那度胺在高龄病人中维持治疗的疗效。结果与年轻病人的结果相似。微小异基因移植后也可以选择来那度胺进行维持治疗。MPL后应用来那度胺维持治疗明显降低了疾病进展的风险，并延长 PFS。

通常情况下无疾病进展的这段时间与较好的生活质量相关，并最终使病人获益。来那度胺维持治疗耐受性良好，血液学毒性几乎可以忽略不计，没有神经毒性，血栓并发症或者感染并无增加。但值得注意的是第二原发肿瘤(SPM)的发生率增加。

NCCN 指南也推荐来那度胺单药进行维持治疗。来那度胺没有神经毒性，但第二肿瘤的风险升高，特别是 SCT 后应用来那度胺的病人。因此来那度胺维持治疗的获益与第二肿瘤的风险也应与病人进行讨论。来那度胺维持治疗使复发风险下降 65%，同时 PFS 明显延长。来那度胺维持治疗对接受大剂量治疗联合 ASCT 的病人以及接受传统治疗的病人均有效，但不能克服 FISH 检测定义的高危细胞遗传学的不良预后。

3. *硼替佐米*　目前仅有一些诱导治疗期间已经应用硼替佐米治疗的病人中有应用单药硼替佐米维持治疗的数据。每周 2 次硼替佐米维持治疗是可行的，可耐受至 2 年，但高达 1/3 的病人需要减低剂量。虽然硼替佐米维持治疗可能有很大的获益。对于硼替佐米维持治疗的作用还需要进一步的研究，特别是对于那些诱导期间没有用过硼替佐米的病人。如何最好地应用硼替佐米，特别是用药方案、剂量、持续时间、联合的药物，这些问题都还没有解决，因此目前还没有硼替佐米维持治疗的推荐。

ASCT 后应用硼替佐米单药进行维持治疗耐受性良好，能够进一步改善 ORR。非 ASCT 病人应用硼替佐米进行维持治疗耐受性也良好，并进一步提高反应深度，而神经炎的发生率并没有增加。NCCN 指南也将硼替佐米作为维持治疗的推荐药物。

4. *其他维持治疗*　如皮质激素、干扰素，目前这 2 种药物在维持治疗中的地位还有争议。

1979 年发现干扰素单药即具有抗骨髓瘤活性，随后就应用干扰素进行诱导治疗及维持治疗。干扰素维持治疗有限地改善了缓解持续时间并延长生存时间 6 个月。由于干扰素的毒性作用，而且并不能预先选择那些能耐受干扰素治疗并能从干扰素治疗中获益的病人，因此这种治疗观念已经被放弃。

糖皮质激素单药具有明显的抗骨髓瘤活性，与其他药物联合具有协同效应。在 Bernson 的研究中，应用泼尼松 50mg 隔日 1 次与 10mg 隔日 1 次相比，明显延长了缓解持续时间及生存时间。但在另一项研究中，单药地塞米松(40mg d1～4，每 28 天为 1 个疗程)维持治疗并没有观察到获益。一项地塞米松与干扰素维持治疗的比较研究显示：两者的缓解持续时间相同，但复发后干扰素组有更多的病人应用美法仑-地塞米松再诱导治疗有效。总体而言，目前可以获得的证据并不足以推荐应用皮质激素进行维持治疗。

(七)复发/难治患者的治疗

如前所述，到目前为止，MM 仍然是一种不可治愈的疾病，即使最强烈的化疗联合 ASCT，绝大多数病人终将复发。目前 MM 复发时能够获得多种有效的挽救治疗。

1. *化疗*　如果在完成初始治疗后 6 个月以上出现复发，可以选用与初始治疗相同的方案。

(1)以硼替佐米为基础的方案：对于复发/难治病人，硼替佐米单药与地塞米松相比，能够明显提高病人的治疗反应率，延长 OS，并能够克服 13 号染色体缺失的不良预后意义。而且硼替佐米皮下注射与静脉注射疗效相当，但周围神经炎的发生率明显下降。NCCN 指南推荐硼替佐米单药可以作为复发难治病人的挽救治疗选择，对于已经存在周围神经炎或者有周围神经炎高危因素的病人推荐进行皮下注射。硼替佐米也可以和脂质体阿霉素联合可以进一步延长疾病进展时间，延长反应的持续时间。硼替佐米也可以和地塞米松联合。在硼替佐米、地塞米松的基础上还可以联合环磷酰胺、阿霉素等组成三药联合方案。

(2)以来那度胺为基础的方案：来那度胺单药或来那度胺与地塞米松联合可以明显延长至疾病进展时间(TTP)及 OS，最常见的不良反应主要是血小板减少及中性粒细胞减少。对糖皮质激素不能耐受的病人可以选择来那度胺单药进行挽救治疗。

(3)以沙利度胺为基础的方案：沙利度胺联合地塞米松治疗复发难治 MM 的治疗反应率接近 50%，TD 再联合静脉化疗如顺铂、阿霉素、环磷酰胺及依托泊苷(DT-PACE)也有效，特别是对于疾病进展的病人。沙利度胺单药治疗复发难治 MM，有 20%～48%的病人至少获得 PR。以沙利度胺为基础的方案比沙利度胺单药更有效，但对于皮质激素不能耐受的病人可以应用沙利度胺单药治疗。

(4)免疫调节剂与硼替佐米联合：DT联合硼替佐米的疗效也优于DT。中位TTP延长及PFS均较DT延长接近半年，CR＋nCR提高29%(约45%)。但BDT的3级或3级以上外周神经炎的发生率高达29%。

临床前数据来那度胺能够增加骨髓瘤细胞对硼替佐米及地塞米松的敏感性。硼替佐米联合来那度胺及地塞米松在复发难治性MM病人中耐受性良好，可以获得持续反应。中位PFS及OS分别为9.5个月及26个月，12个月及24个月的OS率分别为86%和55%。

(5)其他化疗方案：大剂量环磷酰胺、DECP、VDT-PACE等也可以作为挽救治疗的选择。

(6)二代蛋白酶体抑制药：Carfilzomib是一种静脉应用的二代蛋白酶体抑制药，对蛋白酶体高度敏感并与其不可逆地结合。美国FDA已经批准其用于治疗既往至少应用过2种方案治疗，包括硼替佐米及一种免疫调节药，并且在完成末次治疗后60d内进展的病人。2期研究显示器-其单药的ORR达23.7%，中位反应的持续时间达7.8个月，中位OS达15.6个月。没有累积毒性。常见的不良反应有乏力(49%)、贫血(46%)、恶心(45%)、血小板减少(39%)。治疗相关外周神经炎的发生率仅12.4%。目前正在做3期研究。因此，对于既往经过大量治疗的复发难治性MM病人，Carfilzomib能够获得持久反应，而且耐受性良好，单药就可以作为挽救治疗的手段。

(7)苯达莫司汀：单药治疗复发难治MM的ORR可达36%～55%，耐受性良好。苯达莫司汀与来那度胺及地塞米松联合，PR率为52%，VGPR率为24%；中位PFS为6.1个月，1年PFS率为20%。

(8)组蛋白酶去乙酰化抑制药：氟林司他是一种口服的组蛋白酶去乙酰化酶Ⅰ类和Ⅱ类蛋白的抑制药，它调节涉及肿瘤生长及存活相关的基因与蛋白。临床前研究及1期临床研究已经证明氟林司他和硼替佐米具有协同作用，QRR高达42%。在硼替佐米耐药以及免疫调节药耐药或不耐受或者不适合的病人中应用氟林司他联合硼替佐米耐受性良好，ORR为17%，中位OS为11.2个月，2年OS率为32%。另一项2期研究显示氟林司他与硼替佐米联合治疗复发难治MM的ORR达56%，PFS为7.63个月。

(9)其他新药：目前有很多新药正在复发/难治的MM病人中进行临床试验，如新的免疫调节药、MTOR抑制药等，复发/难治病人也可以首选参加临床试验。

2. ASCT　对于身体状态良好的复发/难治病人，再诱导治疗获得PR或PR以上后也可以选择ASCT进行挽救治疗。ASCT的治疗方案参照一线治疗。

3. *异基因造血干细胞移植*　由于存在移植物抗骨髓瘤作用，异基因移植可能使疾病获得长期控制，但移植相关死亡率很高，目前仅在设计严格的临床研究中考虑进行异基因移植。

(八)主要并发症的防治

需要良好的病人宣教及适当的支持治疗。

1. *骨病*　85%的MM病人可以出现弥漫性骨质疏松和(或)溶骨性损害，相关的并发症是生活质量受限及体能状态下降的主要原因。每月应用静脉双磷酸盐能够减轻骨痛及骨相关并发症，改善体能状态及生活质量。所有有症状的MM都应接受双磷酸盐治疗，每月1次，直到治疗后2年或者不能耐受。2年后继续给药也能使病人获益。在临床试验中可考虑给冒烟型骨髓瘤或Ⅰ期骨髓瘤应用二磷酸盐。每年进行骨骼片检查，临床研究中可以进行骨密度及其他骨代谢研究。唑来膦酸与帕米磷酸的作用相当，但发生下颌骨坏死的风险是帕米磷酸的9.5倍。此外，MRCⅨ试验证实唑来膦酸能够降低死亡率，明显改善PFS。应用双磷酸盐治疗的病人应该监测肾功能及下颌骨坏死情况(表15-7)。

表15-7　不同双磷酸盐的用法

双磷酸盐种类	剂量(mg)	用法	输注时间
氯磷酸二钠	800mg，每天2次	口服	—
氯磷酸二钠	500mg，每天1次，每月连用5d	静脉点滴	4～6h
帕米磷酸二钠	90mg，每3～4周1次	静脉点滴	4～6h
伊班膦酸	4mg，每3～4周1次	静脉点滴	4～6h
唑来膦酸	4mg，每3～4周1次	静脉点滴	0.5h

低剂量放疗(10～30Gy)可作为控制疼痛、预防病理性骨折或者脊髓压迫的姑息性治疗手段;应将放疗范围限制在受累野,以减少对干细胞采集或后续治疗的影响。对于可能出现或已经出现的长骨骨折或脊髓压迫或脊柱不稳定,应请矫形科会诊;对于有症状的脊椎压缩性骨折应考虑椎体成形术或后凸成形术。

2. *高钙血症*　骨髓瘤骨病由于过度骨吸收导致血钙升高,即高钙血症,临床表现为多尿、胃肠功能障碍、进行性脱水及肾小球率过滤下降。高钙血症应该水化利尿、双磷酸盐、皮质激素和(或)降钙素。在双磷酸盐中优选唑来膦酸。

3. *高黏血症*　有症状的高黏质血症应考虑血浆置换。

4. *贫血*　EPO可治疗贫血,特别是那些肾衰竭的病人。同时应检测内源性EPO水平。红细胞输注可以快速改善贫血症状。

5. *感染*　当反复出现危及生命的严重感染科考虑静脉输注入丙种球蛋白;接种肺炎球菌及流感疫苗;如果应用大剂量地塞米松(每个疗程≥320mg)治疗时应进行疱疹及真菌的预防性治疗;接受硼替佐米治疗的病人应进行带状疱疹病毒感染的预防。

6. *肾功能不全*　持续水化避免肾衰竭;避免应用NSAIDs;避免静脉造影;血浆置换以改善肾功能;肾功能不全并不是移植的禁忌证;长期应用二磷酸盐需监测肾功能。

7. *血栓*　应用免疫调节药联合激素诱导治疗期间应预防血栓治疗。既往无血栓病史,推荐:阿司匹林75 mg/d口服;既往有血栓病史,推荐:低分子量肝素(目标INR=2～3)至少4个月后,可以改用阿司匹林75 mg/d口服。

(九)疗效评估与随访

1. *疗效评估*　主要参照国际骨髓瘤工作组(IMWG)标准。

(1)严格的完全反应(sCR):符合CR的标准,同时血清游离轻链(FLC)比值正常,免疫组化或免疫荧光检查骨髓中无克隆性浆细胞。

(2)完全反应(CR):血及尿免疫固定电泳阴性,无浆细胞性软组织肿瘤,骨髓中浆细胞≤5%。

(3)非常好的部分反应(VGPR):免疫固定电泳检测血及尿M蛋白阳性,但蛋白电泳阴性,或者血清M蛋白下降≥90%,同时24h尿M蛋白<100mg。

(4)部分反应(PR):血清M蛋白下降≥50%,24h尿M蛋白下降≥90%或者<200mg。

如果血清及尿M蛋白不可测,则单克隆血清游离轻链水平与非单克隆血清游离轻链水平之间的差值下降≥50%。

如果血清及尿M蛋白、血清游离轻链均不可测,则需要浆细胞下降≥50%(但基线骨髓浆细胞比例≥30%)。

除了以上标准,如果基线时存在浆细胞性的软组织肿瘤,则同时需要肿瘤大小缩小≥50%。

(5)疾病稳定(SD):不符合CR、VGPR、PR或疾病进展的标准。

(6)疾病进展(PD,用于计算疾病进展时间TTP及PFS,适于包括CR在内的所有病人)

以下值从基线增加≥25%(符合其中1条):①血清M成分(绝对值增加必需≥0.5g/dL);②尿M成分(绝对值增加必需≥200mg/24h);③仅在无可测量水平血清及尿M蛋白的病人中,相关血清游离轻链水平与非相关血清游离轻链水平之间的差值,绝对值增加需>10mg/dl;④骨髓浆细胞比例,绝对百分比必需>10%;⑤明确出现新的骨损害或软组织浆细胞肿瘤或者已经存在的骨损害或软组织浆细胞瘤明确增大;⑥出现仅由于浆细胞增殖性疾病引起的高钙血症(校正的血钙>11.5mg/dl)。

(7)临床复发:至少符合1条,疾病和(或)终末器官损害增加的直接证据[4];出现新的软组织浆细胞瘤或骨损害;已经存在的浆细胞瘤或骨损害大小明确增加,可测量损害的长径与短径之和增加50%(至少1cm);高钙(>11.5mg/dl);血红蛋白下降≥2g/dl;血清肌酐升高≥2mg/dl。

(8)从CR复发(仅在研究终点为DFS时应用)。

符合其中任何1条:免疫固定电泳或蛋白电泳再次出现血或尿的M蛋白;骨髓中浆细胞≥5%;出现其他任何进展的症状(如:新的浆细胞瘤、溶骨性损害或高钙)。

(9)平台期:指标稳定(波动在25%之内)维持至少3个月。

2. *随访*　积极治疗期间(包括诱导治疗及巩固强化治疗)每1～2个疗程进行一次疗效评价(包括体能状态、M蛋白量、生存状态等,不分泌型需评价骨髓中浆细胞比例),进入维持治疗或者停药观察后可每3个疗程进行随访评价。

(安　刚　邓书会　徐　燕　邹德慧　邱录贵)

■参考文献

[1] Anderson KC, Carrasco RD. Pathogenesis of Myeloma. Annu Rev Pathol, 2011, 6: 249-274.

[2] Munshi NC, Avet-Loiseau H. Genomics in multiple myeloma. Clin Cancer Res, 2011, 17: 1234-1242.

[3] Kuehl WM, Bergsagel PL. Molecular pathogenesis of multiple myeloma and its premalignant precursor. J Clin Invest, 2012, 122: 3456-3463.

[4] Palumbo A, Anderson K. Multiple myeloma. N Engl J Med, 2011, 364: 1046-1060.

[5] Delude C. Tumorigenesis: Testing ground for cancer stem cells. Nature, 2011, 480: S43-45.

[6] Rajkumar SV. Multiple myeloma: 2012 update on diagnosis, risk-stratification, and management. Am J Hematol, 2012, 87(1): 78-88.

[7] The International Myeloma Working Group. Criteria for the classification of monoclonal gammopathies, multiple myeloma and related disorders: A report of the International Myeloma-Working Group. Br J Haematol, 2003, 121: 749-757.

[8] Munshi NC, Anderson KC, Bergsagel PL, et al. Consensus recommendations for risk stratification in multiple myeloma: report of the International Myeloma Workshop Consensus Panel 2. Blood, 2011, 117(18): 4696-4700.

[9] Rajkumar SV. Multiple myeloma: 2012 update on diagnosis, risk-stratification, and management. Am J Hematol, 2012, 87(1): 78-88.

[10] Mahindra A, Laubach J, Raje N, et al. Latest advances and current challenges in the treatment of multiple myeloma. Nat Rev Clin Oncol, 2012, 21, 9 (3): 135-143.

[11] Ludwig H, Avet-Loiseau H, Bladé J, et al. European perspective on multiple myeloma treatment strategies: update following recent congresses. Oncologist, 2012, 17(5): 592-606.

[12] Harousseau JL. How to select among available options for the treatment of multiple myeloma. Ann Oncol, 2012, 23(S10): 334-338.

[13] Moreau P, Rajkumar SV. "Should all eligible patients with multiple myeloma receive autologous stem-cell transplant as part of initial treatment?". Leuk Res, 2012, 36(6): 677-681.

[14] Koehne G, Giralt S. Allogeneic hematopoietic stem cell transplantation for multiple myeloma: curative but not the standard of care. Curr Opin Oncol. 2012; 24(6): 720-726.

[15] Rajkumar SV. Optimal timing for transplant in multiple myeloma. Clin Adv Hematol Oncol, 2011, 9(9): 684-686.

[16] Usmani SZ, Crowley J, Hoering A, et al. Improvement in long-term outcomes with successive Total Therapy trials for multiple myeloma: are patients now being cured? Leukemia, 2012 Jun 18. doi: 10.1038/leu, 2012, 160. [Epub ahead of print]

[17] Bang SM, Kyle RA, Rajkumar SV, et al. Treatment patterns and outcomes in elderly patients with multiple myeloma. Leukemia, 2012, doi: 10, 1038/leu, 2012, 259. [Epub ahead of print]

[18] Kumar S, Flinn I, Richardson PG, et al. Randomized, multicenter, phase 2 study (EVOLUTION) of combinations of bortezomib, dexamethasone, cyclophosphamide, and lenalidomide in previously untreated multiple myeloma. Blood, 2012, 119(19): 4375-4382.

[19] San-Miguel JF. Consolidation therapy in myeloma: a consolidated approach? Blood, 2012, 120(1): 2-3.

[20] Cavo M, Pantani L, Petrucci MT, et al; GIMEMA (Gruppo Italiano Malattie Ematologiche dell'Adulto) Italian Myeloma Network. Bortezomib-thalidomide-dexamethasone is superior to thalidomide-dexamethasone as consolidation therapy after autologous hematopoietic stem cell transplantation in patients with newly diagnosed-multiple myeloma. Blood, 2012, 120 (1): 9-19.

[21] Ludwig H, Durie BG, McCarthy P, et al. International Myeloma Working Group. IMWG consensus on maintenance therapy in multiple myeloma. Blood, 2012, 119(13): 3003-3015.

[22] Sonneveld P, Schmidt-Wolf IG, van der Holt B, et al. Bortezomib induction and maintenance treatment in patients with newly diagnosed multiple myeloma: results of the randomized phase III HOVON-65/GMMG-HD4 trial. J Clin Oncol, 2012, 30(24): 2946-2955.

[23] Kagoya Y, Nannya Y, Kurokawa M. Thalidomide maintenance therapy for patients with multiple myeloma: meta-analysis. Leuk Res, 2012, 36 (8): 1016-1021.

[24] Badros AZ. Lenalidomide in myeloma--a high-maintenance friend. N Engl J Med, 2012, 366(19): 1836-1838.

[25] Moreau P, Richardson PG, Cavo M, et al. Proteasome inhibitors in multiple myeloma: 10 years later. Blood, 2012, 120(5): 947-959.

[26] Chanan-Khan AA, San Miguel JF, Jagannath S, et al. Novel therapeutic agents for the management of patients with multiple myeloma and renal impairment. Clin Cancer Res, 2012 15, 18 (8): 2145-2163.

[27] Gaballa MR, Laubach JP, Schlossman RL, et al. Management of myeloma-associated renal dysfunction in the era of novel therapies. Expert Rev Hematol, 2012, 5(1): 51-66.

[28] Dimopoulos MA, Roussou M, Gkotzamanidou M, et al. The role of novel agents on the reversibility of renal impairment in newly diagnosed symptomatic patients with multiple myeloma. Leukemia, 2012, doi: 10, 1038/leu, 2012, 182. [Epub ahead of print]

[29] Ludwig H, Durie BG, McCarthy P, et al. IMWG consensus on maintenance therapy in multiple myeloma. Blood, 2012, 119(13): 3003-3015.

[30] Morgan GJ, Davies FE, Cavenagh JD, et al. Position statement on the use of bortezomib in multiple myeloma. Int J

Lab Hematol,2008,30(1):1-10.

[31] Attal M, Lauwers-Cances V, Marit G, et al. Lenalidomide maintenance after stem-cell transplantation for multiple myeloma. N Engl J Med, 2012, 366(19):1782-1791.

[32] Kneppers E, van der Holt B, Kersten MJ, et al. Lenalidomide maintenance after non-myeloablative allogeneic stem cell transplantation in multiple myeloma is not feasible: results of the HOVON 76 Trial. Blood, 2011, 118(9):2413-2419.

[33] Moreau P, Pylypenko H, Grosicki S, et al. Subcutaneous versus intravenous administration of bortezomib in patients with relapsed multiple myeloma: a randomised, phase 3, non-inferiority study. Lancet Oncol, 2011, 12(5):431-440.

[34] Mikhael JR, Belch AR, Prince HM, et al. High response rate to bortezomib with or without dexamethasone in patients with relapsed or refractory multiple myeloma: results of a global phase 3b expanded access program. Br J Haematol, 2009, 144(2): 169-175.

[35] Richardson PG, Weller E, Jagannath S, et al. Multicenter, phase I, dose-escalation trial of lenalidomide plus bortezomib for relapsed and relapsed/refractory multiple myeloma. J Clin Oncol, 2009, 27(34):5713-5719.

[36] Garderet L, Iacobelli S, Moreau P, et al. Superiority of the Triple Combination of Bortezomib-Thalidomide-Dexamethasone Over the Dual Combination of Thalidomide-Dexamethasone in Patients With Multiple Myeloma Progressing or Relapsing After Autologous Transplantation: The MMVAR/IFM 2005-04 Randomized Phase III Trial From the Chronic Leukemia Working Party of the European Group for Blood and Marrow Transplantation. J Clin Oncol, 2012, 30(20): 2475-2482.

[37] Siegel DS, Martin T, Wang M, et al. A phase 2 study of single-agent carfilzomib (PX-171-003-A1) in patients with relapsed and refractory multiple myeloma. Blood, 2012, 25. [Epub ahead of print]

[38] Morgan GJ, Davies FE, Gregory WM, et al. First-line treatment with zoledronic acid as compared with clodronic acid in multiple myeloma (MRC Myeloma IX): a randomised controlled trial. Lancet, 2010, 376(9757): 1989-1999.

第16章

真性红细胞增多症

真性红细胞增多症(polycythemia vera,PV)是一种慢性骨髓增殖性肿瘤(MPN),其特征为红细胞脱离红细胞生成的正常调节机制产生增加。几乎所有病例都有体细胞性Janus2激酶基因的功能获得性突变:JAK2V617F或另外的功能类似的JAK2突变,导致不仅红系而且粒系及巨核系细胞也发生增殖,即"全髓增殖"。PV可分为3期:①前驱性多血前期,特点为只有交界性轻度红细胞增多;②明确的多血期,伴红细胞容量显著增大;③"消耗期"或多血期后骨髓纤维化期(post-PV MF),此期有贫血和其他血细胞减少,与无效造血、骨髓纤维化、髓外造血(EMH)和脾功能亢进有关。PV的自然进展也包括演化为骨髓增生异常综合征(MDS)和(或)急性白血病(AML),但发生率不高。

【流行病学】

PV年发病率随年龄增长而增高,诊断时中位年龄60岁,20岁以下患者罕见。欧洲和北美常住居民年发病率为(0.7~2.6)/100 000人,但日本发病率低得多。多数报道表明男性稍多,男女比例为1~2∶1。

【病因病理】

本病病因仍不清楚。在欧洲血统犹太人中发现的家族性PV,表明PV可能存在有遗传易感因素。造血细胞克隆性分析证实PV是一种多能干细胞恶性疾病。

在半固体培养基中,PV患者骨髓细胞培养能形成自发性的CFU-E和BFU-E集落,而正常人和继发性红细胞增多症患者均无或很少有自发性集落形成。且与继发性红细胞增多症不同,PV患者血浆及尿中的促红细胞生长素(EPO)水平不增高,因此人们推测可能与EPO信号传导途征异常,也许是EPO受体(EPO-R)本身异常有关,但对PV患者EPO-R结构的研究表明PV患者并无EPO-R基因结构异常。体外研究还发现了PV祖细胞对胰岛素样生长因子-1(IGF-1)的高敏感性,造成IGF-1受体磷酸化增加。高浓度的血浆胰岛素样生长因子结合蛋白-1(IGFBP-1)可能解释PV祖细胞对IGF-1的高敏感性,因为IGFBP-1可以刺激IGF-1受体生成。另外,研究还发现PV祖细胞还存在着对其他细胞因子(例如IL-3、GM-CSF和干细胞因子)的体外应答异常。综上,PV祖细胞体外应答异常可能是各种细胞因子下游的信号传导事件失调的结果。

约95%的PV患者JAK2V617F(+),JAK2V617F突变负荷分析证实PV患者突变负荷常较高,易出现由于有丝分裂重组而产生的纯合突变,且PV患者随着病程延长突变负荷多逐渐增高。JAK2V617F突变导致JAK2假激酶结构域失去了激酶活性自我抑制功能,导致JAK2异常活化。JAK2 V617F是一种组成性酪氨酸激酶,能激活JAK-STAT信号传导途径,导致细胞对细胞因子高度敏感,甚至一部分发生非因子依赖性生长。

在JAK2 V617F阴性PV中,约5%的患者存在JAK2外显子12(JAK2 exon12)突变,包括缺失、点突变等多种类型,主要为杂合突变,其中N542-E543del为最常见。12外显子突变比V617F具有更强的不依赖于配体的JAK2下游信号激活,以及更高水平的JAK2、ERK1和ERK2磷酸化。较之V617F突变者,伴12号外显子突变的患者年龄偏低,血红蛋白水平更高,而白细胞和血小板计数较低,常表现为单独的红细胞增高,血浆EPO水平减低以及骨髓组织学表现为红系显著增生不伴粒巨系病态造血。

【临床表现】

1. 首发症状　常为隐袭性起病,主要见于60—70岁人群,首发症状有头痛、多血质、瘙痒、血栓形成和胃肠道出血，但部分患者是在常规检查时发现血细胞计数异常而确诊，约30%患者有临床症状，依次为头痛、乏力、瘙痒、头晕和盗汗。

2. 栓塞和出血　在起病的头10年中，40%～60%患者可出现栓塞并发症，且在此阶段，每年发病率均等，严重的栓塞并发症有脑血管意外、心肌梗死、深部静脉栓塞（如肝静脉栓塞）以及肺栓塞，约1/4患者有出血和瘀斑，但常不严重。有的患者发生下肢动脉栓塞出现肢端坏疽。

3. 皮肤　约40%患者有皮肤瘙痒，用热水洗澡常可使之加重，有些患者可因严重的皮肤瘙痒而影响其生活质量，原因不明，可能与皮肤中肥大细胞数量增多和组胺水平增高有关。

4. 肠道　门静脉高压和食道静脉曲张较常见，PV患者消化性溃疡比正常人群高5倍。

5. 心血管　心血管症状包括心绞痛、心肌梗死和心力衰竭。

6. 神经系统　神经系统症状如头晕较常见，舞蹈症和POEMS综合征、继发于髓外造血的脊管压迫亦有报道。

7. 其他　由于核酸转运增多从而导致骨髓细胞高度增殖，常可使血尿酸浓度增高，因此痛风亦较常见。Sweat综合征亦有数例报道。手术中或术后75%以上的病情未获控制的PV患者可出现出血和栓塞合并症。此外，已有研究证实PV患者淋巴瘤发生率较高。MDS作为PV的并发症已日渐引起人们的关注，以下情况提示可能出现MDS：①标准治疗后迅速脾肿大；②无明显骨髓纤维组织增生；③骨髓极度活跃伴髓系、红系和巨核系三系增生异常；④外周血单核细胞计数>1×10^9/L；⑤增生异常的髓系细胞极度浸润肝脾的患者。

【辅助检查】

1. 血象　外周血主要表现为红细胞计数、血细胞比容、红细胞容量和血红蛋白值增高，红细胞压积男性>60%，女性>55%患者常为红细胞容量绝对值增高，因此，这些患者可以不做红细胞容量检查。约50%患者同时有白细胞和血小板增高。早期患者红细胞常表现为缺铁的形态特征，为小细胞低色素，晚期常为骨髓纤维化特征，可有显著的大、小不均和泪滴状红细胞。晚期患者可见中、晚幼粒细胞，约2/3患者可出现嗜碱性粒细胞增高，外周血涂片中常可见巨大血小板。

2. 骨髓　在多血症前期和明显多血气骨髓活检的特征是有核细胞过度增生，但常以红系细胞和巨核细胞的增多更为显著。红系造血是正常幼红细胞性、粒系造血形态正常。原粒细胞百分率不增多。巨核细胞数量增多，特别是血小板过多的病例，表现特征性形态学异常，巨核细胞倾向于形成疏松的集簇或贴近骨小梁，绝大多数巨核细胞的胞核呈正常的折叠或多分叶状。约80%的病例网状纤维染色显示为正常的网状纤维网络，但其余病例则显示网状纤维增多，甚至接近于轻度纤维化。在"消耗期"或多血期后骨髓纤维化期，形态学标志是骨髓中网状纤维和胶原纤维明显增生。骨髓有核细胞多少各异，但通常为有核细胞减少。显著的特点是巨核细胞成簇分布，常有深染而十分异形的细胞核。红系造血和粒系造血数量减少，有时可看到粒、红连同巨核系细胞处于扩张的骨髓血窦之内。也可发生骨硬化。

3. 内源性红系集落（EEC）分析　内源性或者又称为Epo非依赖性红系集落形成是PV的特征性检查。有研究显示，对于先前未接受过化疗的PV患者而言，EEC诊断PV的敏感性和特异性都是100%。

4. 生化　约70%患者中性粒细胞碱性磷酸酶水平，40%患者血清维生素B_{12}浓度增高，70%患者血清维生素B_{12}结合蛋白增高，大部分患者尿酸和组胺水平增高，动脉PO_2常较正常人低。全血黏度常增高。血清红细胞生成素水平减低或为正常低值。

5. 出凝血检查　凝血酶原时间（prothrombin time，PT）、活化部分凝血活酶时间（activated partial thromboplastin time，aPTT）和纤维蛋白原正常，血小板计数>1 000$\times10^9$/L的患者可出现类似Ⅱ型血管性血友病（von Willebrand's disease，VWD）的获得性VWD，表现为出血时间（bleeding time，BT）延长，Ⅷ C：VWF正常，瑞斯托霉素辅助因子活性减低，大的VWF多聚体数减低或缺如。部分患者有抗凝血酶Ⅲ，蛋白C和蛋白S缺乏。

6. 染色体　约40%患者有染色体核型异常，初诊时常见异常有del(20)(q^{11})、+8、+9、del(13q)及del(9q)，这些异常可见于PV病程的始终，对临床表现和病程影响很少，可能与疾病本身有关。目前认为与PV可能相关的染色体异常还有del(1)(p^{11})、del(3)(p^{11};p^{14})、t(1;6)(q^{11};p^{21})和t(1;9)(q^{19};q^{14})。随着疾病进展，染色体异常出现频率增加，其中80%～90%处于红细胞增多后骨髓纤维化期，而几乎100%进展至骨髓增生异常综合征(MDS)或急性髓系白血病(AML)的患者存在细胞遗传学的异常,包括那些在治疗相关的 MDS 或 AML 中常出现的异常。

7. *基因突变*　约 95% 的患者 JAK2V617F(+),约 5%有 JAK2 第 12 外显子突变。

【诊断及鉴别诊断】

诊断 PV 的最主要依据是红细胞增多、白细胞增高、血小板增多和脾大,大部分患者在就诊时仅有上述特征中的两条或三条,部分患者甚至仅有红细胞增多,偶尔只有血小板增多或白细胞增多或脾大,因此有时 PV 诊断很难以确立。

PV 诊断标准为下列几项。

1. *主要标准*　①男性 Hb>18.5g/L,女性Hb>16.5g/L,或其他红细胞容积增高的证据(血红蛋白或 HCT 大于按年龄、性别和居住海拔高度测定方法特异参考范围百分度的第 99 位,或如果血红蛋白比在无缺铁情况下的基础值肯定且持续增高至少 20g/L 的前提下男性 Hb>17g/L,女性 Hb>15g/L);②有 JAK2V→F 突变或其他功能相似的突变如 JAK2 第 12 外显子突变。

2. *次要标准*　①骨髓骨髓活检示按患者年龄来说为高度增生,三系生长(全髓造血)以红系、粒系和巨核细胞增生为主;②血清 EPO 水平低于正常参考值水平;③骨髓细胞体外培养有内源性红系集落形成。

符合 2 条主要标准和 1 条次要标准或第 1 条主要标准和 2 条次要标准则可诊断 PV。

PV 必须与继发性及相对性红细胞增多症鉴别。继发性红细胞增多症是由于长期慢性缺氧导致 Epo 身高,刺激骨髓红系过度反应所致。常见于右至左分流的先天性心脏病、慢性阻塞性肺病、氧亲和力过高或携氧能力减低的异常血红蛋白病。此外,肾积水、肾囊肿、肾肿瘤因压迫肾组织使得局部血流减少而刺激 Epo 生成过多,导致红细胞生成增多。

相对性红细胞增多症又称良性或假性红细胞增多症,是由于血浆容量减少说引起,并非真正的红细胞增多。部分患者红细胞增多为暂时性,如持续性呕吐、严重腹泻、大量出汗、大面积烧伤等造成的脱水或组织液减少。此时外周血红细胞呈一过性增多,后随原发病控制而恢复正常。另外有少数患者和吸烟、焦虑、肥胖等有关,去除诱因可恢复正常。但是其中少数患者也可并发血栓栓塞性并发症。

PV 与继发性红细胞增多症(secondary polycythemia)和相对性红细胞增多症(apparent polycythemia)的鉴别诊断要点,见表 16-1。

【治疗】

1. *多血症期*　多血症期患者的治疗目的是通过减少血细胞以改善症状,降低栓塞和出血并发症。

所有 PV 患者均应行静脉放血使红细胞压积维持在 45%以下及服用低剂量阿司匹林。对静脉放血不能耐受或需频繁放血,≥60 岁或发生重大血栓或出血合并症的低危 PV 患者,以及高危患者需降白血病治疗。白细胞和(或)血小板计数进行性增高,脾进行性增大,疾病相关症状不能控制,对静脉放血耐受性差等,可能也需给予降细胞治疗。羟基脲或 IFN-α 为任何年龄 PV 患者降细胞治疗的一线药物。在年轻患者(<40岁)中,羟基脲应慎

表 16-1　PV、继发性红细胞增多症和相对性红细胞增多症的典型实验指标

指标	PV	继发性红细胞增多症	相对性红细胞增多症
脾大	有	无	无
白细胞增多	有	无	无
血小板增多	有	无	无
肾上腺素诱导的血小板第一波异常	有	无	无
红细胞容积	增高	增高	正常
动脉血氧饱和度	正常	减低/正常	正常
血清维生素 B_{12}	增高	正常	正常
中性粒细胞碱性磷酸酶	增高	正常	正常
骨髓	全髓高度增生	红系高度增生	正常
EPO 水平	减低	增高	正常
自发性 CFU-E 生长	有	无	无

用。年长患者(>70 岁)可考虑应用白消安。对羟基脲耐药或不能耐受的 PV 患者其二线治疗药物为 IFN-α。相反,对一线 IFN-α 耐药或不能耐受的 PV 患者,羟基脲为其二线治疗药物。哌泊溴烷(溴丙哌嗪),白消安和 ^{32}P 可作为预期寿命短的患者的二线治疗药物。

(1)静脉放血:一般来说,间隔 2～4d 静脉放血 450～500ml,可使红细胞比容降至正常或接近正常值,HCT>64%患者放血间隔期应更短,体重低于 50kg 的患者每次放血量应减少,对于有心血管疾患的患者放血应采用少量多次的原则。静脉放血可使诸如头痛等症状得到改善,但不能降低血小板和白细胞计数,对皮肤瘙痒和痛风等症状亦无效。

(2)骨髓抑制药物治疗

①羟基脲:起始剂量为 30mg/(kg·d),口服,1 周后改为(5～20)mg/(kg·d),需维持给药,联合静脉放血治疗可降低栓塞并发症。

②干扰素:用药量为每周 9～25×10^6 U,分 3 次皮下注射,此外,尚可使血小板计数、皮肤瘙痒和脾大得到显著改善。用药 6～12 个月后,70%患者的红细胞容积可获控制,约 20%的患者获部分缓解,10%无效。

③白消安:每天给予 2～4mg,几周后常可使白细胞计数下降至正常,停药后血细胞计数维持正常几个月至几年不等,在一大系列研究中示白消安治疗患者中位首次缓解期为 4 年。由于超量给药可致严重骨髓抑制,因此,每天用量不宜超过 4mg。

④^{32}P:静脉给予 ^{32}P 2～4mCi 后常可使疾病得到很好的控制,间隔 6～8 周后可依首剂疗效再次给予。^{32}P 治疗最大的不良反应是高风险发生治疗相关性白细胞/骨髓增生异常综合征及肿瘤,^{32}P 治疗患者 10 年时白血病/骨髓增生异常综合征风险率为 10%,肿瘤发生风险率为 15%,20 年时发生白血病/骨髓增生异常综合征风险率可增高至 30%。

⑤双哌泊溴烷(anagrelide):主要用于合并有血栓和出血的持续血小板增多的 PV 患者,有效率约为 70%,起始剂量为 0.5～1mg,口服,4 次/d,维持量为 2.5mg/d,起效时间为 17～25d。由于本药可以通过胎盘,因此孕妇禁用,该药对控制红细胞增多和 PV 相关的全身症状无效。

(3)对症处理:皮肤瘙痒采用静脉放血/骨髓抑制药物常无效,由于洗澡可使之加重,因此,可告诫患者减少洗澡次数,采用补骨脂素和紫外线照射可使皮肤瘙痒得到缓解,阿司匹林和塞庚啶亦有效,但抗组胺药物无效。由于栓塞是 PV 患者死亡的主要原因,因此,可给予阿司匹林和双嘧达莫口服预防。

(4)实验治疗:JAK2 抑制药 INCB018424 进行了 INCB018424 用于羟基脲无效或不能耐受的 PV 和 ET 患者的 Ⅰ-Ⅱ 临床试验-The RESPONSE Trial(NCT01243944),仅招募血细胞比容≥45%的 PV 患者、血小板计数≥650×10^9/L 的 ET 患者入组。试验中确定了最佳剂量分别为①PV:10mg 每日 2 次;②ET:25mg 每日 2 次。中位随访 10.4 个月,34 例 PV 经过 6 个月治疗后,平均红细胞压积为 39%,治疗开始后,仅 2 例患者在最初 2 周内还需要放血治疗。患者血象持续改善、脾回缩、瘙痒、骨痛和盗汗等症状也明显改善。INCB018424 治疗 PV 的Ⅲ期临床试验(NCT01243944)尚在进行中中,羟基脲耐药或无法耐受的 PV 患者,随机入组抑制药与最佳支持治疗组。

2. 终末期　此期患者可出现贫血,显著骨髓纤维化和显著的脾大,血小板计数可增高、正常或减少,白细胞计数可显著增高伴外周血中出现幼稚粒细胞。由于脾照射无效,采用白消安、羟基脲化疗可使血小板计数显著减少,因此周期性输血治疗就成了唯一的治疗方法。

【预后】

PV 是一种慢性病,确诊后生存期一般为 10～20 年(表 16-2)。PVSG 研究发现单独静脉放血患者的中位生存期为 13.9 年;^{32}P 治疗患者为 11.8 年,苯丁酸氨芥治疗患者为 8.9 年。约 31%的患者死于栓塞,19%的患者死于白血病,15%死于其他肿瘤,5%死于出血或终末期。

表 16-2　PV 预后分组

危度分组	年龄>60 岁或此前有栓塞病史	心血管危险因素*
低危	否	否
中危	否	是
高危	是	

*包括高血压、高血脂、糖尿病、吸烟和充血性心力衰竭

(肖志坚)

■参考文献

[1] 肖志坚. 规范我国 Ph 染色体阴性骨髓增殖性肿瘤的临床诊治. 国际输血及血液学杂志, 2011, 34(3): 193-194.

[2] 刘柳, 肖志坚. 骨髓增殖性肿瘤发病分子机制研究进展. 中国实验血液学杂志, 2011, 19(1): 239-243.

[3] 肖志坚. 骨髓增生异常综合征和骨髓增殖性肿瘤的诊断分型应重视的一些问题. 中华血液学杂志, 2010, 31(4): 443-445.

[4] 崔蕊, 肖志坚. 特发性红细胞增多症的认识现况. 国际输血及血液学杂志, 2011, 3(3): 209-212.

[5] Tefferi A and Vardiman JW. Classification and diagnosis of myeloproliferative neoplasms: The 2008 World Health Organization criteria and point-of-care diagnostic algorithms. Leukemia, 2008, 22: 14-22.

[6] Abdel-Wahab O. Genetics of the myeloproliferative neoplasms. Current Opinion in Hematol, 2011, 18: 117-123.

[7] Passamonti F. How to manage polycythemia vera. Leukemia, 2012, 26: 870-874.

[8] TefferiA, Pardanani A. JAK inhibitors in myeloproliferative neoplasms: Rationale, current data and perspective. Blood Rev, 2011, 25: 229-237.

第 17 章

原发性血小板增多症

【定义】

原发性血小板增多症(essential thrombocythemia,ET)是一种慢性骨髓增殖性疾病,其特征为出血倾向及血栓形成,外周血血小板持续明显增多,骨髓巨核细胞过度增殖。

【流行病学】

本病发病高峰年龄在 50－70 岁,偶发于儿童。虽然在 30－50 岁的患者中女性比例较高,但总体上并无明显的性别差别。

【病因病理和分子生物学】

1. *JAK2V617F 基因突变在 ET 中的作用* JAK2 基因属于 JAKs(Janus kinases)家族,是一种胞内酪氨酸蛋白激酶。多种细胞因子如白细胞介素 3(IL-3)、红细胞生成素(EP0)等通过 JAKs—sTAT 途径进行胞内信号的转导,最终促进或调节细胞的增殖。目前研究发现 Bcr/Abl 阴性的骨髓增殖性疾病(MPD)患者存在 JAK2 基因 14 号外显子的一种高频点突变 JAK2/V617F,即第 617 密码子(GTc)第 1 位碱基发生 G—T 的颠换,导致其编码的缬氨酸变为苯丙氨酸,导致了不依赖于细胞因子的 JAK-STAT,PI3K-AKT 和 Ras-MAPK 途径的持续激活,因此导致造血干细胞不依赖于细胞因子或对细胞因子高度敏感,从而发生了骨髓增殖性疾病。国内外报道 JAK2/V617F 基因突变在真性红细胞增多症(PV)中发生率约为 90%,ET 为 50%～60%,慢性特发性骨髓纤维化(PMF)为 35%～50%。

2. *其他基因突变在 ET 中的作用* MPL 基因(myeloproliferative leukemia virus oncogene)是血小板生成素(TPO)受体基因,该基因突变可以导致原发性血小板增多症,目前发现大约 4%的 ET 的患者伴随该基因突变,该基因突变与 TPO 受体对细胞因子敏感性相关,导致骨髓造血干细胞不依赖因子增殖。

研究发现 10%的 ET 伴有 TET2(ten eleven translocation)基因突变,TET 家族蛋白主要控制 DNA CpG 岛甲基化,主要调节启动子激活和基因转录因子。该基因突变可导致 TET2 失活从而导致该病发生。近年研究发现 ASXL1、IDH1/2 等基因突变也可导致 ET。

【临床表现】

有 50%左右的患者无任何不适症状,其余患者主要临床症状是血管运动性症状(包括:头痛,头晕,昏厥,不典型的胸痛,肢体末梢的感觉异常,视觉异常,红斑性肢痛病等),血栓栓塞及出血等。

【诊断及临床分期】

2008 年世界卫生组织关于 ET 的诊断标准。

需要满足下列全部 4 项标准:①持续血小板计数≥450×10^9/L;②骨髓活检显示以巨核系增生为主伴巨大成熟巨核细胞数量增加;不伴粒细胞或红细胞显著增多或核左移;③不符合 WHO 关于 PV,慢性粒细胞白血病(CML),PMF 以及骨髓增生异常综合征(MDS)或者其他髓系肿瘤 *;④证实存在 JAK2/V617F 基因突变或者其他克隆标记,或缺乏克隆标记情况下,排除反应性血小板增多。

*注明:当血清铁蛋白减低时要求补铁治疗不能使血红蛋白水平提高到 PV 水平;PV 诊断的排除基于血红蛋白和红细胞压积水平,检测红细胞容积并非必要;要求无网状纤维化、胶原纤维化,外周血无幼稚粒细胞和幼稚红细胞,或者骨髓无相对于年龄显著的细胞增多,且不伴有 PMF 典型的巨核细胞形态;无 BCR/ABL 融合基因;无红系和粒系病态造血;无引起反应性血小板增多的原因包括缺铁、脾切除、外科手术、感染、炎症、结缔组织病、转移癌和淋巴组织增殖性疾病。

危险性分组:在 ET 患者中年龄＞60 岁和血栓

史是两个危险因素，有其中任何 1 项或 2 项者为高危，无任何一项者为低危，而低危组伴有血小板高于 1 000×10^9/L，给予独立考虑。

【鉴别诊断】

1. 反应性血小板增多症　反应性血小板增多症与 ET 有时很难鉴别，容易误诊。反应性血小板增多症常见的原因是缺铁性贫血，脾功能减低，炎症以及某些恶性肿瘤等疾病。常规的检查如血小板增多的程度，血小板的形态、大小及血小板的功能对两者的鉴别价值有限。虽然血清铁蛋白正常可以排除缺铁性贫血，但是血清铁蛋白降低并不能排除 ET。而且值得注意的是在 ET 患者骨髓的铁染色也可出现阴性，这增加了缺铁性贫血所致的反应性血小板增多症与 ET 的鉴别难度。此时试验性铁剂治疗可作为鉴别两者的一种手段。先天性脾缺如，脾切除术后或其他疾病所致脾功能低下可以通过询问病史，腹部超声及相应疾病检查来鉴别。炎症或恶性肿瘤所致的反应性血小板增多症其血浆中的 IL-6，C 反应蛋白或其他急性期反应物可明显升高，而 ET 则不会出现类似情况。

2. 其他骨髓增殖性疾病所致的血小板增多　PV、CML、PMF 以及 MDS 有时可以表现血小板增多，易误诊为 ET。PV 诊断的排除基于血红蛋白和红细胞压积水平；对于 CML，MDS 和 PMF，可以通过骨髓细胞形态，细胞遗传学检查以及骨髓活检等可以与之鉴别。

【治疗】

目前该病治疗主要目标是减少血栓并发症。

1. 低危组不伴血小板高于 1000×10^9/L　对照和回顾性研究皆显示低剂量的阿司匹林，防止静脉血栓发生，在伴有心血管性疾病的患者中可以降低动脉血栓形成；而且低剂量阿司匹林可以减轻患者血管运动性症状，包括头痛，头晕，昏厥，不典型的胸痛，肢体末梢的感觉异常，视觉异常，红斑性肢痛病等。对于怀孕的患者建议使用低剂量阿司匹林预防血栓治疗。阿司匹林剂量为 40～100mg/d。

2. 低危组伴有血小板高于 1 000×10^9/L　研究发现在血小板极度增高的患者中由于 ADAMTS13 剪切酶活性增加导致血浆内高分子量 vWF 因子缺少，导致该因子相关功能缺失，同时该类患者还可以出现获得性储存池缺陷和血小板功能障碍，因此该类患者可能有出血倾向。基于此该类患者需要检测瑞斯托霉素辅因子活性，若低于 30%，使用阿司匹林时需要慎重考虑。该类患者是否应用细胞毒药物仍有争议，育龄女性和孕妇禁用细胞毒药物治疗，可以应用 α-干扰素治疗。

3. 高危组　研究显示高危组 ET 患者随机分为羟基脲治疗组和非治疗组，随访中位数时间是 27 个月，发现两组的血栓发生率分别为 3% 和 24%。在进一步的随访中（中位数 73 个月）治疗组血栓发生率是 9%，非治疗组发生率是 45%。而当血小板数降到 400×10^9/L 以下时，出血和血栓的发生率进一步降低。建议在细胞毒药物治疗的同时可以加低剂量阿司匹林治疗，能更有效地防止血栓的发生。而对于高危组的育龄女性和孕妇来说，α－干扰素是目前的最佳选择。

4. 治疗药物

(1)抗血小板药物：主要为阿司匹林和双嘧达莫片，小剂量阿司匹林 40～100mg/d；双嘧达莫片 225mg/d。小剂量阿司匹林治疗有益于原发性血小板增多症患者，但在用阿司匹林治疗血小板计数＞1 000×10^9/L的 ET 患者时，应注意排除获得性 vWD，防止出血的发生。

(2)细胞毒药物：主要包括：羟基脲，阿那格雷(anagrelide)，哌泊溴烷，α-干扰素。目前用于治疗 ET 的细胞毒药物首选羟基脲。对于羟基脲不能耐受或治疗反应不佳的患者，α-干扰素、阿那格雷、哌泊溴烷是主要的替代药物(表 17-1)。

5. JAK2 抑制药　三期临床研究显示 JAK2 抑制药可以治疗羟基脲和干扰素治疗抵抗或不能耐受的原发性血小板增多症患者能够很好地降低血小板，而 ET 患者中 50% 的患者是 JAK2/V617F 基因突变阴性，该药物是对该类患者疗效有待进一步研究。

【预后与转归】

目前研究认为 ET 患者生存期接近正常人，80%的患者生存期达 15 年以上，10 年内转化成白血病或者骨髓纤维化的比率小于 1%；虽然 ET 患者总体预后良好，但其并发症可以严重影响患者的生活质量；因此该病治疗应该遵循减少血栓和出血风险为主的个体化治疗原则。

表 17-1 细胞毒药物

	羟基脲	阿那格雷	α-干扰素	派泊溴烷
药物种类	抗代谢类药物	咪唑喹唑啉	生物制剂	烷化剂
作用机制	干扰嘌呤及嘧啶碱基合成，阻碍 DNA 合成	干扰巨核细胞分化	抑制骨髓	抑制骨髓
半衰期及体内代谢	4h，通过肾排泄	1.5h，通过肾排泄	由肾代谢	尚不清楚
开始剂量	500mg，每日 2 次，口服	0.5mg．每日 3 次，口服	500 万 U，每周 3 次，皮下注射	1mg/(kg·d)，口服
药物开始起效时间	3～5d	6～10d	约 3 周	约 28d
常见不良反应	贫血，中性粒细胞减少，口腔溃疡，皮疹，色素沉着，指甲改变	头痛，心悸，贫血，腹泻，水潴留	流感样症状，乏力，厌食，体重减轻，脱发	延迟性血细胞减少
少见不良反应	下肢溃疡，恶心，腹泻，发热，肝功能损害	心肌损害，心律失常	精神错乱，抑郁，高脂血症，自体免疫性疾病	长期全血细胞减少 恶心，皮疹，腹部绞痛，腹泻，溶血

（张　磊　杨仁池）

■参考文献

[1] 张磊，宫晶，杨仁池．原发性血小板增多症的研究．中华内科杂志，2003，42:737-738．

[2] 蓝海峰，方志鸿，张悦，等．438 例原发性血小板增多症的临床分析．中华血液学杂志，2008，29(9):587-591．

[3] Alvarez-Larrán A，Cervantes F，Pereira A，et al. Observation versus antiplatelet therapy as primary prophylaxis for thrombosis in low-risk essential thrombocythemia. Blood，2010，116(8):1205-1210.

[4] Barbui T，Thiele J，Passamonti F，et al. Survival and Disease Progression in Essential Thrombocythemia Are Significantly Influenced by Accurate Morphologic Diagnosis: An International Study. J Clin Oncol，2011，29: 3179-3184.

[5] Carobbio A，Thiele J，Passamonti F，et al. Risk factors for arterial and venous thrombosis in WHO-defined essential thrombocythemia: an international study of 891 patients. Blood，2011，117(22):5857-5859.

[6] Finazzi G. How to manage essential thrombocythemia. Leukemia，2012，26(5):875-882.

[7] Tefferi A. Polycythemia vera and essential thrombocythemia:2012 update on diagnosis，risk stratification，and management. Am J Hematol，2012，87(3):285-293.

第18章

原发性骨髓纤维化

原发性骨髓纤维化(PMF)此前又称为慢性特发性骨髓纤维化(chronic idiopathic myelofibrosis,CIMF)、原因不明的髓样化生(agnogenic myeloid metaplasia,AMM)、骨髓纤维化伴髓样化生(myelofibrosis with myeloid metaplasia,MMM)和特发性骨髓纤维化等(idiopathic myelofibrosis),最近骨髓纤维化研究和治疗国际工作组(IWG-MRT)达成的术语共识推荐使用原发性骨髓纤维化(primary myelofibrosis,PMF)。PMF是一种起源于造血干细胞阶段的克隆性MPN,其特征是:①贫血;②脾大;③外周血中$CD34^+$细胞、不成熟粒细胞、有核红细胞和泪滴状成熟红细胞增多;④骨髓纤维化和异型巨核细胞增多;⑤骨髓硬化。

【流行病学】

白种人年发病率约为1/100 000人,各年龄段均可发病,但主要见于50岁以上人群,确诊时中位年龄约为68岁,男性与女性无明显差别。

【病因病理】

本病病因不明。血细胞克隆性分析证实本病为一克隆性恶性血液病。PMF患者骨髓中Ⅰ型、Ⅲ型、Ⅳ型和Ⅴ型胶原均有增生,但主要是以Ⅲ型为主。骨髓中Ⅰ型和Ⅲ型胶原含量增多主要是克隆性异常增生的巨核细胞分泌释放纤维母细胞生长因子、血小板衍生生长因子、表皮生长因子、内皮细胞生长因子和转化生长因子等刺激多克隆纤维母细胞反应性高度增生的结果,而Ⅳ型、Ⅴ型胶原增多则是骨髓窦大小和数量、内皮细胞数量以及通过骨髓的血流量增多,从而使内皮细胞生成增多所致。

约50%的患者有JAK2V617F突变,约10%的患者有MPL基因突变。外周血中$CD34^+$增多是因为CXCR4启动子甲基化从而致其在骨髓$CD34^+$细胞中表达水平降低,因此使$CD34^+$从骨髓向外周血迁移。

【临床表现】

发病时平均年龄为68岁,男女发病率无差别。约30%患者在起病时无自觉症状或有乏力、体重减轻、盗汗等及脾大引起的腹胀感,严重者可有骨痛(特别是下肢骨痛)、发热、贫血、出血等。63%～100%患者脾大,40%～80%患者肝大。脾大与脾血流增加、肝内血流阻力增高及脾髓外造血等因素有关。肾上腺、肾被膜下和淋巴结等部位的髓外造血灶,有时伴有高度纤维化而形成纤维造血性髓外肿瘤(fibrohemopoietic extramedullary tumors),此外,纤维造血性髓外肿瘤还可见于肠、乳腺、肺、纵隔、肠系膜、皮肤、滑膜、胸膜和下尿道。颅内或硬膜外腔髓外造血可致严重的神经系统并发症,如硬膜下出血、谵妄、颅压增高、视盘水肿、昏迷、运动和感觉神经受损以及肢体瘫痪等。PMF患者由于脾门静脉血流量显著增高和肝血管顺应性减低可导致严重的门静脉高压、腹水、食道和胃静脉曲张、胃肠道出血和肝性脑病。约1/3的患者有肺动脉高压,但有相关症状者很少。

【辅助检查】

1. *血象* 大部分病人表现为正细胞、正色素性贫血,成熟红细胞形态表现为大小不均,多形性红细胞和泪滴状红细胞,网织红细胞计数常轻度增高,外周血可见有核红细胞,约50%的患者白细胞计数增高,大部分病人常$<30\times10^9/L$,可见幼稚粒细胞,成熟中性粒细胞可表现为分叶过多,获得性Pelger-Het异常。1/3患者血小板计数增高,外周血涂片可见巨大血小板。约10%的患者表现为全血细胞减少。

2. *骨髓* 骨髓穿刺常为"干抽",骨髓活检病理切片常为增生,红系细胞数正常或增高,粒系和巨核系高度增生,H-E染色常表现为胶原纤维增生,银染表现为网状纤维增生，约一半患者为极度网状纤维增生。巨核细胞以巨大巨核细胞、小巨核细胞、多分叶巨核细胞和裸核巨核细胞为主。粒系细胞可见多分叶核细胞，获得性 Pelger-Het 异常、核碎片及核浆发育不平衡。

3. 生化　约 75%患者中性粒细胞碱性磷酸酶增高，25%患者减低，血清尿酸、乳酸脱氢酸、胆红素常增高，白蛋白、胆固醇、高密度脂蛋白浓度减低，可以有低钙血症或高钙血症。血小板显著增高的患者可有出血时间延长和聚集试验异常。

4. 染色体　常见染色体核型异常为 del12(q^{13} q^{21})和 20q-，累及 1、5、7、9、13、20 号或 21 号染色体异常亦可见。

5. 基因突变　约 50%的患者 JAK2 V617F(＋)，约 10%的患者 MPL 基因突变。

【诊断及鉴别诊断】

1. 骨髓纤维化分级共识标准　PMF 的诊断有赖于骨髓活检，为了保证准确病理分析，活检组织长度至少应 1.5cm，采用石蜡包埋，切片厚度为 3～4μm。最近提出的欧洲骨髓纤维化分级共识标准(表 18-1)较既往类似标准更具有可操作性和可重复性，并且有很好的临床预后价值。

表 18-1　骨髓纤维化分级共识标准

分级	标准
MF-0	散在线性网状纤维，无交叉，相当于正常骨髓
MF-1	疏松的网状纤维，伴有很多交叉，特别是血管周围区
MF-2	弥漫而且浓密的网状纤维增多，伴有广泛交叉，偶尔仅有局灶性胶原纤维和(或)局灶性骨硬化
MF-3	弥漫且浓密的网状纤维增多，伴有广泛交叉，有粗胶原纤维束，常伴有显著的骨硬化

2. PMF 的 WHO(2008)诊断标准　WHO(2008)诊断标准(表 18-2)将骨髓增殖性疾病(MPD)改称为骨髓增殖性肿瘤(MPN)，在真性红细胞增多症(PV)、原发性血小板增多症(ET)和原发性骨髓纤维化(PMF)诊断标准中纳入 JAK2V617F 和类似的激活性突变和骨髓活检切片中相关组织学特点。

表 18-2　原发性骨髓纤维化诊断标准(WHO2008)

诊断需符合 3 条主要标准和 2 条次要标准
主要标准
1. 有巨核细胞增殖和异型性[a]，常伴有网状纤维或胶原纤维增生，或如无网状纤维增多，巨核细胞的改变必须伴有骨髓有核细胞增多，且呈粒系细胞增殖而红系细常减少(即纤维化前期的细胞期)
2. 不符合真性红细胞增多症[b]、BCR-ABL＋慢性粒细胞白血病[c]、骨髓增生异常综合征[d]或其他髓系肿瘤的 WHO 诊断标准
3. 有 JAK2V617F 或其他克隆性标志(如 MPL515W L/K)，或无克隆性标志，应无证据表明骨髓纤维化或其他改变是继发于感染，自身免疫性疾病或其他慢性炎性疾病，毛细胞白血病或其他淋系肿瘤，转移性肿瘤或中毒性(慢性)骨髓疾患[e]
次要标准
1. 外周血涂片有幼粒、幼红细胞
2. 血清乳酸脱氢酶水平增高
3. 贫血[f]
4. 脾脏肿大[f]

[a]小到大的巨核细胞伴有核/浆比异常和深染的球形或不规则分叶的细胞以及密集成簇

[b]要求在血清铁蛋白减低的情况下，铁恢复治疗不能使血红蛋白升高到真性红细胞增多症的范围，排除真性红细胞增多症是依据血红蛋白和红细胞压积水平，不需要测量红细胞容积

[c]需要 BCR-ABL 阴性

[d]需要没有红系和粒系发育异常

[e]合并反应性骨髓纤维化状况的患者，并不排除 PMF

[f]异常的程度可能是边界性的或是明显的

3. 鉴别诊断 CML 患者随着病情的演进，常可出现明显的骨髓纤维化，甚至有些患者在初诊时即可有骨髓纤维组织的显著增高，Ph 染色体或 BCR-ABL 融合基因表达仅见于 CML，是鉴别两者的金指标。

伴两系或三系血细胞减少的 PMF 患者还应与 MDS 进行鉴别，骨髓纤维组织增生和显著的脾肿大有助于 PMF 的诊断。此外，介于 PV 与 PMF 的转化型骨髓增殖性疾病（MPD）和 PV 后骨髓纤维化患者，具有脾大、骨髓纤维化、血小板多形性、碱性磷酸酶增高的毛细胞白血病，伴全血细胞减少、严重骨髓纤维化、幼粒幼红血象、红细胞多形性的恶性淋巴瘤、肥大细胞病、骨髓转移瘤、系统性红斑狼疮和其他免疫性疾病、分枝杆菌和真菌感染等，有时与 PMF 难以鉴别，因此，应仔细全面分析临床病史、症状和体征，再结合不同疾病特异的有关实验室检查方可作出正确诊断。但骨髓纤维化主要依据骨髓活检病理诊断。

【治疗】

1. 造血干细胞移植 异基因造血干细胞移植（Allo-HSCT）是迄今唯一可望治愈 PMF 的方法。Guardiola 等回顾性分析了一欧洲多中心协作组采用 Allo-HSCT 治疗 55 例患者的疗效，移植后 70% 的患者达到血液学完全缓解，40% 的患者达到血液学和组织学完全缓解，5 年存活率为 47%，1 年移植相关病死率为 27%。影响移植疗效的主要因素是移植前 Hb<100g/L、骨髓硬化和移植后出现严重的急慢性 GVHD。移植前切脾可减少延时植活，因此脾显著增大的病人建议在移植前先进行脾切除。移植后Ⅱ-Ⅲ和Ⅲ-Ⅳ级急性 GVHD 的发生率分别为 61% 和 24%。预后较差的年轻患者若有合适的相关供体可选择 Allo-HSCT 治疗。对于年龄>45岁且常规治疗无效的患者，自体造血干细胞移植（Auto-HSCT）是另一种可选择的治疗方法，Andtrson 等报道外周血 Auto-HSCT 治疗 21 例 PMF 患者，移植前用 G-CSF[16μg/(kg·d)，3-9d] 动员外周血干细胞，口服白消安（1mg/kg，6h 1 次，共 16 次）进行预处理，移植时回输 $CD34^+$ 细胞数为 $5\sim10\times10^9$/kg 体重，2 年存活率为 61%，移植后 51% 的贫血患者脱离输血且 Hb≥100g/L，50% 有血小板减少的患者血小板计数上升至 100×10^9/L 以上，70% 有脾肿大的患者脾缩小 1/3 以上。

2. 免疫调节药 沙利度胺（thalidomide）具有抗血管新生、免疫调节和下调 TNF-α 水平的作用，近年已试用于 PMF。小系列临床试验表明反应停能改善 PMF 患者的贫血、血小板减少和脾大。单独用量为 100～400mg/d，总有效率约为 60%。主要不良反应有嗜睡、乏力、便秘、头晕、抑郁和震颤。最近有一Ⅱ期临床试验结果表明小剂量反应停（50mg/d）联合泼尼松[0.5mg/(kg·d)]较单用反应停能提高疗效，减少不良反应。

来那度胺是沙利度胺的类似物，作为第二代免疫调节药物（IMiD），来利度胺的化学性质比沙利度胺更稳定，抗肿瘤、免疫调节等作用更强，同时克服了沙利度胺常见的不良反应。来那度胺单药治疗 MF 的Ⅱ期临床试验结果表明贫血、脾大和血小板减少的有效率分别为 22%，33% 和 50%。来那度胺联合泼尼松的Ⅱ期临床试验初步结果贫血和脾大的有效率分别为 30% 和 42%。

3. JAK2 抑制药 这类药物有 INCB018424（Ruxolitinib）、CEP-701、XL019、TG101348 和 ITF2357。新近完成，了 2 个 Ruxolitinib Ⅲ期临床试验。COMFORT-1 是 Ruxolitinib 与安慰剂随机对照治疗中危 2 或高危的 MF 患者，治疗 24 周后 Ruxolitinib 组患者脾体积减小>35% 的比例为 42%，安慰剂组则<1%，全身体质性症状改善的比例 Ruxolitinib 组为 46%。COMFORT-2 是 Ruxolitinib 与“最佳可得治疗（best available therapy）”随机对照治疗中危 2 或高危的 MF 患者，在 48 周脾体积减小>35% 的比例为 28.5%∶0%。Ruxolitinib 已获 FDA 批准用于中危或高危的 MF 患者的治疗，当患者血小板计数 $\geq200\times10^9$/L 时，起始剂量为 20mg，口服，每天 2 次，当患者血小板计数 $100\sim200\times10^9$/L 时，起始剂量为 15mg，口服，每天 2 次。

4. 雄激素和糖皮质激素 雄激素可使 1/3～1/2 患者的贫血得到改善，糖皮质激素可使 1/3 严重贫血或血小板减少的患者得到改善，因此，伴贫血和（或）血小板减少的患者初治时可联合雄激素（司坦唑醇，6mg/d 或达那唑，200mg，口服，q6h 或 q8h）和糖皮质激素（泼尼松，40mg/d），至少 3 个月。如果疗效好，雄激素继续使用，糖皮质激素逐渐减量。

5. 促红细胞生成素（EPO） EPO 治疗 PMF 的观点尚不统一，有作者对已发表文献进行 Meta 分析的结论是 EPO 治疗 PMF 贫血的有效率为 30%～40%。主要适用于血清 EPO<100U/L 有贫血的患者，常用剂量为每周 3 万～5 万 U。

6. 干扰素 由于体外实验证实干扰素 α（IFN-

α)可抑制巨核细胞系增殖,抑制巨核细胞/血小板衍生的纤维形成生长因子如PDGF和TGF-β的产生和释放,提示IFN-α可用于PMF的治疗。最近,Bachleitner-Hofmann等分析迄今有关IFN-α治疗PMF的文献后认为:IFN-α对早期高增殖阶段是一个有效的降细胞药物,但对有严重贫血或全血细胞减少的严重骨髓纤维化患者疗效极其有限。常用剂量为每次3.5×10^6U,每周3次,疗程至少为12个月。

7. *口服化疗药*　白消安及其他烷化剂、6-TG、羟基脲使部分患者的脾和肝大缩小,盗汗、体重减轻等症状得到改善,可使血红蛋白增高,血小板计数、骨髓纤维含量减低。白消安的起始剂量为2~3mg/d,口服,约相隔3周调整1次剂量。羟基脲用量为每次20~30mg/kg体重,每周2~3次或1.5g,每天1次。最近有作者报道用小剂量白消安(2.5mg,口服,每周3次)治疗PMF,其有效率为67%,对缩脾和改善贫血效果明显。

8. *静脉化疗药*　克拉曲滨(Cladribine)0.1mg/(kg·d),静脉持续滴注,连用7d,或5mg/(m^2·d),静脉输注2h以上,连用5d,每个月1个疗程,达最佳疗效为4个。对脾大、血小板增高、WBC增高和贫血的有效率分别为55%、50%、55%和40%。

9. *脾切除*

(1)临床手术指征:①疼痛性脾大;②需要大量输血或合并难治性溶血性贫血;③严重的血小板减少;④门脉高压。

(2)手术禁忌证:①活动性肝炎;②严重肺及心血管病;③血小板计数较高者。

由于脾内梗阻所致的门静脉高压患者应采用脾肾分流术而不应采用脾腔分流术。切脾的死亡率为7%~15%,手术期并发症有出血、膈下血肿、膈下脓肿、胰尾受损、胰腺瘘、门静脉残端瘘等;晚期并发症有肝增大、髓外造血性肿瘤等。最近,Barosi等报道PMF患者脾切除可增加手术后患者的白血病转化,但Porcn认为PMF需要脾切除的患者可能已经是一个开始白血病转化的信号,因此脾切除并不增高白血病发生的风险。

10. *放射治疗*　其临床应用指征有:①严重的脾区疼痛(脾梗死);②显著的脾肿大而有切脾禁忌证;③由腹膜髓样化生所致的腹水;④局部严重骨骼疼痛;⑤髓外纤维造血性肿瘤。可取得明显缩脾效果的照射,剂量为200~300cGy,分10~15次分次照射,局部照射50~200cGy后即可使脾区疼痛明显缓解。

11. *试验治疗*

(1)去甲基化药物:一Ⅱ期临床试验,阿杂胞苷(azacytidine,5AC)治疗方案为:75mg/(m^2·d),皮下注射,连用7d,4周1个疗程,总有效率为24%。另一小系列报道,用阿杂胞苷[75mg/(m^2·d)],皮下注射,连用5d,4周为1个疗程)治疗10例患者无一例有效。

(2)法尼基抑制药:Tipifarnib　一Ⅱ期临床试验,Tipifarnib治疗方案为:300mg,PO,Bid,连用21d,28d为1个疗程。共34例患者(PMF28例,Post-PV/ET MF 6例),肝脾增大有效率为33%,输血依赖性贫血有效率为38%。

(3)免疫调节剂Pomalidomide:Pomalidomide Ⅰ期临床试验结果表明当用量达3.5mg/d时出现剂量限制性毒性(DLTs)。Ⅱ期随机多中心、双盲、安慰剂对照结果显示Pomalidomide(0.5~2mg/d)单独或联合泼尼松对贫血的有效率为23%~40%。

(4)蛋白酶体抑制药硼替左咪:一Ⅱ期临床试验,硼替左咪1.6mg/m^2,每周1次,连用4周,5周为1个疗程。11例患者中无一例有效。

12. *PMF的疗效标准*　2005年欧洲骨髓纤维化网(EUMNET)提出了一个疗效判断标准,将疗效从3个层面来进行判断:临床血液学疗效,骨髓组织学疗效和细胞遗传学疗效。2006年IWG-MRT针对该疗效判断标准的不足,又提出了一个疗效判断标准(表18-3)。

【预后】

1. *PMF的国际预后积分系统*　PMF是一组异质性疾病,患者预后差别极大,随着造血干细胞移植(SCT)在PMF患者应用的日日增多,以及来那度胺等免疫抑制药和JAK2V617F靶向治疗药物临床试验的完成,如何根据患者预后分组来制定治疗策略就成了一个亟待回答的问题。2009年IWG-MRT根据患者年龄>65岁、血红蛋白(Hb)<100g/L、白细胞计数$>25\times10^9$/L、外周血原始细胞比例>1%和有体质性症状[在确诊PMF此前1年内体重下降10%和(或)不能解释的发热或重度盗汗持续超过1个月]等5个不良预后指标提出了一个PMF国际预后积分系统(IPSS),将患者预后分为低危(0个不良预后指标)、中危Ⅰ(1个不良预后指标)、中危Ⅱ(2个不良预后指标)和高危(>3个不良预后指标)4组,其中位生存期分别

表 18-3　骨髓纤维化伴有髓样化生治疗反应的国际工作组(IWG)共识标准

1. 完全缓解(CR)
(1)疾病相关的症状和体征,包括可触及的肝脾增大完全消失
(2)外周血细胞计数缓解的定义为 Hb≥110g/L,PLT≥100×10⁹/L,ANC≥1×10⁹/L。而且,所有三系细胞计数不应高于正常上限
(3)在未做脾切除术的情况下,外周血涂片白细胞分类计数正常,包括无有核红细胞、原始细胞和幼稚粒细胞[a]
(4)骨髓组织学缓解的定义是符合年龄校准的有核细胞数量等级,原始粒细胞<5%,骨髓纤维化分级≤1 级[b]
2. 部分缓解(PR)　符合 CR 中除骨髓组织学缓解外的全部标准。评定 PR 时需复查一次骨髓活检,以查出可能有或没有虽然不能达到 CR 标准但却是利好的改变
3. 临床改善(CI)　既不符合 CR/PR,又不符合 PD 标准(见下),能满足以下条件之一,并持续≥8 周
(1)Hb 水平增高至少 20g/L 或脱离输血(只适用于 Hb 基础水平<100g/L 的患者)[c]
(2)基础值为至少 10cm 的可触及脾肿大至少回缩 50%或基础值>5cm 的可触及脾肿大变得不能触及[d]
(3)PLT 计数至少升高 100%且绝对值计数≥50×10⁹/L(仅适用于血小板计数基础值<50×10⁹/L 的患者)
(4)ANC 至少增加 100%且 ANC≥0.5×10⁹/L(仅适用于 ANC 基础值<1×10⁹/L 的患者)
4. 疾病进展(PD)需符合以下条件之一[e]
(1)进行性脾大:其定义为此前无脾大者出现左肋缘下>5cm 的可触及脾大或脾大基础值为 5～10cm 者至少增大 100%或脾大基础值>10cm 者至少增大 50%
(2)骨髓原始细胞≥20%时确定为白血病转化
(3)外周血原始细胞百分比至少增高至 20%且至少持续 8 周
5. 疾病稳定(SD)　不符合上述任何一项
6. 复发　丧失 CR、PR 或 CI。换言之,一名达 CR 或 PR 的患者当他(她)甚至不再符合 CI 标准时应考虑为复发。但是,从 CR 转为 PR 或从 CR/PR 转为 CI 的改变应做正式记录并予报告

[a] 由于外周血涂片解释的主观性,CR 不要求红细胞、血小板和中性粒细胞形态学异常的消失

[b] 达到 CR 的患者完全细胞遗传学反应的定义为如此前存在细胞遗传学异常的患者不能检出其细胞遗传学异常。部分细胞遗传学反应定义为异常中期分裂象减少≥50%。以上两种情况,至少应分析 20 个骨髓或外周血的中期分裂象。明显分子学反应定义为此前外周血粒细胞的特异性疾病相关突变的患者,不再能检出该突变。无细胞遗传学/分子学标志的患者,鼓励监测治疗引起的内源性髓系集落形成单位的抑制。最后,治疗前后的骨髓病理切片应以中心集中审阅的方式同时染色,同一人审阅

[c] 输血依赖定义为在不伴有临床上明显出血的情况下 Hb<85g/L,在过去 1 个月内至少输注 2U 红细胞。类似地,在按计划治疗期间,除非临床上有输血指征,不鼓励为 Hb≥85g/L 的患者输血

[d] 已做脾切除的患者,以同样标准判断可触及肝大

[e] 已经知道血细胞减少的恶化可能代表疾病进展,但由于难于区分是疾病相关性还是药物引起的骨髓抑制,因此,没有把该条列入正式标准。但如果 Hb 降低≥20g/L,输血需求增加一倍,以及新发生的输血依赖,这三者任何之一分别在停止原计划治疗后持续 3 个月以上,可考虑为疾病进展

为 135(117～181)、95(79～114)、48(43～59)和 27(23～31)个月,但该系统的主要缺陷是仅适合于未接受过治疗初诊 PMF 患者的预后判断。最近,该研究组又提出了一个动态的 IPSS(DIPSS)(表 18-4),这些参数分别反映了骨髓消减(myelodepletin)(Hb<100/L)、骨髓增殖(白细胞计数>25×10⁹/L,外周血原始细胞比例≥1%)、患者对疾病本身的反应(体质性症状)、患者对强烈治疗的耐受程度(年龄)和合并症的影响(年龄)。DIPSS 系统适合于 PMF 患者在疾病任何时点的预后判断。其他可能影响预后的因素,如染色体核型、JAK2V617F 突变负荷等的预后价值亦有研究进行了初步探讨。

表 18-4　原发性骨髓纤维化生存期的动态国际预后积分系统(DIPSS)

预后参数	分值		
	0	1	2
年龄(岁)	≤65	>65	
白细胞计数(×10⁹/L)	≤25	>25	
血红蛋白(g/L)	≥100		<100
外周血原始细胞(%)	<1	≥1	
体质性症状(是/否)	否	是	

预后分组:低危,0 分;中危 1,1 分或 2 分;中危 2,3 分或 4 分;高危,5 分或 6 分

最近，我们分析了642例中国PMF患者的临床和实验室数据，发现相对于白种人PMF患者，中国患者中位发病年龄比较年轻，有体质性症状和肝脾增大的患者比例较低，贫血和血小板减低程度更重，据此，我们提出了一个适合中国PMF患者的修订的IPSS或DIPSS系统（表18-5，表18-6），这些系统能更好地预测中国PMF患者的生存期。

表18-5　修订的IPSS

参数	*P*	HR（95%CI）	积分
IPSS	0.001	1.55（1.20～1.98）	低危：0 中危-1：1 中危-2：2 高危：3
无可触及的脾脏增大	0.005	1.94（1.23～3.06）	1
血小板计数≤100×10^9/L	0.018	1.70（1.10～2.64）	1

预后分组：
低危：积分0～1
中危：积分2～3
高危：积分4～5

表18-6　修订的DIPSS

参数	*P*	HR（95%CI）	积分
DIPSS	<0.001	2.01（1.44～2.81）	低危：0 中危-1：1 中危-2：2 高危：3
无可触及的脾增大	0.007	1.88（1.19～2.96）	1
血小板计数≤100×10^9/L	0.032	1.62（1.04～2.51）	1

预后分组：
低危：score 0～1
中危：score 2～3
高危：score 4～5

（肖志坚）

■参考文献

[1] 肖志坚.规范我国Ph染色体阴性骨髓增殖性肿瘤的临床诊治.国际输血及血液学杂志，2011，34(3)：193-194.

[2] 刘柳，肖志坚.骨髓增殖性肿瘤发病分子机制研究进展.中国实验血液学杂志，2011，19(1)：239-243.

[3] 肖志坚.骨髓增生异常综合征和骨髓增殖性肿瘤的诊断分型应重视的一些问题.中华血液学杂志，2010，31(4)：443-445.

[4] 肖志坚.规范和重视原发性骨髓纤维化的诊断和治疗.白血病淋巴瘤，2010，19(9)：513-516.

[5] Tefferi A and Vardiman JW. Classification and diagnosis of myeloproliferative neoplasms：The 2008 World Health Organization criteria and point-of-care diagnostic algorithms. Leukemia，2008，22：14-22.

[6] Passamonti F，Cervantes F，Vannucchi AM，et al. A dynamic prognostic model to predict survival in primary myelofibrosis：a study by the IWG-MRT (International Working Group for Myeloproliferative Neoplasms Research and Treatment). Blood，2010，115(9)：1703-1708.

[7] Xu Z，Gale RP，Zhang Y，et al. Unique features of primary myelofibrosis in Chinese. Blood. 2012，119(11)：2469-2473.

[8] Kröger N，Holler E，Kobbe G，et al. Al-

logeneic stem cell transplantation after reduced-intensity conditioning in patients with myelofibrosis: a prospective, multicenter study of the Chronic Leukemia Working Party of the European Group for Blood and Marrow Transplantation. Blood, 2009, 114 (26):5264-5270.

[9] Verstovsek S, Mesa RA, Gotlib J, et al. A double-blind, placebo-controlled trial of ruxolitinib for myelofibrosis. N Engl J Med, 2012, 366:799-807.

[10] Harrison C, Kiladjian JJ, Al-Ali HK, et al. JAK inhibition with ruxolitinib versus best available therapy for myelofibrosis. N Engl J Med, 2012, 366:787-798.

第三篇　出凝血疾病

第 19 章

出血性疾病总论

出血性疾病是指因先天性或获得性原因引起患者止血、凝血及纤维蛋白溶解异常而发生的一组以自发性出血或轻微损伤后过度出血或出血不止为特征的疾病。出血性疾病在临床上相当常见，约占血液病门诊量的 1/3，临床各科也都涉及到出血性疾病。出血性疾病的临床表现存在较大的异质性，轻者少就诊，但重症患者如不能及时发现和明确诊断常会导致严重后果。出血性疾病的病因繁杂，常依赖一些较为复杂的实验室检查才能获得准确诊断；尽管如此，出血性疾病具有一些特征性临床表现，对诊断有提示作用，因而详细询问病史、仔细的体格检查是十分重要的诊断步骤。随着基础与临床研究的发展，出血性疾病新的发病机制被不断阐明，多种出血性疾病的诊疗规范和指南公布或修订，这将有力促进临床医师对出血性疾病的认知和诊疗水平。以下将分别阐述正常止血机制、出血性疾病的种类和临床诊治等方面内容。

【正常止血机制】

正常生理性止血是由血管内皮细胞、血小板及血浆凝血、纤溶因子等共同参与的一个复杂、连续的过程，可分为初期止血与二期止血 2 个阶段。初期止血发生在血管损伤的数秒内，主要由血管和血小板参与完成。因血管内皮细胞损伤，内皮下组织成分暴露（主要为各类胶原等），循环中的血小板与血管壁发生黏附，并随之出现血小板聚集和释放反应，最终形成血小板血栓，完成初期止血功能。二期止血即血液凝固过程，是凝血、抗凝和纤溶诸系统相互协调、有序完成的过程。几乎在初期止血发生的同时，血浆中一系列凝血因子在多种启动因素的作用下，经级联酶促反应依次被活化，最终形成纤维蛋白凝块；该凝血反应由内源性凝血途径和外源性凝血途径共同参与，抗凝血机制和纤溶系统调节凝血速率和纤维蛋白凝块的稳定性。

（一）血管因素在止血机制中的作用

正常小血管的管壁是由内膜层（内皮细胞、基底膜）、中膜层（弹力纤维、平滑肌、胶原）和外膜层（结缔组织）构成，以维持血管的舒缩性、通透性和脆性等功能，及维持血液在管腔内的正常流动。血管壁结构与功能对正常止血功能的发挥有着重要作用，当血管壁的结构或功能发生缺陷/受到损伤时便会引起出血或血栓形成。生理状态下，血管是一种无渗漏的密闭环路，且具有抗血栓形成的特性以维持血液的流体状态。这种生理性抗血栓形成的维持依赖于多个方面：完整的血管内皮细胞阻断内皮下具有促血栓形成活性的物质与血液成分接触、血管内皮表面的硫酸多糖及其负电荷、内皮细胞分泌的活性物质如前列环素（PGI2）和一氧化氮（NO）等。而当血管受损或受刺激后，将发生功能转换，起到促血栓形成及促炎症发生作用。其机制包括：血管受损通过刺激交感神经引起反应性血管收缩、血管内皮下促血栓形成物质激活血小板并启动凝血机制、血小板释放 5-羟色胺（5-HT）及血栓素 A_2 等进一步引起血管收缩、产生的炎症因子介导进一步血管损伤和白细胞募集。因而，血管壁功能，尤其是血管内皮细胞功能的完整在生理性止血和病理学血栓形成中均发挥重要作用，也是抗栓治疗研究的新靶点。

（二）血小板在止血机制中的作用

血小板是体积最小的血细胞成分，由骨髓巨核细胞以出芽的形式生成。血小板无细胞核，但可以利用残存的 RNA 和核糖体进行部分诱导蛋白的合成。正常血小板由血小板膜（糖蛋白、磷脂）、血小板颗粒（致密颗粒、溶酶体）、血小板管道（开放管道、致密管道）系统和血小板骨架蛋白（肌动蛋白、微管蛋白）等构成。生理状态下，血小板以静息状态存在于血循环中；当血管壁受损，血小板与暴露的血管内皮下成分（如胶原等）黏附而被活化，并产生血小板聚集和释放反应形成血小板栓子，发挥初期止血功能；随后血小板通过在膜上暴露具有促凝活性的磷脂酰丝氨酸、释放内源性凝血因子而促进凝血过程，起到稳定止血栓的作用。活化血小板发生骨架蛋白（如肌动蛋白和肌球蛋白）重排，血小板发生形态改变如伸出伪足、铺展等，可使凝血块中的纤维蛋白网发生收缩，使凝血块更为坚固，止血更加完善。

血小板黏附、聚集机制一直引人关注。目前认为，血小板栓子的形成按发生的先后顺序分为 3 个时期，即血小板黏附期，血小板募集/聚集期和血小板血栓稳定期。血小板与暴露的内皮下胶原黏附依赖血小板表面糖蛋白（GP），如 GPⅠb/Ⅸ/Ⅴ复合物、GPⅠa/Ⅱa、GPⅥ；而血浆中血管性血友病因子（vWF）是介导血小板在高剪切力下与胶原黏附所必需的。目前公认的血小板与胶原黏附、聚集过程是：在高剪切力条件下血小板初期不稳定黏附依赖 GPⅠb/Ⅸ/Ⅴ复合物和 GPⅥ的协同作用；GPⅠb/Ⅸ/Ⅴ复合物和 GPⅥ均介导黏附后血小板活化，使整合素类受体（GPⅡb/Ⅲa）活化为高亲和力受体，以介导血小板聚集；随后发生的血小板牢固黏附和血小板血栓形成则依赖 GPⅠa/Ⅱa、GPⅡb/Ⅲa 和纤维蛋白原的共同作用。活化的血小板释放二磷酸腺苷（ADP）、血栓烷素 A2（TXA2），进一步加强血小板黏附和聚集。血小板膜糖蛋白、vWF、纤维蛋白原等因素发生数量和（或）质量异常将会导致初期止血障碍性出血性疾病，如血小板无力症、Bernard-Soulier 综合征（BSS）、血管性血友病（vWD）等。

近年来，血小板膜糖蛋白及膜受体结构功能研究、血小板内活化信号转导及其调节机制研究成为本领域的研究热点。实验证实，血小板除参与生理性止血过程外，血小板在炎症反应、免疫调节、组织修复、血管/淋巴管生成以及情感调节等方面也发挥重要作用。

（三）凝血机制在止血中的作用

血液凝固是多种成分参与的复杂有序的酶促反应过程，并通过正反馈调节机制产生足量的凝血酶并使纤维蛋白原转换为纤维蛋白发挥有效止血，该过程效率强大，阻止宿主过量失血。参与血液凝固成分包括 12 个经典的凝血因子，即 FⅠ－FⅩⅢ（无 FⅥ），和激肽系统的 2 个因子（即激肽释放酶原和高分子量激肽原）。这些凝血参与物质具有以下特点：除 FⅣ（Ca）为金属离子外，其他均为蛋白质；除组织因子外，其他均存在于血浆中；绝大部分凝血因子由肝脏合成，有四种凝血因子（FⅡ、FⅦ、FⅨ、FⅩ）依赖维生素 K；凝血因子均是以无活性的酶原形式存在于血循环中。

凝血系统的活化可分为凝血启动阶段和凝血放大阶段（“修正的”凝血瀑布学说）。血管损伤后，内皮下组织因子（TF）暴露，外源性凝血系统被活化。TF 与血浆中的活化因子Ⅶ（FVⅡa）形成 TF-FⅦa 复合物，后者激活 FⅩ和 FⅨ，形成少量的凝血酶，随后该途径被组织因子途径抑制物（TFPI）所终止；此时形成的凝血酶不足以形成足量的纤维蛋白凝块，其主要作用是激活 FⅪ、FⅧ、FⅤ，启动内源性凝血系统而放大凝血反应过程，起到正反馈作用。由此产生大量凝血酶，保证有足量的纤维蛋白凝块形成。在凝血过程中，凝血酶是关键酶，除上述作用外，凝血酶还能够活化血小板和因子ⅩⅢ，进一步稳定止血栓。凝血因子数量或质量异常将导致出血性疾病的发生，如血友病、维生素 K 缺乏症等；但如果凝血途径被异常激活（如动脉硬化斑块破裂、异常促凝物质入血等）将导致血栓性疾病的发生，如心肌梗死、弥散性血管内凝血等。

（四）抗凝与纤维蛋白溶解机制在止血中的作用

在生理情况下，止血过程被严格限定在血管受损部位，不影响其他组织器官。这一精确的负反馈调节依赖于机体完善的抗凝机制和纤维蛋白溶解机制。它们共同构成了机体止血机制的动态平衡。

1. 抗凝机制　正常抗凝机制是由细胞和体液两方面组成。细胞抗凝作用，体内网状内皮系统中的单核-吞噬细胞清除进入血流的促凝物质和被激活的凝血因子，如凝血酶原激活物、红细胞溶解产物、内毒素及纤维蛋白（原）降解产物等。体液抗凝作用，主要由体内天然抗凝蛋白（抗凝血酶、蛋白 C、蛋白 S）及其他抗凝物质参与。

（1）抗凝血酶（原称抗凝血酶Ⅲ），是体内最主要的抗凝物质，其抗凝作用占生理抗凝作用的

70%～80%。抗凝血酶是肝素依赖的丝氨酸蛋白酶抑制物，分子中有肝素结合位点和凝血酶结合位点。当肝素结合抗凝血酶后，引起后者构型发生改变，暴露出活性中心，能够与丝氨酸蛋白酶如凝血酶、FⅩa、FⅫa、FⅪa、FⅨa 等以 1∶1的比例结合形成复合物，从而使这些因子失活。

(2)蛋白 C 系统：包括蛋白 C、蛋白 S、血栓调节蛋白(TM)。PC、PS 均由肝合成，需依赖维生素 K 进行合成后的羧基化修饰；TM 则由血管内皮细胞合成并定位其表面。凝血酶与 TM 以 1∶1比例结合形成复合物，激活蛋白 C 生成活化蛋白 C (APC)。APC 在 PS 的辅助下，形成 PS-APC-磷脂复合物，该复合物特异性灭活 FⅤa、FⅧa，负反馈调节凝血酶生成及活性。此外，蛋白 C 系统在炎症反应、组织修复中也发挥重要作用。

(3)其他抗凝物质：包括组织因子途径抑制物(TFPI)、肝素辅因子Ⅱ(HCⅡ)、α_1 抗胰蛋白酶(α_1-AT)、α_2 巨球蛋白(α_2-M)和 C1-抑制药(C1-INH)。

2. 纤溶系统　在凝血系统启动同时，机体内纤溶系统也被激活，溶解已形成的血栓，对维持血管通畅发挥了重要作用。

纤溶系统由下列成分组成。①纤溶酶原激活药(PA)：包括组织型纤溶酶原激活药(t-PA)和尿激酶型纤溶酶原激活药(u-PA)；②纤溶酶原；③纤溶抑制药：包括 α_2抗纤溶酶、纤溶酶原激活抑制药-1(PAI-1)、凝血酶激活的纤溶抑制药(TAFI)。

纤溶系统活化途径。①外激活途径：由 t-PA 和 u-PA 启动；②内激活途径：由 FⅫa、激肽释放酶(K)和凝血酶启动；③外源性激活途径：由外源性药物如链激酶(SK)、尿激酶(UK)和重组 t-PA(rt-PA)启动。上述 3 条途径都能使单链纤溶酶原 Arg(560)-Val(561)肽链断裂，形成双链有活性的纤溶酶。同样，PA 和纤溶酶又受到纤溶酶原激活抑制药和 α_2抗纤溶酶负性调节；凝血酶激活的纤溶抑制药(TAFI)可阻碍纤溶酶原的活化。纤溶系统的过度激活可引起出血性疾病。

【出血性疾病分类】

出血性疾病按发病机制进行分类，可分为以下类型。

1. 血管因素引起的出血性疾病　系因血管壁结构受损或功能异常所致。先天性血管壁异常如遗传性毛细血管扩张症；获得性者以免疫性血管损伤为多见如过敏性紫癜、药物过敏性紫癜，而感染性、代谢性因素引起的紫癜少见，常与原发病相伴随。

2. 血小板质量和数量异常引起的出血性疾病　这是最常见的出血性疾病病因。血小板减少性紫癜按病因分为血小板生成减少如再生障碍性贫血、肿瘤性骨髓浸润，和血小板消耗或破坏过多如 ITP、SLE、DIC、TTP 等。先天性血小板功能缺陷多数因为基因结构异常导致血小板黏附、聚集、释放和促凝功能缺陷，如血小板无力征、巨血小板综合征(Bernard-Soulier 综合征)、灰色血小板综合征等；获得性血小板功能缺陷由多种原因所致，其发生率远远高于先天性血小板功能缺陷，药物是获得性血小板功能缺陷最常见的原因；慢性肾疾病、慢性肝疾病亦为常见原因。

3. 凝血因子质量和数量异常引起的出血性疾病　遗传性凝血因子异常如血友病、先天性纤维蛋白原缺乏症等；获得性者多由肝病或维生素 K 缺乏所致，常为复合性凝血因子缺乏。

4. 纤维蛋白溶解亢进所致的出血性疾病　如抗纤溶酶缺乏或活性降低引起的原发性纤溶亢进和 DIC 及严重肝病引起的继发性纤溶亢进。

5. 病理性循环抗凝物质所致的出血性疾病　获得性凝血因子抑制物，如反复输注凝血因子浓缩物的血友病患者、自身免疫性疾病患者及恶性肿瘤患者出现的针对不同凝血因子的抑制物；狼疮抗凝物质为一种抗磷脂抗体，在体外有抗凝活性。

6. 复合性因素所致的出血性疾病　如 DIC、重症肝病引起的出血。

此外，根据患者的临床出血表现特征及出血发生机制，也可将出血性疾病分为一期止血功能障碍和二期止血功能障碍。一期止血功能障碍系血管和(或)血小板异常所致，临床表现主要为皮肤黏膜出血，以出血点或瘀点多见；二期止血功能障碍系因凝血和(或)纤溶功能异常所致，主要为皮肤大片瘀斑、关节血肿、肌肉血肿等。

【出血性疾病实验室检查】

实验室检查在出血性疾病的诊断中具有十分重要的作用。由于实验室检查项目繁多，可将其区分为止血功能的筛选试验和诊断试验。

(一)一期止血功能障碍筛选试验

1. 血小板计数　正常值 $100 \sim 300 \times 10^9$/L。该试验反映体内血小板生成与血小板消耗/破坏之间的平衡。由于目前大多采用自动化血细胞计数仪进行血小板计数，因血小板集簇或 EDTA 抗凝药等人为因素引起的假性血小板减少症不少见；另外由于仪器不能识别体积巨大的血小板，常使一些以巨大血小板为特征的血小板病被漏诊。因而有必要强调：①对一些难以解释原因的血小板减少症患者必须观察血小板形态，发现可能存在的血小板集簇或巨大血小板；②结合平均血小板体积（MPV）或血小板体积积分分布等辅助指标判断血小板计数结果。

2. 出血时间　目前采用出血时间测定器法，正常值 2.5～9min。该指标反映了初期止血过程中各种参与因素综合功能状态，其中某一因素的异常均可导致出血时间延长，因而出血时间被认为是很好的初期止血筛选试验。需要注意的是出血时间因性别、年龄、药物及操作者的手法不同存在一定差异；而且出血时间有时不能很好预计其他部位的出血倾向。

血小板功能分析仪（PFA-100）模拟体内流体条件下的血小板黏附聚集功能，对血小板数量和质量异常所致的出血和血管性血友病有较好的筛选作用。

（二）二期止血功能障碍筛选试验

1. 活化部分凝血活酶时间（APTT）　APTT 是常用而敏感的内源凝血系统筛选试验。APTT 试剂中的接触因子活化剂激活因子Ⅻ，启动内源性凝血系统，血浆凝固是试验终点。该项试验与凝血酶原时间一起广泛用于临床出血筛选，在相关凝血因子缺乏、获得性凝血因子抑制物、肝素抗凝治疗监测等方面具有重要价值。但该项试验的敏感度受到检测试剂、检测仪器、样本采集等多种因素影响，在结果判定中需综合考虑。

2. 凝血酶原时间（PT）　PT 是常用而敏感的外源凝血系统筛选试验。PT 试剂中的组织因子启动外源性凝血途径，血浆凝固是试验终点。目前 PT 试剂已进行国际标准化，减少了室间与批间差异。PT 指标除用于出血性疾病筛查以外，尚广泛应用于口服抗凝药的监测中。

3. 血浆纤维蛋白原（Fg）　目前公认采用 Clauss 方法检测，在血浆中加入足量的凝血酶，根据血浆凝固时间计算出纤维蛋白原含量，纤维蛋白原数量及功能改变均可影响检测结果。纤维蛋白原浓度降低见于合成减少、凝血过度消耗、纤溶活性亢进；增高见于血栓性疾病、炎性反应、恶性肿瘤等。

（三）止血功能障碍诊断试验

1. 血管壁异常相关异常　血管内皮细胞合成释放血管性血友病因子（vWF），vWF 数量与质量的异常是导致血管性血友病的病理基础。血浆 vWF 抗原（vWF：Ag）和 vWF 瑞斯托霉素辅因子活性（vWF：Rcof）是诊断血管性血友病的重要指标。血浆 6-酮-前列腺素 F1α 和血浆凝血酶调节蛋白（TM）可作为血管内皮受损的标志。

2. 血小板异常相关检测　血小板聚集功能测定和血小板膜表面糖蛋白测定对先天性血小板病诊断有重要价值。血小板聚集试验是体外反应血小板功能状态的重要检查方法。血小板无力症患者因血小板膜糖蛋白（GP）IIb/IIIa 缺乏或质的异常表现出对多种诱导剂无反应如 ADP、肾上腺素、胶原、凝血酶、花生四烯酸，而对瑞斯托霉素诱导的聚集反应基本正常。采用流式细胞术使用单克隆抗体直接测定血小板表面 GPⅡb/Ⅲa 分子数可以确立诊断。巨大血小板综合征（bernard-soulier 综合征）是血小板膜 GPⅠb/Ⅸ/Ⅴ复合物缺陷，除血小板体积巨大外，患者血小板对瑞斯脱霉素诱导的聚集显著减低或完全不聚集，而对 ADP、胶原和肾上腺素反应正常。使用单克隆抗体直接测定血小板表面 GPⅠb/Ⅸ/Ⅴ分子数可肯定诊断。血管性血友病患者血小板对瑞斯脱霉素反应异常，诊断需结合血浆 vWF 浓度和功能测定。另外，血小板聚集率减低需排除继发性血小板功能缺陷症如严重肝肾疾病或使用抗血小板药物等。

血小板相关免疫球蛋白测定有助于免疫性血小板减少症（ITP）的诊断，但由于其特异性低，现推荐采用单克隆抗体特异性俘获血小板抗原试验（MAIPA）检测患者特异性针对血小板糖蛋白的自身抗体，该检测诊断特异性高，已被国际公认。此外，外周血涂片中血小板形态观察对一些难治性血小板减少症患者也十分重要，必要时可行电镜检查。

3. 凝血因子异常相关检测　根据 APTT 和 PT 两项筛选使用结果，可采用相应的纠正试验判断凝血因子缺乏情况或是否存在抑制物。目前多采用直接测定血浆中某一凝血因子活性以确定其异常变化情况，可指导诊断。此外，在实际工作中要注意病理性抑制物对凝血试验的影响（如狼疮抗凝物、获得性凝血因子抑制物等），相关纠正试验有助于鉴别。另需注意血样本的留取对试验结果的影响，要做好临床与检验的有效沟通。

4. 纤溶异常相关检测　血浆纤维蛋白（原）降解产物（FDP）和 D-二聚体水平测定可判断体内纤

溶活性水平，且可鉴别原发性纤溶与继发性纤溶。也可采用发色底物法直接测定血浆中 t-PA、PAI、α_2抗纤溶酶活性水平，在出血性和血栓性疾病中均可见相应变化。

【出血性疾病诊断思路】

出血表现是多种疾病以及多种不同出血原因的共同临床表现，为明确出血的性质和原因，要综合分析病人的出血病史、临床表现和实验室检查结果。实验室检查方面，应该根据出血筛选试验结果确定选择相应的诊断试验。

（一）根据临床表现特征

对出血性疾病患者详细询问出血相关病史、仔细地体格检查以找出出血表现特征对正确诊断是十分重要的，对筛选实验的选择也有重要的指导意义。先天性出血性疾病常常自幼发病，特别是出生时脐带残端出血，男性多见，多为凝血因子缺乏或血小板功能缺陷；获得性出血性疾病常在成年后发病，程度不等，女性多见，以血小板数量减少和血管壁功能障碍为常见原因。无诱因的自发出血常提示有严重的先天性或获得性出血性疾病如重型血友病、DIC 等。小型手术或轻度外伤后出血不止或迟发性出血常见于凝血机制障碍性疾病。

出血性疾病的临床表现常因发病机制不同而表现各异。一期止血功能障碍主要表现为皮肤、黏膜下出血，是血管性和血小板性疾病最常见的表现，根据出血程度不同而表现为出血点、紫癜、瘀斑及黏膜下血泡等。二期止血功能障碍主要表现为深部组织出血和内脏出血，如组织血肿、关节出血、颅内出血等，多见于凝血因子缺乏、DIC、重症血小板减少症等。

（二）根据出血筛选试验结果

1．一期止血功能筛选试验结果

（1）血小板计数和出血时间均正常：见于正常人、血管性紫癜（如过敏性紫癜、遗传性毛细血管扩张症、单纯性紫癜）、异常蛋白血症以及部分凝血机制异常患者。其中，遗传性毛细血管扩张症是由于血管发育异常所引起，为常染色体显性遗传，现已明确的致病基因有 endoglin 基因和 ALK1 基因。内镜检查常可发现黏膜中扩张的毛细血管。近期提出的诊断标准：鼻出血、毛细血管扩张、内脏损害、家族史，4 项中具备 3 项可确诊，具备 2 项为疑诊。

（2）出血时间延长，血小板计数正常：见于血小板功能异常或某些凝血因子缺陷所引起的出血性疾病。如先天性或获得性血小板功能异常、血小板释放反应异常、血管性血友病、低（无）纤维蛋白原血症、异常纤维蛋白原血症等。值得注意的是多种药物影响血小板功能，如阿司匹林、非甾体类抗炎药等，此时应仔细询问服药情况，必要时在停药 1 周后复查。另外肝肾功能检测也有助于病因诊断。明确诊断则有赖于一些确诊检查：如血小板黏附试验、血小板聚集试验、血小板释放试验、血浆纤维蛋白原浓度测定和血浆 vWF 浓度和功能测定。

（3）出血时间延长，血小板计数减少：见于各种原因引起的血小板减少性出血性疾病。根据血小板减少的机制不同而分为血小板生成不足和血小板破坏增加 2 类。在临床上区分这 2 类病因有重要意义，除下述一些检查项目外，有些线索有助于区别这 2 类病因。①是否伴有其他血细胞数量减少；如继发于骨髓疾病造成血小板生成减少时则常伴有全血细胞减少；②血小板体积；外周血涂片中血小板体积增大表明新生的血小板比例增加，常提示血小板破坏增加；③血小板输注效果；由于血小板破坏机制的作用，输注的血小板很快被清除，表现为血小板输注效果差或出现无效血小板输注，这种情况见于各种原因引起的血小板破坏增加性疾病。

为明确血小板减少病因，相关的检查包括：①骨髓细胞学检查及骨髓活检；②网织血小板比例检查；③血小板特异性抗体/相关抗体检测。此外，甲状腺功能、抗核抗体、HIV 等测定有助于排除其他免疫性血小板减少病因。另外，还要注意鉴别非免疫性血小板减少症如 TTP、HUS、DIC 等。

2．二期止血功能筛选试验结果

（1）APTT 延长、PT 正常：见于内源性凝血途径中一个或几个凝血因子缺乏，常见于血友病 A、血友病 B、因子Ⅺ缺乏，也可见于 3 型 vWD。直接测定血浆凝血因子Ⅷ、Ⅸ、Ⅺ浓度可确立诊断，血浆 vWF 浓度测定有助于 vWD 诊断。另外，由于血友病患者可能存在因子Ⅷ抑制物，必要时需测定血浆因子Ⅷ抑制物水平，这对诊断和治疗均有重要价值。

（2）APTT 正常、PT 延长：见于外源性凝血途径中因子Ⅶ缺乏，如先天性因子Ⅶ缺乏，以及肝病、维生素 K 缺乏等继发性因子Ⅶ缺乏。直接测定血浆凝血因子Ⅶ可明确诊断。

（3）APTT 延长、PT 延长：见于凝血共同途径中一个或几个凝血因子缺乏，如先天性因子Ⅹ、Ⅴ、凝血酶原、纤维蛋白原缺乏等，继发性因素包括肝病、DIC、狼疮样抗凝物质、使用抗凝药物(肝素、华法林)等。直接测定血浆凝血因子Ⅹ、Ⅴ、凝血酶原、纤维蛋白原浓度有助于先天性因子缺乏的诊断；对怀疑低(无)纤维蛋白原血症或异常纤维蛋白原血症患者应进行凝血酶时间(TT)测定和纤维蛋白原抗原水平测定(ELISA法)，如两者均异常提示低(无)纤维蛋白原血症，如纤维蛋白原活性检测异常而纤维蛋白原抗原浓度正常提示异常纤维蛋白原血症。抗(心)磷脂抗体检测可检出狼疮样抗凝物质；DIC诊断需配合其他检查指标综合判断。

总之，对出血性疾病的正确诊断不仅要依靠详细的病史和体格检查，更重要的是要正确选择相关实验检查项目并对结果作出合理的判断。

【出血性疾病的防治】

(一)病因治疗

遗传性出血性疾病目前尚定是否存在凝血抑制物；术前输注相应的凝血因子浓缩物或新鲜血浆，达到各类手术所需的血浆凝血因子活性水平；并在围手术期内持续补充，直至伤口愈合。对出血发作患者，应及时、足量补充缺乏的无根治办法，着重强调采用各种预防措施避免出血发作。如患者必须行外科手术，应在术前做好充分准备，确凝血因子，局部压迫止血并固定患肢，限制关节活动。遗传性出血性疾病患者及家系成员应进行遗传咨询，携带者要做好产前诊断，达到优生优育。理论上，基因治疗可根治遗传性出血性疾病，动物实验已取得令人鼓舞的研究结果，但目前尚处于临床前阶段。

继发性出血性疾病要积极寻找病因，并针对病因给予相应治疗。有明确诱因者需及时祛除诱发因素。严重出血发作者需补充缺乏的止血成分，如血小板、维生素K、凝血因子浓缩物、新鲜血浆等。自身免疫功能异常者需及时加用糖皮质激素和免疫抑制药。有出血倾向者，应避免使用血小板功能抑制物如阿司匹林，波立维、双嘧达莫、吲哚美辛等。

(二)止血治疗

1. *补充凝血因子及血小板*　遗传性出血性疾病患者出血发作时需补充缺乏的凝血因子或血小板。凝血因子来源于凝血因子浓缩物或新鲜血浆，使用量需根据出血发作的严重程度而定。因血小板异常伴活动性出血者，特别是有危及生命的内脏出血者需及时进行血小板输注。

2. *止血药物*　需根据出血性疾病的病因有针对性地使用止血药物。维生素C、卡巴克洛和糖皮质激素等可减轻毛细血管脆性和通透性的作用，可用于血管因素异常所致的出血。糖皮质激素、免疫抑制药可用于免疫性血小板减少症治疗。维生素K和凝血酶原复合物用于维生素K缺乏症及严重肝病患者治疗。抗纤溶药物如6-氨基己酸(EACA)及止血环酸(氨甲环酸)能够稳定止血栓，用于纤溶亢进所致的出血，但应注意其适应证和不良反应。

重组人活化的凝血因子Ⅶ(rhFVIIa)具有良好的止血治疗效果，适用于严重肝病和伴抑制物的血友病甲患者。蛇毒制剂(如巴曲亭)含类凝血酶，可转化纤维蛋白原发挥止血作用，可用于多种出血性疾病的治疗；偶见过敏反应，不适用于DIC等凝血消耗性疾病者。

(三)局部治疗

局部皮肤出血可行压迫止血；鼻出血者可使用明胶海绵、凝血酶及肾上腺素等局部压迫止血。关节出血者需制动、弹性绷带固定。肌肉出血者除压迫止血外，必须注意其对周围血管和神经压迫；发生筋膜室综合征患者必须立即切开减压，防治组织坏死和神经永久性损害。

(阮长耿　余自强)

参考文献

[1] 王振义，李家增，阮长耿，等. 血栓与止血 基础理论与临床. 上海：上海科技出版社，2004：182-196.

[2] 阮长耿，吴德沛，李建勇，等. 现代血液病诊断治疗学. 合肥：安徽科学技术出版社，2007：176-183.

[3] 考杉斯基. 威廉姆斯血液学. 陈竺，译. 北京：人民卫生出版社，2011：1749-1754.

[4] Nurden A，Nurden P. Advances in our understanding of the molecular basis of disorders of platelet function. Thrombosis and Haemostasis，2011，9(S1)：76-91.

第 20 章

过敏性紫癜

【概述】

过敏性紫癜(anaphylactoid purpura,AP)也称为 Henoch-Schönlein purpura(HSP),是一种血管炎性疾病,与 IgA 免疫复合物及破碎白细胞在小血管沉积有关。1801 年 William Heberden 首次描述了本病,1837 Johann Schönlein 发现紫癜可伴有关节炎,并称之为"风湿性关节痛",1874 年 Henoch 描述了该病可伴有胃肠道受累,至 1899 年描述肾受累。此后学者将这些症状联系起来,称之为 Henoch-Schönlein purpura(HSP)。临床表现主要为可触性皮肤紫癜、黏膜出血、关节痛、腹痛及肾损害等。本病多呈自限性,一般病程为 4 周,少数肾型患者(2%～17%)可发展为肾衰竭及终末期肾病。

【流行病学】

发病具有季节性特征,春、秋、冬季均可发病,夏季少见。本病多见于儿童,男女比例约为 1.4∶1。各地发病率不一,国外报道儿童年发病率为 10～20 例/10 万儿童,成人发病较少见,其发病也以男性居多。

【病因及发病机制】

病因尚不完全明确,常见致敏因素包括以下几项。

1. *感染* 病原体包括细菌(β溶血性链球菌、结核杆菌、支原体等)、病毒(水痘、风疹、麻疹病毒等)、寄生虫(蛔虫、血吸虫等)。

2. *食物如* 牛奶、鸡蛋、鱼虾。

3. *药物* 抗生素类、磺胺类、解热镇痛药、噻嗪类等。

4. *其他* 虫咬、接触花粉、受凉,国外文献报道部分患者与慢性酒精摄入有关等。

目前认为该病是一种免疫因素介导的全身性小血管炎症。致敏原进入机体激活淋巴细胞及浆细胞,产生 IgA 与抗原结合形成抗原抗体复合物,沉积于小血管壁--小动脉、小静脉、毛细血管,随之中性粒细胞在此处聚集,释放过敏介质,导致血管壁通透性增加,组织水肿。血管壁的损伤激活血小板形成微血栓,导致局部出血水肿。

研究表明,IgA 在 HSP 发病机制中起关键作用。IgA 有 2 种亚型:IgA1、IgA2,仅 IgA1 与 HSP 发病相关。与 IgA2 结构不同,IgA1 绞链区含有多个 O-联糖基化位点,IgA1 绞链区糖基化异常与 HSP 发病明显相关。Lau 等报道 HSP 肾炎患儿 IgA1 绞链区 O-联寡聚糖中的半乳糖含量下降,正常人及非紫癜肾炎者则无此变化,证实 HSP 的发病与 IgA1 相关。

Schmitt 等研究发现,部分 HSP 患者 IgA 与 M 蛋白复合物沉积在肾小球系膜及皮肤血管,这一发现说明 HSP 发病可能与链球菌感染相关联。

HSP 发病同时还与白细胞激活相关,有报道发现:HSP 肾炎患者与无肾炎患者比较,HSP 肾炎患者全血及尿中白三烯 B4(leukotriene B4,LTB4)水平增高,脂氧素 A4(lipoxin A4,LXA4)水平下降。LTB4 是中性粒细胞潜在的激活因子,并可诱导中性粒细胞趋化。LXA4 抑制中性粒细胞活化,并且可抑制炎症介质如 IL-1β,IL-6,IL-8 及 TNF-α 的活性。

过敏性紫癜易感基因的研究显示,其发病与 HLA 相关。来自西班牙、意大利、土耳其等国研究显示 HLA-DRB1 * 01,HLA-DRB1 * 11,HLA-DRB1 * 14,HLA-B35 等位基因与 HSP 基因易感性相关。HSP 在家族性地中海发热(familial Mediterranean fever,FMF)患者发生率接近 7%,远高于正常人群。家族性地中海发热患者 MEFV 基因突变,该突变考虑与 HSP 发病有相关性。

【病理】

本病主要的病理变化为小血管炎。皮肤病理

变化为：真皮乳头层的微血管受到侵犯，表现为白细胞破碎性血管炎，小血管壁纤维素性坏死，中性粒细胞在小动脉，尤其是毛细血管后静脉管壁内或管壁周围显著浸润，伴多形核白细胞产生的核碎片，以及红细胞溢出毛细血管和小动脉变态反应性炎症，血管壁可有灶性坏死及血小板血栓形成。累及肾时最常见的病理改变为系膜增生，轻者光镜下可无改变或仅有微小病变，重者可见肾小球坏死伴新月体形成，肾小球新月体形成的多少决定肾病的严重程度，晚期可见局灶性肾小球硬化，免疫电镜显示IgA为主的免疫复合物沉积在系膜和血管内皮下。累及胃肠道时可见胃、肠道黏膜出血、水肿。关节滑膜受累可见滑膜出血。

【临床表现】

多数患者发病前1～3周有乏力、发热、全身不适及上呼吸道感染史。随后出现皮肤紫癜。也可早期皮肤紫癜不明显而以腹痛、关节痛为早期症状，此时早期诊断较为困难。根据患者的主要临床表现分为以下几种类型。

1. 皮肤型　也称为单纯型紫癜，为最常见类型，几乎所有的患者均出现皮肤紫癜。皮疹以双下肢、臀部为多见，常对称分布。也可见于耳后、面部等部位，躯干极少累及。皮疹特征为高出皮肤，紫红色大小不等，压之不褪色，紫癜可融合成片，严重患者紫癜融合成血疱，多数无痛，伴痒感。皮疹可在2周内消退，然后又分批反复出现。有的患者在身体不同部位出现神经血管性水肿现象，依次为双下肢、头皮、口周、眼周、背部等。

2. 关节型　除皮肤紫癜外，15%～20%患者出现关节肿胀疼痛，疼痛可固定，亦可呈游走性。膝、踝大关节最常受累，少数累及肘、腕、指等关节。X线检查多无异常，B超关节检查可发现关节腔积液，为非化脓性改变。关节肿痛可反复发作，多在数日内好转，不遗留后遗症。

3. 腹型　较为常见，发生率50%～70%。在皮肤出现紫癜前易被误诊为急腹症或肠炎。由于消化道血管黏膜受累患者可表现为弥漫性腹痛，位于脐周、下腹或全腹，呈阵发性绞痛或持续性钝痛。常合并恶心、呕吐、腹泻等消化道症状，也可出现便隐血阳性、血便等。腹部触诊时可表现症状与体征的不一致，患者腹部疼痛剧烈，但触诊腹部柔软无反跳痛，压痛可有或无，儿童患者触及包块时应高度警惕肠套叠的发生。严重的腹型紫癜可出现肠出血、肠穿孔等严重并发症，常需外科手术治疗。

4. 肾型　称紫癜性肾炎（HSPN），较为常见。儿童HSPN的发生率在40%～50%，老年人发生机会远高于此数值。一般在皮肤紫癜出现4周后发生，少数可在诊断HSP6个月后发生，个别可在诊断前发生HSPN。临床表现为血尿和（或）蛋白尿，甚至管型尿。程度较轻者仅出现镜下血尿，轻微蛋白尿。较重者出现大量蛋白尿，病程呈肾病综合征（NS）和慢性肾炎过程，出现水肿、少尿、高血压等。大部分HSPN是可逆的，据报道2%～17%出现不可逆改变，发生肾功能不全甚至尿毒症。国际儿童肾病学会（ISKDC）将紫癜性肾炎病理分级如下。Ⅰ级：微小病变；Ⅱ级：单纯系膜增生（①局灶性；②弥漫性）；Ⅲ级：少量肾小球异常或系膜增殖，新月体形成<50%（①局灶性；②弥漫性系膜增生）；Ⅳ级：病理改变与Ⅲ级相同，但新月体形成50%～75%（①局灶性；②弥散性系膜增生或硬化）；Ⅴ级：病理改变与Ⅲ级相同，但新月体形成>75%；Ⅵ级：膜性增生性病变。

5. 混合型　皮肤紫癜合并上述2种及以上者称之为混合型。

6. 其他　少数患者发生中枢神经系统症状如：头痛、神情淡漠、躁狂、癫痫等。另有患者出现睾丸、附睾肿痛，B超诊断为睾丸炎或附睾炎。此类患者易被误诊。国外报道HSP并发睾丸炎的发生率约24%。国内亦有少数报道。睾丸炎经内科治疗后，多数得到缓解。

【实验室检查】

本病缺乏特异性实验室检查，血小板计数正常，血小板功能和凝血时间正常。部分患者白细胞升高，伴核左移。累及肾时可见镜下血尿甚至肉眼血尿及蛋白尿。肾病理检查是必要的，可判断肾病变性质及严重程度，对治疗及预后都有指导意义。腹痛患者可伴便隐血阳性，甚至血便。约半数患者急性期血清IgA升高。C反应蛋白及抗链球菌溶血素可呈阳性，约70%病例血沉可增快。部分病例毛细血管脆性试验阳性。抗核抗体及类风湿因子阴性。

【诊断及鉴别诊断】

（一）诊断

对于皮肤紫癜症状典型者诊断常无困难，但有些患者以急性腹痛为早期表现者易误诊。

国内诊断标准如下。

1. 临床表现

（1）发病前1～3周常有低热、咽痛、上呼吸道感染及全身不适等症状。

(2)下肢大关节附近及臀部分批出现对称分布、大小不等的丘疹样紫癜为主,可伴荨麻疹或水肿、多形性红斑。

(3)病程中可有出血性肠炎或关节痛,少数患者腹痛或关节痛可在紫癜出现前2周发生,常有紫癜肾炎。

2. 实验室检查　血小板计数正常,血小板功能和凝血时间正常。

3. 组织学检查　受累部位皮肤真皮层的小血管周围中性粒细胞聚集,血管壁可有灶性纤维样坏死,上皮细胞增生和红细胞渗出血管外。免疫荧光检查显示血管炎病灶有IgA和补体C3在真皮层血管壁沉着。

4. 能除外其他疾病引起的血管炎　如冷球蛋白综合征、良性高球蛋白性紫癜、环形毛细血管扩张性紫癜、色素沉着性紫癜性苔藓样皮炎等。

临床表现符合,特别是非血小板减少性紫癜,有可扪及性典型皮疹,能除外其他类型紫癜者,可以确定诊断。鉴别诊断确有困难的则可做病理检查。

1990年美国风湿协会(ACR)制定了HSP的4条诊断标准。①可触性紫癜:即皮肤表面轻微突起的可触及的出血性皮疹,不伴有血小板减少;②年龄:首次发病年龄20岁或20岁以下;③肠绞痛:弥漫性腹痛,进食后加重;或者诊断为缺血性肠病,通常表现为血便;④组织病理表现为小动脉或小静脉壁中性粒细胞浸润。满足以上标准2条或者2条以上即可诊断为HSP。本诊断标准的敏感性及特异性分别为87.1%和87.7%。

2008年欧洲风湿联盟(EULAR)和儿科风湿学会(PRES)对HSP的诊断标准做了修订,其诊断标准为:可触性紫癜(必备条件)另加下述4项中的1项即可诊断为HSP。①弥漫性腹痛;②组织病理学:皮肤、肾等以IgA为主的沉积物;③关节炎或者关节痛;④肾累及。本诊断标准的敏感性及特异性分别为100%和87%。在这个诊断标准中删除了将发病年龄作为诊断标准的限制,强调了组织病理活检的特点是以IgA为主的沉积物,确定最重要的诊断标准为明显的可触性紫癜疹。

(二)鉴别诊断

1. 特发性血小板减少性紫癜　本病可出现紫癜,但因本病有明显血小板减少,可出现皮肤黏膜出血点,紫癜通常不高出皮面,不伴有关节及胃肠道症状,化验检查显示血小板减少及特异性血小板抗体阳性,可资鉴别。

2. 系统性红斑狼疮等自身免疫性疾病　可出现皮肤紫癜病变,因这类患者常有关节疼痛、肾损伤,易与过敏性紫癜相混淆,但这类患者常有发热、颜面红斑、光敏感等特异性临床表现,化验检查呈现抗核抗体、双链DNA抗体、ENA多肽抗体阳性,有别于过敏性紫癜,对紫癜伴有上述症状者要警惕自身免疫性疾病的可能,完善自身抗体检查鉴别并不困难。

【治疗】

迄今为止,对于HSP的治疗目前尚无系统完整的随机对照研究实验,对HSP的治疗主要采取支持和对症治疗。其原则是对症治疗结合临床分型和病理分级给予针对性治疗。

1. 一般对症治疗　急性期卧床休息,积极寻找和去除诱因是治疗该病的最佳途径。补充维生素、钙剂等以增强毛细血管抵抗力,降低毛细血管通透性等。

2. 单纯性HSP　应用抗组胺药及钙剂治疗,无需应用激素治疗。

3. 胃肠型HSP　单纯应用抑酸药、胃黏膜保护药、解痉药物效果不佳,此时需配合使用糖皮质激素治疗,可服泼尼松1～2mg/(kg·d),持续1～2周,随后逐渐减量,总疗程2～3周。对于缓解胃肠道绞痛、出血症状有较好效果。

4. 关节型HSP　单用解热镇痛药物效果不佳,可试用激素治疗,对于缓解关节症状有明确疗效。

5. 肾型HSP(Henoch-Schönlein purpura nephritis,HSPN)　肾的受损程度是决定预后的关键因素,因此,对于HSPN的治疗成为治疗HSP的关键。目前,大多学者认为在HSP病程中应用糖皮质激素治疗不能预防HSPN的发生,诊断HSPN后多推荐联合治疗,采用糖皮质激素联合免疫抑制药。常用免疫抑制药包括:环孢素A、环磷酰胺、硫唑嘌呤、雷公藤总苷等。有学者将甲泼尼松、尿激酶、环磷酰胺联合应用治疗HSPN,发现可明显减少尿蛋白,并阻止肾新月体形成和肾小球硬化,长期随访未发现患者肾病进展。另有学者发现使用激素联合环孢素治疗HSPN要优于单用激素治疗,能够防止HSPN肾纤维化的进展。血管紧张素转换酶抑制药(ACEI)和血管紧张素受体拮抗药(ARB)类应用可减轻蛋白尿,保护肾功能,延缓疾病的发展,已有肾功能不全者不宜使用。国外部分研究发现对儿童 HSPN 的治疗,采用糖皮质激素联合咪唑立宾(mizoribine)取得了较好疗效。

6. *其他* 对于重症 HSP 患者,如肾受累严重、消化道出血等,大剂量丙种球蛋白冲击治疗[400mg/(kg·d),持续 3~5d]可有效缓解症状。多数情况下重症混合型 HSP 急性期应以腹部处理为重点,必要时请外科处理。恢复期则以保护肾为重点,HSPN 要长期随访。近年文献报道应用血浆置换、利妥昔单抗(美罗华)治疗可取得疗效,但对该 2 种治疗方式均未进行系统研究,目前也无大样本报道。

【预后及转归】

绝大多数 HSP,其过程呈自限性,持续约 4 周左右。1/3 的患者可能复发,复发通常在 4~6 个月内。40%~50%的 HSP 患者出现肾炎,肾炎可在其他症状出现后发生,病人显微镜下血尿和(或)少量蛋白尿均具有良好预后。一般来说,肾的病理变化是预后关键因素,轻度的肾病理变化多可恢复,相反,由紫癜性肾炎引发肾病综合征者则预后不佳,出现终末期肾病患者均由肾病综合征演变而来,肾病综合征和(或)50%的肾小球新月体形成或硬化预示有发生持续性肾损害的风险。反复持续的紫癜、严重的腹痛、成年人发病是发生晚期 HSP 肾病的风险因素。

(方美云)

参考文献

[1] Gardner-Medwin JM, Dolezalova P, Cummins C, et al. Incidence of Henoch-Schönlein purpura, Kawasaki disease, and rare vasculitides in children of different ethnic origins. Lancet, 2002, 360: 1197-1202.

[2] Chartapisak W. prevention and treatment of renal disease in Henoch-Schönlein purpura: a systematic review. Archives of Disease in Childhood, 2009, 94(2): 132-137.

[3] Ioannides AS, Turnock R. An audit of the management of the acute scrotum in children with Henoch-Schönlein purpura. J R Coll Surg Edin, 2001, 46: 98-99.

[4] Iqbal H, Evans A. Dapsone therapy for Henoch-Schönlein purpura: a case series. Arch Dis Child, 2005, 90: 985-986.

[5] Ronkainen J, Koskimies O, Ala-Houhala M, et al. Early prednisone therapy in Henoch-Schönlein purpura: a randomized, double-blind, placebo-controlled trial. J Pediatr, 2006, 149: 241-247.

[6] Weiss PF, et al. effects of corticosteroid on Henoch-Schönlein purpura: a systematic review. Pediatrics, 2007, 120(5): 1079-1087.

[7] Huber AM, King J, McLaine P, et al. A randomized, placebo-controlled trial of prednisone in early Henoch-Schönlein purpura. BMC Med, 2004, 2: 7.

[8] ANDERSEN RF, RUBAK SB, et al. Early high-dose immunosuppression in Henoch-Schönlein nephrotic syndrome may improve outcome. Scandinavian Journal of Urology and Nephrology, 2009, 43: 409-415.

[9] Kawasaki Y, Suzuki J, Suzuki H. Efficacy of methylprednisolone and urokinase pulse therapy combined with or without cyclophosphamide in severe Henoch-Schönlein nephritis: a clinical and histopathological study. Nephrol Dial Transplant, 2004, 19: 858-864.

[10] Jee Min Park, Sung Chul Won, et al. Cyclosporin A therapy for Henoch-Schönlein nephritis. Pediatr Nephrol, 2011, 26: 411-417.

[11] Bogdanov Henoch. Schönlein purpura nephritisin children: risk factors, prevention and treatment. Acta Paediatr, 2009, 98(12): 1882-1889.

[12] Evangeline Pillebout1, Corinne Alberti, et al. Addition of cyclophosphamide to steroids provides no benefit compared with steroids alone in treating adult patients with severe Henoch Schönlein Purpura. Kidney International, 2010, 78: 495-502.

[13] Kay Penny. An epidemiological study of Henoch-Schönlein purpura. PAEDIATRIC NURSING, 2010, 22(10): 31-35.

[14] Huan-Lun Hsu, Cheng-Hsiang Hsiao, Kao-Lang Liu. Henoch-Schönlein Purpura. Clinical Gastroenterology and Hepatology, 2010, 8: 83-84.

[15] Jee Min Park, Sung Chul Won, et al. Cyclosporin A therapy for Henoch-Schönlein nephritis with nephrotic-range proteinuria. Pediatr Nephrol, 2011, 26: 411-417.

[16] Schaier M, Freitag J, et al. Henoch-Schönlein purpura in adults is not uncommon in elderly patients with an adverse prognosis. Clinical Nephrology, 2011, 76: -49-56.

[17] Yukihiko Kawasaki, Kazuhide Suyama, et al. Methylprednisolone pulse plus mizoribine in children with Henoch-Schoenlein purpura nephritis. Clin Rheumatol, 2011, 30: 529-535.

[18] Yukihiko Kawasaki. The pathogenesis and treatment of pediatric Henoch-Schönlein purpura nephritis. Clin Exp Nephrol, 2011 V15N5: 648-657.

第21章

原发免疫性血小板减少症

【定义】

原发免疫性血小板减少症(immune thrombocytopenia,ITP)是因体液和细胞免疫介导的血小板过度破坏以及血小板生成不足,导致血小板减少的一种获得性自身免疫性出血性疾病。既往称:特发性血小板减少性紫癜,2007年ITP国际工作组,将本病更名为immune thrombocytopenia(免疫性血小板减少症),"ITP"的缩写仍然保留,并将ITP分为原发性ITP和继发性ITP 2类。国内中华医学会血液学分会止血与血栓学组分别于2009年和2011年在《中华血液学杂志》上发表"成人原发免疫性血小板减少症诊治的中国专家共识(第一版和修订版)",正式将本病更名为"原发免疫性血小板减少症"。

【流行病学】

ITP是临床上最为常见的出血性疾病。多项前瞻性基于人口学的流行病学研究显示,ITP的年发病率为(5～10)/10万人,可发生于任何年龄阶段,儿童和成年人各半,男女各半。育龄期女性发病率高于男性,ITP的发病率随年龄的增加而增加,60岁以上人群的发病率为60岁以下人群的2倍。

【发病机制】

ITP是一种自身免疫性疾病,由于患者对自身血小板抗原的免疫失耐受,从而导致自身抗体和细胞毒T细胞(CTL)介导的血小板过度破坏,以及巨核细胞血小板生成不足。

1. 体液免疫和细胞免疫介导的血小板过度破坏。

1951年Harrington等把ITP患者的血浆输注给健康志愿者,使受血者产生一过性的血小板减少,证实ITP患者的血小板减少可能由血小板抗体所致。Shulman等进一步研究发现ITP患者血浆中的活性物质为免疫球蛋白。

ITP患者大部分血小板特异性自身抗体是针对GPⅡb/Ⅲa,其次是抗GPⅠb/Ⅸ复合体以及其他血小板糖蛋白。抗体包被的血小板通过Fcγ受体与抗原呈递细胞(APC)结合,主要在脾破坏。在脾脏切除后,肝和骨髓即成为主要场所。

除了血小板自身抗体介导的血小板破坏,ITP患者T细胞介导的细胞毒可直接溶解血小板。

2. 体液免疫和细胞免疫介导的巨核细胞数量和质量异常,血小板生成不足。

由于巨核细胞表面亦表达GPⅡb/Ⅲa和GPⅠb,自身抗体与巨核细胞上相应的抗原结合,影响巨核细胞的成熟和血小板的产生。研究发现,ITP患者的Ig可导致体外培养的正常巨核细胞的增殖和成熟障碍。另外,$CD8^+$细胞毒T细胞可通过抑制巨核细胞凋亡,使血小板生成障碍。

血小板动力学研究显示,多数ITP患者血小板动力学未见明显加速。另外,ITP患者血血小板生成素(TPO)水平正常或仅轻度升高,从另一方面证明了,ITP患者血小板生成不足。

【临床表现】

慢性ITP一般起病缓慢或隐袭,多表现为反复的皮肤、黏膜出血。部分患者通过偶然的血常规检查发现血小板减少,无出血症状。ITP患者出血的主要原因为血小板减少,在部分患者血小板功能障碍也可能起一定作用。出血可发生于任何部位,通常表现为皮肤出血点、紫癜、鼻及牙龈出血、女性月经过多,泌尿道及胃肠道出血次之;颅内出血少见。女性患者可仅表现为月经增多。

ITP患者出血症状的轻重一般与其外周血小板计数有关,血小板计数$<10\times10^9/L$时,可并发严重的出血症状。但有些患者即使血小板计数$<10\times10^9/L$,也无明显的出血症状。另外,在血小板计数相同的条件下,老年患者(>60岁)发生严重出血的危险明显高于年轻患者。所以仅用血小板计数来评价患者病情的严重程度，还不够全面。为了客观评价患者的出血情况，中华医学会血液学分会止血与血栓学组结合我国现状正在积极推进ITP患者出血评分体系的制定。根据客观的评分判断患者出血的严重程度，有助于临床医生选择适宜的治疗措施。

除了出血的临床表现外，近期研究证实，ITP患者还可出现乏力以及血栓形成倾向。多项研究发现，许多ITP患者存在明显的乏力症状。乏力是ITP的临床症状之一，部分患者表现得更为明显。对于那些没有出血或仅有轻度出血症状但乏力明显的患者，如果治疗可以改善其乏力症状，则需要对其进行治疗。另外，ITP不仅是一种出血性疾病，也是一种血栓前疾病。因此ITP患者最佳的血小板计数应该在控制在 $50\sim100\times10^9/L$，而毋需将患者的血小板计数维持在正常水平（$>100\times10^9/L$）。对于血小板计数持续缓解的ITP患者，需要时可以应用抗血小板治疗。

体格检查除了血小板减少引起的出血外，其他体检均正常。ITP患者一般无脾增大，反复发作的患者脾可轻度增大。如果患者出现发热、体重明显减轻、脾明显增大、肝大和淋巴结肿大等症状，多提示其他疾病（如淋巴系统增殖性疾病所致的血小板破坏），不支持ITP的诊断。

【辅助检查】

1. *外周血液检查*

(1)血细胞计数及血涂片：慢性ITP患者血小板计数常在$(20\sim80)\times10^9/L$。除大量出血外，患者一般无明显贫血。患者贫血程度与失血量成相关，通常为正细胞性贫血，如患者失血的持续时间较长可引起小细胞低色素性贫血。若贫血与失血量不成比例，应查Coombs试验，以排除Evans综合征。除急性失血外，患者外周血白细胞计数和分类正常。血小板形态可有改变。如体积增大、形态特殊、颗粒减少等。骨髓中巨核细胞增多的患者平均血小板体积（MPV）升高；其血小板分布宽度（PDW）也升高，可能反映了血小板大小不一的异型程度。

ITP患者血涂片检查除了血小板数量减少外，血细胞形态大致正常。若发现巨大血小板，提示先天性血小板减少或骨髓造血紊乱（如骨髓增生异常综合征）。血涂片还有助于排除假性血小板减少、遗传性血小板减少、TTP、DIC、白血病或其他恶性肿瘤相关的血小板减少等。

(2)血小板功能：部分ITP患者血小板功能异常，表现为血小板聚集功能减低。部分慢性ITP患者血浆自身抗体可抑制正常血小板对腺苷二磷酸及胶原的聚集反应。临床上有些患者血小板计数并不很低，但出血症状较重，可能与患者同时合并血小板功能异常有关。

(3)网织血小板的测定：网织血小板是指在细胞质中残留RNA的幼稚血小板，网织血小板数量反映了骨髓造血情况。再生障碍性贫血患者网织血小板多正常，而ITP患者网织血小板比例增高。

(4)止血和凝血功能检查：患者凝血功能正常，出血时间延长，血块收缩不良，束臂试验阳性。

(5)自身抗体血清学检查：ITP患者风湿系列等自身抗体阴性。部分患者可检测到抗心磷脂抗体、抗核抗体。单纯的抗核抗体或抗心磷脂抗体阳性，不能排除ITP的诊断。

(6)血小板生成素（TPO）的检测：血浆TPO不作为ITP的常规检测项目。ITP患者血浆TPO水平正常或轻度升高，可与再生障碍性贫血或低增生性MDS鉴别（TPO水平明显升高）。

2. *骨髓检查*　ITP患者骨髓中巨核细胞正常或增多，但胞质中颗粒减少，嗜碱性较强，产生血小板的巨核细胞数量明显减少或缺乏。粒、红系细胞通常正常，但当急性严重出血或慢性反复出血时，红系细胞增多。

3. *血小板自身抗体的检测*　血小板膜糖蛋白（GP）特异性自身抗体的检测方法主要有3种：免疫印迹法、免疫沉淀法以及糖蛋白固定法。免疫印迹法和免疫沉淀法的敏感性均低，且存在假阳性结果。糖蛋白固定法主要有5种方法：微量滴定法、免疫珠法、改良的抗原俘获酶联免疫吸附法（MACE）、单克隆抗体特异性俘获血小板抗原法（MAIPA）、血小板相关IgG鉴定法（PAICA）。微量滴定法的敏感性和特异性很低。免疫珠法、MACA、MAIPA、和PAICA的特异性和敏感性均高于微量滴定法。上述方法特异性强，但敏感性较低，可以鉴别免疫性与非免疫性血小板减少，有助于ITP的诊断。但不能鉴别原发性ITP与继发性ITP。主要应用于骨髓衰竭合并免疫性血小板减少；一线及二线治疗无效的ITP患者；药物性血小板减少；复杂的疾病（罕见）如单克隆丙种球蛋白血症和获得性自身抗体介导的血小板无力症。

4. *其他*　当患者的临床症状除了血小板减少外，尚存在其他症状提示以下疾病时，如艾滋病、甲状腺病、Evans 综合征、B 细胞恶性肿瘤、IgA 缺乏症等，则需进行相关的检查。

【诊断】

ITP 的诊断国内外仍是临床排除性诊断，主要依赖临床表现，没有特异性的实验室检查能够准确地诊断 ITP。诊断主要依靠：病史、体格检查、血细胞计数以及血涂片等。国内 ITP 的诊断标准，具体如下。

1. 至少 2 次化验血小板计数减少，血细胞形态无异常。

2. 体检脾一般不增大。

3. 骨髓检查巨核细胞数正常或增多，有成熟障碍。

4. 排除继发性血小板减少症，如自身免疫性疾病、甲状腺疾病、药物诱导的血小板减少、同种免疫性血小板减少、淋巴系统增殖性疾病、骨髓增生异常（再生障碍性贫血和骨髓增生异常综合征）、恶性血液病、慢性肝病脾功能亢进、血小板消耗性减少、妊娠血小板减少、感染等所致的继发性血小板减少、假性血小板减少以及先天性血小板减少等。

【鉴别诊断】

由于 ITP 的诊断为临床排除性诊断，需要排除假性血小板减少以及各种病因所致的继发性血小板减少。

1. 假性血小板减少（pseudothrombocytopenia，PTCP）　引起 PTCP 常见的原因有血液标本未混匀、抗凝剂不足、巨大血小板综合征和血小板凝集。由抗凝剂 EDTA（乙二胺四乙酸盐）引起的血小板凝集，称 EDTA-PTCP。取患者 EDTA 抗凝血涂片，显微镜下可见血小板凝集。

2. 非免疫性血小板减少　非免疫因素所致血小板减少，如血小板生成减少、血小板消耗增加等。

（1）再生障碍性贫血（AA）和骨髓增生异常综合征（MDS）：部分患者疾病初期表现为单纯的血小板减少，需与 ITP 鉴别。骨髓穿刺涂片和活检可鉴别。典型的 ITP 骨髓为巨核细胞增多伴成熟障碍；AA 为骨髓增生低下，巨核细胞明显减少，淋巴细胞比值增高，非造血细胞易见；MDS 骨髓可见病态造血。其次，AA 和 MDS 患者血清血小板生成素（TPO）水平明显高于正常，而 ITP 患者 TPO 水平则接近正常，可以鉴别。

（2）脾功能亢进：脾功能亢进，脾扣留和破坏血小板增多，出现血小板计数减少。但患者骨髓功能正常，骨髓涂片无巨核细胞成熟障碍现象。

（3）血栓性血小板减少性紫癜（TTP）：TTP 患者除血小板减少外尚有发热、微血管病性溶血、神经精神异常、肾功能不全等临床表现可与 ITP 鉴别。

（4）其他：恶性肿瘤骨髓浸润所致血小板减少多同时伴有恶性肿瘤的其他症状；化疗药物所致血小板减少的患者有化疗病史，弥散性血管内凝血（DIC）所致血小板减少患者同时伴有凝血功能的异常，不难与 ITP 鉴别。

3. 继发性免疫性血小板减少　人类免疫缺陷病毒（HIV）感染、系统性红斑狼疮（SLE）、淋巴系统增殖性疾病（如 CLL）、某些药物（如肝素、奎宁等）等，均可致免疫性血小板减少。但患者同时伴有原发病的临床表现。

系统性红斑狼疮（SLE）常出现血小板减少，部分患者以血小板减少为首诊症状，所以疑诊 ITP 的患者尤其是年轻女性，需常规进行抗核抗体、抗双链 DNA 抗体等试验。但单纯的抗核抗体或抗磷脂抗体阳性不能排除 ITP 的诊断。

阿司匹林、吲哚美辛等解热镇痛药，青霉素、头孢菌素、磺胺、利福平等抗菌药以及肝素、奎宁、卡马西平、苯妥英钠等药物可引起免疫性血小板破坏，导致血小板减少。一般起病急、出血重、停药后出血症状很快消失，激素治疗起效较快。

【临床分型与分期】

国内 ITP 分型与分期标准如下。

1. 新诊断的 ITP　指确诊后 3 个月以内的 ITP 患者。

2. 持续性 ITP　指确诊后 3～12 个月血小板持续减少的 ITP 患者。包括没有自发缓解的患者或停止治疗后不能维持完全缓解的患者。

3. 慢性 ITP　指血小板减少持续超过 12 个月的 ITP 患者。

4. 重症 ITP　指血小板计数<10×10^9/L，且就诊时存在需要治疗的出血症状或常规治疗中发生了新的出血症状，且需要用其他升高血小板药物治疗或增加现有治疗的药物剂量。

5. 难治性 ITP　指满足以下所有 3 个条件的患者。①脾切除后无效或者复发；②仍需要治疗以降低出血的危险；③除外了其他引起血小板减少症的原因，确诊为 ITP。

【治疗】

ITP 发病机制的研究成果，使 ITP 在治疗理念和措施等方面均有了重大进展。阻止血小板过度破坏和促血小板生成已成为 ITP 现代治疗不可或缺的重要方面。

1. 观察　ITP 的治疗宜个体化。ITP 是一种良性疾病，目前还没有根治的方法。而且 ITP 疾病本身发生致死性出血的发生率与治疗相关致死性并发症的发生率大致相当，所以应尽量避免过度治疗。另外，ITP 国际工作组以及国内专家共识均强调了治疗时尊重患者的意愿，并且要考虑到患者的生活质量。

对于血小板计数高于 30×10^9/L，无出血表现，无血小板功能异常，无凝血功能异常，无手术、创伤，且不从事增加患者出血危险的工作或活动，发生出血的风险较小，可给予临床观察而不进行药物治疗。

2. ITP 急症处理　重症 ITP 患者（血小板计数<10×10^9/L，伴胃肠道、泌尿生殖道、中枢神经系统或其他部位的活动性出血）或需要急诊手术的 ITP 患者，应迅速提高患者血小板计数至安全水平。可酌情给予随机供者的血小板输注。还可选用 IVIg[1.0g/(kg・d)×2～3d]和（或）甲泼尼松龙（1.0g/d×3d）。其他治疗措施包括停用抑制血小板功能的药物、控制高血压、局部加压止血、口服避孕药控制月经过多，以及应用纤溶抑制药（如氨甲环酸、6-氨基已酸）等；如上述治疗仍不能控制出血，可以考虑使用重组人活化因子Ⅶ（rhFⅦa）。

3. 新诊断 ITP 的一线治疗

（1）肾上腺糖皮质激素：为治疗 ITP 的首选药物。泼尼松 1mg/(kg・d)，稳定后剂量逐渐减少到 5～10mg/d 维持 3～6 个月。泼尼松治疗 4 周，仍无反应，说明泼尼松治疗无效，应迅速减量至停用。如减量中，血小板降低，则以最小维持量维持。也可使用口服大剂量地塞米松（HD-DXM）。剂量 40mg/d×4d，建议口服用药，无效患者可在半月后重复 1 次。应用时，注意监测血压、血糖的变化，预防感染，保护胃黏膜。在糖皮质激素治疗时要充分考虑到药物长期应用可能出现的不良反应。如长期应用糖皮质激素治疗部分患者可出现骨质疏松、股骨头坏死，应及时进行检查并给予二膦酸盐预防治疗。长期应用激素还可出现高血压、糖尿病、急性胃黏膜病变等不良反应，也应及时检查处理。另外 HBV DNA 复制水平较高的患者慎用糖皮质激素。

（2）静脉输注丙种球蛋白（IVIg）治疗：主要用于① ITP 的急症处理；② 不能耐受肾上腺糖皮质激素或者脾切除前准备；③合并妊娠或分娩前；④部分慢作用药物（如达那唑或硫唑嘌呤）发挥疗效之前。常用剂量 400mg/(kg・d)×5d；或 1.0g/(kg・d)，用 1d，严重者连用 2d。必要时可以重复。IVIg 慎用于 IgA 缺乏患者、糖尿病患者和肾功能不全患者。

4. 成年人 ITP 的二线治疗

（1）脾切除：在脾切除前，必须对 ITP 的诊断作出重新评价。关于 ITP 患者选择脾切除的时机，目前仍有争论。一般认为脾切除应至少在诊断 ITP 6 个月以后，可在糖皮质激素治疗无效后或者仅在其他安全的药物治疗全部无效后才考虑脾切除治疗。适应证，成年人规范激素治疗无效；需用较大剂量激素（>30mg/d）维持者；有使用糖皮质激素的禁忌证。禁忌证，年龄<16 岁；妊娠早期和晚期；因其他疾病不能手术。对于切脾治疗无效或最初有效随后复发的患者应进一步检查是否存在副脾。

（2）药物治疗

①Azathioprine 硫唑嘌呤：常用剂量为 100～150mg/d，分 2～3 次口服，根据患者白细胞计数调整剂量。不良反应为骨髓抑制、肝肾毒性。

②Cyclosporin A 环孢素 A：常用剂量为 5mg/(kg・d)，分 2 次口服，根据血药浓度调整剂量。不良反应包括肝肾损害、牙龈增生、毛发增多、高血压、癫痫等，用药期间应监测肝、肾功能。

③Danazol 达那唑：常用剂量为 400～800mg/d，分 2～3 次口服，起效慢，需持续使用 3～6 个月。与肾上腺糖皮质激素联合，可减少肾上腺糖皮质激素用量。达那唑的不良反应主要为肝功损害，月经减少，偶有多毛发生，停药后可恢复。对月经过多者尤为适用。

④Rituximab 抗 CD20 单克隆抗体（利妥昔单抗）：利妥昔单抗是一种人鼠嵌合的抗 CD20 单抗，可与患者体内 B 淋巴细胞结合，引起 Fc 受体介导的细胞溶解，清除血液、淋巴结以及骨髓中的 B 淋巴细胞。标准剂量，375 mg/m^2，静脉滴注，每周 1 次，共 4 次。一般在首次注射 4～8 周内起效。最近也有报道利妥昔单抗 100mg 静脉滴注，每周 1 次，共次。小剂量利妥昔单抗治疗的反应率与标准剂量相近，但起效所需时间更长。目前还不知道利妥昔单抗治疗 ITP 的适合剂量，需要进行关于利妥昔单抗治疗 ITP 剂量的对照研究，以寻找最佳剂量。活动性乙型及丙型肝炎是利妥昔单抗治疗的禁忌证。

由于利妥昔单抗治疗 ITP 的持续缓解时间长，但起效慢。国内外正在探索利妥昔单抗的联合治疗，以期达到尽快提高患者血小板计数，同时提高患者持续反应率。

⑤血小板生成素（TPO）和TPO受体激动药：包括血小板生成素（TPO）、TPO拟肽和非肽类TPO类似物，是近年发展较快的一类药物。2008年年底安进公司的罗米司亭（romiplostim，Nplate，AMG531）和葛兰素公司的艾曲波帕（eltrombopag）经美国FDA快速通道获准上市，国内三生公司的重组人TPO（rhTPO）于2010年被SFDA批准用于治疗激素或复发的ITP。

重组人TPO：国内一项多中心随机对照临床试验，应用rhTPO治疗糖皮质激素无效的ITP患者，有效率60.3%，不良事件发生率13.6%，主要有轻度嗜睡、头晕、过敏样反应和乏力等，不良反应轻微，患者可耐受。剂量1.0μg/（kg·d）×14d，血小板计数≥100×10^9/L时停药。

罗米司亭（romiplostim）：属TPO拟肽，体内的生物学效应与TPO极为相似。首次应用从1 μg/kg每周1次皮下注射开始，若血小板计数＜50×10^9/L则每周增加1 μg/kg，最大剂量10 μg/kg。若持续2周血小板计数≥200×10^9/L，开始每周减量1 μg/kg。血小板计数≥400×10^9/L时停药。若最大剂量应用4周，血小板计数不升，视为无效，停药。Ⅲ期临床研究治疗组总有效率为83%，对未切脾和切脾患者的疗效相近。2010年底，报道了罗米司亭长期治疗的安全性和有效性。292例病人，接受罗米司亭治疗的中位时间78周（1～277周），大部分患者（94.5%）血小板计数高于50×10^9/L。主要不良反应：血栓事件；11例患者出现骨髓纤维化；2例出现罗米司亭中和性抗体，但抗体与TPO无反应。

艾曲波帕（eltrombopag，Promacta）：是一种小分子物质，为非肽类TPO类似物，可以与TPO受体的跨膜部分结合，促进巨核细胞增殖和分化。片剂，建议欧美人50mg/d，口服1次，饭前1h或饭后2h，东亚人可以从25mg/d开始，根据血小板计数调整剂量，使血小板计数维持在≥50×10^9/L，最大口服剂量不超过75 mg/d。用药过程中需要监护肝功能。Ⅲ期临床试验结果显示，成年人慢性ITP（包括切脾以及未切脾的患者）的有效率为59%。2010年底，关于艾曲波帕长期治疗的安全性和有效性的临床研究报道了初步的结果，接受艾曲波帕治疗的中位时间100周，87%的患者治疗后血小板计数≥50×10^9/L。艾曲波帕主要的不良反应肝功能和胆红素的升高以及血栓事件。

⑥长春碱类：长春新碱（VCR）为1.4 mg/m^2（最大剂量为2 mg），每周1次，缓慢静滴，共3～6次。或长春地辛（VDS）4mg每周1次，缓慢静滴，共3～6次。不良反应主要有周围神经炎、脱发、便秘和白细胞减少等。

5. *一、二线治疗失败ITP的治疗* 糖皮质激素、IVIg和脾切除等一、二线治疗无效（包括不适合或不接受脾切除的患者），仍需治疗以维持安全的血小板水平的患者，其治疗宜个体化。可以选用下述治疗：环磷酰胺、联合化疗、吗替麦考吩酯（骁悉）及干细胞移植等，另外也可选择中药临床试验。

【疗效判断】

在判断ITP疗效时，应至少检测2次血小板计数，并且至少间隔7d。具体标准如下：

1. *完全反应*（CR） 治疗后血小板计数≥100×10^9/L且没有出血。

2. *有效*（R） 治疗后血小板计数≥30×10^9/L并且至少比基础血小板数增加2倍，且没有出血。

3. *无效*（NR） 治疗后血小板计数＜30×10^9/L或者血小板数增加不到基础值的2倍或者有出血。

（侯 明 秦 平）

参考文献

[1] 中华医学会血液学分会血栓与止血学组. 成人原发免疫性血小板减少症诊治的中国专家共识. 修订版. 中华血液学杂志，2011，32(3)：214-216.

[2] Provan D, Stasi R, Newland AC, et al. International consensus report on the investigation and management of primary immune thrombocytopenia. Blood, 2010, 115: 168-186.

[3] Schipperus M, Fijnheer R. New therapeutic options for immune thrombocytopenia. Neth J Med, 2011, 69(11): 480-485.

[4] McMillan R, Bussel JB, George JN, et al. Self-reported health-related quality of life in adults with chronic immune thrombocytopenic purpura. Am J Hematol, 2008, 83: 150-154.

[5] Cines DB, Bussel JB, Liebman HA, et al. The ITP syndrome: pathogenic and clinical diversity. Blood, 2009, 113: 6511-6521.

[6] Neunert C, Lim W, Crowther M, et al. American Society of Hematology. The American Society of Hematology 2011 evidence-based practice guideline for immune thrombocytopenia. Blood, 2011, 117(16): 4190-4207.

第22章

血栓性血小板减少性紫癜

血栓性血小板减少性紫癜(thrombotic thrombocytopenic purpura,TTP)是血栓性微血管病(thrombotic microangiopathies,TMA)的一种亚型。主要表现为微血管病性溶血性贫血、血小板减少,伴或不伴中枢神经系统症状、不同程度的肾损害及发热。TTP发病率很低,为(2～10)/100万人,一旦发生大多病情凶险,如未及时治疗,病死率高达90%以上。其组织病理学变化表现为毛细血管和小动脉的内皮细胞肿胀,纤维蛋白和血浆蛋白在内皮下沉积,血栓在微血管管腔形成。

【病因与发病机制】

迄今为止,TTP的病因及发病机制尚未完全明确。

(一)内皮细胞损伤

微循环中的内皮细胞受损可能是导致TTP的促发机制。引起内皮细胞损伤的原因较多:自身免疫病如系统性红斑狼疮、类风湿关节炎等,循环中的异常抗原抗体复合物发生免疫反应,导致内皮细胞发生毒性改变;某些药物如抗肿瘤药物(如丝裂霉素、长春新碱、博来霉素等)、抗血小板活化药物(如氯吡格雷)、避孕药等导致内皮受损;感染性疾病包括细菌感染、病毒感染可致内皮细胞广泛损伤;此外,氧自由基、血管切应力增加等因素也参与内皮细胞受损的机制。

内皮细胞损害后生理性抗栓作用降低,内皮细胞释放vWF增多,而前列腺素(PGI_2)合成减少,血小板黏附及聚集能力加强,促进微血栓形成,微循环发生变化,导致微血管性红细胞溶解,后者可加重局部的血栓形成,而广泛的微血栓形成则可导致血小板减少。

(二)血小板活化、聚集

研究发现急性TTP患者的血浆可在体外导致正常人或已经完全缓解的TTP患者的血小板聚集,引起血小板聚集的蛋白质不能被抗血小板药物抑制,推测该蛋白质通过介导血小板与内皮细胞的作用促进血小板聚集,但具体机制至今仍未明确。

(三)vWF(血管性血友病因子)的蛋白水解酶ADAMTS13活性降低

近来体内外研究均已证实TTP的发病主要由于一种特异性裂解vWF的蛋白水解酶ADAMTS13活性降低所致。

1. vWF生理特性　vWF主要由血管内皮细胞及巨核细胞合成,是一种储存于血管内皮细胞Weibel－Palade小体以及血小板α颗粒中的糖蛋白,它的主要功能是连接血小板表面的GPⅠb受体和血管内皮下胶原,同时与Ⅷ因子非共价结合,防止Ⅷ因子被过早清除。由内皮细胞释放的vWF是超大分子,称作vWF大分子多聚体(UL-vWF),它们与血小板膜表面的vWF受体GPⅡb/Ⅲa及GPⅠb/Ⅸ具有更高的结合能力,在剪切力作用下介导血小板的黏附与聚集,最终可导致血小板的过度聚集。

2. ADAMTS13与TTP　vWF裂解蛋白酶属于ADAMTS家族,于1999年被命名为ADAMTS13(a disintegrin and metalloprotease with thrombospond type 1 motif),该蛋白酶由肝合成,以游离的单链蛋白酶形式存在于正常血浆中,基因定位于9号染色体长臂。当vWF释放时ADAMTS13迅速将大分子vWF水解为小分子肽段,切割加工成生理功能大小的vWF分子,降低vWF与内皮下胶原和血小板等的黏附能力,避免了血小板的过度聚集,仅在血管破损时帮助血小板黏附。当ADAMTS13活性降低,超大分子量的vWF从内皮细胞释放出来,不能被降解,使血小板过度聚集导致微血栓形成,引起血小板消耗性减少、继发出血,同时微血管狭窄可影响红细胞顺利通过,致使红细胞变形、损伤甚至破碎，发生微血管病性溶血性贫血。广泛的微血栓还会影响血液供应，造成所累及的组织器官功能障碍。

3. ADAMTS13 活性降低的机制　引起 ADAMTS13 活性降低的原因包括 ADAMTS13 自身结构缺陷以及循环中存在 ADAMTS13 的抑制性抗体。

(1)位于染色体 9q34 编码 ADAMTS13 的基因发生突变与先天性 TTP 有关，目前已经鉴定的 ADAMTS13 基因的突变超过 90 个，突变包括错义突变，剪切位点突变，沉默突变，无意义密码子和读码框漂移，突变可导致 ADAMTS13 生物合成、分泌和(或)水解酶活性缺陷。尽管已经发现大量的 ADAMTS13 基因突变，但基因型和表现型的相关性仍未明确。

(2)机体产生针对 ADAMTS13 的自身抗体是导致获得性 TTP 的常见原因。自身抗体主要是 IgG，偶尔出现 IgA 和 IgM，这种自身抗体与 ADAMTS13 结合，影响 ADAMTS13 酶的稳定性或者抑制 ADAMTS13 与内皮细胞的结合，导致 ADAMTS13 活性下降，UL-vWF 不能被降解，血小板的黏附及聚集增强，形成微血栓。

【临床表现】

TTP 可发生于任何年龄，多见于 20－60 岁，尤其是 30－40 岁女性发病率较高。男性：女性为 1∶(2～3)。典型的 TTP 表现为“五联征”即血小板减少性出血、微血管病性溶血、神经系统症状、肾功能损害、发热，多数患者仅出现溶血、神经系统症状、血小板减少或其中部分症状体征。

(一)临床表现

1. 血小板减少性出血　广泛的微血栓形成导致血小板消耗，引起出血。主要为皮肤黏膜出血，表现为皮肤瘀点和瘀斑、鼻出血、牙龈出血、胃肠道出血、月经过多、泌尿道出血、眼底出血，严重者可发生颅内出血。

2. 微血管病性溶血　患者可发生严重溶血，出现黄疸、间接胆红素升高、脾大。因出血和溶血，多有中重度贫血。急性溶血时可有发热、腰背痛及血红蛋白尿等表现。

3. 神经系统异常损害　大多数患者有神经系统症状，表现为头痛、精神异常、意识模糊、谵妄、惊厥、抽搐、失语、定向障碍、共济失调、嗜睡、甚至昏迷等，具有发作性、多变性的特点。其发生机制与大脑皮质或脑干小血管病变有关。

4. 肾病变　肾受损表现为蛋白尿、镜下血尿或肉眼血尿、管型尿、血压升高，重者可发生急性肾衰竭。这是由于肾小球毛细血管及小动脉内微血栓形成，或伴有增生性病变所致，少数伴肾皮质坏死。

5. 发热　多为中高度发热，体温可达 38.5～40℃。原因尚不明确，可能与下丘脑体温调节中枢受损、组织坏死、溶血、合并感染以及白细胞受损后释放致热原等有关。

6. 其他　部分患者可因微血栓发生于消化道、心脏、呼吸道等重要脏器而表现为腹痛、心肌缺血、心肌梗死、心搏骤停、急性呼吸衰竭等。

(二)临床类型

1. 遗传性 TTP(congenital TTP)　罕见，通常发生于婴儿或少儿，患者出现间歇性溶血或血小板减少。年龄稍大后可出现典型的五联征：发热、血小板减少、微血管病性溶血性贫血、肾损害和神经系统症状，由于编码 ADAMTS13 的基因发生突变所致。

2. 获得性 (acquired TTP)　根据有无特殊的诱因又可分为下列 2 种。

(1)继发性 TTP(secondary TTP)：某些特殊的诱因引起，如妊娠、恶性肿瘤、感染(细菌、病毒、支原体等)、骨髓移植后、自身免疫性疾病(如系统性红斑狼疮等)、中毒、药物(口服避孕药、噻氯匹定、环孢霉素、丝裂霉素)等。

(2)特发性 TTP(idiopathic TTP)：没有明确病因，突然发病，病情迅速加重。

【实验室检查】

(一)外周血细胞检查

1. 血常规　血小板计数显著减少，半数以上患者血小板计数 $<20\times10^9/L$，红细胞及血红蛋白不同程度的下降，多呈正细胞正色素性贫血，白细胞计数正常或升高，很少超过 $20\times10^9/L$。

2. 外周血细胞形态　外周血中网织红细胞增高，并出现幼红细胞，外周血涂片可见异形红细胞及红细胞碎片(>1%)。

(二)溶血检查

表现为血管内溶血：血清总胆红素及间接胆红素升高，血清游离血红蛋白升高，结合珠蛋白下降。Coombs 试验阴性(少数继发者可阳性)。

(三)血栓与止血检查

血小板寿命缩短，出血时间延长，束臂试验阳性。凝血时间、凝血酶原时间及纤维蛋白原一般正常，纤溶检查(3P 试验、纤维蛋白降解产物及 D-二聚体)基本正常。

(四)骨髓象

红系显著增生,粒红比下降,巨核细胞数正常或增多,伴有成熟障碍。

(五)尿液检查

多数患者尿蛋白阳性,伴肉眼或镜下血尿。尿胆原阳性。

(六)生化

乳酸脱氢酶(LDH)升高,肾脏受损严重者尿素氮和血清肌酐水平升高。肝功能也可出现异常。

(七)免疫学检查

血中异常抗体增多,部分患者抗核抗体阳性,类风湿因子以及免疫复合物水平增高。

(八)病理检查

损害部位小动脉和毛细血管内发现透明的嗜酸性的血小板血栓,PAS阳性,伴有内皮细胞增生、小动脉纤维化、血管腔内和内皮下纤维蛋白沉积。微血栓栓塞局部可见坏死,无炎性细胞浸润和炎性反应。

(九)ADAMTS13活性检测、ADAMTS13抑制物检测

较成熟的检测ADAMTS13活性的方法有:SDS-琼脂糖凝胶电泳检测UL-vWF、定性检测UL-vWF酶解产物羧基末端二硫键连接形成的二聚体、定量检测UL-vWF酶解产物的残余胶原结合活性(R-CBA)等;将患者血浆与正常血浆共同孵育后检测混合血浆的ADAMTS13活性可判断患者体内抑制物的浓度。遗传性TTP患者ADAMTS13活性大多明显降低;特发性TTP患者ADAMTS13活性多数降低(活性<5%),且抑制物阳性;继发性TTP患者ADAMTS13活性无明显变化。

【诊断】

我国TTP的诊断标准如下。

(一)主要诊断依据

1. 血小板减少

(1)血小板计数显著减少,血中可见巨大血小板。

(2)皮肤和(或)其他部位出血。

(3)骨髓中巨核细胞数正常或增多,可伴成熟障碍。

(4)血小板寿命缩短。

2. 微血管病性溶血性贫血(MAHA)

(1)正细胞正色素性中、重度贫血。

(2)血片中出现多量裂红细胞,小红细胞多见,有红细胞多染性,偶见有核红细胞;网织红细胞计数明显增高。

(3)骨髓红系增生,粒红比下降。

(4)黄疸,高胆红素血症,以非结合胆红素为主。

(5)血浆结合珠蛋白、血红素结合蛋白减少或测不出,LDH明显升高,酶谱显示LDH1、2、4、5增多;尿胆红素阴性;偶有高血红蛋白血症、血红蛋白尿与含铁血黄素尿。

3. 无明显原因可解释 ①及②。

具备以上①~③者可初步诊断。

(二)其他诊断依据

1. 特征性神经精神异常 可出现头痛、性格改变、精神错乱、神志异常、语言或感觉与运动障碍、抽搐、木僵、瘫痪、阳性病理反射等,且常为一过性、反复性、多样性、多变性。局灶性损伤的表现少见。偶有视网膜脱离的报告。CT/MRI多无异常。精神异常与血小板减少、微血管病性溶血性贫血同时存在时称为TTP三联征。

2. 肾损害 表现为蛋白尿、血尿等,尿素氮、肌酐升高,重者可见少尿、肾病综合征或肾衰竭。

3. 发热 肾损害、发热与三联征并存时称为TTP五联征。

4. 消化系统表现 恶心、呕吐、腹泻等;以及乏力。

5. 辅助检查 ADAMTS13活性减低、病理学异常表现、Commbs试验阴性、血中可检出异常抗体等对于TTP的诊断有辅助意义。

【鉴别诊断】

(一)免疫性血小板减少(ITP)

ITP患者出血明显,血小板计数减低,骨髓象示巨核细胞增多,伴有成熟障碍。但一般无微血管性溶血性贫血,胆红素正常,外周血中也无破碎红细胞;合并脑出血时会出现头痛、意识障碍等,但无TTP特有的神经精神症状;少见肾受损,血小板特异性抗体增高;泼尼松治疗多有效。

(二)Evans综合征

Evans综合征具有溶血性贫血和血小板减少引起的临床表现。但一般无神经系统症状,外周血中也无破碎红细胞。此外,Evans综合征时,抗人球蛋白试验常阳性,而本病多为阴性,仅部分继发性TTP患者可阳性。

(三)弥散性血管内凝血(DIC)

可与TTP有相似的临床表现,尤其是感染引起的DIC可有发热和多脏器功能障碍,但DIC患者有严重的凝血和纤溶系统的异常,抗凝治疗基础上补充凝血因子可有效纠正DIC;而TTP患者的凝血和纤溶检查常为轻度异常。

(四)自身免疫性溶血性贫血

表现为溶血性贫血,血小板计数多正常。直接抗人球蛋白试验直接阳性,肾上腺糖皮质激素或切脾治疗有效。

(五)其他

TTP有时需与阵发性睡眠性血红蛋白尿、系统性红斑狼疮、心脏或血管异常导致的血管内溶血相鉴别。

【治疗】

(一)一般治疗

继发性TTP者,应尽可能去除病因。输注血小板会促进微血管血栓形成,导致病情加重,应尽可能避免输注。

(二)血浆置换

1991年以来血浆置换已经成为TTP的一线标准治疗方案。

1. *血浆置换机制* 将患者体内的vWF多聚体和抗ADAMTS13自身抗体去除,同时提供新的正常的ADAMTS13。

2. *血浆置换方法* 采用新鲜血浆、新鲜冷冻血浆进行置换,置换量不超过患者血浆容 量的1.5倍为宜,一般推荐为2 000ml/次(40～60ml/kg体重),每日不超过2次,直至患者症状缓解,LDH水平正常,血小板计数升高至正常。血浆置换的并发症为感染、过敏反应、恶心和低血压。停用血浆置换后可能复发,复发病例再用血浆置换仍可能有效。

(三)血浆输注

对于无条件进行血浆置换的患者,可选择新鲜血浆或新鲜冷冻血浆输注。效果较血浆置换差,仅作为应急治疗,有条件者应尽快进行血浆置换。

(四)糖皮质激素

糖皮质激素可抑制自身抗体IgG的生成,稳定血小板和内皮细胞膜,减少血小板和红细胞的破坏。可应用甲泼尼龙(1g/d)静脉输注,共3～5d,后过渡为泼尼松(1mg/kg·d),缓解后减量。注意糖皮质激素的使用时间不宜过长,以免产生严重的不良反应。

(五)免疫抑制药

1. *长春新碱(VCR)* VCR可改变血小板膜糖蛋白受体,阻止vWF多聚体的附着,从而抑制血小板聚集;此外通过免疫调节作用,防止体内IgG型抗体对内皮细胞的损伤。经血浆置换、糖皮质激素等治疗无效的患者中,部分应用长春新碱可能有效。

2. *环孢素A* 环孢素A能可逆性抑制T细胞介导的异基因免疫和自身免疫反应,还可抑制IL-2、IL-3、INF-γ等细胞因子的合成。国外有难治性TTP经环孢素A治疗获得成功的病例报道,但因环孢素A可导致内皮细胞损伤,故应慎用,尤其是造血干细胞移植后的患者不宜应用。

3. *利妥昔单抗*

(1)机制:随着近年来TTP发病机制的深入研究,利妥昔单抗对TTP的治疗作用以及机制成为研究的热点。CD20是B淋巴细胞表面跨膜蛋白,特异性表达于preB以及成熟B细胞表面,利妥昔单抗与CD20抗原特异性结合后,经抗体依赖细胞介导的细胞毒作用、补体依赖性的细胞毒作用及细胞凋亡,导致B细胞溶解,可直接减少抗ADAMTS13自身抗体的生成;$CD4^+$ T细胞以及调节T细胞的功能也受到影响;故利妥昔单抗可对体液免疫及细胞免疫都能起到调节作用。已有较多个案以及小系列报道利妥昔单抗联合血浆置换治疗TTP取得较好疗效,部分病例经单用利妥昔单抗得到缓解。

(2)利妥昔单抗使用方法 375mg/m^2静脉注射,每周1次,疗程多为4周(1～13周)。小剂量利妥昔单抗(如100mg)在其他一些自身免疫性疾病如免疫性血小板减少症中取得了良好疗效,但对于急性TTP可能无益,仍需进一步临床研究观察最适合的剂量以及治疗时机。

(3)不良反应:一般认为使用利妥昔单抗比较安全,但是随着该药物的使用范围逐渐扩大,其不良反应逐渐增多,多因淋巴细胞功能异常或溶解死亡,或因释放大量细胞因子所致。

①肺部病变:包括急性呼吸窘迫、低氧血症、肺泡出血、肺间质病变、肺动脉高压等。

②心脏损害:已有使用利妥昔单抗后发生心源性猝死、心律失常、心功能不全的个案报道。

③中枢神经系统脱髓鞘病变。

④肿瘤溶解综合征。

⑤其他:罕见溃疡性结肠炎、血清病、关节

痛等。

(六)丙种球蛋白

可在血浆置换的基础上加用丙种球蛋白。常用剂量:1g/(kg·d)。对于复发难治性 TTP 可选择该方法。

(七)抗血小板聚集药物

抗血小板聚集药物包括阿司匹林、双嘧达莫、噻氯匹定、右旋糖酐-40 等,可抑制血小板聚集和微血管血小板血栓形成。但当 TTP 患者血小板严重减少时,这类药物有增加出血的危险,故主张在血浆置换后病情稳定、血小板上升时使用,可减少复发。

(八)脾切除术

脾切除术可去除产生自身抗体的 B 细胞,以及血小板和红细胞的主要破坏场所。用于血浆置换无效或多次复发的患者,联合糖皮质激素可能提高疗效。

(九)难治性 TTP 的治疗

1. *难治性 TTP 定义*　英国血液学标准委员会(The British Committee for Standards in Haematology)2003 年 TTP 诊疗指南将难治性 TTP 定义为:持续性血小板减少或每日血浆置换连续 7d 后 LDH 仍然升高。

2. *难治性 TTP 的治疗*　除采取强化血浆置换疗法(即增加血浆置换频率至每天 2 次)及联用糖皮质激素外,加用其他免疫抑制药(如长春新碱、环磷酰胺、环孢素 A、利妥昔单抗等)、丙种球蛋白或脾切除也有一定疗效。

【预后】

TTP 病程短、预后差,如未及时治疗病死率高达 80%～90%,随着对 TTP 的病因和发病机制逐步认识,采用血浆置换或联合利妥昔单抗、糖皮质激素、抗血小板药物、丙种球蛋白等治疗后,预后明显改善。需注意有部分患者在数月或数年后复发。研究发现,初治时 ADAMTS13 活性对判断 TTP 的预后有一定帮助:ADAMTS13 严重缺乏者、存在 ADAMTS13 抑制物者以及缓解后 ADAMTS13 活性持续降低者需血浆置换疗程更长,复发率更高。

(董春霞　杨林花)

参考文献

[1] Moschcowitz E. An acute febrile pleiochromic anemia with hyaline thrombosis of the terminal arterioles and capillaries: an undescribed disease. Proc NY Pathol Soc, 1924, 24: 21-24.

[2] Lotta LA, Garagiola I, Palla R, et al. ADAMTS13 mutations and polymorphisms in congenital thrombotic thrombocytopenic purpura. Hum Mutat, 2010, 31(1): 11-19.

[3] Sadler, JE, Moake JL, Miyata T, et al. Recent advances in thrombotic thrombocytopenic purpura. Hematology Am Soc Hematol Educ Program, 2004: 407-423.

[4] Allford SL, Hunt BJ, Rose P, et al. Guidelines on the diagnosis and management of the thrombotic microangiopathic haemolytic anaemias. Br J Haematol, 2003, 120(40): 556-573.

[5] Sallah S, Husain A, Wan JY, et al. Rituximab in patients with refractory thrombotic thrombocytopenic purpura. J Thromb Haemost, 2004, 2(5): 834-836.

[6] Scully M. Remission in acute refractory and relapsing thrombotic thrombocytopenic purpura following rituximab is associated with a reduction in IgG antibodies to ADAMTS-13. Br J Haematol, 2007, 136: 451-461.

[7] 张之南,沈悌. 血液病诊断及疗效标准. 北京: 科学出版社, 2007: 176-177.

[8] Froissart A, Buffet M, Veyradier A, et al. Efficacy and safety of first-line rituximab in severe, acquired thrombotic thrombocytopenic purpura with a suboptimal response to plasma exchange. Experience of the French Thrombotic Microangiopathies Reference Center. Crit Care Med, 2012, 40(1): 104-111.

[9] Scully M, McDonald V, Cavenagh J, et al. A phase 2 study of the safety and efficacy of rituximab with plasma exchange in acute acquired thrombotic thrombocytopenic purpura. Blood, 2011, 118(7): 1746-1753.

第23章

血友病

【定义】

血友病(hemophilia)是一种X染色体连锁的隐性遗传性出血性疾病，可分为血友病A和血友病B两种。前者为凝血因子Ⅷ(FⅧ)质或量的异常所致，后者系凝血因子Ⅸ(FⅨ)质或量的异常所致。

【流行病学】

基于世界血友病联盟(WFH)在全球范围内的有关调查，血友病A的年发病率估计为1/5 000男婴，血友病B的年发病率估计为1/30 000男婴。而有关血友病的患病率(每10万男性人口)则差异较大：在高收入国家，血友病A的患病率为12.8±6.0，而其他国家则为6.6±4.8。即使在同一个发达国家，不同时间血友病A的患病率也不同，如加拿大1989年为10.2，而2008年则为14.2。英国1974年为9.3，而2006年则为21.6。血友病B的患病率也是如此，在高收入国家，血友病B的患病率为2.69±1.61，而其他国家则为1.20±1.33。我国血友病的患病率为2.73/10万人口(1990年统计)，其中血友病A占80%～85%，血友病B占15%～20%。

【病因和发病机制】

(一)Ⅷ因子(FⅧ)基因和Ⅸ因子(FⅨ)基因

Ⅷ因子(FⅧ)和Ⅸ因子(FⅨ)2个基因均位于X染色体，其中FⅧ基因位于X染色体长臂末端(Xq28)，Ⅸ因子基因位于X染色体长臂末端靠近着丝粒的Xq27，2个基因相隔甚远(基因距离为35cM)，因此2个基因不可能相连在一起。血友病是X染色体连锁的隐性遗传性疾病，女性常常是携带者(46:XX)，而男性是患者(46:XY)，女性患者极为罕见。女性患者通常是由2个FⅧ或者FⅨ基因同时发生缺陷，或者是X染色体非随机失活所致；后者通常是被认为是已知携带者出现血友病临床症状的主要机制；然而最近的研究认为在血友病A或者B携带者X染色体的失活与血浆中因子的浓度并不相关。

(二)遗传特点

血友病A/B是一种X染色体隐性遗传性疾病，其遗传基因定位于X性染色体上。男性患者具有一条含致病突变基因的X染色体，不能控制FⅧ/FⅨ促凝活性的正常合成，便产生了FⅧ/FⅨ分子结构缺陷或蛋白质含量减少；女性如含有一条突变基因的X染色体，因其尚有另一条正常的X染色体，故其本身多无出血的临床表现，但其所携带的致病突变基因可以遗传给下一代，即为女性携带者(Carrier)。

血友病A/B遗传方式理论上有以下4种可能：① 血友病A/B患者与正常女子结婚 他们所生的儿子中无血友病A/B患者，但所生的女儿100%为血友病A/B携带者；②正常男子与血友病A/B携带者结婚 他们所生的儿子中发生血友病A/B的可能性为50%，所生的女儿成为血友病A/B携带者的可能性也有50%；③血友病A/B男患者与携带血友病A/B的女子结婚，他们所生的子女中可能有25%的血友病A/B男患者、25%血友病A/B女患者、25%携带血友病A/B的女儿及25%正常儿子，但这种概率只有1/100万；④血友病A/B男患者与血友病A/B女患者结婚，他们所生的子女均为血友病A/B患者，这种可能性更少。

血友病A/B携带者 可以有以下3种情况。

1. 肯定携带者　有3种可能：①血友病患者的女儿；②有2个或更多血友病患者的母亲；③有1个血友病患儿，在母系亲属中还有1个以上血友病患儿(如患者的舅舅和姨表兄弟)。

2. 可能携带者　有3种可能：①在母系亲属中有血友病患者，但本身没有或还没有患儿；②血友病患者的姐妹和他们的女儿；③肯定的或可能性很大携带者的姐妹和他们的女儿。

3. 很可能为携带者　一个血友病患者的母亲，但家系中没有人患血友病。由于遗传基因可能呈隐匿状态，携带者下一代的男性少，故未表现出来。

【病理与病理生理学】

FⅧ和FⅨ都是正常情况下产生凝血酶所必需的关键因子。现在的研究发现FⅩ激活的主要生理途径是组织因子途径，首先组织因子和FⅦ共同激活FⅨ形成FⅨa，FⅨa、FⅧa、钙离子以及磷脂组成复合物激活FⅩ产生FⅩa，最后FⅩa作用于凝血酶原形成凝血酶。在这个过程中需要FⅧ和FⅨ的参与，因此两者中缺乏任何一种因子都会严重影响凝血酶和纤维蛋白的产生。在正常情况下，受伤后首先出现血小板栓塞，然后纤维蛋白形成，这样形成血痂以达到止血的目的。凝血酶是血小板聚集、纤维蛋白形成，血痂收缩以及FⅫ激活的关键因素，由于血友病患者缺乏FⅧ或FⅨ，影响了凝血酶的形成，血痂形成延迟，微小的损伤可发生出血不止。

【临床表现】

血友病A和血友病B的临床表现非常相似，很难鉴别，其特点是延迟、持续而缓慢的渗血，出血频度与部位取决于患者体内的凝血因子水平。出血部位以皮肤、肌肉出血最为常见，关节腔出血次之。内脏出血少见，但病情常常较重。

1ml正常血浆所含的因子的总量被定义为1个单位的因子。用活性的百分数表示因子的水平，即100%的水平(1U/ml)等于1ml正常血浆中因子的活性。根据FⅧ或FⅨ的水平将血友病分为四型。见下表23-1。

重型血友病常在日常活动中无明显创伤的出血，儿童患者学步前无关节出血，以软组织出血多见，开始走路后关节出血开始经常发生。若无有效的替代治疗，反复关节出血常可见在患者成年前导致慢性血友病性关节病，这是重型患者的特点。但是即便是重型血友病患者，其出血的发作也是间歇性的，数周数月甚至多年未发发生严重出血并不少见。也有成年后才诊断的重型血友病。除脑出血外，出血引起的突然死亡并不多见。

中型血友病可有血肿和关节出血，且常常有明确的创伤所引起。少数可有关节畸形，但很少在成年前出现。

轻型血友病极少有关节出血，无关节畸形。出血也不易发生，常有明显的创伤引起，许多患者仅有轻微的易忽略的出血病史，经常因手术引起出血而得到诊断。

多数携带者无出血症状，FⅧ:C<45%者可在手术和较大创伤后发生出血异常。极少数FⅧ:C<5%者临床表现如同中型血友病患者，有时可误诊为女性血友病患者。

【实验室检查】

1. 筛选试验包括　内源途径凝血试验、外源途径凝血试验(凝血酶原时间，PT)、出血时间、血小板计数、血小板聚集试验，以及凝血酶时间(TT)和FⅫ试验等。以上除内源途径凝血试验外，其他试验均正常。内源途径筛选试验中血友病患者激活的部分凝血活酶时间(APTT或KPTT)延长，但APTT不能鉴别血友病的类型，需进一步做凝血活酶生成试验和纠正试验，Biggs凝血活酶生成试验(TGT)敏感并可鉴别血友病A、血友病B或FⅪ缺乏。

2. 临床诊断试验　因子Ⅷ活性(FⅧ:C)测定辅以FⅧ:Ag测定和因子Ⅸ活性(FIX:C)测定辅以FIX:Ag测定可以确诊血友病A和血友病B，同时可根据结果对血友病进行临床分型；同时应行vWF:Ag测定(血友病患者正常)可与血管性血友病鉴别。测定方法分为一期法和二期法，一期法操作简单，使用广泛。有些患者可作抗体筛选试验和抗体滴度测定以诊断因子抑制物是否存在。

3. 基因诊断试验　主要用于携带者检测和产前诊断，目前用于基因分析的方法主要有DNA印迹法、寡核苷酸探针杂交法(DOH)、聚合酶链反应(PCR)、核苷酸序列分析法等。血友病的产前诊断

表23-1　血友病A/B临床分型

因子活性水平	临床分型	出血症状
≥5%~40%	轻型	手术或外伤可致非正常出血
≥1%~<5%	中型	小手术/外伤后可有严重出血，偶有自发出血
<1%	重型	肌肉或关节自发性出血，血肿

可在妊娠8～10周进行绒毛膜活检确定胎儿的性别以及通过胎儿的DNA检测致病基因；在妊娠的15周左右可行羊水穿刺进行基因诊断。如果上述方法失败，在妊娠的20周左右，于胎儿镜下取脐带静脉血，测定因子水平和活性，可明确诊断。近年来在体外受精卵中，取出单个细胞就可以鉴定非常早期的胚胎的性别并可行DNA分析。因为这种方法是在所有细胞分化之前进行的，所以不会对胎儿造成不良影响。

【诊断和鉴别诊断】

本病是X染色体遗传性出血性疾病，绝大多数患者是男性，女性患者罕见，通过详细地询问出血病史、家族史以及实验室检查可以明确诊断。其中实验室检查尤为重要，主要包括筛选试验、临床诊断试验和基因诊断试验。

1. *血友病A和血友病B的鉴别诊断*　血友病A与血友病B的临床出血表现和家族遗传形式类似，两者APTT皆延长，难以鉴别。TGT和纠正试验可以鉴别两者。最可靠的诊断手段是FⅧ:C测定和FⅨ:C测定。

2. *与获得性因子缺乏症的鉴别*　获得性因子缺乏症常见的是获得性FⅧ缺乏症，而获得性FIX缺乏症少见，临床表现以皮肤和黏膜出血为主，关节腔和肌肉出血较少见，较多发生在妊娠女性、恶性肿瘤和免疫功能异常的患者。实验室检查APTT延长，正常血浆与患者血浆1:1混合不能纠正，测定抑制物滴度可以明确诊断。

3. *与血管性血友病的鉴别*　vWD患者常见的临床症状是鼻出血，手术或拔牙后出血不止以及女性月经过多等。根据不同的类型，vWD患者出血的严重程度差异很大。很多1型患者或2型患者无出血病史。而3型患者有明显的出血倾向，黏膜出血频繁，甚至发生危及生命的出血。另外，由于严重的FⅧ缺乏，可发生血肿和关节腔出血。在FⅧ很低的患者，手术后出血不止也很常见。由于vWD患者的出血病史和临床症状无特异性，因此确诊vWD必须依赖于实验室检查。3型vWD患者vWF:Ag常缺如，1型患者VWF:Ag降低，而2型患者正常或降低。vWF:RCo检测的是vWF与血小板糖蛋白Ib/IX/V复合物的反应，是检测vWF功能的标准方法。1型患者vWF结构正常，vWF:RCo测定值与其VWF:Ag水平相一致；2型患者vWF:RCo测定值低于相应的vWF:Ag水平。3型患者由于vWF:Ag缺如，而FⅧ:C显著降低(1%～5%)；1型或2型患者，FⅧ水平正常或轻度降低。正常的vWF是分子量800～20 000kDa的多聚体，可通过凝胶电泳分析。低分辨率的凝胶电泳可以把高分子量的、中等分子量的及低分子量的vWF多聚体分开。1型患者上述3种VWF都存在，而2型患者缺乏高分子量的和中等分子量的vWF多聚体。

【治疗】

血友病的治疗原则是以替代治疗为主综合性的治疗：①加强自我保护，避免肌内注射，预防损伤出血极为重要；②尽早有效地处理血友病患者的出血，避免并发症的发生和发展，对血友病患者进行手术前，务必做好各方面的准备；③禁服阿司匹林、非甾体类抗炎药物及其他可能干扰血小板聚集的药物；④所有血友病患者都应在血友病诊治中心登记，进行定期的随访和得到医师的指导。

(一)替代治疗

1. *替代治疗制品*

(1)血浆冷沉淀：包含因子Ⅷ、纤维蛋白原以及vWF，纤维粘连蛋白、凝血因子ⅫI等，所含FⅧ:C是新鲜血浆的5～10倍，适用于轻型及中型血友病A患者。其主要优点是制备及应用简单，价值低廉；不足之处是冷沉淀中含有少量血细胞及血细胞碎片，这些物质易引起抗原一抗体反应，约12%的患者经冷沉淀治疗后生成血型抗体，因此，可引起接受治疗的患者的溶血性反应。此外，由于工艺上的缺陷，冷沉淀中病毒未被灭活，使接受治疗者有感染输血传播性疾病的危险。

(2)中纯度及高纯度FⅧ制品：中纯度FⅧ制品每毫升含FⅧ 15～40U(0.5～0.9U/ml)，适用于中型或重型患者。高纯度FⅧ制品通过对中纯度FⅧ制品进行离子交换、亲和层析和凝胶过滤，可使FⅧ制品的含量达50～200U/mg。在美国市场上有用单克隆抗体从人血浆进行免疫亲和纯化而得到的纯化FⅧ浓缩物，内无完整的血管性血友病因子(vWF)蛋白，FⅧ含量>3 000U/mg。

(3)凝血酶原复合物PCC：PCC内含凝血酶原(FⅡ)、FⅦ、FⅨ、FⅩ等，主要用于治疗血友病B，首次剂量为40～50U/kg，以后以每次10～20U/kg、每24小时1次维持；或根据病情、FⅨ:C水平(达15%～25%)调节PCC用量，直至出现停止。输注PCC可能会导致静脉、动脉血栓或DIC的发生。

FⅨ浓缩物含FⅨ 30～50U/ml，首剂为40～

50U/kg,以后每12～24小时输注10～25U/kg,可达止血目的。

(4)基因重组Ⅷ和Ⅸ制品:已经有3代基因工程产生的FⅧ制品,这些制品无论在生物化学、临床特征还是药代动力学方面,与血浆来源的FⅧ均非常相似,其活性>4000U/mg。这些产品具有安全和有效的双重特点,无病毒污染,能有效地预防和治疗HA患者的出血倾向。重组的Ⅸ因子制品也已经在临床上使用。

(5)重组人活化的凝血因子Ⅶ(rhFVIIa)制品:目前重组人活化的凝血因子Ⅶ(rhFVIIa),其独特的作用机制可以在没有FⅧ和Ⅸ的情况下也能够安全有效止血,rhFVIIa仅在血管损伤的局部发挥作用,具有很好的安全性。目前该药已在全世界范围内被批准用于有抑制物的血友病患者的治疗,也可以用于获得性血友病的治疗。

(6)新鲜血浆和新鲜冷冻血浆:两者均含有FⅧ和FⅨ,曾大量应用于临床。为了维持即使是低水平的FⅧ活性而必须大量输注,对严重出血或手术患者不易奏效,而且心肺功能不全者往往不能耐受大量血浆输注,这是应用血浆输注的缺点之一。其次是即使使用了大体积的血浆,患者体内的FⅧ活性最多仅可升高至正常人的20%左右,无法发挥有效的止血作用。冷冻血浆输注可以使患者的FⅧ水平达到正常,但是每袋冷冻血浆都必须混合,FⅧ的含量只能通过估计来获得,并且必须冷冻保存。

输注血浆15～20ml/kg可使患者血浆FⅨ:C提高5%～20%。由于FⅨ的弥散半减期仅2～3h,故在第1次输注后2～4h就应作第2次输注,以后每12～24小时输注1次。但输注血浆的疗效有限,很难使患者的血浆FⅨ水平提高10%以上,且有超循环负荷量的危险性。

2. *替代治疗剂量及用法* 替代治疗是预防和治疗血友病患者出血的主要治疗方法,即在需要时输注凝血因子制剂。血友病A患者输注FⅧ制剂,临床上多用百分数表示因子水平,100%相当于1U/ml。每千克体重输注1U FⅧ能够提高水平2%。应根据因子在体内的清除、代谢半衰期以及体内分布来计算替代治疗剂量,同时还应考虑到出血部位和出血的严重程度等临床因素。FⅧ的半衰期约为8～12h,而FIX的半衰期约为18～24h。治疗血友病出血时,应遵循早治、足量和维持足够时间的原则。

使用的剂量和给药方法可根据以下公式计算。

所需FⅧ的总量=(欲要达到的血浆止血水平%-现测到的血浆水平%)×0.5 × 患者体重(kg),计算所需剂量;或按输入1U/kg FⅧ制品可提高2% FⅧ:C(0.02U/ml)水平来计算。

需FⅨ的总量=(欲要达到的血浆止血水平%-现测到的血浆水平%)× 患者体重(kg),计算所需剂量。

3. *预防性替代治疗* 以前由于价格昂贵、血浆和血液制品供者有限以及血液传播性疾病的危险,大部分的医生不主张使用预防性替代治疗。近年来重组因子产品的出现克服了上述缺点,国外很多血友病中心已经把预防性替代治疗作为治疗重型血友病患者的常规。此种治疗可有效预防反复的关节腔出血和慢性血友病性关节病,能够显著提高血友病患者的生活质量。出现高滴度的抑制物和对凝血因子制品有回忆反应者被认为是预防性替代治疗的禁忌证。

4. *围术期的治疗* 血友病患者凡行外科手术,不论是择期手术还是急诊手术,都应做好充分的术前准备。术前必须明确诊断,检测是否存在因子抑制物,并准备充足的血源和因子制剂。在术中和术后要有适当的监测和康复措施。

血友病患者手术前应给予足量的替代因子(FⅧ或FⅨ)。对于大手术,术前1h应确保因子水平在50%～80%,然后因子水平维持在30%～50% 10～14d。口腔手术前同样要求因子水平在50%～80%。为防止发生出血,术后可联合抗纤溶药物治疗7～10d。若术后伤口发生感染,或手术范围广泛,损伤较大,则应延长替代治疗时间。轻型血友病A患者,术前可使用DDAVP,最好与FⅧ联合使用;而轻型的血友病B患者,只能用FⅨ替代治疗。

5. *替代治疗的并发症* 输血相关性病毒感染。在基因重组的因子出现之前,血友病患者主要使用血浆来源的因子进行替代治疗,因此血友病患者是输血相关性病毒感染的高危人群,这些病毒主要包括人类免疫缺陷病毒(HIV)、乙型肝炎病毒(HBV)、丙型肝炎病毒(HCV)以及微小病毒B19等。

(二)辅助治疗

1. *1-去氨基-8-右旋-精氨酸加压素(DDAVP)治疗* DDAVP是一种半合成的抗利尿激素,可促进内皮细胞(主要在Weibel-Palade小体）释放储存的vWF和FⅧ，也可以促进组织型纤溶酶原激活药（tPA）和组织型纤溶酶原激活药的抑制药的释放。具有价格便宜，易获得和无血源性传播性疾病的危险等优点。用法：0.3～0.4μg/kg DDAVP溶于20～30ml生理盐水中静脉输注20～30min，可在30min内使血浆中FⅧ和vWF升高到基线水平的3～5倍，一般情况下这种临时性的增高可维持8～10h。患者的血浆FⅧ和vWF基线水平为10～20U/dl或更高，则用DDAVP后可获得良好的止血效果。必要时可每12～24小时重复应用，但可能出现对治疗的反应进行性减低。该药也可皮下或鼻腔给药，因此可用于家庭治疗。可用于治疗轻型和中型血友病A患者但对重型血友病A和各型的血友病B无效。

DDAVP无严重不良反应，主要为面红、轻度心动过速及一过性头痛，是因DDAVP的血管活性造成的，减慢输注速度可减少此类不良反应。DDAVP具有抗利尿作用，可致水钠潴留。儿童患者使用DDAVP治疗偶尔可发生水中毒和癫痫，多数学者建议3岁以下的患儿不宜使用该药，有心血管病史的老年患者应谨慎使用。

2. *抗纤维蛋白溶解药物* 血友病患者黏膜出血可能与局部纤溶亢进有关，因此抗纤溶药物对口腔、舌、扁桃体及咽喉部的出血及拔牙引起的出血有效，对关节腔、深部肌肉和内脏出血效果差。临床上常用的抗纤溶药物有氨基已酸和氨甲环酸（氨甲环酸）等。前者常用剂量在成年人为0.25mg/kg体重，每天3～4次。后者可首先给予负荷量4～5g，然后再给予1g/h；另外一种治疗的方案是4g/4～6h，持续2～8d。但是在有泌尿系出血或休克、肾功能不全时慎用或禁用纤溶抑制品。

3. *肾上腺糖皮质激素* 肾上腺糖皮质激素可降低血管通透性，减轻关节、肌肉出血所致的炎症反应，加速血肿的吸收。适用于关节腔、肾、腹腔、咽喉部、脑内及拔牙引起的出血等，也适用于产生抗FⅧ:C抗体者。治疗剂量40～60mg/d，连用3～7d，以后逐渐减量，疗程一般不超过2周。

【获得性凝血因子抑制物及其治疗】

凝血因子Ⅷ替代治疗已成为公认治疗血友病A最有效的方法，而随之也产生它的并发症——凝血因子Ⅷ抑制物。大规模的调查显示血友病A患者FⅧ抑制物的发生率为5%～7%，重型患者为12%～13%。血友病B患者FIX抑制物的发生率约为3%，重型患者可高达12%。

（一）临床表现及诊断

当FⅧ抑制物存在时，重型血友病A患者出血发作的频率及部位均无改变；而轻/中型血友病患者形成FⅧ抑制物后出血症状可能加重，类似重型血友病患者一样，可以发生自发严重的关节和肌肉出血。统计显示该类患者生存期会轻度缩短，死亡率略增加。

血友病甲患者接受FⅧ输注治疗后，如果疗效维持时间缩短或出血症状没有减轻时，应当考虑FⅧ抑制物存在的可能。如果血友病甲患者APTT延长，正常血浆不能纠正，提示可能有FⅧ抑制物存在，需要测定FⅧ抑制物的滴度。FⅧ抑制物的定量测定采用Bethesda法。不同稀释度的患者血浆与正常血浆等量混合，孵育2h，测定残余FⅧ活性。活性达50%时，FⅧ抑制物的含量为1个Bethesda单位，此时患者血浆稀释度的倒数即为抑制物滴度，以Bethesda单位/ml血浆表示。

在有获得性凝血因子抑制物的患者中，大约60%的为高反应者。所谓高反应者，指的是抑制物滴度高于基线以上10BU或输注FⅧ后抑制物滴度升高10BU以上的患者。长期未用FⅧ治疗的高反应者体内的抑制物滴度可能持续维持在高水平，也可能很低而难以检测到。低反应患者指的是即使在用过FⅧ以后，抑制物滴度仍<10BU的患者。

（二）治疗

1. *大剂量的FⅧ替代治疗* 在有获得性凝血因子抑制物的患者中，大约60%的为高反应者。所谓高反应者，指的是抑制物滴度高于基线以上10BU或输注FⅧ后抑制物滴度升高10BU以上的患者。长期未用FⅧ治疗的高反应者体内的抑制物滴度可能持续维持在高水平，也可能很低而难以检测到。低反应患者指的是即使在用过FⅧ以后，抑制物滴度仍<10BU的患者。

2. *旁路治疗* 对于大剂量FⅧ替代治疗无效，或止血效果不佳的患者可采用旁路治疗，此类制剂主要包括凝血酶原复合物、激活的凝血酶原复合物以及重组人Ⅶa，凝血酶原复合物50～100U/kg或激活的凝血酶原复合物50～70U/kg，q12～24h，止血效果达60%～95%。如仍无效，选用重组人FⅦa 90～100μg/kg，q2～4h，静脉注射，85%～100%有效。

3. *免疫抑制治疗* 可加用糖皮质激素药物，同时可以使用细胞毒药物：环磷酰胺1～2mg/(kg·d)或50～80mg/d，口服，加或不加泼尼松；硫唑嘌呤 100～200mg/d 或 2mg/(kg·d)，口服，加或不加泼尼松。大剂量 IVIG 免疫球蛋白中的特异抗体可灭活 FⅧ抗体，可使抗体滴度迅速下降，具有短期免疫抑制效果。

4. *血浆置换和免疫吸附* 血浆置换用于抗体滴度高伴严重出血，每次置换 4～6L 血浆可使抗体下降 60%～90%。体外吸附，利用蛋白 A 层析柱选择性吸附 IgG（除 Ig3）所有亚型的 FC 碎片，抗体可由数千 BU 降至数十 BU，但不适合急性出血，吸附后需继续大量输注 FⅧ。

5. *免疫耐受治疗* 目前最有希望根除获得性抑制物的方法是免疫耐受，免疫耐受是免疫系统的脱敏技术，目的是清除同种抗体抑制物（FⅧ或Ⅺ因子抑制物）。经典的治疗方法是 FⅧ每日 1 次或 2 次输注，直至监测不到抑制物滴度，以及替代治疗后血浆中因子的升高及循环半衰期恢复正常为止。在实施免疫耐受治疗的同时，也可以给予免疫抑制药、血浆置换或者免疫吸附等方法降低抑制物滴度，提高免疫耐受的成功率。免疫耐受治疗若超过 6～12 个月，约有 90%的患者能清除因子抑制物。

对于血友病 B 患者 FⅨ抑制物的治疗，若抑制物滴度＜10UB/ml，可用大剂量的高纯度的 FⅨ中和抑制物抗体；而当抑制物滴度＞10UB/ml 时，FⅦa、凝血酶原复合物以及激活的凝血酶原复合物同样适宜该类患者。

（张　磊　杨仁池）

参考文献

[1] 杨仁池，王鸿利. 血友病. 上海：上海科学技术出版社，2007.

[2] 张之南，郝玉书，赵永强，等. 血液病学. 第2版. 北京：人民卫生出版社，2011.

[3] Stonebraker JS, Bolton-Maggs PH, Soucie JM, et al. A study of variations in the reportedhaemophilia B prevalence around the world. Haemophilia, 2012, 18(3): e91-94.

[4] Stonebraker JS, Bolton-Maggs PH, Soucie JM, et al. A study of variations in the reportedhaemophilia A prevalence around the world. Haemophilia, 2010, 16(1): 20-32.

[5] Zhang L, Li H, Zhao H, et al. Retrospective analysis of 1312 patients with haemophilia and related disorders in a single Chinese centre. Haemophilia, 2003, 9: 696-702.

[6] Xue F, Sun C, Sui T, et al. Hemophilia pseudotumor in Chinese patients: a retropective single-centered analysis of 14 cases. Clin Appl Thromb Hemost, 2011, 17(3): 279-282.

[7] Zhang L, Zhao Y, Sun J, et al. Six-month clinical observation on safety and efficacy of a full-length recombinant factor VIII for on-demand treatment of Chinese patients with haemophilia A. Haemophilia, 2011, 17(3): 538-541.

[8] Zhang L, Zhao Y, Sun J, et al. Clinical observation on safety and efficacy of a plasma-and albumin-free recombinant factor VIII for on-demand treatment of Chinese patients with haemophilia A. Haemophilia, 2011, 17(2): 191-195.

[9] Xue F, Zhang L, Sui T, et al. Factor VIII gene mutations profile in 148 Chinese hemophilia A subjects. Eur J Hematol, 2010, 85(3): 264-272.

第24章

血管性血友病

【定义】

血管性血友病(von Willebrand disease,VWD)是临床上最常见的遗传性出血性疾病,以反复皮肤、黏膜出血为主要表现。根据VWD分子发病机制及临床表现特征,目前将VWD分为3型:1型、2型和3型;其中2型VWD患者根据其不同的特点又分为2A,2B,2M,2N 4种亚型。VWD诊断主要依赖临床表现特征和全面的实验室检查。VWD治疗目的是预防和控制出血发作,治疗方法主要为替代治疗,并辅以DDAVP促进VWF释放及其他辅助止血治疗,基因治疗尚处于临床前阶段。

自1924年首先报道本病以来,目前对这一疾病的认识已有了长足的进步。现已明确VWD系因血浆中血管性血友病因子(von Willebrand Factor,VWF)数量和质量异常所致,在VWD患者中已发现数百种VWF基因突变类型。VWF主要生理功能是在初期止血过程中介导血流中的血小板黏附至受损血管内皮下组织,启动血小板黏附反应;与凝血因子Ⅷ(FⅧ)以非共价键形式形成VWF-FⅧ复合物,起到稳定FⅧ及延长其半衰期的作用。由于本病在临床表现上有较大的异质性,在诊断上依赖特殊实验检查,因而易被忽视或误诊,故有必要加强对本病的认识和重视。

【流行病学】

VWD为常见的遗传性出血性疾病,其发病率报道各异。曾根据在血液中心就诊的有出血症状的患者数预计VWD发病率为23～110/百万人(约1/10 000);后有报道根据筛选的病例资料预计VWD的发病率为0.6%～1.3%(约1/100);因调查方法不同使得报道的VWD发病率存在较大差异。2010年,Bowman等采用出血问卷调查及相关实验室检查,在10258例无关人群中检出9例VWD患者(1型VWD 7例;2B型和2M型VWD各一例),首次提出有临床症状的VWD患者发病率约1/1 000,这一研究结果被多数学者所接受。在此项调查中,虽有超出10%的调查者自诉有出血表现,但大多数无临床意义或使用抗血小板药或不达诊断标准。国内尚无准确的VWD发病率统计数据。

不同人群中VWD的发病率也明显不同。由于血浆VWF水平受到性别、种族、生理及病理状态等多种因素影响,VWD发病率及临床表现存在较大差异,所以对某些特殊人群需加以关注。例如,女性VWD患者常因月经增多就诊,Chen等调查了中国台湾地区因月经增多伴缺铁性贫血女性的VWD发病率,以VWF:Ag和VWF:Rco低于50%为主要标准并结合出血时间测定和VWF多聚体分析,在56例患者中检出9例(16.1%)VWD患者,其中8例确定为1型VWD。

由此可见,VWD是一种临床常见的出血病因。由于本病的临床表现缺乏特征性,易被其他疾病表现所掩盖;以及对本病的认识不足和检测条件的限制使得本病易被漏诊。临床上对疑似患者应及时进行相关实验室检查明确诊断。

【发病机制】

(一)VWF合成与代谢

1. VWF合成　VWF由血管内皮细胞和巨核细胞合成。VWF基因定位于12号染色体的短臂末端(12p13.3),VWF基因全长178kb,包含有52个外显子;VWF mRNA长度约为9.0kb,编码2 813个氨基酸前体蛋白,包括22个氨基酸组成的信号肽,741个氨基酸的前体多肽,2 050个氨基酸的成熟亚单位。VWF的前体蛋白含有ABCD 4种结构域:D1-D2-D'-D3-A1-A2-A3-D4-B1-B2-B3-C1-C2-CK。前体蛋白在核糖体上翻译后转运至内质网;其间发生信号肽断裂、单体VWF羧基末端CK

区(Cys2773)通过二硫键以尾-尾相连的形式形成 pro-VWF 二聚体。后者转运至高尔基体进一步加工修饰:在 furin 等蛋白酶作用下切去 D1D2 区;在其氨基端富含半胱氨酸的 D3 区(Cys1142/Cys1099)以头—头相连的形式通过二硫键形成多聚体;然后通过糖基化(包括 12 个 N 型糖基化和 10 个 O 型糖基化位点)、硫基化等加工过程,形成成熟的 VWF 多聚体。高尔基体内的酸性环境以及 VWF 前肽(D1D2 区)对多聚体的形成是至关重要的,其中 D1D2 区所包含的二巯基异构酶共同序列(CGLC)对 VWF 多聚化过程十分重要。Haberichter 等报道,VWF 前肽 D2 区 N528S 突变与 VWF 多聚化异常和储存障碍密切相关,导致 VWD 发生。

2. VWF 释放　大部分成熟 VWF 以固有分泌形式持续释放至血浆和细胞外基质,以这种形式释放的 VWF 多聚化程度低,分子量相当较小,生物活性低;另一部分成熟 VWF 经特殊装配后以小管状物形式储存在内皮细胞的 Weibel-Palade 小体和血小板的 α 颗粒中,以调节分泌形式释放,这种形式释放的 VWF 分子量相对较大、多聚化程度和生物活性高,且具有定向性,仅向管腔侧分泌。储存于 Weibel-Palade 小体中的 VWF 多聚物呈中空的右手螺旋结构,外径约 25nm,可以将 VWF 多聚物的长度压缩 50 倍;VWF 前肽(D1D2 区)VWF 管状物的形成中发挥重要作用。内皮细胞受促分泌因素(如凝血酶、纤维蛋白、组胺、补体 C5b-9 复合物、炎性因子等)或 DDAVP 等药物刺激后释放出 Weibel-Palade 小体中的 VWF 多聚体;血小板活化后释放出 α 颗粒中的 VWF,但 DDAVP 并不能促进血小板的 VWF 多聚体释放。Weibel-Palade 小体中的 Rab27a 及其效应蛋白 MyRIP 参与 VWF 多聚化和释放,其功能抑制使得 VWF 多聚化程度降低。内皮细胞和血小板中储存的 VWF 是大分子量的多聚体,具有较强的生物学活性。

3. VWF 清除　VWF 在体内的清除机制尚不完全明确。在细胞清除机制方面,目前认为网状内皮系统是主要清除部位。研究发现,脾和肝的巨噬细胞能够结合、摄取并降解 VWF;如化学阻断巨噬细胞的结合摄取,可使 VWF 半衰期延长 2 倍。近期有报道,巨噬细胞表面低密度脂蛋白受体相关蛋白 1(LRP1)参与 VWF 的清除过程,但尚不明确是否存在特异性受体参与 VWF 的清除过程。VWF 结构异常可能加速 VWF 的清除速率,其中糖基化程度降低可能使 VWF 清除加快,半衰期明显缩短,这也是 1 型 VWD 的发病原因之一,如 Arg1205His,Ser2179Phe 突变。ABO 血型对血浆 VWF 水平的影响正是因糖基化差异所致,使得在 VWF 清除速率上存在差异。在动物实验中也发现,末端半乳糖残基的唾液酸化可以阻止相应受体(如肝去唾液酸糖蛋白受体)的识别,减缓清除;去唾液酸化可加速 VWF 的血浆清除。在体液清除机制方面,内皮细胞释放的 VWF 多聚物分子在高剪切力条件下被血浆中特异性的 ADAMTS13 降解为较小分子,失去生物学活性。ADAMTS13 基因定位于 9 号染色体(9q34),cDNA 全长 4 597bp,含 29 个外显子,编码 1 427 个氨基酸残基的蛋白产物,分子量约 150kDa。ADAMTS13 主要由肝合成分泌,主要功能是裂解 VWF 多聚体 A2 区 1605 酪氨酸-1606 蛋氨酸间的肽键,将大分子 vWF 多聚体降解为不同程度的中小分子多聚物,发挥调节止血栓形成的作用。因 VWF 糖基化的差异或因 VWF 基因多态性使得 VWF 对 ADAMTS13 的敏感性不同,这种清除速率的变化也影响到 VWF 的血浆浓度。

(二)VWF 生理功能

VWF 生理功能包括两方面:①在初期止血中,介导血小板黏附于损伤的血管壁。血管内皮细胞释放的 VWF 在血流剪切力作用下伸展为丝状结构并暴露内在功能域,VWF A3 区与暴露的内皮下胶原结合,VWF A1 区结合血小板 GPIb-Ⅸ-V 复合物,介导血小板在血管损伤部位的黏附。与此同时,GPIb-Ⅸ-V 复合物与 A1 区的结合使得 VWF A2 区结构及 ADAMTS13 剪切位点暴露,ADAMTS-13 对 VWF 片断的水解作用增强,提示在体内存在限制血栓增殖的反馈调节机制。这种 VWF 功能的精准、有效的调控在维持体内止血平衡中发挥极为重要的作用,已成为研究热点。例如,因 VWF A2 区基因突变或 VWF 分子糖基化异常,使得 ADAMTS-13 剪切 VWF 能力增强,这将导致 2A 型或 1 型 VWD。反之,如 ADAMTS-13 基因变异或获得性抑制物而功能降低,具有较强黏附功能的大分子 VWD 多聚体不能在血浆中被及时清除而积聚,极易诱发血栓性血小板减少性紫癜(TTP),后者是一种具有较高死亡率的疾病,其病理基础是在全身微血管中广泛出现以 VWF 和血小板为主要成分的微血栓;②在二期止血中,作为因子Ⅷ的载体,VWF 通过 D 区(第 78～96 位氨基酸尤为重要)与因子Ⅷ的轻链部分形成非共价键复合物,保护因子Ⅷ免于遭受各种蛋白酶降解。因而,VWD患者常存在不同程度的血浆因子Ⅷ活性降低,与VWF血浆水平变化趋势相同(2N型VWD除外)。3型VWD患者血浆VWF浓度和因子Ⅷ活性极低,需与血友病相鉴别。

此外,随着研究的深入,VWF在体内也发挥其他多种生物学功能。Nurden等发现,在2B型VWD患者中(因VWF突变造成与GPIb-Ⅸ-V复合物结合增强),巨核细胞伪足形成减少,血小板生成受抑,提示VWF参与血小板生成。Dasgupta等证实VWF-FⅧ复合物可以减少FⅧ的免疫原性,减少因子Ⅷ被树突状细胞(DC)摄取及向FⅧ特异的T淋巴细胞呈递,而不直接抑制DC细胞的活性。

(三)血浆VWF水平及影响因素

VWF合成与代谢维持动态平衡,保证血浆VWF活性与功能水平的大致稳定。血浆中VWF的半衰期为9～15h(平均12h),正常血浆VWF浓度约为10mg/L,或标识为50～200U/dl(95%可信区间)。

但是多种生理与病理因素影响血浆VWF水平,如遗传因素、年龄、种族、ABO血型、肾上腺素和荷尔蒙水平、炎症因子等。VWF基因启动子序列多态性的变化可以影响基因表达的水平;年龄愈大,VWF水平愈高;2003年,Miller等发现美国黑种人血浆VWF水平高于美国白种人;炎症和压力时,血浆VWF水平升高;怀孕妇女的血浆VWF水平比未孕妇女高3～5倍;红细胞ABO血型对血浆VWF浓度的影响最为明显,ABO血型几乎不影响VWF的合成,但在O血型中VWF的半衰期较其他血型短,据统计,O血型者血浆VWF水平(平均75U/dl)较其他ABO血型(平均110U/dl)约低25%。其他如生理性应急、炎症、肿瘤,肝、肾疾病及糖尿病等均可影响vWF水平,特别是恶性肿瘤常可导致vWF成倍增加。因而在判断血浆VWF水平时,应考虑到上述因素的干扰。

(四)VWD遗传规律与致病机制

VWD遗传规律依亚型不同而异。最常见的1型VWD属于常染色体显性遗传,受累家族成员均可发病;但由于外显率不完全,受累成员临床表现各有差异。有资料表明,在1型VWD家系分析发现仅65%的受累家族成员有明显的临床表现。严重的3型VWD属于常染色体隐性遗传,可为纯合突变或复合杂合突变,部分患者父母为近亲结婚;其家系成员中,单一等位基因突变者可无临床表现,不等同于1型VWD;因而3型和1型VWD的分子发病机制可能存在着根本的差异。2型VWD多为常染色体显性遗传,但2N型VWD属于常染色体隐性遗传;少数2A型与2M型VWD病例属于常染色体隐性遗传。

VWD患者的基因突变多发生在VWF基因内,但由于VWF在细胞内的生物合成和加工处理十分复杂,参与这些过程的其他蛋白分子基因突变也可引起疾病发生。VWF基因突变类型有点突变、缺失、插入等;影响到VWF的合成、加工、释放和清除等多个环节,最终引起血浆VWF数量降低、缺如,或VWF质量异常如多聚体分布异常、与血小板GPIb结合异常降低或异常增高。各种VWF基因突变类型和位点参见ISTH-SSC在线数据库(http://www.vwf.group.shef.ac.uk/)。

欧洲MCMDM、加拿大和英国研究小组通过对1型VWD的大规模研究发现,结果发现:①1型VWD中,VWF基因突变发生率为53%～63%,涵盖VWF基因的编码区、启动子区和剪切位点;②VWF基因突变涉及到各个外显子,并无明显热点区,甚至在内含子1中也发现了5种VWF基因突变;③VWF:RCo/VWF:Ag、VWF CB/VWF:Ag降低,FVIII:C/VWF:Ag升高,提示存在VWF基因突变;④涉及到半胱氨酸缺失或新增的突变不同于3型VWD的VWF基因突变,所以不能完全认为1型VWD是3型VWD的杂合状态;⑤除了VWF基因突变外,尚存在其他的基因定位与1型VWD的发病相关,尤其是血浆VWF水平30～50U/dl时。

【临床表现】

既往VWD分型十分复杂。目前根据临床表现及其发病机制的不同,将VWD分为3种类型:1型为血浆VWF量部分缺陷,2型为血浆VWF质的缺陷,3型是血浆VWF完全缺如。2型又分为2A、2B、2M和2N四个亚型。详见表24-1。

(一)1型VWD

1型VWD为VWF量部分缺陷,是VWD最常见类型,约占总病例的75%左右。呈常染色体显性遗传。临床表现为轻度或中度的皮肤、黏膜出血,女性月经增多(在女性病人中最突出);可为自

表 24-1　各型 VWD 临床特征

	1 型	2A 型	2B 型	2M 型	2N 型	3 型
遗传方式	常染色体显性	常染色体显性或常染色体隐性	常染色体显性	常染色体显性或常染色体隐性	多为常染色体隐性	常染色体隐性
出血倾向	轻中度	多中度，个体差异大	多中度，个体差异大	多中度，个体差异大	多中度，个体差异大	重度
病理特征	VWF 部分数量缺陷	与血小板黏附降低	与血小板 GPIb 亲和力增加	与血小板黏附降低	与FⅧ亲和力明显降低	VWF 完全缺乏
VWF:Ag	减低(<30%)	减低或正常(<30%～200%)	减低或正常(<30%～200%)	减低或正常(<30%～200%)	多正常(30%～200%)	缺如(<3%)
VWF:RCo	减低(<30%)	减低(<30%)	减低(<30%)	减低(<30%)	多正常(30%～200%)	缺如(<3%)
FVIII:C	减低	减低或正常	减低或正常	减低或正常	显著减低	显著减低
VWF: RCo/VWF:Ag 比率	>0.5～0.7	<0.5～0.7	<0.5～0.7	<0.5～0.7	>0.5～0.7	--
RIPA	减低	减低	增加	减低	多正常	缺如
VWF 多聚体	正常	异常(缺乏大、中分子多聚物)	异常(缺乏大分子多聚物)	正常	正常	无
DDAVP 治疗反应	有效，多聚体增加	部分有效，中分子多聚体增加	致血小板减少	部分有效，多聚体增加	部分有效，多聚体增加	无效

发性或为外伤后出血增多。约 60%易发生鼻出血，40%容易出现青紫和血肿，35%有月经过多，35%有牙龈出血，约 10%的患者会发生胃肠道出血。关节、肌肉出血在此型 VWD 中非常少见。值得注意的是，VWD 患者出血表现存在很大的异质性，甚至在同一家系的不同患者，或同一患者的不同时期，出血症状差异很大。

实验室检查：出血时间正常或延长；血浆 VWF:Ag 正常或轻度下降；FⅧ:C 正常或轻度下降；瑞斯脱霉素诱导的血小板聚集(RIPA)降低，瑞斯脱霉素辅因子活性(VWF:Rco)降低；血浆和血小板多聚物分布基本正常。1 型 VWD 发病机制包括 VWF 基因转录异常，VWF 蛋白糖基化修饰、多聚化及转运异常，VWF 在血浆中清除加速。1 型 VWD 的基因变异除涉及 VWF 基因本身外，也涉及与 VWF 表达和修饰相关的其他基因改变；资料表明在欧洲 1 型 VWD 患者中发现 Tyr1584Cys 突变是最常见的变异，国内尚无相关资料。

(二)2 型 VWD

2 型 VWD 是指 VWF 质的异常，占总病例的 20%～30%。根据遗传特点、临床表现、VWF 多聚体结构及分子病理机制的不同，又分为 2A、2B、2M 和 2N 4 种亚型。

1. 2A 型 VWD　呈常染色体显性遗传，占所有血管性血友病的病例的 10%～15%，为 2 型 VWD 中最常见类型。临床表现多为中等程度出血，且个体差异较大；主要表现为皮肤、黏膜出血形式。实验室检查：出血时间延长；VWF:Ag 及 FⅧ:C 减少；RIPA、VWF:Rco 显著降低；血浆中大、中分子量的多聚体消失。2A 型 VWD 患者存在 2 种发病机制：①因 VWF CK 区基因突变(如 C2754W)，或 VWF D3 区突变，导致 VWF 二聚化或多聚化障碍，血浆中缺乏大分子 VWF 多聚物伴功能丧失，现发现 VWF 前体蛋白中的 D1D2 区所包含的二巯基异构酶共同序列(CGLC)对 VWF 多聚化过程十分重要，该区域的突变(如 N528S)也导致 VWF 多聚化过程异常，上述类型突变又称为 Group Ⅰ突变；② VWF-A2 区及其邻近区域氨基酸变异(以 Arg1597Trp 最常见)，导致 A2 区构象改变，ADAMTS13 剪切位点(Y^{1605}-M^{1606})易于暴露，VWF

对 ADAMTS13 敏感性增加、VWF 降解加速，血浆中缺乏大中分子 VWF 多聚物。此类突变又称为 Group Ⅱ突变。由于 Group Ⅱ突变不影响 VWF 在内皮细胞和巨核细胞中的合成和分泌，患者血小板 α 颗粒的 VWF 呈现正常的多聚体分布，可以与 Group Ⅰ突变相鉴别。

2. 2B 型 VWD　一般呈常染色体显性遗传，以血小板减少和大分子 VWF 多聚体缺失为特征。临床呈现轻中度的皮肤、黏膜出血。实验室检查：出血时间延长；VWF:Ag 及 FⅧ:C 下降；VWF 分子与血小板 GPIb 的亲和力显著增强，血小板消耗增加，血小板数减少；低浓度瑞斯脱霉素可诱导显著的血小板聚集；同时，血浆中高分子 VWF 多聚物也消耗性减少。2B 型 VWD 患者是由于 VWF A1 区基因突变，引起 VWF-A1 及其邻近区域氨基酸改变（主要累及 R1306，R1308，R1341），使得 VWF 分子与血小板 GPIb 的亲和力显著增高。结合于血小板上的 VWF 分子由于构象改变，而易于被 ADAMTS13 剪切清除。因这种自发性的 VWF-GPIb 结合并不引起血小板活化，不引起血管内血栓发生，因而 2B 型 VWD 患者主要表现为出血和血小板减少。2B 型 VWD 需与血小板型 VWD 相鉴别（突变发生在血小板膜糖蛋白 Ib）。2007 年 Othman 等对 5 例“2B 型 VWD”进行基因分析，发现 2 例为血小板型 VWD。

3. 2M 型 VWD　该型患者少见，一般呈常染色体显性遗传。轻度或中度的皮肤、黏膜出血。实验室检查：出血时间延长；VWF:Ag 正常或下降；VWF 分子与血小板 GPIb 的亲和力下降，RIPA 下降；血浆 VWF 多聚物分布基本正常。此型 VWD 是由于 VWF 基因突变，引起 VWF-A1 区域氨基酸改变（如 V1 409F），使得 VWF 分子与血小板 GPIb 的亲和力降低。VWF-A3 区突变使得 VWF 分子与胶原结合力下降（主要是Ⅰ型和Ⅲ型胶原），病人只表现出轻度出血或无症状。目前只发现 3 例 2M 型 VWD 系因 VWF-A3 区氨基酸改变。

4. 2N 型 VWD　呈常染色体隐性遗传。出血症状与血友病相似，可表现关节、肌肉血肿，常易被误诊为血友病 A。实验室检查：出血时间正常；VWF:Ag 正常；FⅧ:C 显著下降（但很少低于 5%）；RIPA 正常；VWF 与 FⅧ结合能力下降，该项检查是诊断 2N 型 VWD 所必需的；血浆 VWF 多聚物分布基本正常。2N 型 VWD 患者是由于 VWF 基因突变，引起 VWF-D’ D3 区氨基酸改变（主要累及 R816，R854），使得 VWF 与 FⅧ结合明显下降；E787K 突变可导致血浆 FⅧ:C 缺乏（<1%）。临床上需注意与轻中型血友病鉴别。

（三）3 型 VWD

本型占总病例的 5% 左右。呈常染色体隐性遗传，患者的双亲可无临床症状，偶有呈现轻度出血表现者。3 型 VWD 患者临床出血症状较重，有自幼皮肤、黏膜出血史，部分患者可出现关节积血和肌肉血肿，严重的内脏出血常危及生命。实验检查发现出血时间显著延长；血浆 VWF（VWF:Ag 和 VWF:Rco）极度降低（<5%）；FⅧ:C 显著下降（常介于 3%～10%）；血浆 VWF 多聚物缺如。引起 3 型 VWD 的突变大部分是 VWF 基因中的无义突变和框移突变，导致 VWF 分子翻译过程提前终止；偶有大片段缺失、错义突变和剪切点突变，导致正常 VWF 转运、分泌受阻，或 VWF 二聚化和多聚化过程受阻。此外，部分 3 型 VWD 与异常 VWF 在血液中被快速清除有关，如 VWF D3 区 C1169W 突变，此类型突变患者对 DDAVP 有反应，血浆 VWF 水平可暂时升高，但迅速降至治疗前水平。有报道，3% 的 3 型 VWD 患者在替代治疗后可产生抗 VWF 抗体，这可能因外源性 VWF 分子诱发患者产生同种免疫反应有关。

【辅助检查】

实验室检查是 VWD 诊断的重要手段，对临床有明显出血表现或疑似 VWD 患者应及时进行相关检查，明确诊断并除外其他出血病因。VWD 的实验室检查可按检测目的分为 3 个阶段：出血筛选试验、VWD 诊断试验和 VWD 分型诊断试验。

1. 出血筛选试验　筛选试验包括：①全血细胞计数；②活化的部分凝血活酶时间（APTT）和凝血酶原时间（PT）；③血浆纤维蛋白原测定。全血细胞计数有利于全面评估血细胞数量上的变化。由于血小板减少是最常见的出血病因，该项检查有助于鉴别血小板减少所致的出血。在临床需注意鉴别 EDTA 抗凝药所致的假性血小板减少。除 2B 型 VWD 外，大多数 VWD 患者血小板计数正常。因 VWF 数量和质量的改变，不同程度影响了血浆因子 VⅢ 活性，所以部分 VWD 患者可以出现 APTT 时间延长，可以被正常血浆所纠正；这一变化在 2N 型和 3 型 VWD 患者中表现最为明显。PT 时间和血浆纤维蛋白原浓度无变化。

VWD 患者出血时间测定多延长，但由于出血时间测定存在较大变异，在出血性疾病的筛选试验已较少采用。近年来，血小板功能分析仪-100(PFA-100)作为VWD筛选检查在国外较为普遍使用，对血小板异常和VWF异常较为敏感。多数VWD患者均出现闭合时间(closure time)延长，但部分轻型VWD或2N型VWD患者试验结果正常。

对有临床出血表现而出血筛选试验结果正常或仅有APTT延长且可被正常血浆纠正患者，应警惕VWD可能，需进行下列VWD诊断试验。

2. VWD诊断试验　诊断试验包括：①血浆VWF抗原测定(VWF:Ag)；②血浆VWF瑞斯托霉素辅因子活性(VWF:RCo)；③血浆凝血因子Ⅷ活性(FⅧ:C)。

血浆VWF:Ag测定常采用免疫比浊法或固相酶联免疫吸附法(ELISA)，VWF:Ag正常值范围因各实验室不同而异，有较大的变异范围，常在50%～150%。由于血浆VWF:Ag水平受到多种生理和病理因素的影响，因而在判断结果时要谨慎，不能仅根据血浆VWF:Ag水平的轻度降低而诊断VWD；1型VWD患者也可能在应急、妊娠、药物等因素影响下出现血浆VWF:Ag水平的波动。所以对可疑病例应进行多次血浆VWF:Ag浓度测定。

血浆VWF:Rco活性检测在VWD的诊断中最为重要，该试验反映了VWF A1区与血小板膜糖蛋白GPIb结合功能，是VWF主要的功能试验之一。经典试验方法为观察患者血浆在瑞斯脱霉素存在的条件下诱导正常人洗涤血小板的聚集能力，正常值范围50%～150%，但重复性较差。现多采用ELISA方法测定VWF:Rco活性，即使用重组GPIbα片段及其相应的单克隆抗体，观察VWF与重组GPIbα片段的结合能力。该方法重复性好，检测敏感性高，值得推广应用。

VWF:Rco/VWF:Ag比值是反映VWF功能的重要参考指标，也是鉴别2型VWD的主要依据之一。1型VWD为血浆VWF数量减少，VWF:Rco和VWF:Ag水平多为成比例降低，其VWF:Rco/VWF:Ag比值>0.5～0.7。除2N型VWD外，其他涉及VWF功能异常的2型VWD患者其VWF:Rco/VWF:Ag比值<0.5～0.7。

血浆FⅧ:C活性测定，VWD患者血浆FⅧ:C活性可出现不同程度减低，在2N型和3型VWD中最为显著，需与血友病A仔细鉴别。

对明确诊断者，需进行以下VWD分型诊断试验。

3. VWD分型诊断试验　VWD分型诊断试验包括：①血浆VWF多聚体分析；②瑞斯托霉素诱导的血小板聚集(RIPA)；③血浆VWF因子Ⅷ结合活性(VWF:FⅧB)。这类试验对2型VWD的分型诊断有重要价值。

血浆VWF多聚体分析采用琼脂糖凝胶电泳方法，可以观察到不同分子量大小的VWF多聚体分布情况。在1型VWD，2M和2N型VWD中，血浆VWF多聚体分布正常，2A型者缺乏大、中分子VWF多聚体，2B型者缺乏大分子VWF多聚体。3型VWD患者VWF多聚体缺如。

大多数VWD患者RIPA减低或缺如，但2B型VWD和血小板型VWD者表现为RIPA能力增强，即使是较低浓度的瑞斯脱霉素也可引起显著的血小板聚集。这一特征性改变对诊断此类型VWD有重要价值。

血浆VWF因子Ⅷ结合活性测定采用免疫固相检测方法，使用重组凝血因子Ⅷ，观察VWF结合因子Ⅷ的能力。2N型VWD患者血浆VWF因子Ⅷ结合活性显著降低且与血浆VWF:Ag水平不成比例，最具特征性。3型VWD患者VWF:FⅧB活性缺失，1型及其他2型VWD者VWF:FⅧB活性降低，与血浆VWF:Ag水平成比例。

【诊断与鉴别诊断】

(一)诊断

由于VWD在临床表现上存在明显的个体差异、血浆VWF水平易受到多种生理或病理因素的影响，或由于VWD相关检查需要一定的设备，难以常规开展。因而在临床实践中准确作出VWD的诊断有一定难度。对那些不能用常见原因解释的出血患者或存在出血家族史的患者，均应进行相应的VWF含量和功能检测。临床出血表现可以根据ISTH推荐的出血症状积分法计算(表24-2)，如男性≥3分，女性≥5分则认为有异常出血表现。由于VWD基因突变的复杂性，目前在VWD的诊断中不包含VWF基因突变检测。

表 24-2 VWD 临床出血评分表

出血症状	0分	1分	2分	3分
鼻出血	无或轻微	有	需填塞或烧灼治疗	输血或替代治疗
皮肤出血	无或轻微	出血点,瘀点,瘀斑	血肿	就诊
轻微外伤出血	无或轻微	有(1～5次/年)	就诊	手术止血
口腔出血	无或轻微	有	就诊	手术止血,输血
胃肠道出血	无或轻微	有	就诊	手术治疗,输血
拔牙出血	无或轻微	有	缝合或填塞	输血
术后出血	无或轻微	有	缝合或再次手术	输血
月经增多	无或轻微	有,需铁剂治疗	就诊,口服避孕药,铁剂治疗	输血,刮宫术,子宫切除术
分娩后出血	无或轻微	有	输血,刮宫术,缝合	子宫切除术
肌肉血肿	无或轻微	有	就诊	输血,外科手术
关节血肿	无或轻微	有	就诊	输血,外科手术

标准:男性≥3分;女性≥5分 认为有异常出血表现

近年来,国外基于循证资料制定了VWD诊疗指南,得到了广泛认同。国内相关诊疗标准在积极拟定中。结合文献资料,我们认为同时符合以下条件者可诊断VWD,并根据分型诊断实验结果准确作出分型诊断。

1. 有或无家族史,有家族史者符合常染色体显性或隐性遗传规律。

2. 有自发性出血或外伤、手术后出血增多史,并符合VWD临床表现特征。

3. 血浆VWF:Ag<30%、VWF:RCo<30%、FⅧ:C<30%(多见于2N型和3型VWD)。

鉴于VWF:Ag和VWF:Rco检测的变异系数较大,因而在临床实际工作中进行重复检测常常很有必要,诊断或排除VWD不应该只根据单次实验室的检测值,除非大大低于正常值的下限。

在临床实践中,按上述标准诊断3型和2型VWD多无困难,但1型VWD的诊断有时较为麻烦,尤其是当血浆VWF水平持续低于正常水平低限时。由于血浆VWF浓度受到血型、激素、年龄及应急等多种因素影响,尤其是ABO血型的影响。例如在O型血人群中,严格区分低正常值的正常个体和轻度1型VWD患者存在一定困难。目前认为,当患者血浆VWF水平<30%、有明显的出血症状及阳性家族史者,可诊断为1型VWD,且常可检出VWF基因突变;而当患者血浆VWF水平30%～50%,可诊断为“可疑VWD”或“低VWF血症”。可见,在实际工作中,仅凭血浆VWF水平的降低不足于诊断VWD,显著的出血表现和明确的家族史更有利于VWD诊断。

(二)鉴别诊断

1. *血小板型VWD* 表现为皮肤黏膜出血和不同程度的血小板减少。系因血小板膜糖蛋白GPIbα链突变导致与VWF结合能力增强所致。低浓度的瑞斯托霉素时RIPA增高;血浆大分子VWF多聚物减少。经分离的患者血小板与正常血浆混合后,也能够被低浓度的瑞斯托霉素诱导血小板聚集,借此可以与2B型VWD鉴别。如使用DDAVP也能加重血小板减少。常见的突变类型有GPIbα基因的Gly233Val,Gly233Ser,Met239Val突变。

2. *获得性VWD* 是一种相对少见的获得性出血疾病,通常表现为迟发性出血体质,既往无出血史,无出血家族史。原发病常为良性或恶性B细胞疾病、自身免疫性疾病、甲状腺功能减退症、恶性肿瘤、药物(如丙戊酸钠,环丙沙星)等。大多数获得性VWD病例由于循环中的抑制物诱发VWF清除加速。临床上获得性VWD常难以鉴别,多数患者在控制基础疾病后,VWF水平和出血症状常可获得改善。难治者可使用皮质激素、DDAVP及含VWF的因子Ⅷ浓缩物。

3. *血友病* 2N型VWD患者因VWF对凝血因子Ⅷ的保护作用降低使得因子Ⅷ血浆半衰期明显缩短,血浆因子Ⅷ活性降低,临床上需与轻中型血友病鉴别。实验检查的特征是VWF与FⅧ结合试验下降，血浆 VWF 抗原与因子Ⅷ活性水平不成比例。3 型 VWD 患者因 VWF 缺乏，血浆因子Ⅷ活性极度减低或缺乏；血浆 VWF 活性测定有助于鉴别。此外，如血友病患者服用阿司匹林等抗血小板药物也可现皮肤黏膜出血表现，也需与 VWD 相鉴别。

【治疗】

VWD 治疗目的：预防和控制出血。治疗策略包括非替代治疗（DDAVP）和使用含 VWF 组分的浓缩物进行替代治疗。VWD 治疗方案的选择取决于 VWD 类型及其严重程度，因子Ⅷ活性被认为是决定软组织和手术后出血的重要因素。

（一）DDAVP（1-脱氨基-8 右旋精氨酸加压素）治疗

DDAVP 通过血管内皮细胞 2 型血管加压素受体发挥作用，刺激血管内皮细胞释放 Weibel-Palade 小体中储备的 VWF 和因子Ⅷ，可以使血浆 VWF：Ag、VWF：Rco 和因子Ⅷ活性增加 2～5 倍，以发挥止血作用。效果可维持 4～8h，可间隔 12～24h 重复使用，但多次使用后疗效下降。DDAVP 适用于 1 型 VWD，对 2A、2M、2N 型 VWD 部分有效，对 2B 型 VWD 者慎用，对 3 型 VWD 者无效。研究发现，DDAVP 也可促进血管内皮细胞释放 t-PA，使部分 VWD 患者的优球蛋白（ELT）缩短，提示 DDAVP 尚可促进纤溶亢进。

DDAVP 可经静脉、皮下及鼻腔给药。推荐治疗剂量为 0.3μg/kg 体重，加 0.9% 氯化钠注射液 30～50ml，缓慢静脉注射，至少 30min 推完。对有效患者，可间隔 12～24h 可重复使用 1～2 次。鼻腔内给药（成人每次 300μg，儿童每次 150μg），每天 2 次，也可奏效。DDAVP 不良反应有脸面潮红、一过性头痛、恶心、心悸和低钠、水潴留等。对有心脑血管疾病的老年患者慎用。

由于各型 VWD 对 DDAVP 反应不一，因此需密切观察 VWF：Ag、FⅧ：C 的水平。建议对初诊的 VWD 患者进行 DDAVP 诊断性治疗，以判断对 DDAVP 的反应情况，并为今后的治疗选择提供依据。

（二）替代治疗

常见制剂有新鲜血液、新鲜冷冻血浆（FFP）、冷沉淀（CPT）及中纯度因子Ⅷ浓缩物。FFP 含所有的 VWF 多聚物，但需大剂量输注，限制了它的使用。CPT 主要含因子Ⅷ/VWF 及纤维蛋白原，等体积下活性较 FFP 高 5～10 倍，可同时缩短出血时间及提高Ⅷ：C。但由于 FFP 和 CPT 没有经过病毒灭活处理，不作为首选使用，除非在大出血且因子Ⅷ浓缩物不能获得时。中纯度因子Ⅷ浓缩物中，VWF 抗原和活性水平与血浆十分相近，且具有下列优点：① 明显减少传染病毒性疾病的危险；② 减少输注体积，此对婴儿特别重要；③ 易于储存及使用；④ 纤维蛋白原含量低。

因子Ⅷ浓缩物的使用剂量和时间主要依据出血发生的部位和严重程度，在很大程度上依赖于临床经验。替代治疗的目的在于升高因子Ⅷ活性和 VWF 活性，以恢复初期止血和二期止血。主要是根据 VWF：Rco 单位和因子Ⅷ活性单位来标记的。对需进行大手术或严重出血患者，首剂 40～60 VWF：Rco U/kg，后每 8～24h 20～40 U VWF：Rco/kg 输注，持续 7～14d；对需进行中小型手术或轻中度出血者，首剂 30～60 VWF：Rco U/kg，后每 12～24h 20～40 U VWF：Rco/kg 输注，持续 1～5d。对轻度自发性出血或欲行小型有创检查者，可按 30 VWF：RCo 单位/千克体重，一次使用。

替代治疗的监测指标可采用血浆 VWF：Rco 活性和（或）因子Ⅷ活性，如大手术或严重出血者血浆 VWF：Rco 活性和（或）因子Ⅷ活性维持＞50%～80%；分娩及产后活性维持＞50%；小手术、拔牙活性维持＞30%～50%；黏膜出血、月经增多活性维持＞20%～80%。由于血浆源型 VWF 制剂中 VWF：Rco/FⅧ活性比值有较大差异，反复大量使用可使血浆因子Ⅷ活性一过性异常升高，也存在引起血栓形成的可能性，临床使用中应注意，对这种血栓形成的不良反应尚无临床预测指标。

基因重组全长 VWF 蛋白具有同等的止血疗效，且能避免血浆源性制剂可能的疾病传播，具有很好的临床应用前景，现已进入临床前研究。

部分 3 型 VWD 患者接受多次替代治疗后可能发生针对 VWF 的抗体，类似于血友病 A 患者产生的因子Ⅷ抑制物。如患者出现替代治疗效果下降，应考虑 VWF 抑制物产生。治疗可使用免疫抑制药、重组因子Ⅷ、重组因子Ⅶa 等。

（三）其他治疗

1. *抗纤溶药物*　抗纤溶药物能够稳定止血栓，可以作为重要的辅助治疗措施，主要用于口腔黏膜出血和月经出血过多患者。抗纤溶药物有氨甲环酸（tranexamic acid）、氨基己酸、氨甲苯酸等。可以口服或静脉途径使用，对口腔出血者也可口含。但对有泌尿道出血者，尤其是肾出血者禁用，以免加重肾损害。例如，6-氨基己酸首剂 4～5g，静脉滴注；后每小时 1g 至出血控制，24h 总量不超过 24g；手术后持续 5～7d。氨甲环酸 10mg/kg 静脉滴注，每 8h 1 次。

2. 女性 VWD 患者的特殊治疗　伴月经增多的 VWD 患者，首先需排除其他与月经增多相关的妇科疾病。在前述 VWD 治疗的基础上，推荐使用孕激素类药或口服避孕药，如妇康片 5mg，q8h；止血后剂量递减。使用孕激素类药物后，患者血浆纤维蛋白原、凝血酶原、因子Ⅶ、因子Ⅷ和 VWF 均升高。孕激素类药物治疗女性月经过多可能与升高凝血因子和减少子宫内膜增殖有关。此外，宫内节育装置左炔诺孕酮宫内缓释系统（曼月乐）对控制月经增多效果良好。子宫内膜切除术或子宫切除术仅适用与常规治疗好激素治疗无效的 VWD 患者。对发生出血性卵巢囊肿的 VWD 患者可按上述方法治疗，对重症患者需急症手术治疗，术后口服避孕药可预防复发。抗纤溶药物推荐使用于月经增多的 VWD 患者，可仅在经期使用。

VWD 妇女可正常妊娠，但出血、流产的发生率增高，尤其是妊娠头 3 个月。1 型 VWD 患者在妊娠后期，血浆 VWF:Rco 常升高至 50%以上，在分娩时一般不需要特殊处理。2 型及 3 型 VWD 者在分娩前需根据血浆 VWF:Rco 活性及因子Ⅷ活性接受 DDAVP 或血浆输注等预防性治疗。分娩后患者因子Ⅷ和 VWF 活性迅速降至孕前水平，容易发生产后出血，甚至发生于产后 1 个月。因此，在孕期和产后 2 周均应进行实验室监测，评估出血风险。

3. VWD 治疗新进展　IL-11 治疗 1 型 VWD，10ug/Kg，皮下注射，持续 7d。在第 4 天，VWF:Ag、VWF:Rco 和 FVⅢ:C 明显升高，在加用 DDAVP 后，上述参数升高幅度更显著。小鼠的 VWF 转基因模型给 VWD 的基因治疗带来了曙光，但目前尚无法开展临床应用。

【预后】

VWD 作为遗传性出血性疾病，其基因突变类型、临床出血表现程度、诊断与治疗水平等综合因素决定了患者的预后。轻型患者出血表现轻微，女性患者可仅表现为月经量增多；该类患者多预后良好，且随着年龄增长其出血表现有逐步减轻的趋势。重型患者常自幼发生，易发生内脏出血危及生命。

及时准确的诊断是关键，对不明原因的出血患者应考虑到本病的可能，减少漏诊和误诊。对明确诊断者应强调预防出血的重要性，禁用阿司匹林、吲哚美辛等非甾体类血小板功能抑制药物，术前需使用替代或非替代治疗纠正止血功能缺陷，以防止围术期出血过多。

（阮长耿　余自强）

参考文献

[1] Nichols WL, Hultin MB, James AH, et al. von Willebrand disease (VWD): evidence-based diagnosis and management guidelines, the National Heart, Lung, and Blood Institute (NHLBI) Expert Panel report (USA). Haemophilia, 2008, 14: 171-232.

[2] Terraube V, O'Donnell JS, Jenkins PV. Factoe VIII and von Willebrand factor interaction: biological, clinical and therapeutic importance. Haemophilia, 2009, 15: 1-11.

[3] Sadler JE. Von Willebrand factor, ADAMTS13, and thrombotic thrombocytopenic purpura. Blood, 2008, 112: 11-18.

[4] Haberichter S, Budde U, Obser T, et al. The mutation N528S in the von Willebrand factor (VWF) propeptide causes defective multimerization and storage of VWF. Blood, 2010, 115: 4580-4587.

[5] Peake I, Goodeve A. Type 1 von Willebrand disease. J Thromb Haemost, 2007, 5(S1): 7-11.

[6] Mannucci PM. How I treat patients with von Willebrand disease. Blood, 2001, 97: 1915-1919.

[7] Shim K, Anderson PJ, Tuley EA, et al. Platelet-VWF complexes are preferred substractes of ADAMTS13 under fluid shear stress. Blood, 2008, 111: 651-657.

[8] McKinnon TA, Chion AC, Millington AJ, et al. N-linked glycosylation of VWF modulates its interaction with ADAMTS13. Blood, 2008, 111: 3024-3049.

[9] Bolton-Maggs PHB, Lillicrap D, Goudemand J, et al. von Willebrand disease update: diagnosis and treatment dilemmas. Haemophilia, 2008, 14(S3): 56-61.

[10] Keeney S, Bowen D, Cumming AS, et al. The molecular analysis of von Willebrand disease: a guideline from the UK Haemophilia centre doctors' organisation haemophilia genetics laboratory network. Haemophilia, 2008, 14: 1099-1111.

[11] Mannucci PM, Federici AB, James AH, et al. von Willebrand disease in the 21st century: currrent approaches and new challenges. Haemophilia, 2009, 15: 1154-1158.

[12] Castaman G, Montgomery RR, Meschengieser SS, et al. von Willebrand's disease diagnosis and laboratory issues. Haemophilia, 2010, 16(S5): 67-73.

[13] Nurden P, Gobbi G, Nurden A, et al. Abnormal VWF modifies megakaryocytopoiesis: studies of platelets and megakaryocyte cultures from patients with von Willebrand disease type 2B. Blood, 2010, 115: 2649-2656.

[14] Lawrie AS, Mackie IJ, Machin SJ, et al. Evaluation of an automated platelet-based assay of ristocetin cofactor activity. Haemophilia, 2011, 17: 252-256.

[15] Kujovich JL. von Willebrand's disease and menorrhagia: prevalence, diagnosis, and management. Am J Hematol, 2005, 79: 220-228.

[16] Kujovich JL. von Willebrand disease and pregnancy. J Thromb Haemost, 2005, 3: 246-253.

[17] Borel-Derlon A, Federici AB, Roussel-Robert V, et al. Treatment of severe von Willebrand disease with a high-purity von Willebrand factor concentrate (Wilfactin): a prospective study of 50 patients. J Thromb Haemost, 2007, 5: 1115-1124.

[18] Chen YC, Chao TY, Cheng SN, et al. Prevalence of von Willebrand disease in women with iron deficiecy anaemia and menorrhagia in Taiwan. Haemophilia, 2008, 14: 768-774.

[19] Lee CA, Hubbard A, Sabin CA, et al. Laboratory diagnosis of von Willebrand disease: results from a prospective and blind study in 32 laboratories worldwide using lyophilized plasma. J Thromb Haemost, 2011, 9: 220-222.

[20] Rastegarlari G, Pegon JN, Casari C, et al. Macrophage LRP1 contributes to the clearance of von Willebrand factor. Blood, 2012, 119: 2126-2134.

第 25 章

获得性循环抗凝物质

获得性循环抗凝物质指血液中直接抑制某一特异性凝血因子，或针对多种凝血因子及其不同凝血阶段和途径的抗凝物质增多，引起以出血为主要症状的一组疾病。循环中抗凝物质分特异性和非特异性 2 大类。

1. 特异性凝血因子抑制物（FⅧ、FⅨ、FⅪ、Fg、FⅤ、FⅦ、和 vWF 抑制物等）

（1）遗传性凝血因子缺乏症患者输注血制品后出现的相应抗体，称同种免疫抗体（allo-antibodies）。

（2）既往无上述凝血因子缺乏的患者自发产生的抗体称自身免疫抗体（auto-antibodies）。

2. 非特异性抗凝物质。①狼疮抗凝物；②类肝素样物质。

广义的获得性循环抗凝物质包括医源性及内生性 2 种，本节仅就内生性抗凝物质：凝血因子抑制物、肝素样抗凝物质、抗磷脂抗体进行论述。

第一节　FⅧ抑制物

FⅧ抑制物是体内产生的特异性抑制或灭活 FⅧ促凝活性，引起 FⅧ水平和活性降低的抗 FⅧ抗体，包括 2 大类：血友病 A 患者输注 FⅧ制品替代治疗后产生灭活 FⅧ活性的抗体；非血友病患者自发产生的抗 FⅧ抗体，亦称获得性 FⅧ抑制物或获得性血友病。

一、血友病 A 患者伴 FⅧ抑制物

【定义】

血友病 A 患者反复输注 FⅧ制品替代治疗后产生的中和并完全灭活 FⅧ活性的同种异体抗体（IgG）。

【流行病学】

血友病 A 患者输注 FⅧ制品替代治疗后抑制物发生率占血友病 A 患者 15%～30%，其中重型占 22%～33%，轻、中型 3%～15%。暴露天数（exposure day）是指患者实际接受凝血因子替代治疗的天数之和，不包括其间的间隔天数，50%发生在 20 个暴露天数内，95%发生在 50d 内，中位暴露天数为 11d，年龄 1.7－3.3 岁。

【病因与发病机制】

血友病 A 患者将 FⅧ制品识别为异体抗原而产生的特异性抑制 FⅧ活性的抗体。抑制物产生机制尚未完全清楚，涉及遗传、种族、基因突变、环境、治疗、细胞表面分子的遗传易感性、细胞因子和免疫调节细胞等因素（图 25-1）。与患者年龄、疾病严重程度、致病性基因突变类型密切相关。

FⅧ抗体的生成是依赖 T 细胞的过程：通过抗原呈递细胞呈递给免疫系统，诱导免疫系统由分化为浆细胞的 B 细胞产生的多克隆自身抗体。T 细胞和 B 细胞等多种细胞相互作用；细胞表面分子的遗传易感性是抗体产生与否的主要影响因素（图 25-2）。

FⅧ抗体主要为 IgG，IgG4 亚型为主（少数 IgG3，IgG1），抗体直接针对一个或多个 FⅧ抗原决定簇，部分或完全抑制其促凝活性。FⅧ抑制物灭活 FⅧ的动力学呈时间与温度依赖性。

【临床表现】

1. 症状　血友病 A 患者出血症状突然加重，出血频率增加，或对以往治疗反应差或疗效不佳。轻型患者表现类似重型血友病 A 患者发生严重的自发关节和肌肉出血。

2. 体征　全身多部位皮肤瘀斑，皮下或肌肉血肿、关节肿胀、畸形，活动受限。颅内出血者神经系

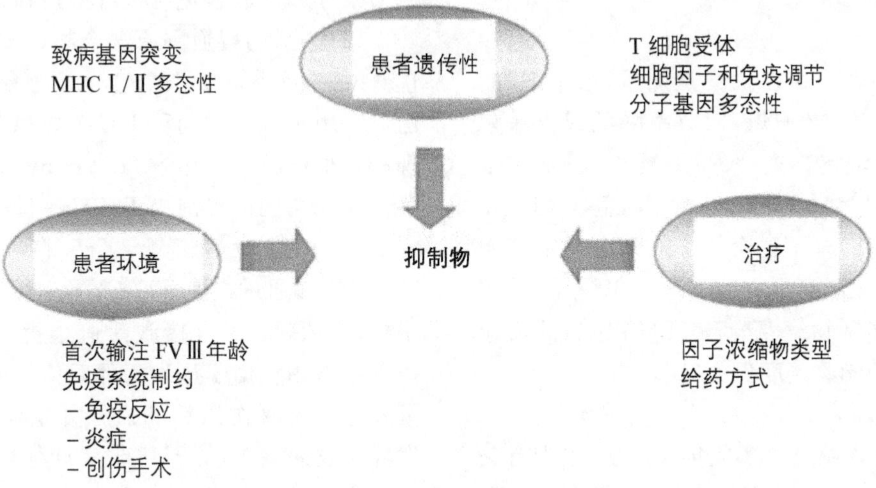

图 25-1　血友病 A 患者 FⅧ抑制物发生的危险因素

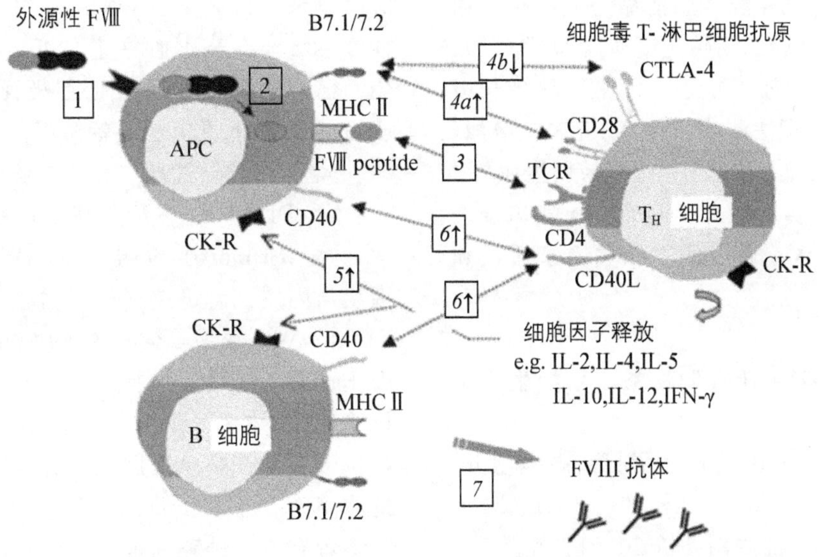

图 25-2　血友病 A 患者 FⅧ抑制物发生机制

统检查病理征阳性。

【实验检查】

抑制物常规筛查：儿童应每隔 3～12 个月或每 10～20d 暴露后筛查 1 次；成年人应每年 1 次或临床有指征时，即对治疗反应差；半衰期缩短；替代治疗剂量增加。手术前，尤其术前充足治疗后临床反应不十分理想时应筛查抑制物。

(一)筛选试验

凝血酶原时间(PT)、凝血酶时间(TT)正常，活化部分凝血活酶时间(APTT)延长。

(二)纠正试验(证实存在依赖时间的抑制物存在)

延长的 APTT 不能被正常血浆纠正；FⅧ:C 减少，且随孵育时间呈进行性下降。

(三)确诊试验(FⅧ抑制物滴度测定)

1. *Bethesda 法*　将病人血浆与正常血浆按一定比例混合，37℃温育 2h 后，测定正常血浆中剩余的 FⅧ:C 水平。规定能使血浆中 FⅧ:C 降低 50% 的抑制活性为一个 Bethesda 单位(BU)，患者血浆稀释倍数的倒数为患者血浆抗体滴度的 BU。

2. *Nijmegen 改良法*　将患者血浆与缓冲后的正常人血浆共同温育以保证体系 pH 稳定，并将缓冲后的正常血浆与乏 FⅧ血浆做对照，以提高准确性与敏感性，适合低滴度抗体的检测。

3. *抗 FⅧ抗体测定(ELISA 法)*　该法可测定自身和同种抗 FⅧ抗体，敏感度是 Bethesda 法的 10 倍。

【诊断与鉴别诊断】

(一)诊断

血友病A患者出血症状突然加重，频率增加，输注凝血因子后T1/2缩短，回收率降低或出血症状没有减轻。实验室检查：APTT延长；正常血浆不能纠正；FⅧ:C减少；血浆中存在时间依赖性FⅧ抑制物。2001年国际血栓与止血学会规定高滴度抑制物＞5BU；低滴度抑制物≤5BU。高反应型：输注FⅧ后抑制物滴度升高5BU以上；低反应型：输注FⅧ后抑制物滴度仍＜5BU。

(二)鉴别诊断

1. *获得性血友病A*　多成年人发病，很少有关节畸形，既往无出血史，无阳性家族史，男女均可发病。抑制物呈非时间依赖性，可有残余FⅧ:C。

2. *狼疮抗凝物(LA)*　延长的APTT不能被正常血浆纠正，而补充外源磷脂能缩短或纠正。通过各种依赖磷脂的试验如高岭土凝血时间(KCT)，LA-PTT及稀释的蝰蛇毒试验(dRVVT)等延长以证实。LA存在时二期法测定FⅧ:C正常或增加，FⅧ:C多＞10%，临床很少表现出血，易发生血栓。

3. *血友病B或其他先天性凝血因子缺陷症或获得性凝血因子抗体*　通过测定相关因子活性和相应抗体可鉴别。

【治疗】

(一)治疗血友病A伴抑制物常应用的生物制剂和药物

1. *人FⅧ浓缩物(hFⅧ)*　大剂量、高纯度hFⅧ:成人初始剂量50～100 U/kg，随后10U/(kg·h)维持，此外每1BU抗体额外给20U hFⅧ。

2. *重组FⅧ浓缩物(rFⅧ)*　推荐rFⅧ20U/kg，再加40U或首次100～200U/kg，续以4～14U/(kg·h)，持续静滴。

3. *猪FⅧ浓缩物(Hyate-C，pFⅧ)*　猪与人FⅧ结构有高度同源性，可在人体起止血作用，且不易与人FⅧ抗体发生交叉反应，用于高反应型抑制物伴严重出血患者的治疗。基因重组无B区pFⅧ国内目前尚无供应。

4. *FⅧ旁路制剂*　不依赖FⅧ/FⅨ的止血的制剂，通过补充外源或共同凝血途径中所需的凝血因子达到凝血终点，现已广泛用于血友病A、血友病B伴抑制物以及获得性血友病的治疗。

(1)凝血酶原复合物浓缩物(PCC)：含FⅡ、FⅨ、FⅩ、FⅦ和酶原、磷脂。剂量每次75～125U/kg，每12～24小时1次[200U/(kg·d)]。有效率64%～95%。应避免与抗纤溶药物合用。

(2)激活的凝血酶原复合物(APCC)：主要含FⅨa、FⅦa及小量FⅪa、FⅩa、凝血酶(FⅡa)。国外已广泛用于自体或同种FⅧ抗体患者出血的治疗，现有2种产品Autoplex(Batex hyland)和FEIBA®(Immuno)，国内目前尚无该产品供应。

(3)重组激活FⅦa(rFⅦa，NovoSeven，诺其)：rFⅦa通过加速TF/FⅦa途径；结合激活的血小板；不依赖TF直接激活血小板表面的FⅩa发挥凝血作用。由于这种酶促反应局限在细胞表面，可降低全身凝血激活和血栓并发症的危险。目前世界血友病联盟(WFH)推荐rFⅦa为血友病A或血友病B抑制物及获得性血友病A患者出血的首选治疗，有效率达85%～90%。推荐剂量：90～120μg/(kg·d)，静脉注射或滴注(适合治疗或手术时间长者)，每2～3小时1次，重复2～4次(半率期2～3h)，直至出血停止。可与抗纤溶药物同时用。已有动脉血栓，包括心肌梗死的报道。已知对rFⅦa和鼠、牛蛋白过敏者禁用。

5. *其他辅助药物*

(1)DDAVP(1-去氨基-8-D-精氨酸血管加压素，弥凝，Stimate)：介导FⅧ、vWF和纤溶酶原激活物从内皮细胞迅速释放到循环中，迅速提高血浆FⅧ和vWF水平2～6倍，约90min达反应高峰。由于可避免应用生物制剂产生病毒感染或抗体，且价格低廉，被WFH推荐为轻型血友病A、血友病A携带者和1型血管性血友病(vWD)首选，但仅对抗体滴度＜5BU，FⅧ:C＞5%的血友病A伴抑制物患者有效。推荐剂量：0.3～0.4μg/(kg·d)加入50ml生理盐水，静脉滴注或加20ml生理盐水，静脉注射，20～30min。如有效，可间隔24h以上重复用。不良反应：一过性心动过速、面部潮红、轻度头痛、鼻塞、寒战和腹部不适。2岁以下的儿童和产后的妇女易诱发低钠血症，故禁用。已有栓塞(心肌梗死)的病例报道，老年人和有动脉疾病者慎用。

(2)抗纤溶药：控制出血的辅助药物，保护已形成的血凝块不再溶解。

①氨甲环酸(止血环酸，AMCHA)，竞争性抑制纤溶酶原活化为纤溶酶，增强血凝块的稳定性，是有效的辅助止血药物，适用于口腔、鼻腔消化道等黏膜出血或拔牙后出血。推荐剂量：成年人3～4g/d，分3～4次，口服或0.25g，12～24h静脉滴注。也可配制成5%氨甲环酸溶液含嗽，q6h。关节/肌肉出血慎用。血尿患者不宜使用，以免血块阻塞

尿道。不可与 PCC 或 aPCC 联合应用，以免增加血栓危险。如必需用这两种药物，至少间隔 4～6h。

②氨基己酸(6-氨基己酸，EACA)，类氨甲环酸的药物，由于半衰期短，效果有限，毒性较大，目前已较少应用。剂量：成年人首次 4～6g 用 5%～10%葡萄糖溶液或生理盐水 100ml 稀释，静脉注射，维持量每小时 1g，8h 1 次或 4～6g/d，静脉滴注，最大剂量<20g/d或口服，成年人每次 2g，每日 3～4 次。

③氨甲苯酸(止血芳酸、抗血纤溶芳羧，PAMBA)：作用与氨基己酸相同，但强 4～5 倍。成年人每次 0.1～0.3g，<0.6g/d；每次儿童 0.1g。

(二)伴抑制物的血友病患者的治疗方案(图 25-3)

1. *治疗原则*　迅速控制出血和去除抗体。根据抑制物滴度、出血严重程度以及以往治疗反应等制定个体化治疗方案。

(1)止血：轻微出血可采用抗纤溶药物或 DDAVP；严重出血应用大剂量 hFⅧ或 FⅧ，pFⅧ/无 B 区 rpFⅧ；旁路制剂(PCC、APCC、rFⅦa)。

①低反应型(抗体滴度<5BU)且无严重出血患者：如 FⅧ，C>5%，可先 DDAVP 每次 0.3～0.4μg/kg。如无效，大剂量 hFⅧ70～140U kg 或每 BU 抑制物 40 U/kg 或开始 1 万 U，然后1 000 U/h 维持；有条件推荐 rFⅧ 100U/kg，随后 10U/(kg·h)持续静脉滴注。一般足以中和循环中的抑制物，达到止血目的。

②高反应型(抗体滴度>5BU～30BU)：立即给“旁路途经”药物，rFⅦa70～100μg/kg，每 2～4 小时 1 次，70%有效或 PCC 50～100 U/kg 或 aPCC 50～70U/kg，每 8～12 小时 1 次，止血效果达 40%～50%。如抗体滴度仍高，血浆置换以暂时去除抗体。

(2)清除抗体或抑制抗体的产生：长期免疫治疗，防止免疫记忆反应，抑制抗体生成。

①免疫抑制药：单独用对血友病 A 伴抑制物效果差，多数情况下作为免疫诱导耐受治疗的一部分，但对非血友病 A 患者的自身免疫抗体效果好。(可参照获得性血友病免疫抑制剂治疗部分)首选泼尼松 1～1.5mg/(kg·d)或泼尼松龙5～10mg，每日 3 次，口服。如无效，可换或联合细胞毒药物：环磷酰胺 1～2mg/(kg·d)或 50～80mg/d，口服，加或不加泼尼松；硫唑嘌呤 100～200mg/d 或 2mg/(kg·d)，口服，加或不加泼尼松。如抗体持续存在，可换环孢菌素 A(cyclosporine，CSA)，2～5mg/(kg·d)，3～6 周。免疫抑制治疗 6～12 周仍无反应，应终止。

②大剂量静脉输注丙种球蛋白(IVIG)：免疫球蛋白中特异抗体可灭活 FⅧ抗体，使抗体滴度迅速下降。IVIG 不应作为去除自身抗体的一线治疗，不主张单用，往往与免疫抑制药合用；或作为免疫耐受治疗的一部分；或与血浆置换合用。剂量：0.4g/(kg·d)，连用 5d 或 2g/(kg·d)，静脉滴注。

③血浆置换：用于抗体滴度高伴严重出血，且输注 FⅧ后仍不能止血者。每次置换 4～6L 血浆可使抗体下降 60%～90%。血浆置换后需再输入大量 FⅧ或新鲜冷冻血浆。

④体外吸附：利用蛋白 A 层析柱选择性吸附 IgG (除 IG_3) 所有亚型的 FC 碎片，抗体可由数千 BU 降至数十 BU，吸附后需继续大量输注 FⅧ。该方法不适合急性出血的治疗。

(3)难治性自身抗体的清除

①环孢菌素 A(CSA)：由于抑制 T 细胞受体信号传达途径中的酶或细胞因子，还可用于某些原发疾病的治疗，如 SLE 合并 FⅧ抗体时效果好。一般剂量 200～300mg/d。

②FK 506(他克莫司，tacrolimus)、霉酚酸酯(mycophenolate，CellCept)和西复莫司(sirolimus)等，已通过大量病例证实其有效性与安全性。

(4)二线免疫抑制/免疫调节治疗(挽救治疗，Salvage)：抗 CD20 单克隆抗体(美罗华)可用于一线治疗耐药或不能接受类固醇或细胞毒药物的患者，也有用于抗体滴度高者的初始治疗，推荐方案：抗 CD20 每周 375mg/m^2×4w；用 8～12 周，直至抗体消失。

(5)免疫诱导耐受(ITI)：机制为通过反复暴露于抗原使患者建立免疫耐受，抑制 FⅧ抗体的产生或诱导机体产生抗特异性抗体。ITI 本质上是免疫系统的脱敏方法，目的是清除同种抗体抑制物。目前尚无统一方案。是血友病伴抑制的重要治疗方法。

①Bonn 方案(大剂量 ITI)：FⅧ150 U/kg，bid，高危出血患者同时用 aPCC 50U/kg，bid；直至抗体滴度低于 lBU/ml。该方案因输注频繁且费用昂贵难以推广使用。

②Van Creveld(荷兰，低剂量)方案：FⅧ25U/kg，qod，输注，随之剂量每次减少 30%，最终减至 10～15U/kg，q3w。该方案患者易接受而且性价比高。

③Malmo 方案：FⅧ联合免疫抑制治疗，适合初始抗体滴度高的患者。首先用免疫吸附方法使

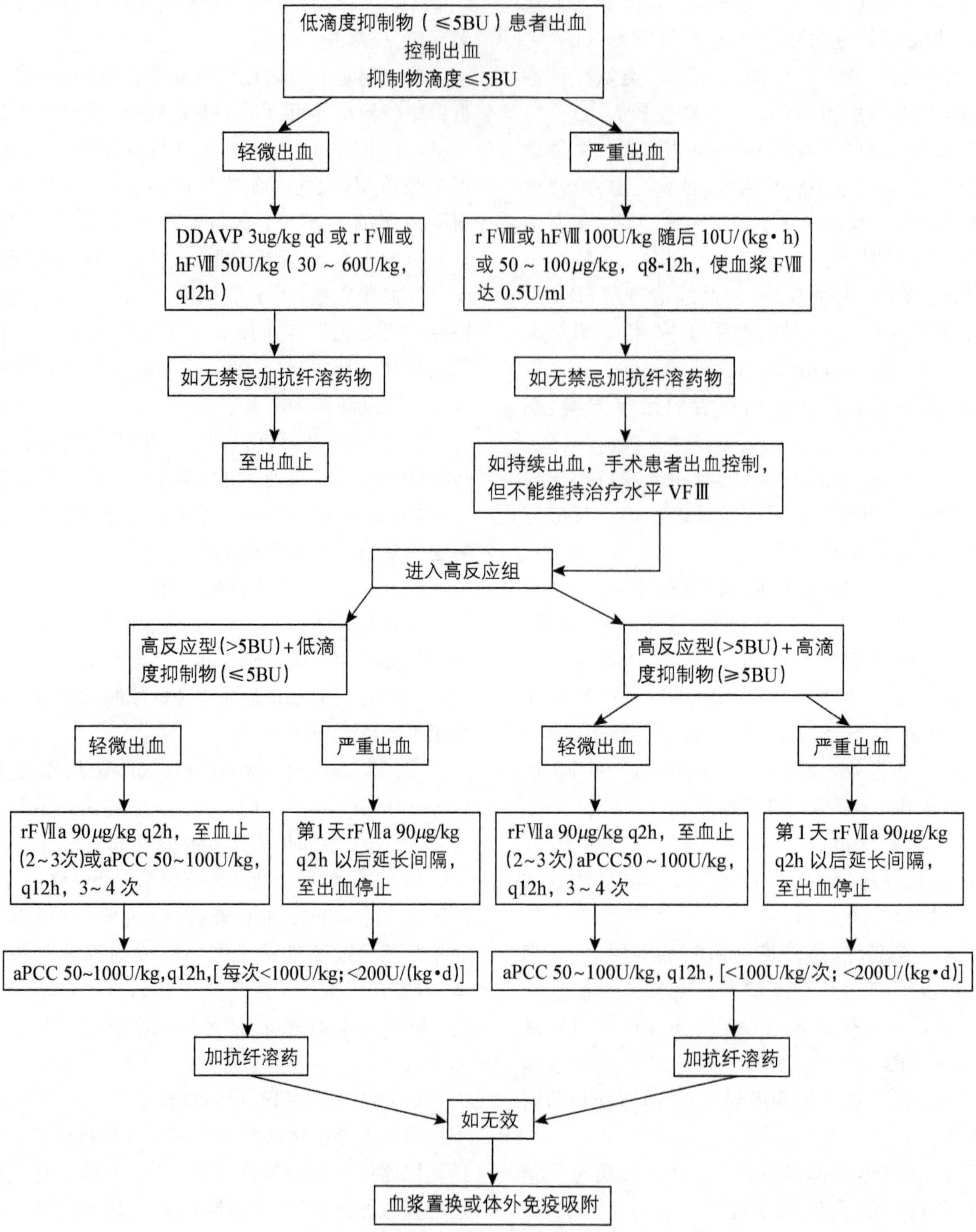

图 25-3　血友病 A 患者伴抑制物治疗流程

抗体滴度低于 10BU/ml 后再开始 ITI：口服泼尼松 50～150mg 和环磷酰胺 12～15mg/(kg·d)，共 2d，以后 2～3mg/(kg·d)，共 8～10d，也可联合 IVIG；大剂量 FⅧ2～3 周维持体内 FⅧ浓度40%～100%，然后每周 2～3 次预防性输注 FⅧ治疗。

④“国际免疫耐受患者登记处”（ISTH-SSC）推荐方案（图 25-4）：FⅧ100U/(kg·d)联合免疫抑制药可加速免疫耐受产生，降低费用。大剂量 IVIG 加 CTX，或加免疫吸附可有协同作用。

ITI 优点：一旦获免疫耐受，可控制出血；抑制物被清除后降低死亡率；很少复发；且可转变为预防治疗，减少消除今后关节和其他病变。缺点：昂贵，维持治疗需中央静脉插管增加败血症和血栓危险性。ITI 不适合轻、中度出血，非急症或选择性手

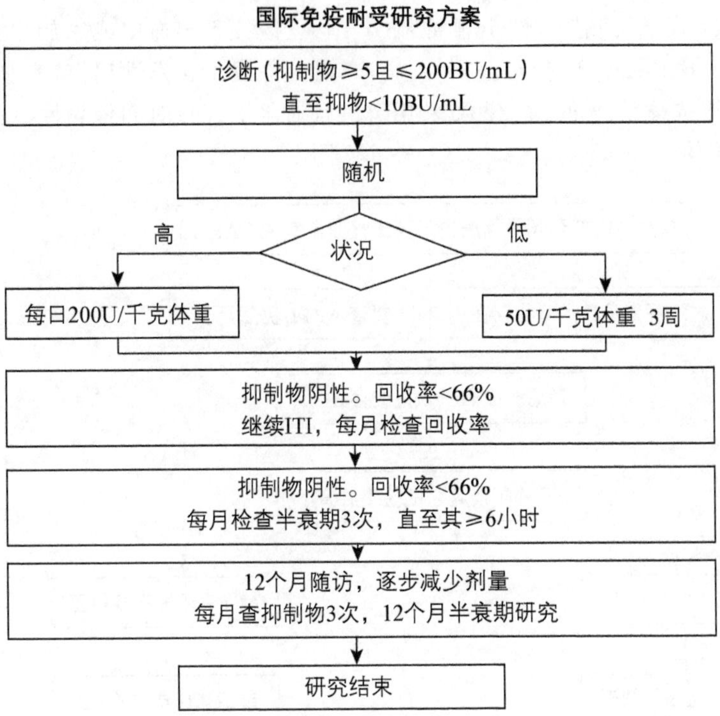

图 25-4　ISTH-SSC 推荐 ITI 方案

术伴抑制物患者。

（三）疗效评价指标

有效：出血控制；抗体滴度检测不出，同时输注 FⅧ后回收率≥66%；部分有效：抗体滴度检测不出，但输注 FⅧ后回收率<66%；治疗失败：治疗超过 6 个月抗体滴度无变化。

【预后】

定期检测抑制物，早期诊断与及时治疗，将大大改善预后。近年，由于旁路制剂的应用，尤其 ITI 治疗，63%～91%患者获得根治。

二、获得性 FⅧ抑制物（获得性血友病 A，AHA）

【定义】

非血友病 A 患者体内自发性产生的中和或灭活 FⅧ活性的自身免疫性抗体，引起 FⅧ水平降低，导致临床严重的、甚至威胁生命的出血并发症，亦称获得性血友病 A（AH）。

【流行病学】

获得性血友病 A 发病率每年（1.1～1.35）/10^5，男女患病率均等，可见于任何年龄段，多为成年人发病（50 岁以上），儿童期少见。自身抗体约 1/3 可自行消失，病死率达 22%。

【病因及发病机制】

获得性 FⅧ抑制物可由于自身免疫性疾病，病理或医学干预引起免疫耐受破坏引起。

主要病因：自身免疫性疾病、药物、恶性肿瘤妊娠、分娩后、支气管哮喘、皮肤病、慢性肠炎、GVHD 患者，约 50%为“特发性”。

获得性 FⅧ抑制物属自身免疫抗体，由于体内多种抗体与 FⅧ有交叉反应性而产生。多属 IgG，其中 IgG1、IgG4 型为主，少数 IgM、IgA 或混合型。自身抗体灭活 FⅧ活性呈时间与温度依赖性，即使高浓度温育一定时间后，仍有残余的 FⅧ活性，故获得性血友病 A 患者即使高滴度抗体时体内也可测出 FⅧ：C（2%～10%）。

【临床表现】

1. *症状*　既往无出血史的患者突然发生急性、广泛的、多自发性出血，出血程度甚至比血友病 A 患者严重，8%为致命性出血。表现为全身皮肤、黏膜出血，各种内脏出血可引起血尿、黑粪、月经过多和产后出血，甚至颅内出血，但很少发生关节出血和畸型。

2. *体征*　全身广泛黏膜出血，皮肤淤点、淤斑和肌肉血肿，颅内出血时神经系统检查病理征阳性，严重出血者贫血貌。

【实验室检查】

FⅧ:C 减少，血浆存在时间依赖性 FⅧ抑制物，有剩余的 FⅧ活性。Bethesda 试验对获得性血友病 A 不甚敏感，尤其抗体滴度低时，建议采用 ELISA 法检测抗 FⅧ抗体。

【诊断与鉴别诊断】

(一)诊断

既往无出血史或家族出血史的非血友病 A 患者突然发生自发性出血，实验室检查：FⅧ:C 减少，且血浆中存在时间依赖性 FⅧ抑制物（诊断流程见图 25-5）。

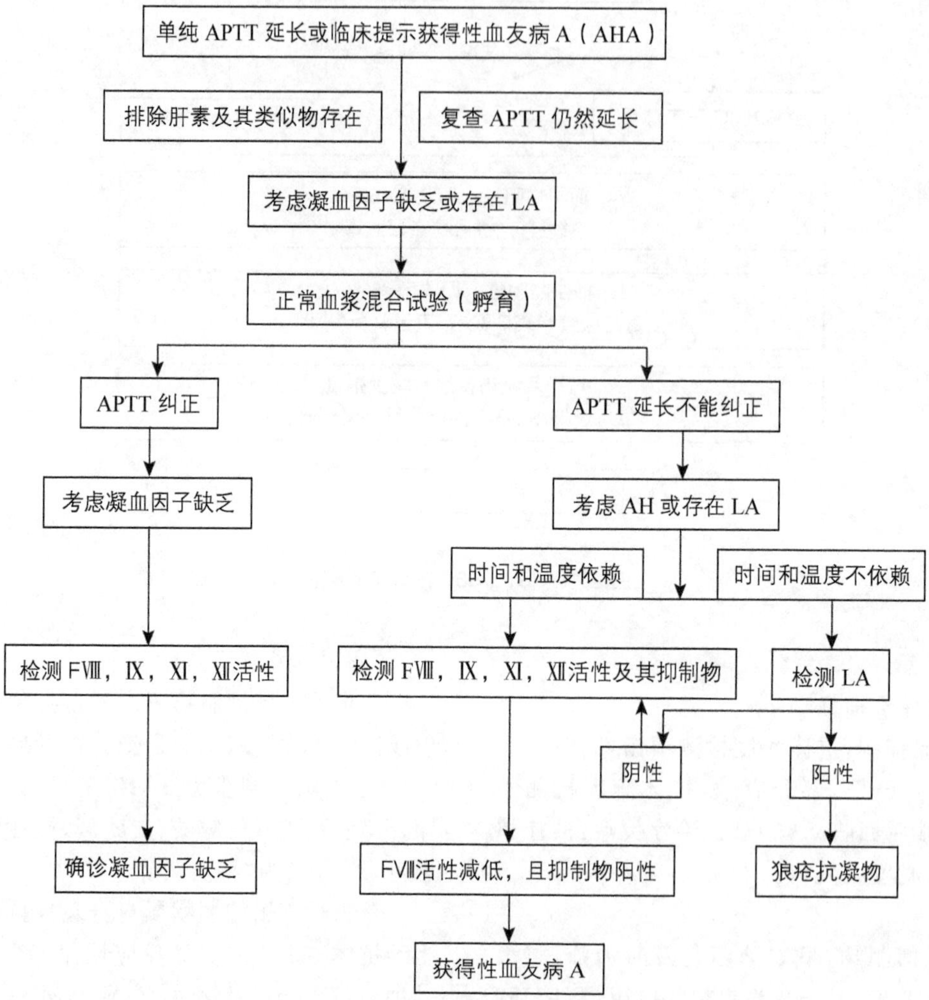

图 25-5　获得性血友病 A 诊断流程

(二)鉴别诊断

1. 血友病 A 患者伴 FⅧ抑制物　多有自幼反复、自发性出血史，以肌肉和关节出血、关节畸形为特点；多有家族出血史；符合 X 连锁隐性遗传规律。血友病 A 患者产生的同种抗体可完全灭活 FⅧ活性，无残余 FⅧ活性。

2. 狼疮抗凝物(LA)　延长的 APTT 不能被正常血浆纠正，而补充外源磷脂能缩短或纠正，进一步通过各种依赖磷脂的试验及稀释的蝰蛇毒试验(dRVVT)等延长以证实。LA 患者很少出血，易发生血栓。

【治疗】

1. 积极治疗原发病，治疗 SLE 等免疫系疾病。

2. 长期抑制或清除自身抗体防止免疫记忆反应，抑制抗体生成。

对获得性血友病患者疗效显著(50%)。一旦确诊首选免疫抑制，推荐：泼尼松 1～1.5mg/(kg·d)或泼尼松龙 5～10mg，每天 3 次。如无效，可改用或加用细胞毒药物：环磷酰胺 1～2mg/(kg·d)或 50～80mg/d，口服，加或不加泼尼松；硫唑嘌呤 100～200mg/d 或 2mg/(kg·d)，口服，加或不加泼尼松。如抗体持续存在，可换环孢菌素 A(Cyclosporine,CSA),2～5mg/(kg·d),一般疗程 3～6 周。免疫抑制治疗如 6～12 周仍无反应,应终止。个别在早期或减药时复发,或数月后复发。

抗 CD20 单克隆抗体(rituximab,利妥昔,抗 CD20 单抗,商品名:美罗华):通过与 B 细胞结合,抑制 B 细胞产生抗体。每周 375mg/m²,4 周或 8～12 周。抗 CD20 单抗联合糖皮质激素,或联合细胞毒药物治疗,多数患者可获得缓解(80%)和部分缓解(20%),目前推荐为获得性血友病的二线治疗。

ITI 治疗对获得性血友病很少有效。

3. 积极控制出血。参照血友病 A 伴抑制物治疗(第一节)。

附:获得性血友病 A 治疗指南(第 50 届国际血栓与止血学会,ISTH 推荐)

1. 获得性血友病 A 抗-出血治疗的策略

(1)一线治疗

①rFⅦa 或 aPCC。推荐对于严重出血的患者:rFⅦa 90μg/kg q2～3h 直至出血止。或 aPCCs 50～100U/kg q8～12h,<200U/(kg·d)。

②如旁路制剂无效,选如下治疗:hFⅧ、DDAVP。

③如仍无效,选如下治疗:pFⅧ。如一线治疗失败换二线方案。

(2)二线治疗:免疫吸附加或血浆置换(仅限于威胁生命的出血时)。

2. 获得性血友病 A 治疗失败的定义　出血/单位时间出血无改善;补充红细胞,Hb 仍无变化或降低;影像学证实内脏出血范围增加;正规治疗后 48h 证实继续出血;抗出血治疗中发生新的部位出血;虽然治疗,但由于血肿引起的疼痛加重。

3. 获得性血友病 A 的清除抑制物方案　推荐所有获得性血友病 A 患者确诊后立即接受免疫抑制治疗。

(1)一线治疗:开始单用皮质类固醇(corticosteroids)或联合 cyclophosphamide(CTX)以根除自身抗体。建议 corticosteroids 1mg/(kg·d),口服,4～6 周,或与 CTX 合用[CTX 1.5～2mg/(kg·d)≤6 周]如一线治疗失败或禁忌,换二线治疗。

(2)二线治疗:Rituximab(美罗华);也可选:硫鸟嘌呤(Azathioprine)、长春新碱(Vincristine)、环胞菌素(Mycophenolate)、环磷酰胺(Cyclosporine)。

不推荐:大剂量 IVIG 单用于抑制物的清除治疗。

建议:免疫耐受方案加免疫吸附治疗仅限于威胁生命出血患者。

4. 免疫抑制治疗后的检测频率　获得性血友病 A 自身抗体缓解后检测 aPTT 和 FⅧ:C:<6 个月之内,每月 1 次;6～12 个月,每 2～3 个月 1 次;>12 个月,每 6 个月 1 次。

5. 免疫抑制治疗的不良反应　骨髓抑制:药物性再障;粒细胞缺乏:感染、败血症(12.2%～33%);血小板减少:出血、颅内出血(3.6%),病死 11%。免疫功能低下:感染。

【预后】

病死率>50%。近年随着"旁路制剂"有效地控制出血,大大降低了病死率。长期联合免疫治疗清除抑制物或减少抑制物的产生,使获得性血友病 A 治愈率大大提高,但仍有 20%可复发。

三、FⅨ抑制物

【定义】

FⅨ抑制物是体内产生的特异性抑制或灭活 FⅨ促凝活性,引起 FⅨ水平降低的抗 FⅨ抗体,包括:血友病 B 患者输注 FⅨ制品替代治疗后产生灭活 FⅨ活性的同种异体抗体;非血友病 B 患者自发产生的自身免疫性抗 FⅨ抗体引起出血并发症(亦称获得性 FⅨ抑制物,获得性血友病 B)。

【流行病学】

血友病 B 发生率为 1%～3%,2%～4%为重型血友病 B 接受 FⅨ制品治疗后。45%～50%由于免疫记忆反应诱导,平均暴露抗原时间 11d(2～50d)。

【病因与发病机制】

重型血友病 B 接受 FⅨ制品治疗后;自发性抑制物者少见,可发生在自身免疫性疾病,如 SLE、分娩后,或无原因。

抑制物属多克隆 Ig,抗体多为 IgG 型。抗体以 IgG4 型为主,45%对 FⅨ产生免疫记忆反应。与抗 FⅧ抗体不同的是抗 FⅨ IgG1、IgG4 在体外活性为即刻变态反应(超敏反应),不依赖时间与温度。如果反复、大剂量输注 FⅨ可产生肾病综合征(如免疫耐受诱导治疗)。血友病 B 伴 FⅨ抑制物多数由于基因缺失或无义突变引起,大的基因缺失或基因重排的血友病 B 患者易发生抑制物。

【临床表现】

血友病 B 患者出血症状突然加重,频率增加,对以往治疗无效时应考虑抑制物的产生。非血友病B患者突然自发性出血，出血表现类似血友病B，可广泛皮肤淤斑、肌肉出血、软组织血肿、泌尿道、胃肠道出血和月经过多，甚至颅内出血。很少关节出血与畸形。临床过程可在数月内缓解，也可持续数年。50%可首先表现过敏反应，尤其是重型血友病B，儿童接受FIX制品治疗后可表现为严重的变态反应或过敏反应。

【实验室检查】

1. APTT延长，且不能被正常血浆纠正，FIX：C减少。

2. FIX抑制物定量（Bethesda法）测定。

方法同FⅧ抗体。但抗FⅨ-IgG在体外的活性为即刻变态反应，不依赖时间与温度。

【诊断与鉴别诊断】

1. 诊断　血友病B患者出血症状突然加重，频率增加，对以往治疗无效；或非血友病B患者突然自发性出血，出血表现类似血友病B，实验室检查FIX：C减少；FIX抑制物呈即刻灭活FIX：C特点，不呈时间和温度依赖性。

2. 鉴别诊断

(1)血友病A伴FⅧ抑制物：FⅧ减少；抗FⅧ抗体呈时间和温度依赖性。

(2)获得性血友病B：多成年人发病，很少关节畸形，既往无出血史，无阳性家族史，男女均可发病。

【治疗】

50%以上的产生抑制物的血友病B患者会出现严重的过敏反应，包括对FⅨ浓缩物过敏。因此新诊断的血友病B患者，尤其是有家族史或有基因缺陷而容易产生抑制物的患者，在最初10～20次用FⅨ浓缩物治疗时应在医院内进行。

血友病B伴FⅨ抑制物的处理原则与血友病A伴抑制物基本相同：迅速止血；去除抗体。应考虑抗体的滴度、患者的免疫反应类型、临床出血程度和FIX：C的浓度。

(一)选用制剂

1. PCC　剂量与方法同血友病A伴抑制物。因PCC在制备过程中部分凝血因子被激活，输注剂量过大、过快易引致血栓形成和DIC的危险。

2. 纯化的人FⅨ浓缩物(hFⅨ)　目前国外已广泛使用，国内尚无供应。hFⅨ可以避免血栓形成和DIC的危险，如有条件，推荐首先使用，1U/kg可提高1%FⅨ，体内FⅨ半衰期18～24h，需每隔12～24h输注，严重出血或手术则仍需12h 1次。FⅨ剂量＝预计提高的FⅨ水平(%)×体重(kg)。注意过敏反应发生。

3. 重组FⅨ(Bene rFⅨ，Wyeth)　1U/kg可提高成年人FⅨ约0.8%；儿童约0.7%。剂量＝体重(kg)×预计提高的因子水平%÷0.8/d(儿童÷0.7)，缓慢静脉注射或静脉滴注。国内目前尚无供应。

4. 重组FⅦa(rFⅦa)　同血友病A伴抑制物。

5. 抗纤溶药物　避免与PCC同时应用；或已接受大剂量PCC/aPCC治疗的患者。

(二)治疗原则与方法

1. 止血　高反应型且抑制物滴度≥5BU：rFⅦa、大剂量PCC 75～100U/kg，每天1～2次；hFⅨ 70～140U/kg，或加免疫抑制药、血浆置换、免疫吸附。低反应型且抑制物滴度＜5BU：大剂量FIX浓缩物或持续输注，如无效，按高反应型且抑制物滴度≥5BU治疗。

2. 去除抗体

(1)免疫抑制药：单独用免疫抑制药对血友病B伴抑制物效果差，对非血友病B患者自身免疫抗体效果好。FⅨ抑制物消失后，可联合地塞米松、IVIG、抗CD20单抗(参照获得性血友病A)。对FⅨ过敏反应可产生肾病综合征和膜性肾小球肾炎，对免疫抑制治疗反应差，可换rFⅦa。

(2)免疫诱导耐受(ITI)：每天超大剂量的hFⅨ建立免疫耐受或采用较小剂量隔日给药获得免疫耐受。可与其他方法联合应用，如：IVIG、血浆置换、体外吸附、免疫抑制药等。

【预后】

ITI对血友病B伴抑制物疗效差(有效率25%～36%)，应慎重权衡成功与并发症的利弊，长期ITI治疗引起严重过敏反应，甚至造成肾衰竭。

四、其他凝血因子抑制物

凝血因子Ⅺ、Ⅻ、ⅩⅢ、Ⅴ、Ⅶ、Ⅹ、Fg、Ⅱ抑制物罕见，其诊断与治疗可参照FⅧ抑制物，故本章不再累述。

第二节　抗磷脂抗体和抗磷脂综合征

一、抗磷脂抗体

【定义】

抗磷脂抗体（antiphospholipid antibodies，APA）是由于人体淋巴细胞免疫耐受缺陷产生的针对自身抗原的病理性抗体（免疫球蛋白），其共同的生物学特点是针对各种负电荷磷脂-蛋白复合物的自身抗体，通过识别不同的蛋白靶抗原，与磷脂或磷脂-蛋白复合物结合，干扰人体依赖磷脂的凝血和抗凝过程。APA 的辅因子包括许多结合阴离子磷脂的靶蛋白：β_2-糖蛋白 I（glycoprotein I，β_2GPI）、凝血酶原（prothrombin）；强联蛋白-V（Annexin V）、蛋白 S（protein S）、蛋白 C（protein C）、EPCR（内皮细胞蛋白 C 受体），此外，还有 FⅫ、HMWK、TFPI、补体因子 H、磷脂酶等。

1. 抗心磷脂抗体（ACA）　Harris/Coworkers 于 1983 年在无梅毒感染患者血清中发现与磷脂起反应的抗体，引起假阳性反应。后发现 ACA 不仅在狼疮，也存在于非狼疮患者中。ACA 的靶抗原是与磷脂结合的 β_2GPI。

2. 狼疮抗凝物（LA）　LA 是一种能够在体外延长依赖磷脂的凝血试验的免疫球蛋白。LA 不仅见于系统性红斑狼疮，也可见于其他免疫性疾病、肿瘤、淋巴增生性疾病、感染、药物、甚至健康人，故称“狼疮样抗凝物”。LA 主要通过结合凝血酶原一磷脂复合物干扰依赖磷脂的凝血过程。由于凝血与抗凝过程均依赖磷脂参与，LA 在体外产生抗凝效应；在体内抑制凝血过程促进血栓的形成。

3. β_2-糖蛋白 I（glycoprotein I，β_2GPI）　β_2GPI 是一种亲磷脂糖蛋白（载脂蛋白 H），ACA 辅因子，是人体内天然抗凝物。β_2-GPI 与-FXa-Va-Ca^{2+}-磷脂形成复合物，起抗凝作用。抗 β_2GPI 抗体特异性识别 β_2GPI-1 区 40～43 氨基酸，增加 β_2GPI 与阴离子磷脂的亲和力，起促凝作用。

4. Annexin-V（胎盘抗凝蛋白-I、关联蛋白）　Annexin-V 系人类胎盘与血管中分离具有很强抗凝活性的磷脂结合蛋白（27 种），与阴离子磷脂有高度亲和性，在暴露的磷脂表面聚集，形成保护屏障，阻止细胞膜磷脂表面的凝血反应。APA 通过与磷脂-蛋白或磷脂高亲和力的作用，干扰 AnnexinV 在磷脂表面聚集，使其无法发挥抗凝作用。

二、抗磷脂综合征（antiphospholipid syndrome，APS）

【定义】

APS 是一组以反复发生动脉、静脉血栓或和习惯性流产为临床表现，伴持续性 APA 或抗 β_2糖蛋白 I（β_2GPI）抗体阳性，多系统受累的非炎症性自身免疫性疾病。

APS 是 Soulier 首先（1980）描述的反复流产、血栓形成且循环中存在狼疮抗凝物（LA）的患者。Harris（1985）将这组以反复动，静脉血栓或习惯性流产，和（或）血小板减少为主要临床表现，伴抗磷脂抗体（APA）阳性称为抗磷脂综合征，亦称 Hughes 综合征、抗心磷脂抗体综合征、抗磷脂抗体综合征、抗磷脂抗体血栓综合征。

【流行病学】

发病率不清，多发生于年轻女性。30%～40% APA 阳性者可发生 APS；50%～75% APS 患者 LA 与 ACA 均阳性，10%～15% SLE 患者合并 APS。

【病因与发病机制】

APS 基本病理改变为各级血管内血栓形成，血栓可累及任何血管与脏器。APA 引起血栓机制尚未完全清楚，涉及血管内皮，血小板，凝血与抗凝，纤维蛋白溶解等多个病理环节。

1. 血栓形成机制　APS 血栓总发生率 30%～50%。APA 引起血栓机制尚未完全清楚，涉及血管内皮，血小板，凝血与抗凝，纤维蛋白溶解等多个病理环节。

APA 可直接造成血管内皮免疫损伤，诱导血管内皮达促凝物质；上调血管内皮细胞黏附分子的表达，激活血小板和内外凝血途径等。APA 通过与活化的蛋白 C（APC）竞争表达抗凝活反应膜中的磷脂干扰依赖磷脂的 APC 活性，影响 APC 灭活 FⅤa，FⅧa 的抗凝作用；干扰血管内皮细胞释放组织纤溶酶原激活物（t-PA），促进纤溶酶原激活药抑制物（PAI）释放，致使 t-PA↓/PAI↑，有利于血栓的形成。

2. 病理妊娠的机制　持续性 LA，高滴度 ACA 阳性与流产密切相关。APA（+）妊娠妇女流产率高达 59%；而 APA（−）者为 20%。5%～

38%习惯性流产者 APA(+)，正常妊娠妇女0.5%～2% 阳性。

Annexin V 屏障作用减弱：Annexin V 主要存在于人体胎盘内起天然抗凝作用。APA 干扰 AnnexinV 在磷脂表面的聚集，使其无法发挥抗凝作用，引起胎盘血栓或梗死，胎盘功能不全是造成反复流产、胎儿宫内发育不全、早产、死胎、等病理妊娠的主要原因。

【临床表现】

(一)血栓栓塞

临床症状取决于受累的血管大小、特性以及形成的急慢性过程，血栓引起缺血，进一步引起受累脏器功能衰竭。血栓发生率为 25%～70%。

1. 静脉血栓栓塞　静脉血栓发生率为 25%～70%，反复下肢深静脉血栓(DVT)最常见，表现患肢肿胀；肺栓塞(PVE)可引起肺动脉高压，成年人呼吸窘迫综合征；肾静脉血栓引起肾衰竭；肝静脉血栓引起布-加综合征；视网膜静脉血栓引起视力减退、失明；腹腔、盆腔、胸腔等静脉血栓可引起腹痛、胸痛等症状。

2. 动脉血栓栓塞　动脉血栓较静脉血栓少见(发生率为 28%)，其中脑梗死约占 50%；心肌缺血或心肌梗死占 23%；肾动脉栓塞引起肾衰竭；视网膜动脉血栓引起视力减退、失明；足动脉血栓引起缺血性坏疽；肠系膜动脉血栓引起剧烈腹痛。

(二)产科病变

由于胎盘血管血栓，胎盘梗死、缺氧，影响胎盘置入，造成早妊期习惯性流产、胎儿宫内发育迟缓、早产、死胎、先兆子痫和 HELLP 综合征(hemolysis elevated liver enzymes low platelets syndrome)等。

(三)其他临床表现

1. 心脏瓣膜疾病　二尖瓣和主动脉瓣非细菌性疣赘性心内膜炎形成血栓，血栓脱落可引起肺或脑栓塞。

2. 血小板减少　40%～50%患者血小板减少，多呈周期性，急性发作。少数合并自身免疫性溶血性贫血(Evans 综合征)或白细胞少。

3. 出血　APS 患者虽体外试验凝血时间延长，但临床很少表现出血，主要由于血小板减少或抗凝血酶原抗体引起凝血酶原减少引起。

4. 神经系统病变　表现为痴呆、偏头痛、舞蹈症、癫痫、周围神经炎和重症肌无力等。

5. 皮肤表现　真皮下小血管血栓形成网状青斑、皮肤坏死性血管炎、皮肤缺血、下肢溃疡、坏疽、发绀、疼痛性皮下结节和肢端可触性红斑。

6. 恶性或称灾难性血管阻塞综合征(Catastrophic APS，CAPS)　短期内全身小血管广泛的血栓形成，主要累及心、肺、肾、肝、脑和肾上腺等；也可表现为 DIC、多器官功能衰竭、血栓性血小板减少性紫癜(TTP)、溶血性尿毒症综合征(HUS)。病程进展迅速，病死率达 50%。

【诊断与鉴别诊断】

(一)诊断

1999 年(Sapporo)首次制定了 APS 国际诊断标准，2006 年在原标准基础上进行了修正，成为目前公认的 APS 诊断与分型标准(Miyakis et al，Sydney ISTH，J Thromb. Haemost，2006)。新标准规定需具备至少下列一种临床表现和一项试验异常。

1. 临床标准

(1)血管血栓　≥1 任何组织或器官的动、静脉或小血管血栓，血栓须经影像学证实。

(2)妊娠病变　≥妊 10 周、≥1 次不能解释的形态学正常的死胎；≥妊 34 周、≥1 次形态学正常的早产儿；≥妊 10 周、≥3 次不能解释的自发性流产。

其他临床表现如心脏瓣膜病变、网状青斑、肾病、血小板减少与 APS 有关，但不特异，故目前已不作为诊断标准。

2. 实验室标准

(1)LA(依赖磷脂的凝血试验)按照 ISTH 指南测定，血浆或血清 LA 检测≥2 次，间隔 12 周，至少两种依赖磷脂的凝血试验。

(2)ACA 滴度(ELISA 法)血浆或血清 ACA-IgG 和(或)IgM＞40 GPL(或 MPL)或＞第 99 百分率。检测≥2 次，间隔 12 周。

(3)抗 β_2GPI 抗体滴度(ELISA)血浆或血清抗 β_2GPI-IgG 和(或)IgM 大于第 99 百分率，检测≥2 次，间隔 12 周。

(二)临床分型

1. 原发性　无明确病因。

2. 继发性　自身免疫性疾病如 SLE、混合结缔组织疾病、类风湿关节炎、干燥综合征等；药物如氯丙嗪、奎尼丁、奎宁、普鲁卡因胺、干扰素、青霉素等；恶性肿瘤如白血病、淋巴增生性疾病、浆细胞病等；感染如病毒，细菌，原虫感染等。

3. 灾难性(CAPS 诊断标准，Asherson et al，2003)

(1)累及至少 3 个器官,系统和(或)组织。

(2)1 周内或同时出现临床症状。

(3)组织病理:小血管堵塞至少 1 个 器官或组织。

(4)APA(+)。

(5)产科并发症。

(三)鉴别诊断

1. *其他抗凝物质*　如获得性 FⅧ抑制物时 FⅧ多<10%;临床多表现出血;不能使 PT 或 RVVT 延长。LA 阳性时 FⅧ多>10%;易引起血栓;PT 或 RVVT 延长。

2. *遗传性易栓症*　由于各种抗凝蛋白,如:蛋白 C、蛋白 S 和抗凝血酶缺乏症;凝血因子、纤溶蛋白缺陷或代谢障碍(高同型半胱氨酸血症)所致的血栓栓塞疾病。患者多为年轻发病,反复血栓,可有阳性家族史,实验室检查上述抗凝血因子缺乏可确诊。

3. *习惯性流产*　排除由于染色体、感染等原因引起的习惯性流产。

4. *播散性血管内凝血(DIC)与血栓性血小板减少性紫癜(TTP)*　恶性或称灾难性血管阻塞综合征可表现为 DIC 和 TTP,除符合各项实验室诊断标准外,APA 阳性具有重要的鉴别诊断意义。

【治疗】

1. *积极治疗原发病*

2. *免疫抑制药*　APS 属自身免疫性疾病,因此,免疫抑制治疗,如:肾上腺皮质激素、环磷酰胺(CTX)等不仅可控制原发病,还可减少自身抗体的产生。

3. *抗凝治疗*　抗凝治疗是重要措施,目的为减少血栓形成与复发。由于临床表现的异质性,故强调长期、个体化抗凝治疗,根据 APA 与血栓的关系、是否反复发生血栓、血栓发生的部位、抗体的滴度和持续时间、临床表现以及是否存在其他危险因素等制定最佳方案。

(1)抗凝治疗的指征:仅 APA(+)一般无特殊治疗。反复 DVT;PVE;抗体滴度高,持续时间长或虽两者同时存在;合并其他高危因素者需抗凝治疗。

(2)推荐抗凝治疗方案

①反复静脉血栓　先普通肝素或低分子肝素(LMWH 0.3～0.7 抗 FXaU/ml)或与华法林(OAC)重叠应用 3～5d,靶 PT-INR 达 2.5(2.0～3.0)后,单用华法林维持,一般 12 个月。

②反复动脉血栓　华法林 PT-INR 达 3.0(3.0～3.5),维持 12 个月。同时加阿司匹林(ASA)81～325mg/d,或换 LMWH。但需监测 PT,及时调整华法林剂量,防止出血发生。

③灾难性 APS 治疗 抗血栓;肾上腺皮质激素;CTX,IVIG,血浆置换、利妥昔单抗(Rituximab)。

④习惯性妊娠丢失妇女的治疗(Shanon M Bate,2010 ASH)如下。习惯性流产:筛查 APA;首次妊娠 APA(+):暂不治疗;习惯性妊娠丢失+APA 持续阳性:产前预防性抗凝推荐小剂量肝素[5 000U,q12h 自妊娠期至产后 6～12 周,LMWH+ASP 或 UFH(中剂量)+ASP(小剂量)(表 25-1)];华法林致畸,禁用。

建议:考虑干预措施的利与弊,征得患者同意。

表25-1　习惯性流产者伴抗磷脂阳性妇女的预防性抗凝治疗

Recommendations: Pregnancy Loss

- Antepartum prophylaxis for prevention of recurrent loss
  - Antiphospholipid Antibody

ACCP	SOGC	RCOG	BCSH	SIGN
ASA+ UFH/LMWH Grade 1B	ASA+ Heparin No Grade	ASA+ Heparin Grade A	ASA+ Heparin Grade B	ASA+ LMWH Grade A

【预后】

APS 如能早期诊断与及时治疗,多数预后良好。灾难性 APS 病死率达 50%。

三、肝素样抗凝物质 (heparin-like anticoagulangts)

【定义】

人体循环中存在的内源性类肝素样抗凝物质。

【病因与发病机制】

肝素样抗凝物质多数为获得性,多见于肝素治疗、严重肝脏病,系统性红斑狼疮(SLE),血液肿瘤(白血病、浆细胞性疾病、淋巴瘤)、实体肿瘤、抗凝血酶(AT)缺乏症,获得性免疫功能缺陷症,也可见于流行性出血热、肾病综合征、过敏性休克、过敏性紫癜、弥散性血管内凝血,移植后、放射病、重大手术后、药物,甚至健康老年人。

内源性肝素样抗凝物质产生机制尚不清楚,可能上述疾病时在肝降解肝素降低;血管内皮细胞、肿瘤细胞释放的葡胺聚糖增加。肝损害引起葡胺聚糖释放，但降解能力却下降，造成葡胺聚糖增加。治疗肾上腺肿瘤的药物苏拉明也可抑制降解葡胺聚糖的酶。

内源性类肝素样抗凝物肝素样物质具有肝素和葡胺聚糖(heparan sulfate)的理化性质。肝素是一种高度硫酸化的葡胺聚糖，通过与抗凝血酶Ⅲ(AT-Ⅲ)的赖氨酸残基结合，加速和加强对凝血酶、Ⅺa、Ⅹa、Ⅸa的中和作用，抑制凝血活酶形成。此外，肝素还有促纤溶等作用。

【临床表现】

很少引起出血。可有皮肤出血，鼻出血、牙龈出血、月经量过多、注射部位或伤口出血，严重者内脏出血，如泌尿道、消化道出血。个别因颅内出血死亡。

【实验室检查】

凝血酶时间(TT)延长，且不能被正常血浆纠正；但延长的TT可被甲苯胺蓝、鱼精蛋白或Heparinase I(HepzymeyDade®)纠正；爬虫酶时间(RVVT)正常；血浆肝素水平增高。活化的部分凝血活酶时间(APTT)，凝血酶原时间(PT)延长或正常。

TT延长也可见于纤维蛋白原减少或缺乏、异常纤维蛋白原、纤维蛋白原降解产物(FDP)或纤维蛋白降解产物(D-Dimer)增多，肝素治疗以及抗凝血酶增多引起，可通过检测纤维蛋白原和抗凝血酶鉴别。

【诊断与鉴别诊断】

(一)诊断

TT延长，不能被正常血浆纠正；但T可被甲苯胺蓝、鱼精蛋白纠正；爬虫酶时间(RVVT)正常；血浆肝素水平增高。APTT，延长或正常。

(二)鉴别诊断

1. *凝血因子抑制物* 多由于遗传性凝血因子缺乏症替代治疗后或自身免疫性抗体引起，临床出血表现以肌肉或关节出血为特点。实验室检查：APTT延长或PT延长，TT正常，凝血因子水平减少，且相应的凝血因子抗体阳性。

2. *狼疮抗凝物*(LA) 多由于自身免疫性疾病引起，临床以血栓与病理妊娠为特点，很少出血。实验室检查：依赖磷脂的凝血试验(如APTT)时间延长，RVVT延长，正常血浆不能纠正，加磷脂后可纠正。通过LA-PTT、RVVT可确诊LA。

【治疗】

1. *病因治疗* 针对原发病，如肿瘤给予抗肿瘤治疗。

2. *鱼精蛋白中和治疗* 鱼精蛋白1～1.5mg可中和1mg(100U)肝素，使其灭活。使用后通过检测TT调整剂量。常用剂量2～5mg/kg加入到250～500ml生理盐水中静脉点滴，每天2次。如止血效果好可减半。

3. *其他治疗* 必要时可输血小板(含血小板第4因子可结合肝素)，新鲜血浆或加用激素。

【预后】

预后与原发病是否得到控制，以及临床出血严重程度有关。多数患者如能及时应用鱼精蛋白中和治疗，出血将得到有效控制。如对该病认识不足，已发生严重内脏出血甚至颅内出血则预后不佳。因此，应强调对该病的早期诊断与及时治疗。

(吴竞生)

参考文献

[1] Collins PW. Management of acquired haemophilia A. J Thromb Haemost, 2011,9(S1):226-235.

[2] Knoebl P, Collins P, Huth-Kuhne A, et al. Management of bleeding in acquired hemophilia: results of the European Acquired Hemophilia Registry (EACH2). Blood, 2010, 116: Abstract 716.

[3] Collins P, Baudo F, Knoebl P, et al. Inhibitor eradication in acquired haemophilia A: final results of European Acquired Haemophilia Registry (EACH2). Blood, 2010, 116: Abstract 715.

[4] Coppola A, Margaglione M, Santagostino E, et al. Factor VIII gene (F8) mutations as predictors of outcome in immune tolerance induction of hemophilia A patients with high-responding inhibitors. J Thromb Haemost, 2009, 7: 1809-1815.

[5] Collins PW, Mathias M, Hanley J, et al. Rituximab and immune tolerance in severe hemophilia A: a consecutive national cohort. J ThrombHaemost, 2009, 7: 787-794.

[6] Chitlur M, Warrier I, Raipurkar M, et al. Inhibitors in factor IX deficiency a report of the ISTH-SSC international FIX inhibitor registry (1997-2006). Haemophilia, 2009, 15: 1027-1031.

[7] Huth-Kuhne A, Baudo F, Collins P, et al. International recommendations on the diagnosis and treatment of patients with acquired haemophilia A. aematologica, 2009, 94: 566-575.

[8] Di Michele DM. Inhibitors in Hemophilia A primer. Fourth Edition. treatment of Hemophilia, 2008: 7.

[9] Franchini M, Mengoli C, Lippi G, et al. Immune tolerance with rituximab in congenital hemophilia with inhibitors: a systematic literature review based on individual patients! analysis. Hae-

mophilia,2008,14:903-912.

[10] Di Michele DM,Hoots WK,Pipe SW,et al. International workshop on immune tolerance induction: consensus recommendations. Haemophilia,2007,13(S1):1-22.

[11] 杨仁池,王鸿利. 血友病. 第 1 版. 上海:上海科学技术出版社,2007.

[12] Astermark J. Why do inhibitors develop? Principles of and factor influencing the risk for inhibitor development in haemophilia. Haemophilia 2006, 12,(S3):52-60.

[13] stermark J,Oldenburg J,Carlson J,et al Polymorphisma in the TNFA gene and the risk of inhibitor development in patiens with hemophilia A. Blood, 2006,108:3739-3745.

[14] Astermark J, Oldengburg J, Escobar M,et al. Maimo international Brother Study(MIBS). Genetic defects and inhibitor development in siblings with severe hemophilia A. Haematologica, 2005,90:924-931.

[15] 王振义,李家增,阮长耿,等. 血栓与止血基础理论与临床. 第 3 版. 上海:上海科学技术出版社,2004:397-416.

[16] Mannucci PM. Hemophilia: treatment options in the twenty-first entury. Journal of thrombosis and haemostasis,2003,1(7):1348-1349.

[17] Kreuz W,Escuriola-Ettingshausen C, Martinez-Saguer I,et al. Epidemiology of inhibitor development in haemophilia A patients treated with virus-inactivated plasma-derived clotting factor concentrates. Vox Sang, 1999, 77(S1):3-8.

[18] Lusher JM. Inhibitor development in prospective clinical trials with recombinant factor VIII preparations in previously untreated patients. Vox Sang, 1999,77(S1):9.

[19] Ljung RC. Gene mutations and inhibitor formation in patients with hemophilia B. Acta Haematol,1995,94(S1):49-52.

[20] Warrier I. Antibodies to factor IX. Haematologica,2000, 85 (10S): 31-33.

[21] Franchini M,Favaloro EJ,Lippi G. Mild hemophilia A. J Thromb Haemost, 2010,8(3):421-432.

[22] Kasper CK. Measurement of factor VIII inhibitors. Prog Clin Biol Res, 1984, 150:87-98.

[23] Verbruggen B, Novakova I, Wessels H,et al. The Nijmegen modification of the Bethesda assay for factor VIII:C inhibitors: improved specificity and reliability. Thromb Haemost, 1995,73(2):247-251.

[24] DiMichele DM,Hoots WK,Pipe SW,et al. International workshop on immune tolerance induction: consensus recommendations. Haemophilia,2007,13(S 1):1-22.

[25] Huth-Kuhne A, Baudo F, Collins P, et al. International recommendations on the diagnosis and treatment of patients with acquired hemophilia A. Haematologica, 2009, 94 (4): 566-575.

[26] Mauser-Bunschoten EP, Nieuwenhuis HK, Roosendaal G, et al. Low-dose immune tolerance induction in hemophilia A patients with inhibitors. Blood,1995,86(3):983-988.

[27] Ewing NP,Sanders NL,Dietrich SL,et al. Kasper CK. Induction of immune tolerance to factor VIII in hemophiliacs with inhibitors. JAMA, 1988,259(1):65-68.

[28] Hay CR. Hemophilia treatment. Immune tolerance induction: prospective clinical trials. Haematologica, 2000, 85(10 S):52-55.

[29] Hay CR, DiMichele DM, on behalf of the International Immune Tolerance Study. The principal results of the International Immune Tolerance Study: a randomized dose comparison. Blood,2012,119(6):1335-1344.

[30] Ewenstein BM,Takemoto C,Warrier I, et al. Nephrotic syndrome as a complication of immune tolerance in hemophilia B. Blood,1997,89(3):1115-1116.

[31] Sikara MP,Routsias JG,Samiotaki M, et al. {beta}2 Glycoprotein I ({beta}2GPI) binds platelet factor 4 (PF4): implications for the pathogenesis of antiphospholipid syndrome. Blood, 2010,115:713-723.

[32] Kelly N,Fahl,BS,Stephen A,et al. Paraneoplastic production of heparin-like anticoagulant in a patient with metastatic transitional cell carcinoma. Can Urol Assoc J,2009,3(5):E61-63.

[33] Torjemane L,Guermazi S,Ladeb S,et al. Heparin-like anticoagulant associated with multiple myeloma and neutralized with protamine sulfate. Blood Coagul Fibrinolysis,2007,18(3):279-281.

[34] 王振义,李家增,阮长耿,等. 血栓与止血基础理论与临床. 第 3 版. 上海:上海科学技术出版社,2004:397-416.

[35] Pilar L,Julio O,Jose E,et al. Report of the three case of circulating heparin-like anticoagulants. American journal of hematology,2001,67:256-258.

[36] Lamas P,Prieto E,Roman A,et al. Abnormal bleeding in a patient with chronic lymphocytic leukemia and acute hepatitis due to a circulating heparin-like anticoagulant. Haematologica,2000,85:777-778.

[37] Tefferi A, Nichols WL, Walter Bowie EJ,et al. Circulating heparin-like anticoagulants:report of five consecutive cases and a review. Am J Med,1990, 88:184-188.

[38] Wages DS,Staprans I,Hambleton J,et al. Structural characterization and functional effects of a circulating heparan sulfate in a patient with hepatocellular carcinoma. Am J Hematol, 1998,58:285-292.

[39] Kaufman PA,Gockerman J,Greenberg CS. Evidence for the production of heparin-like anticoagulant by neoplastic plasma cells (abstr). Blood,1987, 70(1):376-378.

[40] Rodgers GM,Corash L. Acquired heparin-like anticoagulant in a patient with metastatic breast carcinoma. West J Med,1985,143:672-675.

[41] Cetingil AI,Ulutin ON,Karaca M. Heparin-like anticoagulant occurring in association with chronic nephritis. Br Med J,1959,2:38-39.

[42] 张之南、郝玉书、赵永强,等. 血液病学. 第 2 版. 北京:人民卫生出版社,2012:1331-1337.

第 26 章

血小板功能异常性疾病

血小板在止血中起着重要的作用。血小板的功能与血小板膜、血小板颗粒、代谢以及信号传导等有关，其中任何一个成分或因素的异常都可引起血小板功能异常，导致不同程度的出血倾向。血小板功能异常可分为先天性与获得性，先天性血小板功能异常可伴有或不伴有血小板数量减少；获得性血小板功能异常为继发性，血小板数量一般不受影响。

第一节 先天性血小板功能异常

先天性血小板功能异常包括多种疾病，按照血小板缺陷的部位，可以分为以下几类(表 26-1)，其中以巨大血小板综合征(BSS)、血小板无力症(GT)与 MYH9 综合征最为重要。应该指出的是，先天性血小板功能异常是一类极复杂的疾病，至今尚有半数的患者无法做出诊断。

表 26-1 先天性血小板功能异常的分类

1. 血小板膜糖蛋白(GP)异常
巨大血小板综合征(BSS)
血小板无力症(GT)
血小板型 vWD
GPⅠa/Ⅱa
GPⅣ
GPⅥ
2. 血小板膜骨架异常
Wiskott-Aldrich 综合征
3. 血小板颗粒异常
α 储存池缺陷
δ 储存池缺陷
αδ 储存池缺陷
Quebec 血小板病
4. 血小板促凝活性异常
5. 血小板信号传导和分泌异常
血小板激动药受体或激动药特异的信号传导异常
花生四烯酸和血栓烷代谢异常
磷脂酶 C，Gαq 和钙离子反应异常
6. MYH9 综合征
May-Hegglin 异常
Sebastian 综合征
Epstein 综合征
Fechter 综合征
7. 其他遗传性巨大血小板疾病

一、巨大血小板综合征

【定义和发病机制】

巨大血小板综合征(bernard soulier syndrome，BSS)是一种罕见的常染色体隐性遗传性出血性疾病，多发生于近亲结婚的家族；其发病机制是血小板膜糖蛋白 GPⅠb/Ⅸ/Ⅴ复合物缺乏。该复合物在血小板膜上的分子数之比为 2∶2∶2∶1，为 vWF 受体。在高切应力作用下，血小板通过 GPⅠb/Ⅸ/Ⅴ复合物与 vWF 的结合，使血小板黏附到损伤的血管内皮下启动止血。另一方面，GPⅠbα 有凝血酶结合部位，促进低浓度凝血酶激活血小板。

目前，已经在编码 GPⅠbα、GPⅠbβ、GPⅨ的结构基因上发现的缺陷包括碱基缺失、误义突变、无义突变和框移突变等；在 GPⅤ结构基因上尚未发现异常。我们在国际上报道了 BSS 患者 GPⅨ穿膜区丙氨酸 139→苏氨酸的一种新的基因突变，并提出 GPIb 与 GP1X 是通过穿膜区连接为复合物的假说。

【临床表现】

一般自幼发病，常在出生后数日至数月开始出血。以皮肤药膜出血为主，可表现为鼻出血、淤斑、牙龈出血、月经过多、胃肠道出血、外伤后血肿甚至颅脑出血等。一般自发性出血较轻，而在外伤或手术后出血较重。出血症状存在异质性，不同的患者或同一患者不同时期出血程度差异很大。

【实验室检查】

1. 血小板计数与大小　多数 BSS 患者有不同程度的血小板减少，少数病例血小板数正常。外周血涂片可见血小板体积增大，30%～80%以上的血小板直径＞3.5μm，有的可达 20～30μm。电镜检查可见 巨大血小板内有丰富的表面连接系统、致密管道系统、胞内空泡和致密颗粒。

2. 血小板功能　有与血小板减少程度不相称的出血时间延长，从轻度延长（5～10 min）到超过 20 min。瑞斯托霉素、布妥霉素及人或牛 vWF 不能使血小板聚集且不能被加入的正常血浆纠正，ADP、胶原和肾上腺素诱导的血小板聚集正常或增多，低浓度凝血酶诱导的血小板聚集降低及延迟相延长但能被高浓度凝血酶纠正。凝血酶原消耗减少。

3. 血小板膜 GPⅠb/Ⅸ测定　运用特异的血小板单克隆抗体，采用流式细胞仪、放射自显影或免疫印迹手段，发现血小板膜 GPⅠb/Ⅸ量的减少或缺如。GPⅠb/Ⅸ基因分析可发现各种基因突变。

【诊断】

BSS 诊断的主要依据为：①出血时间延长、血小板减少、血小板巨大；②有遗传性家族史；③瑞斯托霉素不能诱导血小板聚集，而 ADP、胶原和肾上腺素诱导的血小板聚集正常或增多；④血小板膜 GPⅠb/Ⅸ缺陷；⑤排除其他血小板减少及功能异常的疾病。遗传性巨大血小板可见于多种疾病，应注意鉴别。绝大多数 BSS 患者在开始都被诊断为特发性血小板减少性紫癜（ITP），只是在激素治疗或脾切除无效，血片发现巨大血小板后才想到本病。此外，尚须与 MYH9 综合征、血管性血友病、血小板无力症以及灰色血小板综合征等鉴别。

二、血小板无力症

【定义和发病机制】

血小板无力症（Glanzmann's thrombasthenia，GT）是一种常染色体隐性遗传性出血性疾病，由于血小板膜糖蛋白 GPⅡb（αⅡb，CD41）和（或）GPⅢa（β3，CD61）质或量的异常，导致血小板对各种生理性诱导剂的聚集大大减低或缺如患者往往自幼有明显的出血倾向。血小板 GPⅡb/GPⅢa 的配体纤维蛋白原（Fg）为血小板对各种诱导剂的聚集所必需的；血块收缩需要完整的 GPⅡb/Ⅲa 受体，故患者常有血块退缩异常。血小板无力症虽是较少见的疾病，但我院已发现了 40 例病例，证明本病并非罕见。

GPⅡb 基因与 GPⅢa 基因都位于 17 号染色体，GPⅡb 基因全长 17.2 kb，包括 30 个外显子；GPⅢa 基因全长 65kb，包括 15 个外显子。GPⅡb 和 GPⅢa 在粗面内质网中形成复合物，通过转录后加工，转运至血小板膜表面。血小板表面有丰富的 GPⅡb/GPⅢa，在每个血小板表面大约有40 000个分子。复合物的形成保护了糖蛋白免遭蛋白酶解，如 GPⅡb 或 GPⅢa 缺乏或不能形成正确的复合物，则另一亚单位也很快被降解。因此，任一亚单位缺乏均会导致整个复合物缺乏。GPⅢa 也可结合 αV-整合素（CD51），形成 αVβ3 复合物，它在血小板膜上表达较少（50～100 个/血小板）。GT 患者如 GPⅢa 缺乏，则也有 αVβ3 缺乏；而 GPⅡb 缺乏，则 αVβ3 正常或增高。

本病的分子生物学异常是 GPⅡb 或 GPⅢa 的基因突变，包括替代、缺失、插入等造成的错义、无义或移框突变，GPⅡb 或 GPⅢa 的任一突变可通过不同途径影响复合物的功能，如影响 mRNA 剪接，mRNA 稳定性，二价阳离子的结合，亚基间连接，细胞内转运，配体结合，整合素介导的信号传导等。值得注意的是，约 40%的患者为复合杂合子，提示人群中存在大量的“无声”（silent）携带者。目前已发现 29 种 GPⅡb 基因缺陷与 21 种 GPⅢa 基因缺陷。我们曾在国际上首先报道了第一种 GPⅡb 突变，患者的 GPⅡb 基因为 C1751-T 无义点突变，导致 Arg584-变为终止码。该基因突变已被国内外学者证实。基因突变除抑制 GPⅡb/GPⅢa 表达外，还可影响受体的活性。GPⅢa 的胞质区在复合物活化和调节配体结合方面发挥重要作用，该区的突变如 R750X(R724X)和 S778P(S752P)不影响复合物在血小板膜的表达，但对诱导剂无反应。将突变体转入哺乳动物细胞进一步研究表明，“内一外”信号传导和复合物细胞外配体结合表位的表达受阻，但可在固定的 Fg 上铺展。

【临床表现】

主要为出血表现，出生后即可有紫癜，但不严重，与哭叫有关的面部瘀点和球结膜下出血可为新生儿和儿童的首发症状。鼻出血常见，且可致命，这种患儿常早期夭折。牙龈出血可造成慢性失血，胃肠道出血少见，通常为间歇性，出血部位难以判断。关节积血非常少见，自发性者更少，此与血友病不同。血小板功能异常增加了颅脑创伤后中枢神经系统过度出血的危险，但自发性中枢神经系统出血罕见。月经过多见于几乎所有患者，尤其在月经出潮时。妇女在孕期一般无过度出血，但产后即刻出血常见，延迟的产后出血也可非常严重，但在剖宫产者较轻。各种手术易过度出血，应预防性输注血小板。患者的出血倾向差异很大，血小板的生化异常与临床出血严重程度无相关性，即使有相同的遗传，血小板功能及生化检查非常相似，但临床表现却差异很大，而且，同一患者在不同时期的出血症状严重程度也变化很大。携带者一般无症状，血小板功能试验正常。

【实验室检查】

血小板计数、形态正常，出血时间延长，血块退缩减弱或无。生理性诱导剂刺激的血小板聚集异常，瑞斯托霉素诱导的聚集起始坡度正常或接近正常，反映了血浆 vWF 和血小板 GPIb/IX 正常，而第二波在低浓度瑞斯托霉素刺激下减弱。患者血小板不能结合 Fg 或其他黏附蛋白。ADP 和凝血酶刺激下，血小板变形正常，说明其代谢和细胞骨架改变正常。高浓度凝血酶和胶原刺激下，α 和 δ 颗粒内容物释放正常，低浓度时，释放反应异常，反映了由于血小板聚集而引起的释放放大作用缺陷。

正常情况下，全血或富血小板血浆的血小板可黏附至玻璃，因为 Fg 首先沉积在玻璃上，血小板然后黏附至固定的 Fg。GT 患者，血小板不能黏附至玻璃，此为玻璃珠滞留试验异常的分子基础。血小板促凝活性报道不一，可能与个体差异或试验方法不一有关。部分患者有血小板微颗粒形成缺陷。在流动小室试验中，患者血小板在低中度剪切率下黏附至去内皮细胞的血管正常，但不能正常铺展，形成血小板血栓；在高剪切率下，黏附缺陷。

GPⅡb/Ⅲa 和 αVβ3 的定量方法有多种，包括单抗结合（采用流式细胞仪或反射标记）、免疫印迹等。按照 GPⅡb/Ⅲa 的量分为以下几型。

1. Ⅰ型：血小板膜表面测不到 GPⅡb/Ⅲa 复合物，α 颗粒内 Fg 水平很低，血小板聚集和血块退缩严重缺陷，但血小板表面可测到少量（1%～5%）的 GPⅡb、pro-GPⅡb、GPⅢa 或 GPⅡb/Ⅲa。

2. Ⅱ型：GPⅡb/Ⅲa 明显减少，约为正常的 10%～20%，α 颗粒内 Fg 水平接近正常，血小板形成大聚集体的能力缺陷。

3. 变异型：GPⅡb/Ⅲa 低或正常，一般＞50%，但血小板功能受损，当血小板被激活时，不能聚集和结合 Fg，目前发现的突变为 GPⅢa 亚基上的点突变。

Ⅰ型多见，在对 64 例报道中，Ⅰ型占 78%，Ⅱ型占 14%，变异型 8%。

尽管 αVβ3 在血小板上很少，但用放射性抗体标记或流式细胞仪可测出，在 EB 病毒转化的患者淋巴细胞上也可检测到。αVβ3 水平对于初步判断患者是 GPⅡb 或 GPⅢa 缺陷非常有用，因为 GPⅢa 缺乏的患者也缺乏 αVβ3。

Fg 结合试验用于评价 GPⅡb/Ⅲa 复合物的功能，常用的方法是在血小板悬液中加入放射性标记的 Fg，测定血小板在 ADP 等诱导剂刺激下的放射结合活性。Fg 也可被荧光分子标记，这样，可用流式细胞仪来测定 Fg 结合，这些方法非常适合于变异型患者测定质的缺陷。仅结合活化形式的 GPⅡb/Ⅲa 复合物的单抗 PAC1 也有相同的效果。

GPⅡb/Ⅲa 基因测定可进一步确定诊断，并分析结构与功能的关系。

血小板无力症携带者一般血小板功能正常，患者 GPⅡb/Ⅲa 数量仅为正常的 60%。

诊断血小板无力症时要注意鉴别：黏膜出血，而不是关节肌肉出血，有助于与血友病鉴别。尽管无纤维蛋白原血症也有血小板聚集试验异常，但除黏膜出血外，还有脐带出血，肌肉出血，内脏出血等，血浆纤维蛋白原测定可作出鉴别。血小板无力症一般于出生时或儿童早期发病，详细的病史可与血小板获得性异常鉴别。产生抗 GPⅡb/Ⅲa 抗体的自身免疫性疾病可有血小板无力症表现及类似的实验室异常，混合试验（患者血浆＋正常血小板）可以与这些获得性疾病鉴别。

三、MYH9 综合征

【定义和发病机制】

MYH9 相关综合征是一类较为常见的常染色体显性遗传的巨大血小板，其临床表现为血小板巨大、血小板减少与中性粒细胞包涵体，部分患者合并有肾炎、耳聋和先天性白内障。MYH9 综合征包括 May-Hegglin 异常、Sebstain 综合征、Fechtner 综合征和 Epstein 综合征。这 4 种疾病有不同的临床与实验室表现，Sebstain 综合征与 May-Hegglin 异常的区别在于中性粒细胞的超微结构，May-

Hegglin 异常的中性粒细胞包涵体的胞浆内有平行排列的微丝，而 Sebstain 综合征粒细胞包涵体的胞浆由杂乱的微丝和粗面内质网及少量核糖体组成。Fechtner 综合征和 Epstein 综合征除了血液学表现外，还表现为遗传性耳聋和(或)白内障等，但 Epstein 综合征无中性粒细胞包涵体(表 26-2)。2002 年人们证实这些疾病都是非肌性肌球蛋白重链 9 基因(MYH9)突变所致，故统称为 MYH9 相关综合征。MYH9 基因位于染色体 22q12.3，含有 40 个外显子，编码 1691 个氨基酸；已发现 26 种突变，以错义突变最多见，少数为无义突变、小片断缺失或大片断缺失。MYH9 基因编码非肌性肌球蛋白重链(NMMHC)。目前已发现有 18 种不同种类的肌球蛋白，由 2 条重链与 2 条具有调节功能的轻链组成。人类表达第二肌球蛋白的 3 种 NMMHC，命名为 A、B 和 C。大多数细胞都可以表达这 3 种 NMMHC，如肾脏、耳蜗与晶状体，而中性粒细胞和血小板只表达 NMMHC-ⅡA。各种 MYH9 相关综合征患者的血小板中 NMMHC-ⅡA 的表达比正常人低 50%左右，推测巨大血小板和血小板减少的机制是单倍体剂量不足(haploinsufficiency)；中性粒细胞的 NMMHC-ⅡA 表达比正常人同样减少，中性粒细胞包涵体是异常 NMMHC-ⅡA 的聚集，其机制可能是负显性效应。为何同一 MYH9 突变会引起不同的临床表现？其机制尚不清楚，可能与突变的部位以及患者的年龄有关。

MYH9 综合征患者的出血倾向较轻，极少有严重的出血；血小板体积增大，可与红细胞相当；因此血液中血小板总的体积不至明显减少；血小板功能基本保持正常。一般而言，血液变化出现早，而组织与器官病变发生较晚，因此在同一家系内不同患者表现为不同的综合征。

国内曾报道过 2 个家系 May-Hegglin 异常，均为 MYH9 基因 38 号外显子 G5 521A 突变。我院发现了 6 例 May-Hegglin 异常，并在国内首次报道了 Fechtner 综合征，先证者及其家系的 MYH9 基因 40 号外显子第 5 981 位核苷酸发生 C→T 杂合性突变，使 1 933 位密码子(CGA，编码 Arg)转变为终止密码 TGA。

表 26-2 MYH9 综合征的临床表现

综合征	巨大血小板	中性粒细胞包涵体	感音性耳聋	肾炎	白内障
May-Hegglin	+	+	−	−	−
Sebstain	+	+	−	−	−
Fechtner	+	+	+	+	+
Epstein	+	−	+	+	−

【诊断与鉴别诊断】

MYH9 相关综合征呈常染色体显性遗传，往往有家族史。由于患者的出血倾向较轻，幼年时常无症状，因此往往在成年后才被诊断。患者的血小板计数有不同程度的减少，有时可严重降低。血片检查具有重要的意义，易见巨大的血小板；除 Epstein 综合征外，都可在中性粒细胞中发现蓝灰色的包涵体。有时包涵体染色较浅不易察觉，应将血片深染并偏碱性。如能用 DAPI 荧光染料染色，可在荧光显微镜下清楚地见到包涵体，该法亦可用流式细胞仪检测。电子显微镜观察中性粒细胞包涵体的结构有助于不同类型的鉴别诊断。骨髓检查见巨核细胞内膜带异常，丛状集聚在一定区域。要注意眼、耳与尿的检查，有无蛋白尿与镜下血尿，有无肾功能异常，及要时做肾组织活检。发生肾衰竭者预后不良。

患者有明显的血小板减少，绝大多数患者在初诊时都被误诊为 ITP，经受了不必要的激素治疗或脾切除。医生要注意患者是否自幼就有血小板减少或出血倾向，是否有家族史，要亲自查看血片与骨髓片，注意血小板的大小与形态，以免误诊。

患者的血小板巨大，要与 BSS 或其他有巨大血小板的疾病鉴别。

Alport 综合征表现为肾炎、耳聋和先天性白内障，但无巨大血小板、血小板减少与中性粒细胞包涵体，一般不会混淆。

四、其他先天性血小板功能异常性疾病

【分类】

(一)储存池病

血小板含有特异的 α 颗粒与致密颗粒，具有重要的功能，缺乏这些颗粒将引起出血。

1. *α储存池缺陷*　本病又称灰色血小板综合征，由于瑞氏染色血小板呈灰蓝色而命名，属常染色体遗传。正常血小板包含约 40 个 α 颗粒，内含有血小板特异或相对特异的蛋白，前者如血小板第 4 因子(PF4)，β 血小板球蛋白(βTG)，凝血酶敏感蛋白(TSP)，血小板源生长因子(PDGF)，后者如纤维蛋白原，因子Ⅴ，vWF，IgG，白蛋白，纤维连接蛋白等。电镜下，患者缺乏正常的 α 颗粒，仅有空泡和小的 α 颗粒前体，其他颗粒正常，空泡外膜和小 α 颗粒前体有 P-选择素和 GPⅡb-Ⅲa，在凝血酶刺激下可转位至血小板表面。

本病为常染色体隐性遗传。临床表现为从儿童期即可有出血，主要是轻中度皮肤黏膜出血，多有脾大。实验室检查检查有出血时间延长，血小板轻中度减少，血小板巨大，呈灰色，通常较难辨认。血小板聚集几乎正常，出血时间延长，提示血小板存在质的缺陷，血小板寿命缩短。α 颗粒的内容物如 PF4、βTG、vWF、TSP、纤维连接蛋白、因子Ⅴ大大减少，但白蛋白和 IgG 正常，血浆中 PF4 和 βTG 浓度正常或增高。电子显微镜检查 α 颗粒减少或缺如。

2. *δ储存池病*　正常血小板包含 3～6 个致密颗粒(δ 颗粒)，颗粒内含有 ADP、ATP、钙离子、焦磷酸盐和 5-羟色胺等。δ 颗粒膜上有 granulophysin(CD63)，该蛋白在血小板被激活时，转位至血小板膜表面。

本病为常染色体显性遗传。临床表现为轻中度出血，分娩、拔牙或手术后可有过度出血，服用阿司匹林等抗血小板药后出血加重。血小板计数和形态通常正常，出血时间一般延长，ADP 和肾上腺素诱导的血小板聚集缺少第二波，低浓度胶原诱导的聚集减少或缺如，但对高浓度胶原则正常或几乎正常。血小板中 5-羟色胺含量减少，但其摄取正常，由于无储存之处，5-羟色胺漏出血小板或被血小板单胺氧化酶代谢。δ 颗粒的 ADP 浓度不再与整个血小板 ADP 含量平行，ATP∶ADP 比值升至 3.0(正常<2.5)，采用流式细胞术，以米帕林(阿的平)染色，可快速检出 δ 储存池缺陷的血小板。电子显微镜检查无致密颗粒。

3. *αδ储存池缺陷*　很少患者同时有 α 和 δ 颗粒不同程度的缺陷，临床表现和实验室检查主要同 δ 储存池缺陷，一般 δ 颗粒缺乏较 α 颗粒严重。有报道可同时伴 P-选择素和 α_2 肾上腺素减少，GPⅣ增加。

(二) Wiskott-Aldrich 综合征

本病的病因为 Wiskott-Aldrich 蛋白(WASP)的异常，WASP 在所有造血干细胞及其衍生的系列均有表达，它参与了 G 蛋白偶联受体的信号传递，与肌动蛋白多聚化有关。部分患者 CD43(gp115，leukosialin)的缺陷，CD43 富含糖类，表达在 T、B 淋巴细胞、单核细胞、中性粒细胞及血小板上。CD43 异常主要是 O-连的寡糖合成异常。CD43 可结合 ICAM-1，后者参与免疫功能，因此 CD43 异常可能与免疫缺陷有关。

本病为 X 染色体连锁遗传，临床上严重程度差异很大，主要表现为小血小板，血小板减少，反复感染，湿疹，但仅 1/4 患者有典型的三联征：感染，血小板减少和湿疹。1/3 无家族史。患者常在出生数月内即有出血表现，如鼻出血，出血性腹泻，颅内出血，生后 6 个月出现湿疹，感染。每年有 2%的危险伴发淋巴网状系统恶性肿瘤如急性白血病，大细胞性非霍奇金病等，此时有淋巴结及肝脾增大。可伴自身免疫性疾病如关节炎、血管炎、自身免疫性溶血性贫血、免疫性血小板减少等。免疫功能低下可能增加了该病伴发淋巴网状系统恶性肿瘤的危险，成年前的死因主要是感染、出血或恶性肿瘤。生存期一般<10 年。

实验室检查为血小板计数减少，约一半的患者在诊断时$<20\times10^9/L$，血小板体积减小至正常人的 50%，血小板内 Calpain 减少。少部分有淋巴细胞和嗜酸性细胞减少。出血时间延长，但与血小板计数不成比例。血小板聚集和致密体释放功能有不同程度的异常，血小板形态基本正常。免疫学检测变化很大，部分有 CD8 T 细胞减少，血清 IgG 一般正常，IgM 减少，IgA 和 IgE 增高，脂多糖刺激的免疫反应缺陷。

(三)植物固醇代谢异常

植物固醇血症，又称 β-谷固醇血症(phytosterolaemia/sitosterolaemia)，是一种常染色体隐性遗传病。病人主要表现为脂质代谢异常，植物固醇在血液和组织中积聚，从而引起黄色瘤、早发性冠心病、动脉粥样硬化和关节炎等。最近 Rees 与我们相继发现部分患者还表现为溶血性贫血、血小板减少和脾大，少数患者只有血液学异常而无黄色瘤或全身性表现，极易误诊。植物固醇血症患者红细胞膜的植物固醇含量也升高，导致红细胞异形与溶血，血小板减少而体积增大，出血倾向较轻，一般无自发性出血，往往在生命早期就有巨脾。本病的分子缺陷是 ABCG5 和 ABCG8 基因突变，血浆中植物固醇含量增高数十倍，而血清中胆固醇含量正常或仅轻度增加。用高效液相层析或气相层析-质谱技术定量测定血浆(血清)植物固醇含量可诊断本病。有条件的单位可开展 ABCG5 和 ABCG8 基因检测。植物固醇血症被认为是一种罕见疾病，全世界至今仅有 100 例报道。但我院血液科就发现了 7 个家系 12 个病例，说明本病决非如想象的罕见。

(四) Scott 综合征

是一种少见的常染色体隐性遗传性出血性疾病，为特征是患者单纯的血小板膜磷脂促凝血活性(PCA，原称血小板第三因子)缺乏。静息血小板膜上磷脂酰胆固醇(PC)和鞘氨醇(SM)主要分布在双分子层外层，而磷脂酰丝氨酸(PS)和磷脂酰乙醇胺(PE)几乎全部排列于内层。当血小板被激活时，膜磷脂在双分子层间快速翻转(flip-flop)，导致这种非对称性分布消失，PS 暴露于膜表面，其上因子 Va 的结合位点、凝血酶原和凝血酶原酶的浓度在活化的血小板膜表面大大增加，凝血酶原酶催化效率提高了近 10^6 倍。

Scott 综合征患者的血小板 PS 表达明显低于正常，并与凝血酶原酶活性存在相关性，说明患者血小板及其他血细胞在激活时，PS 暴露于膜表面障碍，PCA 降低，有关的发病机制可能与氨基磷脂转移酶(转运 PS 和 PE 从膜外至膜内侧)、外翻转酶(floppase)或脂质移位酶(lipid-scramblase)有关。

临床上表现为出血。当患者血小板和其他血细胞被激活时，血小板微颗粒形成减少，导致正常凝血所需的依赖维生素 K 的酶复合物的激活和装配障碍，引起出血。实验室检查为血清凝血酶原时间缩短，可被洗涤的正常血小板或脂质提取物所纠正，但正常人的血清不能纠正，反映了凝血过程中，凝血酶原消耗减少。白陶土或蝰蛇毒作激活药，测定 PF3 有效性结果降低。血小板计数、形态、黏附聚集功能均正常。

(五) 其他少见的疾病

其他少见的疾病包括 Quebec 血小板病、Montreal 血小板综合征、巨大血小板伴二尖瓣功能不全、血小板减少伴桡骨缺损(Thrombocytopenia with absent radus，TAR)、Hermansky-Pudlak 综合征、Chediak-Higashi 综合征以及 GATA-1 相关的血小板减少伴红细胞生成异常。这类疾病罕见，本章不作介绍。

五、先天性血小板功能异常的治疗

目前对先天性血小板功能异常尚无特效治疗。临床治疗包括基本治疗和对症治疗。

【基本治疗】

对患者进行健康教育、提高患者对自身疾病的认识，注意口腔卫生对于减少牙龈出血非常重要。严禁使用抗血小板药物。由于出血而致的缺铁和贫血可补充铁剂和叶酸。尽早注射乙肝疫苗，注射时采用小针头，延长注射部位压迫时间，以防过度出血。在月经初潮时，即可有大量出血，事实上，几乎所有患者有月经过多，需行激素治疗，必要时，需紧急行子宫切除术，因此，在月经初潮前给予激素治疗是合理的，但应考虑到骨骼生长提前终止等不良反应。

【对症治疗】

有牙龈出血或拔牙时，氨甲环酸漱口(15ml，5%溶液，每天 4 次)，对于控制牙龈出血有效。局部应用氨甲环酸、凝血酶等可控制局部出血。但应用牛凝血酶者，可产生抗牛凝血酶抗体，且制剂中污染的因子 V，可诱导产生抗因子 V 抗体，它与人因子 V 有交叉反应，可导致严重出血。鼻出血较难控制，棉拭子局部用缩血管药物；硝酸银或三氯醋酸烧灼；前后鼻腔填塞；颌动脉结扎或栓塞。

【血小板输注】

血小板输注是严重出血的主要支持治疗手段，也有于预防手术等应急时。由于患者终身需输血小板，因此应尽早注射乙肝疫苗。所输的血小板和红细胞需去除白细胞，以防同种免疫反应的发生和巨细胞病毒(CMV)的传播，也可预防输血时的发热反应。拟受孕的妇女，如 Rh 阴性，应避免输 Rh 阳性的血小板。有条件者，在开始就应输 HLA 相配的血小板，以最大程度减少同种免疫反应。

【止血药物】

抗纤溶药物有效，氨基已酸(40mg/kg，口服，每天 4 次)或氨甲环酸(0.5～1g，口服，每天 3～4 次)，后者胃肠道副作用较少，但如有 DIC 时应禁用。去氨加压素(DDAVP)一般无效，但有报道可改善出血症状。近年来有关重组因子 VⅡa 治疗先天性血小板功能异常的报道逐渐增多，有条件时可以试用。

【骨髓移植与基因治疗】

同种异体骨髓移植已经在多例血小板无力症与 Wiskott-Aldrich 综合征患者获得成功，但考虑骨髓移植的危险性与可能产生的GVHD,仅在特殊病例可以考虑。

基因治疗是未来发展的方向,目前已开展了血小板无力症与巨大血小板综合征基因治疗的动物实验,但实际应用尚待时日。

第二节 获得性血小板功能异常

临床上获得性血小板功能异常要比原发性血小板功能异常更为多见。获得性血小板功能异常患者的血小板计数往往正常,并且有原发病或用药物治疗,因此容易被临床医生忽视。

【病因】

1. *药物所致的血小板功能异常* 心脑血管疾病患者需长期服用抗血小板药物,是获得性血小板功能异常的最主要原因。

(1)阿司匹林及其他非甾体抗炎药:阿司匹林通过乙酰化抑制环氧化酶的活性,阻断了花生四烯酸的代谢过程,使血小板不能生成血栓烷(TX)A_2。个别患者在服用阿司匹林后亦可发生身体其他部位出血甚至颅内出血。美国曾对22 000男性医生用阿司匹林做心脑血管疾病一期预防实验,结果0.5%的人发生严重的胃肠道出血并需输血治疗,0.2%发生脑出血,比对照组明显增高。

一般认为,除阿司匹林以外的其他非甾体抗炎药很少引起出血。但近10年来的总结资料表明,这类药物使胃肠道出血的发生率增高4倍,吲哚美辛(消炎痛)与萘普生的反应比布洛芬或氯灭酸更多见,在老年或原有消化性溃疡的患者尤易发生。

(2)氯吡格雷:氯吡格雷(波立维,clopidogrel)抑制血小板ADP受体,有特异的抗血小板作用。氯吡格雷引起出血的危险与阿司匹林相似。氯吡格雷偶可抑制骨髓引起血小板减少,约0.2%患者在服用这类药物的2周内可能诱发血栓性血小板减少性紫癜,临床上应引起重视。氯吡格雷需在体内经代谢后才有活性。近年来新一代的ADP受体拮抗药prasugrel有直接与更强的作用,抗栓效果更好;但新的资料显示,prasugrel引起主要出血与致命性出血的危险性为2.4%与0.4%,明显高于氯吡格雷治疗组。

(3)抗GPⅡb-Ⅲa复合物:抗GPⅡb-Ⅲa复合物是新一代的抗血小板药物,通过阻断纤维蛋白原受体抑制血小板聚集。这些药物包括阿昔单抗(abciximab)、合成多肽(eptifibatide)和小分子非肽物质(tirofiban)。抗GPⅡb-Ⅲa复合物可预防经皮冠状动脉手术或急性心肌梗死溶栓后的血管再闭塞。Abciximab可能导致血小板减少,0.3%～1%的患者血小板计数低于20×10^9/L。Abciximab有很强的抑制血小板功能的作用,可能导致明显的出血,发生率为1.4%～10.9%,主要表现为手术失血增加,穿刺部位持续渗血,腹膜出血,少数发生颅内出血。严重出血往往与同时运用的大剂量肝素有关,如按体重减低肝素用量可明显减少颅内出血的发生率。

(4)其他药物:某些抗生素,如青霉素、氨苄西林、羧苄西林与阿洛西林等,偶尔有导致的血小板功能异常的报告。

2. *全身性疾病* 其他一些疾病或病理过程,如尿毒症、肝硬化、骨髓瘤、骨髓增殖性疾病与心肺旁路手术,也可因血小板功能异常导致出血的发生。

【治疗】

获得性血小板功能异常的治疗基本与原发性血小板功能异常相同。有原发病者应以治疗原发病为主;与药物有关者应暂时停用药物。有明显出血表现时需输注新鲜血小板。止血药物,如重组因子VIIa、抗纤溶药物与DDAVP也有止血效果。

(王兆钺)

参考文献

[1] Bwutler E, Lichtman MA, Coller BS, et al. Williams Henatology, 16th ed. New York: Mc Graw-Hill, 2001: 1553.

[2] Hoffman R, Benz EJ, Shattil SJ, et al. Hematoloy: basic priciples and practice, 3rd ed. London: Churchill Livingstone, 2002: 2121.

[3] Loscalzo J, Schafer A. Thrombosis and Hemorrhage. 2th ed. Balttimore: Williams & Wilkins, 2001: 683-706.

[4] Franchini M, Lippi G, Guidi GC. The use of recombinant activated factor VII in platelet-associated bleeding. Hematology, 2008, 13: 41-45.

[5] Hayward CP. Diagnostic approach to platelet function disorders. Transfus Apher Sci, 2008, 38: 65-76.

[6] Nurden P, Nurden AT. Congenital dis-

orders associated with platelet dysfunctions. Thromb Haemost, 2008, 99: 253-263.

[7] Ali N, Moiz B, Shaikh U, et al. Diagnostic tool for Glanzmann's thrombasthenia clinicopathologic spectrum. J Coll Physicians Surg Pak, 2008, 18: 91-94.

[8] Pham A, Wang J. Bernard-Soulier syndrome: an inherited platelet disorder. Arch Pathol Lab Med, 2007, 131: 1834-1836.

[9] Wu S, Wang Z, Dai L, et al. An inherited macrothrombocytopenic disorder with abnormal large granules. Platelets, 2006, 17: 259-265.

[10] Wang Z, Shi J, Han Y, et al. Spontaneous platelet aggregation with congenital giant platelet containing large granules and thick membrane. Clinical and Applied Thrombosis/Hemostasis, 2001, 7: 305-309.

[11] Wang Z, Shi J, Zhao X, et al. A novel mutation in the transmembrane region of glycoprotein Ⅸ associated with Bernard-Soulier syndrome. Thromb Haemost, 2004, 92: 606-613.

[12] 杨海燕，王兆钺，苏雁华，等. 一例 Fechtner 综合征临床与分子缺陷研究. 中华血液学杂志，2007，28：160-164.

[13] Su Y, Wang Z, Yang H, et al. Clinical and molecular genetic analysis of a family with sitosterolemia and co-existing erythrocyte and platelet abnormalities. Haematologica, 2006, 91 (10): 1392-1395.

[14] Mhawech P, and Saleem A. Inherited giant platelet disorders. Classification and literature review. Am J Clin Pathol, 2000, 113: 176-190.

[15] Wilcox DA, White Ⅱ GS. Gene therapy for platelet disorders: studies with Glanzmann's thrombasthenia. J Thromb Haemost, 2003, 1: 2300-2311.

[16] 王兆钺. Current state and expectation in diagnosis and treatment of bleeding disorders. 血栓与止血学杂志，2002，8：99.

[17] 王兆钺. 加强遗传性出血性疾病的研究提高我国人口健康素质. 中华血液学杂志，2007，28：577-578.

[18] Schar RE, Rahman1 2. MM, Seidel1 H. The impact and management of acquired platelet dysfunction. Hamostaseologie, 2011, 31: 28-40.

第27章

弥散性血管内凝血

弥散性血管内凝血(disseminated intravascular coagulation,DIC)是在某些严重疾病基础上,由特定诱因引发的复杂病理过程。致病因素引起人体凝血系统激活、血小板活化、纤维蛋白沉积,导致弥散性血管内微血栓形成;继之消耗性降低多种凝血因子和血小板;在凝血系统激活的同时,纤溶系统亦可激活,或因凝血启动而致纤溶激活,导致纤溶亢进。临床上以出血、栓塞、微循环障碍和微血管病性溶血等为突出表现。大多数DIC起病急骤、病情复杂、发展迅猛、预后凶险,如不及时诊治,常危及患者生命。

【病因】

(一)感染性疾病

占DIC发病数31%～43%。

1. *细菌感染* 革兰阴性菌感染如脑膜炎球菌、大肠埃希菌、铜绿假单胞菌感染等,革兰阳性菌如金黄色葡萄球菌感染等。

2. *病毒感染* 流行性出血热、重症肝炎等。

3. *立克次体感染* 斑疹伤寒等。

4. *其他感染* 脑型疟疾、钩端螺旋体病、组织胞浆菌病等。

(二)恶性肿瘤

占DIC患者的24%～34%。常见者如急性早幼粒白血病、淋巴瘤、前列腺癌、胰腺癌及其他实体瘤。

(三)病理产科

占DIC的4%～12%。见于羊水栓塞、感染性流产、死胎滞留、重症妊娠高血压综合征、子宫破裂、胎盘早剥、前置胎盘等。

(四)手术及创伤

占DIC的1%～5%。富含组织因子(TF)的器官如脑、前列腺、胰腺、子宫及胎盘等,可因手术及创伤等释放组织因子,诱发DIC。大面积烧伤、严重挤压伤、骨折及蛇咬伤也易致DIC。

(五)医源性疾病

占DIC的4%～8%,其发病率日趋增高。主要与药物、手术、放疗及化疗及不正常的医疗操作有关。

(六)全身各系统疾病

如:恶性高血压、肺心病、巨大血管瘤、ARDS、急性胰腺炎、重症肝炎、溶血性贫血、血型不合输血、急进型肾炎、糖尿病酮症酸中毒、系统性红斑狼疮、中暑、移植物抗宿主病(GVHD)等。

【发病机制】

1. *组织损伤* 感染、肿瘤溶解、严重或广泛创伤、大型手术等因素导致TF或组织因子类物质释放入血,激活外源性凝血系统。蛇毒等外源性物质亦可激活此途径,或直接激活FⅩ及凝血酶原。

2. *血管内皮损伤* 感染、炎症及变态反应、缺氧等引起血管内皮损伤,导致FⅫ激活及TF的释放,启动外源或内源性凝血系统。

3. *血小板损伤* 各种炎症反应、药物、缺氧等可致血小板损伤,诱发血小板聚集及释放反应,通过多种途径激活凝血。

4. *纤溶系统激活* 上述致病因素亦可同时通过直接或间接方式激活纤溶系统,致凝血-纤溶平衡进一步失调。

研究表明,由炎症等导致的单核细胞、血管内皮TF过度表达及释放,某些病态细胞(如恶性肿瘤细胞)及受损伤组织TF的异常表达及释放,是DIC最重要的始动机制。凝血酶与纤溶酶的形成是DIC发生过程中导致血管内微血栓、凝血因子减少及纤溶亢进的2个关键机制。炎症和凝血系统相互作用,炎症因子加重凝血异常,而凝血异常又可加剧炎症反应,形成恶性循环。感染时蛋白C系统严重受损,蛋白C水平降低且激活受抑,使活化蛋白C(APC)水平降低，导致抗凝系统活性降低，加剧了DIC发病过程。

下列因素可促进DIC的发生：①单核-巨噬系统受抑，见于重症肝炎、大剂量使用糖皮质激素等；②纤溶系统活性降低；③高凝状态，如妊娠等；④其他因素如缺氧、酸中毒、脱水、休克等。

【病理及病理生理】

1. 微血栓形成　微血栓形成是DIC的基本和特异性病理变化。其发生部位广泛，多见于肺、肾、脑、肝、心、肾上腺、胃肠道及皮肤、黏膜等部位。主要为纤维蛋白血栓及纤维蛋白-血小板血栓。

2. 凝血功能异常　①高凝期：为DIC的早期改变；②消耗性低凝期：出血倾向，PT显著延长，血小板及多种凝血因子水平低下，此期持续时间较长，常构成DIC的主要临床特点及实验检测异常；③继发性纤溶亢进期：多出现在DIC后期，但亦可在凝血激活的同时，甚至成为某些DIC的主要病理过程。

3. 微循环障碍　毛细血管微血栓形成、血容量减少、血管舒缩功能失调、心功能受损等因素造成微循环障碍。

【临床表现】

DIC的临床表现可因原发病、DIC类型、分期不同而有较大差异。

1. 出血倾向　发生率为84%～95%。特点为自发性、多发性出血，部位可遍及全身，多见于皮肤、黏膜、伤口及穿刺部位；其次为某些内脏出血，如咯血、呕血、尿血、便血、阴道出血，严重者可发生颅内出血。

2. 休克或微循环衰竭　发生率为30%～80%。为一过性或持续性血压下降，早期即出现肾、肺、大脑等器官功能不全，表现为肢体湿冷、少尿、呼吸困难、发绀及神志改变等。休克程度与出血量常不成比例。顽固性休克是DIC病情严重、预后不良的征兆。

3. 微血管栓塞　微血管栓塞分布广泛，发生率为40%～70%。可为浅层栓塞，多见于眼睑、四肢、胸背及会阴部，黏膜损伤易发生于口腔、消化道、肛门等部位。表现为皮肤发绀，进而发生灶性坏死，斑块状坏死或溃疡形成。栓塞也常发生于深部器官，多见于肾、肺、脑等脏器，可表现为急性肾衰竭，呼吸衰竭，意识障碍，颅内高压综合征等。虽然出血是DIC患者最典型的临床表现，但器官功能衰竭在临床上却更为常见。

4. 微血管病性溶血　约见于25%的患者。可表现为进行性贫血，贫血程度与出血量不成比例，偶见皮肤、巩膜黄染。

5. 原发病临床表现

【实验室检查】

DIC的实验室检查包括两个方面：一是反映止血功能的变化，如凝血酶原时间(PT)、活化的部分凝血酶原酶时间(APTT)或血小板计数，这些信息可反映凝血因子消耗程度和活化程度。二是纤溶系统的活化，其可由纤维蛋白降解产物(如D-二聚体)来间接评价。

国外DIC研究机构通过荟萃分析5个独立的临床研究、共超过900位DIC患者的实验室诊断指标，结论指出诊断项目出现异常的概率由高至低分别为血小板减少、纤维蛋白降解产物增加、PT延长、APTT延长和纤维蛋白原降低。

1. 血小板计数　血小板计数减少或进行性下降是诊断DIC敏感但非特异的指标，98%的DIC存在血小板减少，其中大约50%计数低于$50\times10^9/L$。血小板计数低与凝血酶生成密切相关，因血小板消耗是由凝血酶诱导的血小板聚集所致。但单次血小板计数对诊断帮助不大，因为其可能在正常范围，而血小板计数进行性下降对诊断DIC更有价值。值得注意的是，血小板计数减少还可见于未合并DIC的急性白血病或败血症。

2. 纤维蛋白降解产物及D-二聚体　反映继发性纤维蛋白溶解亢进的指标中，临床最常用者为纤维蛋白降解产物(FDP)和D-二聚体测定。FDP是纤维蛋白原和绞链纤维蛋白单体的降解产物，而D-二聚体仅为绞链纤维蛋白单体被纤溶酶降解的产物，故后者对诊断DIC更有特异性。但由于在外伤、近期手术或静脉血栓栓塞时FDP和D-二聚体均会升高；且FDP可经肝代谢与肾分泌，肝肾功能异常可干扰FDP的水平，因此这2项指标不宜作为单独诊断DIC的标准，必须结合血小板计数与凝血时间的改变才能作出正确判断。

3. PT和APTT　由于凝血因子的消耗与合成的减少(肝功能异常、VitK的缺乏、合成蛋白的减少、大量出血)，50%～60%的DIC中在疾病的某一阶段存在PT和APTT的延长。然而大约近半数DIC患者PT和APTT正常或缩短，这是由于活化的凝血因子(如凝血酶或因子Ⅹa)所致。因此，PT和APTT正常并不能排除凝血系统的激活，必须进行动态监测。TT并未包含于ISTH评分系统中，但可以与蕲蛇毒时间一起用来鉴别 APTT 的延长是否因肝素污染所致。

4. 纤维蛋白原（Fbg）　Fbg 测定对 DIC 的诊断帮助不大，因 Fbg 属急性期反应蛋白，尽管持续消耗，但在血浆中的水平仍可在正常范围。在临床上，低 Fbg 的敏感性在 DIC 中为 28%，并且仅在极为严重的 DIC 患者存在低 Fbg 血症。Fbg 水平在高达 57%DIC 患者处于正常水平。

5. 外周血涂片　有报道 DIC 患者外周血涂片中可见一些形态各异的红细胞碎片，但红细胞碎片的比例多低于 10%。一般来说，依靠该指标诊断 DIC 既不特异也不敏感；当出现红细胞碎片时应考虑血栓性血小板减少性紫癜（TTP）或其他血栓性微血管病。

6. 血栓弹力图　血栓弹力图（TEG）可反映止血功能异常。有报道败血症时 TEG 也有改变，然而对于诊断 DIC 其特异性与敏感性均不清楚。

7. 其他止血分子标志物　抗凝血酶（AT）和蛋白 C（PC）通常在 DIC 降低并具有预后意义。但总的来说，该两项指标对于 DIC 诊断的敏感性和特异性意义有限。

【诊断】

DIC 诊断标准修订方案（第八届全国血栓与止血学术会议，2001 年，中国武汉）

1. 一般标准

(1)存在易于引起 DIC 基础疾病，如感染、恶性肿瘤、病理产科、大型手术及创伤等。

(2)有下列 2 项以上临床表现：①严重或多发性出血倾向；②不易用原发病解释的微循环障碍或休克；③多发性微血管栓塞症状、体征：如广泛性皮肤、黏膜栓塞，灶性缺血性坏死、脱落及溃疡形成，或不明原因的肺、肾、脑等脏器功能衰竭；④抗凝治疗有效。

(3)实验室检查符合下列标准（同时有以下 3 项以上异常）：①血小板计数$<100\times10^9$/L 或呈进行性下降；②血浆纤维蛋白原含量<1.5g/L 或呈进行性下降，或>4.0g/L；③3P 试验阳性或血浆 FDP>20mg/L 或 D-二聚体水平升高（阳性）；④凝血酶原时间（PT）缩短或延长 3s 以上或呈动态性变化，或 APTT 延长 10 秒以上；⑤疑难或其他特殊患者，可考虑行 AT、FⅧ:C 以及凝血、纤溶、血小板活化分子标志物测定，血浆纤溶酶原（PLG）<300mg/L；抗凝血酶（AT）活性<60%或蛋白 C（PC）活性降低；血浆内皮素-1（ET-1）含量>8pg/ml 或凝血酶调节蛋白（TM）增高；血浆凝血酶碎片 1+2（F_{1+2}）、凝血酶抗凝血酶复合物（TAT）或纤维蛋白肽（FPA）水平增高；血浆可溶性纤维蛋白单体复合物（SFMC）含量增高；血浆纤溶酶-纤溶酶抑制复合物（PIC）水平增高；血浆组织因子（TF）水平增高或组织因子途径抑制物（TFPI）水平下降。

2. 肝病合并 DIC 的实验室诊断标准

(1)血小板计数$<50\times10^9$/L 或呈进行性下降，或血小板活化，代谢产物升高。

(2)血浆纤维蛋白原含量<1.0g/L。

(3)血浆因子Ⅷ:C 活性<50%（必备）。

(4)PT 延长 5s 以上。

(5)3P 试验阳性或血浆 FDP>60mg/L 或 D-二聚体水平升高（阳性）。

3. 白血病合并 DIC 实验室诊断标准

(1)血小板计数$<50\times10^9$/L 或呈进行性下降，或血小板活化，代谢产物升高。

(2)血浆纤维蛋白原含量<1.8g/L。

(3)PT 延长 5s 以上或进行性延长。

(4)3P 试验阳性或血浆 FDP>60mg/L 或 D-二聚体水平升高（阳性）。

4. 基层医疗单位 DIC 实验诊断参考标准（具备以下 3 项以上指标异常）

(1)血小板计数$<100\times10^9$/L 或呈进行性下降。

(2)血浆纤维蛋白原含量<1.5g/L 或进行性下降。

(3)3P 试验阳性或血浆 FDP>20mg/L。

(4)PT 缩短或延长 3s 以上或呈动态性变化。

(5)外周血破碎红细胞>10%。

(6)血沉低于 10mm/h。

【鉴别诊断】

DIC 鉴别诊断的重点是原发性纤溶亢进，血栓性血小板减少性紫癜，严重肝病，原发性抗磷脂综合征，溶血性尿毒症综合征等。鉴别诊断有赖于病史、临床症状和实验室依据的综合判断。

1. 原发性纤溶　由于并无血管内凝血，故不存在血小板活化，血小板计数通常正常，也缺乏微血管溶血性贫血表现。D-二聚体水平应该正常，硫酸鱼精蛋白副凝试验（3P 试验）应该阴性。据此可将 DIC 与原发性纤溶区别开来。

2. 血栓性血小板减少性紫癜　以血小板减少和微血管病性溶血为突出表现，可伴随发热、神经系统症状、肾损害，但缺乏凝血因子消耗性降低及纤溶亢进等依据，可资鉴别。

3. 严重肝病 由于有出血倾向、血纤维蛋白原浓度、多种凝血因子浓度下降，血小板减少，PT延长以及肝对 FDP 及蛋白酶抑制物清除降低，这些表现与 DIC 类似，鉴别诊断常困难。但严重肝病者多有肝病病史，黄疸、肝功能损害症状较为突出，血小板减少程度较轻、较少，FⅧ:C 活性正常或升高，纤溶亢进与微血管病性溶血表现较少等可作为鉴别诊断参考。但需注意严重肝病合并 DIC 的情况。

4. 慢性 DIC 与原发性抗磷脂综合征(APS) APS 的特点是：①临床表现有血栓形成、习惯性流产、神经症状(脑卒中发作、癫痫、偏头痛、舞蹈症)、肺高压症、皮肤表现(网状皮斑、下肢溃疡、皮肤坏死、肢端坏疽)等；②实验室检查：抗磷脂抗体抗体(APA)阳性，抗心磷脂抗体(ACA)阳性；狼疮抗凝物质(LA)阳性；BFP-STS 相关抗体假阳性；Coombs 试验阳性；血小板数减少及凝血时间延长。

【治疗】

DIC 治疗原则：原发病的治疗是终止 DIC 病理过程的最为关键和根本的治疗措施。在某些情况下，凡是病因能迅速去除或控制的 DIC 患者，凝血功能紊乱往往能自行纠正。但多数情况下，相应的支持治疗，特别是纠正凝血功能紊乱的治疗是缓解疾病的重要措施。

(一)治疗基础疾病及消除诱因

如控制感染，治疗肿瘤，产科及外伤；纠正缺氧、缺血及酸中毒等。

(二)抗凝治疗

抗凝治疗是终止 DIC 病理过程、减轻器官损伤，重建凝血-抗凝平衡的重要措施。一般认为，DIC 的抗凝治疗应在处理基础疾病的前提下，与凝血因子补充同步进行。

1. 肝素治疗

(1)肝素钠：急性 DIC 每日 1 万～3 万 U/d，一般 15 000U/d 左右，每 6 小时用量不超过5 000U，静脉点滴，根据病情可连续使用 3～5d。

(2)低分子量肝素：与肝素钠相比，其抑制 FⅩa 作用较强，较少依赖 AT，较少引起血小板减少，出血并发症较少，半衰期较长。生物利用度较高。常用剂量为 75～150UAⅩa(抗活化因子Ⅹ国际单位)/(kg·d)，1 次或分 2 次皮下注射，连用 3～5d。

(3)肝素使用指征：①DIC 早期(高凝期)；②血小板及凝血因子呈进行性下降，微血管栓塞表现(如器官功能衰竭)明显之患者；③消耗性低凝期但病因短期内不能祛除者，在补充凝血因子情况下使用。

(4)下列情况应慎用肝素：①手术后或损伤创面未经良好止血者；②近期有大咯血之结核病或有大量出血之活动性消化性溃疡；③蛇毒所致 DIC；④DIC 晚期，患者有多种凝血因子缺乏及明显纤溶亢进。

肝素监护最常用者为 APTT，正常值为(40±5)s，肝素治疗使其延长 60%～100%为最佳剂量。如用凝血时间(CT)作为肝素使用的血液学监测指标，不宜超过 30min。肝素过量可用鱼精蛋白中和，鱼精蛋白 1mg 可中和肝素 100U。

2. 其他抗凝药物

(1)重组人活化蛋白 C(APC)：重组人 APC 因其能降低重症败血症患者死亡率，2001 年曾被 FDA 批准用于败血症引起的 DIC，但其后的临床实践中发现疗效并不确切。近期在国外完成Ⅲ期临床试验结果表明：对于严重败血症和感染性休克病人，相对于安慰剂，重组人 APC 未显示出生存优势。因此，2011 年 10 月重组人 APC 被 撤出市场。

(2)抗凝血酶(AT)：在败血症患者中开展的几项对照试验研究中，AT 可改善 DIC 患者的实验室参数、减少出血、纠正凝血异常，但却不能降低死亡率。因此，不同国家对 AT 的使用存在明显分歧。

(3)合成或纯化的蛋白酶抑制药：加贝酯(gabexate mesilate)和萘莫司他(nafamostat mesilate)已被日本卫生福利部批准用于 DIC 的治疗。此两种蛋白酶抑制药能够温和的抑制凝血酶、活化的 FⅩ和纤溶酶的活性，导致出血的风险较低，因此在日本被广泛应用。然而，与肝素相比，多个随机对照研究显示：加贝酯或萘莫司他在降低 DIC 死亡率方面并未表现出优势。

(4)组织因子途径抑制物(TFPI)：在败血症患者中开展 TFPI 的Ⅱ期临床试验显示了预期的治疗效果，但在Ⅲ期临床试验中，经 TFPI 治疗的患者存活率未显示有显著改善。

(三)血小板及凝因血子补充

适应证：DIC 患者血小板和凝血因子的补充，应在充分抗凝治疗基础上进行。DIC 时，尤其是在早期，如未行抗凝治疗而单纯补充血小板及凝血因子，往往可加重病情。

1. 新鲜血浆 新鲜血浆所含凝血因子与新鲜全血相似，并可减少输入液体总量、避免红细胞破坏产生膜磷脂等促凝因子进入患者体内，是DIC患者较理想的凝血因子的补充制剂。同时血浆输入还有助于纠正休克和微循环。

2. 纤维蛋白原　适用于急性DIC有明显低纤维蛋白原血症或出血极为严重者。首剂2～4g，静脉滴注，以后根据血浆纤维蛋白原含量而补充，以使血浆纤维蛋白原含量达到1.0g/L以上为度。由于纤维蛋白原半存期达96～144h，在纤维蛋白原血浆浓度恢复到1.0g/L以上或无明显纤溶亢进的患者，24h后一般不需要重复使用。

3. 血小板悬液　未出血的患者血小板计数低于10～20×10^9/L，或者存在活动性出血且血小板计数低于50×10^9/L的DIC患者，需紧急输入血小板悬液。血小板输注要求足量，首次用量至少在1成人单位。

4. 其他凝血因子制剂　从理论上讲，DIC的中、晚期，可出现多种凝血因子的缺乏，故在病情需要和条件许可的情况下，可酌用下列凝血因子制剂。①凝血酶原复合物（PCC）：剂量为20～40U/kg，每次以5%葡萄糖液50ml稀释，要求在30min内静脉滴注完毕，每日1～2次；PCC具有容量小的优点，但缺少因子Ⅴ，而且有可能加重凝血功能紊乱，发生血栓栓塞，故应谨慎使用。②因子ⅧC浓缩剂：剂量为每次20～40U/kg，使用时以缓冲液稀释，20min内静脉输注完毕，1次/d。③维生素K：在急性DIC时的应用价值有限，但是在亚急性和慢性型DIC患者，作为一种辅助性凝血因子补充剂仍有一定价值。

（四）纤溶抑制物

主要适应证：①DIC的病因及诱发因素已经去除或基本控制，已行有效抗凝治疗和补充血小板、凝血因子，出血仍难控制；②纤溶亢进为主型DIC；③DIC后期，纤溶亢进已成为DIC主要病理过程和再发性出血或出血加重的主要原因；④DIC时，纤溶实验指标证实有明显继发性纤溶亢进。

主要制剂、用法和剂量

1. 氨基己酸（EACA）　DIC治疗一般用注射剂，每次4～10g，以5%葡萄糖液或生理盐水100ml稀释，维持剂量1g/h，小剂量每日5g以下，中等剂量每日10g以下，大剂量每日可达20g。本品快速静脉注射可引起血压下降，休克者慎用。

2. 氨甲苯酸（抗血纤溶芳酸，PAMBA）　每次200～500mg加于葡萄糖液20ml中，静脉注射，每日1～2次，或加于液体静脉滴注，每小时维持量100mg。

3. 氨甲环酸（止血环酸）　DIC时多用注射剂。用量为氨基己酸的1/10，每天1～2次，或静脉滴注，每小时维持量0.1g。小剂量0.5g/d，中等剂量1.0g/d以下，大剂量可达2.0g/d。

4. 抑肽酶（Aprotinin）　抑肽酶系兼有抑制纤溶酶和因子FⅩ等激活的作用，呈纤溶、凝血双相阻断，在理论上最适合于DIC的治疗。常用剂量每日8万～10万U，分2～3次使用。或首剂5万U，随后每小时1万U，缓慢静脉注射。

【预后】

由于DIC并不是一个独立疾病，而是若干疾病发病中的一个中间环节，所以影响DIC预后的因素较为复杂，主要取决于引起DIC的原发病特性、程度与机体状态。

（胡　豫）

参考文献

[1] Ranieri VM, Thompson BT, Barie PS, et al. Drotrecogin alfa (activated) in adults with septic shock. N Engl J Med, 2012, 366(22): 2055-2064.

[2] Levi M, Toh CH, Thachil J, et al. Guidelines for the diagnosis and management of disseminated intravascular coagulation. British Committee for Standards in Haematology. Br J Haematol, 2009, 145(1): 24-33.

[3] Wada H, Asakura H, Okamoto K, et al. Expert consensus for the treatment of disseminated intravascular coagulation inJapan. Throm Res, 2010, 125(1): 6-11.

[4] Levi M, Meijers JC. DIC: Which laboratory tests are most useful. Blood Rev, 2011, 25(1): 33-37.

[5] 宋善俊，王鸿利，李家增. 弥散性血管内凝血. 2版. 上海：上海科学技术出版社，2001.

[6] 王振义，李家增，阮长耿，等. 血栓与止血基础理论与临床. 3版. 上海：上海科学技术出版社，2004.

[7] 刘泽霖，贺石林，李家增. 血栓性疾病的诊断与治疗. 2版. 北京：人民卫生出版社，2006.

第 28 章

遗传性易栓症

【定义】

遗传性易栓症是指机体存在抗凝蛋白、凝血因子、纤溶蛋白等的遗传性缺陷，具有高血栓形成倾向。

【流行病学】

常见的遗传性易栓症有蛋白 C（PC）缺陷症、蛋白 S（PS）缺陷症、抗凝血酶（AT）缺陷症、因子Ⅴ Leiden（FV Leiden）和凝血酶原 G20210A 突变。不同人种之间，遗传性易栓症的检出率存在巨大差异。

亚洲人中，包括中国（汉族）、日本、韩国、东南亚各国，最常见的遗传性易栓症为 PC、PS 和 AT 缺陷。2006 年国内一项多中心研究对近 3 500 名健康汉族人进行筛查，这 3 种天然抗凝蛋白活性缺陷的检出率约为 4.5%，明显高于西方高加索人群（1%），但基因缺陷的检出率仅为 0.43%，与高加索人群非常接近。在汉族静脉血栓栓塞患者中，天然抗凝蛋白缺陷的检出率高达 50%，而且以 PS 缺陷为主，与日本、韩国、泰国等亚洲国家的报道相似。

FV Leiden 和凝血酶原 G20210A 突变是最常见的遗传性凝血因子缺陷症。FⅤ Leiden 是高加索人群中最常见的遗传性易栓缺陷，杂合子的人群检出率 1%～8.5%，个别地区（希腊、瑞典）的检出率可达 15%，纯合子的检出率可高达 1/5 000，在静脉血栓患者易栓因素中所占比例平均为 20%。相比之下，FⅤ Leiden 在中国汉族人、日本人、韩国人、泰国人等亚洲人群和非洲黑种人的检出率几乎为零。凝血酶原 G20210A 突变在高加索人群中也相当常见，健康人群中的检出率约为 2%，在静脉血栓患者中的检出率约为 6%。而在亚洲各国人群中，凝血酶原 G20210A 突变的检出率与 FV Leiden 相似，几乎为零。

亚甲基四氢叶酸还原酶（MTHFR）677T 基因变异型的携带者常有轻度同型半胱氨酸水平升高，致高血栓倾向。在高加索人群中该变异型很常见，纯合子携带者约占总人群的 10%。

具有高血栓形成倾向的遗传性凝血因子缺陷症还有异常纤维蛋白原血症和因子Ⅻ缺陷症。有静脉血栓史的患者中先天性异常纤维蛋白原血症的检出率约为 0.8%。遗传性纤溶蛋白缺陷症也可伴有高血栓形成倾向，如纤溶酶原或 tPA 的缺陷，但较为少见。其他少见或不确定的遗传性易栓症还有血小板糖蛋白基因多态性、非 O 血型者、脂蛋白 a(Lp a)水平升高等。

【发病机制】

1. 遗传性抗凝蛋白缺陷症　主要包括 AT、PC 和 PS 的缺陷。AT 是一种 α_2-球蛋白，又名肝素辅因子-1，是重要的生理抗凝物。它可与凝血酶形成 1∶1复合物，阻断凝血酶的活化中心，中和凝血酶的活性。AT 还可抑制其他凝血因子，如 FⅩa、Ⅻa、Ⅺa、Ⅸa，也间接抑制凝血的辅因子，即 FⅧa 和 FⅤa。在肝素存在下，AT 对 FⅦa 也有抑制作用，抑制凝血酶和 FⅩa 等凝血因子的活性增加 2 000 余倍。PC 和 PS 是构成蛋白 C 抗凝系统的 2 个主要因子。凝血酶在凝血酶调节蛋白存在下，激活 PC。活化的 PC（APC）在 PS（APC 辅因子Ⅰ）辅助下，灭活凝血辅因子（F Ⅷa 和 F Va），下调凝血反应。因此，AT、PC 和 PS 任一因子的缺陷或联合缺陷可导致机体的高血栓形成倾向。

首例遗传性 AT 缺陷症、PC 缺陷症和 PS 缺陷症分别报道于 1965 年、1981 年和 1984 年。遗传性 AT 缺陷症、PC 缺陷症和 PS 缺陷症均为常染色体显性遗传，由各种基因突变所致。根据突变类型，分为不同类型。Ⅰ型通常以无义突变（non-sense mutation）为多见。无义突变形成的无效等位基因使基因失去活性，不能合成相应的抗凝蛋白，导致蛋白的抗原水平和活性水平同步降低。Ⅱ型通常为错义突变(missence mutation)，虽仍能合成抗凝蛋白，抗原水平可以正常，但蛋白的活性下降，甚至丧失。AT缺陷症还有Ⅲ型，其抗原水平和活性水平均正常，但与肝素的相互作用有缺陷。PS缺陷的Ⅲ型，又称Ⅱa型，该型总PS抗原水平正常，而游离的PS抗原水平下降，PS活性水平降低。绝大多数遗传性抗凝蛋白缺陷症患者为杂合子，即一个等位基因异常，另一个等位基因正常。纯合子极为罕见，缺陷的抗凝蛋白的抗原水平极低或活性几乎完全丧失，患者大多于出生后不久死于血栓形成。

2. 遗传性凝血因子缺陷症　首例FV Leiden报道于1994年。FV基因第1691位的点突变(G→A)导致FV蛋白分子第506位的精氨酸被谷氨酰胺取代，生成的变异型FV其凝血活性正常，但能抵抗APC的灭活作用，致血浆中FVa水平升高，导致高血栓倾向。

荷兰的Poort等于1996年首先报道凝血酶原G20210A。凝血酶原第20 210位的核苷酸发生突变(G→A)，生成异常的凝血酶原。凝血酶原的功能涉及促凝(生成凝血酶)、抗凝(凝血酶激活PC等)和抗纤溶(凝血酶灭活纤溶酶等)多重作用，凝血酶原的结构异常对凝血的影响取决于这些作用的最终失衡状态。凝血酶原G20210A的杂合子携带者血浆中凝血酶原水平升高和活性升高的比例明显高于正常人，血栓的危险度升高约3倍。

90%以上异常纤维蛋白原血症是由于点突变所致，已报道的突变类型已逾300种，但大多异常纤维蛋白原血症的患者无症状，仅有些类型的异常纤维蛋白原虽然形成的纤维蛋白与组织型纤溶酶原活化物(tPA)的结合正常，但纤维蛋白介导的纤溶酶原活化存在异常，故伴有高血栓倾向。

目前已证实FⅫ在体内无启动凝血的生理作用，相反，该因子缺乏时常伴有纤溶活性降低，引起高血栓形成倾向。

不同遗传性易栓症的血栓栓塞的危险度也不尽相同(表28-1)。同时存在一种以上遗传性易栓症时血栓形成的相对危险性增高，例如，单纯FV Leiden或单纯PC缺陷症时的血栓形成的发生率分别为10%和36%，但两者并存时，则增高至73%。在某些西方国家，这两者基因缺陷并存现象可达1/3 000～1/10 000。FV Leiden与凝血酶原G20210A或FV Leiden与AT缺陷并存时，首次血栓形成的年龄常提前，血栓事件也往往较严重。有些遗传异常，如FV HR2单倍体，只有同时存在其他遗传异常时静脉血栓的危险性才会增高。

表28-1　不同易栓症发生静脉血栓栓塞的相对危险度比较

易栓症	估计的相对危险度
抗凝血酶缺陷症	8～10
蛋白C缺陷症	7～10
蛋白S缺陷症	8～10
因子V Leiden/抗活化蛋白C症	3～7
凝血酶原G20210A突变	3

【临床表现】

遗传性易栓症的主要临床表现为血栓形成，血栓类型以静脉血栓为主，也可以有动脉血栓和微血栓形成。

在静脉血栓形成中以深静脉血栓形成(DVT)的危害较大。血栓脱落引起肺血栓栓塞(PE)是DVT常见和严重的并发症，也是静脉血栓形成导致死亡的主要原因。由于DVT常发生PE，PE常源于DVT，故目前将两者合称为静脉血栓栓塞症(venous thromboembolism，VTE)，是遗传性易栓症最常见的血栓类型。

约70%的遗传性AT缺陷症患者在50岁之前会发生血栓栓塞事件，但青春期前很少发生，青春期后血栓风险随年龄增长而增高。遗传性蛋白C缺陷症的VTE事件约70%为自发性，40%有PE。首次VTE多发生于20－50岁，且复发率高达60%。遗传性PC缺陷症还有一些特殊的血栓事件，如纯合子婴儿可出现暴发性紫癜，杂合子患者使用华法林抗凝可发生华法林介导的皮肤坏死。遗传性PS缺陷症的临床表现与遗传性PC缺陷症相似。

并非所有遗传性易栓症患者一生中注定会发生血栓栓塞事件。血栓栓塞事件的发生常是因为遇到了获得性易栓状态(诱发因素)，如长期卧床、外伤、手术、妊娠、服用避孕药和绝经后替代治疗等。

1. DVT　以下肢DVT为多见，主要表现为腿痛、患肢无力、肿胀和压痛。可出现下肢水肿，肿胀的平面和程度与受累静脉、血栓大小及形成速度有关。

远端DVT起病多隐匿，可无自觉症状，或只有患肢轻度疼痛和沉重感，逐渐出现膝关节以下肿胀。腓肠肌深压痛或Homan征(迫使足部背曲时出现腓肠肌不适或疼痛)为其重要体征。

急性近端 DVT 可出现发热、下肢明显疼痛、肿胀，而且由于静脉压短期内明显升高可出现皮肤轻度发绀、皮下静脉扩张和皮下淤点。邻近体表的深静脉(如股静脉)血栓形成有时可扪到静脉内的条索状血栓。累及股、髂静脉且进展迅速的近端 DVT 可导致下肢静脉回流严重受阻，伴动脉痉挛，可出现患肢剧痛、严重肿胀、苍白或发绀，重则可致静脉性肢体坏疽及因体液大量外渗诱发休克。

下肢 DVT 的最重要近期并发症为 PE。约 50%以上的 DVT 患者在诊断时存在 PE。与远端 DVT 相比，近端静脉血栓更易引起 PE，由于栓子往往较大，致死性相对较高。下肢 DVT 若未完全阻塞血管也可不出现或仅出现轻微的腿部症状，而以 PE 为首发或主要表现。约 70%的 PE 患者在确诊时存在无症状性下肢 DVT。

DVT 的远期并发症主要为静脉血栓后综合征，即深静脉血栓形成导致静脉瓣功能不全引起浅静脉高压，引起患肢不适、持续水肿、静脉曲张、皮炎、皮肤色素沉着、溃疡等。

2. PE　PE 的症状和体征多样，缺乏特异性，易与其他心肺疾病相混淆。

呼吸困难为 PE 最常见的症状，占 69%～84%，可伴有发绀。

胸痛、胸闷占 39%～88%，常突然发生。以胸膜性疼痛为多见，疼痛与呼吸有关，大多因肺周边部位的栓塞累及了胸膜和出现了肺梗死或充血性肺不张。非胸膜性胸痛为钝痛或呈紧缩感，有时可呈剧痛。多表现为胸骨后疼痛，并向肩部、心前区放射。

25%～43%的患者有发热，咳嗽的发生率约为 50%，咯血见于 30%～40%的患者，焦虑占 12%～59%，部分患者可极度惊恐或有濒死感。大块 PE 时由于心排血量减少或缓慢性心律失常引起脑供血不足可引起晕厥。

体格检查可发现血压下降(约占 10%)、肺部闻及细湿啰音和哮鸣音、胸腔积液或闻及胸膜摩擦音。若肺组织坏死破溃可形成气胸。心脏检查除心率加快外，可发现心律失常，如早搏。可闻及三尖瓣关闭不全引起的收缩期杂音及肺动脉瓣区第二心音亢进。当出现右心功能衰竭时，可出现颈静脉充盈、肝颈静脉回流征和下肢水肿，右心扩大，右心室房性或室性奔马律等表现。

急性大块肺栓塞时大多突然出现胸痛、呼吸困难，伴极度恐惧和濒死感。重者可出现面色苍白、大汗淋漓、四肢厥冷、血压下降等休克表现或出现晕厥。若血栓过大(肺动脉血流阻塞>50%)，可因反射性心搏骤停而猝死。

复发性 PE 因多次血栓栓塞，呼吸困难等表现反复出现或进行性加重，少见患者可逐步进展为慢性血栓栓塞性肺动脉高压，导致慢性肺心病和心力衰竭。

3. 不良妊娠　遗传性易栓症还可表现为不良妊娠，如宫内发育迟缓、复发性妊娠丢失、子痫、HELLP 综合征(溶血、肝酶升高、血小板减少综合征)等，其可能的机制是胎盘血管床微血管血栓形成导致胎盘功能不全。

【诊断】

遗传性易栓症患者往往是发生 VTE 或其他类型的血栓栓塞事件后的得以诊断。目前国内遗传性易栓症的诊断率仍较低。要提高诊断率，关键在于提高对此症的认识。

遇到下述情况应想到遗传性易栓症：①特发性 VTE(或称为无诱因 VTE)；②轻微获得性因素(如妊娠、分娩、久坐)而致 VTE；③少见部位(如下腔静脉、肠系膜静脉、脑、肝、肾静脉等)的静脉血栓；④复发性 VTE；⑤初发动脉和静脉血栓形成的年龄较轻(<40 岁)；⑥口服避孕药或绝经后的 VTE；⑦有 VTE 家族史；⑧正规抗凝治疗中 VTE 复发；⑨复发性不良妊娠；⑩新生儿暴发性紫癜或口服抗凝中发生双香豆素性皮肤坏死。

具有上述特点的患者或临床上怀疑易栓症的其他患者应行易栓症筛查。易栓症筛查项目一般至少应包括凝血 4 项(PT、aPTT、TT 和纤维蛋白原)、AT 活性、PC 活性、PS 活性、空腹同型半胱氨酸水平。PC、PS 和 AT 的抗原检测一般不列为筛查项目，当其活性降低时再行检测。由于中国汉族人群中 FV Leiden 和凝血酶原 G20210A 突变的检出率几乎为零，一般也不列入汉族人群的常规筛查。国内的少数医院还常规进行抗活化蛋白 C 症(APC-R)筛查，主要是排查非 FV Leiden 所致的 APC-R。

2006 年 2 月—2006 年 5 月国内四家医院(北京协和医院，天津中国医学科学院血液病医院、上海瑞金医院、苏州大学附属第一医院)在 3 493 名健康人中进行了 PC、PS 和 AT 活性检测，建立了汉族人群不同性别及年龄组 PC、PS 和 AT 活性的参考值范围，可用于 PC、PS 和 AT 活性缺乏的判定(表 28-2)。

表 28-2　不同性别及年龄组 PC、PS 和 AT 活性的参考值范围(中位数及 2.5～97.5 百分位数)

年龄组(岁)	N	PC 活性(%)	PS 活性(%)	AT 活性(%)
17-29				
男性	476	105(73～145)	106(72～144)	112(90～128)
女性	551	102(68～142)	85(51～121)	110(89～128)
30-39				
男性	480	110(80～167)	106(67～148)	111(91～128)
女性	433	105(76～144)	85(51～121)	108(91～124)
40-49				
男性	367	116(81～161)	103(69～146)	111(91～127)
女性	394	108(80～152)	86(55～133)	110(87～127)
50-59				
男性	252	113(73～162)	101(64～145)	108(85～126)
女性	239	119(78～180)	90(55～142)	112(90～133)
≥60				
男性	159	105(76～149)	91(53～129)	102(81～125)
女性	142	122(90～174)	93(49～139)	111(87～130)

诊断遗传性抗凝蛋白缺陷症需注意除外获得性抗凝蛋白缺乏，如获得性抗凝蛋白消耗过多、生成减少和质量异常。例如：血栓急性期或弥散性血管内凝血时抗凝蛋白消耗增多，若此时测定抗凝蛋白，其结果不能用于诊断或排除任何一种遗传性抗凝蛋白缺陷；肝疾病，尤其是晚期肝病，由于抗凝蛋白合成减少，若诊断遗传性抗凝蛋白缺陷需慎重；PC 和 PS 的合成也依赖维生素 K，口服华法林的患者或者维生素 K 缺乏症的患者除了凝血因子水平降低，常有 PC 和(或)PS 水平降低，不能作为遗传性缺陷的诊断凭据。基于上述理由，遗传性抗凝蛋白缺陷症的筛查不应在血栓急性期进行。如果已经开始口服华法林治疗，应在停用华法林 2～3 周后再行有关检测。另外，由于抗凝蛋白的活性水平，尤其是 PC 和 PS，易受获得性因素的影响，出现一过性降低，因此，一般不应仅凭一次实验室检测的结果确诊遗传性抗凝蛋白缺陷症。

如果有血栓栓塞的表现，应行相应的实验室检测和影像检查。

【治疗】

遗传性易栓症本身尚无有效治疗措施，主要是预防和治疗血栓事件，尤其是 VTE。

(一)遗传性易栓症的 VTE 预防

如前所述，遗传性易栓症往往是在遇到获得性易栓因素(诱发因素)是发生 VTE，因此，避免获得性易栓因素对于预防 VTE 至关重要，如：避免长期制动、肥胖、口服避孕和绝经后激素替代疗法等。当获得性易栓因素不可避免时，尤其是血栓危险度相对较高的获得性易栓因素时，如妊娠、外伤、血栓高危手术、具有血栓高风险的内科患者(如：肿瘤、APS)等，应酌情给予预防性抗凝治疗。非抗凝的血栓治疗方法，如弹力袜，也可用于某些情况下的 VTE 预防，如长时间乘坐飞机、汽车等交通工具时。

正常女性妊娠期和产褥期静脉血栓栓塞的危险性高于平时，若孕妇具有遗传性易栓症，危险性明显升高。既往无 VTE 史的孕妇，若有遗传性 AT 缺陷，一般建议妊娠期和产褥期进行血栓预防；若有遗传性 PC 缺陷、PS 缺乏等，可严密随访，也可给予预防剂量的低分子量肝素或小剂量未分组肝素。既往有过 VTE 史的遗传性易栓症孕妇，原则上都应给予预防剂量至治疗剂量的肝素抗凝治疗。

(二)VTE 的抗血栓治疗

遗传性易栓症患者若发生 VTE，抗血栓治疗包括抗凝治疗、溶栓治疗、血栓去除术、静脉滤器等，其中抗凝治疗为主要的治疗方法。

VTE 急性期治疗的主要目的是控制 DVT 进展、防止发生 PE 和纠正血流动力学异常，主要采用抗凝治疗。有急性静脉性坏疽和大块 PE 伴血流动力学异常(血压下降)和低氧血症的患者可予溶栓治疗，此类患者仅约占 10%。有些情况下可考虑手术取栓。如果急性 DVT 有抗凝、溶栓的禁忌，可酌情安置下腔静脉滤网，防止致死性 PE 的发生。急性期后的治疗则以防止 DVT 和 PE 复发和避免并发症为主，应坚持按预期抗凝强度和疗程进行抗凝治疗。

1. *抗凝治疗*　目前抗凝治疗一般分为初始抗凝治疗、长疗程抗凝治疗和延续抗凝治疗 3 个阶段（图 28-1）。

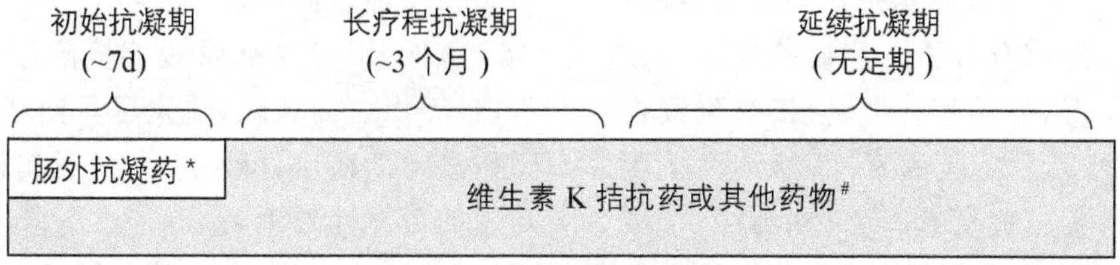

图 28-1　VTE 抗凝治疗分期

* 未分组肝素、低分子量肝素、磺达肝素；# 包括低分子量肝素、达比加群、利伐沙斑

一旦疑诊急性 VTE，除非有抗凝禁忌，应立即开始初始抗凝治疗，不要一味等待确诊 VTE 的检查结果而贻误治疗时机。但目前也有观点认为，应该对临床疑诊 DVT 和(或)PE 的患者首先进行可能性分析，对于低度可能的患者，可以酌情等待实验和影像检测结果，再决定是否给予抗凝治疗。根据药源、经济条件等，初始抗凝可采用未分组肝素(UFH)、低分子量肝素(LMWH)或磺达肝癸钠。鉴于 UFH 致 HIT 的风险相对较高，目前推荐尽量首选 LMWH 或磺达肝癸钠。初始抗凝一般持续 7d，然后进入长疗程抗凝阶段。

所有接受初始抗凝治疗的急性 VTE 患者均建议接受长疗程抗凝。虽然长疗程抗凝可以继续使用肝素类药物，但肝素类药物需注射给药，长期使用不方便，故除了肿瘤为 VTE 触发因素外，均首先推荐使用口服抗凝药，目前最常用的仍是华法林。由于口服华法林起效慢，且给药后 PC 和 PS 水平的降低先于凝血因子水平的降低，造成给药初期一过性高凝状态，可出现血栓栓塞加重的现象，尤其是 PC 和 PS 缺陷症的患者，故华法林需要与 UFH 或 LMWH 重叠使用至少 5 日或待 PT 的国际正常化比值(INR)≥2.0 后停用肝素类药物。目前推荐在开始初始治疗的当日即重叠使用华法林，可缩短住院天数。华法林的抗凝强度一般以 INR 维持在 2.0～3.0 为宜。2012 年的 ACCP 指南已将新型口服的凝血因子的直接抑制药，如抗因子 Xa 的利伐沙班(Rivaroxaban)和抗凝血酶的达比加群(Dabigatran)列入长期抗凝的备选药物，而且可以取代肝素类药物，自初始抗凝治疗起即开始使用。此类药物具有起效快、不依赖抗凝血酶而直接抑制因子 Xa 或凝血酶、一般无需监测、没有肝素诱导的血小板减少症(HIT)的风险等优点，有望成为今后长期抗凝治疗的主流药物。以往推荐长疗程抗凝的疗程至少 3～6 个月，但近年来的临床试验表明，急性 VTE 抗凝 3 个月的患者与抗凝＞3 个月的患者相比，复发的危险度相似，故 2012 年 ACCP 指南推荐的疗程为 3 个月。

抗凝 3 个月后进入延续抗凝治疗阶段，主要目的是预防 VTE 再发，抗凝期限不定，需定期再评估停止抗凝后的血栓复发危险性和继续抗凝的出血危险性，决定抗凝的期限。

抗凝蛋白缺陷症患者的抗凝具有一定的特殊性。肝素是通过增强抗凝血酶的抗凝活性起抗凝作用的。由于肝素的抗凝机制是增加抗凝血酶的抗凝作用，故遗传性 AT 缺陷症的患者，肝素抗凝可能会出现耐药。肝素耐药的部分原因为用药数日后 AT 水平进一步减少，可减少约 30%。加大剂量可能会部分口服耐药。AT 浓缩物对克服肝素耐药有效，但国内无 AT 制剂上市，可通过输注新鲜冷冻血浆，补充 AT。已知或疑似遗传性 PC 或 PS 缺陷症的患者，基于上述口服华法林初期可产生一过性高凝状态，华法林需在完全肝素化下开始给予，且应以相对低剂量开始，逐渐加量。

停止抗凝后血栓复发的危险性主要取决于血栓急性期抗凝疗程是否充分和患者各自的 VTE 复发危险因素。就后者而言，一般来说，VTE 触发因素为可逆性手术因素的患者，VTE 复发的危险性低于触发因素为可逆性非手术因素的患者，更低于找不到血栓触发因素的患者，这 3 种情况停止抗凝后 1 年后 VTE 累积复发的估测率依次为 1%、5%

和10%，5年后依次为3%、15%和30%。其次，复发的危险性还取决于血栓的部位(下肢近端DVT的危险性高于远端DVT和PE)、第二次VTE或多次复发的VTE高于初次发作的VTE。其他一些危险因素包括停药后D二聚体水平居高不下、静脉血栓残留、男性等。经综合分析上述血栓复发的危险性，若存在下述情况，如无禁忌证，应接受延续抗凝治疗：①存在一种以上易栓因素；②遗传性抗凝蛋白缺陷；③获得性易栓症持续存在(如肿瘤、抗磷脂综合征)；④少见部位的血栓形成；⑤复发性血栓形成；⑥超声检查发现DVT持久残留；⑦D-二聚体水平持久升高；⑧并发PE相关慢性肺动脉高压。

抗凝3个月内的出血危险性可能相对较小，但超过3个月就不得不权衡出血危险性了。抗凝治疗的出血危险因素包括年龄>65岁、有出血既往史、近期接受过手术治疗、肿瘤、肾衰竭、肝功能衰竭、糖尿病等合并症、血小板减少、贫血、抗血小板治疗、抗凝过量、脑卒中既往史等。不具备上述任何因素者抗凝治疗发生大出血的危险性低，具有一种危险因素者为大出血中度危险，具有2种或2种以上危险因素者则为高度危险。

2. VTE急性期的其他抗血栓治疗

(1)溶栓治疗：下肢急性近端DVT不主张常规行全身溶栓治疗或导管引导下溶栓治疗。但如果认为患者将来发生下肢血栓后综合征的风险极高，溶栓治疗有望避免其发生，且没有溶栓禁忌，可以考虑给予导管下溶栓治疗。若没有导管下溶栓的经验和条件，也可以行全身溶栓治疗。

急性PE不主张常规溶栓治疗。但若伴有低血压，且无出血高风险，建议尽早给予全身溶栓治疗。即使没有低血压，但临床上判断其将来发生肺动脉高压的可能性较大，也可考虑溶栓治疗。

(2)血栓去除术：下肢急性近端DVT不主张常规采用手术取栓。若实施了手术取栓，应续以与未接受手术的患者相同强度的抗凝治疗。如果急性PE伴有低血压但有溶栓禁忌，或溶栓失败，或在全身溶栓起效前患者就有可能因休克等原因导致死亡，可以请有经验的医师实施导管下血栓去除术或手术去除血栓。

(3)下腔静脉滤器：下肢急性肢DVT或急性PE均不主张常规安置下腔静脉滤器。但患者若有抗凝禁忌，可以考虑安放临时滤器，待出血风险消除后，取出滤器，给予常规抗凝。

(4)弹力袜：下肢急性症状性DVT应坚持穿戴弹力袜，推荐至少穿戴2年，以预防血栓后综合征。

(赵永强)

参考文献

[1] 朱铁楠，赵永强，丁秋兰，等. 汉族健康人群蛋白C、蛋白S和抗凝血酶活性水平及活性缺乏发生率的研究. 中华血液学杂志，2012，33：127-130.

[2] 闫振宇，华宝来，赵永强，等. 672例静脉血栓栓塞症相关危险因素分析. 中华血液学杂志，2007，28：579-582.

[3] 赵永强. 我国静脉血栓栓塞症的研究现状. 中华内科杂志，2005，44：83-84.

[4] 赵永强. 提高对获得性易栓症的认识. 中华内科杂志，2004，43：81-83.

[5] 张之南，郝玉书，赵永强，等. 血液病学. 第2版. 北京：人民卫生出版社，2011：1156-1166.

[6] 张之南，郝玉书，赵永强，等. 血液病学. 第2版. 北京：人民卫生出版社，2011：1396-1403.

[7] KearonC, Akl EA, Comerota AJ, et al. Antithrombotic Therapy for VTE Disease Antithrombotic Therapy and Prevention of Thrombosis, 9th ed: American College of Chest Physicians Evidence-Based Clinical Practice Guidelines, Chest, 2012, 141: e419S-e494S.

[8] Cai H, Hua B, Zhao Y, et al. A Novel Mutation (G2172→C) in the Factor V Gene in a Chinese Family with Hereditary Activated Protein C Resistance. Thrombosis Research, 2010, 125: 545-548.

[9] Khan S, Dickerman JD. Hereditary thrombophilia. Thrombosis Journal 2006, 4: 15.

[10] Rosendaal FR. Venous Thrombosis: the role of genes, environment, and behavior. Hematology, 2005: 1-12.

[11] Cushman M. Inherited risk factor for venous thrombosis. Hematology, 2005: 452-457.

[12] Prandoni P. Acquired risk factor for venous thromboembolism in medical patients. Hematoly, 2005: 458-461.

第 29 章

造血干细胞移植

第一节 概 述

(一)造血干细胞移植历史

给予患者亚致死剂量的放疗或化疗,摧毁其体内的造血和免疫系统,然后再输入一定数量的造血干细胞使之重建的过程称之为造血干细胞移植(HSCT)。因为最先采用的造血干细胞来自于骨髓,因此早期也常称作骨髓移植。过去的 60 多年,随着对造血干细胞特性、移植免疫及 HLA 配型等基础研究的不断深入,以及新的免疫抑制药和抗感染药物的出现、细胞采集和细胞免疫治疗的应用、综合治疗能力的提高等,目前 HSCT 已经从最初的一项作为终末期患者的挽救措施,逐步发展成为一个完整的治疗体系,是很多血液恶性疾病、部分非恶性疾病及自身免疫性疾病/遗传性疾病等的标准治疗,并一直是临床治疗研究最活跃的领域之一,尤其是近 20 多年,更取得了长足的进步。

有关造血干细胞移植的历史可以回溯到 20 世纪 40 年代,因为原子弹的问世、放射病的出现,引发了科学家对造血系统研究的热情。Jacobson 等陆续发现,通过屏蔽脾,或回输脾/骨髓细胞可以使接受致死剂量照射的老鼠免于死亡,随后 Ford 等发现回输供体鼠的骨髓细胞同样可以起到保护作用,其体内存活的骨髓细胞具有供体鼠的遗传特性,证实了异体骨髓细胞可以在受到辐射后的老鼠体内存活。但接受了异体骨髓的受体鼠很快出现消瘦、腹泻等表现,当时被称为“secondary disease”,即现在我们所熟悉的移植物抗宿主病(GVHD),其发病机制是植入的淋巴细胞对受体鼠器官产生免疫攻击,甲氨蝶呤(MTX)作为免疫抑制药,可以预防或减轻这一反应。随后进行的犬类实验证明不经全身放疗,应用环磷酰胺(CY)或马利兰(BU)等化疗药物同样可以保证异体骨髓的植入。异体的骨髓可以在接受了大剂量放化疗后的受体内存活的现象,极大的激发了血液/肿瘤医师、免疫学家将之应用于临床,用于治疗遗传性疾病、骨髓获得性缺陷以及血液恶性肿瘤的兴趣。但在 20 世纪 50－60 年代早期的尝试是令人失望的,1970 年 Bortin 总结了这一时期近 200 例人类异基因移植的资料,最终的结论是无一成功,骨髓移植的临床实践因此一度陷入低谷。直至人类白细胞抗原系统(HLA)的发现,其在移植免疫中所起的作用的阐明和配型技术的完善,才使得骨髓移植技术再度兴起。先驱者们对这一全新的领域进行了大量有意的探索,首先仍然是犬类实验,给予狗全身放疗后,如果输注狗白细胞抗原(DLA)配型不合的骨髓,则受体狗很快因为排斥或 GVHD 死亡,反之输注 DLA 相合的骨髓,有部分狗可以长期生存,如果同时移植后再给予 MTX,则绝大部分受体狗获得长期生存。由此确立了选择供者的基本原则,即需要 HLA 相合。从 1969 年开始,西雅图骨髓移植中心对终末期的白血病(AL)或再生障碍性贫血(AA)患者进行了同胞 HLA 相合移植。1975 年 Thomas 将 73 例白血病和 37 例再生障碍性贫血的移植结果总结发表于新英格兰医学杂志上,证实骨髓移植可以使一部分晚期白血病患者治愈。虽然因为当时选择的都是一些终末期的患者,移植后最终存活的患者比例并不高,但从生存曲线上分析可以到达一个平台期,并且后来证实那些生存下来的患者可以无病生存 20 多年,因此使用“治愈”这个词语是恰如其分的。以此为标志,奠定了造血干细胞移植作为一种有效可行的治疗方法应用于白血病治疗的地位。因为其对骨髓移植的突出贡献，西雅图的 Edward E. Thomas 博士获得了 1990 年的诺贝尔生理学/医学奖项。此后的十余年骨髓移植处于推广普及完善的阶段。因为早期的研究显示患者移植时的一般状态对移植疗效有直接影响，此外终末期患者移植后的复发率高达 75%，因此移植时机也逐步提前到白血病治疗的早期阶段，如缓解期，或复发早期，此时患者一般状态尚好，且肿瘤负荷低，正如预期，移植疗效大大提高。骨髓移植在血液恶性疾病治疗中的成功，使得这一技术也逐步推广到地中海贫血、镰刀状贫血等的治疗。也是在这一时期，确立了 2 个经典的预处理方案，即含全身放疗（TBI）的 Cy-TBI 方案，和不含 TBI 的 BUCY 方案，以后的大部分预处理方案都以此为基础。直至 20 世纪 80 年代后期，骨髓移植更迎来了一个快速发展的时期，已经作为一个标准的治疗技术应用于临床。在 GVHD 的预防方面，从早期的单用甲氨蝶呤发展为 MTX 与环孢素(CSA)联合，大大降低了 GVHD 的发生率，这一方案，至今仍为很多移植中心采用作为 GVHD 预防的标准方案。1986 年世界上最大的非血缘供者资料库-美国国立骨髓捐赠计划(NMDP)建立，部分解决了供者来源问题，同时因为非血缘关系移植对 HLA 相合程度要求更加严格，推动了 HLA 基因配型技术的发展和完善，反过来更精确的配型也提高了移植的疗效。1988 年第 1 例脐带血移植成功实施，1989 年首次报道异基因外周血干细胞移植，1991 年美国纽约血液中心建立世界上第一家脐血库。造血干细胞来源的扩展使得传统的骨髓移植的名称不再适宜，至此更改为造血干细胞移植。1998 年开始尝试并提出非清髓性移植(NST)或降低预处理强度的移植(RIC)的概念，使得移植的受者群体扩大到一些老年、体弱、伴有合并症等不适宜接受传统清髓性移植的患者，并且适应证也扩展到一些自身免疫性疾病。进入 21 世纪后造血干细胞移植技术更是不断完善，并向纵深发展，越来越重视个体化治疗，在移植的适应证和时机，受者的选择，供者的来源，干细胞处理，预处理方案的改进等方面都不断完善。尤其在 HLA 配型不合移植领域取得重大进展，彻底解决了供者匮乏的问题。对于移植后免疫治疗的研究也不断深入，移植后供者淋巴细胞输注/特异性细胞治疗已经是治疗移植后复发、感染等合并症的重要手段。可以说目前 HSCT 已经成为了一项常规治疗技术应用于包括恶性血液病在内的多种疾病的治疗，据估计每年全世界完成造血干细胞移植的病例数在 5 万～6 万例，总计移植病例数超过 80 万例。

造血干细胞移植在中国大陆开展的并不晚，1964 年北京大学人民医院成功进行了国内的第一例同基因骨髓移植，但此后一度陷于停滞，直至 1981 年重新开展，并在最近 10 多年无论在移植数量还是移植疗效方面都进身于国际先进行列，在移植后复发、感染、GVHD 的诊治、研究等领域都逐渐形成了自己的体系。其中将白血病患者按复发危险度分层，并根据白血病基因及免疫标志监测患者移植后微小残留病变的水平，以此指导临床进行改良的供者淋巴细胞输注，进一步降低了复发率，提高了总体疗效。而在 HLA 配型不合的移植方面更是取得了重大进展，彻底解决了供者来源问题，领先国际水平。与此同时，这项技术也在全国推广、普及。目前中国内地有造血干细胞移植资质的单位 104 家，年移植例数超过 100 例的 5 家，2011 年总移植例数超过 2 000 例，其中 91% 为异基因移植，近 1/3 为亲缘单倍体移植。

(二)造血干细胞移植分类

根据提供造血干细胞的供者可以将 HSCT 分为自体移植和异体移植 2 大类；异体移植根据供受者 HLA 基因的相合性可以分为同基因移植，HLA 配型相合的异基因移植和 HLA 配型不合的异基因移植；按照供受者的血缘关系又可以进一步分为亲缘关系移植(包括同胞间移植，亲属间移植)和非亲缘关系移植；根据造血干细胞的来源 HSCT 可以再分为骨髓移植(BMT)，外周血造血干细胞移植(PBSCT)和脐带血移植(CBT)。此外依据预处理强度的不同，预处理后骨髓是否可以自体恢复，又可以分为传统的清髓性移植和降低预处理强度的移植(RIC)/非清髓性移植(NST)。

1. *自体造血干细胞移植*　患者接受预处理后，回输预先保存的自身骨髓/外周血干细胞的过程为自体造血干细胞移植(ASCT)。与异体造血干细胞移植相比，自体造血干细胞移植(ASCT)的供者为患者本人，因此不受 HLA 配型的限制，不存在异体免疫问题，无移植后 GVHD 等并发症，免疫恢复快，感染发生率低，移植相关死亡率远低于异基因造血干细胞移植，一般＜10%。缺点是没有移植物抗肿瘤（GVT）作用，因此复发率远高于异体 HSCT。ASCT 的本质相当于一次“骨髓避难”，目前主要适用 2 大类患者。一类是对放/化疗敏感的恶性肿瘤患者，其放化疗的疗效呈剂量依赖性，通过加大剂量可以使患者获得比较好的长期生存率，而骨髓毒性往往是限制药物剂量的主要因素，ASCT就可以帮助克服这一限制，将剂量提高到其他重要脏器可耐受的范围，发挥最大的杀肿瘤效应。此类疾病包括淋巴瘤、多发性骨髓瘤，各种急慢性白血病以及部分恶性实体肿瘤(乳腺癌、卵巢癌、肝癌、神经母细胞瘤等)在内；另一类为严重自体免疫性疾病患者，如类风湿关节炎、系统性红斑狼疮、系统性硬化症等。对于这类患者移植的目的是去除体内存在的异常的自体反应细胞，在重建造血系统的同时，诱导新生的免疫系统对自身组织产生免疫耐受。据CIBMTR的最新资料，美国2010年的ASCT数量超过10 000例，大于异体移植的数量。

ASCT的造血干细胞同样可以来自骨髓或外周血(PBSC)，与自体骨髓移植相比，自体外周血干细胞移植(Auto-PBSCT)具有如下优点：①采集比较方便，采集PBSC时无需对患者进行麻醉，减少了风险，也避免了多部位穿刺抽髓造成的痛苦；②对于部分侵犯骨髓的患者和多发性骨髓瘤的患者，由于骨质破坏或肿瘤细胞浸润，及骨盆局部放疗等原因无法采集骨髓时，可采集PBSC；③移植后造血和免疫功能恢复快，移植后感染、出血等并发症少，降低了移植相关死亡率，缩短了住院时间，节减了费用；④一般认为与骨髓相比，外周血中肿瘤细胞混入少。最初人们曾设想PBSC中肿瘤污染少，Auto-PBSCT可降低复发率。但现有资料表明复发率并不比自体骨髓移植少。可能与采集物中单个核细胞的绝对值大于骨髓，因此虽然混入的肿瘤细胞比例低但绝对数没有减少有关，另外肿瘤复发的主要来源是体内残留的肿瘤细胞。但因为Auto-PBSCT的上述优点，自从1986年第一例报道以来，Auto-PBSCT已经基本替代了自体骨髓移植，占所有AHSCT的90%以上。

如何采集到足够数量的外周血干细胞，同时降低移植后的复发率一直是AHSCT的热点和难点。目前临床使用的动员剂主要有以下几类。①化疗药物：最常用的药物有大剂量环磷酰胺(CY)，通常为$4g/m^2$，此外，大剂量足叶乙苷(VP-16)、阿糖胞苷(Ara-C)和一些联合化疗方案等也有报道；②造血细胞刺激因子：粒细胞集落刺激因子(G-CSF)是应用最广的动员剂；③化疗联合造血细胞刺激因子，是目前临床上Auto-PBSCT治疗恶性肿瘤患者最为常用的动员方法之一，优点在于既可通过化疗药物进一步杀灭体内残存肿瘤细胞，细胞因子的应用又可动员出更多数量的PBSC，同时缩短骨髓抑制的时间减少感染的发生概率；④一些新型的动员剂如Plerixafor (AMD 3 100)。目前临床上还没有一个明确的可确保移植成功的最低的干细胞阈值，比较公认的是如果输入的$CD34^+$干细胞数量$<2\times10^6$/kg则移植失败的可能性加大，在$4\sim6\times10^6$/kg间基本可以保证植入，如果输入的$CD34^+$干细胞数量$>5\sim8\times10^6$/kg，中性粒细胞和血小板的恢复会大大加快。但临床上大有10%～30%的患者会出现动员效果不佳，影响干细胞动员效果的主要因素是患者既往接受化疗的次数和剂量。一旦出现动员失败可以通过增加细胞因子的剂量，如G-CSF($10\sim24\mu g/kg$)，或与其他动员剂联合如Plerixafor，或延长化疗与动员的时间间隔来解决。必要时可以采集骨髓作为造血干细胞的来源。

降低复发主要通过以下手段：①加强移植前的化疗以减轻肿瘤负荷，改进预处理方案，以便最大限度地杀灭体内残存的肿瘤细胞为体内净化；②对采集物进行处理，减少肿瘤的污染为体外净化，体外净化的方法包括阳性选择和阴性选择，前者是筛选出$CD34^+$造血干细胞，后者是通过药物、免疫学方法去除采集物中的肿瘤细胞；③加强移植后的抗肿瘤治疗，如淋巴瘤后CD20单抗的维持化疗、IL-2和细胞免疫治疗等，可以进一步减少微小残留病变(MRD)，有助于降低肿瘤的复发率。

2. 骨髓移植与外周血干细胞移植　在移植开展的早期人们一直采用骨髓血作为造血干细胞的来源。后来人们发现外周血中存在大约0.06%的造血干细胞，而在某些情况下，如化疗的恢复期，或应用粒细胞集落刺激因子(G-CSF)后这一比例可以提高到几十倍，经过血细胞分离机的采集可以得到足够重建造血的干细胞。外周血采集物和骨髓血的细胞组成无论在数量还是功能上都有不同，外周血采集物中T细胞，单核细胞以及NK细胞的数量是骨髓中的10倍左右，$CD34^+$细也是骨髓的2～4倍。此外G-CSF还通过对T细胞，抗原呈递细胞，黏附分子和共刺激分子等的调节，使得外周血中的T细胞处于免疫低反应状态。移植物组成成分和特性的差异使得2种移植方式的临床结果各有特点。1998－2002年共有8个前瞻性的大型随机对照临床试验比较PBSCT与BMT的疗效，结果发现PBSCT相对于BMT具有造血免疫恢复快

的优势，绝大部分的研究证实并不增加急性GVHD(aGVHD)的发生，但可加重慢性GVHD(cGVHD)的发生，部分研究显示对于一些高危白血病患者可降低复发率。回顾性分析表明PBSCT的TRM略低，但随机对照研究并没有证实具有统计学差异。PBSCT在OS方面优势在部分研究和部分高危患者中得到了验证。2006年一项涵盖了1 111例成人资料的荟萃分析显示PBSCT组白细胞和血小板植活快，但重度aGVHD和广泛型cGVHD的发生率高，无论是早期还是晚期患者的复发率均有降低，但2组的非复发死亡率(NRM)无差别，最终OS和DFS在晚期患者中得到了提高。

对于供者而言外周干细胞采集无需麻醉和骨髓穿刺，减少了麻醉风险和疼痛。但因为要对健康供者应用药物进行动员，长期以来人们对此一直心存顾虑。近期，德国的Holig等人发表了单中心3 928例非血缘关系的供者采集资料以及为期12年的长期随访结果。发现骨痛和头痛是应用G-CSF后最常见的短期不良反应，没有供者出现脾破裂，或因不良反应而停药。在采集过程中最常出现的症状是因为低钙血症导致的麻木感，绝大多数为轻至中度。在随访期(5年)内，中性粒细胞绝对值较采集前基数略有下降但仍处于正常范围内；淋巴细胞在采集后1年内逐渐恢复，但在2～5年后有轻度升高；血色素和血小板在采集后6个月恢复至原水平。有12例供者在随访期内发生恶性肿瘤(0.3%)，其中仅霍奇金淋巴瘤(2例)的发生率，比经年龄校正后的正常人群略高。正是因为外周干细胞的采集安全可靠，相对易被供者接受，同时外周干细胞移植的疗效不逊于骨髓移植，因此外周干细胞移植的数目已经超越了骨髓移植。尤其在非血缘关系移植和一些高危患者移植中更有优势，目前已是>20岁患者的主要移植方式，在儿童移植中的比例也逐渐上升。

3. 非血缘关系移植　HLA基因相合的同胞一直是异基因HSCT的首选供者，但在同胞中，HLA完全相合的概率仅为30%。HLA相合的非血缘关系供者就成为了无HLA相合同胞患者进行HSCT的另一选择。NMDP 5 000多例资料表明，非血缘移植植入的失败率仅4%，与HLA配型相合度、是否进行去T细胞处理和疾病类型相关。GVHD的发生率随着HLA配型不合度的增加而增加，一般文献报道Ⅱ～Ⅳ度急性GVHD的发生率在40%～90%，慢性GVHD的发生率在55%～80%。约50%的广泛型GVHD患者最终因严重的免疫缺陷而死亡。因此HLA相合程度是影响非血缘关系移植的最主要因素。随着HLA基因配型技术的进步，以及骨髓库的扩大，目前对供受者至少进行HLA-A，B，DRB1，C，DQB1位点的配型，NMDP推荐选择无关供者标准为：①HLA-A，-B，-C-DRB1，-DQB1位点的10个基因型相合；②具有一个基因型不合的供者，亦为可接受作为无关供者；③根据受者原发疾病预后因素，最先可能选择基因不合数目最少的供者。但这并不意味着为了找到相合度更高的供者，患者可以长期等待，因为患者的疾病状态对移植结果同样具有重要影响。西雅图移植中心948例非血缘移植资料显示尽管对低危患者来说，HLA一个位点的不合移植效果差，但这种趋势在中危和高危患者中并不存在。提示对于需尽快进行移植的患者在没有HLA全相合供者的情况下，可以考虑选择位点不合的供者，但如果为多位点不合的供者，尽量避免选择HLA-DRB1不合的供者。CIBMTR 2011年对全球2000—2009年移植资料的统计结果显示：将AML患者分为早期、中期和进展期三组，3年的OS在同胞相合和非血缘关系移植组分别为58%±1%，48%±1%和25%±1% VS 46%±1%，44%±1%和20%±1%。MDS早期和进展期的患者接受两种移植的3年OS分别为51%±2%和44%±2% VS 48%±2%和36%±2%。对于年龄<20岁的ALL患者来说，同样分为早期、中期和进展期三组。3年的OS在同胞相合和非血缘关系移植组分别为64%±2%，53%±2%和22%±3% VS 61%±2%，45%±1%和28%±3%；而≥20岁患者群的数据分别为51%±1%，34%±2%和21%±2% VS 45%±1%，33%±2%和16%±2%。在≤20岁和>20岁的2组重症再生障碍性贫血患者中。2种类型移植的3年OS分别为88%±1%和74%±1% VS 68%±2%和60%±2%。可见虽然SAA的疗效略逊于同胞相合移植，但对于一些恶性血液病尤其是高危患者的非血缘移植的疗效已经与同胞相合移植结果相当。美国在2005年后每年进行的非血缘关系移植以及超过了亲属间移植的例数。目前世界上许多国家已经建立了非血缘关系供者骨髓资料库，截止2010年底全球45个国家的64个登记组，总计有1 490万人登记，最大的NMDP有640万。我国的造血干细胞捐献者资料库截至

2012 年 5 月，入库资料已达 147 万份，进行了 2 800 多例移植。

非血缘移植的最大缺陷是必须维持足够大的库存量来保证查询的成功率，这需要大量的人力物力；此外从查询到实际移植的时间较长，并且受到多种不确定因素的影响，不适宜疾病进展迅速需要尽快移植的患者；移植后患者一旦出现复发或植入不良等情况，再次获得干细胞/淋巴细胞的可能性小；而采集过程对健康供者的影响也是不容忽视的伦理问题。这些都迫使人们寻找非血缘供者之外的其他移植物来源。

4. 脐带血移植　很早人们就认识到脐带血中含有造血干细胞，但直到 1988 年 Gluckman 才报道了一例 6 岁 Fanconi 贫血患儿成功接受了脐带血移植。1998 年，Rubinsten 统计了 562 例脐带血移植，证实了脐带血可以成为替代骨髓的又一种造血干细胞来源。与传统移植相比，CBT 患者的植活率低，白细胞和血小板植入速度慢，这与脐带血中干细胞的数量和质量相关。但非血缘脐带血（UCB）与无关供者的造血干细胞相比具有几个明显的优势：冻存的脐带血很快就可以获得，避免了无关供者查询和干细胞采集过程中的时间延误和不确定因素，可以更好的根据病情决定移植时机；因为脐带血中 T 细胞的低免疫反应性，对于 HLA 配型相合程度的要求相应降低，使得大多数的患者都能查到 4～6/6 相合的脐带血。此外对供者和母体无任何损害，传播感染性疾病（如 CMV）的风险降低等。与无关供者 HSCT 相比，在 HLA 相合程度相同的条件下，UCBT 后 GVHD 的发生率低，曾经人们担心脐带血的低免疫反应性有可能减弱其抗肿瘤作用，但事实是 CBT 同时保留了 GVL 作用，并没有增加移植后的复发率。一项对于＜16 岁白血病儿童的回顾性研究比较证明：6/6 相合 UCBT 的 5 年 DFS 优于 8/8 相合骨髓移植，而 5/6 或 4/6 相合的 UCBT 的疗效与 8/8 相合骨髓移植相似。移植物中细胞数量和 HLA 相合程度是影响 UCBT 疗效的关键因素。欧洲脐血移植组分析了 1994－2005 年 1 204 例患者资料，发现在 925 例恶性血液病患者中，输入的细胞数量是影响疗效的最主要因素，而 HLA 不相合程度虽然增加延迟植活的风险，导致高的治疗相关死亡率（TRM）和慢性 GVHD，但可以降低复发率，最终对生存率未产生统计学影响。对于非恶性病患者来说，低的细胞数和高 HLA 不相合程度都会影响最终的生存率，但提高输入细胞数可以部分抵消 HLA 配型的影响。因此欧洲推荐的保证 CBT 移植成功的有核细胞数是 3×10^7/kg，$CD34^+$ 细胞数是 2×10^5/kg。但对于 HLA5/6 相合则建议提高到＞4×10^7/kg，4/6 相合为＞5×10^7/kg。美国建议的最低有核细胞数是 1.5×10^7/kg，$CD34^+$ 细胞为 1.7×10^5/kg。对于成年人来说，细胞数是限制成年人疗效提高的主要原因，利用双份脐带血来增加细胞数是其中一项可行的措施，Minnesota 大学首先报道了 23 例高危血液恶性肿瘤患者接受了 2 份 HLA 部分相合的脐带血，中位的细胞数为 3.5×10^7/kg，所有可评估的 21 例患者均获得植入，植入分析提示为单份脐血稳定植入，最新的 83 例移植资料显示 3 年的 DFS 为 54%。此外脐带血的体外扩增、骨髓内输注以及与 HLA 单倍体相合供者 $CD34^+$ 细胞同时移植等都是目前尝试的解决细胞数量的方法。

CBT 作为无合适供者病人的一个实用性选择，实际病例数超过 20 000 例。有些移植中心已经把 UCBT 作为儿童移植的首选，在成年人作为次选，日本近 50% 的非血缘关系移植为脐带血移植。2006 年后全球成年人 CBT 数量已经超过儿童，CBT 的发展离不开脐血库的支持，据不全统计全球有 100 多家脐血库，储存脐带血 400 000 多份，并大多建立了详细而完善的采集、检验、冻存、查询、出入库、运输等制度，为非血缘 CBT 提高了可靠的保证。

5. HLA 配型不合的移植　尽管无关供者和脐带血库解决了部分无 HLA 相合同胞患者的供者来源问题，但较低的配型成功率、过长的寻找时间和各种不确定因素以及脐带血的低细胞数等问题仍然将相当一部分患者挡在移植门外。如何跨越 HLA 的免疫屏障，使得 HLA 配型不合的移植成为可能一直是人们的理想。

阻碍 HLA 不合移植成功最主要的问题是 GVHD 重，排斥率高，免疫重建慢。为了解决 HLA 带来的免疫屏障问题，人们尝试了多种方法。通过生物物理等方法去除介导 GVHD 的 T 细胞可以用于预防或减轻 GVHD 发生。体外去除 3 个对数级（99.9%）以上供者骨髓中成熟 T 淋巴细胞，可以预防 HLA 部分相合造血干细胞移植后的 GVHD，但排斥率进一步上升，IBMTR 的资料表明，HLA-A，B，DR 二位点不合时，去 T 移植后排斥率为 42%，而不去 T 移植后排斥率仅为 28%。同时，体外去 T 细胞使 BMT 后白血病复发率上升。为解决排斥率上升问题，在坚持体外去 T 细胞的同时，移植工作者尝试多种方法来解决此一难题。①增强预处理方案：一则可加强抗白血病作用，降低移植后白血病复发率；二则亦可进一步破坏受者免疫系统，降低移植排斥率，但随着放化疗强度增加，使预处理相关毒性及其死亡率亦上升，限制了其无限制的加强；②体外选择性去除 T 淋巴细胞：选择性地去除引起 GVHD 的 T 淋巴细胞亚群，既能预防 GVHD，又不至降低 GVL 效应或增加 BMT 排斥率，在小鼠，诱发 GVL 与 GVHD 的 T 细胞亚群确具一定的可分离性，但人类是否存在引起 GVHD 的特异 T 淋巴细胞亚群，目前尚无法肯定，体外选择性去除 $CD8^+$ 细胞的临床结果亦不甚令人满意；③保留性去除 T 淋巴细胞：在过度去 T 的骨髓中重新加入适量的成熟 T 淋巴细胞，将 GVHD 的发生限制在可控范围内，同时降低排斥率及白血病复发率，在动物实验，已证实此种关系的存在，但在人类，成熟 T 细脑保留到何水平方为合适，目前尚难以回答，新近国际骨髓移植登记组的资料表明，GVHD 的发生率与 T 细胞去除量有一定关系，但 T 细胞去除量的多少并不影响造血干细胞移植的排斥率和造血干细胞移植后白血病复发率，一般采用去除两个对数级 T 淋巴细胞，但移植后仍需免疫抑制药预防 GVHD；④选择性去除移植物中的活性 T 细胞或体外诱导 T 细胞免疫耐受：供者移植物 T 细胞与受者抗原共培养，然后去除或灭活针对宿主有反应而对第三者细胞无反应的活化 T 细胞，将处理后的 T 细胞再回输体内，则有可能降低 GVHD 发生率，但因为操作技术繁复，并且很难完全清除活化的 T 细胞，目前仅有小宗病例报道；⑤增加干细胞数量：Aversa 通过阳性选择 $CD34^+$ 细胞，使移植物中 $CD34^+$ 细胞中位数达到 12.8×10^6/kg，T 细胞则减少 4.5 个数量级，同时 B 细胞也减少 3.2 个对数级，175 例资料显示植活率 95%，aGVHD 的发生率为 8%，虽然 AML CR1 患者的 DFS 达到了 50%，但是 ALL CR 患者的 DFS 仅有 25%，总 NRM 40%，感染仍是导致死亡的主要因素。

除体外去 T 外，还可以应用体内去 T 的方法。Rizzieri 加用 CD52 单抗（alemtuzumab）预防 GVHD，进行体内去除 T、B 细胞处理，49 例进展期患者的植活率为 94%，TRM 降低到 8%，严重的 GVHD 也仅有 8%，75%的患者在移植后获得 CR。Johns Hopkins 大学采用的是增强移植后免疫抑制的策略，在移植后早期给予高剂量的 CY 50mg/kg 1～2 剂，清除反应性 T 细胞，56 例各种进展期血液恶性病患者的结果显示Ⅱ度以上 GVHD 的发生率在接受 2 剂 CY 的患者中为 43%，1 剂 CY 的患者中高达 78%，经过中位 172d 的随访，37.5%的患者无病生存。

北京大学人民医院采用供受者同时诱导免疫耐受进行单倍体移植的新方法—GIAC 技术体系，即 G-CSF 体内改造 T 细胞功能诱导供者免疫耐受，强免疫抑制药（包括 ATG）诱导受者免疫耐受，以 G-CSF 动员的骨髓加外周血干细胞混合移植的方法，成功完成了 1 000 多例 HLA 单倍体 HSCT，其中 80%为 HLA2～3 位点不合，结果 99%的病例均获稳定持久异体植入。在此技术体系中，采用 Ara-c $4g/m^2\times2d$，Bu 12mg/kg，Cy$1.8g/m^2\times2d$ 预处理，CSA＋MTX＋MMF＋ATG 预防 GVHD，急性 GVHD 发生为 40%；其中Ⅲ-Ⅳ aGVHD 发生率仅 15%，慢性 GVHD53%，慢性广泛性 GVHD 发生率为 23%；对高危病人，3 年 DFS 达 48%，标危白血病 3 年 DFS 达 68%。有意义的是，疾病状态是影响病人生存的最主要因素，供受者 HLA 不合程度无论与 aGVHD、cGVHD、DFS 均无相关性。与非血缘移植和同胞相合移植相比较，取得了相同的疗效；对于难治/复发白血病，获得了比同胞相合移植更好的移植物抗白血病作用。在这一技术体系中，平均输入的 CD34 细胞为 $1\sim2\times10^6$/kg 受者体重，与常规移植无差异；而植入的 CD3 阳性细胞为 1×10^8/kg 受者体重，而且 GVHD 的发生率与 HLA 位点不合程度无关，这些都证实此技术体系与传统体外去 T 的 HLA 不合造血干细胞移植体系不同。

HLA 单倍体亲缘关系移植相对于非血缘关系移植，由于供者可以来源于父母、子女、同胞、堂表亲，因此几乎可以为 100%的人群找到供者，从根本上解决了供者来源问题。并且不需要特殊的费用和查询等待时间，由于亲情关系的存在，当再次需要供者干细胞或淋巴细胞，以解决植入不良及复发等合并症时，操作性更强，从而有利于总体生存率的提高。

6. 降低预处理强度/非清髓性移植　接受去 T 细胞移植患者的复发率增高，发生 GVHD 患者复发率低，供者淋巴细胞输注（DLI）可以治疗移植后复发患者等现象，都证明了在异基因移植中除预处理的肿瘤杀伤作用外，供者的免疫细胞在防治肿瘤复发方面同样发挥着巨大的作用。而这意味着我们有了可以通过降低预处理的强度，来减轻预处理相关毒性的空间。减低预处理强度的移植(RIC)或非清髓性移植(NST)的提出实际上反映了一种治疗观念的改变，是传统造血干细胞移植的发展和更新。完整的RIC/NST应该包括降低强度的预处理和移植前后的免疫治疗两个部分，前者在减少对患者重要脏器的损伤，扩大移植的受者群的同时必须保证植入，后者通过植入的细胞和随后的供者淋巴细胞输注(DLI)诱发出GVL效应以清除受者残存的肿瘤细胞。

RIC有效的前提之一是建立完全的供者嵌合，故不能忽略预处理剂量强度的重要性，目前常用的方案对于淋巴造血系统的作用强度差别很大，各种方案孰优孰劣还无法下结论，但比较公认的是对于急性白血病或中度恶性的淋巴瘤，剂量强度具有重要作用，而在恶性程度较低的疾病中剂量强度的重要性还不十分清楚。除此之外，移植物中包含足够的免疫活性细胞是发挥免疫反应的关键。供者的T淋巴细胞具有帮助清除宿主免疫活性细胞和肿瘤细胞、减少移植排斥、促进GVL的作用。动员的外周血采集物中的T淋巴细胞是骨髓中的10倍以上，因此目前标准的RIC/NST移植选用外周血干细胞。如果在初次输注后没有达到完全淋巴造血嵌合或疾病复发，可以进行DLI，DLI的主要不良反应是GVHD和造血抑制。目前对于DLI的应用时机、细胞数量等尚无明确的规定。

RIC/NST最主要的优势来自于预处理相关毒性的减少，可以使那些因高龄或身体条件不适宜传统移植的患者得益于移植。但是急慢性GVHD的发生率与传统移植类似，复发率增加，因此对于一些进展不快，增殖速度慢，且对免疫治疗敏感的疾病，如慢性髓细胞性白血病(CML)，慢淋，低度恶性淋巴瘤、非恶性疾病等方面可能具有优势。

(陈育红　黄晓军)

第二节　原　理

造血干细胞移植(HSCT)由早年试图挽救核事故中的受害者的探索性治疗，发展至今日，已成为一项成熟的治疗技术，用于根治多种血液系统和非造血系统恶性肿瘤，以及某些造血衰竭性疾病、自身免疫性、代谢性疾病。其宗旨是以健康的造血干细胞替代患者病态的造血系统，清除体内肿瘤细胞或异常细胞，重新建立正常的造血及免疫系统。成功进行异基因造血干细胞移植需具备以下条件：①进行超大剂量或者亚致死剂量的放化疗清除患者体内残存的恶性克隆；②输入足够数量的正常造血干细胞；③患者处于免疫抑制状态。

(一)干细胞的生物学特性

1. 干细胞特性　干细胞具有以下3个重要特征：①高度的自我更新或自我复制能力；②无限传代；③可分化成各种功能类型的细胞。这一定义涵盖了不同干细胞，包括：胚胎干细胞、全能干细胞、多能干细胞、多潜能干细胞、单能干细胞等，具有各不相同的分化潜能和功能。受精卵是一种真正意义上的“全能”干细胞，具有无限分化潜能的细胞，可以分化形成胚胎生长发育和成体中所需要的任何细胞，形成各种器官组织。胚胎干细胞是早期胚胎中的一团细胞，是一种早期多能干细胞(pluripotent stem cell)，可以通过细胞分化形成多种组织，但其分化功能已受到一定限制，已不能单独发育成完整的胎儿，它可以发育成为外胚层、中胚层及内胚层3种胚层的细胞组织。成年人组织中的干细胞被成为成体干细胞，已失去多向分化的能力，仅能在特定组织中分化成熟。造血干细胞是一种次级多能干细胞(multipotent stem cell)，在成年人仅存在于骨髓中，维持恒定但很低的数量，可向下游分化形成各系祖细胞(progenitor cell)，仅具有一系或两系分化潜能；再进一步分化为前体细胞(precursor cell)，如骨髓中形态已可辨认的各系幼稚细胞和各系成熟血细胞等。随着干细胞向下游分化成熟，其增殖能力逐渐增强，而分化能力减弱。

2. 造血细胞生成与调控　造血系统是指机体内制造血液的整个系统，由造血器官和造血细胞组成。正常人体血细胞是在骨髓及淋巴组织内生成，造血分为3个阶段：①卵黄囊造血期，始于人胚第3周，停止于第9周；②肝造血期，始于人胚第6周，至第4～5个月达高峰；③骨髓造血期，始于人胚第4个月，自5个月后成为造血中心，骨髓造血功能迅速增加，成为红细胞、粒细胞和巨核细胞的主要生成器官，同时也生成淋巴细胞和单核细胞。除此外，脾、胸腺和淋巴结等也参与造血，出生后成为生成淋巴细胞的主要器官。成年人体内各种血细胞主要由骨髓中的干细胞分化增生而成。胚胎期有大量造血干/祖细胞参与血循环，这已经被脐带血中检测到大量造血干细胞所证实，并应用于临床进行脐带血造血干细胞移植。在出生后不久，初级造血细胞开始迁移和定居于骨髓中，因此在循环中只有很少量初级造血细胞。造血干细胞定位于骨髓，与基质细胞来源的因子 SDF-1 有关，敲除这一因子或其受体 CXCR-4 会导致骨髓发育不全。造血细胞位点发生变化，可能与发育过程中造血干细胞表面黏附分子发生变化，以及各造血位点中基质细胞特性的改变有关。

在胚胎和迅速再生的造血组织中，造血干细胞多处于增殖周期之中；而在正常骨髓中，则多数处于静止期(G0 期)，当机体需要时，其中一部分分化成熟，另一部分进行分化增殖。造血干细胞所处细胞周期与其植入能力相关，实验证实静息状态的 G0/G1 期细胞可以植入受照动物体内，而 S 期和 G2 早期细胞的植入能力很低。但是，成体干细胞具有的这一细胞周期依赖的特性，在脐带血和胎肝干细胞中并未发现，对此进行深入研究，可能进一步了解植入基因的调控。

造血干细胞除具有对称分裂为 2 个相同后代细胞的特性外，还具有不对称的分裂方式，即由一个细胞分裂为 2 个细胞，其中 1 个细胞仍然保持干细胞的一切生物特性，从而保持身体内干细胞数量相对稳定，而另 1 个细胞则进一步增殖分化为各种血细胞前体细胞并向下游分化成熟，释放到外周血中，维持人体所需。这种对称性和不对称性分裂的平衡与调控对维持造血干细胞的数量以及分化的细胞至关重要。在移植动物模型中已证实，植入有限数量的造血干细胞，骨髓库细胞在扩增至正常容量后将不再变化；而进行连续骨髓细胞移植的实验，验证了干细胞的扩增潜能并没有限制。在正常情况下，造血干细胞在体内仅保持很低的数量，但足以维持所有造血所需。何种机制对造血干细胞分裂方向进行调控尚不明确，可能与干细胞分裂的轴向有关。干细胞能够进行自我更新和向下分化成熟的特性，是其应用于临床造血干细胞移植及其他干细胞治疗的基础。

3. 造血微环境　血细胞生成除需要造血干细胞外，尚需有正常造血微环境及正、负造血调控因子的存在。造血组织中的非造血细胞成分，包括微血管系统、神经成分、网状细胞、基质及其他结缔组织，统称为造血微环境。造血微环境可直接与造血细胞接触或释放某些因子，影响或诱导造血细胞的生成。

干细胞龛是成体干细胞集中存储的微环境，提供特定调控信号，是造血干细胞及其后代维持自我更新、分化及增殖的关键因素，从而维持正常机体的造血所需。造血干细胞龛由基质细胞和细胞外基质构成。造血干细胞位于骨髓的造血微环境即龛中，通过细胞间相互作用、黏附因子及配体、细胞因子、趋化因子及相关受体等与龛内特定的细胞发生相互作用，决定干细胞的命运。成纤维细胞是研究最为深入的骨髓基质细胞，通过细胞表面整合素结合原始造血细胞，骨髓内皮细胞也可支持原始造血细胞。在体内环绕窦状隙内皮细胞，富含 CLCL12 的网状细胞(CAR)，也很可能发挥血管壁的壁龛功能。血管壁龛被认为是活跃分裂的干细胞所处场所，也是细胞进出骨髓的重要交通场所，调节干细胞激活和分化方向。越来越多的研究证实，排列在骨小梁的成骨细胞，除了通过调节骨基质蛋白的分泌形成新骨，以及通过破骨细胞调节骨吸收外，也被认为是造血干细胞龛的重要组成部分，通过释放影响造血干细胞的细胞因子调节造血微环境，对造血干细胞的维持、增殖、成熟起重要的作用。所有这些细胞均可能来源于间充质干细胞，在特定条件下，可诱导生成成纤维细胞、内皮细胞、网状细胞和成骨细胞等。

此外，成骨细胞、破骨细胞和长扁平细胞构成骨内膜层，可能为新移植的造血干细胞提供一种归巢的环境，在特定细胞因子存在时可以生长，但不能生成造血细胞。STRO-1＋间充质干细胞能分化成脂肪细胞、软骨细胞和成骨细胞；STRO-1＋血管外周细胞也具有类似的分化成成骨细胞的潜力。

细胞外基质由间充质细胞分泌形成，包括蛋白聚糖、糖胺聚糖、纤连蛋白、肌腱蛋白、胶原、层粘连蛋白等。基质细胞表面的细胞因子，以及与基质相结合的趋化因子和细胞因子，相互作用，除促进造血细胞发育外，还参与了维持干细胞存活、使细胞处于静止期等功能。基质细胞表面常见的细胞因子包括 C-Kit 配体、白细胞介素-1、肿瘤坏死因子α、巨噬细胞集落刺激因子(M-CSF)、转化生长因子等。与基质相连的细胞因子包括粒细胞-巨噬细胞集落刺激因子(GM-CSF)、干扰素 γ，白细胞介素、碱性成纤维细胞生长因子等。

造血微环境对造血干细胞的调控正是通过细胞与细胞之间、细胞与微环境中这些信号的传递，使细胞表现出相应的生物学行为,维持体内造血功能的恒定,血细胞的起源与分化。

4. *干细胞检测方法* 检测干细胞的方法很多,最初是脾结节形成单位、长期培养法证实了干细胞的存在。动物移植模型也是主要的研究手段,例如 NOD-SCID 鼠提供了在体内研究干细胞增殖分化特性的模型;通过有限稀释法可以了解干细胞在造血细胞中的比例。

随着流式细胞技术的发展,应用单克隆抗体识别干细胞表面特异性分子标志,研究干细胞分化阶段及功能,也可以进行干细胞的富集纯化。特异性或主要分布于造血干细胞表面的抗原主要包括:①CD34,调节细胞黏附和细胞周期;②CD90(Thy-1),一种高度糖基化的 GPI 锚连蛋白,参与 T 细胞与基质细胞的黏附;③CD117(c-kit 受体),支持原始血细胞的生存和增殖;④AA4,一种鼠源分子,与表达在人吞噬细胞的补体受体同源;⑤Sca1 被证实是正常干细胞发育所必需的细胞因子;⑥ CD133 其功能是维持质膜突起;此外还有 CD164、CD150、CD110 等。由于大部分造血干细胞表面标志也会在定向分化的细胞表达,因此仅用阳性标志进行分离纯化,筛选细胞是不够的。而造血干细胞是多能干细胞,不表达任何系别相关的膜蛋白标志(Lin-),因此,可通过阴性筛选进行干细胞纯化。常用的阴性筛选组合包括:T 淋巴细胞表达 CD38、HLA-DR、CD3、CD4、CD5、CD8;排除 B 淋巴细胞的 CD10、CD19、CD20;区分巨噬细胞和粒细胞的 CD11b、CD14、Gr-1;排除红系的血型糖蛋白 A 和 Ter19 等。目前认为人类造血干细胞表面标志特征是 $CD34^{+}CD38^{-}Lin^{-}$,约占骨髓细胞的 0.1%。

利用荧光素酶标记的单个干细胞示踪,还可以显示最初仅在移植部位进行细胞增殖,随后扩展至骨髓和脾等部位,然后消退。

5. *白血病干细胞* 当从 AML 患者中分离出的 $CD34^{+}CD38^{-}$ 细胞群移植到 NOD/SCID 小鼠体内,并形成白血病时,白血病干细胞的存在第一个在异种移植模型中被证实。在白血病中,发生恶性转化的这群细胞,自我更新能力保留完好,但是缺乏对增殖的严格控制,导致异常增多。白血病干细胞存在于造血的各个阶段,从早期的干细胞至定向祖细胞,由于恶性转化而具有自我更新能力。白血病干细胞特异性的表面标志虽然尚未确定,但认为存在于 $CD34^{+}CD38^{-}$ 细胞群中,此外还可以检测到 CD47、CD90、CD96、CD123 等。许多正常造血干细胞调控分子,对白血病干细胞同样发挥功能。正常和白血病干细胞间的差异可能源于基因突变,从而影响细胞内信号传导。如细胞因子受体 Flt3 和 c-kit 出现肿瘤性损伤,可导致早期造血分化阶段,下游的信号传导通路的持续性激活,完成正常向白血病干细胞的转化。

处于静止期是干细胞的特性之一,白血病干细胞同样具有这一特性,这也是其逃避细胞毒性药物的机制。静止期白血病干细胞对常规化疗和靶向药物不明感,在停药后,成为导致复发根源。近年来,尝试多种方法,如使用 α 干扰素、抗 CD44 单抗等,让白血病干细胞进入细胞周期,从而降低复发,提高治愈的机会。

6. *细胞黏附和归巢* 造血干细胞通过与其他细胞及基质蛋白的相互作用定位于骨髓中。造血干细胞并非永远留在骨髓里,有少量细胞进入血液循环后,可再次进入骨髓,或进入其他器官。除干细胞外,其他更分化的祖细胞在归巢前也在血液中循环。造血干细胞具有多种黏附因子和细胞因子受体,使其可以黏附于骨髓窦内的细胞或基质。这些黏附作用对促进干细胞归巢和定居至关重要,并提供与其他细胞密切接触的机会,对维持其生存和调控其增殖非常关键。绝大部分各系分化细胞进入循环,完成其功能寿命,一部分进入外周器官进一步分化成熟,如 B 细胞在淋巴结和脾,T 细胞在胸腺等,部分淋巴细胞再次回到骨髓,发育为成熟细胞,如浆细胞等。

多种黏附分子受体及其配体参与这一过程,如整合素、免疫球蛋白超家族、唾液黏蛋白、选择素等。此外还包括趋化因子受体、趋化因子配体等。

对造血干细胞及其微环境的深入了解,未深入研究多细胞系统的发育带来启示,对治疗血细胞发育相关的血液病和其他疾病有重要意义,同时可能为器官再生提供技术平台。

(二)人类组织相容性抗原

组织相容性由主要组织相容性复合体(major histocompatibility cmplex,MHC)决定,在人类,又被称为人类白细胞抗原(human Leucocyte antigen,HLA),这是一个由一系列紧密连锁的基因座位所组成的具有高度多态性的复合体。因此,HLA 配型问题是骨髓移植成败的关键之一。T 细胞表面表达 HLA 分子,使其能够识别自我和清除外源成分,同时防止将自我识别为异体来源。对这一识别功能进行调控,可以更好地实现在异体间进行移植。

1. *HLA 分子生物学* HLA 位于第六号染色体的短臂 6P21.3 区，长 4 200KB，含有基因多达 200 多个，大部分与免疫反应相关。被分为三个主要的区域：HLA-Ⅰ类抗原，包括 HLA-A、HLA-B、HLA-C 基因；HLA-Ⅱ类抗原，包括 HLA-DR、HLA-DQ、和 HLA-DP 基因；HLA-Ⅲ类抗原，主要编码肿瘤坏死因子和补体。

HLA-Ⅰ类分子与 HLA-Ⅱ类分子结构相似，在蛋白结合凹槽区具有高度多态性。抗原呈递细胞(APC)将细胞表面抗原呈递给 T 细胞时，在其表面表达 HLA 分子，每一个 MHC 等位基因可以呈递上千种蛋白肽，只有表达相同 MHC 分子时，T 细胞受体(TCR)才能在识别其表面上 MHC 分子所呈递的抗原肽，此现象即 MHC 限制性(MHC restriction)。

HLA-Ⅰ类抗原几乎表达于所有有核细胞和血小板，由两条链组成，具有多态性的 α 链和稳定的 β_2 微球蛋白(由 15 号染色体编码，不具有多态性)，其分子凹槽末端为封闭的，因此可以结合 8～10 个氨基酸长的抗原肽，与 CD8 细胞相作用。HLA-Ⅱ类抗原一般仅表达于免疫系统细胞，如 B 细胞、树突状细胞等。有两条相似的链组成，α 链和 β 链，均由 HLA 复合体基因编码，仅有后者具有多态性，其分子凹槽末端为开放的，因此可以与更长的抗原肽相结合(12-24 氨基酸)，被呈递给 $CD4^+$ T 细胞。

2. *HLA 多态性和遗传学* HLA 基因是目前所知人基因组中最复杂、具有最高多态性的区域。有几十个基因座位，每个基因座位又有几十个等位基因，且呈共显性表达，这就构成其多态性。其中Ⅰ类抗原，如 HLA-A 位点有 1601 个等位基因，HLA-B 位点有 2 125 个等位基因，而 HLA-C 位点有 1 102 个等位基因；Ⅱ类抗原 β 链也具有多态性，如 HLA-DRB 有 1027 个等位基因，HLA-DQA1 和 HLA-DQB1 分别有 44 和 153 个，HLA-DPA1 和 HLA-DPB1 则分别为 32 和 149 个。

由于 MHC 基因位于同一条染色体上，其多基因座位上的基因型组合相对稳定，很少发生同源染色体间交换，这就构成了以单倍型(Haplotype，即在同一条染色体上紧密连锁的一系列等位基因的特殊组合)为特征的遗传方式。按中国人常见的 A 座位基因有 13 个，B 座位基因有 30 个计算，可组成的单元型约有 13×30＝390 种之多。理论上估计，父母各遗传一条单倍型给子女，便会形成 4.3 万种 HLA-AB 基因组合。事实上，HLA 各基因并非完全随机地组合，而是某些基因组合呈现高频率，这就是连锁不平衡(linkage disequilibrium，LD)的特点。世界上各个民族人群的 HLA 多态性和单倍型都有各自的特点，总体来讲，中国北方汉族、北美白种人和北美黑种人人群的多态性较中国南方汉族和日本人群丰富。即使在地区间也存在差异，中国汉族群体中抗原 A1、A3、B13、B44 和 B51 频率呈北高南低分布，而抗原 A24、B46、B60 呈北低南高分布。一些单倍型在不同种族相对常见，在中国汉族群体中常见的 A30-B13-DRB1 * 07，A1-B37-DRB1 * 10 单体型频率呈北高南低分布，在江浙沪汉族人群中频率较北方汉族人群下降，而 A2-B46-DRB1 * 09，A33-B58-DRB1 * 17，A33-B58-DRB1 * 13 单体型频率呈北低南高分布。HLA 多态性程度可见一斑。虽然可以根据连锁不平衡进行等位基因预测，但并不完全正确，尤其在未进行详细研究的不同种族间。移植前进行高分辨配型是避免失误的最好方法。

HLA 遗传方式是子女从父母各得到一条单倍体，父母的两条单倍体随机分配给每一个子女，因此，根据家系 HLA 分析，很容易推断单倍体。从理论上讲，父母和子女之间均为 HLA 单倍体相合，而同胞之间 HLA 完全相合的概率是 1/4，1/2 为单倍体相合，1/4 为完全不相合。

3. *HLA 分型技术发展和命名法* HLA 分型是为了确定个体的 HLA 型别，以便更好地选择造血干细胞移植的供者。HLA 系统研究从 20 世纪 70 年代到 80 年代末期主要是血清学分型技术，利用抗原抗体反应原理，采用微量淋巴细胞毒试验方法来进行检测，主要侧重于分析 HLA 产物特异性，但是难以满足 HLA 如此多态性的需求。20 世纪 90 年代以来，随着分子生物学的发展，使 HLA 分型有了巨大的飞跃，基于 DNA 分型，可获得低分辨、中分辨和高分辨结果。1991 年第 11 届国际 HLA 专题讨论上提出了 HLA 的 DNA 分型方法，随着测序技术的突飞猛进，基于 DNA 序列的分型方法已经取代了传统的血清学及细胞学分型方法。目前 DNA 分型方法主要分为两种：基于核酸序列识别的方法和基于序列分子构型的方法。基于核酸序列识别的方法主要有：PCR-RFLP(限制性片段长度多态性聚合酶链反应)，PCR-SSO(采用序列特异性寡核苷酸探针杂交技术)，PCR-SSP(序列特异引物引导的 PCR 反应)和 PCR-SBT(直接碱基序列分析基因分型技术)。其中PCR-SBT测序方法是目前世界卫生组织(WHO)推荐的HLA分型方法的“金标准”。

随着HLA检测方法的进步,HLA命名也进行了相应调整。每个HLA等位基因具有唯一性,由四位数字组成,前两位表示等位基因组,通常与血清学抗原相关,如A*01,一般由低分辨技术获得,可以用于选择同胞相合供者,但筛选无关供者就远远不足了。冒号后的一组数字表示亚型,可以对应一种或多个核苷酸序列,但是所编码的蛋白质氨基酸序列不同,如A*01:01/01:04。中分辨技术(如PCR-SSO,PCR-SSP)可以区分特定的等位基因组,但不能百分之百。高分辨技术可以完全区分所有的等位基因,表示为A*01:01。在查找无关供者时,要求进行高分辨分型。

4.根据HLA分型选择供者 目前实验室常规进行检测的包括HLA-A、HLA-B、HLA-C、HLA-DRB1、HLA-DP等基因。同胞之间首选HLA全相合的。如果没有配型相合的同胞供者,可在无关人群中寻找。找到HLA相合的无关供者概率如何,与单倍体出现频率的高低、是否存在罕见等位基因、少见的组合以及供者库的大小等因素有关。需要建立足够大的供者HLA资料库,以便在大量的供者中去寻找。高分辨配型技术为找到“最佳相合”供者提供了可能,尤其是可以避免一些静默基因造成的失误。通常实验室需常规进行HLA-A、HLA-B、HLA-C、和HLA-DRB1检测,部分实验室或中心增加HLA-DQB1,或HLA-DPB1。无关供者造血干细胞移植供受者之间HLA配型相合程度要求很高,优先选择配型全相合的供者,如果没有,至少需要满足低分辨(HLA-A,HLA-B,HLA-DRB1)5/6相合和高分辨(HLA-A、HLA-B、HLA-C、HLA-DRB1和HLA-DQB1)8/10相合的原则,才能进行移植,否则可能会发生严重的移植,物宿主病而致生活质量严重下降或死亡。目前中华造血干细胞资料库已有140万人的HLA资料可供查询,对于亲属之间不能找到配型相合供者的患者约有60%的机会找到配型相合的无关供者。如果初步查询不能找到适合的无关供者,随时间延长找到的概率反而下降,因此根据病情需要,宜尽早选择其他移植供者。

脐带血造血干细胞移植,由于新生儿免疫发育的不成熟,脐带血移植HLA配型相合要求较低,一般4/6相合即可移植,但需要细胞数较多的脐血或双份脐血同时移植。此外,由于防治排异反应的药物和方法的不断完善,亲属之间HLA不全相合移植GVHD发生率和全相合移植已无明显差异,亲属之间不完全相合(半相合)也可以选择。

认识HLA的多态性,依此进行供者和患者的HLA配型,进行造血干细胞移植才能取得良好效果。

(三)其他影响移植的因素

即使供受者之间HLA配型完全相合,仍有部分患者发生移植物抗宿主病和移植排斥。这就提示存在其他因素影响移植的效果,虽然其他移植相关抗原诱导的免疫反应没有HLA强烈。

1.杀伤细胞免疫球蛋白样受体(the killer cell immunoglobulin-like receptor,KIR) NK细胞是天然免疫系统的组成成分,在控制病毒感染和监视肿瘤中发挥重要作用。NK细胞表达一些受体,有抑制性的和激活性受体,包括KIR、NKG2D和DNAM-1等。KIR基因家族目前已知由15个基因和2个假基因组成,位于第19号染色体上的LRC(leukocyte receptor complex)区域中,长度100~200Kb。LRC长度约1Mb,是一个快速进化的免疫相关基因的基因簇,这些基因编码一些含胞外免疫球蛋白样结构域的分子。

KIR的配体是MHC-I类分子,在配体缺失的情况下,NK细胞激活并溶解靶细胞(这种情况见于单倍型移植),抑制性KIR与I类分子相作用,可以抑制NK细胞的激活。目前采用配体-配体模型或配体-受体模型,研究了KIR不合对移植的影响。某些受体的存在或缺失、与受体数目或单倍体数目等,均影响移植的结果。

2.次要组织相容性抗原 次要组织相容性抗原(minor histocompatibility antigens,MiHAs)是种群内某些多态性基因编码的细胞内蛋白,被降解形成的肽段具有同种异型决定簇,以MHC限制性方式被T细胞识别,属同种异型抗原。包括与性别相关的抗原(如H-Y抗原)、表达于白血病细胞或正常细胞表面的非Y染色体连锁的mH抗原等。即使MHC完全相合的同胞之间的造血干细胞移植,仍有约半数患者出现急性和慢性GVHD,严重地影响移植的预后。研究资料表明,MiHAs是发生这部分GVHD的重要原因。在移植患者中,可以检测到抗HA和H-Y抗体,及特异性CTL,这些是MiHAs通过细胞免疫应答和体液免疫应答参与GVHD的证据,但是,在未来是否具有临床治疗价

值,仍需进一步评估。

3. 细胞因子、趋化因子和免疫反应基因的多态性 大量细胞因子及其受体、抑制药等参与造血干细胞移植的免疫反应,与GVHD相关。DNA单个核苷酸多态性是否会影响最终结果,取决于是否会对细胞因子的功能或活性水平产生影响。已经在移植模型中对TNF、IL-10、IL-1、IL-2、IL-6、干扰素等进行了研究。对某些与天然免疫系统相关的基因也开展了研究。NOD样受体、Toll样受体等被证实可能与移植后复发、GVHD和感染有关。还有很多基因也引起了研究者的兴趣。

(四)预处理

造血干细胞移植前,患者须接受一个疗程的大剂量化疗或联合大剂量的放疗,这种治疗称为预处理(conditioning),这是造血干细胞移植的中心环节之一。预处理的主要目的为:①为造血干细胞的植入腾出必要的空间;②抑制或摧毁体内免疫系统,以免移植物被排斥;③尽可能清除基础疾病,减少复发。根据疾病和所进行的造血干细胞类型不同,所选择的预处理方案的侧重点各有不同。

恶性血液病目前常用的预处理方案有:①Cy/TBI(环磷酰胺+全身照射);②Bu/Cy(白消安+环磷酰胺);③Bu/Flu(白消安+氟达拉滨)等,尚可在这些基础方案中增加药物或调整用药剂量。在HLA半相合或无关供者造血干细胞移植的预处理方案中通常加用抗胸腺细胞球蛋白或抗淋巴细胞球蛋白。再生障碍性贫血进行异基因造血干细胞移植的预处理方案多选择大剂量环磷酰胺联合抗胸腺细胞球蛋白。白血病自体造血干细胞移植可选用上述某种预处理方案,但恶性淋巴瘤自体移植常用的预处理方案为CBV(环磷酰胺+卡莫司汀+依托泊苷)或BEAM(卡莫司汀+依托泊苷+阿糖胞苷+美法仑)。多发性骨髓瘤自体造血干细胞移植的预处理方案多选择大剂量美法仑。淋巴细胞白血病患者推荐含有TBI的预处理方案。具体方案会在相关章节中详细介绍。

第三节 适应证

造血干细胞移植(HSCT)作为一项治疗平台,不仅适用于血液系统恶性肿瘤,而且还为某些造血衰竭性疾病、自身免疫性、代谢性疾病、及其他系统恶性疾病的治疗提供了新的方式。除此之外,目前还衍生出多种干细胞治疗方法,如输注供者淋巴细胞(DLI),NK细胞、间充质细胞、特异性杀伤细胞等,这些细胞既可以来源于同一供者,也可能来源于第三方。虽然,造血干细胞移植仍然是多种血液系统恶性肿瘤的唯一根治方法,但是随着近年来治疗方法的多样化以及靶向治疗等的发展,其适应证也发生了很大的变化。如在慢性粒细胞患者中,越来越多的患者选择酪氨酸激酶抑制药作为一线治疗,异基因造血干细胞移植的比例在下降;而随着单倍型移植技术的突破与进展,解决了供者来源的难题,也有越来越多的恶性肿瘤患者可以通过寻求单倍型移植获得根治。

(一)异基因造血干细胞移植

白血病是异基因造血干细胞移植的主要适应证,约占70%以上。对于大多数成人急性白血病患者,如果单纯依靠化疗而不进行异基因造血干细胞移植,复发往往在所难免,难以获得根治。但是,由于异基因造血干细胞移植的治疗风险相对较高,因此需要全面仔细评估该治疗给患者带来的利益和风险,选择恰当的治疗。

1. 急性髓性白血病(AML) 近年来,由于大剂量阿糖胞苷的应用,使一部分具有特殊分子生物学异常的急性髓性白血病患者获得将近50%的长期缓解率,治疗效果接近异基因造血干细胞移植,因此,需要根据患者的具体诊断和分期选择是否需要移植。

NCCN2012版指南,根据患者的分子生物学和遗传学异常将AML患者分为低危、中等及高危三组(表29-1)。对于年龄<60岁,低危组的AML的患者,第一次完全缓解期(CR1)时可以不选择异基因HSCT,是自体HSCT或大剂量化疗的适应证。但是,对于那些微小残留白血病定量监测不能降至0或者在治疗期间下降后有上升趋势的患者,也应该考虑行异基因HSCT,首选同胞相合HSCT,根据各移植中心的情况也可以考虑行无关或者亲属半相合供者HSCT。

而对于中危或高危组患者在达到CR1后,就应该考虑行异基因HSCT以寻求根治,在供者的选择上同样首选同胞相合供者,在没有相合供者的情况下,应考虑无关或者亲属半相合供者。

表 29-1　NCCN 急性髓性白血病指南 2012.2 版

根据遗传学及分子生物学异常危险度分组

危险度	细胞遗传学	分子生物学异常
低危	inv(16)或 t(16;16)	正常
	t(8;21)	NPM1 突变阳性，或者孤立的 CEBPA 突变但不具有 FLT3-ITD
	t(15;17)	
中危	正常核型	t(8;21)，inv(16)或 t(16;16)伴 c-KIT 突变阳性
	+8	
	t(9;11)	
	其他未确定的	
高危	复杂异常(≥3 项克隆性异常)	伴 FLT3-ITD 突变的正常核型
	-5,5q-,-7,7q-	
	11q23，但不包括 t(9;11)	
	t(6;9)	
	t(9;22)	

由于急性早幼粒细胞白血病(APL)经砷剂、全反式维甲酸及化疗的完全缓解率及生存率已将近 90%，除复发患者外，原则上不进行异基因 HSCT。

所有 CR2 或以上的 AML 患者均是异基因 HSCT 的适应证，应尽快进行移植，以争取根治。对于所有复发或者第一次诱导治疗失败的患者，异基因 HSCT 可以作为挽救治疗，但是，长期缓解率及生存率仍然不理想，仅有 10%～20%。

对于儿童患者，处于第一次完全缓解期的低危组患儿，一般不推荐行异基因 HSCT。具有高危因素的 CR1 患者，以及所有 CR2 或以上的 AML 患儿，均有异基因 HSCT 的适应证。在没有同胞全相合供者的情况下，可考虑行无关供者 HSCT 或者脐带血造血干细胞移植，而在具有相应比较丰富治疗经验的移植中心，高危患儿也可以考虑行亲属单倍型移植。对于复发的患儿，异基因 HSCT 同样也是一种有效的挽救性治疗。

2. 急性淋巴细胞白血病(ALL)　所有 Ph^+-ALL 患者在达到 CR1 时均应考虑行异基因 HSCT，并在移植后继续给予 TKI 治疗，监测 BCR/ABL 融合基因水平，疗效明显优于自体移植和化疗。

2012NCCN 指南将成年人 ALL 患者进一步分组，对于青少年和年轻成人患者(即 15－39 岁)低危 ALL 患者可以考虑采用参照儿科方案的联合化疗或自体移植，而不做异基因 HSCT，也可以取得较高的长期存活率。但是，对于具有高危因素的 ALL 患者，如 MRD 阳性，发病时高白细胞(即 B-ALL$>30\times10^9$/L，或者 T-ALL$>50\times10^9$/L)，MLL 基因阳性，亚二倍体等，无论年龄大小，应考虑行异基因 HSCT。虽然异基因 HSCT 对于复发、诱导缓解失败或晚期的患者可以作为一项有效的挽救性治疗，在移植后获得暂时的缓解，但最终多数患者仍然死于原发病复发或者其他移植相关合并症，能够获得长期存活的患者为数很少。

对于儿童患者，处于第一次完全缓解期的低危组患儿，一般不推荐行异基因 HSCT 或者自体 HSCT。具有高危因素的 CR1 患者，以及所有 CR2 或以上的 ALL 患儿，均有异基因 HSCT 的适应证。首选同胞全相合供者进行移植，其次可以考虑行配型相合的无关供者 HSCT 或者脐带血造血干细胞移植，而在治疗经验比较丰富的移植中心，高危患儿也可以考虑行亲属单倍型移植。对于复发的患儿，异基因 HSCT 同样也是一种有效的挽救性治疗。

3. 慢性粒细胞白血病(CML)　异基因 HSCT 仍然是根治 CML 的唯一方法。由于酪氨酸激酶抑制药(TKI)越来越广泛的应用，大部分 CML 慢性期的患者疗效肯定，HSCT 已不再作为首选治疗，但是，对于儿童或者年轻患者，如果有同胞全合供者，在充分评估治疗风险后也可首选进行 HSCT。对 TKI 疗效不佳(治疗 3 个月未达到血液学疗效、6 个月无细胞遗传学疗效、12 个月无或者仅有微小分子生物学疗效的患者)、不耐受 TKI 治疗或者治疗中失去疗效的慢性期患者，应尽早进行移植。年龄大于 45 岁的患者，推荐首选 TKI 治疗，如果对

TKI 治疗敏感则尽量在出现耐药证据后再进行异基因 HSCT。对于年龄较大的，或者不能耐受常规移植预处理方案的患者，也可考虑行减低预处理毒性的 HSCT。首选同胞全相合供者，如果不能查询到相合的无关供者，也可以考虑进行亲属单倍型移植。

患者的疾病状态是影响 HSCT 疗效的重要因素。进展期（加速期或急变期）CML 患者，通过化疗或 TKI 治疗达到第二次慢性期后应尽早移植，因这些患者容易产生耐药而失去移植的机会，应尽量控制在 3 月以内。首选同胞全相合供者，如果不能尽快查询到相合的无关供者，应尽早考虑进行亲属单倍型移植。

4. 慢性淋巴细胞白血病（CLL）　由于慢性淋巴细胞白血病患者的自然病程相对较长，患者发病年龄较大，异基因移植相关死亡率高，因此需要充分评估疾病状态与移植的相关风险，严格把握适应证，仅对预后差，如 del(17p)、相对年轻，无活动性感染或其他基础疾病的患者，可以考虑行异基因 HSCT，首选同胞相合供者。近年来，在 CLL 和一些反复复发的低度恶性淋巴瘤患者，应用减低预处理毒性的 HSCT，也取得了较好的疗效。

5. 淋巴瘤　对初始治疗抵抗、难治性、复发的进展期淋巴瘤患者，或者高度恶性的淋巴母细胞淋巴瘤、自体 HSCT 后复发的患者可考虑行异基因 HSCT。此外，由于既往治疗或疾病浸润造成的骨髓衰竭、骨髓纤维化等也是行异基因 HSCT 的指证。近年来，对于一些年轻的、反复复发的低度恶性淋巴瘤患者，由于传统化疗难以治愈，如果有配型相合的同胞供者或无关供者，也可采用减低预处理毒性 HSCT 治疗。

6. 骨髓增生异常综合征（MDS）　异基因 HSCT 是根治骨髓增生异常综合征的唯一方法。根据 MDS 的疾病分型和状态选择是否需要移植以及移植的最佳时机。其主要的适应证包括：RA，RAS 需要频繁输血及血小板支持的患者，应尽早移植；RAEB，RAEB-t 在诊断后应尽早行异基因 HSCT，认为移植前是否进行化疗对移植后无病生存没有影响；MDS 转 AML，可先化疗争取达到 CR1 后再行移植。

异基因 HSCT 首选同胞全相合供者，其次可考虑 HLA 相合的无关供者。如果没有配型相合的供者，对于年龄 50－55 岁的患者，也可以选择单倍型相合的亲属供者；对于年龄较大的患者则推荐选择化疗、支持治疗及临床试验。随着减低毒性预处理方案的应用，使移植患者的年龄上限相应提高了，因此部分年龄较大的患者也获得了异基因移植的机会。

7. 多发性骨髓瘤（MM）　大剂量化疗及自体 HSCT 作为多发性骨髓瘤患者的标准治疗已被广泛接受。异基因 HSCT 虽然避免了输入被肿瘤细胞污染的移植物，且可以提供移植物抗肿瘤作用，但是由于治疗相关死亡率较高，且这一患者群年龄相对较大，对于是否选择异基因 HSCT 应经过慎重考虑和全面评估。在 SWOG 随机对照试验中，由于 6 个月病死率高达 45%，异基因 HSCT 组被关闭，随访 7 年的总生存率在传统化疗、自体移植和异基因移植组并无差别，均为 39%，但是，仅有异基因组生存曲线稳定在 39%，其他两组继续下降，这一结果提示，部分患者经异基因 HSCT 后可获得长期存活。因此，对有同胞全相合供者的年轻患者（＜55 岁），有预后不良指征的，可考虑异基因移植寻求治愈的机会，另外，在移植后复发的患者，还可以考虑行供者淋巴细胞输注来进一步降低复发。

减低毒性预处理方案可以降低移植相关死亡率，保留移植物抗肿瘤作用，是进一步提高长期生存的方法之一，且可以使移植年龄上限进一步提高至 60－65 岁。自体-异基因序贯移植也是近年来出现的新治疗策略。在一项随机对照研究中，有同胞全合供者的患者，在自体移植后序贯进行 RIC 异基因 HSCT，与两次自体移植组的患者相比，获得更高的完全缓解率（55% 和 26%），中位生存期也更长（80 个月和 54 个月）。但是，另一项前瞻性研究发现，第一次自体移植后未能获得完全缓解或者接近完全缓解的患者，异基因 HSCT 组的无疾病进展期虽然长于二次自体移植组的患者，但是总体生存率并无差别。此外，对于高危、曾接受反复治疗或者处于进展期的患者，这一治疗方式也未显示出治疗优势。因此，对于多发性骨髓瘤患者，选择何种移植方式，如何获得更好的疗效，尚有待进一步研究。

8. 重症再生障碍性贫血（SAA）　重症再生障碍性贫血是一种以骨髓造血衰竭为特征的疾病。对于年龄＜40 岁的新诊断的成人患者，如果有配型相合的同胞供者，造血干细胞移植是首选治疗，而且应该尽快进行，避免因严重感染、出血等原因，失去移植机会。如果没有同胞相合供者，也可尽快查询配型相合的无关供者。但是由于无关供者查询的过程相对耗时较长，部分患者可能因为病情较重而不能等待，或者经初步查询没有适合的无关供者，也可以考虑行亲属单倍型移植。

既往免疫抑制治疗失败或者复发的年轻患者（<40 岁），也应该接受异基因 HSCT。2012 年 EBMT 指南也推荐将配型相合的同胞和无关供者移植作为这一患者群的标准治疗。

儿童 SAA 患者，同样应该尽早行异基因造血干细胞移植，同胞相合供者和配型相合的无关供者移植是其标准治疗。

9. 其他遗传性或先天性疾病　对于多数遗传性疾病，其发病年龄在婴幼儿或儿童期，异基因移植是根治的唯一方法。常见疾病包括：一些遗传性骨髓衰竭综合征，如 Fanconi 贫血、Diamond-Blackfan 贫血，遗传性血小板减少等；血红蛋白病如地中海贫血、镰状红细胞病等；原发性嗜血细胞综合征；代谢性疾病如脑白质肾上腺萎缩症、Hurler 综合征、骨硬化症等。首选配型相合的同胞供者，对于儿童患者，如果没有同胞相合供者，除配型相合的无关供者外，脐带血干细胞也是不错的选择。脐带血移植后因移植物抗宿主病的发生率较低，患儿的长期生活质量较好。

原发性免疫缺陷病可笼统分为重症联合免疫缺陷病（SCID）和非 SCID，后者包括如 Wiskott-Aldrich 综合征、X-连锁淋巴增殖性疾病（XLP）、慢性肉芽肿、Chediak-Higashi 综合征等。对于 SCID 患儿，一旦诊断，应尽早进行异基因 HSCT，配型相合的同胞供者是最佳选择，其次是配型相合的无关供者或者脐带血也应考虑。如果没有上述供者选择，配型不合的其他供者类型（如单倍型相合亲属）也应考虑。对于其他非 SCID 免疫缺陷病，也是异基因造血干细胞移植的适应证。

10. 其他　Lille 评分中、高危的原发性或继发性骨髓纤维化也适合选择异基因 HSCT 治疗。严重的 PHN 有同胞相合供者的，也可选择移植治疗。有些实体瘤如乳腺癌、小细胞肺癌、肾细胞癌、卵巢癌等，复发或者晚期患者，有配型相合的同胞供者时，也有尝试进行异基因移植的临床试验。

（二）自体造血干细胞移植

自体造血干细胞移植通过大剂量放化疗清除体内的残留肿瘤细胞，同时输注自体的干细胞以重建造血。通常这一治疗方式仅适用于那些干细胞采集物未被肿瘤细胞累及、且可以采集到足够数量的造血干细胞的恶性肿瘤患者，或者自身免疫性疾病患者。

1. 急性髓性白血病（AML）　AML 低危成年人患者达到第一次完全缓解期（CR1）的，可以选择进行自体 HSCT 以获得长期存活及治愈。一般在达到 CR1 后巩固 2～3 个疗程，即可采集自体造血干细胞，首选自体骨髓干细胞，但是现阶段临床上更多是采集外周血干细胞。3 年无病生存率可达到 40%～50%。随着支持治疗的改善，移植年龄上限提高至 65 岁或者更高，这使得更多老年 AML 患者获得进行 HSCT 和治愈的机会。第二次以上的 CR 的低危患者一般不推荐自体 HSCT，尽管移植相关死亡率低，但是复发率高，能够获得持久缓解的患者仅为 20%。

中危组 AML 成人患者，处于 CR1，如果没有配型相合的同胞供者或无关供者，微小残留白血病（MRD）检测为阴性的，也可以考虑行自体 HSCT。

复发的 APL 患者，如果可以达到第二次分子生物学 CR，没有配型相合的同胞或无关供者，也可以进行自体 HSCT。

复发仍然是影响移植后长期生存的最主要原因，如何降低自体移植后复发是进一步改善疗效的关键。可以对采集物进行 MRD 的定量监测，如果为阳性，则不建议行自体 HSCT。

自体 HSCT 在儿童患者中曾经作为缓解后的巩固治疗被广泛应用，但结果显示低危组患儿自体 HSCT 不如联合化疗，而高危组疗效差于异基因 HSCT。目前对于儿童 AML 患者，仅处于 CR1 的高危组或者达到 CR2 的，如果没有配型相合的同胞供者，可以考虑自体 HSCT。

2. 急性淋巴细胞白血病（ALL）　自体 HSCT 在成年人 ALL 中的疗效有限。大部分随机对照研究显示，自体 HSCT 与联合化疗相比，没有显示治疗优势甚至更差。而与异基因 HSCT 相比，同样自体 HSCT 的结果也不如异基因移植。影响疗效的主要原因是移植后的高复发率，自体移植后给予维持治疗，是改善疗效的尝试之一。对于 MRD 监测阴性的 ALL 患者，没有配型相合同胞供者或无关供者的，如果采集物中 MRD 监测同样阴性，可以考虑自体 HSCT。

自体 HSCT 在儿童患者中应用有限。

3. 非霍奇金淋巴瘤（NHL）　非霍奇金淋巴瘤是一组预后差异非常大的肿瘤，其生物学特性从非常惰性至高度侵袭性，初始治疗方式也各不相同，可以采用观察等待或者标准的联合化疗。不同类型患者的移植时机和指征不同。很多高度恶性非霍奇金淋巴瘤，自体 HSCT 的疗效明显优于传统化疗。

弥漫大 B 细胞淋巴瘤是中国人最常见的 NHL，联合美罗华的化疗显著改善了疗效，患者是否还需要进行自体移植需仔细评估。Ⅰ～Ⅱ期患者未达到完全缓解的，完全缓解的Ⅲ～Ⅳ期患者，以及 IPI 评分高危的患者，能耐受大剂量化疗的，可以考虑大剂量化疗加自体干细胞移植。复发或者难治患者，经二线治疗再次达到缓解的，也是其适应证。

Burkitt 淋巴瘤，低危患者复发后，可采用二线化疗方案加自体干细胞移植，高危患者达到完全缓解的，也可以考虑采用自体移植作为巩固治疗。

Ⅲ～Ⅳ期套细胞淋巴瘤达到完全缓解，或者Ⅰ～Ⅱ期患者复发后，有移植条件的患者，可考虑选择大剂量化疗及自体干细胞移植作为巩固或挽救治疗。

滤泡淋巴瘤是常见的惰性淋巴瘤，常常多次复发，如转化为弥漫大 B 细胞淋巴瘤，对化疗尚敏感的，可以考虑大剂量化疗加自体干细胞移植治疗。

外周 T 细胞淋巴瘤，低危未完全缓解的以及高危的完全缓解患者，可以进行自体移植，而难治复发的患者，如果二线治疗有效，也可考虑。

对年龄较大的患者，可以尝试减低毒性预处理方案，而 B 细胞来源淋巴瘤，如表达 CD20，预处理方案可以增加美罗华以改善疗效。

4. *霍奇金淋巴瘤*　多数霍奇金淋巴瘤是患者通过治疗可以被治愈。高危患者或者对化疗仍敏感的复发患者可以采用大剂量化疗加自体造血干细胞移植。对难治复发、进展期的患者，通过大剂量化疗及自体造血干细胞移植支持，可以显著提高无病生存和无进展生存，疗效优于传统化疗，但是不能提高总体生存率。对于经初始治疗未获得治愈的患者，自体移植是最佳选择。尝试在自体移植前应用一些新的二线化疗方案，或可以提高难治复发患者的疗效。

5. *多发性骨髓瘤*　自体 HSCT 作为多发性骨髓瘤的标准治疗已被广泛接受，大剂量美法仑是最常用的预处理药物。随机对照研究显示大剂量化疗加自体移植疗效明显优于传统化疗，改善总体生存和无事件生存，特别是高危患者。但是，在年龄较大的患者中，随机对照研究显示，大剂量治疗虽然可以带来较长的无症状期，但不能改善总体生存。尽早移植，虽然也不能改善总体生存，但是因为治疗相关不良反应轻和无症状期长，患者可以获得更好的生活质量。应用新的药物，如硼替佐米、反应停等作为初始治疗，可以进一步提高移植后的无事件生存和总有效率。移植后，选择这些药物进行维持治疗，也可以改善疗效。

很多方案尝试二次自体序贯移植，比单次自体移植可以获得更持久的疗效，更高的长期存活率，7 年 OS 20％ 比 10％。尤其是那些在第一次移植后，未能获得非常好的部分缓解以上的患者，通过第二次移植可以提高疗效，延长治疗的有效时间。但是，也存在结果相佐的报道。对于第一次移植后复发的患者，也可以考虑再次进行自体移植作为挽救性治疗。对多发性骨髓瘤患者需根据具体情况选择治疗方式。

6. *自身免疫性疾病*　生命受到威胁的、或可能致残的严重自身免疫性疾病患者，对传统治疗无效，在发生不可逆性的器官损害之前可考虑行自体移植。常见疾病类型包括多发性硬化、系统性硬化症、系统性红斑狼疮、克罗恩病等。进行移植前需全面权衡利弊。

7. *其他实体瘤*　对于晚期或转移的实体瘤患者，自体 HSCT 是一项有效的挽救性治疗。常见肿瘤类型在成人主要包括生殖细胞癌、尤因肉瘤，髓母细胞瘤、乳腺癌、卵巢癌等；儿童和青少年主要包括神经母细胞瘤、尤因肉瘤、视网膜母细胞瘤、软组织肉瘤、中枢神经系统肿瘤、大理石骨病等。

（王峰蓉　黄晓军）

第四节　造血干细胞移植的常用技术

【预处理方案】

（一）预处理

1. *清髓性预处理方案*　清髓性预处理（myeloablative condingting regimen），是指采用超大剂量的化学治疗和（或）放射治疗，目的是：①进一步清除体内残存的恶性细胞或骨髓中的异常细胞群；②抑制或摧毁体内免疫系统，使输入的骨髓不易排斥；③为骨髓干细胞植入形成必要的“空间”。

理想的预处理方案应能充分消灭体内残存的肿瘤细胞，对正常组织无致命性毒副作用。组成方案时要考虑肿瘤细胞的敏感性及髓外毒性这两个问题。根据预处理方案是否含放疗,可将预处理方案分为两类。

异基因移植的预处理方案通常采用具有免疫抑制作用,并同时有抗肿瘤作用的药物和方法。根据预处理方案是否含放疗,可将预处理方案分为两类。

(1)含全身放疗的预处理方案:异体造血干细胞移植应用最多的预处理方案为含全身放疗(TBI)的经典方案,其组成见表 29-2。

表 29-2　造血干细胞移植经典预处理方案之一

* CY+TBI	CY:1.8g/(m^2·d)或 60mg/(kg·d) 移植前第 5、4 天或第 4、3 天静点 TBI:600~1 400cGy 移植前 1d,或在 2~3d 内分 4~6 次完成

* CY,环磷酰胺;TBI,全身照射

各种含放疗的预处理方案,均在此方案基础上改进而成,分述如下。

①TBI:TBI 是预处理的重要组成部分,早期预处理方案中 TBI 均为一次完成,其优点为抗肿瘤作用强,移植后肿瘤复发率低,但预处理相关毒性及肺部并发症,尤其是间质性肺炎发病率上升。多数学者认为 5~6cGy/min 为单次连续照射的最佳剂量率。近年来,许多单位推荐分次 TBI(FrTBI)代替单次连续 TBI,每日剂量 200~300cGy,4~6d 完成,总剂量可达 12~15GY。其中来自西雅图移植中心的研究显示,采用分次 TBI 总量 12.0Gy 的方案,优于单次 TBI 总量 10.0 的方案。北京医科大学血液病研究所采用的 TBI 总剂量 7.5Gy,分 2d 完成。

在 TBI 的时间安排方面,传统的方法是先化疗后 TBI,但采用分次照射后,通常采用先 TBI 后化疗。

②化疗:有些学者认为,在含 TBI 的方案中,单用大剂量 CY 是不够的,应根据病情及病种加用其他药物或更换他药,如在 CY 的基础上加用阿糖胞苷(Ara-C)或足叶乙苷(VP16)或环已亚硝脲(CCNU),但伴随移植后复发率减低,移植相关死亡发生率(TRM)也增加,而患者的长期生存率并无改善。亦有人尝试用大剂量 Ara-c(6~36g/m^2)或美法仑(Melphalan)(110~180mg/m^2),VP16(60mg/kg)取代 CY,而药物相关的毒性亦相应增加,患者的长发生存率没有优于单纯 Cy/TBI 方案。北京大学人民医院血液病研究所采用加 CCNU200mg/m^2 或甲基 CCNU(Me-CCNU)250mg/m^2 的 Cy/TBI 方案,获得良好疗效。

(2)不含 TBI 的预处理方案:为避免 TBI 后所引起的远期不良反应,包括间质性肺炎、白内障、第二肿瘤、儿童生长发育停滞等,采用非 TBI 方案的探索一直在进行。

异体造血干细胞移植中最经典亦是应用最广泛的不含 TBI 预处理方案为 BU+CY 方案,其组成见表 29-3。

表 29-3　造血干细胞移植前预处理经典方案之二

* BU-CY	BU	1mg/(kg·Q6h)×4d	移植前(第 9 天到第 6 天共 4d)口服
	CY	50mg/(kg·Q6h)×4d	移植前(第 5 天到第 2 天)静脉滴注

* BU,白消安(静脉制剂,白舒非);CY,环磷酰胺

研究表明 BU+CY 方案可使急性白血病骨髓移植后复发率降低,但肝静脉阻塞综合征(VOD)发病率上升,Tvschka.P.J 等将方案中的 CY 自 4d 减为 2d,称 BU+CY_2 方案,结果患者耐受性与并发症皆改善,而疗效不比原方案差。静脉白消安(商品名,白舒非)通常采用 0.8mg/kg,q6h×4d。北京大学人民医院血液病研究所将 BU+CY_2 方案进行改良,将 BU 从 4d 减为 3d,同时加用 Ara-C、Me-CCNU、羟基脲(HU),用于白血病患者造血干细胞的治疗,其疗效与含 TBI 的方案相似。

通常对于急性淋巴细胞白血病,化疗耐药的急性非淋巴细胞白血病患者多采用含 TBI 的预处理方案;对于非淋巴细胞白血病,儿童患者,以及移植前接受过中枢神经系统,或纵隔放射治疗的患者多采用非 TBI 预处理方案。

2. 减低预处理强度、非清髓性移植　减低预处理强度(reduced intensity conditioning regimen,RIC)、非清髓性 HSCT(non-myeloablative hema-

topoietic stem cell transplantation，NST），也称之为小移植（mini-transplantation，）。由于传统预处理方案采用的超大剂量放疗，化疗所具有的预处理毒性，使其仅限于在年轻患者及脏器功能良好的患者中采用。

基于下述临床资料：①发生急，慢性 GVHD 患者具有更好的无复发生存率；②异基因移植后的复发率显著低于同基因移植，自体移植及去除供者 T 淋巴细胞的异基因移植；③异基因移植后白血病复发患者采用再诱导化疗加供者淋巴细胞输注（DLI）后可以获得长期缓解。从而证明异基因移植后存在移植物抗肿瘤作用（GVT），并由此为减低预处理剂量的移植奠定了理论基础。

与传统采用的预处理方案不同，其预处理目的不是为了彻底请除受者的肿瘤细胞和造血功能，而是要达到足够的免疫抑制，诱导受者对供者产生免疫耐受，从而使供者的干细胞顺利植入，并通过植活的移植物产生移植物抗肿瘤细胞的效应（GVT）。早期由西雅图移植中心在动物模型的研究为减低剂量的移植奠定了基础。其研究表明给予狗 4.5Gy 的 TBI 照射后，只有 13％的狗实现完全的供者植入，28％形成稳定的供者植入，59％植入失败。因此，该中心在临床成功的采用 TBI 2Gy 加氟达拉：（Flu）90～150mg/m^2 作为预处理方案，移植后应用骁悉（MMF）联合环孢霉素 A（CSA）的免疫抑制，使得小移植取得成功。目前多数 NST 预处理方案采用包含氟达拉滨（Flu）的方案，主要由于 Flu 的免疫抑制作用强而细胞毒作用相对较轻。其他常用的药物和方法有环磷酰胺（Cy）、阿糖孢苷（Ara-c）、去甲氧柔红（IDA）、2-脱氧腺苷（2-CDA）、美法仑（Mel）、白消安（BU）和低剂量 TBI 等。为加强免疫抑制作用，有些移植中心在预处理方案中还采用抗胸腺细胞球蛋白（ATG），抗 CD52 单克隆抗体（Campath-1H），全淋巴结照射（TLI）等。国外部分移植中心采用减低预处理剂量的方案治疗恶性血液系统疾病的临床研究及其疗效见表 29-4。

非清髓移植和减低强度的移植是对传统异基因移植的发展和改进，已经成为异基因移植的重要进展，是年龄大的患者可以采用异基因移植的重要治疗手段。其主要特点是预处理方案强度明显低于清髓方案；预处理减低后导致植入方式不同，需要通过增加免疫抑制药首先帮助受者形成供受者混合性嵌合体，再进一步达到供者细胞的完全植入。因此，移植后还要定期检测供受者嵌合状态，

表 29-4　减低预处理剂量的异基因移植治疗恶性血液系统疾病的临床研究及其疗效

移植中心	病例数	供者类型	预处理方案	移植后免疫抑制药	排斥率（％）	长期生存率
Seattle	426	MRD	2GyTBI＋F	MMF/CSA	4	3-yOS 51％
						3-ydfs38％
MDAnderson	86	MURD	F＋M	T＋MTX	2	3-yOS 51％
		MRD	2-CDA＋M	T＋MP		3-yDFS38％
			5/6 RT	CSP＋MP		3-yNRM45％
NIH	15	MRD	F＋CY	CSA	7	OS 53％
						PFS 53％
London	44	MRD	F＋M	CSA＋MTX	2	OS 82％
		MURD	Campath-1H			RFS 75％
Jerusalem	26	MRD	F＋M	CSA＋MTX	2	OS 82％
			Campath			RFS 75％
Stanford	37	MRD	TLI＋ATG	CSA/MMF	16	OS 73％
		MURD				DFS 62％
Dresdon	42	MURD	F＋B＋	CSA/MMF	21	OS 36％
		MMURD	ATG	CSA/MTX		DFS 26％

注：TBI，全身照射；F，氟达拉滨；M，马法兰；2-CDA，cladribine；CY，环磷酰胺；B，马利兰；T，他克莫斯；CSA，环孢菌素；MMF，霉酚酸酯；MMURD，配型不合的无关供者；MP，甲泼尼松龙；MRD，配型相合的亲缘供者；MTX，甲胺蝶呤；MURD，配型相合的无关供者；OS，总体生存；PFS，无疾病进展生存；DFS，无疾病生存；MTX，甲胺喋呤；ATG，抗胸腺细胞球蛋白；TLI，全淋巴结照射.

对于供者细胞植入比例低，或供者细胞成分进行性下降的患者，为防止发生排斥，要给予供者淋巴细胞输注(DLI)，使之最终达到 100% 的供者细胞植入。此外，由于预处理减弱，其抗肿瘤作用也会相应减弱，通过 DLI 等手段还可进一步加强抗肿瘤作用(GVT)，防止肿瘤复发。

NST 及减低强度移植的适应证：①老年患者，或身体重要脏器功能不能耐受常规清髓性移植的患者；②疾病进展相对缓慢，对于 GVT 敏感的恶性血液系统疾病，例如急性髓性白血病，慢性髓性白血病(CML)，慢性淋巴细胞白血病(CLL)，多发性骨髓瘤(MM)，惰性淋巴瘤等；③首次移植(包括自体干细胞移植)后复发，需要进行二次 HSCT 的患者；④非恶性血液系统疾病[包括，骨髓衰竭性疾病，如重症再生障碍性贫血(sAA)；Fancons 贫血；Gaucher 病等]不需要采用清髓性移植者。

异基因移植治疗非恶性血液系统疾病的预处理方案，见表 29-5。

因此，NST 及减低强度移植使异基因移植的适应证及适应人群得到扩展。由于 NST 后复发率相对较高，因而建议选择肿瘤负荷低的患者采用。目前许多临床研究结果显示，采用 RIC 的移植治疗急慢性白血病，其缓解率和长期生存率与常规移植比较是可以接受的，急性和慢性 GVHD 发生率基本与常规移植相当，只是急性 GVHD 发生时间与常规移植比较一般延迟出现数周，且早期细菌感染比例下降，而晚期 GVHD 及感染与常规移植比较无显著差异。

3. 自体造血干细胞移植(ASCT)的预处理方案　ASCT 的预处理目的不同于异基因造血干细胞移植的预处理之处在于，ASCT 的预处理不需要具有强烈的免疫抑制作用的药物，而主要强调采用更有效的抗肿瘤细胞作用的药物和方法。

对于急性白血病，MDS 患者，目前多数中心仍然采用 TBI/CY，或 BU/CY_2 作为预处理方案。为加强预处理抗白血病细胞的强度，在上述 2 中方案基础上还有加用其他化疗药物的方案，例如，足叶乙苷(VP16)，美法仑(Mel)，阿糖胞苷，去甲氧柔红霉素(IDA)等。

多发性骨髓瘤行造血干细胞移植的预处理方案主要是以美法仑为主的方案。美法仑 200mg/m^2 是自体造血干细胞移植前经典的预处理方案，总剂量可以在移植前 2d 一次给予，也可以在前 3d 和 2d 分次给予，研究表明两种给药方式在毒性反应以及植入时间方面均没有差异。采用美法仑 140mg/m^2，并联合 TBI，或其他化疗药物如白消安(BU)，可以降低大剂量美法仑的相关毒性。IFM 进行的随机研究表明，自体 PBSCT 前采用美法仑 200mg/m^2 与美法仑 140mg/m^2 联合 TBI 的方案比较，具有更长的 OS(45 个月时的 OS 为 65% vs 45%)，而试图加用其他烷化剂来加强预处理强度的方案，均未达到提高移植后缓解率和改善长期生存率的结果。关于蛋白酶体抑制药，硼替佐米联合美法仑作为预处理的临床研究，初步结果显示移植后 MM 患者的完全缓解率似有提高，但是否能够延长患者的长期生存还没有最终的结论。

淋巴瘤自体移植的预处理方案，主要采用 BEAM，CBV 化疗方案。包含 TBI 的方案有 TBI/Cy±VP16，具体见下述，其中 BEAM 是最常采用的预处理方案。

(1)BEAM 方案

①BCNU(卡莫司汀；卡莫司汀) 300mg/m^2　IV　−7d。

②VP-16 200 mg/m^2/d　IV　−6d、−5d、−4d、−3d (总量 800mg/m^2)。

③Ara-C 200 mg/m^2　IV　−6d、−5d、−4d、−3d Bid(总量 16000mg/m^2)。

④Mel　160-180 mg/m^2　po−2d。

表 29-5　异基因移植治疗非恶性血液系统疾病的预处理方案

疾病	预处理方案	用药方法	用药方法
SAA	CY	50mg(kg·d)×4d	移植前(5～1 日共 4d)静脉
	ATG	2.5mg(kg·d)×4d	移植前(5～1 日)静脉
fanconi's anemia	CY	5～10mg(kg·d)×4d	移植前(5～1 日共 4d)静脉
	TBI or ATG	400～450cGy	移植前-1d

* TBI，全身照射；CY，环磷酰胺；ATG，抗胸腺细胞球蛋白

(2)CBV 方案

①BCNU 300mg/m^2 IV −6d。

②VP-16 200 mg/m^2/d IV −6d、−5d、−4d、−3d (总量 800mg/m^2)。

③Cyclophosphamide (CY) 4.8-7.2g/m^2 (总量),−5～−4d 给予。

(3)TBI/Cy±VP16

①Cyclophosphamide (CY) 60mg/kg,−6～−5d。

②VP-16 30-60 mg/m^2/d,−4d。

③TBI 12-13.8 Gy(总量),−3～−1d。

4. 预处理相关毒性 预处理早期毒性有胃肠道反应(恶心、呕吐、腹泻)及口腔、膀胱等黏膜炎。主要是由于预处理方案对于黏膜直接损伤及其细胞因子介导的炎性反应所致。移植后早期感染包括细菌,真菌,病毒(主要是疱疹病毒)进一步加重黏膜炎。所以,针对以上反应,采用小剂量皮质激素可缓解早期预处理相关的反应,而有效的预防和抗感染措施有利于黏膜炎的恢复。由于采取有效的预防措施,包括水化,碱化尿液,及应用美斯钠(Mesna)结合大剂量 CY 的代谢产物(Acrolein)等,移植早期后与大剂量 CY 相关的出血性膀胱炎发生率显著下降。

预处理相关的晚期并发症。①白内障:主要与 TBI 有关,糖皮质激素和环胞菌素应用亦可导致其发生。②白质脑病:与移植前反复鞘内注射,颅脑照射及高剂量 TBI 有关,临床表现可呈精神症状(异常兴奋,思维奔逸,甚至躁狂),严重者可癫痫发作,脑脊液检查可有颅压增高,蛋白升高,MRI 检查表现为脑白质或皮髓交界处脱髓鞘改变。③内分泌功能低下,甲状腺功能低下,性腺功能损伤引起闭经,无精子形成,不育,以及垂体功能受损导致儿童生长发育延迟等。④继发性肿瘤,大剂量放、化疗以及免疫抑制药应用均可诱发第二肿瘤发生,并且随着患者生存率延长,第二肿瘤发生率逐渐增加,但总体发生率 5%～15%,其中接受 TBI 的患者发生率明显高于接受非 TBI 预处理方案者。

(二)造血干细胞的采集

1. 骨髓的采集与处理

(1)异基因骨髓的采集与处理

①异基因骨髓的采集:为了能从供者体内采集到足够数量的骨髓血,而由保证健康供者的安全,需要在供者捐献骨髓前 2～3 周,对于供者进行“自体循环采血”。具体方法为,第一次现抽取供者血液 400ml 储存在 4℃冰箱中,一周后,将血液回输给供者,同时在抽取 600ml 血,在间隔一周回输 600ml,同时抽取供者 800ml 外周血储存在 4℃冰箱中。这样,一方面保证骨髓移植当天回输的血液储存期不大于一周;又基本可以弥补供者采髓当天所损失的血液;同时避免供者输注异体血所带来的合并症。

采集骨髓一般要求在医院中心手术室进行,供者采用硬膜外麻醉(国外通常采用全身麻醉),应用手术常规消毒皮肤后,用骨髓穿刺针分别在供者双侧髂前上棘和髂后上棘多点抽取骨髓血,必要时加胸骨。采集骨髓的针可为 Thomas 针或普通骨髓穿刺针,采髓时每位点抽吸的骨髓量不宜过大,以免导致骨髓稀释,同一位点可行深浅层抽髓。抽髓所用骨髓针和注射器药事先加入含肝素的 BP-MI1640 细胞保养液。所采集的骨髓实际上是血液与骨髓的混合液,其中血液占极大部分,故称之为骨髓血,而真正的骨髓含量仅约 10ml。一般采集的骨髓血量为 800～1 000ml,为保证患者造血重建一般要求采集的有核细胞数达到 3×10^8/kg。由于采集的骨髓血里有骨髓小粒,需要采取过滤将其分散。过滤的方法通常有两种,不锈钢网过滤和针头过滤,前者是目前国外多数移植中心所采用的方法,操作简单,缺点是开放式的;后者是北京大学血液病研究所采用的过滤方式。

此外,在采集术中应严密检测供者生命体征,并充分补液,可将乳酸盐、林格液与胶体液等量交替使用,输液量为采集骨髓量的 2.5～3 倍。总体来讲,采集骨髓手术是非常安全的,术后短期内局部疼痛常见,少数供者有一过性低热,对供者无任何长期影响。

②血型不相容的骨髓处理:ABO 血型不合不是骨髓移植的禁忌证,但须对供者或受者进行处理,以免发生溶血,以确保手术安全。ABO 血型不合的处理可分下述 3 种情况。

供者与受者 ABO 血型主要不合时(即受者体内具有针对供者 ABO 血型抗原的凝集素,如供者为 A,B,AB 型,受者为 O 型)。若将采集的骨髓血全部回输给受者势必导致严重的溶血反应。目前通常采用去除供者骨髓血红细胞的方法,以避免上述溶血反应的发生。具体方法是将骨髓血按 4:1比例加入 6%羟乙基淀粉,静置后使红细胞自然沉淀,分离红细胞后的血浆为富含骨髓细胞,将回输给受者,所分离出的红细胞回输给供者。

供受者 ABO 血型次要不合(供者体内具有针

对受者ABO血型抗原的凝集素，如受者为A，B型，供者为O型）。当供者的血型抗体滴度≥256时，可能导致不同程度的溶血反应，因此需要将供者的骨髓血通过离心的方法，去除部分血浆。

供受者ABO血型双向不合（如供者为A型，受者为B型），可以参照上述方法处理。

（2）自体骨髓移植（ABMT）时自体骨髓的采集和保存：自体骨髓的采集方法基本同异基因骨髓采集。对于恶性血液系统疾病，通常在最后一个巩固强化治疗后，骨髓恢复期进行自体骨髓采集。对于骨髓未受累及的实体肿瘤，应在化疗早期进行自体骨髓采集保存，然后再进行强烈放疗和化疗。冻存方法有，如果受者在采集自体骨髓后60h内输注，可将骨髓保存在-4℃冰箱以备输注；在-196℃液氮中可以保存数年至数十年。自体骨髓净化方法主要有物理方法和化学方法，但净化的效果有限，并且可不同程度损伤造血干细胞。

2. *外周血干细胞采集和保存*　外周血干细胞一般可通过白细胞单采收集得到。目前，临床上应用较为普遍的为CS3000和Spectra血球分离机进行干细胞采集，平均循环外周血量为15～20ml/kg（被采集者体重）。采集到的细胞可直接冻存，无需进一步处理。

分离收集的外周血单个核细胞可经控速降温后，保存在-196℃液氮中，可以保存数年到数十年，各种活细胞的回收率在保存24个月后一般超过90%。然而程控降温和液氮保存操作复杂。在临床实践中，简单理想的冷冻保存方法，也可采用细胞外冷冻防护剂羟乙基淀粉（HES）和DMSO，不经程控降温在-80℃冰箱中保存的方法。10例患者的大量外周血单个核细胞，用该方法保存2个月至7个月时，细胞数、CFU-GM和BFU-E的回收率分别为（86.6±12.3）%、（71.8±14.7）%和（85.2±19.4）%，台盼蓝拒染率>80%。

（三）外周血造血干细胞动员

正常成人的外周血中造血干细胞（HSC）数量很少，只占骨髓HSC的1/100。因此，需要采取措施将骨髓内的HSC动员到外周血，以便应用血球分离机采集到足够数量的HSC，供移植之需。

（1）自体外周血干细胞的动员、采集：一般根据疾病的不同类型决定动员时机，例如，急性白血病的动员宜安排在诱导缓解后，并巩固治疗2～3个疗程以后进行。动员方案包括以下几种：①抗肿瘤化疗药物，通过药物化疗不但可以动员外周血干细胞，开可有抗肿瘤细胞的作用。化疗药物的选择可依据肿瘤不同类型而选择，如急性髓系白血病和淋巴细胞白血病可分别选择大剂量Ara-C和大剂量CY。②造血干细胞生长因子如G-CSF，其特点是动员效率高不良反应较少，但对于某些白血病，如急性髓系白血病，有刺激白血病细胞增殖的作用。③细胞毒药物和造血刺激因子联合应用，这是目前血液肿瘤患者最常采用的动员方案，通常在化疗结束后，待患者白细胞将至低谷时，开始应用集落刺激因子［G-CSF，5～10μg/（kg·d）］。

采集时机：①外周血白细胞计数升至4～5×10^9/L；②血小板开始上升；③外周血白细胞分类示单个和细胞比例升高；④有条件的单位可以采用流式细胞仪检测外周血计数$CD34^+$细胞10～20/mm^3。

采集量及干细胞冻存：目标采集量，MNC大于4～5×10^8/kg；$CD34^+$细胞数大于2×10^6/kg，以后检测CFU-GM应在（15～50）×10^4/kg为宜。所采集的干细胞建议保存在-196℃液氮中。

（2）异基外周血干细胞动员、采集：健康供者单用G-CSF或GM-CSF动员3～4d，进行外周血干细胞采集，通常采集2～3d，采集后的干细胞立即回输给受者。

临床研究显示，健康供者应用G-CSF中位剂量10μg/kg（范围，4～20μg/kg），中位应用时间5d（范围4～8d），可以采集到$CD34^+$细胞中位数位6.9×10^6/kg（范围，1.3～36 10^6/kg），仅有2.9%供者未采集到2×10^6/kg的目标采集量。目前，推荐健康供者G-CS动员剂量5～16μg/kg，连续应用4～5d，在第4、5天进行干细胞分离采集。研究表明G-CSF连续应用7d，外周血中$CD34^+$细胞开始下降。关于G-CSF的应用是否会引起健康供着的远期并发症，到目前为止还没有见报道和证实。而近期不良反应包括骨痛、头痛、乏力、出汗等，通常在停止注射G-CSF后48h消失。也有报道应用G-CSF后导致高凝状态（纤维蛋白原增加、因子Ⅷ增加、蛋白S、蛋白C降低等），特别是在年龄较大供者中值得注意和观察。干细胞采集后引起血小板下降也应得到关注。外周血干细胞采集本身并无严重并发症，采集管路中的抗凝药可到至供者血钙降低，而引起麻木感。应注意补充钙剂。

（四）移植后植入证据及监测

植活状态的监测对异基因造血干细胞移植具有重要的理论与实践意义：①可以观察异基因造血干细胞移植后的造血恢复是源于自体或输入的异

体干细胞，血液中各种细胞成分以及造血基质细胞是否来源于同一干细胞；②观察异体干细胞的植入水平与GVHD，复发等临床过程的关系。

清髓性移植后患者骨髓出现急性衰竭，导致外周血白细胞迅速下降，通常在回输干细胞后5～7d降低到不能计数的程度。如果不应用集落刺激因子(如G-CSF)，通常要到移植后10～14d开始逐渐恢复，一般到移植后20d左右上升到1.0×10^9/L。通常在移植后2周，网织红细胞开始逐渐升高，到移植后第4～6周达到高峰。而血小板回复一般晚于白细胞恢复，且血小板植入与输注的干细胞数量和质量密切相关。移植后一般定义白细胞植活时间为，中性粒细胞(ANC)$>0.5\times10^9$/L，连续3d；血小板植活时间为外周血血小板计数$>20\times10^9$/L，持续一周未输注血小板。

外周血造血干细胞移植(PBSCT)与骨髓移植(BMT)相比，具有植入快的特点。PBSCT后外周血ANC恢复到$>0.5\times10^9$/L的时间为移植后11～15d，血小板恢复比BMT亦快。

骨髓移植植活证据的检测是通过识别供受者之间遗传学标记差异而得以实现，实验方法大致可分为生化方法、细胞遗传学分析和分子遗传学分析三大类，详见表29-6。

(五)造血干细胞移植后输血

HSCT后，为保证患者安全，国内推荐应维持患者血小板计数不低于20×10^9/kg，对于有活动性出血，或需要接受有创性检查操作者，血小板要维持在50×10^9/kg。对于没有贫血相关症状患者，血色素保持在7～8g/L以上，血细胞比容不小于25%。目前，推荐采用成分输血。由于血液制品中存在献血员的白细胞，其HLA与患者不同，对于HSCT后免疫功能低下患者，可以引起严重的输血相关的GVHD(post-tansfusion GVHD，transfusion-associated GVHD，TA-GVHD)，90%的输血相关GVHD是致命性的，因此预防TA-GVHD极为重要。对于HSCT后患者，为避免TA-GVHD，血制品的输注除一般原则外，尚有其他一些重要原则，包括血液成分的放射线照射，一般采用X线，或γ线照射；使用白细胞过滤器。采用白细胞滤过器使每次输入的白细胞少于5×10^6/L则能有效(>97%)可防止上述不良反应。但是对于移植后预防TA-GVHD，目前认为单纯采用去除白细胞的方法(包括，白细胞滤过器)，还是不够的，因此不作为推荐。此外，所有供者在采集干细胞前2周输注的血制品也需要放射。

对于供受者ABO血型不合的患者，主要分为：①供受者ABO血型大不合，即受者体内存在针对供者ABO血型抗原发生的凝集素，例如，受者为O型，供者为A型或B型；②供受者ABO血型小不合，即供者体内存在针对受者红细胞血型抗原的凝集

表29-6 BMT植活状态的监测方法

1. 生化方法：	①红细胞表面抗原系统：ABO，Rh，Lewis，Duffy，MNSs等
	②白细胞抗原系统：HLA-Ⅰ、Ⅱ、Ⅲ类抗原
	③免疫球蛋白的同种异型
	④细胞内同工酶：ACP、PGM、ESD、ADA、PGD等
2. 细胞遗传学分析：	包括染色体带型的多态型及荧光原位杂交技术(FISH)
	检测性染色体检查及异常标记染色体，如Ph+染色体
3. 分子遗传学分析：	(1)Y基因分析(含原位杂交)
	(2)RFLP(包括DNA指纹图)
	(3)PCR(含PCR-FLP，STR/VNTR-PCR)

ACP：Acid phosphatase

PGM：Phosphog lucomutase-1

ESD：Esterose D

PGD：6-Phosphog luconate dehydrogenale

ADA：Adenosinedeminases

RFLP：限制性片段长度多态性

STR：Short tandem repeat，短串联重复序列

VNTR：variable number of tandem repeat

素，例如，受者为 A 型或 B 型，供者为 O 型；③供受者 ABO 血型大小不合（双向不合），供受者体内均存在针对 ABO 血型抗原凝集素，例如，供者为 A，受者为 B，反之亦然。

ABO 血型不合的异基因移植后可出现的并发症如下：①ABO 血型大不合，造血干细胞，尤其是骨髓输注过程中，可能导致急性溶血反应，预防方法，采取有效去除骨髓血中红细胞的措施，可避免发生急性溶血反应。②纯红细胞再生障碍性贫血（pure red blood cell aplasia，PRCA）主要在 ABO 血型大不合、双向不合移植后，由于受者体内存在针对供者 ABO 血型抗原的凝集素，导致供者红细胞延迟植入，预防方法包括，移植前减少受者体内针对供者的凝集素；移植后输注供者型红细胞；去除供者红细胞。③过路淋巴细胞综合征（passenger lymohocyte syndrome）主要发生在 ABO 血型小不合的移植后，由于移植物内存在记忆性淋巴细胞，被受者体内 ABO 血型抗原激活导致的迟发型溶血反应，通常发生在移植后 7～10d，临床以贫血，黄疸为主要表现。此并发症在去除 T 淋巴细胞移植，及 $CD34^+$ 筛选的干细胞移植中极少发生。一旦发生可加强免疫抑制，并应丙种免疫球蛋白及支持治疗（水化，碱化尿液等）。ABO 血型不合的移植主要影响移植后红细胞植入，不影响白细胞及血小板植活。近期荟萃分析结果显示，在亲缘间移植，ABO 血型不合移植不影响患者总体生存率（OS），但在无关供者移植，ABO 血型小不合、双向不合的移植后 OS 有轻度下降（但未达到统计学意义），尤其在急性白血病患者中更为明显。

1. 红细胞输注　预处理后红细胞的下降较粒细胞和血小板的下降为迟且程度也较轻。在再障及急慢性白血病移植后应保持血细胞比容（HCT）在 0.25～0.30，血红蛋白应保持在 7～8g/dl 以上，血细胞比容 25%以上，以维持机体功能，输入红细胞的量各家报道不全一致，与患者具体情况，如有无并发症及 ABO 血型是否一致有关。一般在 ABO 血型一致的移植，红细胞用量平均为 6.6U，而 ABO 血型不符的移植约需 10.5U。这是由于尽管受体的 ABO 血型抗体与供体红细胞发生反应并不影响干细胞的植活，但骨髓植活后红细胞的产生延缓且可有轻度的溶血反应，故需较多的红细胞输入。

ABO 血型不合的骨髓移植在供髓植活后逐渐出现血型变化。供者血型转换出现在移植后 22～42d，移植后约 80d 血型可完全转变为供者血型，患者原有的同种凝集素在移植后减少，至移植后约 40d 消失。所以移植后不同阶段，应根据检测的血型及血清凝集素水平，输注适当血型的血液制品以防止迟发性输血反应。原则上：移植后早期，血型未转换期间①ABO 血型大不合移植后，HSCT 后可选择用受者型红细胞和供者型血小板或血浆，直至血型转换，在患者原有凝集素完全消失后才输注供者血型红细胞或粒细胞或全血。②对于供受者 ABO 血型小不合，HSCT 后可选用供者型或 O 型红细胞，及受者型血小板或血浆，直到血型转换为供者血型，才输注供者血型的血浆或血小板。③在血型 ABO 血型双向不合的骨髓移植后，需输注 O 型红细胞或粒细胞，当患者原有凝集素消失再用供者血型的细胞；移植后先输注 AB 型血浆或血小板，至血型完全转变为供者型后，再用供者血型血小板等血液成分。对于在血型转换过程中的患者，可采用输注 O 型洗涤红细胞，及 AB 型血小板。

2. 血液制品的辐照处理　GVHD 是骨髓移植的重要并发症，也是骨髓移植后致残甚或致死的重要原因之一。GVHD 可由植活的供髓所致，也可能是预处理后严重免疫抑制期间输注血液制品含有活性的淋巴细胞所引起的输血相关的 GVHD（TA-GVHD）。由输血所致的可通过血液制品（包括全血，红细胞、粒细胞、血小板）的辐照加以预防。国内推荐用 ^{60}Co 或 ^{137}Cs（铯）进行辐照，剂量为 25～30Gy，可使 95%淋巴细胞失去分裂和复制能力而其他血细胞不受影响。美国血库协会标准为容器中央部分的 γ-辐射不少于 25Gy（2500cGy），而其他部分不少于 15Gy。应用辐照血液制品的时限应包括预处理开始后的免疫受损期，如淋巴细胞技术 $<1.0\times10^9$，约持续 2 年，在有 GVHD 的患者可能需要更长时间。对自体造血干细胞移植的病人，干细胞采集前 7d 直至移植后 3～6 个月内输注的血制品应经放射。2 500cGy r 射线足以灭活供者的白细胞，而不影响血小板功能。所采集的供髓以及为加速再障患者骨髓的植活而采自供髓者外周血的白膜层细胞均不应辐照。

应用经过放射（15～20 Gy）后血液制品，可以灭活 T 淋巴细胞。而采用白细胞过滤器可以去除包括淋巴细胞在内的白细胞。应用去除白细胞后的血液制品不但可以减少白细胞相关的输血反应，还可以减少巨细胞病毒感染的风险。

（陈　欢　黄晓军）

第五节　合并症

造血干细胞移植中的大剂量放化疗及免疫抑制治疗可导致多种治疗相关的毒副作用发生，可直接或间接导致长期或短期的免疫抑制，如治疗不当致死致残率较高。临床上需要评估移植相关合并症发生的危险因素，以降低移植相关死亡。造血干细胞移植合并症大致可分为感染、早期非感染合并症（移植后 3 个月内）、晚期非感染合并症（移植后超过 3 个月）和移植物抗宿主病（表 29-7）。

表 29-7　造血干细胞移植后主要合并症

感染	细菌感染	革兰阳性细菌感染
		革兰阴性细菌感染
	病毒感染	巨细胞病毒
		EB 病毒感染
		单纯疱疹病毒
		水痘带状疱疹病毒
		呼吸道病毒（流感、副流感病毒）
	真菌感染	念珠菌属
		曲霉菌和其他真菌
		卡氏肺孢子虫
	其他感染	弓形虫
早期非感染性合并症（0～3 个月）	预处理相关毒性	黏膜炎
		出血性膀胱炎
	静脉闭塞性疾病	
	间质性肺炎	
	牙龈出血	
	植入失败	
	药物不良反应	
晚期非感染性合并症＞3 个月	器官特异性的晚期并发症	白内障
		甲状腺功能减退
		不育症/性腺功能减退
		生长发育受阻
		骨质疏松/缺血性坏死
	肿瘤复发	
	继发第二肿瘤	
移植物抗宿主病	急性	
	慢性	

（一）感染

感染是造血干细胞移植受者非复发死亡最常见的原因，在移植后早期和晚期发病率均较高（表 29-8），移植后发生免疫缺陷可按照距离中性粒细胞植入（中性粒细胞绝对计数持续＞0.5×10^9/L）的时间长短分为不同阶段，不同阶段的感染具有不同的特点；临床工作中应根据不同阶段易感的病原体给予相应的抗生素预防策略，以降低移植后机会感染的发生风险（表 29-9）。

表 29-8　造血干细胞移植后不同病原体感染临床特点

病原体	HSCT 后高危阶段	危险因素	常见临床症状	治疗
革兰阳性葡萄球菌	1～4 周	中性粒细胞缺乏 黏膜炎 中心静脉置管 皮肤破损	菌血症	按照药敏应用抗生素
肠杆菌科	1～4 周	中性粒细胞缺乏 皮肤破损 胃肠黏膜损伤	菌血症	按照药敏应用抗生素
梭菌属	1～8 周	抗生素应用	结肠炎	甲硝唑 口服万古霉素
荚膜菌属	＞12 周	慢性 GVHD 慢性免疫抑制	鼻窦炎 肺炎	按照药敏应用抗生素
念珠菌属	1～4 周	中性粒细胞缺乏 皮肤破损 胃肠黏膜损伤	念珠菌血症 皮肤黏膜炎 肝脾感染	唑类 棘白菌素类 两性霉素 B
曲霉菌属	1～4 周 ＞8 周	HLA 不合 CMV 感染 急性或慢性 GVHD 慢性免疫抑制 大剂量皮质激素	鼻窦炎 肺内结节或肺内浸润	曲霉敏感的唑类 棘白菌素类 两性霉素 B
卡氏肺囊虫	＞4 周	慢性 GVHD 慢性免疫抑制	肺炎	甲基苄啶 磺胺甲噁唑 氨苯砜 喷他脒
CMV	＞4 周	供者或受者 CMV 血清学阳性 HLA 不合 急性或慢性 GVHD 慢性免疫抑制	病毒血症 肠炎 间质性肺炎	更昔洛韦 膦甲酸 缬更昔洛韦
单纯疱疹病毒	1～4 周	受者血清学阳性	口咽炎 急性食道炎	阿昔洛韦 伐昔洛韦 膦甲酸
水痘带状疱疹病毒	＞4 周	受者血清学阳性 水痘病史 HLA 不合 急性或慢性 GVHD 慢性免疫抑制	皮肤损伤 间质性肺炎 肝炎	阿昔洛韦 伐昔洛韦 膦甲酸
EB 病毒	＞4 周	HLA 不合 T 细胞去除	病毒血症 移植后淋巴增殖性疾病	美罗华 减免疫抑制药 细胞毒药物

表 29-9 移植后不同阶段不同病原体的预防策略

病原体	早期疾病预防(HCT 后 0～100d)	晚期疾病预防(HCT 后＞100d)
细菌感染	无特殊推荐	预防慢性免疫抑制患者荚膜菌(肺炎链球菌、流感嗜血杆菌)感染的抗生素(依据当地耐药情况)
CMV	高危患者应用更昔洛韦预防或抢先治疗	高危患者应用更昔洛韦抢先治疗
HSV	血清学阳性患者应用阿昔洛韦	反复 HSV 感染的患者应用阿昔洛韦
酵母菌感染	氟康唑	慢性免疫抑制的患者应用氟康唑
真菌感染	无特殊建议	无特殊建议
卡氏肺囊虫	首选甲基苄啶-磺胺甲噁唑，或氨苯砜或喷他脒	慢性免疫抑制的患者首选甲基苄啶-磺胺甲噁唑，或氨苯砜或喷他脒

移植物植入通常发生于自体 HCT 后 7～14d 或异基因 HCT 后 14～28d，无关供者移植植入通常晚于同胞全相合移植，5%～10%的无关供者移植发生植入失败，导致中性粒细胞缺乏时间延长。移植物植入前感染相关的主要危险因子是皮肤黏膜屏障的破坏及中心静脉置管，细菌感染在移植后初期的发生率可达 30%，常是由于皮肤、口咽和胃肠道的正常菌群(凝固酶阴性的葡萄球菌、草绿色链球菌、肠球菌及小肠革兰阴性杆菌)导致。中性粒细胞减少、正常宿主菌群紊乱可导致肠道的酵母菌导致侵袭性感染，可有 10%～15%的患者发生全身系统性的真菌感染；疱疹病毒复活可发生于未进行预防的高危患者；持续中性粒细胞缺乏的患者发生曲霉菌感染的风险高。

移植后受者细胞及体液免疫均存在缺陷，急性和慢性 GVHD 疾病本身和治疗 GVHD 使用糖皮质激素、免疫抑制药等均可延长受者的免疫缺陷状态。自体造血干细胞移植患者免疫重建较快，晚期机会感染的发生率也较低；异基因造血干细胞移植受者免疫重建需要大约 2 年时间。对于需要长期服用免疫抑制药治疗慢性 GVHD 的患者是荚膜细菌(肺炎链球菌、脑膜炎球菌及流感嗜血杆菌)、真菌(曲霉菌、念珠菌及卡氏肺孢子虫)、病毒(巨细胞病毒和水痘带状疱疹病毒)感染的易感人群。其他可导致免疫缺陷的因素包括 HLA 不合、移植物 T 细胞去除、无关供者移植、移植物为脐带血。

移植后的初期需要进行抗生素预防，至少用至移植后 3～6 个月停用免疫抑制药后；对于需要治疗 cGVHD 的患者尤其需要进行抗生素的预防。有机构应用总 T 细胞($CD3^+$)或 $CD4^+$ T 细胞水平作为 T 细胞免疫功能的标记，指导抗生素预防方案；静脉补充免疫球蛋白可用于持续低免疫球蛋白血症的患者(IgG 水平＜400mg/dl)帮助重建患者的体液免疫，但由于价格较昂贵，一般不用于预防晚期感染。伴有 GVHD 的患者、有深静脉通路和接受口腔治疗的患者需要接受抗生素预防感染性心内膜炎的发生。关于造血干细胞移植患者的指南提出预防接种应当自移植后 12 个月以后再开始，对于接受免疫抑制药的患者还需要更晚接受免疫接种(表 29-10)。

表 29-10 造血干细胞移植受者推荐的疫苗及接种时间

疫苗或类毒素	移植后的时间
破伤风、白喉、百日咳	12、14 个月和 24 个月
B 型流感嗜血杆菌	12、14 个月和 24 个月
23 价肺炎球菌多糖	12 个月和 24 个月
灭活的脊髓灰质炎疫苗	12、14 个月和 24 个月
乙型肝炎疫苗	12、14 个月和 24 个月
流感疫苗	终生、季节性给予
麻疹、腮腺炎、风疹	24 个月

有研究发现非清髓或减低预处理剂量造血干细胞移植患者发生细菌感染的风险低于清髓性移植，其原因可能是由于移植后中心粒细胞缺乏的时间缩短；但是侵袭性真菌感染和 CMV 感染复燃的风险并没有变化。无关供者脐血移植的感染风险与成年人无关供者骨髓或外周血移植相仿。

移植后感染的治疗策略与肿瘤患者尤其是白血病患者感染的治疗相同，但造血干细胞移植受者发生病毒和真菌感染具有其临床的特点，治疗策略也不同。

1. *粒细胞缺乏伴发热* 移植后早期有许多患者可出现发热，仅有约 50%的患者可以查明感染的病原体，另外组织炎症(口腔炎或肠道黏膜炎)、输血、两性霉素 B 或其他药物也可引起发热。尽管中性粒细胞缺乏患者酵母菌感染的风险增加，需氧菌感染如凝固酶阴性葡萄球菌、草绿色链球菌、肠道革兰阴性杆菌仍然是其粒缺期间感染主要的病原菌，因此预防粒缺伴感染的药物要同时覆盖细菌和酵母菌。尽管抗生素预防可以降低细菌感染的发生率，但不能降低感染相关的死亡率。

抗真菌药物氟康唑对于预防系统性念珠菌感染有效，目前耐药的菌属（克鲁斯念珠菌或热带假丝酵母菌）也越来越多的成为真菌感染常见的病原体；新的抗真菌药（曲霉特异的唑类：伏立康唑、泊沙康唑和棘白菌素类：卡泊芬净、米卡芬净钠、阿尼芬净等）具有较强的抗曲霉作用，也可以作为预防真菌感染的药物。

除了抗生素预防外，也有通过层流室使患者处于无菌环境、肠道消毒和特殊饮食来降低患者感染的风险。

粒细胞缺乏患者一旦发热应立即进行恰当的临床及微生物学的评估，同时开始广谱抗生素的经验性治疗，抗生素的选择需要依据先前及当前抗菌药物的应用及当地细菌耐药情况。侵袭性真菌感染在中性粒细胞缺乏伴发热的患者较为常见，当广谱抗生素治疗 3～5d 仍持续发热的患者需警惕侵袭性真菌感染可能，建议予两性霉素 B、伏立康唑、伊曲康唑或卡泊芬净经验性抗真菌治疗，同时反复寻找感染灶。尽管给予 G-CSF 或 GM-CSF 可以缩短粒细胞缺乏的时间，加速植入，但并不能降低移植后早期感染的死亡率。

2. 巨细胞病毒感染

(1)流行病学：尽管已有一些有效的抗病毒药物应用于临床，巨细胞病毒（CMV）感染仍然是移植后病毒感染发病及死亡的主要原因。无论是移植后早期还是晚期，CMV 均有复活的风险，尤其是在发生 GVHD 需要延长免疫抑制药使用时间的患者，CMV 复活风险更高。尽管由于抗病毒药物的应用，早期 CMV 病的发生率已经降至 3%～6%，但晚发 CMV 感染的发生率仍然可以高达 20%～40%。

(2)感染的危险因素：移植受者 CMV 血清学检测阳性是 CMV 感染最主要的危险因子，潜伏病毒的复活是导致 CMV 病最重要的发病机制。几乎所有血清学阴性的 CMV 感染（<5%）是外源性暴露的结果，可以是因血清学阳性的供者干细胞输注或输入 CMV 阳性的血制品导致。CMV 活化早期血清学检查可以是阴性的，CMV 感染尤其是终末器官的 CMV 病多发生于异基因造血干细胞移植后，自体移植后 CMV 感染发生率不超过 5%。对于异基因移植的患者，无关供者移植较亲缘移植 CMV 感染风险高。由于受者 CMV 状态是移植后 CMV 感染主要的危险因素，因而尽管脐血移植物中血清学阳性者基本为 0，但脐血移植后 CMV 感染发生率与无关供者移植相似，CMV 阴性的脐血移植物对 CMV 感染无潜在的保护性免疫作用。其他延迟免疫重建的因素亦可增加 CMV 感染的风险，包括受者年龄较大、供受者 HLA 不合、急性或慢性 GVHD、需要延长免疫抑制药尤其是大剂量糖皮质激素者使用时间等。

(3)临床表现：CMV 感染常无症状，多由病毒抗原血症或 DNA-PCR 检测发现，CMV 感染和 CMV 病常表现为肺炎和肠炎，CMV 是间质性肺炎的最常见的病因，占 50%以上；其他部位的感染如视网膜炎、肝炎及中枢神经系统病变较少见，通常见于晚发的 CMV 病。CMV 感染的间接影响包括移植物排斥和细菌、真菌二重感染的风险增加。移植后 CMV 病毒血症可预测随后发生临床病变，无症状的 CMV 病毒血症如果不治疗 60%可发生 CMV 肺炎，治疗病毒血症可以将 CMV 肺炎的发生降至 5%以下。尽管自体移植发生 CMV 感染的风险较低，一旦发生 CMV 感染的严重程度与异基因移植受者相似。

(4)诊断：CMV 感染的诊断可通过组织培养证实有特异性的细胞病变，或应用分子学方法发现病毒的蛋白或 DNA。常用的分子学检查方法包括 CMV DNA 检测和 pp65 抗原检测，白细胞的 CMV pp65 抗原检测是移植后 CMV 筛查的常用方法，但在移植后早期白细胞减少时无效；通过 PCR 或 DNA 杂交技术检测 CMV DNA 是检测 CMV 最敏感的方法。尽管血浆 CMV DNA PCR 不如全血 PCR 敏感，但在中性粒细胞缺乏 CMV 抗原检测不可靠时，可以作为监测 CMV 的有效手段。尿、唾液、血或支气管肺泡灌洗液的病毒培养因敏感性较差并且所需时间较长，因而临床应用受限。支气管肺泡灌洗液 CMV 培养阳性并不能诊断 CMV 肺炎，因为在无症状没有肺炎而血清学阳性的患者口咽分泌物 CMV 可以阳性。尽管在支气管肺泡灌洗液中发现 CMV 缺乏特异性，但对诊断 CMV 肺炎仍然具有提示意义，支气管肺泡灌洗液检出 CMV 的患者也是需要治疗的。

(5)预防:对于血清学阴性的患者,尽量输注血清学阴性供者的干细胞或血制品是预防 CMV 病的主要方法,用过滤的方法滤除未经筛选的血制品中的白细胞与输注血清学阴性的血制品效果相当,可作为预防 CMV 感染的方法之一。

对于高危患者(血清学阳性受者或血清学阳性供者供血清学阴性受者),有两个方法可以用于降低 CMV 感染率:一个是抢先治疗,包括用更昔洛韦或膦甲酸在发生 CMV 病前抢先治疗 CMV 血症;第二个方法是不论 CMV 病毒的状态对有 CMV 感染风险的患者均用更昔洛韦预防。前一个方法需要有可靠并且快速的诊断方法,后者可降低早期 CMV 的感染率,但更昔洛韦可导致骨髓抑制和继发感染发生率增加。

高剂量阿昔洛韦或伐昔洛韦尽管不如更昔洛韦有效,也可降低 CMV 血症的发生率,但需要持续监测 CMV,如出现病毒血症需尽快更换更昔洛韦或膦甲酸进行抢先治疗。更昔洛韦的前体药物缬更昔洛韦口服生物利用度好,可以不必静脉输注,也可用于预防和抢先治疗 CMV 感染。

为高危的 CMV 血清学阳性患者选择血清学阴性的供髓者或供血者对预防外源性暴露的作用尚不明确。自体移植受者感染 CMV 病危险度较低,抢先治疗策略对于防护 CMV 感染通常有效。对于高危患者需要每周监测 CMV 至少到移植后 100d,对有慢性 GVHD 应用大剂量免疫抑制药的患者还需要延长监测时间。

(6)治疗:CMV 病尤其是 CMV 肺炎需要及早诊断及早治疗,如果开始 CMV 肺炎治疗时,患者已经需要依赖呼吸机,疗效通常较差,病死率接近 100%。联合应用更昔洛韦和免疫球蛋白是治疗 CMV 肺炎最有效的治疗措施,对非机械通气的患者缓解率可达 50%～70%。研究发现治疗时间与 CMV 肺炎复发相关,因而推荐延长更昔洛韦和丙种球蛋白联合治疗的时间(>2 个月)。对于更昔洛韦治疗失败或难以耐受其毒副作用(多为骨髓抑制)的患者可应用膦甲酸治疗。尽管不同 CMV 病的治疗措施通常相似,均为更昔洛韦或膦甲酸联合丙种球蛋白治疗,但 CMV 肠炎、肝炎及视网膜炎对治疗的反应不尽相同。缬更昔洛韦治疗 CMV 病的疗效仍在研究中,过继细胞治疗也是抗病毒治疗研究的方向之一(表 29-11)。

表 29-11　CMV 感染的预防和治疗方案

预防
1. 血清学阴性受者与血清学阴性供者(异基因和自体移植):仅输注无 CMV 的血制品,CMV 血清学阴性供者的血制品和白细胞滤除具有相应的临床效应
2. 血清学阴性受者和血清学阳性供者(异基因移植):仅输注无 CMV 的血制品(血清学阴性或白细胞去除),并且应用化学药物预防供者来源的内源性病毒复活
3. 血清学阳性受者:应用阿昔洛韦预防在某种程度上有效,应用免疫球蛋白可能有益,血清学阴性血制品无确定作用,更昔洛韦用于预防效果好但具有骨髓抑制作用,因白血病减少中断更昔洛韦治疗的患者有发生 CMV 肺炎的风险,更昔洛韦是高危患者目前最佳的预防药物,但对于自体移植的患者不推荐应用
4. 所有患者均需定期(每周)监测 CMV 抗原或 CMV DNA 直至移植后 8～12 周,异基因移植受者尤其是有 GVHD 者需要长期监测(超过 12 周)
治疗
1. 无症状感染(异基因和自体):在血中或支气管肺泡灌洗液应用分子学或抗原检测发现的无症状感染者推荐用更昔洛韦治疗防其进展为 CMV 肺炎,需要强化治疗 2 周随后给予维持治疗 4～8 周
2. CMV 肺炎:推荐应用更昔洛韦联合免疫球蛋白作为初始治疗,一旦疾病进展导致呼吸衰竭需要上呼吸机,生存率低
不治疗
1. 对接受血清学阴性供者的移植物和血的血清阴性受者不推荐对间质性肺炎行经验性 CMV 治疗,需要有 CMV 感染的证据方可开始治疗
2. 支气管肺泡灌洗液 CMV 检测阴性的患者发生间质性肺炎也不推荐经验性 CMV 治疗,然而支气管肺泡灌洗液 CMV 检测也有少许假阳性率,需要密切监测随访
3. 无症状 CMV 血症无需治疗,但需要密切随访,行血病毒检测及系统性疾病的监测

3. 真菌感染　侵袭性真菌感染是造血干细胞移植患者死亡的首要原因，多数侵袭性真菌感染病原体为酵母菌或曲霉菌。

(1)念珠菌感染：白色假丝酵母菌是移植患者酵母菌感染的主要病原体，但由于唑类越来越多的用于移植早期的真菌预防，导致许多非白色念珠菌，如热带假丝酵母菌、克鲁斯念珠菌和光滑假丝酵母菌等成为重要的病原菌。上述酵母菌多是皮肤、口腔和胃肠道黏膜的正常定植菌，在移植物植入前，由于放化疗导致皮肤黏膜表面屏障破坏，合并中性粒细胞缺乏，大大增加了此类酵母菌侵入并引起全身性感染的风险。中心静脉置管和抗生素导致的正常菌群改变也增加了念珠菌属的感染风险。

念珠菌感染的临床表现主要是局部黏膜炎或弥散性深部组织感染，血培养通常很难分离和鉴定出念珠菌，对于持续的粒细胞缺乏伴发热的患者尤其应警惕念珠菌的感染。口腔和食道的念珠菌病常发生于移植后早期，可以发展为全身性感染，因而需要积极治疗。单独应用抗真菌药物难以治愈静脉置管相关的感染，需要去除中心静脉置管。念珠菌血症的患者发生血管内感染(如心内膜炎和血栓性静脉炎)的风险增加。肝脾念珠菌病是播散性念珠菌病最常见的临床表现，有时缺乏器官受累的特异性的症状或体征，诊断需依靠腹部 CT；随着唑类及棘白菌素类药物的广泛应用，播散性念珠菌病的发生率呈逐年下降趋势。

造血干细胞移植前和移植后早期推荐应用唑类尤其是氟康唑预防真菌感染，可将侵袭性真菌感染的发生率由 30％降至 10％，米卡芬净、伊曲康唑、伏立康唑和泊沙康唑也可有效预防造血干细胞移植患者的真菌感染。

皮肤黏膜感染可用氟康唑治疗，克鲁斯念珠菌对氟康唑天然耐药，治疗需要考虑应用非唑类药物。侵袭性真菌感染，尤其是在应用氟康唑预防的患者发生感染时，需应用棘白菌素类如卡泊芬净或两性霉素 B 治疗。新的唑类和棘白菌素可否作为预防和治疗酵母菌感染首选药物目前仍在研究中。

(2)曲霉菌感染：造血干细胞移植患者真菌感染多数为烟曲霉、黄曲霉或黑曲霉感染，常常是因为皮肤或黏膜破损，或通过鼻道和呼吸道进入体内导致感染。造血干细胞移植后早期(粒细胞缺乏期)或晚期均可发生曲霉菌感染，尤其是有急性或慢性 GVHD 相关的免疫抑制的患者更易发生。曲霉菌感染的危险因素包括异基因造血干细胞移植(多于自体移植)、中性粒细胞缺乏延长及 GVHD。某些原发疾病如慢性肉芽肿病、再生障碍性贫血和骨髓增生异常综合征发生曲霉菌感染的风险高于其他患者，有曲霉菌感染病史的患者移植后曲霉菌感染复发的风险增加。

移植后患者确诊曲霉菌感染较困难，当临床高度疑诊时需要积极寻找曲霉菌感染的证据，鼻道和气管是曲霉菌最常见的侵入路径，也是最常见的感染部位；副鼻窦炎是其常见的临床症状；侵袭性症状包括周围组织的腐蚀和坏死。肺部症状多为结节浸润，通常沿肺边缘分布，初始症状可有胸膜疼痛或咳嗽，进展期可见实变或空洞形成。曲霉菌有侵袭血管壁的特性，可表现为咯血或皮肤、脑的血管内播散。

血培养检测曲霉菌的敏感性低，培养或组织病理学检出典型的真菌或化验检查发现有真菌成分或核酸组分可以确诊。鼻或支气管灌洗物查曲霉菌敏感性较差，确诊需要肺活检。半乳甘露聚糖检测是通过酶联免疫吸附试验检测曲霉细胞壁糖蛋白的一种检测方法，诊断侵袭性曲霉菌感染的特异性高但敏感性低，目前其在诊断曲霉菌感染中的地位尚不确定。分子学诊断方法包括曲霉菌 DNA 的 PCR 在诊断曲霉菌感染中的作用目前仍在研究中。

应用高效能的空气过滤器可降低院内获得性曲霉菌感染的发生率，预防曲霉菌感染的药物包括低剂量的两性霉素 B、吸入两性霉素 B 及早期经验性应用两性霉素 B、伊曲康唑或伏立康唑，然而这些预防措施的有效性尚不肯定。新的抗真菌药物，包括米卡芬净和泊沙康唑也有预防真菌感染的作用，但仍需要更多的临床研究证实其在预防真菌感染中的地位。具有明显抗真菌活性的药物包括伏立康唑和卡泊芬净与两性霉素 B 相比不良反应较小，也可用于曲霉菌的预防。

许多专家认为治疗移植后曲霉菌感染应选择伏立康唑，单药抗真菌治疗疾病仍进展的患者需要考虑两种抗真菌药物联合应用。其他辅助治疗如细胞生长因子、免疫球蛋白或粒细胞输注的抗曲霉菌感染效果尚不肯定。

(二)早期非感染合并症

移植前预处理应用大剂量化疗及放疗，具有抗肿瘤及免疫抑制的作用，但是这些治疗同时也会损伤宿主的组织，引起相应的疾病。造血干细胞移植相关的早期合并症常与感染相似或伴随感染发生；

并且中性粒细胞缺乏及局部侵袭性的感染可导致上皮组织修复延迟；造血植入延迟也可增加或加重早期合并症的发生。

1. 植入失败　血液学植入失败（原发植入失败）和移植物已植入后再次发生植入失败（后期植入失败）是自体和异基因移植后的严重并发症，植入延迟或植入不良可增加感染风险，增加移植后早期死亡的风险。注入的定向造血干细胞数量不足可导致植入失败，自体移植大约需要 2×10^6/kg 的集落形成细胞，单个核细胞数需要达到 1×10^8/kg；多数研究认为对于异基因移植至少需要注入 2×10^8/kg 的单个核细胞来确保植入；脐带血移植对移植物细胞数的要求稍低。低温保存或体外净化均可造成干细胞和前体细胞的损伤，对于需要额外净化的患者如应用烷化剂者需要更多的移植细胞。

自体和异基因造血干细胞移植从外周血中获取造血干细胞和前体细胞多于从骨髓中收获细胞，自体外周血干细胞移植物是在骨髓恢复期用细胞因子（G-CSF 或 GM-CSF）治疗将前体细胞从骨髓动员到外周血，然后收集得到；异基因移植物是仅仅应用生长因子从健康供者动员得到。检测单个核细胞表达造血干细胞相关的表面标志 CD34 的情况，分析外周血或骨髓中造血干细胞的含量。

自体移植物中采集、冻存及注入的 $CD34^+$ 细胞数不少于 2×10^6/kg 时较少发生植入失败，异基因移植 $CD34^+$ 细胞的最低值目前尚无确切定义，对于同胞全相合供者采集的目标通常需 $>4\times10^6$/kg。动员的外周血移植物与骨髓移植物相比，更容易达到采集标准，并且血象恢复更快；与骨髓移植物相似，外周血移植也可发生晚期植入失败，但通常较少（$<5\%$）；注入充足的移植物细胞数（有核细胞或 $CD34^+$ 细胞）是防治移植失败的最重要的可控因素。

受者骨髓纤维化或脾大也可影响植入，脾大可导致造血恢复延迟，推测可能是由于原始和成熟的血细胞在脾滞留导致；中重度的骨髓纤维化也可使造血恢复延迟，可能是由于造血干细胞在骨髓微环境中归巢困难导致。

移植后治疗也可干扰植入，植入失败或移植物功能低下导致全血细胞减少，可能与应用甲氨蝶呤、抗胸腺球蛋白（ATG）、阿昔洛韦、更昔洛韦、磺胺甲噁唑（TMP-SMX）及骁悉（MMF）有关。移植后合并症如 CMV、人类疱疹病毒-6 或真菌感染、急、慢性 GVHD、EB 病毒相关移植后淋巴增殖性疾病也可以干扰移植物植入。

异基因造血干细胞移植尤其是无关供者或不相合供者移植也是发生植入失败的危险因素，同胞全相合移植较少发生植入失败（1%～3%），而 HLA 不全相合的亲缘移植植入失败率可达 10%左右，无关供者即使 HLA 全相合者植入失败率依然可达 5%～15%。其他主要组织相容性抗原决定簇包括 HLA-C 有时也可导致无关供者干细胞植入失败。异基因移植早期植入失败可伴随受者来源的细胞毒 T 淋巴细胞的出现，推测可能出现了免疫介导的移植物排斥。即使是在亲缘全相合移植，去除供者 T 淋巴细胞预防 GVHD 也可能不利于植入，体外对移植物的操作可能会损伤干细胞，T 细胞去除可导致移植物免疫无能而无法抵御移植排斥。

对比亲缘或非亲缘移植，接受脐血移植的患者中性粒细胞恢复时间明显延迟，并且植入失败的总发生率也较高。脐血移植影响移植物植入的最主要的因素是注入的细胞数，单个核细胞数至少达到 2×10^7/kg 植入成功率高。由于每份脐血造血干细胞数量有限，目前正在研究如何克服脐血细胞数量有限的方法，包括多份脐血移植，体外扩增增加前体细胞数，骨髓内注射移植物等。双份脐血移植增加移植的细胞数已证实可以增加植入成功率。

联合应用 G-CSF 或 GM-CSF 可刺激髓细胞生成，减少植入失败。移植后 14～21d 对移植物功能较差的患者应用生长因子治疗可以使 50%～60%的患者植入改善。髓系生长因子治疗可促进外周血白细胞的恢复，但对血小板重建没有影响。重组人促血小板生成素可用于非移植化疗的骨髓抑制治疗及移植后血小板恢复，但目前尚缺乏临床研究证实其有效率。促红细胞生成素是否可减少红细胞输注需求目前证据不足。

如果发生植入失败可考虑二次造血干细胞输注，如果自体移植发生植入失败，再次输入前期采集并冻存的骨髓或外周血细胞干细胞，通常可以重建植入。预期发生植入失败可能大时，自体移植方案中需要考虑获得并储存备用的干细胞。对于亲缘供者移植发生植入失败者，供者骨髓或细胞因子动员的外周血干细胞二次输注可使植入成功，对于部分患者，二次移植前可应用减低剂量的细胞毒药物预处理或应用 ATG、糖皮质激素或环孢素 A 进行免疫抑制。

无关供者移植植入失败的治疗较困难，对于无关供者难以二次获得骨髓或外周血干细胞，对于植入失败风险高的患者，少数可谨慎的采取移植前储存自体干细胞。无关供者脐血移植无法再次获得供者细胞，发生植入失败可二次输注另一供者的脐带血或其他无关供者移植物或输入储存的自体细胞。

2. 肝静脉闭塞症　肝静脉闭塞症（VOD）即肝静脉窦阻塞综合征，是一种严重的肝并发症，其临床表现为黄疸、腹水、体液潴留及肝大，发生率为5%～50%，不同机构报道的发生率差别较大主要是由于临床诊断标准不同所致。VOD 主要是由于肝静脉窦及小静脉阻塞导致门脉压力增高，并导致肝小叶周围肝细胞损伤的临床综合征。预处理过程中的大剂量化疗及全身照射（TBI）可导致肝静脉窦内皮损伤，纤维蛋白沉积，损伤的内皮细胞激活Ⅷ因子/VW 因子，激活凝血系统，进一步导致肝静脉窦阻塞。以上病理生理改变常与血浆蛋白 C 水平下降及其他促凝活性物质包括抗凝血酶Ⅲ下降和Ⅷ因子及纤维蛋白原水平升高相关，细胞因子如肿瘤坏死因子 α（TNF-α）和一氧化氮及基质金属蛋白酶水平变化也对其病理生理有一定作用。

VOD 相关的危险因素包括移植前肝炎或肝损伤，强的预处理方案，高 TBI 剂量及剂量率，白舒非剂量增加等；不相合移植或无关供者移植发生 VOD 的风险更高；前期治疗应用吉姆单抗奥佐米星也增加移植后 VOD 的发生风险。

VOD 常发生于移植后 1 个月内或更早，甚至可发生在预处理阶段。VOD 的临床症状包括高胆红素血症、肝大、腹水及体重增加，晚期可表现为脑病、肾、肺多脏器功能衰竭。VOD 诊断是以典型的临床表现为标准的，因而确诊较困难。多数研究者认为出现黄疸、肝大、体重增加和（或）移植后 2～3 周内出现腹水需考虑 VOD 诊断，然而其他原因引起的高胆红素血症和移植后早期体重增加（如药物、肝炎、毛细血管渗漏、心功能不全、盐和胶体超负荷）需要与 VOD 相鉴别。经皮或经腹的肝针吸活检对于严重血小板减少的移植后患者风险较大，应当避免；经静脉活检可为诊断提供充足的组织学标本，并且可测量肝楔压（VOD 常＞10mm），但也有出血的风险。超声多普勒检查可见肝门血流逆流或门脉压力增高，可用于 VOD 的诊断，但其有效性尚存在争议。VOD 按照胆红素升高和体重增加的程度分为轻到重度，严重 VOD 常在数周内死亡。

目前尚无肯定的预防和治疗 VOD 的有效方法，由于对 VOD 细胞及微血管的病理生理学机制了解有限，更使得其预防和治疗困难。可能有效的预防方法包括应用低剂量肝素、前列腺素 E、己酮可可碱（一种 TNFα 的阻断药）或熊去氧胆酸，但现有的前瞻性研究发现上述药物均无法有效预防 VOD。重组的组织型纤维蛋白溶酶原已成功的用于确诊的 VOD 的治疗，但其溶栓作用可能增加随后发生出血性并发症的风险；经颈静脉的门体分流术在 VOD 的治疗上也已取得了一定的成功。去纤苷（一种单链多聚核糖核苷酸，有溶解纤维蛋白、抗血栓形成和抗局部缺血的作用）的早期研究也取得了一定的疗效，可使 30%～40%的严重 VOD 患者完全缓解或改善生存，其预防和治疗严重 VOD 的有效性有待于大规模临床研究证实。

3. 间质性肺炎　间质性肺炎是移植后常见并且严重的并发症之一，自体移植后发生率较低，异基因移植发生率较高，可达 35%。弥漫性的非细菌性间质性肺炎出现严重低氧血症、呼吸困难、干咳是其突出特点，有时可伴有发热。间质性肺炎发生的危险因素包括应用甲氨蝶呤预防 GVHD、高龄移植、重度 GVHD、确诊血液病到移植间隔≥6 个月、移植前体能状态差、高剂量率 TBI（＞4cGy/min）。有研究发现如果上述危险因素均没有时，间质性肺炎的发生风险仅为 8%；而上述六个危险因素均存在时，间质性肺炎的发生风险会高达 94%。有人认为无关供者移植所需免疫抑制更强，因而更易发生机会感染，发生间质性肺炎的风险也更大，但这一假说尚未被确认。

间质性肺炎常表现为快速进展的呼吸困难、低氧血症、血流动力学障碍，因而常常在确定诊断的结果回报前就已开始治疗，临床上必须以相关的危险因素和潜在的临床疾病为基础尽早诊断及早治疗。

（1）感染相关的间质性肺炎：感染是 HCT 患者发生间质性肺炎的最常见的病因，其中最常见的是 CMV 和曲霉菌感染，其他的感染包括卡氏肺孢子虫、呼吸道合胞病毒、及其他类似的呼吸道病毒相对少见。卡氏肺孢子虫感染的肺炎具有典型的双侧分布的特点，胸片显示呈蝴蝶形伴有明显的低氧血症。既往文献报道移植后卡氏肺孢子虫肺炎的发生率为 5%～15%，应用增效磺胺甲基异噁唑（首选）、氨苯砜或吸入性喷他脒（戊烷脒）预防可显著降低其发生率，如果病人依从性好，应用增效磺胺甲基异噁唑预防可基本消除卡氏肺孢子虫肺炎，有助于除外性鉴别诊断。确诊卡氏肺孢子虫肺炎需要依靠支气管肺泡灌洗液或深部痰液细胞银染，经支气管肺活检可以增加确诊率，因而建议行支气管镜检查。增效磺胺甲基异噁唑或胃肠外给喷他脒治疗卡氏肺孢子虫肺炎有效率高。在整个免疫抑制期（移植后6个月至1年内）及慢性GVHD发生期间均需进行卡氏肺孢子虫肺炎的预防。

呼吸道合胞病毒（RSV）也可引起致命性的间质性肺炎，RSV感染通常发生在秋季和冬季，如果患者有鼻漏的病史并且社区或院内频繁发现RSV感染时，应当警惕RSV感染的发生。鼻冲洗液或支气管肺泡灌洗液快速抗原检测可用于确定诊断。RSV在人群中可发生水平传播，因而需要对RSV感染患者进行隔离，吸入用利巴韦林可用于治疗RSV相关的肺炎。其他社区获得性病毒如副流感病毒或流感病毒在移植患者也可引起间质性肺炎，其临床表现不易与RSV区分，副流感病毒性肺炎无季节性全年均可见，对移植患者及其密切接触人群定期进行流感病毒接种可降低其感染的风险。

（2）非感染性间质性肺炎

①特发性间质性肺炎：特发性间质性肺炎是一个除外性的诊断，需要具有典型的临床特点并且除外其他感染因素才能诊断，常发生于移植后2～7周，早于其他原因导致的间质性肺炎。特发性间质性肺炎已知的危险因素包括移植时年龄较高，强的移植前化疗，大剂量环磷酰胺，TBI（高剂量或高剂量率），输血，MTX输注及GVHD。

特发性间质性肺炎在同基因移植和异基因移植患者发病率相近，相对于感染性间质性肺炎来说，免疫抑制引起的间质性肺炎发生率较低。临床研究发现间质性肺炎还与某些中毒因素相关，放射介导的肺损伤是主要病因，尤其是高剂量TBI。目前对于放射性肺炎尚无有效的治疗手段，临床上通常给予大剂量糖皮质激素治疗。炎症因子包括IL-1、TNFα均可能参与了肺损伤，研究报道TNFα结合蛋白依那西普可改善特发性间质性肺炎患者的肺功能，目前正在临床研究中。

②弥漫性肺泡出血：肺泡出血是表现为急性发生的肺泡浸润和低氧血症的一个临床综合征，支气管镜肺泡灌洗呈进行性出血。非感染因素导致的肺泡出血称为弥漫性肺泡出血，尤其是在移植早期，很难与感染相关的肺泡出血相鉴别。弥漫性肺泡出血的发生率在自体移植为2%～5%，异基因移植为5%～10%。其病理生理尚不清楚，认为可能是多种因素相互作用的复杂结果，包括放化疗引起的肺泡损伤，中性粒细胞及细胞因子导致的炎症损伤，以及潜在的感染等。移植时高龄、异基因移植及GVHD是弥漫性肺泡出血发生的危险因素。虽然晚发的肺泡出血并不少见，典型病例通常发生于移植后3个月内，其发生率在清髓移植及非清髓移植无差别。临床表现为呼吸困难、缺氧及咳嗽，通常无咯血；支气管镜肺泡灌洗有助于确定诊断除外感染性病因；多数弥漫性肺泡出血患者可发生严重的呼吸衰竭，病死率超过70%；移植物植入期发生的肺泡出血预后好于移植后期发生的出血。弥漫性肺泡出血的治疗包括纠正凝血功能异常，机械通气支持；大剂量糖皮质激素可用于治疗肺泡出血，但其有效性尚不确定。小宗病例报道有联合应用重组的Ⅶa因子和氨基己酸治疗成功，但其有效性尚有待进一步临床试验验证。细胞因子拮抗药如抗TNFα也可能具有治疗作用，但目前尚缺乏相关的研究（表29-12）。

（三）迟发的非感染性并发症

随着移植技术及支持治疗的发展，越来越多的造血干细胞移植患者可长期存活，迟发的移植相关并发症的风险依然存在，包括特异性的器官功能异常、第二肿瘤、持续的免疫缺陷导致的感染、生活质量下降等（表29-13）。关于筛查和预防移植相关迟发并发症的指南指出，所有移植患者均应定期随访，筛查和预防第二肿瘤、慢性疾病，促进健康的生活方式。

1. 晚期特异性的器官功能异常　移植前和移植过程中多种因素可导致迟发的特异性的器官功能损伤，通常移植后期迟发并发症的相关危险因素包括预处理使用TBI、GVHD、延长糖皮质激素或钙神经素抑制药的使用时间等。尽管迟发并发症可累及任何器官，但某些器官更易受累，移植后5年发生白内障的患者可达1/3以上，常需要手术治疗；甲状腺功能减退可达50%；性腺功能减退可达90%；尽管不含TBI的预处理移植可保留1/3的生育能力，多数移植患者还是会永久不育；青春期前的儿童进行移植，其第二性征发育会延迟，但可保留生育能力；50%以上的造血干细胞移植儿童发生生长滞后；肌肉骨骼并发症包括骨质疏松和缺血性坏死，可造成病人虚弱；心血管事件及糖尿病的发生率也增加。多数器官特异性的迟发并发症的发

表 29-12　间质性肺炎治疗选择的影响因素

造血干细胞移植后出现间质性肺炎是需要紧急处理的并发症，必须早期开始经验性的积极治疗，以下是影响治疗选择的因素
1. 时间：移植后 3 周内发生的间质性肺炎特发性(包括弥漫性肺泡出血)或真菌感染导致可能性大于 CMV 感染；超过 6 周特发性少见，感染引起可能性大；卡氏肺孢子虫肺炎很少超过移植后 1 年发生，除非患者有活动性的慢性 GVHD；呼吸道合胞病毒感染具有季节性(秋冬季)，可发生社区暴发流行，可以预防；流感也具有季节性，但副流感病毒感染全年均可发生
2. CMV 血清学检查及预防：血清学阴性患者接受血清学阳性移植物和非传染性的血制品(血清学阴性或白细胞去除)，很少发生 CMV 肺炎；血清学阳性是 CMV 肺炎高危因素，应用更昔洛韦预防可显著降低 CMV 肺炎的发生风险；其他预防 CMV 的药物如阿昔洛韦或静脉用丙种球蛋白效果不理想，血清学阳性的受者仍有发生严重 CMV 感染的风险；CMV 抗原或 DNA 聚合酶链反应阴性的患者发生 CMV 肺炎可能性小
3. 延长的中性粒细胞缺乏：与感染尤其是真菌性肺炎相关
4. 移植类型：自体干细胞移植者较少发生弥漫性肺泡出血，自体移植者 CMV 肺炎的发生率低(2%～3%)，但一旦发生病死率高；异基因移植后发生各种感染的风险均较高，强的预处理方案(如高剂量 TBI、卡莫司汀)发生间质性肺炎的风险更高
5. 依从性和预防措施：正确评估患者实际接受的预防措施(如甲氧苄啶-磺胺甲噁唑，青霉素，CMV 预防，移植中心外的输血)对评估危险因素至关重要
6. 胸片：胸部浸润的方式及分布有助于鉴别诊断，心脏增大或胸腔积液提示肺水肿可能；对于有肺内结节影、胸膜受累病变或空腔病变(可疑真菌感染)时需行胸部 CT 检查
7. 流行病学：了解近期其他肺间质纤维化患者的发病原因有助于病因的判断，感染性因素可能发生水平传播(如 RSV)或有共同的环境危险因素(曲霉菌感染相关环境)
8. 支气管肺泡灌洗(BAL)：对于确定特异性诊断或除外其他病因非常有用，支气管肺泡灌洗液阴性者(支气管肺泡灌洗液 CMV 抗原直接染色或 DNA PCR)很少发生 CMV 肺炎；BAL 还可用于检测 RSV、卡氏肺孢子虫及其他呼吸道病毒，尽管 BAL 不能快速确诊，但对于鉴别肺泡出血的原因是非常必要；BAL 用于诊断真菌性肺炎缺乏敏感性
9. 肺活检：是确诊许多间质性肺炎病因的金标准，但很多患者可通过其他诊断方法明确病因，从而避免肺活检。肺活检对确诊真菌性肺炎、慢性 GVHD 肺部相关改变(闭塞性细支气管炎)或特发性间质性肺炎非常必要
10. 呼吸机治疗：造血干细胞移植后进行性呼吸衰竭多数是不可逆的，尤其是在成年人。尽管有创性诊断和治疗手段有时是必须的。如果预期患者生存期不长，临床医生会给患者和其家庭提供是否行机械通气支持的选择，如果对预期可能发生此并发症的患者在移植前即告知其可做的选择，有助于在呼吸衰竭发生时做出选择

表 29-13　造血干细胞移植晚期合并症

合并症	危险因素	监测和预防措施
内分泌系统		
甲状腺功能减退	TBI/放射	定期监测甲状腺及性腺功能
性腺功能减退	慢性 GVHD	
生长迟缓	化疗	
眼病		
白内障	TBI/放射	定期眼科检查
干燥性角结膜炎	糖皮质激素	
	慢性 GVHD	
口腔		
龋齿	TBI/放射	定期口腔检查
口干	慢性 GVHD	

（续　表）

合并症	危险因素	监测和预防措施
心血管		
冠状动脉疾病	TBI/放射	定期临床评价
脑血管疾病	化疗	监测并调整危险因素
呼吸系统		
闭塞性细支气管炎	TBI/放射	定期临床评价
间质性肺炎	慢性 GVHD	戒烟
	感染	
肝病		
肝硬化	乙型肝炎和丙型肝炎	定期监测肝功能
铁过载	输血	铁蛋白监测
肾并发症		
肾病	TBI/放射	定期监测血肌酐及尿素氮
	化疗	控制高血压
	环孢素	
骨骼		
骨质疏松	TBI/放射	定期监测骨密度
缺血性坏死	糖皮质激素	
第二肿瘤	TBI/放射	定期肿瘤筛查
	慢性 GVHD	
	化疗	

生风险随时间延长而增加，需要对所有移植患者进行相关问题的持续监测，对患者及其护理者的教育是建立此监督的最有效的手段。

2. *第二肿瘤*　造血干细胞移植后患者患继发白血病、淋巴增殖性疾病及实体瘤的风险较健康人高 4～13 倍，继发白血病和 MDS 局限于自体 HCT 患者，通常潜伏期较短发生较早，主要发生于移植后 2～5 年高龄的患者；移植前应用烷化剂或拓扑异构酶Ⅱ抑制药或预处理应用 TBI 与继发白血病发生风险增加相关。移植后淋巴增殖性疾病及继发淋巴瘤常发生于移植后早期，主要发生于移植后 1～2 年，移植后淋巴增殖性疾病发生相关的危险因素包括 HLA 不相合供者，慢性 GVHD，体内应用 ATG 或体外去除 T 细胞。相对于继发白血病和移植后淋巴增殖性疾病，实体瘤潜伏期较长，发生率随移植后时间延长逐渐增加，继发实体肿瘤的危险因素包括 HCT 时年龄较小，预处理应用 TBI，慢性 GVHD。

3. *移植后生活质量*　除移植后早期死亡患者外，移植后多数存活者可获得高水平的生理和心理生活质量，移植后 3～5 年可重新开始工作。长期存活的患者有超过 20％在移植后数年仍有功能障碍，移植后生存质量低下主要的危险因素包括高龄、移植原发病较重、慢性 GVHD、出现医疗迟发影响，尽管慢性 GVHD 严重影响患者生活质量，GVHD 缓解，患者总体的健康及功能状态也会随之改善，最终可达到与无慢性 GVHD 病史患者相近的状态。观察发现生活质量还具有性别差异，女性较易在心理及性功能方面发生异常。30％～60％的移植后患者认知障碍尤其是执行功能、记忆及运动技能障碍，移植后神经心理后遗症发生的危险因素包括移植时高龄，预处理应用 TBI 及环孢菌素。

（四）移植物抗宿主病

移植物抗宿主病（GVHD）是 1955 年首先由 Barnes 和 Loutit 报道，在动物中发现并记载下来，随后被认识是一种继发性疾病。最初发现给被辐照的小鼠注射异基因的脾脏细胞可观察到致命的继发疾病，而注射同基因细胞的小鼠则不发生此病，因而进行命名将其与原发的放射性疾病区分开来。20 世纪 50 年代后期，给无免疫活性的宿主注入免疫活性细胞可发生继发性的皮肤异常、腹泻及 Runt 病（给未经照射的新生小鼠输注异基因脾细胞发生的一种消耗综合征），这一免疫攻击行为被称为移植物抗宿主。

早期的人类异基因骨髓移植常常伴发

GVHD，其特征与动物研究中所见相近，免疫缺陷的儿童输血亦可发生GVHD。由于很难将免疫攻击引起的病症与其导致的结果（包括免疫缺陷、脏器功能不全及感染）区分开，因而认为两者均为人类GVHD的组成部分。急性GVHD指异基因造血干细胞移植（HCT）后100d之内发生的具有典型皮疹、肝炎或肠炎改变的综合征。慢性GVHD指发生于移植后100d后发生的综合征，临床表现多种多样。

1. *发病机制*　1966年，Billingham提出了GVHD发生的条件：① 移植物中必须含有免疫活性细胞；② 受者必须具有与供者不同的同种移植物抗原，因而受者对移植物来说是个异物，成为刺激它的抗原；③受者不能对移植物发生有效的免疫反应，至少需要给移植物足够的时间发挥其免疫能力。

随着对GVHD生物学特征的了解，以上标准需要做出部分调整，受者自身抗原不恰当的辨认可导致自身GVHD的发生；在部分免疫正常的患者可发生输血相关的GVHD（TGVHD）。GVHD作用过程包括抗原表达、细胞因子产生、T细胞活化和组织损伤多步骤过程。

（1）同种异体反应性：大量动物研究数据显示供者移植物来源的T淋巴细胞在体内大量增殖分化，来应答宿主来源的不同的组织相容性抗原，直接或间接攻击受者细胞，导致急性GVHD的症状和体征。急性GVHD的发生阶段包括抗原的表达、T细胞活化、克隆性增生和分化，供者来源T细胞介导的同种异体反应导致宿主靶细胞死亡。

急性GVHD的临床表现阶段包括活化的淋巴细胞释放细胞因子，直接或通过募集第二效应细胞如自然杀伤细胞（NK细胞）介导细胞死亡。基于炎症因子假说，认为白细胞介素（IL）-1、IL-2、脂多糖（LPS）和促炎细胞因子如IL-6、干扰素γ（IFN-γ）和肿瘤坏死因子（TNF）均参与了aGVHD的发病，免疫调节药物可用于控制GVHD。

（2）微生物环境：宿主的微生物环境也会影响GVHD的发生，无菌状态下不相合移植的小鼠与普通房间辐照的小鼠相比肠道GVHD的发生明显降低；人类研究也证实了这一发现。微生物可触发GVHD，可能是由于与胃肠上皮细胞具有相同的抗原表达，或激活细胞表面潜在的病毒介导的抗原使其成为同种异体反应性的靶点。胃肠受损可导致脂多糖进入循环，从而释放发生GVHD效应的细胞因子。

（3）免疫耐受性：宿主反应细胞在胸腺中发生克隆性清除可获得免疫耐受，因而胸腺损伤可导致自体耐受性缺失；另外功能抑制性T细胞在移植耐受中起重要作用；调节免疫的平衡状态的改变可解释自体HCT后发生类GVHD样症状的发生原因。

2. *急性移植物抗宿主病*

（1）危险因素：超过50%以上的HLA全相合同胞移植及70%以上的无关供者移植可发生急性GVHD。供受者HLA不合、异基因免疫过的供者如生育过的妇女、无关供者移植是急性GVHD最主要的危险因素；外周血干细胞代替骨髓作为移植物是慢性GVHD特有的危险因素。

（2）临床特征：皮肤、肝和胃肠道是GVHD最常累及的部位，皮肤急性GVHD突出表现为斑丘疹，严重可导致水疱或类似中毒性表皮坏死松解症表现；肝受累表现为胆汁淤积型肝炎，血胆红素及碱性磷酸酶明显升高，转氨酶升高通常不明显，肝细胞功能（如蛋白质合成和凝血因子的合成）不受损；在肠道内，上消化道GVHD可导致恶心、呕吐及食欲减退；小肠和结肠GVHD可导致大量的分泌型腹泻。

急性GVHD的诊断是建立在疾病临床症状基础上，但在移植后早期常需要组织学证据鉴别GVHD和其他常见的毒性事件（如过敏性药物性皮炎、药物介导的胆汁淤积、传染性肠炎）。急性GVHD的组织学特征是再生和增殖的表皮细胞层、肠上皮或胆道上皮发生凋亡，表现为表皮基底细胞空泡形成伴异常角化、胞吐现象等，严重可出现皮肤-表皮裂口伴大泡形成；小肠腺基底细胞或结肠隐窝可表现为单个的上皮细胞变性、卫星细胞坏死，有时可有隐窝脓肿导致黏膜破坏；肝门处常首先是胆道单个细胞受累，最终可导致胆道的断裂或消失。

（3）临床分度：急性GVHD按照器官受累（皮肤、肝、胃肠道）的程度和范围进行分度，轻到中度GVHD（Ⅰ-Ⅱ度）器官受累较局限，预后较好；重度GVHD（Ⅲ-Ⅳ度）广泛的多器官受累，死亡率高预后差，常进展为慢性GVHD，并且继发机会感染的风险增加。目前常用的判断急性GVHD严重程度的方法是Thomas等提出的分度法，包括安装不同器官受累程度的分别分类（表29-14）和按照总的器官受累程度分类（表29-15）。

表 29-14　各器官急性 GVHD 分度

分度	皮肤	肝	胃肠道
Ⅰ	斑丘疹体表面积＜25％	胆红素 34～51μmol/l	腹泻量＞500ml/d
Ⅱ	斑丘疹体表面积＜50％	胆红素 51～103μmol/l	腹泻量＞1 000ml/d
Ⅲ	全身广泛斑丘疹面积＞50％	胆红素 103～255μmol/l	腹泻量＞1 500ml/d
Ⅳ	全身广泛红斑丘疹，伴水疱或皮肤剥脱	胆红素＞255μmol/l	腹泻量＞2 000ml/d 或有腹痛、肠梗阻

表 29-15　急性 GVHD 的总分度

分度	皮肤	肠道	肝	生活能力
Ⅰ	Ⅰ～Ⅱ	-	-	正常
Ⅱ	Ⅰ～Ⅲ	Ⅰ	Ⅰ	轻度降低
Ⅲ	Ⅱ～Ⅲ	Ⅱ～Ⅲ	Ⅱ～Ⅲ	明显降低
Ⅳ	Ⅱ～Ⅳ	Ⅱ～Ⅳ	Ⅱ～Ⅳ	极度降低

(4)预防：预防 GVHD 的最有效的方法是体外去除供者 T 淋巴细胞，通过去除技术(免疫磁珠、补充细胞毒药物、免疫轭合物毒素)造成免疫识别(单克隆抗 T 细胞抗体)。尽管 T 细胞去除可预防急性 GVHD，但却增加了植入失败及移植后复发的风险。

移植后初始的几个月给予免疫抑制药物可预防或减轻初始触发 GVHD 的 T 细胞识别和增生反应，允许免疫耐受，完成淋巴造血嵌合状态。甲氨蝶呤、糖皮质激素、ATG、环孢菌素、他克莫司、MMF 和西罗莫司均可用于预防 GVHD，可降低 GVHD 的发生率及严重程度。尽管炎症细胞因子在 GVHD 的发生和进展中起一定作用，但临床上阻断 IL-1、IL-2 或 TNF-α 并不能有效预防 GVHD。

(5)治疗：急性 GVHD 的治疗需要免疫抑制药物减轻 T 细胞介导的组织损伤以及恰当的支持治疗。急性 GVHD 的有效治疗可预防慢性 GVHD 的发生，提高生存率，因而对需积极治疗急性 GVHD，力争完全缓解。

急性 GVHD 初始治疗首选糖皮质激素，仅仅是局限的皮肤受累可局部单用糖皮质激素；口服倍氯米松可用于治疗早期的胃肠道急性 GVHD；甲泼尼龙 1～2mg/(kg·d)并逐渐减量的方案可用于治疗全身性进展的 GVHD 或多脏器受累的 GVHD。糖皮质激素治疗有效率为 30％～50％，轻症和单一器官受累者治疗有效率较高，有报道认为无关供者造血干细胞移植发生 GVHD 耐药较多。

其他治疗包括环孢素、ATG 单药或联合糖皮质激素治疗，目前尚无报道显示联合用药较激素单药可增加疗效或改善生存；激素联合其他新的免疫抑制药物包括骁悉、喷司他丁、TNFα 受体阻滞药依那西普及 IL-2 受体抑制药地尼白介素 2 等作为 GVHD 初始治疗尚处于临床研究阶段。

初始应用激素治疗无效的称为对激素耐药的 GVHD，这部分患者的预后较差，挽救治疗可以应用 ATG 或其他药物如西罗莫司、他克莫司、骁悉、喷司他丁或环孢菌素，单药或联合用药治疗的有效率为 10％～40％。单克隆抗体和直接针对 T 细胞或炎症因子的免疫毒素类药物已经在研究中，目前尚没有大宗研究证实其有效性，已有某些药物对于激素耐药的急性 GVHD 疗效较好的报道，包括喷司他丁、依那西普和英夫利西单抗(TNFα 受体阻断药)、达珠单抗和地尼白介素(IL-2 受体抑制药)、visilizumab(抗 CD-3 抗体)等。研究发现体外光化学疗法对激素耐药的皮肤型和肝型急性 GVHD 有效。

除了有效的免疫抑制治疗，急性 GVHD 治疗还包括积极的支持治疗，感染是 GVHD 患者最主要的死亡原因，监测和预防真菌、荚膜细菌、CMV、PCP 感染是 GVHD 治疗的重要组成部分；重度 GVHD 的患者尤其是胃肠受累的患者常需要静脉高营养支持治疗。

3. 慢性移植物抗宿主病

(1)临床特点：慢性 GVHD 是可发生于异基因造血干细胞移植患者的一个复杂的合并症，是异基因移植中晚期非复发死亡的主要原因。通常发生于移植后 3～7 个月，也可发生于移植后两年。在同胞全相合移植中慢性 GVHD 的发生率为 30％～50％，在无关供者 HLA 相合的移植中为 50％～70％。慢性 GVHD 最常发生于前期有急性 GVHD 的患者，但也可发生于既往无急性 GVHD 的受者。急性和慢性 GVHD 主要是以 GVHD 的发生时间(移植后 100d 以前或以后)区分，最近的指南中提出慢性 GVHD 的诊断需要强调典型的临床症状和体征，而不是发生时间。急性 GVHD 在接受减低剂量的预处理或供者淋巴细胞输注后也可发生，并且发生时间可较晚，急性和慢性 GVHD 有时可同时存在。

慢性 GVHD 对任何器官系统均可产生影响，但确定诊断需要有特征性的临床症状及体征（表 29-16），其他临床表现尽管不是诊断慢性 GVHD 特异性的，但也具有其特征，可以类似急性 GVHD 表现。进一步检查包括活检用于鉴别诊断，除外其他病因如感染、药物及恶性肿瘤。

皮肤、口腔、眼及肝是慢性 GVHD 最常累及的部位，皮肤型表现类似于自身免疫病改变，可表现为皮肤颜色异常、扁平苔藓样疹或硬皮病（皮肤硬化）改变等。皮肤的炎症可进展为严重的表皮和关节周围纤维化，可导致皮肤附属组织（毛发、汗腺）脱失，可表现为明显的皮肤发紧、筋膜炎和关节弹性消失。其他临床表现还包括眼干、口干等类似于干燥综合征的临床和组织学改变，肠炎和食欲减退，早饱感，吸收不良，体重减轻，生长不能及胆汁淤积性黄疸；肺脏受累表现为闭塞性细支气管炎是少见的表现，但对患者影响较大。

慢性 GVHD 相关的重度免疫功能异常与低丙种球蛋白血症、细胞免疫功能受损、功能性无脾相关，大大增加了二重感染如细菌、真菌及病毒感染的风险。发生慢性 GVHD 的患者有 25%～40% 在 2 年内死亡，常常死于继发感染。

慢性 GVHD 按照受累器官的数量和单一器官受累的程度分为轻、中、重度，与预后不良相关的因素包括血小板减少，前期有急性 GVHD，体能状态差，初始治疗无效，广泛的皮肤或肺受累。

（2）危险因素：急性 GVHD 是后期发生慢性 GVHD 最主要的危险因素，无关供者或不相合供者移植、外周血干细胞代替骨髓干细胞移植均可增加慢性 GVHD 的发生风险。其他与慢性 GVHD 发生可能相关的危险因素还包括受者年龄较大、女性供者、CMV 血清学阳性、移植物中 $CD34^+$ 细胞数高、供者淋巴细胞输注、移植前基础病诊断为慢性髓性白血病和再生障碍性贫血等。与急性 GVHD 相同，体内或体外去除移植物中的 T 细胞可降低慢性 GVHD 的发生率。脐血移植后慢性 GVHD 发生率较低。

（3）预防和治疗：尽管急性 GVHD 是慢性 GVHD 发生最主要的危险因素，控制急性 GVHD 的措施，如延长或增强初始的免疫抑制，并不能有效预防随后发生的慢性 GVHD。应用机械或药物的方法去除 T 细胞可同时降低急性和慢性 GVHD 的发生率，但由于减弱了移植物抗肿瘤作用从而增加了复发风险，因而 T 细胞去除并不能改善生存。

与急性 GVHD 相同，慢性 GVHD 最常用的免疫抑制治疗是糖皮质激素联合环孢素，慢性 GVHD 的症状常为持续性逐渐进展的，因而需要减低剂量的免疫抑制药，隔日激素治疗可减少长期激素治疗的慢性合并症。标准的激素治疗剂量为为泼尼松 1mg/(kg·d)，对于有效的患者可逐渐减量到 0.5～1mg/kg，隔日 1 次，持续 6～9 个月，控制活动的 GVHD 症状，随后缓慢减少免疫抑制药用量。部分患者需要长期治疗，早期停止治疗可导致慢性 GVHD 的加重。挽救治疗包括大剂量糖皮质激素、西罗莫司、他克莫司、骁悉、沙利度胺、硫唑嘌呤和羟氯喹也可尝试用于治疗慢性 GVHD，但疗效有限。

其他新的可用于治疗慢性 GVHD 的治疗方法包括调节 T 细胞功能、B 细胞去除、诱导免疫耐受、阻断细胞因子等。小样本非对照研究发现应用喷司他丁、阿仑珠单抗和 ATG 抑制 T 细胞功能，应用利妥昔单抗消除 B 细胞治疗，有效率可达30%～50%。体外光泳动调节 T 细胞功能可能部分有效，尤其是对硬化性皮肤型慢性 GVHD 的患者。初步

表 29-16　慢性移植物抗宿主病的临床表现

受累器官	临床表现
皮肤	皮肤颜色异常，扁平苔藓，表皮硬化，硬皮病样改变，色素沉着或色素脱失，鱼鳞癣，甲营养不良，甲剥离
眼	干燥性角结膜炎，结膜炎，角膜溃疡
口腔	扁平苔藓，过度角化，口腔干燥症，黏膜萎缩，溃疡，由于硬化导致的张口受限
肺	闭塞性细支气管炎，闭塞性细支气管炎伴机化性肺炎
胃肠道	食道狭窄，吸收不良综合征，胰腺外分泌功能不全
肝	胆汁淤积
泌尿生殖系统	阴道狭窄或瘢痕形成，扁平苔藓
肌肉骨骼系统	筋膜炎，硬化导致关节挛缩，肌炎，多发性肌炎，关节炎
血液系统	血小板减少，嗜酸细胞增多，淋巴细胞减少，溶血性贫血，低丙种球蛋白血症

研究发现应用达珠单抗、依那西普和英夫利西单抗阻断细胞因子介导的炎症反应在短期内有效。

慢性GVHD的治疗过程中尤其需要注意预防二重机会感染，因而需要持续的给予预防性应用抗细菌、抗真菌及抗病毒措施，对于反复发生感染及持续低丙种球蛋白血症的患者可考虑静脉补充丙种球蛋白治疗。慢性GVHD的治疗策略包括长期减低剂量的免疫抑制治疗、强有力的抗微生物预防及营养支持治疗。

(五)展望

HCT的合并症是阻碍移植广泛用于临床治疗多种疾病的主要障碍，新的移植方式的应用包括非清髓或减低预处理剂量移植、脐血移植、加入免疫治疗的移植方案使得移植后早期及晚期并发症成为目前研究的热点。迫切需要更好的手段来预测移植后合并症和非复发死亡的危险因素，目前已经就移植后并发症危险因素的评估及预测进行了基因组及蛋白组学的研究，尽管这些方法应用与临床尚需要时间，但其在移植领域中的应用将会非常广泛，包括移植相关合并症和GVHD的危险因素的预测，供者的选择的精准性，应用药物基因组学数据制定个体化的预处理方案及免疫抑制方案，改善造血干细胞移植的安全性及有效性。

（张晓辉　黄晓军）

第六节　疗　效

(一)急性白血病

急性白血病(AL)是异基因HSCT最主要的适应证。因为AL是一组异质性的疾病，移植的疗效也随患者的选择、移植方式的不同而不同。

根据EBMTR统计，CR1期亲属相合移植的AML患者的LFS一般在55%～60%，并且疗效逐年提高。而染色体中危组进行同胞HLA相合移植移植后的复发率大约20%～25%。随着无关供者库的建立和HLA配型技术的提高，非血缘关系移植的疗效逐步接近同胞移植，尤其是在中高危组。CIBMTR统计在2000－2009年间接受移植的20934例AML患者中，同胞相合移植10 637例，3年的生存率在疾病早期，中期和进展组分别为58%、48%和25%。而10 197例非血缘移植组分别为46%、44%和20%。单倍体移植在部分单位也取得了突破性进展，以色列的Perugia移植组显示在缓解期进行移植的患者可以获得45%～50%的LFS。EBMTR数据显示患者在处于CR，≥CR2或未缓解状态接受单倍体移植的2年LFS分别是48%，21%和1%。北京大学人民医院采用一种全新的单倍体移植—GIAC技术体系，在250例急性白血病患者中，仅1例出现短暂植入后被迅速排斥，后自体恢复，其余病例均获得稳定持久的植入。急性GVHD的发生率为45.8%，其中Ⅲ-Ⅳ急性GVHD的发生率仅13.4%，慢性GVHD的发生率为53.9%，AML和ALL高危和标危组的2年LFS分别是69.1%vs55.4%和68.9%vs17.5%。移植前的疾病状态是影响生存的最主要因素，HLA不相合程度与急慢性GVHD和LFS均无相关性。近期一项大规模的回顾性研究证实HLA 4-6/6相合的非血缘脐带血移植可以取得与HLA 8/8和7/8相合无关外周干和骨髓移植相似的LFS，支持UCBT可作为此类患者的另一选择。自体移植在AML中的作用仍有争议，过去10年的疗效维持稳定，3年的LFS一般在40%～50%，主要应用于老年患者，CR2期的APL患者和预后良好组患者。

成年人ALL在CR1期进行同胞相合移植的生存率多为50%左右，累积复发率和NRM一般在25%～30%。而在CR2期移植的患者生存率降低到30%左右，进展期的患者仅15%。非血缘移植可以使更多的患者受益，CR1期移植的OS为40%～45%，同同胞间移植相比复发率下降，但NRM提高，一般30%～40%。而在CR2或进展期移植，生存率降低到28%和10%，主要原因是复发率高以及高达45%的NRM。CIBMTR最新资料，<20岁ALL患者同胞相合移植的3年OS在疾病的早中晚三期分别为64%、53%和22%，非血缘移植为61%、45%和28%；>20岁ALL中相合移植的OS为51%、34%和21%，非血缘移植为45%、33%和16%。自体移植并不作为ALL治疗的首选，在无条件进行异基因移植的患者中，大部分随机研究未能证实自体移植相对于化疗的优势。

AL是一类进展比较快的疾病，选择的移植模式以传统的清髓性移植为主。同时因为老年人是AL的高发人群，对于这部分患者从安全性的角度考虑可以选择RIC，但一味地降低预处理强度，必将带来复发率的升高，如何平衡两者的关系也是目前移植的难点。现在很多移植单位将 AML 移植年龄的上限提高到了 65－70 岁，RIC 后的 NRM 为 15％～20％，而复发是最主要的死亡原因。在 MDACC 回顾性比较了 NST(Flu 120mg/m^2，Ara-C 4g/m^2，IDA 36mg/m^2)与具有一定清髓能力的 RIC(Flu 100～150mg/m^2，Mel 140 或 180 mg/m^2)两种预处理的效果，经过中位 40 个月的随访，RIC 组虽然具有更高的供者嵌合率和 TRM，但 RR 下降。最终 3 年的 OS 在 NST 组是 30％，RIC 组是 35％。多因素分析表明 RIC 组 DFS 提高，这个优势在 CR 患者，染色体中位组更显著。因此对于 AL 患者虽然带有一定清髓强度的移植会导致 TRM 的升高，但具有更好的抗白血病能力，最终会提高疗效。EBMT 的一项回顾性研究比较了 576 例 45 岁以上成人 ALL-CR 患者，分别接受 RIC(n＝127)和标准清髓性移植(MAC n＝449)，中位随访 16 个月，两组的 NRM 和复发率分别为 21％(RIC) vs29％(MAC)，和 47％(RIC) vs31％(MAC)，最终 LFS 为 32％ vs38％(P＝0.07)。移植后常规监测 MRD，在复发的早期进行 DLI 等干预是降低移植后复发率的新趋势。对于 ALL，比较以 TBI 为主的预处理方案和以 Bu 为主的预处理方案，5 年生存率分别为 30％，17％(P＝0.04)，目前多数移植单位采用以 TBI 为主的预处理方案，作为 ALL 常规预处理方案。

(二)慢性髓细胞性白血病

虽然以伊马替尼(IM)为代表的酪氨酸激酶抑制药(TKI)治疗 CML 的巨大成功，撼动了 HSCT 作为治疗 CML 的绝对地位，HSCT 已多用于 IM 治疗无效的慢性期(CP)患者，或加速期(AP)、急变期(BC)的患者。但 HSCT 仍是目前唯一可以根治 CML 的治疗手段，是 CML 治疗的重要组成部分，而且随着 HSCT 技术的完善，疗效也在不断提高。CIBMTR 总结自 2000 年后 CML 移植患者 3 年的生存率在 CP 患者从 67％提高到了 72％，在 AP 患者中也从 42％提高到 55％。Seattle 采用调整 BU 浓度到达靶浓度的方法治疗 131 例 CML-CP 患者，3 年的生存率为 86％。北京大学血液病研究所 93 例 HLA 配型不合移植的患者 4 年的总生存率分别为 76.5％(CP1)，85.7％(CP2/CR2)，73.3％(AP)和 61.5％(BC)。IBMTR 将 354 例 CP 期的患者根据是否有 HLA 相合供者分为两组，123 例有供者移植组患者的 10 年 OS 是 53％，而 219 例无供者患者接受 IFN 的治疗(在 IM 问世后改用 IM 治疗)，10 年的 OS 是 52％。从生存曲线上看移植组患者早期明显下降，但后期逐渐减缓达到平台，而药物组呈现持续缓慢下滑的态势，两条曲线在 8 年时相交。HSCT 治疗 CML 的疗效受疾病病期的影响，BC 的患者预后最差，主要是因为 TRM 和 RR 的升高。预处理方案对疗效也有影响。1988 年开始随机对比 BUCY 与 TBICY 的效果，2002 更新的结果显示 10 年的 OS 在 BUCY 组为 78％，TBI 组 64％，推荐选择不含放疗的 BUCY 方案作为预处理。Couban 等比较了外周血干细胞移植和骨髓移植的疗效，3 年的 OS 在 PBSCT 组为 80％，BMT 组 65％，这种优势在进展期的患者更为明显，因此对 CML 患者采用 PBSCT 为好。因为伊马替尼(IM)的广泛应用，早期的研究显示对于移植有一定的不良反应，但随后的大量实验并没有发现 IM 对于移植的负面影响，140 例在移植前曾接受过 IM 治疗的患者与 200 例历史对照相比在 TRM，OS，RR 方面均无差别。

CML 在老年人中高发，且 CML 对免疫治疗敏感，因此对这类患者可以考虑 RIC，但还没有大宗长期的病例报告证实其疗效。EBMT 总结了 186 例患者资料，100d 的 NRM 是 6.1％，3 年的 OS 58％，RFS 为 37％。

CML 移植后仍有部分患者复发，MRD 的监测尤为重要。BCR/ABL 为我们提高了一个最好的监测指标。通过定量 PCR 的方法检测融合基因，在移植 3 个月后 PCR 阳转出现越早，拷贝数越高，复发的概率也越大。移植后 3～5 个月基因阴性的患者复发率为 9％，基因阳性且拷贝数＞100/μg 的患者复发率 74％，＜100/μg 的为 30％。而对 379 例移植＞18 个月的患者进行检测，发现 289 例基因持续阴性的患者仅有 3 例复发，而 90 例曾有 1 次基因阳性的患者复发率为 14％。因此 CML 移植后需定时检查融合基因，发现早期复发患者。一旦复发供者淋巴细胞输注(DLI)的效果显著且持久，多次逐渐增加剂量的输注方式与单次大剂量 DLI 相比，反应率无改变，但更为安全，GVHD 发生率低，骨髓抑制轻。而 IM 可以使 90％～100％ CP 的患者，50％～80％ AP 和 20％～40％的 BC 达到完全的血液学缓解，并且耐受性好，但疗效不持久，往往与 DLI 联合应用。

(三)骨髓增生异常综合征

HSCT 是治疗 MDS 的重要方式，乃至唯一的治愈手段。根据国际预后评分体系(IPSS)，HSCT

主要适用于以下两种情况：①属于中危-2以上的患者，因为这类患者不接受治疗的5年生存率<10%，而转变为白血病的概率>65%。②低危和中危-1的患者，若非手术治疗无效或病情出现进展也应考虑移植。对于第一种高危患者，移植应该在确诊后尽快进行，而第二种情况则可以推迟到病情出现变化时进行。对于进展期的MDS，如果移植时处于CR状态，复发率低。但移植前的化疗虽然可以使部分患者达到缓解，也使相当一部分患者的状况恶化，推迟移植时间，从而增加移植相关死亡率甚至失去移植机会。诱导化疗未缓解的患者其移植疗效差于未接受过化疗的患者，提示化疗的作用更多是筛选出了对治疗敏感的一组患者，其疗效差异更多反应的是肿瘤潜在生物学特性的不同。同时很多文献证实移植前接受诱导化疗与未接受诱导化疗的患者在生存率方面并没有差异，因此近年多数学者主张应尽早移植，减少化疗，有利于整体疗效的提高。

MDS行HSCT的疗效差异较大，生存率报道范围25%～80%。疗效主要受MDS的疾病状态影响，对于低危患者（幼稚细胞<5%）3年的总OS为65%～70%，复发率<5%；而高危患者无疾病生存率（DFS）降低为35%～45%，复发率大约在10%～35%。患者年龄和移植前骨髓中幼稚细胞数量是影响生存的独立于洪因素。此外染色体核型的改变也影响着移植的疗效，Neville等按核型的好中差将60例患者分组，7年的无复发率（RFS）在三组中分别为51%，40%和6%，虽然NRM无差别，但复发率则相应升高为19%、12%和82%。同胞相合移植的疗效优于非血缘关系移植。NMDP 510例患者资料显示2年的总生存率仅29%，主要是因为移植相关死亡率（TMR）高，达54%，占死亡原因的82%，而复发率较同胞相合移植为低仅14%。但Seattle采用靶目标浓度的BUCY的预处理方案治疗了109例MDS患者，比较了同胞相合与非血缘关系移植的疗效，两组在RFS（56% vs59%），NRM（28% vs 30%），和RR（16% vs 11%）方面均无差异，提示只要处理好移植相关合并症，非血缘关系移植完全有可能取得和同胞相合移植类似的疗效。北京大学血液病研究所采用GIAC体系，对36例高危MDS患者进行亲缘HLA单倍体移植，2年的无白血病生存率达到64%，与本所同胞移植61%的结果相近。因此对于高危MDS患者，在没有同胞相合供者的情况下，可以考虑其他来源的供者。外周干细胞移植的疗效优于骨髓移植，回顾性分析EBMT 234例同胞相合移植的资料，其中102例为外周干细胞移植，132例为骨髓移植，两组急性GVHD的发生率相似，慢性GVHD的发生率在BM组46%，PB组为58%，PB组治疗失败率（疾病未缓解或复发）则从38%降低为13%，2年的无事件生存率（EFS）从39%提高到50%。西雅图的数据也证实3年的DFS在PBSCT组为68%，优于BMT的48%。因为MDS患者多为高龄，一般条件差，往往不能耐受常规移植，故而RIC应用越来越广泛。大量的资料证实，虽然RIC可以降低TRM，但复发率上升，最终的疗效并没有很大的改善。也提示作为一种进展较快的恶性疾病，预处理的强度对MDS预后有很大的影响。EBMTR回顾性分析了215例RIC，并与621例常规移植进行比较，3年时两组的RR 45% vs 27%（$P<0.01$），NRM 15% vs 20%（$P=0.04$），最终两组OS和无疾病进展率（PFS）无统计差异，分别为41% vs 45%，33% vs 41%。目前对于年轻的可以耐受常规移植的患者仍以常规移植为首选。德国的Saure等采用一种新的FLAMSA序贯治疗方案[患者先接受fludarabine（4×30mg/m^2），amsacrine（4×100mg/m^2），Ara-C（4×2g/m^2），FLAMSA]化疗，休息2～3d后再给予大剂量melphalan（100～200mg/m^2）或melphalan联合thiotepa（10mg/kg）作为预处理方案治疗30例初诊的高危MDS及sAML患者，中位随访28个月，得到了70%的高DFS，仅有4例患者复发，且病情在化疗+DLI后均得到控制，并无病生存。

由于去甲基药物可以延长MDS患者的生存期，且毒性低，因此也被用来作为MDS患者诊断后与进行移植之间的桥梁，起到降低移植前肿瘤负荷的作用。Fred Hutchinson报道了68例MDS/sAML患者移植结果，其中35例接受Azacitidine治疗，33例接受传统诱导化疗，Azacitidine组的1年OS为57%而诱导化疗组为36%，复发率和非复发死亡率虽然在Azacitidine组均有降低，但都没有达到统计学差异。目前这些报道多为单臂试验且病例数少，因此去甲基化药物在移植中的地位尚有待明确。

MDS移植失败的主要原因源自于移植后的合并症。复发是最主要的合并症和死亡原因之一，而复发的发生率与疾病的状态有关。一旦复发，何种治疗最佳目前还不清楚，供者淋巴细胞输注可用于复发后的治疗,但相关资料不多,Aloysius 等描述了接受 RIC 移植的患者进行 DLI 的效果,4 例在遗传学复发阶段进行 DLI 的患者均有效,但 6 例形态学复发的患者无一例有效,16 例在供者成分出现下降时进行 DLI,14 例有效,提示在疾病复发的早期,肿瘤负荷低时进行疗效较好。

对于 MDS 患者预处理相关的毒性似乎比其他疾病要严重,具体机制不明,可能与患者在移植前一般状态差,长期输血导致体内铁负荷增加,粒细胞减少容易使病原菌在体内定植等因素有关,此外 MDS 本身的一些细胞因子水平可能也参与其中。因此要重视移植前患者的支持治疗,保护患者的重要脏器功能,同时尽量缩短从诊断到移植的时间。

(四)淋巴瘤

现有的化疗可以使 50%以上的霍奇金淋巴瘤(HL)患者治愈,但仍有 5%～10%的患者对化疗原发耐药,10%～30%的患者复发耐药。对于这类患者挽救化疗的效果差,移植是最佳选择,无论是多中心的随机对照研究还是单中心报道都证实了自体移植比化疗组具有更好的 EFS。EBMTR 统计了 175 例原发耐药患者的 5 年 OS 和 PFS 分别为 36%和 32%,早期病死率 14%,优于历史对照。而对于第一次复发患者,疗效与复发时是否有全身症状,结外病变以及第一次缓解持续时间,移植时病灶的大小,对化疗的敏感度等因素有关。两项随机对照研究表明经自体移植治疗后 3 年的 OS 均>50%,因此对这类患者往往选择 ASCT。但也有些学者认为那些第一次缓解时间大于 1 年的患者通过化疗也可以达到长期缓解,建议将移植保留到第二次复发后进行。对于多次复发的患者即使进行 ASCT,与化疗相比也不能提高疗效,故推荐尽量在 CR2 期进行移植。能否将 ASCT 用于具有高危因素的 HL 患者在 CR1 的巩固治疗仍有争议,有限的临床资料表明 PFS 增加但 OS 无改善,因此不常规推荐作为这类患者的一线治疗。

非霍奇金淋巴瘤病理类型复杂,临床预后不一。国际预后指数(IPI)根据年龄、临床分期、结外浸润的部位多少、ECOG 生存状态和血清 LDH 水平,将侵袭性恶性淋巴瘤分为低危(0～1)、低中(2)、高中危(3)和高危(4～5)等类型。对于高危的患者能否将 ASCT 作为一线治疗目前仍有争议。GELA 总结了 LNH87-2 的试验结果,其中 236 例高危患者(IPI>2)在到达 CR 后随机进入化疗组(111 例)或自体移植组(125 例),预处理方案为 CBV,8 年的 DFS 和 OS 在两组分别为 39% vs 49%和 55% vs 64%。法国的 GOELAMS 试验也得出了类似的结论,207 例初治中高度危险性的 NHL(不含 FL 转化的 NHL 和 Burkitt's NHL)随机分为两组,一组常规 CHOP 8 疗程,另一组给予强化的 CHOP,获 PR 以上者给予 MC(MTX 3g/m^2 d1,Ara-c 100mg/m^2,d1～ d5),继以 BEAM+ASCT。自体 PBSC 在第 1、2 疗程时采集。结果移植组有明显的生存优势,5 年 EFS 分别为 55%和 37%,OS 为 71%和 56%。分层分析后发现,这种优势在高中危的患者更为明显。但也有一些试验没有证实 ASCT 的优势。因此对于初治的中高危 NHL,用大剂量化疗联合自体造血干细胞移植,是可行选择之一,但造血干细胞移植的时机、移植前治疗的疗程及治疗强度、适合移植的人群以及与单抗治疗的关系等,有待于进一步的临床研究确定。现在的研究更多的集中于某些特殊类型的 NHL,如 MCL,Burkitt 淋巴瘤,淋巴母细胞淋巴瘤和外周 T 细胞细胞淋巴瘤。初步的报道表明自体移植相较化疗有更好的长期疗效。

自体移植多作为二线治疗应用于化疗后复发的患者。最早的针对复发患者的预处理方案是 CYTBI,取得了 84% 的缓解率,5 年的 EFS 是 46%,OS 为 53%。但 TBI 不适用于曾接受过放疗的病人,并且 TBI 可以增加移植后患者发生 MDS 和急性白血病的概率。因此很多移植中心现采用以化疗为基础的预处理方案,往往由 2～4 种药物组成,常用的有 BEAM,BUCY,CBV,BUMelTT 等,这些方案的耐受性好,移植后造血恢复快。ASCT 后一般可以到达 60%～85%的 CR,2～5 年的 DFS 在 34%～60%,OS 在 26%～46%。各方案的毒副作用不同,移植相关病死率(TRM)为 3.8%～17%,迄今还没有试验比较各种预处理方案的优劣,因此也没有一个固定的最佳方案供选择。但单克隆抗体的出现,以及在抗 NHL 中的疗效,使得一些移植单位将其应用在自体移植中:或作为动员方案/预处理方案的一部分起到体内净化的作用,或作为移植后的维持治疗降低复发率。MDACC 将美罗华同时应用于动员及移植后的治疗,67 例复发的侵袭性 NHL 患者 2 年的 OS 为 80%而历史对照组为 53%,DFS 分别为 67%和 43%,并且没有发现植活延迟或感染增加现象。而带有放射性标记的单抗主要应用在预处理方案中。Vose 等将 ^{131}I 标记的 CD20 单抗(BEXXAR)加入

BEAM 预处理方案，治疗难治复发的进展期 NHL 与 BEAM 相比长短期毒性都没有增加，经过中位 38 个月的随访，OS 和 EFS 分别为 55%和 39%。

自体移植在 CLL 治疗中主要适用于两种情况：一种是作为复发患者的挽救治疗，可以获得更高的缓解率。Dana-Farber 肿瘤研究所应用 CD20，CD10 等单抗加补体对采集物进行体外净化，采用 TBI＋CY 预处理，总共治疗了 137 例患者，其中 90%患者没有 VHIgG 基因的突变，结果 6 年的 OS 为 58%，遗憾的是生存曲线并没有达到平台期。另一种情况是作为诱导化疗后的一线治疗，尤其是对那些伴有预后不良因素的患者。英国的医学研究会(MRC)对 115 例初治患者进行了前瞻性研究，在经过 Flu 及其他化疗后有 23%的患者 CR，总反应率为 83%。88 例患者经过 CY＋G-CSF 的动员，66%患者成功采集到了足够数量的干细胞。最终有 56 例患者接受了自体移植，结果 CR 从移植前的 37%提高到 74%，5 年的 OS 和 DFS 为 88.6%和 64.5%，而全部 115 例患者的 OS 和 DFS 为 78%和 52%，因为是单臂研究尚不能肯定自体移植相较常规化疗作为一线治疗的优越性。目前也没有随机的对照研究比较两者的效果，但回顾性的危险因素相匹配的对照研究表明，经过中位时间大于 70 个月的随访，移植组的生存期大大长于化疗组。

异基因 HSCT 不是淋巴瘤的首选治疗，主要用于自体移植失败后，或一些高度恶性不适宜自体移植的患者。RIC 的出现，给这一领域带来了生机。大部分的报道应用的是以 Flu 为主的预处理方案，部分单位应用的是更强的 BEAM 方案，其疗效与移植时肿瘤对化疗的敏感度有关，对化疗耐药的患者预后差。虽然没有随机对照研究证实，但一般报道 RIC 比常规移植 TRM 低，长期生存是否有改善仍待证实。CIBMT 总结的 1998－2006 年资料显示对于 HL3 年的预计生存率在同胞相合常规移植组为 39%，RIC 组为 38%；非血缘关系移植组分别为 35%和 46%。FL 组化疗敏感患者的 3 年 OS 在常规和 RIC 组分别为 67%和 71%；但化疗耐药组为 70%和 50%。弥漫大 B 淋巴瘤(DLBL)的疗效不如 FL，化疗敏感组 3 年的 OS 是 38%和 46%，耐药组是 22%和 21%。EBMT 报道了 188 例患者的资料，绝大多数患者接受了以 Flu 为主的预处理方案，2 年的预计总生存率和无进展生存率是 50%和 30%，TRM 是 24%。化疗耐药的患者，高危 NHL，M CL 预后差。虽然 RIC 为淋巴瘤患者带来了一种新的治疗方式，但在预处理方案选择，DLI 时机，单克隆抗体的应用等方面仍需探索。

(五)多发性骨髓瘤

MM 是自体移植最常见的适应证。对于 65 岁以下有症状的 MM 而言，诱导化疗之后进行自体造血干细胞移植是一线治疗方案。MM 的 ASCT 一般是在诱导治疗 3～4 个疗程之后进行，含有沙利度胺、硼替佐米以及雷利度胺这些新药的诱导治疗可以使患者获得更深的缓解度，且这些缓解率的获益在移植之后进一步提高，不仅如此，新药的应用也使总体生存率获益。

Mel 140～200mg/m^2 是目前公认的 MM 的经典预处理方案，而含有 TBI 的 TBI＋BU 方案在随机试验结果中并没有显示出优于传统化疗的疗效；法国骨髓瘤协作组(IFM)-95 的结果也显示在没有 TBI 的患者组中 OS 更长，因而在随后进行的试验中都避免使用 TBI 和 Bu。但最近有研究表明在难治复发患者中 Mel-TBI 获得 CR＋VGPR 的比例高于单独使用 Mel 的患者(分别为 44%，32%，$P=0.02$)，因而 TBI 在难治复发患者中的地位有待于进一步评估。体内外研究表明硼替佐米与 Mel 具有协同作用，IFM 在高危患者中采用在大剂量 Mel 前后应用 4 剂硼替佐米(1mg/m^2)，移植前第 6 天、第 3 天、移植后第 1 天及第 4 天，结果显示与单独应用大剂量 Mel 比较，取得更好的 VGPR(63%)，而未增加毒副反应。尽管大家都在试图从硼替佐米中获得移植后疗效的进一步提高，但是具体方案的设计以及何类患者可从中受益都未明确。

在 IFM94 中，399 例患者随机分为双次序贯 ASCT 以及单次 ASCT，双次 ASCT 仅在第一次 ASCT 后没有获得 VGPR 的患者中可以获得更长的生存，即第一次 ASCT 之后获得 VGPR 的患者没有必要再进行第二次 ASCT。Kumar 等进行了单次 ASCT 与双次序贯 ASCT 的荟萃分析，对 2003－2007 年的 5 个随机对照试验的 1 569 患者进行分析．结果显示双次序贯的 OS 和单次相比并未增高，但是 EFS 明显延长、有效率明显提高，当然双次序贯 ASCT 的治疗费用亦明显增高。总的看来双次序贯 ASCT 目前并不是一个普遍推荐的方案，仅对于在第一次 ASCT 后没有获得较好疗效的患者更为适用；在单次 ASCT 后利用新的抗 MM 药物作进一步的减瘤治疗可能是一个更合适的选择。

自体移植后的复发不可避免，为减少/延缓移植后的复发，先后有多种方法应用于临床，其中干扰素在 ASCT 后的维持作用基本被否定，沙利度胺则获得肯定。关于 ASCT 后用沙利度胺进行维持治疗目前已经有 4 个研究。在所有的研究中都可以观察到 CR 的提高，并在 4 个研究中有 3 个均显示 PFS 获益。在 IFM9902 中显示没有获得 VGPR 的患者可以从沙利度胺的维持治疗中获益，显现出明显的 EFS 的延长，而对于已经获得 VGPR 及以上的患者，再给予维持治疗 EFS 并不能进一步延长，伴有 del13 的患者不能从沙利度胺维持治疗中获益。在已经获得 CR 的患者是否继续使用沙利度胺进行维持治疗尚有待于进一步证实。硼替佐米以及雷利度胺可以克服 del13 带来的不良预后，因而使用这类药物作维持治疗可能会使高危患者受益。

由于多发性骨髓瘤自身特点以及患者发病的中位年龄高，进行常规异基因移植的相关病死率高(40%)，CIBMTR 资料显示 827 例同胞移植 3 年的 OS 51%，470 例非血缘移植为 26%(2000-2009)。疾病病期，移植时缓解状态，移植前治疗情况等为影响预后的因素。但因为异体移植是唯一可以治愈的手段，因此仍适用于年轻患者。外周血干细胞移植因为植入快，感染合并症减少，疗效优于骨髓移植。近年 RIC 的推广使得移植过程更为安全，可以应用于以前不能接受常规移植的患者，并且因为 MM 细胞对免疫治疗反应较好，因此 MM 成为 RIC 最主要的适应证。文献报道的预处理方案多为 FM + TBI，CR 率 50%～80%，TRM 10%～40%。2 年的总生存率在 30%～60%。EBMT 报道的 229 例患者资料，1 年时的 TRM 为 22%，3 年的 OS 和 PFS 分别为 41%和 21%。

而最近采取的通过自体移植减瘤，然后再接受 RIC 已经成为 MM 序贯治疗的一种模式。意大利协作组报道了一组前瞻性研究，比较自体异体序贯治疗和双次自体治疗的疗效。经过中位 3 年的随访，序贯移植组的 NRM 是 11%，双次自体移植组为 4%；OS 与 EFS 在序贯组均好于双次自体移植组(84% vs 62%，和 75% vs 41%)。但 IFM 进行的类似研究却发现 OS 和 EFS 在两组中并没有差异，中位生存期在双次自体组还略好于序贯组(47.2 个月 vs 35 个月)，这可能与 IFM 组纳入的均为 β_2 微球蛋白＞3mg/L，同时合并 13q-的高危患者有关。目前自体与异体移植之间的间隔时间仍未确定，RIC 的预处理方案，移植后免疫抑制药应用的时间，类型都有待进一步的明确。

(六)再生障碍性贫血

HSCT 不仅可以替代患者受损的造血干/祖细胞，还可以重建异常的免疫系统。国际骨髓移植登记组(IBMTR)数据显示从 1976－1980 年到1998－2006 年，同胞相合移植患者的 5 年生存率从 48%逐步攀升到了 70%以上，部分单位的疗效已经超过了 90%。移植疗效的提高主要归功于移植早期(移植后 3 个月内)死亡率的降低，除抗感染和支持治疗的进步外，还有以下几方面的改进：①预处理方案，目前国际上常采用的是 CY＋ATG 的方案(CY 50 mg/kg×4＋ATG 4d)，更加强调了免疫抑制的作用。法国的 Ades 等人比较了 CY-ATG 与 CY-TAI(胸腹联合放疗)治疗 SAA 的疗效，前者的长期生存率＞90%，而后者仅 50%左右。②排斥率的下降和 GVHD 预防方案的改善：加强预处理中免疫抑制的强度，对可能进行移植的患者尽量减少不必要的输血，避免亲属间输血，输注去除白细胞或经过辐照的血液制品等均可以减少对患者的致敏，降低排斥。根据 Seattle 的经验，移植排除率从早期的 35%降低到了 9%，排斥后行二次移植的成功率则从 5%提高到了 85%，多因素分析显示，对于二次移植的患者，应用 CSA + 短程甲氨蝶呤(MTX) 预防 GVHD 是影响疗效的唯一因素。GITMO/EBMT(Gruppo Itliano Trapianti di Midollo Osseo)研究组将患者随机分为两组，分别接受 CSA＋MTX 和单用 CSA 预防 GVHD，结果两组的 5 年总生存率分别为 94%和 78%。

年龄是影响 SAA 移植疗效的主要因素，患者越年轻，疗效越理想。因此对于年轻的(40－45 岁)有同胞相合供者的 SAA 患者首选移植治疗，预处理方案多为前述的 CY＋ATG，而 GVHD 的预防方案为 CSA＋MTX，因为 SAA 患者不存在复发问题，为减少晚期排斥和慢性 GVHD 的发生，免疫抑制药应用时间相对较长，一般 9 个月后开始减量。外周血造血干细胞移植虽然有造血和免疫重建快的优点，但慢性 GVHD 发生率高，总的生存率不如骨髓移植。因此干细胞的来源仍以骨髓为好，输注的单个核细胞数目至少要大于 3×10^8/kg。有关骨髓与外周干细胞移植疗效的比较仍在进行当中，而北京大学血液病研究所采用骨髓＋外周干细胞的混合移植方式，也取得了不错的疗效。

虽然现在造血干细胞移植可以使绝大多数的患者获得治愈，但仍有 70%以上的应该接受移植的患者无法找到相合的同胞供者。对于这类患者，一旦免疫抑制治疗失败，仍可以考虑选择其他来源的供者，如非血缘相合供者或亲属间移植。早期的疗效不尽如人意，但近年也取得了不俗的成绩，CIBMTR统计的2000—2009年1 124例非血缘移植资料显示20岁以下年轻患者的3年OS为68%，20岁以上患者也可达到60%。因此对于儿童甚至可以首先考虑非血缘移植，而成年人患者，也建议在一次免疫治疗失败后尽快进行。EBMT推荐的预处理方案为CY＋ATG＋Flu（氟达拉滨，CY 120mg/kg，Flu 30mg/m^2，ATG各4d）或低剂量的TBI（2～3Gy）。

（七）自身免疫性疾病

自身免疫性疾病（AD）是由于自身免疫耐受机制被破坏，免疫细胞对自身抗原产生反应，造成人体组织器官的损伤。大剂量的免疫抑制治疗可以清除/抑制这种异常的免疫细胞，而自体移植起到支持作用，缩短骨髓抑制时间。自体移植主要适用于严重的自身免疫性疾病（有生命危险或危及重要脏器的功能），并对常规治疗失败的患者。现全球有2 000多例AD患者接受HSCT，主要疾病类型为多发性硬化、系统性硬化、克罗恩病和系统性红斑狼疮。因为接受移植的患者多处于疾病的晚期，同时伴有重要脏器功能的损伤，因此TRM相对高，EBMTR统计的473例患者移植后的总病死率为11%，其中TRM为7%（4%～10%）。对于自体移植来说影响TRM最主要的因素是预处理方案的强弱。清髓性移植后免疫系统的重建过程在理论上有可能避免出现自体反应性细胞，但自身免疫性疾病主要涉及免疫系统异常，而这种异常并不完全是由遗传因素决定的，因此只要选择性的清除淋巴细胞，就可以到达消灭异常免疫细胞的目的，同时避免对髓系造血的损伤可以降低TRM。Flu，Cy，CD20单抗和ATG等都是临床上经常采用的非清髓性药物。EBMT/EULAR登记组比较了不同强度的预处理方案治疗自身免疫性疾病的安全性和疗效，其中Cy＋ATG为低强度方案，BEAM为中等强度方案，清髓性移植方案为高强度，结果显示随着预处理强度的增加TRM升高（从3%升高到14%），复发率有下降趋势。但移植后的复发患者易对标准治疗起反应，是否需要使患者处于高TRM风险中而换得复发率的降低？目前两种预处理方案的优劣尚有待随机对照研究来明确。

（陈育红　黄晓军）

参考文献

[1] Fre´de´ric Baron, Rainer Storb and Marie-Te´re`se Little. Hematopoietic Cell Transplantation: Five Decades of Progress. Archives of Medical Research, 34: 2003, 528-544.

[2] Blaise D, Vey N, Faucher CM, et al. Current status of reduced-intensity-conditioning allogeneic stem cell transplantation for acute myeloid leukemia. Haematologica, 2007, 92: 533-541.

[3] Huang XJ. Current status of haploidentical stem cell transplantation for leukemia. J Hematol Oncol, 2008, 1: 27.

[4] Meng Lv, Xiao-Jun Huang. Allogeneic hematopoietic stem cell transplantation in China. Hematology & Oncology, 2012, 5: 10.

[5] Huang XJ, Liu DH, Liu KY, et al. Treatment of acute leukemia with unmanipulated HLA-mismatched/haploidentical blood and bone marrow transplantation. Biol Blood Marrow Transplant, 2009, 15: 257-265.

[6] Wang Y, Liu DH, Xu LP, et al. Superior graft-versus-leukemia effect associated with transplantation of haplo-identical compared with HLA-identical sibling donor grafts for high risk acute leukemia: a historical comparison. Biol Blood Marrow Transplant, 2011, 17: 821-830.

[7] Yan CH, Liu DH, Liu KY, et al. Risk stratification-directed donor lymphocyte infusion could reduce relapse of standard-risk acute leukemia patients after allogeneic hematopoietic stem cell transplantation. Blood 2012, doi: 10.1182/blood, 2011, 380-386.

[8] Appelbaum FR, Forman. SJ, Negrin RS, et al. Bone Marrow Transplantation. Boston Blanckwell Scientific Publishing Ltd. Fourth ed. 2008: 316-333.

[9] Antin JH. Stem cell transplantation: harnessing of graft-versus-malignance. Curr Opin Hematol, 2003, 10 (6): 440-444.

[10] Alyea EP, Kim HT, Ho VT, et al. Comparative outcome of nonmyeloablative and meloablative allogeneic hematopoietic cell transplantation for patients older than fifty years of age, Blood, 2005, 105(4): 1810-1814.

[11] Neiderwieser D, maris M, Shizuru JA, et al. Low-dose total body irradiation (TBI) and filudarabine followed by hematopoietic cell transplantation from HLA-matched and mismatched unrelated donors and postgrafting immunosuppression with cyclosporine and mycophenolate mofetil can induce durable complete chimerism and sustained remission in patients with hematological diseases. Blood, 2003, 101(4): 1620-1629.

[12] Moureau P, fT, Attal M, et al, IFM. Comparion of 200mg/m2 melphalan and 8 Gy total body irradiation plus 140mg/m2 melphalan as conditioning

regimens for peripherial blood stem cell transplantation in patients with newly diagnosed multipul myeloma. Final analysis of the IFM 9502 randomized trail. Blood,2002,99:731-735.

[13] Kanda J, Ichinohe T, Matsuo K, etal. Impact of ABOmismatching on the outcome of allogeneic related and unrelated blood and marrow stem cell transplantation for hematologic malignanceies: IPD-based-meta-analysis of cohort study ies. Transfusion, 2009, 49:624-635.

[14] Abrahamsen IW, Somme S, Heldal D, et al, Immune reconstitution after allogeneic stem cell transplantation: The impact of stem cell source and graft-versus-host disease. Haematologica, 2005,90:86.

[15] Rizzo JD, Wingard JR, Tichelli A, et al: Recommended screening and preventive practices for long-term survivors after hematopoietic cell transplantation: Joint recommendations of the European Group for Blood and Marrow Transplantation. Biol Blood Marrow Transplant,2006,12:138.

[16] Martino R, Parody R, Fukuda T, et al, Impact of the intensity of the pretransplantation conditioning regimen in patients with prior invasive aspergillosis undergoing allogeneic hematopoietic stem cell transplantation: A retrospective survey of the Infectious Diseases Working Party of the European Group for Blood and Marrow Transplantation. Blood,2006,108:2928.

[17] Einsele H, Reusser P, Bornhauser M, et al, Oral valganciclovir leads to higher exposure to ganciclovir than intravenous ganciclovir in patients following allogeneic stem cell transplantation. Blood,2006,107:3002.

[18] Wingard JR. The changing face of invasive fungal infections in hematopoietic cell transplant recipients. Curr Opin Oncol,2005,17:89.

[19] van Burik JA, Ratanatharathorn V, Stepan DE, et al, Micafungin versus fluconazole for prophylaxis against invasive fungal infections during neutropenia in patients undergoing hematopoietic stem cell transplantation. Clin Infect Dis,2004,39:1407.

[20] Foy PC, van Burik JA, Weisdorf DJ. Galactomannan antigen enzyme-linked immunosorbent assay for diagnosis of invasive aspergillosis after hematopoietic stem cell transplantation. Biol Blood Marrow Transplant, 2007, 13: 440.

[21] Cesaro S, Pillon M, Talenti E, et al, A prospective survey on incidence, risk factors and therapy of hepatic veno-occlusive disease in children after hematopoietic stem cell transplantation. Haematologica,2005,90:1396.

[22] Majhail NS, Parks K, Defor TE, et al. Diffiuse alveolar hemorrhage and infection-associated alveolar hemorrhage following hematopoietic stem cell transplantation: Related and high-risk clinical syndromes. Biol Blood Marrow Transplant,2006,12:1038.

[23] Baker KS, Ness KK, Steinberger J, et al, Diabetes, hypertension, and cardiovascular events in survivors of hematopoietic cell transplantation: A report from the bone marrow transplantation survivor study. Blood, 2007, 109: 1765.

[24] Fraser CJ, Bhatia S, Ness K, et al, Impact of chronic graft-versus-host disease on the health status of hematopoietic cell transplantation survivors: A report from the Bone Marrow Transplant Survivor Study. Blood, 2006, 108:2867.

[25] Ferrara JL, Reddy P, Pathophysiology of graft-versus-host disease. Semin Hematol,2006,43:3.

[26] VanLint MT, Milone G, Leotta S, et al, Treatment of acute graft-versus-host disease with prednisolone: Significant survival advantage for day + 5 responders and no advantage for nonresponders receiving anti-thymocyte globulin. Blood,2006,107:4177.

[27] Chao NJ, Chen BJ. Prophylaxis and treatment of acute graft-versus-host disease. Semin Hematol, 2006, 43: 32.

[28] Schmitz N, Eapen M, Horowitz MM, et al. Long-term outcome of patients given transplants of mobilized blood or bone marrow: A report from the International Bone Marrow Transplant Registry and the European Group for Blood and Marrow Transplantation. Blood, 2006,108:4288.

[29] Lee SJ. New approaches for preventing and treating chronic graft-versus-host disease. Blood,2005,105:4200.

[30] Mullighan CG, Bardy PG. New directions in the genomics of allogeneic hematopoietic stem cell transplantation. Biol Blood Marrow Transplant, 2007,13:127.

[31] Appelbaum FR, Forman SJ, Negrin RS, et al. Thomas' hematopoietic cell transplantation. 4th Ed. Oxford: Blackwell-Wiley Publishing,2009.

[32] Koreth J, Schlenk R, Kopecky KJ, et al. Allogeneic stem cell transplantation for acute myeloid leukemia in first complete remission: systematic review and meta-analysis of prospective clinical trials. JAMA,2009,301:2349-2361.

[33] Harousseau JL, Moreau P. Autologous hematopoietic stem-cell transplantation for multiple myeloma. N Engl J Med,2009,360:2645-2654.

第四篇

输血不良反应

输血不良反应是指在输血过程中或输血之后，受血者发生了与输血有关的新的异常表现或疾病。输血不良反应发生率可达1%～10%，即使按照最高标准执行献血者挑选、血液采集、加工和储存，仍然可能发生与输血相关不良反应，甚至危及生命。

根据输血不良反应发生的缓急和临床表现，将输血不良反应分为急性输血反应和迟发性输血反应2种类型。

一、急性输血反应

【定义】

急性输血反应是指发生于输血过程中或输血后24h内的输血不良反应。

【发病机制】

根据发病机制分为免疫性输血反应和非免疫性输血发应2种。

1. *免疫性输血反应* 是由于供受者血型抗原一抗体不合引起的。包括：ABO血型不合、Rh血型不合等导致的急性溶血反应；因白细胞抗体产生的发热性非溶血反应；IgA抗体介导的过敏性休克反应；输入抗受者白细胞或血小板抗体的血液导致的输血相关性肺损伤；荨麻疹等。

2. *非免疫性输血反应* 是由于某些非血型抗原一抗体反应引起的。包括：因血制品污染导致的高热，甚至感染性休克；循环超负荷导致的急性充血性心力衰竭；血细胞因理化因素破坏发生的溶血反应；空气栓塞及输入大量库存血导致的枸橼酸钠中毒等。

【临床表现及处理】

根据其临床表现及严重程度，将急性输血反应分为3种类型：轻度、中重度和威胁生命的反应。

1. *轻度反应* 是由于输入的血浆中含有某种蛋白所引起的轻度超敏反应，组胺在局部皮肤过多释放。

(1)临床表现：患者在输血数分钟内出现局部皮肤反应，最常见的是皮疹和荨麻疹，常伴有皮肤瘙痒。

(2)处理方法：①减慢输血速度。②给予抗组胺药物(如氯苯那敏0.1mg/kg肌内注射)。如果经以上处理，30min内症状缓解，可继续以正常速度输注，如30min内无临床改善或有恶化，则按照中重度反应处理。

(3)预防：一般在输血前30min预防性给予抗组胺药物，如氯苯那敏0.1mg/kg，肌注或静注，或异丙嗪50mg，口服。

2. *中重度反应* 是由于库存的血液成分释放出细胞因子和(或)所输血中的白细胞与患者血清中的抗体发生反应导致致热原释放引起的。又被称为非溶血性发热反应。在需要定期输血的患者中，发生率为1%～2%。

(1)临床表现：患者一般在输注血制品30～60min内出现发热、寒战、面色潮红、荨麻疹、皮肤剧烈瘙痒、烦躁、心率加快，可以出现轻微呼吸困难及头痛。

(2)处理方法：①立即停止输血，更换输注器械，以生理盐水保持静脉通路通畅；②通知患者的主治医师和血库；③将输血器械及剩余血液、新鲜的尿样及从另一只手臂采集的血样(一份抗凝，一份不抗凝)送血库和检验部门分析；④肌内注射抗组胺药物(如氯苯那敏0.1mg/kg或与之相当的其他药物)。口服(对乙酰氨基酚10mg/kg)或肛塞退热药物(如吲哚美辛栓50～100mg)；⑤若出现过敏反应症状，如支气管痉挛和哮喘等，静注皮质类固醇药物；⑥一般经以上处理15min后症状改善，可换一袋血液重新缓慢输注，密切观察；如15min内无临床改善或有恶化趋势，则按照有生命危险的反应处理。

(3)预防：对于反复定期输血患者、或者曾有两次以上输血相关的非溶血性发热反应者，应减慢输血速度(每单位红细胞 3～4h，浓缩血小板每袋 2h)，并且可在输血前 60min 预防性给予退热药物，但如果有血小板减少，应避免使用阿司匹林。如果条件允许，可采用去除白细胞或过滤的红细胞和血小板。

3. *有生命危险的反应*　包括急性血管内溶血、细菌污染及败血症休克、液体超负荷、过敏性休克和输血相关肺损伤。

(1)急性血管内溶血：是由于输注血型不合红细胞导致。患者血浆中抗体与输注的异型血红细胞发生溶血反应。主要见于 ABO 血型不合，其他的血型不合也有发生，如 Rh 血型等。即使少量异型血(5～10ml)输注也可以引起严重的溶血。

①临床表现：发热、寒战、心率增快、低血压休克、呼吸急促或呼吸窘迫、头痛、烦躁焦虑、腰背疼痛、少尿、血红蛋白尿，甚至可以出现弥散性血管内凝血(DIC)。如果患者意识清楚，急性血管内溶血的症状可以在输血开始后几分钟内出现，而对于意识不清或处于麻醉状态的患者而言，因 DIC 引起的低血压和出血不止可能是急性溶血的唯一表现。

②处理方法：立即停止输血，更换输注器械，以生理盐水保持静脉通路通畅。保持呼吸道通畅，并给予高浓度面罩吸氧。循环支持，输注生理盐水 20～30mg/kg，保持血容量和收缩压；如果需要可用强心药及升压药支持血循环，如肾上腺素、多巴胺及多巴酚丁胺。预防肾衰竭，在保持血容量及血压稳定前提下用利尿药，如呋塞米 1～2mg/kg。监测凝血状态，预防及纠正 DIC。核查血液标签及送检样本：将输血器械及剩余血液、新鲜的尿样及从另一只手臂采集的血样(一份抗凝，一份不抗凝)送血库和检验部门。核查交叉配血及血型，监测肾功能及血常规变化，检查直接抗人球蛋白试验、血气分析、尿隐血、血红蛋白尿及胆红素水平。如出现过敏反应症状，如支气管痉挛和哮喘等，静注皮质类固醇药物。

③预防：正确填写输血申请单；交叉配血；标签管理系统，正确标示血样和血制品；输血开始前严格进行“三查七对”；对于曾经有不明原因输血后血管内溶血的患者，应筛查少见血型抗原的抗体，如 Kidd、Kell 及 Duffy 系统抗原。

(2)细菌污染及败血症休克：根据统计，红细胞及血小板发生细菌污染的概率为 0.4%～2%。如果献血者献血时处于菌血症状态就可能会发生污染。而在采血、血液加工过程中操作不当；塑料采血袋制造缺陷或损害；在污染的水浴中解冻血浆或冷沉淀等，都有可能出现血液污染。假单胞菌是后三种情况的典型污染菌，可以在低温状态下(2～6℃)生长，随着温度升高而快速繁殖。

①临床表现：一般在输注开始后迅速出现症状，也可延迟至数小时后发生。表现为突起高热寒战和低血压。

②处理方法：发现症状立刻停止输注，将输血器械及剩余血液作细菌培养及药敏，所输血液行涂片染色检查。应用广谱抗生素。如有休克发生，积极抗休克治疗。

(3)液体超负荷：输血速度过快可导致液体超负荷，引发急性心衰和肺水肿。多发生于严重慢性贫血患者及有心血管基础疾病患者。

①临床表现：胸闷、心悸、呼吸困难、不能平卧，肺内出现湿啰音。

②处理方法：减慢输血及输液速度，控制总入液量，保持出入平衡，必要时可使用强心药。

③预防：老年患者、长期慢性贫血患者、有心血管基础疾病的患者都应减慢输血速度。

(4)过敏性休克：输血相关的过敏性休克相对比较罕见。典型情况在血浆置换时使用大量新鲜冷冻血浆，血浆中的细胞因子可能是导致过敏性休克发生的原因。比较罕见的原因包括受血者有 IgA 缺陷，输入任何血制品都会导致患者发生严重过敏反应。

①临床表现：常在输血开始后数分钟后产生。典型表现为心功能衰竭，心率加快、低血压、休克、呼吸困难、呼吸窘迫，患者常焦躁不安。如不及时处理，很快发生致命的后果。

②处理方法：同急性血管内溶血。对于 IgA 抗体阳性患者，应输注 IgA 阴性的血液制品。

(5)输血相关性肺损伤(transfusion related acute lung injury，TRALI)：通常由于供者血浆中含有针对受血者白细胞的抗体，几乎都发生在供血者是多次生育的经产妇的情况。

①临床表现：一般在输血开始后 1～4h 发病，表现为快速的呼吸衰竭，肺部 X 线检查见弥漫性阴影。

②处理方法：治疗上无特定方法，主要进行呼吸支持治疗。

③预防：尽量不采用多次生育的经产妇所供的血制品。

【调查程序】

急性输血反应刚发生时，症状和体征往往不明显，输血反应的诊断和分型比较困难，除轻度的荨麻疹和非溶血性发热反应外，其他急性输血反应都有可能致命，因此密切观察和分析病情非常重要。根据WHO临床用血的规定，急性输血反应的调查程序如下。

1. 除轻度反应外，其他所有的输血反应都必须立即报告患者的主治医师，并通知提供血液的血库。

2. 在患者的病历档案中记载输血反应的类型、输血后多长时间出现输血反应、输注的血制品的容量、类型和血袋编号。

3. 采集标本送检：血液标本1(从另一侧手臂采取的血样)送检全血细胞计数、凝血检查、直接抗人球蛋白试验、尿素、肌酐、电解质；血液标本2送检血培养；输注的血液及带有残留红细胞和血浆的输血器；出现反应后的第一份尿样。

4. 填写输血反应报告。

5. 完成初步原因分析后，将下列标本送检：从另一侧手臂采取的输血后12h及24h的血样(1份不抗凝，一份EDTA抗凝。)；患者24h的尿样。

6. 将调查分析的结论记录在患者的病历档案中，以便今后进行进一步分析。

二、迟发性输血反应

【定义】

迟发性输血反应是指发生于输血后数日、数周或数月的输血相关不良反应。基本可以分为两类：输血传播性疾病和其他迟发性输血反应。

【分类、治疗及预后】

(一)输血传播性疾病

是由于供血者的血液中含有感染性病原体，导致受血者发生相应的感染性疾病。献血者的血液中可能含有传染性病原体，因而输注血液或血液制品均有传播疾病的风险。严格来说，细菌污染(来自供血者的皮肤和血液)也应属于输血传播疾病，在制备过程血制品被细菌污染，或细菌感染来自感染的供者的情况很少见。常见的输血传播性疾病包括：HIV-1和HIV-2的感染、HTLV-Ⅰ和HTLV-Ⅱ的感染、乙型和丙型病毒性肝炎、梅毒、疟疾、巨细胞病毒感染、EB病毒感染、人类微小病毒B19及弓形虫感染等。受感染患者可能持续很长时间而无任何相关表现。

1. 常见的输血传播疾病

(1)获得性人类免疫缺陷病毒感染(acquired immuno-deficiency syndrome，AIDS)：AIDS由于感染了人类免疫缺陷病毒(简称HIV)后引起的一种致死性传染病。HIV主要破坏人体的免疫系统，使机体逐渐丧失防卫能力而不能抵抗外界的各种病原体，因此极易感染一般健康人所不易患的感染性疾病和肿瘤，最终导致死亡。艾滋病传染途径主要是性传播和血传播。

HIV既存在于血浆中，也存在于细胞中，因此，输注全血、成分血、血浆及其制品均可传播HIV。在输血传播疾病中，AIDS的危害最大。随着艾滋病在全球的迅速蔓延以及我国已进入艾滋病快速增长期，对输血安全构成严重威胁。

(2)乙型肝炎：乙型肝炎是由乙肝病毒(HBV)引起的、以肝脏炎性病变为主的一种传染病。主要侵犯儿童及青壮年，血液接触是主要的传播途径，我国是乙型肝炎高发区，普通人群血检HBV抗原阳性率占总人口的12%左右，是我国血液传播疾病中所占比例最高、流行最为广泛、危害性很严重的一种传染病。HBV通过血液感染后可以发生急性肝炎，随后缓解或转化为慢性肝炎。长期后果是发展为肝硬化和原发性肝癌。

长期输血的患者应注射乙肝疫苗。

(3)丙型肝炎：丙型肝炎是由丙肝病毒(HCV)所引起，丙型肝炎临床表现与乙型肝炎相似，但临床过程常为无症状感染和慢性感染，更容易演变为慢性肝炎、肝硬化和肝癌。

(4)梅毒：梅毒的病原体为梅毒螺旋体。直接性接触传染为梅毒最主要的传播方式。二期梅毒是梅毒螺旋体从淋巴结进入血液在体内大量播散，三期梅毒侵犯皮肤黏膜、骨骼系统、神经系统和心血管系统，导致严重后果。另有部分梅毒患者未经治疗或治疗药物剂量不足，治疗不彻底，病人没有明显的症状，但抽血检查时可发现梅毒血清反应呈阳性，为隐性梅毒或称潜伏梅毒。

由于梅毒螺旋体对低温很敏感，捐献者的血液在2～6℃保存72h后再发往临床使用，可有效避免漏检阳性梅毒的感染，确保临床用血安全。

虽然梅毒阳性并不表示有HIV感染，但却显示了献血者有很高的HIV及其他性传播疾病的接触风险，因此，梅毒阳性者不是合格的献血员。

(5)巨细胞病毒(CMV)感染：CMV感染在全

世界分布，人是CMV的唯一宿主。发展中国家人群中CMV抗体阳性率可高达90%以上。巨细胞病毒可以引起巨细胞病毒感染，主要发生于婴幼儿，成年人CMV感染和免疫功能有密切关系。主要临床表现有：①先天性感染，妊娠3个月以内的孕妇感染CMV后，胎儿可表现为隐性感染，也可致死胎、流产、早产及先天性畸形。②新生儿感染，出生3个月内出现肺炎、肝炎、淋巴结肿大和皮疹等。③儿童和成人感染。多数为隐性感染。少数出现单核细胞增多症、肺炎、肝炎及心肌炎。④免疫缺陷及器官移植病人的CMV感染，可表现全身各器官感染，病情重，病死率高。

CMV病毒主要存在于白细胞中，因而输注去白细胞的血液成分、新鲜冷冻血浆和冷沉淀物可以预防传播CMV。高危人群应输注CMV阴性或去白细胞的血液成分。

(6)疟疾：疟疾是一种由蚊虫传播的疟原虫所引起的疾病。主要存在热带和亚热带地域。疟疾的潜伏期(由蚊叮至病发)为7～30d，部分会长达10个月。患疟疾最严重的后果是影响中央神经系统，可出现神志不清、抽筋、血液和肾问题，患者可于24h内死亡。在非流行地区，经输血传播的疟疾极其少见，与输入的疟原虫的种类和数量有关。

所有的血液成分都可以携带疟原虫，疟原虫在冷冻细胞中可存活数年。

最近到过疫区或感染过疟疾的人均不是合格的献血员。

(7)人类T淋巴细胞病毒Ⅰ型和Ⅱ型(HTLV-Ⅰ/Ⅱ)：也称为成年人T细胞淋巴瘤/白血病病毒，是由细胞介导传播的感染人类的反转录病毒。HTLV-Ⅰ在体内主要感染$CD4^+$ T淋巴细胞，主要通过母乳喂养、性传播、输血和静脉吸毒共用注射针头等途径传播。HTLV-Ⅰ感染主要流行于日本南部、加勒比海地区、非洲中部和西部、美洲中部和南部、巴布亚新几内亚和澳大利亚。我国HTLV感染流行地区主要在东南沿海地区，抗HTLV-Ⅰ阳性率为0.024%。

某些感染HTLV-Ⅰ/Ⅱ的患者可能发生成年人T细胞白血病和(或)淋巴瘤(ATL)，也可能引起HTLV-Ⅰ相关脊髓病(HAM)/热带痉挛性下肢瘫(TSP)。

HTLV-Ⅰ/Ⅱ只感染淋巴细胞，不存在于血浆中，去除白细胞的血浆制品不会传播HTLV。血液制品保存14d以上，HTLV不再有传播能力。

由于HTLV-Ⅰ/Ⅱ在我国感染率很低，又主要局限于东南沿海地区，故建议可在我国HTLV流行区先开始对献血者进行筛查，对其余HTLV感染率很低的地区只在初次献血时检测一次。

(8)其他少见的输血传播疾病：包括人类短小病毒B19感染、EB病毒感染、锥虫病、布鲁菌病、弓形体病、传染性单核细胞增多症和莱姆病等。有报道说克-雅病也可能通过输血传播。

2. *输血传播疾病的筛查和预防*　对献血者血液进行筛查是预防输血传染病的重要环节。我国《输血技术操作规程》规定，采供血系统对ALT、HBsAg、抗-HCV、梅毒及抗-HIV 5个项目进行检测。虽然经过严格的检验，但依然存在输血传播疾病，其原因有以下几个方面。

(1)“窗口期”：在梅毒、肝炎、艾滋病等传染病的感染初期，虽然已有病原体感染，但机体尚未形成抗体，此时检验其抗体阴性。

(2)目前检测手段的局限性：在，抗体检测不到，但可采用基因诊断技术(PCR方法)对“窗口期”的病原体DNA或RNA检测，提高检测阳性率。因PCR方法的实验技术要求高，成本贵，难以普及，还不能列入常规检测范围。

(3)检测方法本身的误差可造成漏检：由于实验本身的误差，可造成实验结果的假阴性。

(4)献血员自身情况造成：由于某些献血员自身的免疫力差，即便是感染了某些病原体，机体在短期内不会产生抗体，或产生抗体所需时间长，因而造成输血感染的问题。

为了保证受血者的身体健康和生命安全，必须采取有力措施提高血液质量，积极开展无偿献血，严格对献血员筛选，开展成分输血、自身输血，加强血液全面质量管理，才能保证输血安全。

(二)其他迟发性输血反应

主要包括迟发性溶血反应；输血后紫癜；输血相关的移植物抗宿主病(TA-GVHD)；多次输血后铁超负荷。

1. *迟发性溶血反应*　妊娠或多次输血患者红细胞被致敏后，体内的红细胞血型抗体水平减低，以至于输血前监测未能发现。当输入带有相关抗原的红细胞时，患者体内再次发生免疫反应，抗体水平升高，使带有相关抗原的红细胞在输注后5～10d破坏。一般为血管外溶血。

(1)临床表现：多有发热、黄疸、溶血性贫血、偶有血红蛋白尿。

（2）处理方法：一般不需要特殊处理。如有休克、DIC、肾衰竭发生时，则按照相应的规则进行处理。监测抗人球蛋白试验、胆红素水平及行血型再检测。

2. 输血后紫癜　是一种输血后的同种免疫反应，可以是 HLA 同种免疫反应或 HPA（人类血小板抗原）同种免疫反应破坏血小板所致，比较罕见但有潜在致死危险。

（1）临床表现：多见于女性患者，在输注红细胞或血小板后 5～10d 发生急性血小板减少，PLT＜100×10^9/L。皮肤黏膜出现紫癜及出血。

（2）处理方法：一般血小板计数高于 50×10^9/L 时不需特殊处理。如低于 20×10^9/L 或有明显出血表现可采取以下处理方法。①给予大剂量肾上腺皮质激素，如泼尼松 1mg/kg。②静脉应用大剂量丙种球蛋白（0.4/kg），连用 5d。③血浆置换。④如血小板过低、出血明显，或重要脏器出血，可选用与患者抗体相合的血小板输注。一般而言，抗体不合者输注无效。

3. 输血相关的移植物抗宿主病（transfusion associated graft versus host disease，TA-GVHD）　是一种致死性的输血并发症。一般发生于输血后 10～12d。过去普遍发生于骨髓移植等免疫缺陷患者。但近年来非免疫缺陷受血者发生 TA-GVHD 已被公认，由亲属供血者引发者居多。其中一级亲属间（父母与子女）输血合并 TA-GVHD 的预测危险性较非亲属间输血高，第二代血亲供血者，如（外）祖父母、（外）孙子女等，比第一代血亲供血者危险性更太，故美国血库协会（AABB）建议对所有血亲血液都进行辐射。发病主要与供受者的白细胞抗原（HLA）单倍型基因有关。

（1）临床表现：发热、皮疹、腹泻（可为稀便、水样便或血水便，腹泻多伴有腹痛）、肝功损伤（肝区不适或疼痛，肝大，黄疸，ALT、AST、LDH 等不同程度增高）及血象三系减少。本病预后很差。

（2）处理：目前大剂量肾上腺素，抗胸腺细胞球蛋白及其他免疫抑制药均不能降低病死亡率。多采取支持对症治疗，强调预防为主。

（3）预防：可采取经 γ 射线照射血液制品后再输注，减少淋巴细胞增殖，预防 GVHD 发生。也可采用白细胞滤器去除白细胞。

4. 铁超负荷　每单位血中含铁 200～250mg，长期输血者大概在 10～20 次输注后患者出现铁超负荷，一般输血 1 年后或输注红细胞 50 次后需要开始除铁治疗。

（1）临床表现：长期输血导致的铁超负荷，表现为实质组织（如肝、心脏）的纤维化和功能损害，称为继发性血色病，若仅组织含铁血黄素沉着，为含铁血黄素沉着症。累及的组织有肝、心、皮肤、胰腺及其他内分泌腺，导致肝硬化、肝纤维化、肝癌，心力衰竭，糖尿病，不育及生长抑制。

（2）处理：采用铁结合因子，如去铁胺，20～60mg/(kg·d)，去铁酮（Deferiprone）75mg/(kg·d)，将血清铁蛋白保持在 1000μg/L 以下水平，可以有效的减少铁在体内聚积，逆转心脏及肝疾病。对于重症铁超负荷者，可以联合使用去铁胺和使用。去铁胺对去除肝中沉积的铁有优势，而去铁酮更能去除心脏中沉积的铁。去铁胺有眼、耳及骨毒性不良反应，但一般可以耐受。去铁酮主要有粒细胞缺乏的不良反应。

临床医生对输血不良反应要有充分认识，应该在充分评估输血对患者的风险和利益的基础上作出输血的决定，同时具备识别和处理可能出现的输血不良反应及并发症的知识和技能，积极避免、及时正确处理输血不良反应，保证临床输血安全。

（石红霞　刘开彦）

参考文献

［1］ 高峰，王鸿利，刘国栋，译．临床用血．北京：人民卫生出版社，2003．

［2］ 王鸿利．血液制品的应用//王振义，李家增，阮长耿，等．血栓与止血基础理论与临床．3 版．上海：上海科学技术出版社，2004：825-856．

［3］ 郦筱能，张之南．全血和血细胞的临床应用//邓家栋，杨崇礼，杨天楹，等．邓家栋临床血液学．上海：上海科学技术出版社，2001：1626-1641．

［4］ 何广胜，王雪明．输血治疗//阮长耿，吴德沛，李建勇，等．现代血液病诊断治疗学．合肥：安徽科学技术出版社，2007：518-521．

［5］ British Committee for Standards in Haematology，Blood Transfusion Task Force．Guidelines for the use of fresh-frozen plasma，cryoprecipitate and cryosupernatant．British Journal of Haematology，2004，126：11-28．

［6］ BCSH Secretary．Guidelines for the clinical use of red cell transfusions．Bri J Haematol，2001，113：23-31．

［7］ BCSH Secretary．Guidelines for the clinical use of platelet transfusion．Bri J Haematol，2003，122：10-23．

学习培训及学分申请办法

一、《国家级继续医学教育项目教材》经国家卫生和计划生育委员会（现更名为国家卫生健康委员会）科教司、全国继续医学教育委员会批准，由全国继续医学教育委员会、中华医学会联合主办，中华医学电子音像出版社编辑出版，面向全国医学领域不同学科、不同专业的临床医生，专门用于继续医学教育培训。

二、学员学习教材后，在规定时间（自出版日期起 1 年）内可向本教材编委会申请继续医学教育Ⅱ类学分证书，具体办法如下：

方法一：PC 激活

1. 访问“中华医学教育在线”网站 cmeonline. cma-cmc. com. cn，注册、登录。
2. 点击首页右侧“图书答题”按钮，或个人中心“线下图书”按钮。
3. 刮开本书封底防伪标涂层，输入序号激活图书。
4. 在个人中心“我的课程”栏目下，找到本书，按步骤进行考核，成绩必须合格才能申请证书。
5. 在“我的课程”－“已经完成”，或“申请证书”栏目下，申请证书。

方法二：手机激活

1. 微信扫描二维码 关注“中华医学教育在线”官方微信并注册。
2. 点开个人中心“图书激活”，刮开本书封底防伪标涂层，输入序号激活图书。
3. 在个人中心“我的课程”栏目下，找到本书，按步骤进行考核，成绩必须合格才能申请证书。
4. 登录 PC 端网站，在“我的课程”－“已经完成”，或“申请证书”栏目下，申请证书。

三、证书查询

在 PC 端首页右上方帮助中心“查询证书”中输入姓名和课程名称进行查询。

《国家级继续医学教育项目教材》编委会